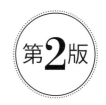

眼科診療ガイド

第2版

監修 ▶ 根木　昭 [神戸大学名誉教授]
編集 ▶ 石川　均 [北里大学教授]
　　　井上俊洋 [熊本大学教授]
　　　園田康平 [九州大学教授]
　　　堀　裕一 [東邦大学教授]
　　　本田　茂 [大阪公立大学教授]

文光堂

■執筆者一覧（執筆順）

遠藤高生	大阪母子医療センター眼科
野村耕治	兵庫県立こども病院眼科
田上瑞記	大阪公立大学大学院医学研究科視覚病態学
中西裕子	神戸大学大学院医学研究科外科系講座眼科学分野
居 明香	大阪公立大学大学院医学研究科視覚病態学
高比良雅之	金沢大学医薬保健研究域医学系科学
石塚匡彦	池袋東口アイクリニック
中島勇魚	がん研有明病院眼科
辻 英貴	がん研有明病院眼科
高木健一	高木眼科医院
田邉美香	九州大学大学院医学研究院眼科学
加瀬 諭	北海道大学大学院医学研究院眼科学教室
後藤 浩	東京医科大学臨床医学系眼科学分野
兒玉達夫	島根大学医学部附属病院先端がん治療センター
久保田敏信	国立病院機構名古屋医療センター眼科
大島浩一	国立病院機構岡山医療センター眼科
今川幸宏	大阪回生病院形成手術センター
細谷友雅	うぐいす眼科／兵庫医科大学眼科
小幡博人	埼玉医科大学総合医療センター眼科
中山知倫	奈良なかやま眼科
末岡健太郎	広島大学大学院医系科学研究科視覚病態学
桑原広輔	静岡県立こども病院／浜松医科大学形成外科
村上正洋	日本医科大学形成外科・眼科
中澤祐則	鹿児島大学大学院医歯学総合研究科眼科学分野
田村弘一郎	大分大学医学部眼科
田川義晃	北海道大学大学院医学研究院眼科学教室
福岡詩麻	大宮はまだ眼科西口分院
庄司 純	庄司眼科医院
舩津治彦	九州大学大学院医学研究院眼科学
†上田幸典	聖隷浜松病院
安積 淳	神戸海星病院眼科・アイセンター
松村 望	神奈川県立こども医療センター眼科
宮崎千歌	兵庫県立尼崎総合医療センター眼科
鎌尾知行	愛媛大学医学部眼科学教室
米田亜規子	聖隷浜松病院眼形成眼窩外科
渡辺彰英	京都府立医科大学眼科学教室
岡島行伸	綱島アイクリニック／東邦大学医療センター大森病院眼科
田 聖花	東京慈恵会医科大学葛飾医療センター
平山雅敏	慶應義塾大学医学部眼科学教室
佐々木香る	関西医科大学眼科学講座
堀田芙美香	近畿大学医学部眼科学教室
内尾英一	福岡大学医学部眼科学教室
福島敦樹	ツカザキ病院眼科
海老原伸行	順天堂大学医学部附属浦安病院眼科
松田 彰	日本大学医学部附属板橋病院眼科
宇都宮嗣了	旭川医科大学眼科学教室
大湊 絢	新潟大学大学院医歯学総合研究科眼科学分野
大家義則	大阪大学大学院医学系研究科脳神経感覚器外科学（眼科学）
難波広幸	国際医療福祉大学成田病院眼科
小島隆司	名古屋アイクリニック
福岡秀記	京都府立医科大学眼科学教室
山口昌大	順天堂大学医学部眼科学講座

子島良平	宮田眼科病院
宮井尊史	東京大学医学部眼科学教室
上松聖典	長崎大学大学院医歯薬学総合研究科眼科・視覚科学分野
臼井智彦	国際医療福祉大学医学部眼科
前野紗代	大阪大学大学院医学系研究科脳神経感覚器外科学（眼科学）
相馬剛至	大阪大学大学院医学系研究科脳神経感覚器外科学（眼科学）
林 孝彦	日本大学医学部附属板橋病院眼科
五十嵐あみ	日本大学医学部附属板橋病院眼科
近ің泰一郎	広島大学大学院医系科学研究科視覚病態学
戸所大輔	群馬大学大学院医学系研究科眼科学
江口 洋	近畿大学医学部眼科学教室
鈴木 崇	いしづち眼科
崎元 暢	杉浦眼科
横倉俊二	長町よこくら眼科
堀 裕一	東邦大学医学部眼科学講座
横川英明	金沢大学附属病院眼科
小林 顕	金沢大学附属病院眼科
福井正樹	杏林大学医学部眼科学教室
内野裕一	ケイシン五反田アイクリニック
榛村真智子	永本アイクリニック
有田玲子	伊藤医院
鈴木 智	京都市立病院眼科
清水俊輝	日本大学医学部附属板橋病院眼科
長谷川岳史	東京歯科大学市川総合病院眼科
山口剛史	東京歯科大学市川総合病院眼科
森 由梨奈	東京歯科大学市川総合病院眼科
重安千花	杏林大学医学部付属病院眼科
高 静花	大阪大学大学院医学系研究科視覚先端医学
鴨居功樹	東京科学大学大学院医学総合研究科眼科学
松宮 亘	神戸大学医学部眼科学教室
久保江理	金沢医科大学眼科学講座
芳賀 彰	大江眼科
森 隆史	福島県立医科大学眼科学講座
新井悠介	新井眼科クリニック
松島博之	獨協医科大学眼科学教室
酒井 勉	さがみ中央眼科
北川順久	日本大学医学部附属板橋病院眼科
福田慎一	筑波大学附属病院眼科
鈴木久晴	善行すずき眼科
喜多村紘子	産業医科大学産業医実務研修センター
浅野泰彦	昭和大学医学部眼科学講座
前田奈津子	日本医科大学武蔵小杉病院
小早川信一郎	日本医科大学武蔵小杉病院
永田万由美	獨協医科大学眼科学教室
安藤良将	武蔵野眼科
園田康平	九州大学大学院医学研究院眼科学
石原麻美	横浜市立大学大学院医学研究科視覚器病態学
中村友子	富山大学医学薬学研究部眼科学講座
田中理恵	東京大学医学部眼科学教室
川口龍史	東京都立駒込病院眼科
白根茉利子	九州大学大学院医学研究院眼科学
内 翔平	山口大学医学部眼科学教室

丸山和一	大阪大学大学院医学研究科視覚情報共同研究講座	坂口裕和	岐阜大学医学系研究科感覚運動医学講座眼科学分野
原田陽介	広島大学大学院医系科学研究科視覚病態学	國方彦志	東北大学大学院医学系研究科感覚器病態学講座眼科学分野
橋田徳康	大阪大学大学院医学系研究科脳神経感覚器外科学（眼科学）	今井尚徳	関西医科大学眼科学教室
永田健児	京都府立医科大学眼科学教室	政岡未紗	高知大学医学部眼科学講座
中間崇仁	飯塚病院眼科／九州大学大学院医学研究院眼科学分野	山城健児	高知大学医学部眼科学講座
渡辺芽里	自治医科大学眼科学講座	大西由花	東京科学大学大学院医歯学総合研究科眼科学
川島秀俊	自治医科大学眼科学講座	伊藤逸毅	藤田医科大学医学部眼科学教室
坪田欣也	東京医科大学眼科学分野	馬場隆之	千葉大学大学院医学研究院眼科学
大島裕司	福岡歯科大学総合医学講座眼科学分野	鈴木茂伸	国立がん研究センター中央病院眼腫瘍科
相良 健	さがら眼科クリニック	秋山英雄	群馬大学大学院医学系研究科眼科学
大内雅之	大内雅之アイクリニック	喜田照代	大阪医科薬科大学医学部眼科学教室
彦谷明子	浜松医科大学医学部眼科学教室	加藤喜大	久留米大学医学部眼科学講座
堀田喜裕	浜松医科大学医学部眼科学教室	春田雅俊	久留米大学医学部眼科学講座
眞野福太郎	近畿大学医学部眼科学教室	眞下 永	JCHO 大阪病院眼科
日下俊次	近畿大学医学部眼科学教室	横山利幸	順天堂大学医学部附属練馬病院眼科
玉井一司	新舞子眼科医院	植木智志	新潟大学医歯学総合病院眼科
山本 学	大阪公立大学大学院医学研究科視覚病態学	平形明人	杏林大学医学部眼科学教室
谷原佑子	大阪市立総合医療センター眼科	中馬秀樹	宮崎大学医学部眼科学
國吉一樹	近畿大学医学部眼科学教室	篠島亜里	慶應義塾大学医学部眼科学教室（光生物学研究室）
近藤峰生	三重大学大学院医学系研究科臨床医学講座眼科学	毛塚剛司	毛塚眼科医院
角田和繁	東京医療センター感覚器センター視覚研究部	石川 均	北里大学医療衛生学部リハビリテーション学科視覚機能療法学専攻
池田華子	京都大学医学部附属病院眼科	山上明子	井上眼科病院
本田 茂	大阪公立大学大学院医学研究科視覚病態学	前久保知行	眼科三宅病院
池田康博	宮崎大学医学部眼科学	曽我部由香	三豊総合病院眼科
小南太郎	名古屋大学医学部附属病院眼科	上田香織	神戸大学医学部眼科学教室
西口康二	名古屋大学大学院医学系研究科眼科学	坂本麻里	神戸大学医学部眼科学教室
近藤寛之	産業医科大学眼科学教室	柏井 聡	愛知淑徳大学健康医療科学部視覚科学講座
林 孝彰	東京慈恵会医科大学葛飾医療センター	尾山徳秀	うおぬま眼科
高山理和	浜松医科大学医学部眼科学教室	柏木広哉	静岡県立静岡がんセンター眼科
長谷川泰司	東京女子医科大学眼科	橋本雅人	中村記念病院眼科
辻川明孝	京都大学大学院医学研究科眼科学	澤村裕正	帝京大学医学部眼科学講座
河野剛也	大阪公立大学大学院医学研究科視覚病態学	瀧原祐史	熊本大学大学院生命科学研究部眼科学講座
中野裕貴	香川大学医学部眼科学教室	栂野哲哉	旭岡アイクリニック
三木明子	神戸大学医学部眼科学教室	新垣淑邦	とりほり眼科
古泉英貴	琉球大学大学院医学研究科医学専攻眼科学講座	髙橋枝里	熊本大学大学院生命科学研究部眼科学講座
髙村佳弘	福井大学医学部眼科学教室	吉水 聡	神戸市立神戸アイセンター病院
村田敏規	信州大学医学部眼科学教室	石川慎一郎	佐賀大学医学部附属病院医療情報部・眼科
井上 真	杏林大学医学部眼科学教室	本庄 恵	東京大学医学部眼科学教室
塩出雄亮	岡山大学大学院医歯薬学総合研究科眼科学	齋藤雄太	昭和大学医学部眼科学講座
森實祐基	岡山大学大学院医歯薬学総合研究科眼科学	小島 祥	熊本大学大学院生命科学研究部眼科学講座
岩瀬 剛	秋田大学大学院医学系研究科眼科学講座	木内良明	広島アイクリニック
石龍鉄樹	福島県立医科大学眼科学講座	東出朋巳	金沢大学医薬保健研究域医学系眼科学
森 隆三郎	日本大学医学部視覚科学系眼科学分野	石田恭子	東邦大学医療センター大橋病院眼科
永井由巳	関西医科大学眼科学講座	赤木忠道	新潟大学大学院医歯学総合研究科眼科学分野
齋藤 航	回明堂眼科・歯科	渡邉隆弘	熊本大学大学院生命科学研究部眼科学講座
上野真治	弘前大学医学部眼科学教室	山下高明	鹿児島大学病院眼科
安川 力	名古屋市立大学大学院医学研究科視覚科学	松尾将人	岐阜大学医学部眼科学教室
五味 文	兵庫医科大学眼科	澤田 明	岐阜大学医学部眼科学教室
松本英孝	群馬大学医学部眼科学教室	髙相道彦	千葉県千葉リハビリテーションセンター眼科
橋谷 臨	東京女子医科大学眼科	廣岡一行	広島大学大学院医系科学研究科視覚病態学
丸子一朗	東京女子医科大学眼科	芝 大介	慶應義塾大学医学部眼科学教室
宮瀬太志	岐阜大学医学系研究科感覚運動医学講座眼科学分野	梶田雅義	元 梶田眼科

平岡孝浩	筑波大学医学医療系眼科	平山公美子	大阪公立大学大学院医学研究科視覚病態学
中村　葉	四条烏丸眼科小室クリニック	篠原洋一郎	群馬大学医学部眼科学教室
土至田　宏	順天堂大学医学部附属静岡病院眼科	志村雅彦	東京医科大学八王子医療センター眼科
神谷和孝	北里大学医療衛生学部リハビリテーション学科視覚機能療法学専攻	大久保真司	おおくぼ眼科クリニック
佐藤美保	浜松医科大学医学部眼科学教室	宇田川さち子	金沢大学附属病院眼科
濵﨑一郎	Lino眼科	齋藤昌晃	いわき市医療センター眼科
畑　真由美	聖マリアンナ医科大学眼科	平野隆雄	信州大学医学部眼科学教室
吉田正樹	堀内眼科	三澤宣彦	大阪公立大学大学院医学研究科視覚病態学
後関利明	国際医療福祉大学熱海病院眼科	篠原大佑	順天堂大学医学部眼科学講座
林　孝雄	帝京大学医療技術学部視能矯正学科	中尾新太郎	順天堂大学医学部眼科学講座
半田知也	北里大学医療衛生学部リハビリテーション学科視覚機能療法学専攻	野地悠太	順天堂大学医学部眼科学講座
		黒田浩平	順天堂大学医学部眼科学講座
林　知茂	おおたけ眼科小手指院	楠原仙太郎	神戸大学医学部眼科学教室
的場　亮	岡山大学大学院医歯薬学総合研究科眼科学	岩橋千春	近畿大学医学部眼科学教室
守本典子	岡山大学大学院医歯薬学総合研究科眼科学	竹内正樹	横浜市立大学大学院医学研究科眼科学教室
鈴木康夫	手稲渓仁会病院眼窩・神経眼科センター	岩田大樹	北海道大学大学院医学研究院眼科学教室
荒木俊介	川崎医療福祉大学リハビリテーション学部視能療法学科	齋藤理幸	北海道大学大学院医学研究院眼科学教室
		石田　晋	北海道大学大学院医学研究院眼科学教室
三木淳司	川崎医科大学眼科学1教室	長谷川英一	国立病院機構九州医療センター眼科
秋山久尚	聖マリアンナ医科大学脳神経内科学	金子　優	山形大学医学部眼科学講座
木村亜紀子	やさしい目のクリニック	小林崇俊	大阪医科薬科大学医学部眼科学教室
中野絵梨	京都大学大学院医学研究科眼科学	八代成子	国立国際医療研究センター眼科
金田和豊	宮崎中央眼科病院	松本　直	東邦大学医療センター大森病院眼科
加島陽二	日本大学医学部視覚科学系眼科学分野	上野洋祐	大阪公立大学大学院医学研究科視覚病態学
森本　壮	大阪大学大学院医学系研究科脳神経感覚器外科学（眼科学）	篠田　啓	埼玉医科大学眼科
		片岡恵子	杏林大学医学部眼科学教室
浅川　賢	北里大学医療衛生学部リハビリテーション学科視覚機能療法学専攻	谷川篤宏	藤田医科大学ばんたね病院眼科
		藤田朋恵	獨協医科大学医学部薬理学講座
村木早苗	むらき眼科	三村達哉	帝京大学医学部眼科学講座
野田英一郎	東京都立病院機構小児総合医療センター眼科	恩田秀寿	昭和大学医学部眼科学講座
古田　実	相馬中央病院眼科	太田俊彦	順天堂大学医学部附属静岡病院眼科
枚本昌彦	山形大学医学部眼科学講座	山本聡一郎	佐賀大学医学部眼科学講座
杉本光生	すぎもと眼科	江内田　寛	佐賀大学医学部眼科学講座
三田村佳典	徳島大学大学院医歯薬学研究部眼科学分野	冨田大輔	東京歯科大学市川総合病院眼科
恒川明季	名古屋セントラル病院眼科	妹尾　正	獨協医科大学眼科学教室
村上祐介	九州大学大学院医学研究院眼科学	三國雅倫	山口大学医学部眼科学教室
橋爪公平	岩手医科大学眼科学講座	木村和博	山口大学医学部眼科学教室
武田　優	静岡県立こども病院眼科	尾花　明	聖隷浜松病院アイセンター
河村純哉	ツカザキ病院眼科	気賀沢一輝	杏林大学医学部付属病院アイセンター
髙橋次郎	髙橋眼科医院	川島素子	久喜かわしま眼科
住岡孝吉	和歌山県立医科大学眼科学講座	瓶井資弘	愛知医科大学医学部眼科学講座
雑賀司珠也	和歌山県立医科大学眼科学講座	三村真士	兵庫医科大学眼科
鈴木裕美	にっとのクリニック眼科	福島　聡	熊本大学大学院生命科学研究部皮膚病態治療再建学講座
原　直人	国際医療福祉大学保健医療学部視機能療法学科		
中馬越清隆	筑波大学医療脳神経内科		

第2版 序文

　「眼科診療ガイド」は，日常診療において必要な時にすぐに活用できる実用書として，長年多くの眼科医の座右の書として診療現場に常置されてきました．しかし，初版から20年余りを経て眼科診療は大きく進化しました．そこでこの度，今日の標準的眼科診療に見合った最新の診療ガイドを目指して改訂することになりました．

　編集の基本コンセプトは，この一冊で知りたいときに，必要充分な情報を短時間で習得できることです．その為に執筆内容として下記の事項を依頼しました．

1　疾患の特徴
　　眼症状，全身症状，好発年齢，性別，側性，家族歴，病因，病理，危険因子，予後について，典型的な写真やイラスト，解剖図を多用して簡潔にまとめる．
2　鑑別の要点
　　本書の重点項目に位置づけ，理解を助ける鑑別表を多用する．
3　治療の実際
　　薬物名，用法，副反応を具体的に記載し，手術時期と術式の選択も提示する．
4　患者への対応
　　病態説明，予後説明，日常生活の注意点などの実際を記述する．
5　各学会が公開している診療ガイドラインがあれば，すぐにアクセスできるように二次元コードを併記する．

　疾患の選定は日本眼科学会眼科専門医認定試験出題基準に準拠し，希少疾患や新しい概念の疾患も可能な限り取り上げました．さらに不定愁訴への対処やリスクマネジメントも扱いました．

　本書が現在のスタンダードな実践書として，眼科専門医，専攻医はもとより，眼科診療に携わる全ての皆様に広く活用されることを編集者一同心から願っています．

　最後になりますが誠にご多忙のところ快く玉稿を賜りました執筆者の皆様，刊行までに多大な労をお取りいただいた文光堂の皆様に深く御礼申し上げます．

2024年11月

監修　根木　昭
編集　石川　均
　　　井上俊洋
　　　園田康平
　　　堀　裕一
　　　本田　茂

第1版 序文

　眼科医が日常診療にすぐ活用できる内容を持つ実用書「眼科診療プラクティス」は，1992 年の発刊以来，現在における重要な臨床的テーマをおおむね網羅して 2003 年末に101 巻をもって完結致しました．2004 年は，眼科診療における実践的知識を辞書的にまとめた「眼科ガイドシリーズ」全 4 巻を企画しました．

　本シリーズの第 1 冊目として企画した「眼科診療ガイド」は，眼科主要疾患の治療方針決定のための診断，最新かつ最善の治療法とその時期，患者への対応を含めた内容にしました．

　編集の方針として，1997 年発行の「眼科診療プラクティス」32 巻「眼疾患診療ガイド」をベースにし，より新しい情報を加えて内容を改訂しました．疾患の選定および順序は，「眼疾患診療ガイド」と異なり，日本眼科学会眼科専門医認定試験出題基準（平成 14 年度版）に準拠し，これに眼科研修医ガイドライン（平成 12 年度版）および過去の眼科専門医認定試験に出題された疾患を追加しました．

　各項目の構成は，以下のようになっております．
  1. 治療方針決定のための診断
  2. 治療
      ①治療方針
      ②薬物治療の実際：薬品名，用量，用法，注意点
      ③手術適応の決定と至適時期：その疾患の治療の特殊性・注意点・治療効果
      ④手術治療の実際
  3. 患者への対応
      治療法がなくても，生活上の注意，リハビリテーション，遺伝，インフォームド・コンセントの留意点など，患者への説明の仕方
　文献は「眼科診療プラクティス」と「眼科学」の頁数を入れております．

　本書が座右にあって日常診療の実際に役立つことができれば編集者一同大きな喜びであります．

　平成 16 年 3 月

丸尾敏夫　本田孔士

臼井正彦　田野保雄

眼科診療ガイド 目次

1. 眼窩・眼球 1

1）先天異常

① 眼球の先天異常（無眼球・小眼球・真性小眼球・先天嚢胞眼・眼瞼眼窩嚢胞）……… 遠藤高生　2

② 頭蓋顔面眼窩形成異常

下顎顔部異骨症 ……………………… 野村耕治　3

両眼隔離症 …………………………… 野村耕治　4

多発性異骨症（gargoylism, Hurler症候群）………………………………… 野村耕治　4

塔状頭蓋 ……………………………… 野村耕治　5

頭蓋顔面異骨症（Crouzon症候群，Apert症候群，Pierre Robin症候群，Pfeiffer症候群）……………………………… 野村耕治　5

③ 骨化石症（Albers-Schönberg病）… 野村耕治　6

2）眼球突出

① 眼球突出症例に対する診断の進め方 …………………………………………… 田上瑞記　7

② 甲状腺眼症 ………………………… 田上瑞記　8

③ 海綿静脈洞血栓症 ………………… 中西裕子　12

④ 頸動脈海綿静脈洞瘻 ……………… 中西裕子　14

⑤ 眼窩静脈瘤 ………………………… 居　明香　17

⑥ 副鼻腔粘液嚢胞・膿性嚢胞 ……… 高比良雅之　18

⑦ 骨疾患による眼球突出

線維性骨異形成症 ………………… 石塚匡彦　19

3）眼窩炎症

① 急性眼窩炎症，眼窩蜂巣炎 ……………………………… 中島勇魚・辻　英貴　20

② 慢性眼窩炎症，特発性眼窩炎症 ……………………………… 中島勇魚・辻　英貴　21

4）良性腫瘍

① 皮様嚢胞，表皮様嚢胞 … 高木健一・田邉美香　22

② 海綿状血管腫，乳児毛細血管腫 ……………………………… 高木健一・田邉美香　23

③ 眼窩髄膜腫 ………………………… 加瀬　諭　25

④ 眼窩神経鞘腫 ……………………… 加瀬　諭　26

⑤ 神経線維腫 ………………………… 加瀬　諭　27

⑥ 眼窩骨性腫瘍 ……………………… 後藤　浩　28

⑦ 木村病 ……………………………… 兒玉達夫　29

⑧ Langerhans細胞組織球症 ……… 兒玉達夫　30

⑨ 眼窩脂肪腫 ………………………… 久保田敏信　31

⑩ 眼窩線維腫 ………………………… 久保田敏信　32

5）悪性腫瘍

① 眼窩横紋筋肉腫 …………………… 後藤　浩　33

② 眼窩悪性リンパ腫 ………………… 大島浩一　34

③ 骨髄肉腫（緑色腫） ……………… 大島浩一　36

④ 眼窩多発性骨髄腫，眼窩形質細胞腫 ……………………………………… 田邉美香　38

6）転移性・続発腫瘍

① 転移性眼窩腫瘍 ………… 中島勇魚・辻　英貴　39

② 続発眼窩腫瘍 …………… 中島勇魚・辻　英貴　40

2. 眼瞼 43

1）形態異常

① 内眼角贅皮，逆内眼角贅皮 ……… 今川幸宏　44

② 眼瞼欠損 …………………………… 今川幸宏　45

③ 眼瞼癒着・瞼球癒着 ……………… 細谷友雅　46

④ 睫毛内反・眼瞼内反 ……………… 小幡博人　47

⑤ 睫毛乱生 …………………………… 中山知倫　49

⑥ 眼瞼外反 …………………………… 末岡健太郎　50

⑦ 眼瞼皮膚弛緩 ……………………… 末岡健太郎　51

⑧ 眼瞼縮小症候群 ………… 桑原広輔・村上正洋　53

⑨ 眼角隔離症 ……………… 桑原広輔・村上正洋　54

2）運動障害

① 眼瞼下垂（動眼神経麻痺・重症筋無力症・Horner症候群・加齢眼瞼下垂）……… 中澤祐則　55

② 兎眼 ………………………………… 田村弘一郎　57

③ 下顎眼瞼連合運動症候群（Marcus Gunn現象）……………………………… 田村弘一郎　58

④ 眼瞼後退 …………………………… 田村弘一郎　59

⑤ 眼瞼けいれん/開瞼失行症，片側顔面けいれん，ミオキミア ………………………… 田川義晃　60

本書に掲載している二次元コードは2024年9月現在のものです.

3）眼瞼炎症
①麦粒腫 ……………………… 福岡詩麻　61
②霰粒腫 ……………………… 福岡詩麻　62
③眼瞼皮膚炎（眼瞼ヘルペス・アトピー性眼瞼炎・
　湿疹皮膚炎・脂漏性眼瞼炎）……… 庄司　純　64
④眼瞼炎（眼瞼縁炎・眼角眼瞼炎・Demodex眼瞼
　炎・Meibom腺梗塞）……… 庄司　純　65

4）眼瞼浮腫
①眼瞼浮腫 …………………… 久保田敏信　67

5）眼瞼腫瘍
①眼瞼良性腫瘍 ……………… 舩津治彦　69
②眼瞼悪性腫瘍
　基底細胞癌 ………………… 舩津治彦　71
　扁平上皮癌 ………………… 舩津治彦　72
　脂腺癌 ……………………… 舩津治彦　73
　悪性黒色腫 ………………… 舩津治彦　74

3. 涙　器 ……………………………………… 77

1）涙腺疾患
①涙腺炎
　急性涙腺炎 ………………… 高比良雅之　78
　慢性涙腺炎 ………………… 高比良雅之　79
②涙腺腫瘍
　涙腺多形腺腫 ……………… 上田幸典　80
　涙腺腺様嚢胞癌 …………… 上田幸典　81
　涙腺腺癌 …………………… 上田幸典　82
　涙腺リンパ腫 ……………… 安積　淳　82
　IgG4関連眼疾患 …………… 安積　淳　83

2）涙道疾患
①先天疾患
　涙点閉鎖，副涙点，涙嚢瘻 … 松村　望　85
　先天鼻涙管閉塞，新生児涙嚢炎 …… 松村　望　86
②涙小管炎 …………………… 宮崎千歌　89
③涙嚢炎 ……………………… 宮崎千歌　91
④涙道狭窄・閉塞
　流涙症 ……………………… 鎌尾知行　93
　抗がん薬による涙道障害 ………… 鎌尾知行　96
⑤涙嚢結石 ………… 米田亜規子・渡辺彰英　98
⑥涙嚢腫瘍 ………… 米田亜規子・渡辺彰英　99

4. 結　膜 ……………………………………… 101

1）変性・色素沈着
①瞼裂斑 ……………………… 岡島行伸　102
②翼状片 ……………………… 岡島行伸　103
③結膜弛緩症 ………………… 田　聖花　105
④結膜結石 …………………… 田　聖花　106
⑤結膜乾燥症 ………………… 平山雅敏　107
⑥結膜色素沈着 ……………… 平山雅敏　109

2）結膜炎
①感染性結膜炎
　細菌性結膜炎 ……………… 佐々木香る　111
　新生児結膜炎 ……………… 堀田芙美香　113
　流行性角結膜炎，咽頭結膜熱 …… 内尾英一　114
　急性出血性結膜炎 ………… 内尾英一　116
　ヘルペス結膜炎 …………… 福島敦樹　117
　クラミジア結膜炎 ………… 福島敦樹　118

②非感染性結膜炎
　アレルギー性結膜炎 ……… 海老原伸行　119
　アトピー性角結膜炎 ……… 海老原伸行　121
　春季カタル ………………… 海老原伸行　122
　巨大乳頭結膜炎 …………… 海老原伸行　124
　接触眼瞼結膜炎 …………… 松田　彰　124

3）結膜出血
①結膜下出血 ………………… 田　聖花　126

4）結膜浮腫
①結膜浮腫 …………………… 宇都宮嗣了　127
②結膜リンパ管拡張症 ……… 宇都宮嗣了　128
③眼窩脂肪ヘルニア ………… 宇都宮嗣了　129

5）結膜腫瘍
①良性腫瘍
　乳頭腫 ……………………… 小幡博人　130

xi

結膜嚢胞 ……………… 小幡博人 132
結膜母斑 ……………… 小幡博人 133
②悪性腫瘍
悪性リンパ腫 ……………… 大湊 絢 135

上皮内癌，扁平上皮癌 ……………… 大湊 絢 137
悪性黒色腫 ……………… 大湊 絢 138

5. 角 膜 ……………………………………………………………… 141

1) 形態異常・腫瘍
①先天疾患
球状角膜・小角膜・巨大角膜 ……… 大家義則 142
前眼部形成異常（強膜化角膜・Peters 異常・
Axenfeld-Rieger 症候群） ……… 大家義則 142
②角膜類皮腫（輪部デルモイド） ……… 難波広幸 144
③分娩時損傷（分娩外傷） ……… 難波広幸 147
④角膜形状異常
円錐角膜 ……………… 小島隆司 148
ペルーシド辺縁角膜変性 ……… 小島隆司 151

2) 変性・色素沈着
①老人環 ……………………… 福岡秀記 153
②角膜脂肪変性 ……………… 福岡秀記 154
③帯状角膜変性 ……………… 山口昌大 155
④角膜アミロイドーシス ……… 山口昌大 156
⑤Terrien 辺縁角膜変性 ……… 子島良平 158
⑥Salzmann 結節変性 ……… 子島良平 159
⑦滴状角膜 …………………… 宮井尊史 160
⑧水疱性角膜症 ……………… 宮井尊史 161
⑨金属性角膜色素沈着
Stähli 線（Hudson-Stähli 線） ……… 上松聖典 164
Fleischer 輪 ……………… 上松聖典 164
Kayser-Fleischer 輪 ……… 上松聖典 165
角膜鉄症，角膜銅症，角膜銀症，角膜金症
……………… 上松聖典 165
⑩薬剤性角膜色素沈着
アミオダロン（抗不整脈薬） ……… 上松聖典 166
クロルプロマジン（向精神薬） ……… 上松聖典 166
クロロキン（抗マラリア薬） ……… 上松聖典 167
インドメタシン（鎮痛，解熱，抗炎症薬）
……………… 上松聖典 168
アドレナリン点眼（眼圧下降薬） ……… 上松聖典 168
⑪角膜瘢痕
角膜片雲 ……………… 上松聖典 168
角膜白斑 ……………… 上松聖典 168
角膜ぶどう腫 ……………… 上松聖典 169
⑫角膜染血 ……………… 平山雅敏 170

⑬角膜上皮メラノーシス ……… 平山雅敏 171
3) 角膜ジストロフィ
①顆粒状角膜ジストロフィ ……… 臼井智彦 172
②格子状角膜ジストロフィ ……… 臼井智彦 174
③斑状角膜ジストロフィ ……… 臼井智彦 176
④膠様滴状角膜ジストロフィ
……………… 前野紗代・相馬剛至 177
⑤Fuchs 角膜内皮ジストロフィ
……………… 林 孝彦・五十嵐あみ 179
⑥Meesmann 角膜ジストロフィ ……… 近間泰一郎 181
⑦後部多形性角膜ジストロフィ ……… 近間泰一郎 182
4) 角膜炎
①感染性角膜炎
細菌性角膜潰瘍 ……………… 戸所大輔 184
角膜実質炎 ……………… 江口 洋 186
ヘルペス角膜炎 ……………… 鈴木 崇 187
眼部帯状ヘルペス ……………… 﨑元 暢 188
サイトメガロウイルス角膜内皮炎 … 﨑元 暢 190
真菌性角膜炎 ……………… 戸所大輔 191
アカントアメーバ角膜炎 ……… 江口 洋 193
②非感染性角膜炎
Mooren 角膜潰瘍（特発性周辺部角膜潰瘍）
……………… 横倉俊二 194
リウマチ性角膜潰瘍 ……………… 横倉俊二 195
薬剤毒性角膜症（点眼による） ……… 細谷友雅 196
抗がん薬による角膜障害 ……… 細谷友雅 197
神経麻痺性角膜症 ……………… 近間泰一郎 198
点状表層角膜症 ……………… 堀 裕一 200
兎眼角膜症 ……………… 横川英明・小林 顕 201
Thygeson 点状表層角膜炎 ……… 小林 顕 202
カタル性角膜浸潤（ブドウ球菌性周辺部角膜浸潤）
……………… 平山雅敏 203
シールド潰瘍 ……………… 平山雅敏 204
放射線角膜炎 ……………… 福井正樹 205
硬化性角膜炎 ……………… 福井正樹 206
角膜軟化症 ……………… 福井正樹 207
角膜パンヌス ……………… 福井正樹 208

5) ドライアイ・オキュラーサーフェス疾患

①ドライアイ
ドライアイ ……………………… 内野裕一 209
lid wiper epitheliopathy ………… 内野裕一 212
糸状角膜炎 ……………………… 榛村真智子 213
上輪部角結膜炎 ………………… 榛村真智子 214

②オキュラーサーフェス疾患
Meibom腺機能不全 …………… 有田玲子 216
Meibom腺炎角結膜上皮症 …… 鈴木 智 217

再発性角膜びらん ……… 清水俊輝・林 孝彦 220
Stevens-Johnson症候群
……………………… 長谷川岳史・山口剛史 222
眼類天疱瘡 ……………… 森 由梨奈・山口剛史 223

6) コンタクトレンズ関連の疾患
①コンタクトレンズ関連角膜感染症 … 重安千花 225
②contact lens discomfort（CLD） …… 高 静花 227
③その他のコンタクトレンズによる障害
……………………… 前野紗代・高 静花 229

---

6. 強　膜 231

1) 先天異常・変性
①青色強膜，van der Hoeve症候群 … 鴨居功樹 232
②強膜メラノーシス …………………… 鴨居功樹 233
③強膜ぶどう腫 ………………………… 鴨居功樹 234

2) 強膜炎
①上強膜炎 ……………………………… 松宮 亘 235
②前部強膜炎 …………………………… 松宮 亘 236
③後部強膜炎 …………………………… 松宮 亘 238
④穿孔性強膜軟化症 …………………… 松宮 亘 240

---

7. 水晶体 243

1) 形態・位置異常
①円錐水晶体 …………………………… 野村耕治 244
②球状水晶体 …………………………… 野村耕治 245
③先天無水晶体，小水晶体，水晶体欠損
……………………………………… 久保江理 246
④水晶体偏位・脱臼 …………………… 芳賀 彰 247

2) 白内障
①先天白内障 …………………………… 森 隆史 248
②加齢白内障 …………………………… 久保江理 249
③併発白内障 …………………………… 新井悠介 250
④糖尿病白内障 ………………………… 松島博之 251
⑤ステロイド白内障 …………………… 酒井 勉 252
⑥放射線白内障，赤外線白内障
放射線白内障 …………………… 北川順久 253
赤外線白内障 …………………… 北川順久 255
⑦アトピー性白内障 …………………… 北川順久 256
⑧外傷性白内障 ………………………… 北川順久 258
⑨硝子体手術後白内障，ガス白内障 … 福田慎一 259

⑩特殊白内障（筋緊張性ジストロフィ，副甲状腺
機能低下症，Alport症候群などによるもの）
……………………………………… 鈴木久晴 261
⑪薬物および化学物質による白内障
……………………………………… 喜多村紘子 262

3) 白内障手術後の合併症
①無水晶体眼 …………………………… 浅野泰彦 263
②眼内レンズ挿入眼の合併症
自覚症状の異常 … 前田奈津子・小早川信一郎 264
角膜障害 ………… 前田奈津子・小早川信一郎 264
眼内レンズの異常・屈折変化
……………………… 前田奈津子・小早川信一郎 265
高眼圧および緑内障
……………………… 前田奈津子・小早川信一郎 265
術後炎症 ………… 前田奈津子・小早川信一郎 265
水晶体嚢の異常 … 前田奈津子・小早川信一郎 267
網膜硝子体異常（Irvine-Gass症候群）
……………………… 前田奈津子・小早川信一郎 267
③術後眼瞼下垂 …… 前田奈津子・小早川信一郎 268
④後発白内障 …………………………… 永田万由美 268

xiii

8. ぶどう膜 271

1) 先天異常
①ぶどう膜欠損 ·················· 安藤良将　272
②無虹彩症 ······················ 安藤良将　273
③虹彩異色 ······················ 安藤良将　274
④瞳孔膜遺残 ···················· 安藤良将　275
⑤脈絡膜陥凹 ···················· 安藤良将　275

2) ぶどう膜炎
①ぶどう膜炎の仕分け方 ·········· 園田康平　276
②サルコイドーシス ·············· 石原麻美　280
③Vogt-小柳-原田病 ·············· 中村友子　281
④Behçet病 ····················· 田中理恵　284
⑤急性網膜壊死 (ARN) ··········· 川口龍史　285
⑥進行性網膜外層壊死 (PORN) ···· 川口龍史　287
⑦HTLV-1関連ぶどう膜炎 ········ 川口龍史　288
⑧サイトメガロウイルス網膜炎 ···· 川口龍史　289
⑨ヘルペス虹彩毛様体炎 ·········· 白根茉利子　290
⑩サイトメガロウイルス虹彩毛様体炎
　····························· 白根茉利子　291
⑪Posner-Schlossman症候群 ······ 白根茉利子　292
⑫Fuchs虹彩異色性虹彩毛様体炎 ·· 白根茉利子　293
⑬結核性ぶどう膜炎 ·············· 内　翔平　294
⑭梅毒性ぶどう膜炎 ·············· 内　翔平　295
⑮眼トキソプラズマ症・眼トキソカラ症
　······························· 内　翔平　296
⑯地図状脈絡膜炎 ················ 内　翔平　297
⑰バルトネラ視神経網膜炎 (ネコひっかき病)
　······························· 内　翔平　298
⑱若年性特発性関節炎関連ぶどう膜炎, 若年性
慢性虹彩毛様体炎 ·············· 丸山和一　299
⑲急性前部ぶどう膜炎 (HLA-B27関連ぶどう膜炎)
　····························· 丸山和一　301
⑳尿細管間質性腎炎ぶどう膜炎症候群 (TINU
症候群) ······················ 丸山和一　302

㉑膠原病に伴うぶどう膜炎 ········ 原田陽介　303
㉒乾癬性ぶどう膜炎 ·············· 原田陽介　305
㉓炎症性腸疾患に伴うぶどう膜炎 ·· 原田陽介　306
㉔糖尿病虹彩毛様体炎 ············ 原田陽介　308
㉕水晶体起因性ぶどう膜炎 ········ 橋田徳康　309
㉖樹氷状網膜血管炎 (特発性網膜血管炎)
　····························· 橋田徳康　310
㉗特発性中間部ぶどう膜炎 ········ 橋田徳康　311
㉘薬剤性ぶどう膜炎 ·············· 永田健児　312

3) 循環障害
①脈絡膜動脈閉塞症候群 (三角症候群)
　····························· 中間崇仁　314
②高血圧脈絡膜症 ················ 中間崇仁　315

4) 脈絡膜剥離
①uveal effusion ····· 渡辺芽里・川島秀俊　316
②脈絡膜剥離 ········· 渡辺芽里・川島秀俊　317

5) 腫瘍性疾患
①ぶどう膜悪性黒色腫 ············ 坪田欣也　318
②ぶどう膜転移性腫瘍 ············ 坪田欣也　319
③ぶどう膜血管腫 ················ 坪田欣也　320
④虹彩嚢腫 ······················ 坪田欣也　321
⑤脈絡膜骨腫 ···················· 坪田欣也　322
⑥仮面症候群 ···················· 坪田欣也　324

6) 変性・萎縮・遺伝性疾患
①脈絡膜ジストロフィ
　　脳回状網脈絡膜萎縮 ·········· 大島裕司　325
　　コロイデレミア ·············· 大島裕司　326
　　中心性輪紋状脈絡膜ジストロフィ・乳頭周囲
　　脈絡網膜萎縮 ················ 大島裕司　327
②虹彩分離症 ···················· 相良　健　328
③術中虹彩緊張低下症 ············ 大内雅之　329
[TOPICS] COVID-19に関連する眼疾患
　····························· 松宮　亘　330

9. 網 膜 333

1) 先天・発育異常
①網膜有髄神経線維 ·············· 彦谷明子　334
②黄斑低形成 ···················· 堀田喜裕　335
③先天網膜ひだ (先天鎌状網膜剥離)
　··················· 眞野福太郎・日下俊次　336
④先天網膜色素上皮肥大 ·········· 玉井一司　337

⑤網膜色素線条 (Grönblad-Strandberg症候群)
　······························· 山本　学　339
⑥未熟児網膜症 ·················· 谷原佑子　340
⑦眼白皮症 ······················ 谷原佑子　343
⑧色素失調症 (Bloch-Sulzberger症候群)
　······························· 谷原佑子　344

xiv

2)遺伝性疾患

①網膜色素変性 ……………………… 國吉一樹　345

②先天停在性夜盲 ………………………… 近藤峰生　351

③小口病 ………………………………… 近藤峰生　352

④S-錐体強調症候群（Goldmann-Favre 症候群）
　……………………………………… 國吉一樹　353

⑤白点状眼底，白点状網膜症 ……… 角田和繁　355

⑥Leber 先天黒内障 ………………… 角田和繁　358

⑦色素性傍静脈網脈絡膜萎縮 ……… 角田和繁　359

⑧卵黄状黄斑ジストロフィ（Best 病）… 池田華子　360

⑨成人発症型卵黄状黄斑ジストロフィ… 池田華子　362

⑩錐体ジストロフィ …………………… 本田　茂　364

⑪三宅病（オカルト黄斑ジストロフィ）… 近藤峰生　365

⑫Stargardt 病，黄色斑眼底 ……… 池田康博　366

⑬クリスタリン網膜症（Bietti crystalline
　retinopathy）…………………… 池田康博　367

⑭先天網膜分離症（X 連鎖性若年網膜分離症）
　………………………… 小南太郎・西口康二　369

⑮家族性滲出性硝子体網膜症
　………………………… 小南太郎・西口康二　370

⑯Stickler 症候群，Wagner 病

　　Stickler 症候群 …………………… 近藤寛之　372

　　Wagner 病 ………………………… 近藤寛之　373

⑰家族性ドルーゼン（Malattia Leventinese）
　………………………………………… 林　孝彰　374

⑱Usher 症候群 ………… 高山理和・堀田喜裕　375

3)血管閉塞疾患

①網膜中心動脈閉塞症 ……………… 長谷川泰司　377

②網膜動脈分枝閉塞症 ……………… 長谷川泰司　379

③網膜中心静脈閉塞症 ………………… 辻川明孝　380

④網膜静脈分枝閉塞症 ………………… 辻川明孝　382

⑤放射線網膜症 ………………………… 河野剛也　385

⑥眼虚血症候群 ………………………… 中野裕貴　387

⑦Purtscher 外傷性網膜症 …………… 居　明香　388

4)血管異常

①Coats 病 ……………………………… 三木明子　389

②Eales 病 ……………………………… 三木明子　391

③黄斑部毛細血管拡張症，Leber 粟粒血管腫症
　………………………………………… 古泉英貴　392

④網膜細動脈瘤 ………………………… 山本　学　394

5)糖尿病網膜症

①糖尿病網膜症 ………………………… 髙村佳弘　395

②糖尿病黄斑浮腫 ……………………… 村田敏規　399

6)網膜硝子体界面病変

①黄斑前膜 ……………………………… 井上　真　402

②黄斑円孔 ……………… 塩出雄亮・森實祐基　403

③分層黄斑円孔 ………… 塩出雄亮・森實祐基　405

④硝子体黄斑牽引症候群 ……………… 岩瀬　剛　406

7)網膜色素上皮・網膜外層疾患

①急性帯状潜在性網膜外層症（AZOOR）
　……………………………………… 石龍鉄樹　408

②多発消失性白点症候群（MEWDS）‥ 森　隆三郎　410

③点状脈絡膜内層症（PIC）………… 森　隆三郎　412

④急性後部多発性斑状色素上皮症（APMPPE）
　……………………………………… 森　隆三郎　414

⑤急性網膜色素上皮炎 ………………… 永井由巳　416

⑥acute idiopathic maculopathy（AIM）… 永井由巳　418

⑦acute macular neuroretinopathy（AMN），
　paracentral acute middle maculopathy（PAMM）
　……………………………………… 河野剛也　420

⑧散弾状脈絡網膜症 …………………… 齋藤　航　421

⑨自己免疫網膜症（癌関連網膜症）… 上野真治　422

8)加齢黄斑変性

①ドルーゼン …………………………… 安川　力　424

②網膜色素上皮剝離・裂孔 …………… 安川　力　425

③萎縮型加齢黄斑変性 ………………… 安川　力　428

④新生血管型加齢黄斑変性 …………… 五味　文　430

⑤pachychoroid 関連疾患 …………… 松本英孝　433

⑥中心性漿液性脈絡網膜症 … 橋谷　臨・丸子一朗　435

⑦特発性脈絡膜血管新生 ……………… 山本　学　436

9)網膜剝離と関連疾患

①裂孔原性網膜剝離 ………… 宮瀬太志・坂口裕和　438

②周辺網膜変性 ………………………… 國方彦志　439

③増殖硝子体網膜症 …………………… 今井尚徳　441

④後天網膜分離症 ……………………… 石龍鉄樹　443

⑤低眼圧黄斑症 ………………………… 石龍鉄樹　444

10)強度近視と関連疾患

①近視性網脈絡膜萎縮，単純性黄斑出血
　………………………… 政岡未紗・山城健児　445

②近視性脈絡膜血管新生 ……………… 大西由花　448

③近視性牽引黄斑 ……………………… 伊藤逸毅　450

④黄斑円孔網膜剝離 …………………… 馬場隆之　451

⑤dome-shaped macula ……………… 馬場隆之　453

⑥peripapillary intrachoroidal cavitation
　……………………………………… 伊藤逸毅　454

11)腫瘍性疾患

①網膜芽細胞腫 ………………………… 鈴木茂伸　455

②網膜血管腫 ……………………… 鈴木茂伸　457
③網膜過誤腫 ……………………… 鈴木茂伸　459
④眼底血管増殖性腫瘍 ……………… 田上瑞記　460

10. 硝子体 …………………………………………………………………………… 463

1）先天・発育異常
①硝子体動脈遺残（Bergmeister乳頭,
　Mittendorf斑）………… 眞野福太郎・日下俊次　464
②硝子体血管系遺残 ……… 眞野福太郎・日下俊次　465
③硝子体嚢胞 ……………… 眞野福太郎・日下俊次　466

2）変性・加齢変化
①硝子体液化 ……………………… 秋山英雄　467
②後部硝子体剥離 ………………… 秋山英雄　468
③星状硝子体症 …………………… 喜田照代　470

④閃輝性融解 ……………………… 喜田照代　471
⑤硝子体アミロイドーシス ………… 喜田照代　471

3）硝子体混濁・出血
①硝子体混濁 ……………… 加藤喜大・春田雅俊　472
②硝子体出血・駆逐性出血… 加藤喜大・春田雅俊　473

4）炎症
①術後眼内炎 ……………………… 眞下　永　475
②転移性眼内炎 …………………… 眞下　永　476

11. 視神経・視路 ………………………………………………………………… 479

1）視神経先天異常
①視神経無形成 …………………… 横山利幸　480
②視神経低形成 …………………… 横山利幸　481
③中隔視神経形成異常症（de Morsier症候群）
　……………………………… 横山利幸　482
④傾斜乳頭症候群・視神経部分低形成
　……………………………… 植木智志　483
⑤視神経乳頭小窩・視神経乳頭小窩黄斑症
　……………………………… 平形明人　486
⑥朝顔症候群・巨大乳頭 ………… 植木智志　487

2）視神経乳頭腫脹
①うっ血乳頭 ……………………… 中馬秀樹　489
②乳頭腫脹 ………………………… 中馬秀樹　491
TOPICS 宇宙飛行に伴う乳頭腫脹 …… 篠島亜里　494

3）視神経炎
①乳頭炎・球後視神経炎 ………… 毛塚剛司　495
②再発性中枢神経系炎症性脱髄疾患による
　視神経炎 ………………………… 石川　均　497
③視神経網膜炎・視神経周囲炎 ……… 山上明子　500

4）視神経症
①虚血性視神経症 ………………… 前久保知行　502

②圧迫視神経症・鼻性視神経症 …… 曽我部由香　504
③Leber遺伝性視神経症 …………… 上田香織　506
④常染色体優性視神経萎縮 ………… 上田香織　508
⑤その他の視神経症 ……………… 山上明子　509

5）視神経萎縮
①視神経萎縮（単性視神経萎縮・炎性視神経萎縮・
　網膜性視神経萎縮・緑内障性視神経萎縮）
　……………………………… 坂本麻里　512

6）視神経腫瘍
①視神経乳頭ドルーゼン …………… 柏井　聡　514
②視神経乳頭黒色細胞腫 ………… 尾山徳秀　516
③視神経乳頭毛細血管腫 ………… 尾山徳秀　517
④視神経膠腫 ……………………… 柏木広哉　519
⑤視神経鞘髄膜腫 ………………… 柏木広哉　520
⑥がんによる視神経障害 ………… 柏木広哉　521

7）視路・視中枢疾患
①視交叉障害・視索障害・外側膝状体障害・
　視放線/視中枢障害 ……………… 橋本雅人　522
②高次視覚情報処理機構障害（visual snow症候群,
　Charles Bonnet症候群, 不思議の国のアリス症候
　群, Anton症候群, Bálint症候群）…… 澤村裕正　524

12. 緑内障 …………………………………………………………………………… 527

1）原発緑内障
①原発開放隅角緑内障・正常眼圧緑内障
　……………………………… 瀧原祐史　528

②高眼圧症 ………………………… 栂野哲哉　530
③原発閉塞隅角病（原発閉塞隅角症, 瞳孔ブロック
　緑内障, プラトー虹彩緑内障）……… 新垣淑邦　531

xvi

④混合型緑内障 ················· 新垣淑邦　535
2）続発緑内障
①ぶどう膜炎性緑内障 ··········· 髙橋枝里　537
②水晶体起因性緑内障 ··········· 吉水　聡　538
③落屑緑内障 ··············· 石川慎一郎　539
④ステロイド緑内障 ············· 本庄　恵　540
⑤無水晶体緑内障 ············· 齋藤雄太　542
⑥血管新生緑内障 ············· 小島　祥　543
⑦眼内腫瘍続発緑内障 ··········· 木内良明　544
⑧aqueous misdirection（悪性緑内障）· 東出朋巳　546
⑨虹彩角膜内皮症候群（ICE症候群）（進行性虹彩
　萎縮，Chandler症候群，Cogan-Reese症候群）
　 ····················· 石田恭子　547
⑩Schwartz症候群 ············· 赤木忠道　549
⑪アミロイド緑内障 ······· 渡邉隆弘・瀧原祐史　550

⑫色素性緑内障 ··············· 山下高明　551
3）小児緑内障
①原発小児緑内障 ············· 木内良明　554
②若年開放隅角緑内障 ····· 松尾将人・澤田　明　555
③先天眼形成異常に関連した緑内障 ··· 中西裕子　556
④先天全身疾患に関連した緑内障
　Sturge-Weber症候群 ·········· 髙相道彦　558
　神経線維腫症I型（von Recklinghausen病）
　 ····················· 髙相道彦　558
　Lowe症候群 ··············· 髙相道彦　559
　先天風疹症候群 ············· 髙相道彦　559
　結合組織異常・代謝異常 ········ 髙相道彦　559
⑤後天要因による続発緑内障 ········ 廣岡一行　560
⑥白内障手術後の緑内障 ··········· 芝　大介　561

13. 屈折・調節 ·· 563

1）屈折異常
①遠視 ··················· 梶田雅義　564
②近視，乱視 ··············· 平岡孝浩　566
TOPICS 学童近視抑制対策 ········· 中村　葉　568
③不同視・不等像視 ············ 土至田　宏　569

④屈折矯正手術後併発症 ··········· 神谷和孝　570
2）調節異常
①調節（不全）麻痺，調節衰弱，調節緊張，
　調節けいれん ·············· 梶田雅義　571
②老視 ··················· 梶田雅義　573

14. 斜視・弱視・ロービジョン ······································ 575

1）斜視
①内斜視 ·················· 佐藤美保　576
②外斜視 ·················· 濵﨑一郎　579
③上下斜視・回旋斜視・A-V型斜視
　 ····················· 畑　真由美　582
④交代性上斜位 ·············· 畑　真由美　584
⑤Duane症候群・上斜筋腱鞘症候群（Brown
　症候群）・先天外眼筋線維症 ······ 吉田正樹　586
⑥sagging eye syndrome・固定内斜視
　 ····················· 後関利明　587
⑦先天眼振・眼性頭位異常 ········· 林　孝雄　589

2）弱視
①弱視総論 ················ 半田知也　591
②屈折異常弱視・経線弱視 ········· 半田知也　592
③不同視弱視 ··············· 半田知也　594
④斜視弱視 ················ 半田知也　596
⑤微小斜視弱視 ·············· 半田知也　596
⑥形態覚遮断弱視 ············· 半田知也　597
3）ロービジョン
①視覚障害者用補装具 ··········· 林　知茂　597
②身体障害基準 ········· 的場　亮・守本典子　599

15. 眼球運動・瞳孔 ·· 601

1）眼球運動異常
①神経原性眼球運動障害（核上性・核間性・
　一部核性）
　注視麻痺 ················ 鈴木康夫　602

　眼球運動失行 ·············· 鈴木康夫　602
　衝動性眼球運動障害・滑動性追従眼球運動障害
　 ····················· 鈴木康夫　603
　水平注視麻痺 ········· 荒木俊介・三木淳司　604

xvii

斜偏位・眼球頭部傾斜反応 ………… 鈴木康夫 607

進行性核上性麻痺 ……………………… 秋山久尚 608

垂直（上下）注視麻痺 ………………… 秋山久尚 610

Parinaud 症候群 ……………………… 秋山久尚 610

Fisher 症候群 ………………………… 木村亜紀子 611

開散不全・輻湊けいれん・輻湊麻痺

………………………… 木村亜紀子 612

②神経原性眼球運動障害（核下性）

動眼神経麻痺 …………………………… 中野絵梨 614

滑車神経麻痺 …………………………… 中野絵梨 615

外転神経麻痺 …………………………… 中野絵梨 616

③脳幹症候群（Weber 症候群, Claude 症候群,
Benedikt 症候群, Foville 症候群,
Millard-Gubler 症候群, Möbius 症候群,
Wallenberg 症候群, Gradenigo 症候群）

………………………………… 金田和豊 617

④複合麻痺 ………………………………………… 619

眼窩先端（部）症候群 ………………… 加島陽二 620

海綿静脈洞病変 ………………………… 加島陽二 620

Tolosa-Hunt 症候群（有痛性眼筋麻痺）

………………………………… 加島陽二 621

⑤重症筋無力症 ………………………… 木村亜紀子 622

⑥筋原性眼球運動障害（甲状腺眼症, 特発性眼窩
炎症, 重症筋無力症, 慢性進行性外眼筋麻痺,
筋強直性ジストロフィ） ……………… 森本 壮 624

⑦眼振性運動（オプソクロヌス, 眼球粗動,
上斜筋ミオキミア, 後天眼振） ……… 林 孝雄 628

2）瞳孔の異常

①瞳孔の形態異常 ……………………… 中澤祐則 631

②瞳孔不同 ……………………………… 中澤祐則 632

③瞳孔の対光反射異常・輻湊反応異常・
対光近見反応解離 ……… 浅川 賢・石川 均 633

④Horner 症候群 …………… 浅川 賢・石川 均 635

⑤瞳孔緊張症（Adie 瞳孔）… 浅川 賢・石川 均 637

⑥Argyll Robertson 瞳孔 … 浅川 賢・石川 均 638

16. 色覚異常 ……………………………………………………………………………………… 641

1）先天色覚異常

①1 型色覚・2 型色覚 …………………… 村木早苗 642

②杆体1色覚 …………………………… 國吉一樹 643

③S-錐体1色覚 ………………………… 林 孝彰 645

2）後天色覚異常

①後天色覚異常 ………………………… 國吉一樹 646

17. 全身病と眼疾患 ……………………………………………………………………………… 649

1）染色体疾患・遺伝性疾患

①染色体異常 ……………………………… 野田英一郎 650

②Down 症候群 …………………………… 野田英一郎 650

③13 トリソミー（Patau 症候群）……… 野田英一郎 651

④毛細血管拡張性運動失調症（Louis-Bar 症候群）

…………………………………… 松村 望 652

2）母斑症

①太田母斑 ………………………………… 古田 実 654

②神経線維腫症 I 型（von Recklinghausen 病）

…………………………………… 河野剛也 655

③結節性硬化症（Bourneville-Pringle 病）

…………………………………… 朳本昌彦 657

④von Hippel-Lindau 病 ……杉本光生・山城健児 658

⑤Sturge-Weber 症候群 ………………… 木内良明 660

⑥Wyburn-Mason 症候群 ……………… 三田村佳典 662

3）先天代謝異常

①脂質代謝異常

家族性高コレステロール血症 ……… 恒川明季 663

スフィンゴリピド症

Niemann-Pick 病 …………………… 恒川明季 663

Tay-Sachs 病 ………………………… 恒川明季 664

Gaucher 病 …………………………… 恒川明季 664

Fabry 病 ……………………………… 恒川明季 664

②糖質代謝異常

ガラクトース血症 …………………… 恒川明季 665

③ムコ多糖症 …………………………… 村上祐介 666

④アミノ酸代謝異常と類縁疾患

ホモシスチン尿症 …………………… 橋爪公平 668

Marfan 症候群 …………… 武田 優・堀田喜裕 669

Ehlers-Danlos 症候群 … 武田 優・堀田喜裕 669

Lowe 症候群 …………… 河村純哉・木内良明 670

Chédiak-Higashi 症候群 …………… 髙橋次郎 670

xviii

Cross症候群 ……………………… 髙橋次郎　671
EEC症候群 ……………………… 髙橋次郎　672
Waardenburg症候群 ……… 武田　優・堀田喜裕　673
高オルニチン血症 ……… 武田　優・堀田喜裕　673
フェニルケトン尿症 ……… 武田　優・堀田喜裕　674
⑤金属代謝異常
　Wilson病（肝レンズ変性症）……… 山口昌大　674
⑥その他
　痛風 …………………… 住岡孝吉・雑賀司珠也　675
　神経セロイドリポフスチン症（Batten病）
　……………………… 住岡孝吉・雑賀司珠也　675
　Marchesani症候群 …… 住岡孝吉・雑賀司珠也　676
　Laurence-Moon-Biedl症候群
　……………………… 住岡孝吉・雑賀司珠也　676

4）中枢神経系疾患
①片頭痛 ………………… 鈴木裕美・原　直人　677
②Wernicke脳症 ……………………… 橋本雅人　679
③脳血管障害
　くも膜下出血 ………………… 中馬越清隆　680
　脳動脈瘤 ……………………… 中馬越清隆　680
　硬膜下血腫 …………………… 中馬越清隆　681

5）循環器・腎疾患
①高血圧 ………………………… 平山公美子　682
②動脈硬化症 …………………… 平山公美子　683
③高安動脈炎 …………………… 篠原洋一郎　684
④内頸動脈閉塞症 ………………… 志村雅彦　686
⑤一過性黒内障 ……… 大久保真司・宇田川さち子　688
⑥亜急性心内膜炎 ………………… 齋藤昌晃　689
⑦腎性疾患 ………………………… 平野隆雄　690
⑧妊娠高血圧症候群 ……………… 三澤宣彦　691
⑨人工透析 ………………………… 平野隆雄　693

6）血液・造血器疾患
①貧血 ……………………………… 齋藤昌晃　695
②白血病 ………………… 篠原大佑・中尾新太郎　696
③赤血球増加症 ………… 野地悠太・中尾新太郎　697
④原発性マクログロブリン血症
　……………………… 黒田浩平・中尾新太郎　698
⑤悪性リンパ腫 ………………… 高比良雅之　699
⑥抗リン脂質抗体症候群 ………… 楠原仙太郎　701
⑦POEMS症候群（Crow-深瀬症候群）
　………………………………… 楠原仙太郎　703

7）結合組織病および類縁疾患
①Sjögren症候群 ………………… 岩橋千春　704
②全身性エリテマトーデス ……… 岩橋千春　705

③顕微鏡的多発血管炎（結節性動脈周囲炎）
　……………………………………… 竹内正樹　707
④巨細胞性動脈炎（側頭動脈炎）……… 竹内正樹　708
⑤多発血管炎性肉芽腫症（Wegener肉芽腫症）
　……………………………………… 竹内正樹　710
⑥Sweet症候群（急性熱性好中球性皮膚症）
　……………………………………… 竹内正樹　711
⑦関節リウマチ …………………… 岩田大樹　712
⑧強直性脊椎炎 …………………… 岩田大樹　713
⑨全身性強皮症 …………………… 岩田大樹　715
⑩Crohn病 ………………………… 岩田大樹　716
⑪反応性関節炎（Reiter症候群）……… 岩橋千春　717

8）内分泌疾患
①Cushing症候群 ………… 齋藤理幸・石田　晋　718
②褐色細胞腫 ……………… 齋藤理幸・石田　晋　719

9）皮膚疾患
①アトピー性皮膚炎 …………… 長谷川英一　720
②Werner症候群 ………………… 長谷川英一　721
③Rothmund-Thomson症候群 ……… 金子　優　722
④川崎病 ……………………………… 金子　優　723

10）感染症
①先天梅毒 ………………………… 小林崇俊　725
②先天風疹症候群 ………………… 小林崇俊　726
③先天性トキソプラズマ症 ……… 小林崇俊　728
④レプトスピラ症 ………………… 原田陽介　729
⑤クリプトコッカス髄膜炎 ……… 原田陽介　730
⑥浸潤性副鼻腔真菌症 …………… 原田陽介　731

11）免疫不全
①免疫抑制薬・抗悪性腫瘍薬による免疫不全
　……………………………………… 八代成子　732
②AIDS ……………………………… 八代成子　734

12）ビタミン欠乏症
①ビタミン欠乏症 …………………… 松本　直　735

13）薬物・化学物質中毒
①副腎皮質ステロイド薬副作用 ……… 上野洋祐　737
②エタンブトール中毒 …………… 上野洋祐　738
③クロロキン網膜症・ヒドロキシクロロキン
　網膜症 ……………………………… 篠田　啓　740
④クロルプロマジン中毒 ………… 篠田　啓　742
⑤フェノチアジン中毒 …………… 篠田　啓　744
⑥インターフェロン網膜症 ……… 篠田　啓　745
⑦タモキシフェン網膜症 ………… 片岡恵子　747
⑧パクリタキセル網膜症 ………… 片岡恵子　748
⑨トピラマート副作用 …………… 松宮　亘　749

⑩ビガバトリン副作用 ……………… 谷川篤宏 750
⑪キニーネ中毒 …………………… 藤田朋恵 751
⑫その他の中毒物質（メチルアルコール中毒・
　エチルアルコール中毒・シンナー中毒・有機
　リン中毒・サリン中毒・有機水銀中毒）
　…………………………………… 石川　均 753

⑬環境汚染と眼疾患（環境因子，排気ガス，
　PM2.5，黄砂，シックハウス症候群など）
　………………………………… 三村達哉 755

18. 外　傷 ……………………………………………………………………………… 759

①眼窩骨折 ………………………… 恩田秀寿 760
②眼球破裂，眼球穿孔 …………… 太田俊彦 761
③眼球鈍的外傷 ……… 山本聡一郎・江内田 寛 763
④眼瞼裂傷，眼瞼熱傷 …………… 恩田秀寿 765
⑤涙小管断裂 ……………………… 恩田秀寿 767
⑥角膜化学熱傷 …………………… 冨田大輔 768
⑦角膜・結膜異物 ………………… 妹尾　正 769

⑧眼内異物 …………… 三國雅倫・木村和博 772
⑨光障害
　　角結膜 ………………………… 尾花　明 773
　　水晶体 ………………………… 尾花　明 774
　　網膜 …………………………… 尾花　明 774
⑩外傷性視神経症 ………………… 恩田秀寿 777

19. 心因性疾患・不定愁訴・危機管理・その他 ……………………………………… 779

①機能性視覚障害 ………………… 気賀沢一輝 780
②情報機器作業症候群（VDT症候群）
　…………………………………… 原　直人 782
③眼周囲の痛み …………………… 川島素子 785
④飛蚊症 …………………………… 瓶井資弘 786

⑤流涙症 …………………………… 三村真士 787
⑥サプリメントの扱い …………… 尾花　明 790
⑦外来におけるウイルス対策 …… 佐々木香る 793
⑧診療現場でのショック対応 …… 福島　聡 795

索　引 …………………………………………………………………………………… 797

著者，編集者，監修者ならびに弊社は，本書に掲載する医薬品情報等の内容が，
最新かつ正確な情報であるよう最善の努力を払い編集をしております．また，
掲載の医薬品情報等は本書出版時点の情報等に基づいております．読者の方
には，実際の診療や薬剤の使用にあたり，常に最新の添付文書等を確認され，
細心の注意を払われることをお願い申し上げます．

1. 眼窩・眼球

1) 先天異常

①眼球の先天異常
(無眼球・小眼球・真性小眼球・先天嚢胞眼・眼瞼眼窩嚢胞)

I 疾患の特徴

無眼球・小眼球は先天的に眼球を認めない，あるいは小さい疾患で，頻度は10万人あたりそれぞれ0.6～4.2人，2～17人のまれな疾患である．原因としては，染色体異常，遺伝性症候群，環境要因（母体感染，薬物・アルコールへの曝露など）等が挙げられる．特に近年では，*SOX2*や*PAX6*などのさまざまな遺伝子異常との関連が報告されている．

II 鑑別の要点

1 無眼球

無眼球（anophthalmos）とは，視診・触診によって眼窩内に眼球を認めないもので，発生初期に眼小窩も形成されない原発性無眼球と，病理組織学的に少量の外胚葉組織を認める臨床的無眼球（極度小眼球）（図1）に大別される．

2 小眼球

小眼球（microphthalmos）は，先天白内障やコロボーマ，胎生血管系遺残などの眼先天異常に伴い，眼球の発育が障害されて起こる（図2）．また，先天性全身異常の合併頻度も高く，発達遅滞や多発奇形，染色体異常を伴う．小眼球を伴う症候群としては，CHARGE症候群やTORCH症候群など多数の報告がある．

3 真性小眼球

真性小眼球（nanophthalmos）とは，眼球は小さいが構造はほぼ正常なもので，膠原線維の異常，強膜の肥厚などから眼球壁の発育が妨げられることに起因して両眼に起こる．眼球の容積が正常の2/3以下（眼軸長が年齢正常値の0.87倍以下）で，強度遠視を伴う．眼底所見としては網膜血管の蛇行，乳頭黄斑間網膜ひだ，偽乳頭腫脹などを認めることがある．

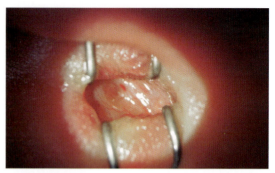

[図1] 臨床的無眼球
肉眼的に眼窩内に眼球を認めない．MRIで視神経らしき索状組織をわずかに認めた．

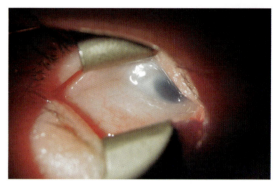

[図2] 小眼球
径3mm程度の小角膜を認めるが，混濁のため内部は透見不能である．

4 先天嚢胞眼

先天嚢胞眼（congenital cystic eye）は，眼胞が眼杯を形成するときの障害によって起こる非常にまれな先天異常で，眼杯内板になる部分が内方に凹んで，外板になる部分との接着が障害され，この空隙が嚢胞として残ったものである．嚢胞が小さく臨床的無眼球のことも，青色の嚢胞壁が上眼瞼を膨隆させるほど大きいこともある．

5 眼瞼眼窩嚢胞

眼瞼眼窩嚢胞（orbitopalpebral cyst）は，胎生裂閉鎖不全に伴う先天異常で，胎生裂縁での眼杯内板の強い外反のため，内・外板の接着が障害されてこの間に嚢胞が生じ，嚢胞腔に向かって網膜が逆位をとったものである．胎生裂閉鎖不全は重度であれば臨床的無眼球となるが，軽度の場合はぶどう膜欠損や視神経乳頭欠損となる．

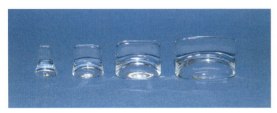

[図3] 拡張器
徐々に大きな拡張器を挿入し，結膜嚢を拡張する．（カジヤマプロテーゼ社より提供）

Ⅲ 治療

1 無眼球・眼先天異常を伴う小眼球

無眼球や重度の小眼球を放置した場合には，眼球周囲の眼窩組織の発育不良のため，眼窩・顔面骨の発育遅延，顔面非対称を生じる．生後早期から拡張器（図3）を装着して結膜嚢（義眼床）を拡張し，表層義眼を装着させることによって整容的な改善が得られる．軽度の小眼球で，ある程度の視機能が期待できる場合には，必要に応じて早期に先天白内障の手術や緑内障などの治療を行い，屈折矯正や弱視治療で視力の獲得を目指す．

2 真性小眼球

強度遠視により屈折異常弱視を伴うことが多いため，眼鏡装用などの弱視治療を行う．成人になると，眼球容積に対し水晶体が大きいため閉塞隅角緑内障を発症しやすい．また，渦静脈の圧迫によってuveal effusionをきたし，漿液性網膜剥離となった場合には強膜開窓術を行う．

Ⅳ 患者への対応

眼所見や視反応，視覚誘発電位（visual evoked potential：VEP）検査などから視機能が期待できるものに関しては手術や弱視治療を行っていくが，期待できないものに関しては整容的な改善のために早期から拡張器を用いる必要がある．全身異常を合併することが多いため，小児科や遺伝科と連携しながら診療を行う．また，両眼に重篤な視機能障害をきたすものには早期からのロービジョンケアに加え，教育や療育・福祉といった社会的な面も含めて対応していく必要がある．

（遠藤高生）

②頭蓋顔面眼窩形成異常

頭蓋および眼窩を含む顔面骨の形成異常疾患群で代表的な疾患は，以下の通りである．

下顎顔部異骨症

Ⅰ 疾患の特徴

下顎顔部異骨症（mandibulofacial dysostosis）は，Treacher Collins（-Franceschetti）症候群の名称で知られる．眼窩下縁と頬骨の低形成および上・下顎の形成異常（小顎症）が両側対称性にみられる．瞼裂は耳側下方に傾斜し，下眼瞼の欠損を伴う例もある．また，小耳症や難聴を伴う．知的発達は正常である．

Ⅱ 鑑別の要点

本疾患では四肢は正常である．四肢の軸前欠損を伴う先端顔面異骨症（Nager症候群），四肢の軸後欠損を伴うMiller症候群，眼と耳介と脊椎が両側性かつわずかに非対称な形の眼耳脊椎スペクトル，Burn-McKeown症候群などが鑑別対象になる．確定診断は分子遺伝学的検査による．

Ⅲ 治療

呼吸窮迫に対しては気管切開や換気療法が行われ，下顎骨延長術や口蓋裂の手術も検討される．中耳の異常に対して機能改善手術，外耳の異常に対して再建手術が行われる．上顎顔面形成術（軟部組織低形成に対する顔面輪郭の矯正），骨低形成に対する骨延長術や骨移植術，眼瞼欠損に対する手術や眼表面のケアも行う．

Ⅳ 患者への対応

聴覚障害に対する補聴器の使用，機能改善手術は早期に行う必要がある．本疾患は主に常染色体顕性遺伝形式（浸透率90％）であるが，表現度は多岐にわたるため遺伝カウンセリングは複雑にな

る．比較的軽症型の予後は良好である．

両眼隔離症

I 疾患の特徴

両眼隔離症（両眼開離症）（ocular hypertelorism）では，両眼が顕著に開離し，鼻根部は扁平，拡大している．胎生初期に顔面正中における前頭突起と鼻突起の癒合障害が原因と考えられている．非遺伝性の顔面・頭蓋の先天性多発奇形である．

II 鑑別の要点

眼瞼縮小症候群では，内眼角が内眼角贅皮に隠れているため見かけ上の内眼角開離を呈する．顔面骨の形成異常により眼窩自体が離開する両眼隔離症は，眼開離指数（＝100×（内眼角間距離÷外眼角間距離））が38以上となる．

両眼隔離症は単独発症のほか，顔面正中線上の前頭部や鼻翼裂，鼻尖の欠損，口蓋裂，口唇の奇形などを合併し（正中顔面裂），前頭部にV字型の有髪（前頭部の毛髪の生え際が低位V字型で馬のひづめ毛とも呼ばれる）を認める．また，頭蓋顔面異骨症や水頭症なども鑑別に挙がる[1]．

III 治療

形成外科手術の適応である．

IV 患者への対応

顔面の形態異常に対する精神的ケアを行う．

多発性異骨症（gargoylism, Hurler症候群）

I 疾患の特徴

ムコ多糖症（mucopolysaccharidosis：MPS）においては，特徴的な骨異常，骨変化がみられる．オール状に変形した肋骨，砲弾状の指骨（手の基節骨端の先細り），橈骨，尺骨の遠位端の内方への彎曲（Madelung変形），腰椎の鉤状変形などを総称して，多発性異骨症（dysostosis multiplex）と呼ばれる．常染色体潜性遺伝形式の先天代謝異常症であるMPSは，ライソゾーム病の一型で，ライソゾーム酵素遺伝子の変異によりグリコサミノグリカンのデルマタン硫酸（dermatan sulfate：DS）とヘパラン硫酸（heparan sulfate：HS）が組織に蓄積し，特徴的な顔貌，精神運動遅滞，神経学的退行，呼吸障害，心臓弁膜症，肝脾腫，関節可動域制限，臍・鼠径ヘルニアなどを呈する．眼科では角膜混濁や緑内障を合併する例がある．発症頻度は約10万人あたり1人である[2]．

II 鑑別の要点

X線検査により特徴的な骨変化を確認する．確定診断は，蓄積物質である尿中ムコ多糖（ウロン酸）の濃度上昇と，欠損酵素の確認（白血球または培養線維芽細胞のα-L-イズロニダーゼの酵素活性の著しい低下）による．

DS，HSともに高値を示すMPS I型には3つの亜型があるが，このうちHurler症候群は発症時期が最も早く病態の進行も速い最重症タイプである．生直後から特徴的な顔貌（大きな頭，前額の突出，巨舌），胸郭の変形，肝脾腫，広範で体全体に広がる蒙古斑などを認める．3歳頃から成長が鈍化し低身長に転じる．

III 治療

原因治療として酵素補充療法，造血幹細胞移植，遺伝子治療などが施行されるとともに，対症療法として中耳炎に対する鼓膜チューブ挿入や無呼吸に対するアデノイド除去，心臓弁膜症に対する弁置換術などが行われる．眼科では角膜混濁例に対して角膜移植が検討される．

IV 患者への対応

感冒や中耳炎などは症状を早期に把握，治療し，重症化を避ける．補聴器の使用や，屈折異常の合併も多いため眼鏡による弱視管理も重要となる．

塔状頭蓋

I 疾患の特徴

頭蓋骨縫合早期癒合症の一種で，生後早期に複数の縫合線が癒合することで頭頂方向に先細った形態の塔状頭蓋（turricephaly）となる．尖頭蓋，三角頭蓋とも呼ばれ，大半が原因不明の非遺伝性疾患である（図4）．

II 鑑別の要点

本疾患が通常は頭蓋の変形のみであるのに対し，線維芽細胞増殖因子 fibroblast growth factor（FGF）受容体の遺伝子変異が原因となる症候群（Crouzon症候群，Apert症候群，Pfeiffer症候群など）では，顔面低形成や手足の変形などを合併する．

III 治療

脳の発達障害を予防することを目的に，頭蓋骨延長術が行われる（図4b）．頭蓋内の容積が極端に小さい例については，生命維持の観点から1歳までに手術を行うことが推奨されている．塔状頭蓋に対しては，頭蓋骨を分割したうえでヘルメット状の延長装具を介して頭蓋縫合の垂直方向に牽引する外固定式骨延長法が有効とされる．

IV 患者への対応

複数回の手術を経ても頭蓋変形が進行し，顔面の形態にも影響が及ぶ場合があり，長期にわたる精神的ケアが必要である．

頭蓋顔面異骨症（Crouzon症候群，Apert症候群，Pierre Robin症候群，Pfeiffer症候群）

I 疾患の特徴

頭蓋顔面異骨症（craniofacial dysostosis）とは，頭蓋骨および顔面骨縫合の早期癒合を呈する疾患の総称である．原因はFGF受容体の遺伝子変異

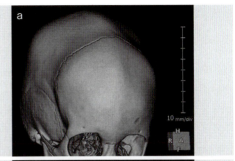

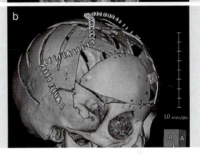

[図4] 塔状頭蓋
9歳，男児．4歳時に前頭縫合・矢状縫合早期癒合症に対して頭蓋拡大形成術を施行した（a，b）．その後，明らかな頭蓋内圧亢進の所見はないものの，3〜4カ月ごとに誘因なく嘔吐を繰り返している．左眼で軽度の視神経障害を認めるが，両眼とも視神経乳頭の腫脹はない．

であり，代表的な疾患としてCrouzon症候群，Apert症候群，Pfeiffer症候群がある．それぞれ特徴的な症候を呈し，また変異遺伝子も異なる．共通する症候としては，頭蓋変形，水頭症，小脳扁桃下垂および顔面骨低形成による眼球突出，上顎骨低形成，頸部の異常（脊髄空洞症，軸椎脱臼，頸椎癒合など），喉頭気管の異常（上気道閉塞，後鼻孔狭窄/閉塞など），四肢の異常，精神運動遅滞を認める．Apert症候群は骨性の合指・合趾症を認め，心疾患，肩・肘関節の形成不全なども伴う．Pfeiffer症候群は水頭症および眼球突出が顕著で，ほかに肘関節の拘縮，クローバーリーフ頭蓋などを合併する（図5）．

II 鑑別の要点

鑑別疾患として，染色体異常による先天性奇形症候群の一つであるPierre Robin症候群は，Emanuel症候群とも呼ばれ，比較的発生頻度が高い．特異顔貌（小頭症，耳前の小孔や小突起，瞼裂斜上など），口蓋裂，小顎症，先天性心疾患，精神運動遅滞を呈する．

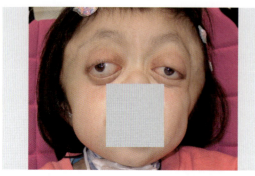

[図5] Pfeiffer症候群
9歳,女児.顕著な短頭蓋を呈し,水頭症に対する脳室腹腔 (VP) シャント術の後,6歳時に後方頭蓋拡大形成術,骨延長器の装着がなされ,15カ月後に抜去される.眼科では眼球突出による自発閉瞼不可,角膜上皮障害に対し7歳時に瞼板縫合 (上,下瞼板に通糸) を施行,その後徐々に自発閉瞼可能となり,現在は角膜上皮障害はなく角膜混濁も改善している.

Ⅲ 治療

頭蓋内の容積を拡大させ脳の発達を促すことを目的に,頭蓋骨延長術が施行される.固定法として内固定式と外固定式があり,固定した装具から分割した頭蓋骨を牽引し,1カ月程度かけて骨を延長する.頭蓋内容積の拡大の必要性が低い斜頭蓋などに対しては,頭蓋骨の分割,並べ替えを一期的に行う頭蓋形成術が選択される.その他,対症的に脳室腹腔 (VP) シャント術,後頭下減圧術,気管切開術,顔面形成術,後鼻孔狭窄・閉塞開放術,環軸椎固定術,合指症分離術,口蓋形成術などが適宜検討される.

Ⅳ 患者への対応

生命を左右する病態を含め,種々の症候に対する外科治療が継続して行われる.生活支援をはじめ長期のケアが必要である.眼球突出により自発閉瞼が困難な例には,眼軟膏の塗布,眼瞼のテーピングや瞼板縫合 (角膜障害が重篤な例に対する期間限定の処置) を行う.

文献
1) DeMyer W：The median cleft face syndrome. Differential diagnosis of cranium bifidum occultum, hypertelorism, and median cleft nose, lip, and palate. Neurology 17：961-971, 1967
2) 厚生労働省難治性疾患等政策研究事業ライソゾーム病 (ファブリー病を含む) に関する調査研究班編：診断の手引きに準拠したムコ多糖症診療マニュアル,診断と治療社,2016

③骨化石症
(Albers-Schönberg病)

Ⅰ 疾患の特徴

骨化石症 (osteopetrosis) は,破骨細胞の形成および機能不全から,骨吸収の障害による骨硬化と骨の形成異常をきたす.全身の骨に発症し骨折が多発する.大理石骨病とも称される.重症型,中間型,遅発型に大別され,新生児や乳児期の早期発症例は重症度が高く,頭蓋骨の肥厚による脳神経の圧迫症状,水頭症,髄腔の狭窄による貧血,出血傾向,骨髄機能不全 (易感染性),成長障害,低カルシウム血症などを呈する.歯の発生遅延,う蝕が多く,顎骨の骨髄炎をきたす頻度も高い.中間型では小児期に骨折や骨髄炎,歯の異常など,遅発型では成人以降に骨折や骨髄炎,顔面神経麻痺などの症状が出現する.

Ⅱ 鑑別の要点

鑑別疾患として,濃化異骨症,骨斑紋症,流蝋骨症,骨線状症,Camurati-Engelmann症候群 (進行性骨幹異形成症),異骨性骨硬化症が挙げられている.

Ⅲ 治療

骨折や骨髄炎,う蝕などに対する対症療法が中心になるが,いずれも難治である.重症型では骨髄移植,造血幹細胞移植などが行われる.

Ⅳ 患者への対応

う歯にならないように歯磨きの励行や,骨折に注意するなどの生活指導を行う.難聴では補聴器が必要である.

(野村耕治)

①眼球突出症例に対する診断の進め方

2）眼球突出

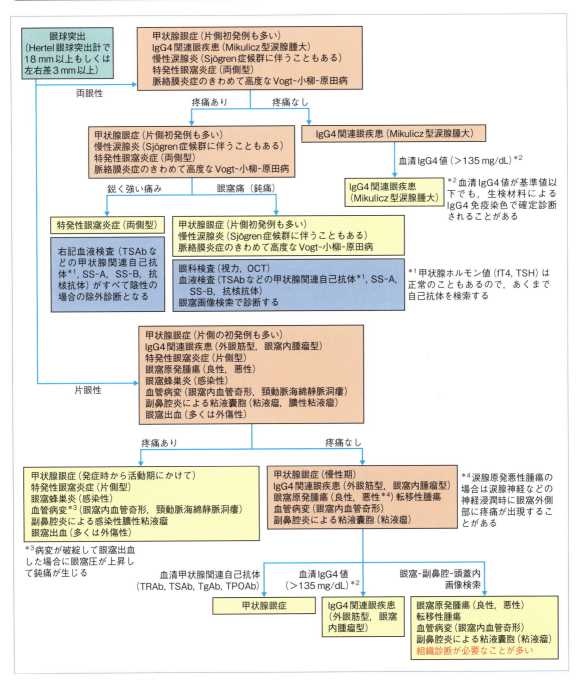

[図1] 眼球突出症例に対する診断の進め方
TSAb：甲状腺刺激抗体，fT4：遊離サイロキシン，TSH：甲状腺刺激ホルモン，TRAb：抗甲状腺刺激ホルモン受容体抗体，TgAb：抗サイログロブリン抗体，TPOAb：抗甲状腺ペルオキシダーゼ（TPO）抗体．

②甲状腺眼症

I 疾患の特徴

1 眼症状

甲状腺眼症（thyroid ophthalmopathy）（thyroid eye disease：TED）は，puzzle disease といわれるように，まさに眼科領域のさまざまな病態を呈する．代表的なものは眼瞼腫脹や上眼瞼後退，眼球突出（exophthalmos, proptosis），両眼性の複視，持続する眼球痛（眼重感）などである．

最も汎用される臨床眼症候の評価方法としては，clinical activity score（CAS）がある（**表1**）[1,2]．比較的簡便であり，日常診療時に CAS をチェックすることで，画像診断や血液学的診断をできない施設でも，疾患活動性の概要を把握することができる．また，臨床的な重症度の簡潔的な分類として，European Group of Graves' Orbitopathy（EUGOGO）classification をもとに作成されたものがある（**表2**）．特に留意すべき点は，視機能喪失の可能性のある甲状腺視神経症（dysthyroid optic neuropathy：DON），もしくは高度の兎眼による角膜融解を見逃さないことである．参考として EUGOGO の治療フローチャートを**図2**に示す．

2 わが国における診断

北米・欧州と比べてわが国の圧倒的な診断能力の優位性を一つ挙げるとすれば，MRI 画像が安価かつ比較的迅速に撮像できることである．特に脂肪抑制 T2 強調画像（STIR 像）では，眼窩内炎症の局在や病勢を把握できる．また，MRI 撮像時はできる限り眼窩拡大の条件を指定し，冠状断，矢状断，水平断の 3 断面で立体感を意識しながら病勢・病巣を捉えることが肝要である（**図3**）．

3 全身症状

甲状腺眼症の患者のうち，約 86％が甲状腺機能亢進症を合併している．甲状腺機能亢進症の症状として主な全身症状を挙げると，平熱の上昇，発汗，頻脈，振戦などの甲状腺ホルモン過剰に由来する交感神経刺激作用からのものや，全身の代謝亢進による易疲労感，体重減少，頸部の甲状腺腫大，また不眠症を中心とする情緒不安定，多動行動などの神経精神症状がある．一方で，甲状腺機能低下症を伴う甲状腺眼症や，甲状腺機能が正常である甲状腺眼症もあり，実臨床では多様な全身症状を呈することを理解しなければならない．甲状腺眼症における全身の甲状腺機能の状態を，機能亢進，機能低下，機能正常の 3 群に分けて調査した報告では，日本では約 11％の患者が甲状腺機能正常群に分類されている．また，これには人種差があり，欧州では甲状腺機能低下症を合併する甲状腺眼症がより多くみられる[3]．つまりは，純粋な甲状腺ホルモン中毒症状で甲状腺眼症が発症するのではなく，甲状腺関連自己抗体がインスリン様増殖因子（insulin-like growth factor：IGF）受容体に対するアゴニストとして作用して病態が形成される全身性の自己免疫疾患であるこ

[表1] 甲状腺眼症の clinical activity score（CAS）

初診時，7徴候（それぞれ1点と換算）：
　持続する球後痛（眼窩痛）
　眼球運動時痛
　眼瞼の発赤
　結膜充血
　眼瞼腫脹
　結膜浮腫
　涙丘および内眼角の炎症
1～3カ月の経過観察中の徴候として下記3徴候を追加して10徴候とする
　経過観察時　1～3カ月間に2mm以上増大する眼球突出
　　　　　　　1～3カ月間に8°以上の眼球運動制限の出現
　　　　　　　1～3カ月間にSnellen視標で2段階以上の視力低下

初診時の3点以上および経過観察中の4点以上が活動性甲状腺眼症とされる．（文献1，2）より作成）

[表2] European Group on Graves' Orbitopathy（EUGOGO）classification をもとにした甲状腺眼症の重症度分類

軽症：下記の1つ以上の徴候がある
　1）軽度の眼瞼後退（<2mm）
　2）軽度の眼窩軟部組織炎症
　3）眼球突出<3mm（性差や nationality の平均をもとに）
　4）間欠的な両眼性複視，もしくは両眼性複視がない
　5）眼軟膏などで対応可能な程度の兎眼もしくは角膜炎
中等症から重症：失明の危険性はない状態．適切な免疫抑制による疾患コントロールが可能な時期（リハビリテーション手術は非活動期に推奨）．下記の1つ以上の徴候がある
　1）2mm以上の眼瞼後退
　2）中等度から高度の眼窩軟部組織炎症
　3）3mm以上の眼球突出（性差や nationality の平均をもとに）
　4）持続する両眼性複視（もしくは増悪傾向）
失明のおそれのある甲状腺眼症：甲状腺視神経症（DON）もしくは高度の兎眼による角膜融解

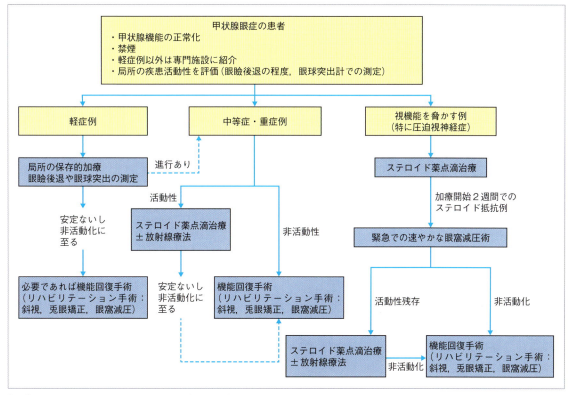

［図2］ European Group of Graves' Orbitopathy（EUGOGO）の甲状腺眼症の治療フローチャート

とを再確認する必要がある．

　実臨床では，体重減少や不眠，または家族歴などに関して丁寧な問診をとるように心がけることと，特に若年者のBasedow病患者では，明室での頸部・甲状腺腫大の視診・触診なども非常に大切である．また，10歳代や20歳代前半の患者で重篤な甲状腺機能亢進症を呈している場合は，自己免疫症候群としての1型糖尿病の合併を認めることがあり，血液検査で甲状腺機能のみならず，血糖値やヘモグロビンA1c（hemoglobin A1c：HbA1c）値，さらには抗グルタミン酸脱炭酸酵素（glutamic acid decarboxylase：GAD）抗体などの精査が必要なこともある．

4　有病率・好発年齢・性差

　米国の報告ではあるが，年間の発症率は人口10万人に対して女性16人，男性3人である[4]．また，人種差の検討では白色人種が非白色人種に対して2倍以上のオッズ比で発症するとされる．アジア諸国の民族間での有病率に関しては，現在

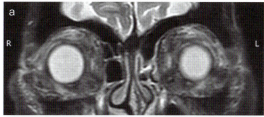

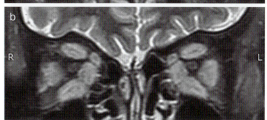

［図3］ 甲状腺眼症のMRI
STIR画像，冠状断．a：上眼瞼挙筋，b：外眼筋．

のところ統計学的な有意差を述べる報告はない．

　発症のピークは40歳代半ばであり，これは甲状腺眼症を合併しないBasedow病の発症が約40歳であることを考えると，合併例はやや高年齢の

層に多い．また，発症のピークは40歳代と60歳代の二峰性であるが，それぞれの発症年齢は女性の方が男性に比べて5歳前後早い．臨床上の特徴としては，40歳以下の症例では眼窩脂肪組織の増生を中心とした軟部組織の腫大による眼球突出，眼瞼浮腫を呈することが多いが，60歳以上の症例では初期から外眼筋の炎症性腫大，線維化に伴う複視症状や眼位異常による受診が多い．

一般的に，人種に関係なく女性が男性よりも多く発症し，約4倍である．しかしながら，中等症，重症となるに従い性差は減少し，圧迫視神経症の症例では60歳代以上の男性の方が多いとする報告もある．

5 側性

全身性の自己免疫疾患であるが，片側のみの臨床症状を呈することも多い．しかしながら，その多くは画像診断でMRIなどを撮像すると両側性であり，片側発症ではなくsubclinicalな両側性であることがほとんどである．なぜ眼窩の炎症に側性の時差があるのかは，現在でも不明である．

6 家族歴

Basedow病に限らず，甲状腺機能異常の家族歴を有すると甲状腺眼症の発症リスクが有意に高まる[5]．また，近年はヒト白血球抗原（human leukocyte antigen：HLA）遺伝子多型が甲状腺自己免疫疾患や甲状腺眼症の発症と関連しているという報告が増加している．わが国の報告でも，日本人患者におけるBasedow病のゲノムワイド関連解析研究で（n＝9,003），複数のHLA遺伝子のアミノ酸多型が疾患リスクに寄与することが示された[6]．当然，HLAの型は親子間で遺伝するものであり，家族歴の前述のコホートを補完する新知見である．

7 危険因子・病因

危険因子として年齢，性別，遺伝的背景，喫煙，甲状腺機能亢進症を含む不安定な甲状腺機能障害などが挙げられるが，特に前述のHLAなどが今後の個別化医療の一つの指標となる可能性がある．また，Basedow病に対するアイソトープ療法後，半年間程度はアイソトープにより破壊された甲状腺組織が血液中を循環し，甲状腺関連自己抗体が上昇するために，甲状腺眼症の増悪，発症は必発である．

甲状腺眼症の発症には，甲状腺刺激抗体（thyroid stimulating antibody：TSAb），抗甲状腺刺激ホルモン受容体抗体（thyroid stimulating hormone receptor antibody：TRAb）などの甲状腺関連自己抗体が関与する．特に，眼窩内の軟部組織にはIGF-1受容体が多く発現しているが，IGF-1受容体は甲状腺刺激ホルモン（thyroid stimulating hormone：TSH）受容体と非常に類似しているため，TSAbがIGF-1受容体を刺激し，眼窩組織の炎症を発症すると考えられている．甲状腺ホルモン自体がその病因にどのような影響を与えうるかの知見は，得られていない．

8 予後

1945年にRundleが述べたように，自己免疫疾患としての活動期は一般に半年から3年前後であり，自然に寛解に至る疾患である[7]．しかしながら，治療を受けるタイミングを逃すと，かなりの割合で整容面に不可逆的な問題点を残すことになるため，適切な時期での治療介入が必要である．また，不可逆的な視力低下を発症する圧迫視神経症や，重度の眼瞼後退や閉瞼機能障害による角膜融解を除けば，ステロイド薬局所療法や全身療法，放射線療法に対する忍容性は良好である．近年，IGF-1受容体に対する生物学的製剤の知見や有効性が報告され，今後さらに治療効果が高まり長期予後が改善することが期待されている．

II 鑑別の要点

甲状腺眼症（片側性の初発例も多い），IgG4関連眼疾患（外眼筋型，眼窩内腫瘤型），特発性眼窩炎症（片側型），眼窩原発腫瘍（良性，悪性），眼窩蜂巣炎（感染性），血管病変（眼窩内血管奇形，頸動脈海綿静脈洞瘻），副鼻腔炎による粘液嚢胞（粘液瘤，膿性粘液瘤），眼窩出血（多くは外傷性）などの鑑別が必要である（1-2)-「①眼球突出症例に対する診断の進め方」の図1参照）．

III 治療

まず，内科と連携し，抗甲状腺薬を用いて甲状

腺機能を速やかに正常化し，禁煙を指導する．発症から3カ月間は，眼瞼腫脹・発赤などの軽症例であれば経過観察をする選択もあるが，血中自己抗体価測定（TRAb，TSAbなど）と画像診断（単純MRIでのSTIR画像が特に有用）を行い，総合的に評価することが肝要である．

1 軽症

眼瞼腫脹や眼瞼後退に関しては，トリアムシノロン40mg（ケナコルト®）のMüller筋注射が有用である．筆者は上眼瞼を翻転し，瞼板上縁をスプリング剪刀で切開し，鈍針を用いてMüller筋と上眼瞼挙筋の間隙に1mL（40mg）を注入する（図4）．

2 中等症～重症

基本的には，入院管理下に高用量ステロイド薬点滴，ないしはステロイドパルス療法（メチルプレドニゾロン500～1,000mg/日×3日間）を2コースまたは3コース行い，放射線療法（眼窩照射，20Gy/10fr）を併用することが望ましい．放射線療法についてはその有効性の高さが近年再度認識されている[8]．ステロイドパルス療法の後療法（内服ステロイド漸減）には多くの議論があるが，著者は隔日投与として半年かけて漸減する．しかし，近年メチルプレドニゾロンの総投与量9.0g以上の高用量群と低用量（4.5g未満）での有効性に差がなかったとする報告があり，欧州を中心に500mgないしは250mgのweekly pulse（週1回の外来点滴療法）が行われている．この治療法は，就労世代，子育て世代の患者が多い本疾患においては，治療の選択肢が広がる可能性がある．また，北米で抗IGF-1受容体抗体teprotumumab（2024年7月時点でわが国では未承認）の有効性が報告され，今後国内臨床治験が進むとともに，さらに慢性期の患者に対してもその長期予後が改善することが期待されている．

手術治療としては，眼球突出に対する整容的な眼窩減圧術などはMRIで眼窩炎症の消炎を確認してから行うことが望ましいが，一方で社会的制約を大きく受ける両眼性複視に対する斜視手術は，消炎療法後3カ月で実施してよいとするコンセンサスが日本でも確立しつつある．

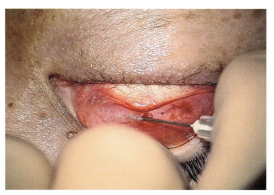

［図4］Müller筋注射

3 圧迫視神経症，甲状腺視神経症（DON）

DONは，外眼筋の腫大による機械的圧迫と炎症による眼窩圧の上昇機転の結果として生じる眼窩先端部での圧迫視神経症である．失明のリスクのある病態であるため，ステロイドパルス療法（メチルプレドニゾロン1,000mg×3日間）2コース（2週間）を行った段階で，視力および中心フリッカ値の改善が乏しい際は，速やかに専門施設に搬送し，眼窩減圧を行う必要がある．なお，色覚異常が病初期の唯一の徴候という場合もある（3型色覚を呈することが多い）．

Ⅳ 患者への対応

病態説明の基本として，この病気の活動期は3年程度であることがほとんどで，基本的には数年間で病勢が落ち着くことを伝える．また，Rundle曲線をかみくだいて説明し，炎症活動期の極点を下げて，後遺障害を軽減することが治療の原則であると伝える[9]（図5）．発症前と完全に同じ状態になることはない場合が多いが，適切な時期に適切な治療介入をすることを，患者自身にしっかり理解してもらうことが大切である．

本疾患で使用されるステロイド薬および放射線治療には忌避的な感情をもつ患者も多いため，ステロイド薬投与で起こりうる不眠，易感染性，胃腸障害，骨粗鬆症，耐糖能の悪化，放射線治療で起こりうる白内障などを説明し，定期的に血液検査などを実施することや，近医との連携により安全に管理されている安心感をもってもらうこと

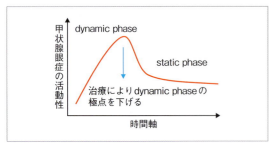

[図5] Basedow 病の Rundle 曲線

も，本疾患の治療の継続性に非常に大きな影響を与える．

また，原疾患としての甲状腺ホルモン値の不安定な状況とステロイド薬の副作用が相まって，精神的に不安定になる入院・外来患者も多いため，積極的に院内のリエゾンコンサルティングを行ったり，自院で抱え込まずに精神科受診を促すことをためらわないようにする．既報でも，甲状腺眼症の罹患患者の精神状況が悪化することは広く述べられている．

文献
1) Mourits MP, et al：Clinical activity score as a guide in the management of patients with Graves' ophthalmopathy. Clin Endocrinol (Oxf) 47：9-14, 1997
2) Barrio-Barrio J, et al：Graves' ophthalmopathy：VISA versus EUGOGO classification, assessment, and management. J Ophthalmol 2015：249125, 2015
3) Muñoz-Ortiz J, et al：Prevalence of hyperthyroidism, hypothyroidism, and euthyroidism in thyroid eye disease：a systematic review of the literature. Syst Rev 9：201, 2020
4) Bahn RS：Graves' ophthalmopathy. N Engl J Med 362：726-738, 2010
5) Ahn HY, et al：Predictive model for Graves' ophthalmopathy in patients with new-onset Graves' disease. Thyroid 32：1559-1567, 2022
6) Okada Y, et al：Construction of a population-specific HLA imputation reference panel and its application to Graves' disease risk in Japanese. Nat Genet 47：798-802, 2015
7) Kalmann R, et al：Late recurrence of unilateral graves orbitopathy on the contralateral side. Am J Ophthalmol 133：727-729, 2002
8) Sobel RK, et al：Orbital radiation for thyroid eye disease：a report by the American Academy of Ophthalmology. Ophthalmology 129：450-455, 2022
9) Bartley GB：Rundle and his curve. Arch Ophthalmol 129：356-358, 2011

〈田上瑞記〉

③海綿静脈洞血栓症

I 疾患の特徴

海綿静脈洞血栓症（cavernous sinus thrombosis：CST）は，海綿静脈洞に血栓が形成され，亜急性に進行する．原因で最も多いのは，①副鼻腔炎や中耳炎，眼窩蜂巣炎，う歯や髄膜炎などの感染症で，特に篩骨洞炎や蝶形骨洞炎といった副鼻腔炎が多い．起因菌の大半は細菌でブドウ球菌が70％，レンサ球菌が20％とされ，次いで肺炎球菌や真菌が続く（表3）[1]．非感染性のものでは，②顔面外傷や手術，腫瘍による静脈の還流障害，③血液疾患，妊娠や産褥，経口避妊薬などによる凝固能亢進がある．

1 眼症状

眼症状は80～100％で出現し，海綿静脈洞に流入する眼静脈がうっ滞し，眼窩深部痛や結膜充血，眼瞼腫脹や眼球突出がみられる（図6）．眼底に網膜中心動脈や静脈の閉塞，虚血性視神経症が生じる場合がある．海綿静脈洞内にある動眼神経や滑車神経，外転神経の麻痺による眼球運動障害や，三叉神経への圧迫による眼痛，顔面のしびれや知覚異常，角膜反射の低下などがみられる（図7）[2]．視神経に影響が及ぶと，視力低下や視神経乳頭腫脹，眼窩先端症候群が生じる．感染性海綿静脈洞血栓症では，一眼に生じていた症状が24～48時間で急速に反対側にも波及することがある．

2 全身症状

発熱や頭痛が多く，そのほかに嘔気，嘔吐，意識障害，項部硬直などがあり，感染性の場合は一般に敗血症を伴い，緊急対応が求められる．海綿静脈洞血栓症から髄膜炎，下垂体機能不全，脳膿瘍，内頸動脈狭窄・閉塞による脳梗塞や細菌性動脈瘤などを併発すると重篤となり，抗菌薬が普及した現在もなお死亡率は8～13％と生命予後に関わる．そのため，早期発見，早期治療や全身管理ができる専門医による対応が肝要となる．

[表3] 感染性海綿静脈洞血栓症の原因

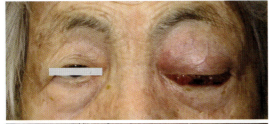

1. 顔面感染巣
   グラム陽性菌（Staphylococcus aureus）
2. 副鼻腔炎
   急性：グラム陽性菌（S. aureus），Streptococcus pneumoniae
   慢性：グラム陰性桿菌，真菌（Aspergillus, Mucoraceae）
3. 歯科感染
   streptococci, Fusobacterium, Bacteroides
4. 中耳炎
5. 眼窩蜂巣炎

（文献1）より）

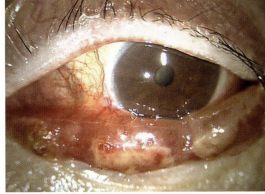

[図6] 海綿静脈洞血栓症の外眼部所見
発赤を伴う眼瞼腫脹ならびに眼球突出や結膜浮腫がみられる．全方向への眼球運動障害も生じた．

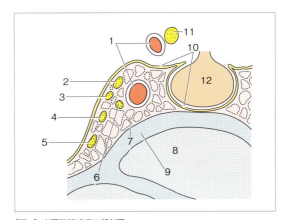

[図7] 内頸動脈近辺の解剖図
1. 内頸動脈，2. 動眼神経（III），3. 滑車神経（IV），4. 眼神経（V-1），5. 上顎神経（V-2），6. 外転神経（VI），7. 海綿静脈洞，8. 蝶形骨洞，9. 蝶形骨，10. 硬膜，11. 視神経，12. 下垂体．（文献2）より）

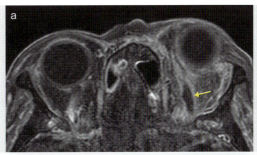

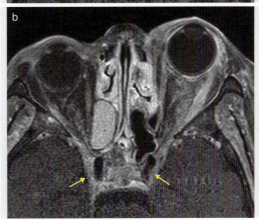

[図8] 海綿静脈洞血栓症の造影 MRI
a：左上眼静脈の怒張と造影不良を認める（矢印）．b：両側の海綿静脈洞の拡大を認める（矢印）．

3 診断

　画像検査が最も有用で，造影 MRI や造影 CT の所見に基づき，血栓症や炎症の波及の評価，原因となる副鼻腔炎の検索や合併症の有無を確認する．MRI では，T2強調画像で海綿静脈洞が通常よりも高信号，脂肪抑制造影 T1 強調画像で造影欠損を示し，拡散強調画像では血栓が高信号に描出される．造影 MRI では，海綿静脈洞や上眼静脈の造影不良や造影欠損がみられる（図8）．海綿静脈洞周囲の硬膜の肥厚から髄膜炎を診断したり，続発した内頸動脈の狭窄やそれによる脳梗塞を評価できる．造影 CT も比較的有用で，海綿静脈洞の弓状拡大，不均一な造影効果を呈し多発吸収域を含む海綿静脈洞，上眼静脈の怒張を観察できる．また，脳実質内出血，くも膜下出血などの脳出血の評価に優れている．血液検査では，白血球数増加の有無や，炎症反応指標である C 反応性蛋白（C-reactive protein：CRP），赤血球沈降速度，D-ダイマーを測定し，敗血症について血

液培養検査で評価する．さらに，髄膜炎が疑われる場合には髄液検査を行う．

Ⅱ 鑑別の要点

鑑別疾患には眼窩蜂巣炎や頸動脈海綿静脈洞瘻（carotid-cavernous fistula：CCF），炎症や腫瘍により生じた海綿静脈洞症候群，Tolosa-Hunt 症候群などがある．眼窩蜂巣炎は一般に片側性で，視力障害や視神経乳頭腫脹，脳神経障害は生じない．CCF では，特徴的な結膜血管の拡張や MR angiography または脳血管造影検査で動静脈瘻がみられる．海綿静脈洞症候群をきたす各疾患とは MRI などの画像所見により鑑別する．

Ⅲ 治療

抗菌薬治療と感染源の治療，抗凝固療法が基本となる．強力な広域スペクトラムの抗菌薬の大量点滴と，耳鼻咽喉科や歯科口腔外科，脳神経外科での外科的排膿による感染源の治療を行う．一般に敗血症を伴い，緊急対応が求められる疾患で生命予後に関わるため，脳神経外科などの専門医に全身管理を委ねる．合併症としては，抗菌薬や抗凝固療法による最新の治療を行っても視力低下や複視，脳梗塞などの長期的な後遺症のリスクが依然として高く，50％に後遺症が残る可能性があり，最も多いのは動眼神経麻痺や外転神経麻痺である．

Ⅳ 患者への対応

感染性の場合は特に生命予後に関わることから，早期に入院加療を要すること，予後に関しては後遺症として眼球運動障害による複視が多く，病状が進行して網膜血管障害や視神経障害をきたした場合は視力低下が残ること，脳梗塞などに至った際には神経学的後遺症が生じうることを説明する．

文献
1) 柏井 聡：海綿静脈洞血栓症. 眼科診療プラクティス 32 眼疾患診療ガイド，丸尾敏夫ほか編，文光堂，416，1997
2) 百島祐貴：頸動脈海綿静脈洞瘻. 眼科診療プラクティス 24 眼窩疾患と画像診断，小口芳久ほか編，文光堂，171，1996

④頸動脈海綿静脈洞瘻

Ⅰ 疾患の特徴

頸動脈海綿静脈洞瘻（carotid-cavernous fistula：CCF）は，海綿静脈洞で動静脈の連絡異常をきたし，典型的には拍動性眼球突出，結膜充血，血管雑音を主徴とする．分類と特徴を**表4**に示す．

1 眼症状

①拍動性眼球突出，②結膜充血，③血管雑音の3主徴に加えて，眼筋麻痺による複視，流涙，頭痛，霧視，異物感などがある．片側性のことが多いが，両眼に生じることもあり，結膜充血を主訴とする際は，結膜炎として長期に点眼治療がなされるも改善せず，症状が悪化して診断に至る場合もある．結膜血管の拡張は，メデューサの頭（caput medusae），コルク栓抜き様（corkscrew vessels）といわれ，通常の充血と異なり，輪部まで先細りしないのが特徴である（**図9**）．上強膜静脈圧の上昇と眼窩のうっ血から眼圧が上昇し，Goldmann 圧平眼圧計で測定すると拍動性に眼圧脈動の増大が観察される．症状が高度な場合には，網膜出血や網膜中心静脈の拡張，蛇行，網膜中心静脈閉塞，脈絡膜剥離や虚血性視神経症をきたしたり，海綿静脈洞からさらに鞍上部にまで影響が及ぶと圧迫視神経症を生じたりする場合もある．

2 全身症状

眼所見以外では耳鳴りや頭痛があり，血管雑音（bruit）は持続性ではなく心拍と一致した耳鳴りとして自覚される場合も多い．血管雑音の聴診は，上眼静脈へ流出する前方流出型では上眼窩部，下錐体静脈洞に流出する後方流出型では耳介後部で聴取する．頭蓋内圧亢進をきたすと脳梗塞や脳出血を起こすリスクが生じる．

3 診断の要点

眼所見から CCF が疑われる場合は，画像診断において CT や MRI で上眼静脈の拡張，MR angiography（MRA）の元画像で頸動脈と連続した

[表4] 頸動脈海綿静脈洞瘻（CCF）の分類とその特徴

	直接型	間接型（硬膜枝を介するため，dural AVFやdural CCFとも呼ばれる）		
Barrow分類	A型	B型	C型	D型
海綿静脈洞との シャントの形成	内頸動脈	内頸動脈の硬膜枝	外頸動脈の硬膜枝	内・外頸動脈両方の硬膜枝
シャント血流量・ 発症	多い（特に外傷性） シャント血流量が多く，流速が速いと急性，亜急性の発症	少ないことが多いが，さまざま シャント血流量が少なく，流速が遅いと慢性の発症		
眼症状	前方流出型（シャントから流入した血液が主に上眼静脈側へ排出） 　結膜充血や拍動性眼球突出，眼圧上昇や網膜静脈の拡張蛇行，眼筋麻痺など 後方流出型（シャントから流入した血液が主に下錐体静脈側へ排出） 　結膜充血を伴わない．眼筋麻痺が主．頭痛や眼窩深部痛			
原因や性差	頭部外傷が多い 若い男性 特発性，動脈瘤，FMD，Ehlers-Danlos症候群IV型，手術や血管内治療の合併症など	特発性が多い．Barrow D型の頻度が高い 更年期以降の女性 高血圧，FMD，Ehlers-Danlos症候群IV型，内頸動脈解離など		
治療	すぐに治療 自然治癒はまれ 主に血管内治療	脳静脈への流出，脳出血リスクがある場合，脳神経麻痺や強い眼症状のある場合は早期に治療 自然治癒もあり 主に血管内治療（経静脈的塞栓術が多い）		

dural AVF：硬膜動静脈瘻，FMD：線維筋性異形成．

海綿静脈洞部の高信号がみられること，MRAや三次元CT angiography（3D-CTA）でCCFの存在を検出することが決め手となる（図10）．造影剤を用いたダイナミックMRIが有効であるが，MRAの元画像でもある高速グラジエントエコー法のspoiled gradient echo（SPGR）を用いると，造影することなく動脈血の漏れを確認できる．また，3D-CTAでは，流入動脈，シャント，流出静脈が三次元的に描出でき，脳血管造影（digital subtraction angiography：DSA）と同等の感度を示すようになってきている（図11）．

II 鑑別の要点

結膜血管の拡張や充血，浮腫，眼球突出をきたす疾患には，眼窩の感染症や出血，血管炎，甲状腺眼症，特発性眼窩炎症，眼窩や海綿静脈洞部に至る腫瘍性病変などが挙げられるが，多くはMRIやMRAといった画像により鑑別する．特発性で間接型，特に後方型で軽度の眼球運動障害のみが生じた場合は，頭蓋内占拠性病変や血管病変，糖尿病による眼筋麻痺との鑑別のため，血液検査や画像診断を行う．結膜血管の拡張や怒張は，結膜炎や強膜炎，Sturge-Weber症候群でもみられるが，治療への反応や眼局所所見，他の神経所見を総合して判断する．眼圧上昇を伴う

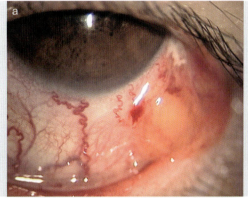
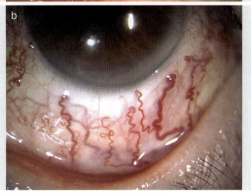

[図9] 頸動脈海綿静脈洞瘻（CCF）の結膜充血
結膜血管が拡張し，通常の充血と異なり，輪部まで先細りしないのが特徴である．a：64歳，女性．近医で結膜炎治療を受けるも改善せず，起床時に左眼瞼腫脹や眼が出ている感じがして受診した．左眼球突出および眼圧上昇（左眼圧 29mmHg）を認めた．左眼輪部まで先細りしない結膜充血と浮腫がみられる．b：64歳，女性　複視，拍動性耳鳴，結膜充血で受診．右眼圧 17mmHg，左眼圧 25mmHgと左眼圧上昇および左眼コルク栓抜き様の結膜充血を認めた．

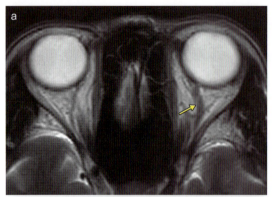
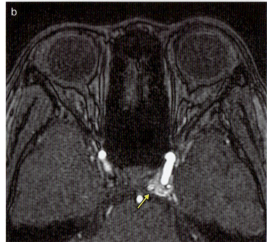
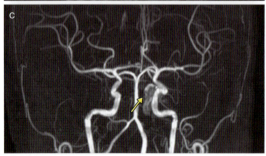

[図10] 頸動脈海綿静脈洞瘻（CCF）の MRI
間接型 CCF，前方流出型の MRI および MR angiography（MRA）．a：MRI で左上眼静脈の拡張（矢印）を認める．b：MRA 元画像で左海綿静脈洞の高信号域（矢印）を認める．c：MRA で左海綿静脈洞の描出（矢印）を認める．

CCF では，毛様充血をきたす続発緑内障との鑑別を要するが，眼局所所見と MRI などの画像検査により鑑別できる．

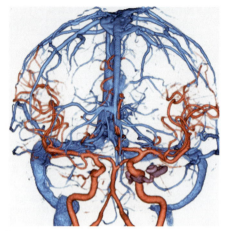

[図11] 左頸動脈海綿静脈洞瘻（CCF）の三次元 CT angiography（3D-CTA）
赤が動脈，青が静脈．動静脈瘻の部分が紫色に描出されている．

Ⅲ 治療

治療は脳血管内手術が主体で，経動脈的塞栓術や経静脈的塞栓術が行われる．そのほかに放射線治療や開頭術もある．直接型では早期の治療介入，間接型では症状やリスクに応じての対応となり，画像所見で脳実質の信号変化や上眼静脈，頭蓋内静脈への短絡血の著明な流入がある場合は治療を行う．無症候性で経過観察となった際は，脳皮質への静脈逆流をきたしていないか経時的に脳外科と連携して MRI で確認する．

Ⅳ 患者への対応

眼症状をきたした原因が脳血管病変であることを説明し，脳外科での治療を要する旨を伝える．治療前に網膜や視神経の虚血がない場合の視機能予後は一般に良好とされ，治療後に CCF の閉鎖が得られれば，速やかに血管雑音は消失し，眼圧が正常化，眼球突出や眼筋麻痺なども 3〜6 カ月程度で治癒する．一方，網膜静脈閉塞を生じた場合には予後不良となる．治療前の視機能低下は予後を反映することに注意する．

（中西裕子）

⑤眼窩静脈瘤

I 疾患の特徴

眼窩静脈瘤（orbital varix）は，性差はなく，20～30歳代に好発する．片眼性で左眼に多く，間欠的眼球突出，眼瞼腫脹，眼瞼皮下出血を生じるが，自覚症状は静脈瘤が増大してから現れ，小さなものでは無症状であることが多い．症状はうつむき姿勢，Valsalva手技で著明となる．小児では啼泣時に眼球突出が起こる．眼窩静脈瘤はまれに破裂・出血することがあり，視神経を長期に圧迫しつづけると視神経萎縮を招く．

II 鑑別の要点

CT，MRI，血管造影などの画像診断がきわめて重要であるが，実際には診断成功率は低い．CTでは静脈瘤は低吸収域となり，細胞成分が多い血管腫様になると高吸収域となる．MRIでは一般にT1強調画像で低信号，T2強調画像で高信号を呈する（図12）．いずれも病変の描出が難しい場合は，伏臥位やValsalva手技の直後に撮影することで腫瘤が描出できることがある．静脈血栓により形成される静脈石は，単純X線撮影やCTで石灰化像を呈し，静脈瘤の診断を支持する所見である．上眼窩裂近傍の静脈瘤では動眼神経（第Ⅲ脳神経）圧迫による眼球運動障害を起こすことがある．

III 治療

機能的異常や反復性の出血，整容面での問題が

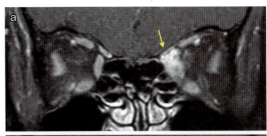
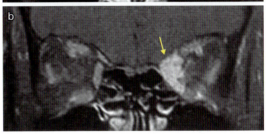

[図12] 眼窩静脈瘤
54歳，女性，左眼窩静脈瘤，MRI脂肪抑制ガドリニウム造影T1強調画像，冠状断．左眼窩内の内直筋と篩骨洞壁に，造影効果を伴う病変（矢印）を認める．仰臥位（a）と比較し，伏臥位（b）で病変が増大している．

あるときに硬化療法，塞栓術，レーザー治療，外科的切除などの治療介入を行うが，統一された見解はない．非常に出血しやすいため，視力良好な場合や眼球運動障害などの重篤な症状がなければ経過観察することが多い．眼窩静脈瘤の広がりや構造は複雑で，術前検査でも把握することが難しく，存在部位も眼窩深部に多いため，治療が必要な場合は脳外科に依頼する．

IV 患者への対応

本症は問題の血管を見つけ出すのが難しく，眼窩内手術操作も難しい疾患であることを説明する．術後の後遺症として眼球運動障害や複視が生じることがあるため，症状が重篤でない限り経過をみると説明する．

（居　明香）

⑥副鼻腔粘液嚢胞・膿性嚢胞

I 疾患の特徴

眼球突出をきたす原因疾患の一つに副鼻腔嚢胞 (paranasal sinus cyst) が挙げられ，細菌感染を伴わない粘液嚢胞 (mucocele)（図13）と，細菌感染を伴う膿性嚢胞 (pyocele)（図14）とに大別される．発症機序としては，外傷，手術歴などの誘因が明確な二次性のものと，原因がはっきりしない粘膜の慢性炎症（慢性副鼻腔炎）をきたした原発性のものとがある．副鼻腔嚢胞による骨壁の圧迫や眼窩への病変の波及で，眼球突出，複視，視力低下などの眼症状，頰部の腫脹，疼痛をきたす．わが国で副鼻腔嚢胞の発症頻度が最も高いのは上顎洞であり，なかでも術後の上顎洞嚢胞が多い．篩骨洞後部や蝶形骨洞の嚢胞では重篤な視神経症をきたすことがあり，緊急手術の適応となる．

II 鑑別の要点

眼球突出の原因検索のための MRI あるいは CT による画像検査が診断の決め手となる．腫脹・疼痛・発赤などの感染性蜂巣炎の症状がある場合には，う歯の治療歴や副鼻腔の手術歴を聴取する．感染を伴わない粘液嚢胞は概して経過が長いので，その病歴が診断の参考となる．重要な鑑別疾患としては副鼻腔の扁平上皮癌などの悪性腫瘍が挙げられ，必要に応じて生検を実施する．

III 治療

膿性嚢胞では，例えばメロペネム，クリンダマイシンといった抗菌薬の点滴を行い，速やかに手術による排膿を図る（図14）．細菌感染を伴わない粘液嚢胞では，視力低下や複視，眼球突出などの症状の程度によって手術適応かどうかを決める．

IV 患者への対応

感染性の膿性嚢胞や視神経周囲の粘液嚢胞では，重篤な視神経症による視力低下をきたすこと

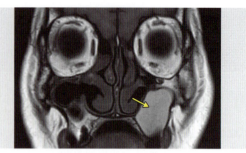

[図13] 左上顎洞粘液嚢胞（60歳代，女性）の MRI
左上顎洞に充満する嚢胞がみられ（矢印），上顎洞が拡張し，左鼻涙管閉塞を併発していた．内視鏡による嚢胞の摘除と，涙囊鼻腔吻合術を行った．

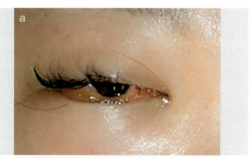
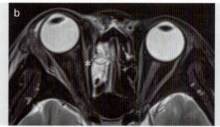
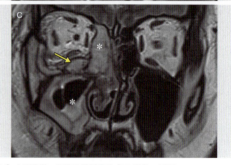

[図14] 右副鼻腔・眼窩の膿性嚢胞（20歳代，女性）
右眼瞼腫脹が著しく，眼球結膜浮腫がみられた (a)．MRI (b, c) では，う歯が原因となった右上顎洞と篩骨洞の膿性嚢胞（＊）がみられ，膿性嚢胞は眼窩下方にも波及し（矢印），右眼球突出がみられた．耳鼻咽喉科と眼科の合同手術により，内視鏡による副鼻腔の排膿に続いて，下眼瞼皮膚切開により眼窩膿瘍の排膿を行った．

があり，緊急手術を要する場合がある．その診断と治療に際しては，耳鼻咽喉科，脳神経外科，放射線科など，他科との連携が重要である．

（高比良雅之）

⑦骨疾患による眼球突出

線維性骨異形成症

I 疾患の特徴

　骨性腫瘍は眼窩腫瘍の数%であり，眼科臨床ではまれな疾患である．線維性骨異形成症（fibrous dysplasia）とは，未分化な骨組織の増殖と不規則な形態の骨梁が骨内に発生する良性腫瘍である．骨の腫脹や変形をきたし，すべての骨に発生する可能性がある．好発年齢は骨が成長する思春期（10〜20歳）であり，通常は骨の成長が止まると病変の進行は停止する．無症状で経過した場合は，高齢で偶然発見されることもある．1つの骨に限局する単骨性と，複数の骨に発生する多骨性に分類される．特に多骨性の場合はMcCune-Albright症候群と呼ばれ，内分泌疾患を合併している可能性があるため，小児科での精査を依頼する．

II 鑑別の要点

　腫瘍が皮膚側へ突出している場合には，硬く可動性のない骨性の腫瘤を触れる．また，眼窩内へ病変が及ぶこともあり，画像検査が必要である．CTでは病巣骨は高吸収像を示す（図15）[1]．鑑別として海綿状血管腫が挙げられるが，画像では鑑別が困難であり，確定診断には病理検査が必要である．

III 治療

　無症状では経過観察とする．ごくまれに悪性化することがあり，腫瘍が増大する場合には定期的な診察が必要である．腫瘍の圧排により視機能障害を起こす場合には，手術の適応となる．

IV 患者への対応

　あらゆる骨に生じる可能性があるため，個々の

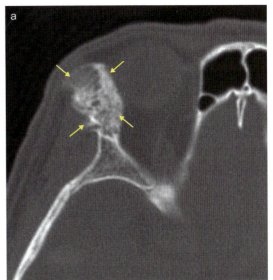
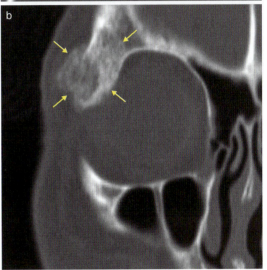

[図15] 成人の線維性骨異形成症のCT
前頭骨から前頭頬骨縫合部にかけて，高吸収域の腫瘤を認める（矢印）．
a：水平断，b：冠状断．（文献1）より）

患者にあわせた方針を立てる必要がある．また，手術操作による視機能障害を起こす可能性があるため，慎重に手術を決定する必要がある．

文献
1) 石塚匡彦ほか：眼窩部の前頭骨線維性骨異形成症の手術症例．眼科手術 32：113-116, 2019

（石塚匡彦）

3）眼窩炎症
①急性眼窩炎症，眼窩蜂巣炎

Ⅰ 疾患の特徴

本項では急性に増悪する眼窩の感染性疾患について概説する．眼窩蜂巣炎（眼窩蜂窩織炎）（orbital cellulitis）は，眼窩軟部組織における急性炎症である．眼窩は眼窩脂肪のような軟部組織から構成されるため，炎症が急激に周囲へ波及し，外眼筋や視神経に影響して眼球運動障害や視神経障害を生じることもあり，その場合には緊急性を有する．自覚症状としては，眼痛を伴う腫脹，眼球結膜充血，眼球運動障害に伴う複視，眼球突出，眼球偏位，視力低下，発熱などがある．原因としては，眼窩は2/3が周囲で副鼻腔と接していることから，副鼻腔炎から波及するものが最多である．ほかに遠隔感染巣から血行性に波及したものや，外傷に伴う異物による感染などが挙げられる．特に副鼻腔炎から波及したものについては，眼窩の感染部位により眼窩隔膜前蜂巣炎，眼窩蜂巣炎，眼窩骨膜下膿瘍，眼窩内膿瘍，海綿静脈洞炎に分類され，後者ほど重症度が高い．

Ⅱ 鑑別の要点

診察では，視神経障害について対光反射や，眼球運動障害，眼球突出の有無を確認する．全身検査としては，血液検査で白血球数やC反応性蛋白（C-reactive protein：CRP），細菌感染や敗血症のマーカーとなるプロカルシトニンの測定を考慮する．細菌感染では好中球分画が上昇するため，白血球の分画も確認する．また，副鼻腔炎や緊急性の高い眼窩内の膿瘍形成はCTやMRIで鑑別できるため非常に有用であり，特に重症度の高い症例では迷わず施行する（図1）．ただし，外傷例で金属異物が疑われる場合はMRIが禁忌となるため，単純X線検査やCTを優先する．眼窩骨膜下膿瘍は小児に好発するため注意が必要である．

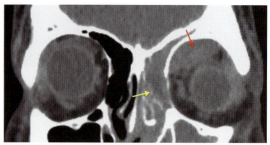

[図1] 若年男性に生じた眼窩骨膜下膿瘍のCT
副鼻腔炎（黄矢印）と左眼の骨膜下膿瘍（赤矢印）の形成がみられる．耳鼻科での切開排膿が著効し治癒となった．

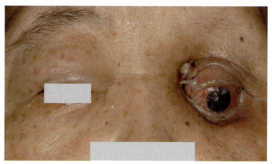

[図2] 化膿レンサ球菌による眼部壊死性筋膜炎
上眼瞼，外眼筋，眼窩脂肪は融解しており，眼窩内容除去を施行し治癒に至った．

Ⅲ 治療

抗菌薬の全身投与が第一で，第1～3世代セフェム系やペニシリン系が用いられる．投与から3日程度で症状の改善が認められない場合は，膿瘍形成などを除外するため画像検査の追加を考慮する必要がある．また，画像検査で副鼻腔炎や膿瘍形成が認められる場合は，耳鼻科へコンサルトし外科的切開排膿も考慮する．外科的治療介入については一定の見解はないが，前述の眼窩骨膜下膿瘍よりも重症な場合に考慮する．

Ⅳ 患者への対応

重症例では視力を失う場合もあるため（図2），外来通院が滞ったり，必要な入院加療を拒否しないように指導する．

②慢性眼窩炎症，特発性眼窩炎症

I 疾患の特徴

　眼窩炎症性偽腫瘍は，眼窩および眼付属器に炎症を引き起こす原因不明の疾患であり，腫瘤を形成するため「偽腫瘍」と呼ばれるが，近年では特発性眼窩炎症（idiopathic orbital inflammation）と呼称される．涙腺，眼瞼，外眼筋，眼窩先端部，視神経周囲など，あらゆる眼付属器に発生し，多くは片側性である．部位に応じて，眼瞼腫脹，眼球突出，眼球運動障害に伴う複視，視神経近傍の場合には視力低下などを自覚する．本疾患の特徴は炎症の3徴候（発赤，疼痛，腫脹）であるが，腫脹のみで炎症所見が乏しい症例もある．眼窩に炎症や腫脹を生じる疾患群との鑑別が必要であり，感染では眼窩蜂巣炎や副鼻腔炎からの波及，炎症性疾患ではIgG4関連眼疾患，抗好中球細胞質抗体（anti-neutrophil cytoplasmic antibody：ANCA）関連血管炎など，またサルコイドーシス，甲状腺眼症，および腫瘍性疾患では粘膜関連リンパ組織（mucosa-associated lymphoid tissue：MALT）リンパ腫をはじめとする悪性リンパ腫などが鑑別に挙がる．

II 鑑別の要点

　血液検査ではサルコイドーシス，ANCA関連血管炎，IgG4，甲状腺疾患，白血球数やC反応性蛋白（C-reactive protein：CRP）などを評価する．造影CTやMRIは腫瘤の性状が判断でき，他の疾患の鑑別の手がかりとなる（図3）．眼窩蜂巣炎との鑑別においては，特発性眼窩炎症と比較し増悪が日単位であることや，CRPがより高い傾向であることなどが挙げられる．リンパ腫を含めた鑑別が大切であり，生検による組織診断が王道である．

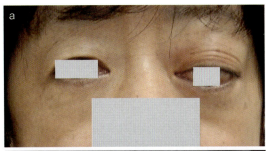
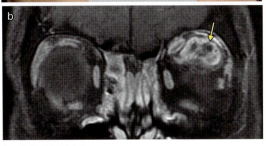

[図3] 特発性眼窩炎症
a：左眼球突出，眼球運動制限に伴う複視のため受診した．b：MRIでは眼窩上方の上直筋およびその周囲に陰影を認める（矢印）．同部位の生検では，リンパ球などの良性炎症細胞浸潤であった．ステロイド薬内服で改善した．

III 治療

　ステロイド薬による治療が主となる．眼窩蜂巣炎との鑑別が難しい場合は，抗菌薬の全身投与を先行する場合もある．ステロイド薬に効果を示した場合は，再発に留意しながら徐々に漸減する．効果が乏しい場合や再発を繰り返す場合には，悪性疾患などの他疾患との鑑別のため，その都度画像検査や生検を考慮する．

IV 患者への対応

　再発を伴う場合はステロイド薬の使用が長期となる場合もあり，糖尿病や女性の患者では，骨粗鬆症などの合併症の説明や，内服のアドヒアランスに留意しながら治療を行う必要がある．

〔中島勇魚・辻　英貴〕

4）良性腫瘍

①皮様嚢胞，表皮様嚢胞

I 疾患の特徴

眼窩皮様嚢胞（類皮嚢胞）(dermoid cyst)，眼窩表皮様嚢胞（類表皮嚢胞）(epidermoid cyst) は，組織の一部が正常の場所からかけ離れた異常な部位に位置する先天分離腫として分類される疾患である．いずれも表皮に類似した角化重層扁平上皮に裏打ちされた嚢胞であり，嚢胞壁に皮膚および脂腺・汗腺・毛包などの皮膚付属器を伴うものを皮様嚢胞（図1，2a，b），伴わないものを表皮様嚢胞（図2c，d）と呼ぶ．

生下時から1歳にかけて指摘されることが多いが，成人後に治療を希望し受診する場合もある．70％の症例では前頭頬骨縫合部に生じ，この場合は眉毛のやや外側部の皮下腫瘤として触知することが多い．その他20％が蝶前頭縫合部，5％が鼻側の軟部組織より生じ，まれであるが深部にも生じうる．部位と大きさにより，眼瞼下垂，斜視，眼球運動障害，眼球突出などのさまざまな症状を呈する．MRIでは境界明瞭な嚢胞状の腫瘤として描出される．

II 鑑別の要点

画像検査を行い，眼窩内に生じる種々の炎症性疾患や悪性疾患の除外を要する．

III 治療

整容面の影響が軽微で家族も治療を希望しない場合は，経過観察を行う．診察時点で視機能障害が高度な場合や，将来的に腫瘤の存在が弱視の原因となることが懸念される場合，整容面で本人や家族の希望がある場合は，腫瘤を切除する．

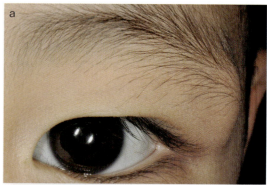
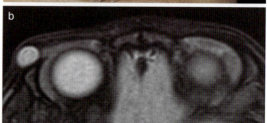
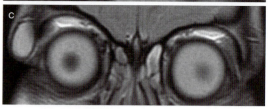

[図1] 皮様嚢胞の臨床所見
a：5歳，男児．左眼眉毛外側皮下に腫瘤を認める．b：1歳，男児．MRI 脂肪抑制T2強調画像，水平断．右眼外側に嚢胞状の腫瘤を認める．c：bと同じ症例のMRI脂肪抑制T2強調画像，冠状断．

IV 患者への対応

本疾患を疑った場合は，まずは視力や眼球運動，眼位を含めた視機能評価を行い，治療適応を考える．MRIなどの画像検査も行い，視機能への影響が小さいと考えられる場合は，整容面への家族のリクエストで手術を施行するかどうか検討する．腫瘤が大型の場合などは，積極的に手術を検討する．

②海綿状血管腫，乳児毛細血管腫

I 疾患の特徴

海綿状血管腫（cavernous hemangioma）（図3）は，脈管奇形に該当する疾患である．30〜60歳の成人が発症し，女性に多い．偶発的に健診などで指摘されることが多い．眼球突出，眼瞼腫脹，眼球運動制限，圧迫視神経症など，生じる部位に応じた症状を呈する．自然には消退せず，きわめて緩やかに増大する．乳児毛細血管腫（infantile capillary hemangioma）（図4）は血管腫に該当する疾患で，血管内皮細胞が増殖能を有している．生後1〜2週から病変が顕在化し，数年を経て縮小する経過をたどるが，個人差が大きい．海綿状血管腫と同様に，生じる部位に応じた症状を呈する．両疾患ともMRIのT1強調画像で低信号，T2強調画像で高信号を呈し，腫瘤内部の信号強度は均一である．

II 鑑別の要点

画像検査を行い，眼窩内に生じる種々の炎症性疾患や悪性疾患を除外する．成人の場合は甲状腺眼症や眼窩粘膜関連リンパ組織（mucosa-associated lymphoid tissue：MALT）リンパ腫，小児の場合は横紋筋肉腫，眼窩リンパ管腫が鑑別として重要である．

III 治療

両疾患とも臨床症状が軽微であるため，経過観察を行うことが多い．海綿状血管腫は，視機能に重大な悪影響を生じる場合には切除の適応となる．乳児毛細血管腫は自然消退するが，高度な眼瞼腫脹の出現など経過中に弱視に至るリスクが懸念される場合は，プロプラノロール投与を行う．

IV 患者への対応

本疾患を疑った場合は，まずは視機能に及んでいる影響を評価し，画像検査を行う．海綿状血管

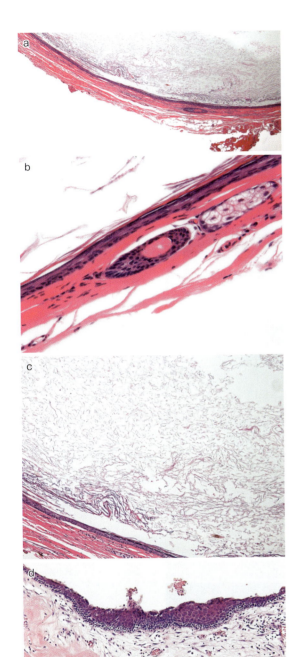

[図2] 皮様囊胞，表皮様囊胞の組織所見
a：皮様囊胞の組織写真．下側が囊胞壁，上側が囊胞内腔である．b：aと同じ症例の組織写真，強拡大．囊胞壁内に，毛根（中央），脂腺（やや右寄り）と皮膚付属器組織を認める．c：aと同じ症例の組織写真，強拡大．内腔は角質で充満されている．d：表皮様囊胞の組織写真．上側の部分が囊胞壁，皮膚付属器の所見は認められない．（宗像眼科　吉川　洋先生のご厚意による）

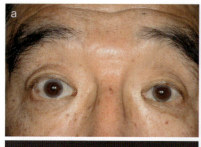
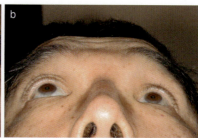

[図3] 海綿状血管腫
a：59歳，男性．右海綿状血管腫．右眼瞼裂がやや開大している．b：下方から見上げた所見．右眼に眼球突出がみられる．c：MRI T1強調画像．右眼眼窩深部に低信号の腫瘤を認める．d：MRI T2強調画像．腫瘤は高信号を呈している．e：MRI造影T1強調画像．腫瘤内部が強く増強されている．

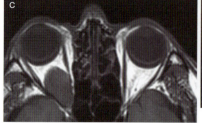
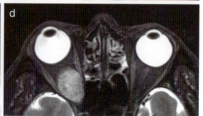
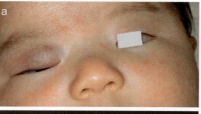

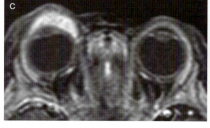
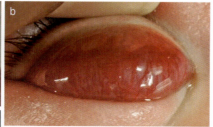
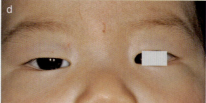

[図4] 乳児毛細血管腫
a：生後2カ月女児の外眼部所見．右眼内上方に暗紫色の腫瘤が透見している．自力での十分な開瞼は困難である．b：右上眼瞼翻転時所見．上円蓋部結膜下に赤色の腫瘤が存在している．c：MRI造影T1強調画像．右上眼瞼に腫瘤を認め，腫瘤の内部は均一に造影されている．d：プロプラノロール投与後6カ月の所見．腫瘤は縮小し，角膜中央反射が確認できるようになった．

腫が考えられる場合には，整容面への本人・家族からのリクエストあるいは視機能への影響から手術適応を検討する．乳児毛細血管腫を疑い，視機能への影響が軽微な場合は，自然軽快しうる疾患であることを説明する．腫瘤の影響で眼瞼が視軸を塞ぐ，あるいは乱視などで弱視に至るリスクがある場合は，プロプラノロールを投与する．

ガイドライン 血管腫・脈管奇形・血管奇形・リンパ管奇形・リンパ管腫症診療ガイドライン2022
（https://issvaa.jp/ガイドライン/）

（高木健一・田邉美香）

③眼窩髄膜腫

I 疾患の特徴

眼窩髄膜腫（orbital meningioma）は，眼窩に発生するまれな良性腫瘍で，眼球外に存在する視神経周囲の神経鞘より発生する視神経鞘髄膜腫が主である．

発生頻度は男性が女性の約5倍であるとされる．発症の平均年齢は40歳以下で，若年にみられる傾向にある．

症状は片眼性の眼球突出や視力低下が多く，その症状は進行性であることがある．optociliary shunt vessel といわれる視神経乳頭上の血管吻合所見が眼底所見として特徴的であるが，髄膜腫に特異的な所見ではない．この乳頭の異常血管所見は，網膜中心静脈閉塞症を合併することに関連する．

神経線維腫症患者に，本腫瘍が発生することがある．本腫瘍は眼窩内の視神経原発の場合と，頭蓋内腫瘍の眼窩内進展の場合があるため，診断には眼窩と脳のCT・MRIが必要である．眼窩髄膜腫では，画像上，視神経実質に接するように腫瘍が存在し（図5a），視神経を圧排するように増大する．その際には非対称性に増大する占拠性病変として確認される．症例によっては視神経を取り巻くように増大し，視神経の髄液腔が強調される tram-track sign を呈することがある（図5b）．腫瘍の視神経への圧迫に一致する視野の障害も確認される．

II 鑑別の要点

視神経膠腫は，視神経の対称性の占拠性病変，ソーセージ状の視神経の腫脹として確認される．tram-track sign はみられない．発症は髄膜腫よりも若年で，小児や学童期にみられる．

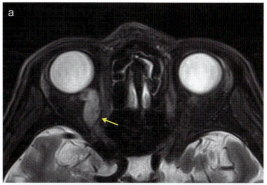

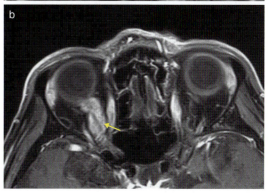

[図5] 眼窩髄膜腫の画像診断
a：MRI T2強調画像．右視神経に接する眼科腫瘍（矢印）．b：造影MRI．右視神経を取り巻くように腫瘍が存在する（tram-track sign（矢印））．

III 治療

視力障害や視野障害の進行があれば，治療の対象となる．臨床診断が困難な場合には，腫瘍の減量目的で部分切除を行い，病理検査で確定診断をする．この際，脳外科と合同で開頭下眼窩内腫瘍摘出術となる可能性がある．臨床診断が確定すれば，分割照射による定位放射線治療が行われる．

IV 患者への対応

良性腫瘍ではあるが，視神経に接する腫瘍であるため，放置した場合には失明の危険があることを伝える．視機能の悪化があれば，放射線照射や腫瘍切除が必要となることも理解してもらう．

④眼窩神経鞘腫

I 疾患の特徴

眼窩神経鞘腫（orbital schwannoma）は，眼窩内に発生する代表的な良性腫瘍の一つである．腫瘍は眼窩内を走行する末梢神経（主に三叉神経）から発生する．末梢神経の髄鞘（ミエリン）を産生するSchwann細胞由来と考えられている．

腫瘍の増大は緩徐であり，年単位で眼球突出（図6a），視力障害，視野障害が悪化する．背景に基礎疾患がない症例が多いが，神経線維腫症（I型，II型）に伴って発生する．

画像診断として，CTや非造影MRIでは眼窩内の結節状の腫瘤が検出されるのみである（図6b）．造影MRIでは腫瘍内は不均一に造影増強効果を呈し（図6c），腫瘍内部は嚢胞状の形態を示すこともある．腫瘍は眼窩先端部へ向かって多結節状に存在することもある．

病理組織学的には，腫瘍細胞は異型性の乏しい紡錘形核を有して，長軸方向に伸びる細胞質を伴い，神経系マーカーであるS100が陽性となる．腫瘍細胞は多列化して配列するもの（Antoni A型）や，間質が粗糙で網目状の形態を示すもの（Antoni B型）がある．まれに悪性転化することがある．

II 鑑別の要点

眼窩海綿状血管腫との鑑別が最も問題となる．眼窩海綿状血管腫では，ダイナミックMRIを行うことにより腫瘍中心部から遅発性に造影される．

III 治療

外科的切除が基本となる．しかし，末梢神経と腫瘍が連続しているため，神経損傷に留意すべき

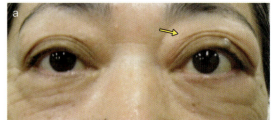

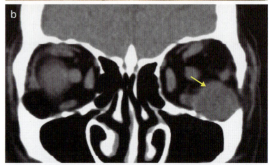

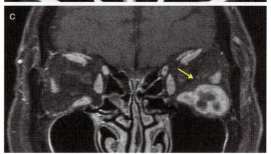

[図6] 眼窩神経鞘腫
a：左眼の眼球突出がみられる（矢印）．b：単純CT．左眼窩深部に充実性の眼窩腫瘍がみられる（矢印）．c：眼窩造影MRI．左眼窩腫瘍は不均一に造影される（矢印）．

である．腫瘍が眼窩先端部に存在し，摘出が困難であれば，画像診断のうえ，総線量20Gyによる放射線外照射（ガンマナイフ，リニアック）を行う．

IV 患者への対応

腫瘍は放置すると眼窩内で増大し，結果的に視神経を圧迫して失明に至る可能性もあるため，治療を検討する．経過中にまれに悪性転化して，悪性末梢神経鞘腫になる可能性もあるため，腫瘍がみられた場合には治療を検討すべきである．

⑤神経線維腫

I 疾患の特徴

神経線維腫（neurofibroma）は，眼瞼内，眼瞼皮下から眼窩に発生する代表的な良性腫瘍の一つである（図7）．腫瘍は神経線維腫症（neurofibromatosis）I型（von Recklinghausen病）として発生することが多く，両側の眼瞼に多発する．

本疾患は，特徴的な皮疹であるカフェオレ斑と，全身の複数の神経線維腫の存在により診断される．

腫瘍の本体は神経終末より発生する腫瘍細胞で，間質には線維芽細胞や肥満細胞が混在する．腫瘍の形態として，軟属腫様の線維腫と，多数の神経細胞の集塊より形成される叢状神経線維腫（plexiform neurofibroma）がある．

眼瞼に発生した腫瘍が増大した場合には，遮断性の視覚障害の原因となる．

II 鑑別の要点

背景に神経線維腫症I型に相当する皮膚所見，全身所見があり，眼瞼腫瘍がみられたら診断は可能である．霰粒腫や眼瞼炎，眼窩神経鞘腫も鑑別に挙がるため，切開あるいは切除生検による組織学的な検討が必要になることがある．

III 治療

臨床診断が可能であれば，眼瞼部の腫瘍の切除

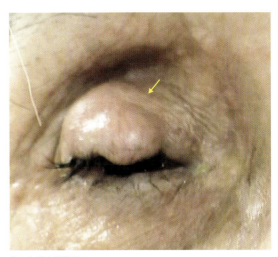

[図7] 神経線維腫
右上眼瞼に境界不鮮明な皮下腫瘍がある（矢印）．

は必須ではない．腫瘍による遮断性の視力障害を伴う際には，外科的切除が基本となる．しかし，出血の危険があるため，止血の準備が必須である．

IV 患者への対応

眼瞼部に発生した神経線維腫は切除可能であるが，周囲の正常組織との境界が不鮮明で完全切除が困難なことがある．腫瘍が多発している場合には広範な切除となるため，術後の再建が困難で整容的な問題が生じる場合があることを伝える．

（加瀬　諭）

⑥眼窩骨性腫瘍

I 疾患の特徴

眼窩に生じる可能性のある骨性腫瘍には，良性腫瘍である骨腫（osteoma），線維性骨異形成症（fibrous dysplasia），骨形成性線維腫（ossifying fibroma）と，悪性の骨肉腫（osteosarcoma）がある．いずれも眼窩腫瘍のなかでは比較的まれな病態である．骨腫は，どの年齢層にも発症する可能性があり，性差はない．前頭骨や篩骨から生じることが多く，症例によっては眼窩縁の皮下に硬い病変が触知される．眼球突出や眼球偏位など，眼窩腫瘍にみられる一般的な症状のほか，頭痛をきたすことがある．増殖した腫瘍が副鼻腔に及ぶと，副鼻腔炎や粘液嚢腫の原因となる．

診断はCTで可能であるが（図8），頭痛や頭部外傷などの精査の過程で偶然に発見されることもある．前頭骨や篩骨からの発生例が多く，CTでは連続する眼窩骨と同じ吸収域を示す．

なお，眼窩骨腫は腸管にポリポーシスを生じる常染色体顕性遺伝のGardner症候群に伴って生じることが知られている．

II 鑑別の要点

転移性眼窩腫瘍，なかでも局所で造骨性変化を生じる前立腺癌の転移などでは，眼窩骨が局所で増殖し，肥厚する（図9a）．また，眼窩骨内に生じる海綿状血管腫は骨腫と紛らわしいが，CTで腫瘍内に放射線状の骨棘形成を示すことから，骨腫とは鑑別可能である（図9b）．

III 治療

眼球突出や眼球偏位については，症状や所見が顕著でない場合は保存的に経過観察となることが多い．ただし，蝶形骨から生じる骨腫は視神経障害をきたすことから，早めの治療介入が望ましいとされる．治療は，腫瘍の発生部位に応じたアプローチにより，可及的な骨切除が行われる．

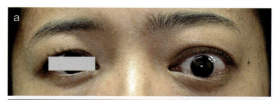
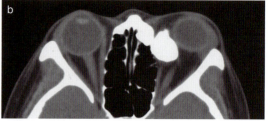

[図8] 眼窩に生じた骨腫
a：左眼の眼球突出と外下方への偏位がみられる．b：篩骨から生じた骨腫が眼球を耳側に偏位させている．

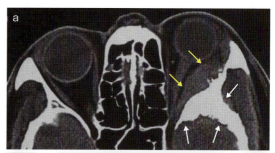
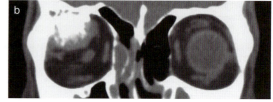

[図9] 鑑別疾患
a：転移性眼窩腫瘍のCT（前立腺癌の眼窩転移）．眼窩の側壁に添うように紡錘形の腫瘍がみられる（黄矢印）．腫瘍に接した眼窩骨が著しく肥厚している（白矢印）．b：眼窩骨に生じた海綿状血管腫のCT．腫瘍内の放射状の骨棘形成が特徴的である．

IV 患者への対応

骨腫の増殖はきわめて緩徐であること，必要に応じて治療を検討することを説明する．反対に進行が速い場合は骨肉腫の可能性があり，早急な治療が必要となる．

文献
1) Shields JA, et al eds：Orbital myogenic tumors. Eyelid, Conjunctival, and Orbital Tumors, An Atlas and Textbook, 3rd ed, Wolters Kluwer, 631-636, 2015

（後藤　浩）

⑦木村病

I 疾患の特徴

木村病（Kimura disease）は，軟部好酸球性肉芽腫症とも呼ばれ，全身の軟部組織に好酸球浸潤を伴う腫瘤を形成するまれな疾患である（図10, 11）．東洋人の30歳未満の男性に多く，頭頸部（涙腺，耳下腺，耳介周囲，前頭部・側頭部皮下など）やリンパ節に好発する．腫瘤は単発〜多発性で境界不明瞭な軟らかい軟部腫瘤を形成し，徐々に増大して慢性に経過する．無症候性腫瘤であるが，ときに瘙痒感を伴う．末梢血好酸球増多と血清IgE値の上昇を認め，I型アレルギーの関与が示唆されるが，原因不明である．

II 鑑別の要点

リンパ増殖性疾患との鑑別を要する．IgG4関連眼疾患とリンパ腫も涙腺腫大をきたすことがある．前者は組織像でIgG4陽性細胞率と血清IgG4値の上昇を認める．後者は免疫染色や免疫グロブリン重鎖遺伝子再構成検査でモノクローナリティを証明する．いずれも末梢血好酸球増多はみられない．好酸球性多発血管炎性肉芽腫症も末梢血好酸球増多と血清IgE高値を伴うが，先行症状に喘息やアレルギー性鼻炎がみられ，抗好中球細胞質ミエロペルオキシダーゼ抗体（myeloperoxidase anti-neutrophil cytoplasmic antibody：MPO-ANCA）陽性例の多い血管炎である．好酸球増加随伴血管類リンパ組織増殖症は，好酸球浸潤を伴うリンパ増殖像を呈し木村病と同一疾患群と捉えられてきたが，血管内皮細胞増殖を伴う別の炎症性血管腫瘍とする見解もある．

III 治療

ステロイド薬の全身投与が有効であるが，漸減時に再燃しやすく長期連用を要する．限局性腫瘤の場合，トリアムシノロンの局所注射や外科的切除も有効である．ステロイド薬無効例には，シク

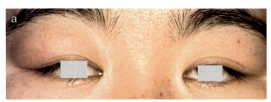
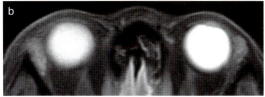

[図10] 木村病の眼部症状とMRI
30歳代，女性．両眼窩縁上耳側に弾性軟で可動性のある腫瘤を触知する（a）．眼窩部MRIの脂肪抑制T2強調画像で，両側涙腺部に軽度高信号の腫瘤が描出される（b）．末梢血白血球の好酸球分画は13％，血清IgE値は841 IU/mLであった．

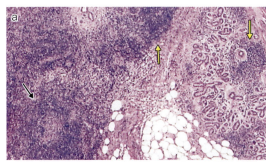
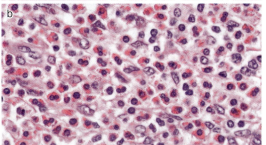

[図11] 木村病の病理組織
a：HE染色，弱拡大．涙腺腫瘤の生検組織で，既存の涙腺組織に高度な炎症細胞浸潤（黄矢印）とリンパ濾胞形成（黒矢印）を認める．b：HE染色，強拡大．リンパ濾胞間に高度な好酸球浸潤を認める．

ロスポリン投与や30 Gy前後の放射線治療も考慮される．

IV 患者への対応

良性疾患であるが慢性に経過するため，骨粗鬆症などのステロイド薬長期連用に伴う副作用対策も必要である．

⑧ Langerhans 細胞組織球症

I 疾患の特徴

Langerhans 細胞は樹状突起が発達した組織球であり，Langerhans 細胞組織球症（Langerhans cell histiocytosis：LCH）は異常な Langerhans 細胞が増殖して骨や皮膚，全身臓器を障害する炎症性骨髄腫瘍である．LCH は，過去には病態に応じて骨好酸球性肉芽腫，Hand-Schüller-Christian 病，Letterer-Siwe 病に分類されていたが，いずれも組織球が原因とわかり histiocytosis X とも総称されていた．頭蓋骨の破壊性腫瘍として発症することが多く，小児に好発（20万人に1人）するが，患者の2～3割程度は成人発症例で喫煙者に多い．症例の50％にがん遺伝子である *BRAF* の V600E 変異が同定されており，MAPK 経路の活性化により腫瘍性増殖をきたすと考えられている．

1 病型分類

単一臓器型：1臓器に病変が認められる場合で，病変が1カ所の単独病変型（骨，皮膚，リンパ節など1カ所）と，多発性の多病変型に分けられる．

多臓器型（図12）：リスク臓器浸潤陰性型と陽性型に分けられる．リスク臓器とは，浸潤がある場合に生命予後不良となる臓器であり，肝臓，脾臓，造血器が含まれる．肺は現在リスク臓器から除外されている．

中枢神経系リスク病変：中枢神経系に近い頭蓋骨病変は，下垂体障害による尿崩症や成長障害，脳変性をきたすリスクがある．

II 鑑別の要点

軟部組織腫脹，骨痛といった特徴的な溶骨性病変以外に，発熱，湿疹，中耳炎，下痢といった小児にありふれた病状も呈するため，これらが難治

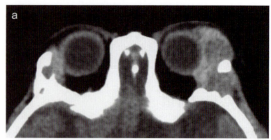
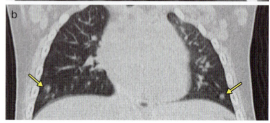

[図12] 多臓器型 Langerhans 細胞組織球症（LCH）
6カ月乳児．左眼瞼腫瘤を主訴に受診した．a：頭部 CT で両側の眼窩骨破壊を伴う低吸収腫瘤が描出される．b：胸部 CT では両肺野に結節性病変を認め（矢印），化学療法を行った．

性の場合は LCH も疑う．全身病変の有無は画像検査で確認する．LCH に特異的な腫瘍マーカーがないため，確定診断には皮膚や骨の病変部位の生検および病理検査が必須である．コーヒー豆状の核を有する組織球やリンパ球の集簇がみられ，Langerhans 細胞に対する CD1a あるいは CD207（Langerin）免疫染色で陽性であれば，診断が確定する．

III 治療

単一臓器型の単独病変は経過観察や部分切除で改善することがあるが，多病変型は化学療法やステロイド薬投与を考慮する．多臓器型はビンブラスチンを基本剤とした1年間の化学療法が必須であり，リスク臓器を含む場合は強化治療を行う．

IV 患者への対応

単一臓器型の予後は良好であるが，多臓器型は化学療法が奏効しても再発率が20％以上であるため，長期の経過観察を要する．

（兒玉達夫）

⑨ 眼窩脂肪腫

Ⅰ 疾患の特徴

眼窩脂肪腫（orbital lipoma）は軟部腫瘍の一つであり，眼窩脂肪組織より発生する良性腫瘍である．眼窩腫瘍のなかで1〜2％を占め，眼瞼にもみられる（図13，14）．

Ⅱ 鑑別の要点

身体所見として，痛みなどの炎症徴候に乏しい眼瞼腫脹や眼球突出がみられる（図13a，14a）．CTでは，陰影を示さない眼球や眼付属器の偏位を示す（図13b，14b）．MRIではT1強調画像で高信号，T2強調画像で高信号であり，眼窩脂肪と同一の信号を示す（図13c，14c，d）．一方，単純な眼窩内の脂肪脱との鑑別に注意が必要である．

Ⅲ 治療

眼窩脂肪腫は眼付属器に浸潤することはなく，腫瘍を摘出することによって治癒が可能である．

Ⅳ 患者への対応

経過観察では，眼瞼の腫脹や圧迫視神経症などによる視機能の低下が徐々に進行するが，手術治療後はそれらの点が改善し，治癒が期待できることを説明する．

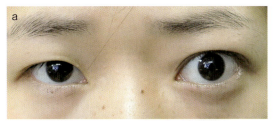

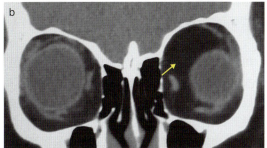

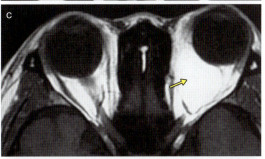

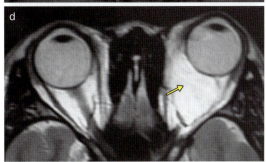

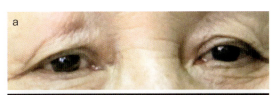

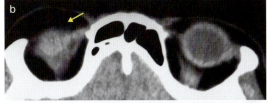

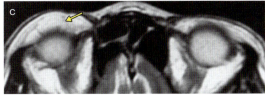

[図13] 眼瞼の眼窩脂肪腫
身体所見として右眼の眼瞼腫脹がみられる（a）．CT（b）とMRI（c）では図14と同様の所見がみられる．矢印は腫瘍が存在する位置を示す．

[図14] 眼窩内の脂肪腫
身体所見として左眼の眼球突出がみられる（a）．CTでは眼球の偏位がみられる（b）．矢印は陰影所見がみられない腫瘍を示す．一方，MRIでは，T1強調画像で高信号（c），T2強調画像で高信号（d）を示し，眼窩脂肪と同一の信号を示す（矢印）．

⑩ 眼窩線維腫

Ⅰ 疾患の特徴

眼窩線維腫（orbital fibroma）は，線維組織由来の良性軟部組織腫瘍の一つである．眼窩線維腫は，線維腫（fibroma）と孤在線維性腫瘍（solitary fibrous tumor）に分けられる．線維腫は筋膜や腱膜などから発生する．組織学的には線維性病変と線維肉腫の中間である．孤在線維性腫瘍は，ヘマンジオペリサイトーマ，血管外皮腫などとも呼称され，眼科領域では髄膜由来による筋円錐内病変が多いと推測される．

Ⅱ 鑑別の要点

線維腫は，MRIを含めた画像検査所見では十分な鑑別が困難であることから，切開生検による組織学的所見に基づくことが多い．一方，孤在線維性腫瘍は境界明瞭な腫瘤性病変で，MRIではT1強調画像，T2強調画像ともに脳実質と等信号を示すことが多い（図15）．

Ⅲ 治療

線維腫と孤在線維性腫瘍はともに手術加療によって治療される．線維腫は局所における周囲への浸潤がみられるため，病変を含んだ広範な範囲を摘出する．完全摘出が困難である場合は，再発

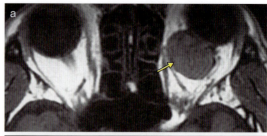
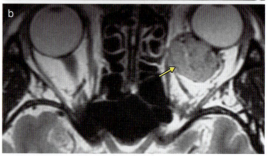

[図15] 孤在線維性腫瘍のMRI
T1強調画像（a）およびT2強調画像（b）ともに脳実質と等信号の所見を示す．

を繰り返したり，機能障害を引き起したりすることがある．一方，孤在線維性腫瘍は境界が明瞭で全摘出が可能であるが，術中に出血しやすく，あらかじめ塞栓術が施行された後に摘出術が施行されることもある．

Ⅳ 患者への対応

孤在線維性腫瘍は良性と悪性の中間であり，組織型によっては転移がみられることを説明する．

（久保田敏信）

5）悪性腫瘍

①眼窩横紋筋肉腫

I 疾患の特徴

横紋筋肉腫（rhabdomyosarcoma）は骨格筋の形質を有する悪性腫瘍で，横紋筋へ分化する胎生期中胚葉組織，あるいは間葉組織から発生する．多くは小児期にみられ，小児の軟部悪性腫瘍のなかでは最多を占める．好発部位は，眼窩を含む頭頸部のほか，四肢，泌尿器，生殖器である．眼窩に生じた場合は無痛性の眼球突出や眼球偏位を生じ，病変は眼瞼や結膜下に及ぶこともある（**図1，2**）．病理組織学的には胎児型と胞巣型に大別され，胞巣型の予後は不良であるが，眼窩に生じる横紋筋肉腫の多くは胎児型である（**図3**）．

II 鑑別の要点

眼窩に生じる腫瘍性病変はすべて鑑別の対象となるが，小児にみられる代表的な良性腫瘍である皮様嚢胞や表皮様嚢胞，リンパ管腫などは発育がきわめて緩徐であるのに対し，横紋筋肉腫は短期間で増大する点が大きく異なる．悪性腫瘍のなかでは白血病の髄外増殖である骨髄肉腫（緑色腫）などとの鑑別を要する．

III 治療

手術，放射線療法，化学療法を組み合わせた治療が行われる．外科的切除に加え，放射線感受性の高い腫瘍であるため，胎児型の一部を除き放射線療法が行われる．化学療法はビンクリスチン，アクチノマイシンD，シクロホスファミドの3剤併用療法（VAC療法）が標準的治療法として行われる．

IV 患者への対応

かつては生命予後不良となることも多かったが，小児の眼窩に多くみられる胎児型横紋筋肉腫の場合，今日の標準的治療法による5年生存率は95％以上に達している．ただし，頭蓋内浸潤や血

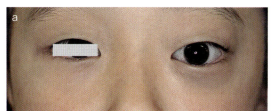
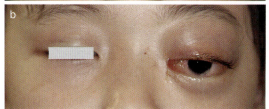

[図1] 左眼窩に生じた横紋筋肉腫
a：初診時には左眼のわずかな眼球突出と下方への偏位がみられる．
b：初診から1週間後．左眼は著しく突出するとともに下方に偏位し，結膜浮腫も生じている．

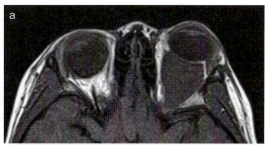
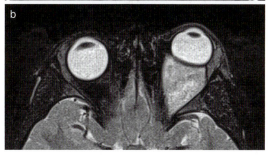

[図2] 図1と同一症例のMRI所見
a：T1強調画像．腫瘍は外眼筋とほぼ同程度の信号強度を呈している．
b：T2強調画像．腫瘍は不均一な高信号を呈している．

行性に肺や骨に転移した場合の生命予後は不良となる．上記のような現状に加え，国際横紋筋肉腫治療研究グループ（Intergroup Rhabdomyosarcoma Study Group：IRSG）によるステージ分類，グループ分類，リスク分類があり，治療もグループ分類に準じて行われるため，これらの資料をもとに治療法の選択や予後について説明する．

1．眼窩・眼球　5）悪性腫瘍

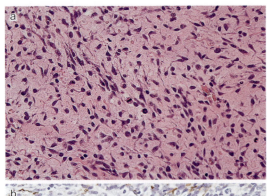
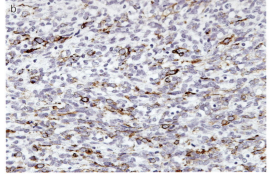

[図3] 図1と同一症例の生検で得られた病理組織像
a：胎児型の横紋筋肉腫（HE染色）．b：α-SMA陽性細胞がみられる（α-SMA免疫染色）．

文献
1) Shields JA, et al eds：Orbital myogenic tumors. Eyelid, Conjunctival, and Orbital Tumors, An Atlas and Textbook, 3rd ed, Wolters Kluwer, 595-605, 2015

（後藤　浩）

②眼窩悪性リンパ腫

I　疾患の特徴

　世界保健機関（World Health Organization：WHO）による造血組織およびリンパ組織の腫瘍分類（改訂第4版，2017年）では，100種類以上のリンパ系腫瘍が挙げられている．しかし，わが国において眼窩悪性リンパ腫（orbital lymphoma）の大部分（7～8割）はMALTリンパ腫であり，びまん性大細胞型B細胞リンパ腫（1～2割），濾胞性リンパ腫がこれに続く．それ以外のリンパ腫はまれである．本項では，頻度の高いMALTリンパ腫と，びまん性大細胞型B細胞リンパ腫（diffuse large B-cell lymphoma：DLBCL）を解説する．

　MALTリンパ腫は，濾胞辺縁帯B細胞に由来する節外性B細胞リンパ腫である．「MALT」はmucosa-associated lymphoid tissue（粘膜関連リンパ組織）を略したものである．WHO分類の正式名は，extranodal marginal zone lymphoma of mucosa-associated lymphoid tissue type（粘膜関連リンパ組織型節外性濾胞辺縁帯リンパ腫）である．外眼部所見は，眼瞼腫脹，眼球突出などであり，通常は痛みを伴わない（図4）．緩徐な経過をたどり，自然寛解することもあり，年単位で変化する．転移する可能性は低い．

　DLBCLは，大型でB細胞性の腫瘍細胞がびまん性に増殖する疾患である．生物学的・臨床病理学的に異種の病態を包括した疾患概念であり，さらに細かく分類されている．一部のDLBCLは，Epstein-Barr（EB）ウイルスによるB細胞の腫瘍化が病因とされる．また一部のDLBCLは低悪性度リンパ腫から形質転換したものである．外眼部所見は，眼瞼腫脹，眼球突出，（循環障害による）結膜浮腫，眼球運動障害などである．球後で急速に増殖して視神経を伸展したり，視神経や眼球を強く圧迫した場合には，失明に至ることがある（図5）．通常は痛みを伴わない．比較的急速な経

②眼窩悪性リンパ腫

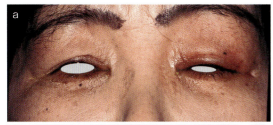
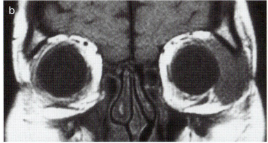
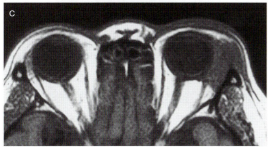

[図4] MALTリンパ腫
a：左側上眼瞼が発赤・腫脹し，下垂している．b，c：MRI T1強調画像の冠状断（b）と水平断（c）．左側涙腺を中心に不定形の腫瘍がある．画像では炎症性病変と鑑別できなかった．

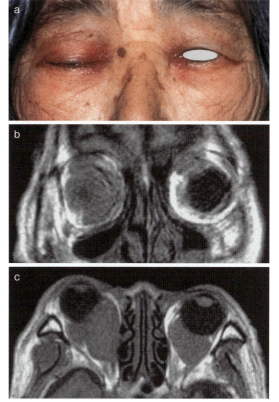

[図5] びまん性大細胞型B細胞リンパ腫（DLBCL）
a：両側眼瞼が発赤・腫脹している．右側眼瞼は自力では開瞼できなかった．b，c：MRI T1強調画像の冠状断（b）と水平断（c）．両側とも眼球後方を中心として不定形の腫瘤がある．右側では大きな腫瘍が眼球を前方へ圧迫しているため，眼球が変形し，視神経が引き伸ばされている．その結果，右眼は失明していた．

過をたどり，月単位で悪化する．転移する可能性が高い．

II 鑑別の要点

眼窩腫瘍全般および眼窩炎症全般（反応性リンパ過形成，IgG4関連眼疾患を含む）が鑑別の対象となる．診断を確定するには，眼窩病変を生検し，病理組織検査，免疫学的表現型の検討（免疫染色，フローサイトメトリー），サザンブロット法によるモノクローナリティの検討などを行う．針生検では，検体量が少なく組織構造が判断できないため診断できない．

III 治療

MALTリンパ腫が眼窩に限局しており，臨床症状が軽微であれば，経過観察としてもよい．局所放射線照射も選択肢となりうる．局所放射線照射を選択する際には，水晶体の放射線被曝を回避できない．MALTリンパ腫がDLBCLへ進展することがあり，この場合には予後は厳しくなる．

DLBCLでは，臨床病期・部位・年齢・合併症に応じて治療方針を決定する．限局期であれば，R-CHOP療法を3コースまたは6コースの後，放射線照射を行う．進行期であれば，R-CHOP療法を6コースまたは8コース行う．若年者においてはR-CHOP療法6コース後に自己末梢血幹細胞移植併用大量化学療法を検討する．再発・難治例には，R-CHOP療法とは異なる抗腫瘍薬の組み合わせによる化学療法を行う．自己末梢血幹細胞移植併用大量化学療法も推奨される．

Ⅳ 患者への対応

MALT リンパ腫は，緩徐に増大し生命予後は良好である．臨床症状に応じて，経過観察または放射線照射を行う．放射線照射を選択する前に，患者が放射線治療の合併症を理解しておく必要がある．MALT リンパ腫が DLBCL へ進展することがあるので，放射線治療を行ったかどうかにかかわらず長期間の経過観察が必要である．

DLBCL は，比較的急速な経過をたどり，月単位で悪化し，転移する可能性が高い．速やかに病理診断を確定し，血液内科へ紹介して化学療法を行うべきである．

文献
1) 大島浩一：眼窩 MALT リンパ腫. 眼疾患アトラスシリーズ 4 眼病理アトラス，後藤　浩ほか編，大鹿哲郎監，総合医学社，186-187，2020
2) 大島浩一：眼窩びまん性大細胞型リンパ腫. 眼疾患アトラスシリーズ 4 眼病理アトラス，後藤　浩ほか編，大鹿哲郎監，総合医学社，188-189，2020

③骨髄肉腫（緑色腫）

Ⅰ 疾患の特徴

1 WHO 分類による疾患の位置づけ

骨髄肉腫（myeloid sarcoma）は，骨髄芽球が骨髄以外の臓器に腫瘍を形成して増殖する病態である．かつては未熟な顆粒球系細胞の腫瘍形成を，顆粒球性肉腫（granulocytic sarcoma）あるいは緑色腫（chloroma）と称していた．その後，顆粒球系細胞のみならず，単球系，赤血球系，巨核球系の骨髄芽球が腫瘍形成する病態を一括して，骨髄肉腫と呼ぶようになった．

ところで急性骨髄性白血病（acute myeloid leukemia：AML）は，顆粒球系，単球系，赤血球系，または巨核球系の骨髄芽球が増殖し，急速に進行する血液腫瘍である．すなわち，骨髄肉腫と AML では腫瘍化した細胞の種類は同じである．しかし，骨髄肉腫においては侵された臓器の組織構造が破壊されるという点で白血病細胞の浸潤とは異なっている．そのため，世界保健機関（World Health Organization：WHO）による造血組織およびリンパ組織の腫瘍分類（第 5 版，2022 年）では，骨髄肉腫は AML の亜型（subtype）ではなく，特殊な病型（unique presentation）と考えられ，別個の存在と認識されている．

2 疫学

骨髄肉腫は小児に多く，60％が 15 歳未満で発症する．性差はない．また，骨髄肉腫は AML の経過中に発症することがある．しかし，35％の症例で骨髄および末梢血病変に先行して発症する．

3 浸潤部位

骨髄肉腫は髄外へ腫瘍を形成する点が特徴的である．ほぼすべての組織が侵されうるが，皮膚および骨に多い．頭蓋，顔面，眼窩，および副鼻腔にも発生する．扁桃，口腔，鼻腔，涙腺，甲状腺および唾液腺の病変が報告されている．

4 病理

骨髄肉腫は，未熟な骨髄細胞で構成されてい

る．病変は硬い軟部組織の塊となり，浸潤臓器の組織構造を破壊する．この点でAMLとは対照的である．顆粒球系細胞の腫瘍においては，腫瘍細胞が多くのミエロペルオキシダーゼを含み，これにより緑色を呈することから1853年にKingにより緑色腫と命名された．

II 鑑別の要点

眼窩の骨髄肉腫は，通常は7歳頃に発症し，急速に進行する（図6）．AMLの部分症状として発症することがあり，斑状出血および眼瞼浮腫を伴うこともある．しかし，骨髄および末梢血病変に先行して眼窩病変が生じた患者では，これという特異な臨床症状や画像（CT・MRI）所見を示さず，炎症やリンパ増殖性疾患との鑑別が困難である（図7）．したがって，骨髄増殖性疾患の徴候や症状がない場合でも骨髄肉腫を考慮する必要がある．時機を失することなく生検して病理診断すべきである．

III 治療

骨髄肉腫の腫瘍塊に対しては，24Gy程度の放射線照射が有効である．AMLが合併していれば，血液内科に化学療法を依頼する．AMLは他の主要な白血病と比較して予後が悪い．5年生存率は30％以下である．予後不良の傾向は65歳以上の高齢者で顕著であり，診断から1年以内に約70％の患者が死亡する．早期に診断し，迅速に治療を開始することで，予後が向上すると考えられている．

IV 患者への対応

血液内科または腫瘍内科へ紹介し，治療を依頼

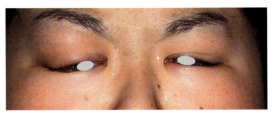

[図6] 骨髄肉腫（臨床像）
両側の眼球結膜浮腫と眼瞼腫脹が急速に悪化した小児であり，骨髄および末梢血病変に先行して眼窩病変が生じた．これという特異な臨床症状や画像（CT・MRI）所見を示さず，炎症やリンパ増殖性疾患との鑑別が困難であった．

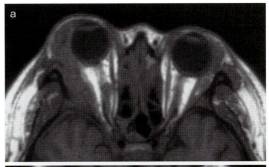

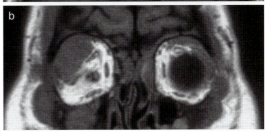

[図7] 骨髄肉腫（MRI T1強調画像）
水平断（a）と冠状断（b）．両側涙腺を中心に不定形の腫瘍がある．画像では炎症やリンパ増殖性疾患と鑑別できなかった．

する．眼窩病変による合併症，治療効果，治療に伴う眼科的合併症をチェックするため，眼科でも定期的に経過観察すべきである．

（大島浩一）

④眼窩多発性骨髄腫，眼窩形質細胞腫

I 疾患の特徴

形質細胞の悪性腫瘍には，多発性骨髄腫（multiple myeloma：MM）や形質細胞腫がある．形質細胞腫は局所的に発生するのに対し，MMは複数の骨や骨髄に発生し，全身に広がる性質をもつ．

MMは60歳以上に多く，推定罹患率は10万人あたり6.0人（男性6.6人，女性5.5人）とされる．骨髄において単クローン性に増殖した形質細胞（骨髄腫細胞）や，骨髄腫細胞が産生する異常な免疫グロブリン（M蛋白）により，さまざまな症状が引き起こされる．代表的な全身症状には，貧血による息切れ・倦怠感や，免疫能低下による感染症，M蛋白による腎障害や過粘稠度症候群，骨破壊による病的骨折などである．初診時に最も多い症状は骨痛などの骨関連事象であるが，自覚症状がなく偶発的に発見された検査値異常を契機に診断に至る場合も少なくない．

眼症状としては，眼窩骨の腫瘍性増殖に伴う眼球突出，視神経圧迫，虚血性の動眼神経障害や外転神経障害がみられる．そのほかに，過粘稠度症候群による網膜血管閉塞，クリスタリン様物質の角膜沈着，毛様体色素上皮と無色素上皮間のIgG貯留による囊胞などが挙げられる．

II 鑑別の要点

MMが疑われる場合は，血液検査，尿検査，骨髄検査を行う．骨髄のモノクローナルな骨髄形質細胞割合が10%以上，または生検で確認された骨もしくは髄外形質細胞腫を認めることに加えて，腎障害，貧血，高カルシウム血症，骨病変などの骨髄腫診断事象（myeloma-defining events：MDE）があればMMの診断に至る．MMと眼窩形質細胞腫の病理組織像を図8，9に示す．大型の核と豊富な細胞質をもつ異型形質細胞が増殖している．

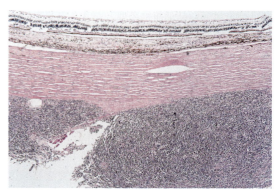

[図8] 多発性骨髄腫（MM）（HE染色，弱拡大）
（文献1）より）

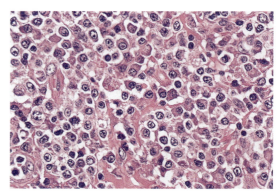

[図9] 眼窩形質細胞腫（HE染色，強拡大）
（文献1）より）

生検が望ましいが，生検の侵襲が大きい部位に発生した症例では画像検査が重要となる．眼窩骨付近に形成される腫瘤性病変であり，CTで骨破壊像を伴うことがある．石灰化はみられない．MRIのT1強調画像で低信号，T2強調画像で高信号を呈する．

III 治療

かつてMMは化学療法に対する反応性が不良で治癒困難な疾患であったが，造血幹細胞移植が確立され，さらにMMの分子病態と発症機序の解明が進むとともに新規治療薬が相次いで開発されたことで，治療環境は大きく変わり予後が改善された．2022年1月にわが国で初となるMMに対するキメラ抗原受容体導入T細胞（chimeric antigen receptor-T cell：CAR-T）療法が保険承

認されたこともあり，本疾患に対する免疫学的機序を介した治療が注目されている．眼窩病変による圧迫視神経症に対しては，いかに速やかに原因を診断し，原疾患の治療により圧迫を解除できるかが鍵となる．

IV 患者への対応

60歳代以上の眼窩骨病変では，本疾患を念頭に速やかに血液検査，尿検査を行い，血液内科にコンサルトする．

文献
1) 沖坂重邦：眼窩多発性骨髄腫．眼窩形質細胞腫．眼科診療ガイド．眼科診療プラクティス編集委員編，文光堂，41，2004

（田邉美香）

6）転移性・続発腫瘍

①転移性眼窩腫瘍

I 疾患の特徴

眼窩への悪性腫瘍の転移は原発や続発と比較すると少なく，転移性眼窩腫瘍（metastatic orbital tumor）は眼窩腫瘍中2～7％とされる．一般的に予後が悪く，過去には平均16カ月とされていたが，近年ではめざましい抗がん薬の進歩によりがんを抑えられる期間が長くなっており，転移性眼窩疾患に出合う頻度も上昇傾向にある．

原発巣は上皮性悪性腫瘍である癌によるものが最も多く，眼内転移と同様に女性では乳癌（図1），男性では肺癌の頻度が高い．乳癌では多くの症例で眼窩転移時に他臓器に転移をきたしている．ほかに消化管，前立腺，腎臓，肝臓，甲状腺，子宮，卵巣などからの転移も認められる．

小児では神経芽細胞腫が最多であり，Ewing肉腫，Wilms腫瘍，また白血病細胞が腫瘤を形成する骨髄肉腫（緑色腫）などもまれにみられる．

臨床所見としては，眼球運動障害による複視，眼球突出や偏位，腫瘍の触知などがみられる．

II 鑑別の要点

転移性眼窩腫瘍においては問診が重要であり，悪性疾患の既往歴と再発の有無について必ず確認する．眼窩に限らないが，悪性腫瘍既往患者では

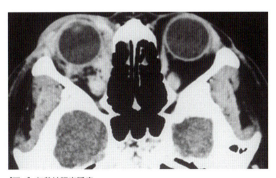

[図1] 転移性眼窩腫瘍
右眼窩に転移を認めた乳癌の症例である．

常に転移の可能性を考慮する必要がある．転移巣は筋円錐外に生じることが多く，画像上は乳癌や肺癌の転移では境界不鮮明なびまん性の腫瘤影を呈し，腎癌や甲状腺癌，悪性黒色腫などでは限局した陰影となることもある．転移性眼窩腫瘍では多くの腫瘍が溶骨性であり，CTで骨破壊像を呈する場合もあるが，前立腺癌の場合は造骨性病変を示す．可能であれば生検により診断を行うが，穿刺吸引細胞診を用いることや，既往歴や画像所見から臨床的に診断する場合もある．

Ⅲ 治療

眼窩転移に対しては，視機能温存と治療効果の両面から放射線治療が推奨される．全身治療が施行されている場合は続行し，腫瘍の増大を認めた場合に放射線治療を開始する．原発巣の放射線感受性が高いと転移巣も感受性が高い傾向にあるが，低い場合でも放射線により転移巣をコントロールできることが多く，一般に総線量40Gy程度の放射線外照射を施行する．治療の合併症としては眉毛脱落や皮膚炎があり，照射部位によっては放射線網膜症，放射線角膜炎，放射線白内障などを生じる．

Ⅳ 患者への対応

眼窩への転移がある場合はその時点で既にステージⅣであり，他部位への転移をきたしていることも多く，視機能の改善もしくは維持が目的となる．quality of vision（QOV）の維持は，残された日々のquality of life（QOL）の維持に直接結びつくため，患者の臨床状態を考慮しながら主科，放射線科などと密接に連携し，治療を計画していく．

②続発眼窩腫瘍

Ⅰ 疾患の特徴

続発眼窩腫瘍（secondary orbital tumor）とは，眼窩内の組織由来ではなく，隣接する眼瞼，結膜，眼球，副鼻腔，鼻腔，鼻咽頭，頭蓋内などからの腫瘍が眼窩内へ浸潤・増殖するものの総称である．良性では副鼻腔嚢胞が多く，原発性と副鼻腔手術後に生じる続発性がある．悪性では鼻腔や副鼻腔に生じる悪性腫瘍が挙げられ，そのなかでも上顎洞に生じる扁平上皮癌が最多で，中高年の男性に生じることが多い．症状としては，眼球圧迫による眼球偏位や眼球運動障害，複視，眼球突出，視神経障害を呈する．

Ⅱ 鑑別の要点

問診では副鼻腔手術の既往や，鼻閉，鼻漏症状の有無を確認する．画像診断では造影CT，MRIが有用である（図2）．緊急時やスクリーニングとしては，頭部X線撮影でもある程度の把握が可能であり，Waters法は上顎洞悪性腫瘍の観察に適し，Caldwell法は眼窩壁の観察に有用である．CTは腫瘍による眼窩骨の破壊像が確認でき，MRIでは腫瘍の性状や眼窩内への浸潤の程度と周囲の組織との関係が把握できる．良性の副鼻腔嚢胞については，視神経障害をきたすまではほかに症状が生じず，視神経炎疑いとして眼窩部MRIで発見される場合もある．また，CTで骨破壊像を認める疾患として，副鼻腔炎のような感染性疾患や多発血管炎性肉芽腫症（Wegener肉芽腫症）も鑑別に挙げられ，留意が必要である．

Ⅲ 治療

治療は手術が基本である．副鼻腔嚢胞では，内視鏡による嚢胞全摘術を施行する．上顎洞の扁平上皮癌では，根治には拡大上顎全摘，つまり上顎洞全摘かつ眼窩内容除去と，非常に侵襲が強い治療が必要であり，顔貌の著しい変化を伴う．眼科

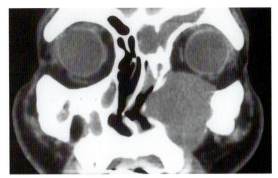

[図2] 術後副鼻腔嚢胞の眼窩浸潤
20年以上前の副鼻腔炎の手術により上顎洞に生じた術後副鼻腔嚢胞の眼窩浸潤のCTである．眼窩下壁の骨破壊と副鼻腔嚢胞による眼球偏位を認める．

としては，眼瞼が温存可能な場合は義眼床を作成することで義眼装着が可能となり，術後のQOL向上が可能である（図3）．

Ⅳ 患者への対応

　診断，治療において耳鼻科や頭頸科が関わる部分が多いが，眼窩腫瘍疑いや視機能障害として眼科初診の場合も多く，眼科医も留意が必要な疾患である．

（中島勇魚・辻　英貴）

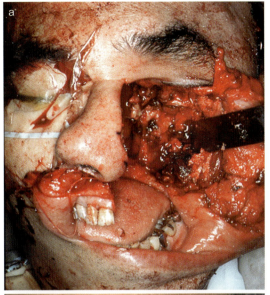

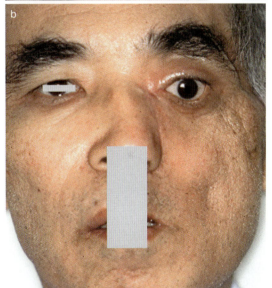

[図3] 腺様嚢胞癌の眼窩浸潤
a：左上顎洞の腺様嚢胞癌に対する拡大上顎全摘．b：眼瞼と結膜を温存し義眼床を作成することで，通常の生活が可能となっている．

2. 眼　　瞼

1）形態異常
①内眼角贅皮，逆内眼角贅皮

I 疾患の特徴

内眼角贅皮（epicanthus）とは，内眼角部（涙丘〜鼻側眼球結膜〜内側眼瞼縁）を覆う上眼瞼から連続したひだのことであり，アジア人に多い眼瞼形態の一種である（図1）．贅皮は皮膚，皮下組織，眼輪筋から形成されており，眼輪筋や上眼瞼挙筋腱膜の異常がその原因と考えられている．贅皮の程度は顔面の成長に伴って改善する傾向があるが，アジア人は成人でも40〜90％が内眼角贅皮を有していると報告されている[1]．

一方，逆内眼角贅皮（epicanthus inversus）は下眼瞼から連続するひだが内眼角部を覆うものであり，その多くは瞼裂狭小症候群の一症状として認められる（図2）．瞼裂狭小症候群に伴う逆内眼角贅皮は，成長に伴う改善が乏しく，内眼角贅皮とは異なる疾患概念として理解しておく必要がある．

II 鑑別の要点

内眼角贅皮と逆内眼角贅皮は，贅皮が上眼瞼，下眼瞼のいずれと連続しているかを観察すれば容易に鑑別することができる．また，瞼裂狭小症候群では瞼裂狭小，眼瞼下垂，内眼角間開大を伴うことも鑑別のポイントになる．

III 治療

内眼角贅皮，逆内眼角贅皮ともに内眼角形成術の適応になるが，どのようなケースで治療を要するかを理解しておくことが重要である．

IV 患者への対応

内眼角贅皮は，眼が離れて見える，内斜視のよ

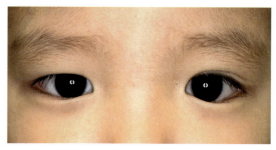

[図1] 内眼角贅皮
上眼瞼から連続するひだが内眼角部を覆う．

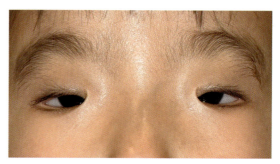

[図2] 瞼裂狭小症候群に伴う逆内眼角贅皮
下眼瞼から連続するひだが内眼角部を覆う．

うに見える（偽内斜視）などの外観が問題になるが，視機能には影響しないため通常は治療の対象にはならない．ただし，先天睫毛内反に伴う内眼角贅皮は，睫毛内反の術後再発の原因になりうると考えられており，贅皮の程度に応じて睫毛内反と同時に矯正することを推奨する意見もある．

瞼裂狭小症候群に伴う逆内眼角贅皮は，内眼角間開大とともに開瞼に対する抵抗になり，外観のみならず視機能にも影響する．そのため，瞼裂狭小症候群による先天眼瞼下垂を治療する際には，ほとんどの症例で逆内眼角贅皮の矯正を要することになる．

文献
1) Park JI：Modified Z-epicanthoplasty in the Asian eyelid. Arch Facial Plast Surg 2：43-47, 2000

②眼瞼欠損

I 疾患の特徴

眼瞼欠損（eyelid coloboma）の原因には，外傷や腫瘍切除後などさまざまなものがあるが，本項では治療管理に最も知識を要する眼瞼コロボーマについて解説する．眼瞼コロボーマは，先天的に眼瞼の一部あるいは全部が欠損した状態であり，乾燥による角膜障害，視力障害，および外観が主な臨床的問題になる．発症の原因は詳細にはわかっていないが，胎生期における眼瞼の発生異常，羊膜索症候群（羊膜が機械的裂傷などによって索状物となり，胎児に絡みつき奇形を起こす）などの子宮内での問題が関連していると考えられている．また，Goldenhar症候群などの先天性全身疾患の一部として認めることもある．

眼瞼コロボーマは上眼瞼での発生が多く，上眼瞼鼻側〜中央の一部が欠損している症例の頻度が高い（図3）．しかし，臨床像は多彩であり，頻度は低いながら全幅欠損，下眼瞼および上下眼瞼欠損，両側欠損などの発症があることは知っておく必要がある．また，欠損部の眼瞼が角膜と癒着している症例（図4）や，欠損部の眼瞼皮膚が角膜表面を覆うように角膜と連続している症例（厳密にはcryptophthalmos（潜伏眼球）に分類される[1]）など，角膜との関係性にバリエーションがあることも覚えておきたい．

II 鑑別の要点

病歴を丁寧に聴取し，外傷などによる後天眼瞼欠損を除外することで，眼瞼コロボーマと診断する．

III 治療

根本治療には手術を要する．手術は，眼瞼欠損部辺縁を薄く全層で切除し，眼瞼腫瘍切除後の再建手術と同様に，欠損程度に応じた眼瞼形成手術を行う．

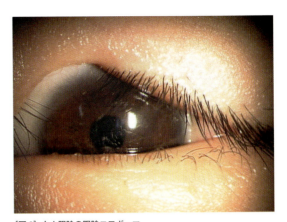

[図3] 左上眼瞼の眼瞼コロボーマ
眼瞼コロボーマは上眼瞼での発生が多く，上眼瞼鼻側〜中央の一部が欠損している症例の頻度が高い．

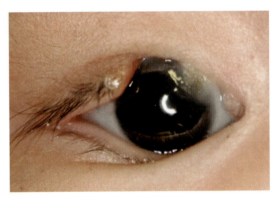

[図4] 右上眼瞼の眼瞼コロボーマと角膜の癒着
欠損部の眼瞼が角膜と癒着している症例もある．

IV 患者への対応

眼瞼コロボーマの治療管理では，外観の改善と同時に角膜保護と弱視の予防が重要になる．角膜障害が許容できる程度の欠損の場合には，点眼・軟膏による保存的治療を継続し，少し成長を待ってから手術を計画する．角膜障害が許容できない場合には，可及的早期に手術治療を行う．角膜障害や乱視による弱視に至る可能性があるため，視機能の評価を継続して行う．

文献
1) Nouby G：Congenital upper eyelid coloboma and cryptophthalmos. Ophthalmic Plast Reconstr Surg 18：373-377, 2002

（今川幸宏）

③眼瞼癒着・瞼球癒着

I 疾患の特徴

眼瞼癒着 (ankyloblepharon), 瞼球癒着 (symblepharon) は, 角結膜と眼瞼縁, もしくは眼瞼結膜が癒着した状態である. 結膜下線維組織の増生を伴い, 結膜表面積の減少, 結膜嚢体積の減少を生じる. 眼類天疱瘡, Stevens-Johnson 症候群, 眼移植片対宿主病などでみられる. 重症涙液減少型ドライアイや睫毛乱生, 角膜上皮幹細胞疲弊症を伴いやすい. 外科的侵襲を契機に急性増悪することがあり, 注意を要する (図5).

II 鑑別の要点

初期の瞼球癒着は, 積極的に疑って観察しなければ見落としやすい. 患者に上方視を指示し, 下眼瞼を押し下げると, 円蓋部にすじ状の「突っ張り」として観察される (図6). 全身疾患の既往を確認し, 原疾患を推察する.

III 治療

治療の基本は, 結膜炎症の消炎と涙液管理を主体とした上皮障害の改善である. 防腐剤フリー人工涙液1日6回, ジクアホソル点眼液やレバミピド点眼液などを規定回数で, ドライアイの程度に応じて使用する. 炎症を伴う場合は防腐剤フリーのベタメタゾン点眼液0.1%を1日1〜2回使用し, 睫毛抜去をこまめに行う. 高度のドライアイを伴うものは涙点プラグや涙点閉鎖術, 角膜上皮幹細胞疲弊症を伴うものは眼表面再建術などの外科的治療を必要とするが, 難治例が多い.

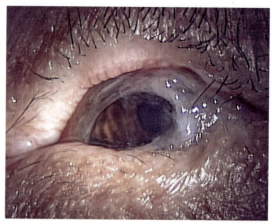

[図5] 眼類天疱瘡に生じた高度の瞼球癒着
Tenon 嚢下注射により急激に癒着が進行した. 上下眼瞼が角膜に接着して結膜嚢は消失し, 結膜が角膜に侵入している.

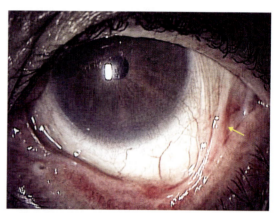

[図6] 眼類天疱瘡に生じた瞼球癒着
下眼瞼を押し下げ上方視させると, 癒着部が結膜の「突っ張り」として観察される (矢印).

IV 患者への対応

慢性疾患であり, 継続的な治療を必要とする旨を説明する.

(細谷友雅)

④睫毛内反・眼瞼内反

I 疾患の特徴

睫毛内反(cilial entropion)は,睫毛が眼表面側に向いている状態である(図7).原因は,瞼縁に近い眼瞼皮膚の余剰(眼瞼贅皮)のためという考え方が一般的であるが,眼瞼贅皮がなくても睫毛が内反している症例があり,下眼瞼牽引筋腱膜(lower eyelid retractor:LER)の眼瞼皮下への穿通枝の形成不全が原因と考えられている.先天性で,東南アジアの小児に多い.好発部位は下眼瞼の鼻側である.眼瞼贅皮のため瞼縁が隠れて見えないことが多い.内反の程度は症例によりさまざまで,下眼瞼の鼻側から耳側まで全体に及ぶものや上眼瞼にもみられるものがある.睫毛が角膜に接することにより,点状表層角膜症,角膜乱視,角膜炎を生じることがある.症状は,羞明,充血,眼脂,視力低下などである.成長とともに自然治癒することもあるといわれるが,自然治癒することはほとんどない.

眼瞼内反(entropion of eyelid)は,眼瞼皮膚や瞼板を含む眼瞼の全層が内反し,睫毛や皮膚が眼表面に触れている状態である(図8).主な症状は異物感であるが,角膜潰瘍を生じることがある.眼瞼内反の最も多い原因は,加齢に伴う退行性変化である.病態は,瞼板を支える下眼瞼牽引筋腱膜の脆弱性による上下方向の弛緩と,外眼角と内眼角の靱帯の弛緩による水平方向の弛緩,これらに眼瞼前葉の眼輪筋の作用が加わり,眼瞼全体のバランスが悪くなるため眼瞼内反が生じる.

II 鑑別の要点

小児に多く,眼瞼皮膚の贅皮により睫毛が眼表面に向いているのが睫毛内反で,高齢者に多く,眼瞼の睫毛や皮膚が眼表面に接しているのが眼瞼内反である.最も大きな違いは,睫毛内反は瞼板の位置が正常であるが,眼瞼内反は瞼板を含む眼瞼全層が内方に回旋している点である(図9).

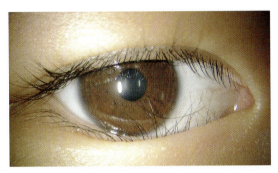

[図7] 睫毛内反
5歳,女児.右下眼瞼の鼻側から中央の瞼縁皮膚が余剰となり(眼瞼贅皮),睫毛が内反している.その部分の瞼縁のラインは隠れて見えない.

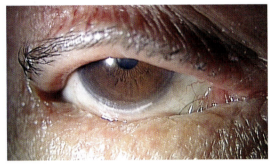

[図8] 眼瞼内反
70歳,男性.左下眼瞼の瞼板を含む眼瞼全層がロールしたように内反している.瞼縁は隠れて見えない.

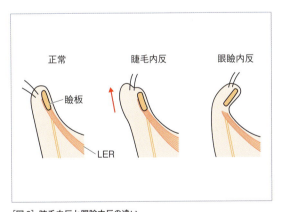

[図9] 睫毛内反と眼瞼内反の違い
睫毛内反では,瞼縁の眼瞼皮膚が余剰となり瞼縁にかぶさる状態となり(矢印),睫毛が内反する.眼瞼贅皮がなくても睫毛が内反している症例もある.下眼瞼内反では,下眼瞼牽引筋腱膜(LER)が脆弱となり,瞼板を支える力がなくなる.眼瞼の横方向の弛緩と相まって,眼瞼全層が内反する.

Ⅲ 治療

睫毛内反の手術では，余剰皮膚を切除し，皮下と瞼板に縫合糸をかける Hotz 変法を行う（図10）．埋没法は再発することが多い．下眼瞼内反の手術では，下眼瞼牽引筋腱膜を前転して瞼板に縫着する Jones 法（眼瞼下制筋前転法，下眼瞼牽引筋腱膜前転術）を行う（図11）．Jones 法は再発することがあり，横方向の弛緩を矯正する lateral tarsal strip や transcanthal canthopexy が併用されることがある．

Ⅳ 患者への対応

睫毛内反の手術の適応と時期の判断に悩むことがある．絶対的適応は，角膜上皮障害や角膜乱視による視力障害・弱視が疑われる場合や，角膜炎の既往がある場合などである．相対的適応は，視力障害はないが，角膜上皮障害や症状が軽度の場合である．後者の場合は経過観察をすることも可能であるが，自然治癒の可能性はほとんどないのでいずれ手術を行うことが多い．高齢者の下眼瞼内反は，睫毛を抜去して対応することもあるが，手術によって眼瞼を正しい位置に再建するのが基本的な考え方である．術後に再発する可能性があることを説明しておく．

（小幡博人）

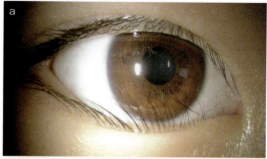
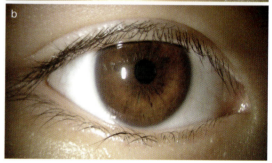

[図10] 睫毛内反の手術前後
6歳，女児．Hotz 変法の術前（a），術後6カ月（b）．

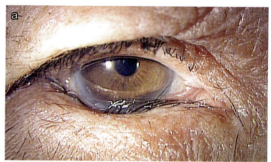
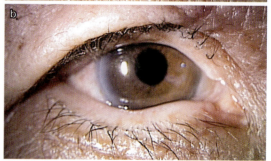

[図11] 眼瞼内反の手術前後
88歳，女性．下眼瞼牽引筋腱膜前転術の術前（a），術後1カ月（b）．

⑤睫毛乱生

I 疾患の特徴

　睫毛乱生（trichiasis）とは，睫毛が正常ではない方向へ生えている状態である（図12）．睫毛が眼表面に接触することで，眼表面へ影響を生じる．常に眼表面に物理的な刺激を与えるため，眼の痛み，異物感，充血，流涙，角膜上皮障害や角膜潰瘍とそれに伴う視力低下や羞明を呈することがある．眼瞼の炎症や瘢痕が関わっていると考えられ，慢性眼瞼炎，外傷，化学熱傷，感染症，眼類天疱瘡，Stevens-Johnson症候群などが原因となりうるが，臨床でははっきりとした契機は不明（特発性）であることがほとんどである．

II 鑑別の要点

　睫毛が眼表面へ接触した状態となりうる疾患との鑑別を要する．眼瞼内反は，下眼瞼牽引筋腱膜の弛緩や眼瞼水平方向の弛緩により，瞼板そのものが回旋することで，睫毛が眼表面に接触している状態である．睫毛乱生は瞼板の回旋を伴わない．睫毛内反は，下眼瞼牽引筋腱膜皮膚穿通枝の脆弱により，眼瞼皮膚に睫毛が押されて睫毛が内反している状態である．睫毛乱生は眼瞼皮膚の睫毛への影響を伴わない．ただし，どちらの病態であっても睫毛乱生を併発する可能性はある．

III 治療

　点眼療法は，睫毛の物理的刺激によるさまざまな症状を緩和することができる．睫毛抜去は，一時的に物理的刺激を改善できる．しかし，多くの場合は睫毛が再び生えてくる．また，長期的には

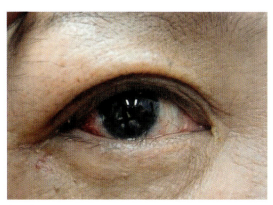

[図12] 睫毛乱生
下眼瞼中央の睫毛が角膜に触れている．

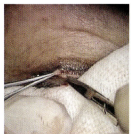 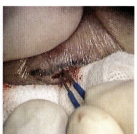

[図13] 睫毛根ブロック切除
毛根を含むように切開して，眼瞼をブロック状に切除する．創部は縫合せずにそのままとして終了する．

抜去を繰り返すことによる慢性炎症で，睫毛乱生がより悪化することがある．外科的治療として，睫毛電気分解，冷凍凝固や睫毛根ブロック切除（図13）がある．ただし，どの方法においても再発の可能性がある．

IV 患者への対応

　臨床的には，容易に行えて症状の改善が得られる睫毛抜去が多く行われている．ただし，長期的には睫毛乱生を悪化させる可能性を考慮して，必要最低限の抜去とすることが望ましい．

〈中山知倫〉

⑥眼瞼外反

I 疾患の特徴

眼瞼外反（ectropion of eyelid）とは，眼瞼が眼表面から浮き上がっている状態であり，一部の特殊な先天疾患を除き，基本的に下眼瞼に生じる．加齢によって眼瞼全体が弛緩する退行性（図14），顔面神経麻痺などによる麻痺性，外傷・手術などによる皮膚瘢痕で眼瞼前葉が拘縮する瘢痕性（図15），眼瞼腫瘍や結膜浮腫などによる機械性に大別される．下方の眼表面が露出し，さらに涙液メニスカスが形成されないため，下方眼表面および下眼瞼縁の眼瞼結膜が乾燥して角結膜上皮障害が生じる．

II 鑑別の要点

眼瞼前葉の瘢痕・拘縮や組織の癒着（図16）について観察，触診する．触診で下眼瞼部に腫瘤を触知したり，下眼瞼を翻転して腫瘍性病変や結膜浮腫が存在するかどうか観察する．下眼瞼を下方や鼻側・耳側，前方に牽引して，内・外眼角靱帯に弛緩がないかどうかも確認する．

III 治療

機械性の場合は，原疾患に対する治療を行う．眼瞼皮膚炎や眼瞼後葉の慢性炎症に伴う眼瞼外反に対しては，まず眼軟膏治療を試み（図17），その他は手術加療となる．手術拒否例では，下眼瞼が眼表面に接するよう主に下眼瞼耳側を耳上側に牽引する形でテープ貼付し，ドライアイ点眼液および油性眼軟膏を使用する．手術は病因に応じて，弛緩組織の是正（lateral tarsal strip（LTS）など，図14），不足組織の補填（植皮や皮弁，図15），癒着の解除（図16）を行う．

IV 患者への対応

多くの術式が報告されているが，長期的にみて

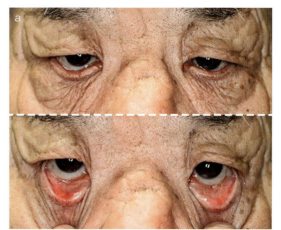

[図14] 退行性の眼瞼外反
72歳，男性．a：水平方向の眼瞼支持組織（内・外眼角靱帯）の弛緩がある．b：lateral tarsal strip（LTS）術から半年後，水平方向のテンションが改善している．

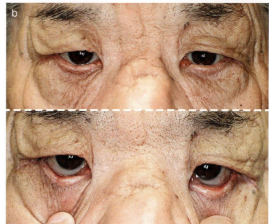

[図15] 眼瞼裂傷手術後の瘢痕拘縮による眼瞼外反
61歳，男性．a：右下涙小管断裂手術後，垂直方向の眼瞼前葉の瘢痕拘縮がある．点線のように切開し縫合するZ形成術を行った．b：Z形成術から10カ月後，眼瞼外反は改善している．

再発しやすく，眼瞼疾患のなかで治療に難渋することが多い．顔面神経麻痺では眼輪筋に神経刺激が達しないため，さらに易再発性である．

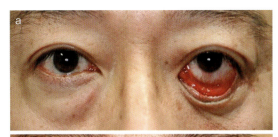

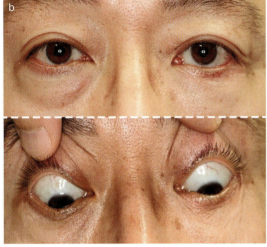

[図16] 頬骨骨折整復術後の癒着による眼瞼外反
48歳，男性．a：眼窩下縁と下眼瞼全層の強固な癒着，および瞼板自体の剛性低下がある．b：癒着剥離，耳介軟骨移植，遊離脂肪移植から1年後．眼瞼外反は改善し，下方視時の下眼瞼の動きも良好である．

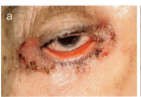 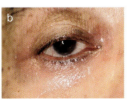

[図17] 眼瞼皮膚炎による眼瞼外反
76歳，男性．a：右眼周囲に高度の眼瞼皮膚炎とそれに伴う眼瞼前葉の短縮がある．b：ステロイド眼軟膏外用後約2週間で眼瞼皮膚炎，眼瞼外反は改善した．

⑦眼瞼皮膚弛緩

I 疾患の特徴

眼瞼皮膚弛緩（blepharochalasis）とは，弛緩した上眼瞼皮膚が上眼瞼縁を越えてかぶさり，視界の妨げになっている状態である．多くが加齢による退行性変化である．顔面神経麻痺が原因の場合には，弛緩した上眼瞼皮膚は眉毛下垂によってさらに下方に押し下げられる．外側の皮膚が弛緩しやすく，三角目になる．

II 鑑別の要点

腱膜性眼瞼下垂との鑑別を要する．前頭筋を使っていない状態で，徒手的に眉毛上部を前頭骨に押し当てることで代償性眉毛挙上を制限し，通常開瞼時の上眼瞼縁の高さ（margin reflex distance-1（MRD-1））を観察する．腱膜性眼瞼下垂がなく眼瞼皮膚弛緩のみの場合には，MRD-1は保たれている（図18）．

III 治療

手術加療となる．余剰皮膚の切除部位は，瞼縁と眉毛下がある（図19）．上眼瞼皮膚が薄い患者（高齢者に多い）では瞼縁余剰皮膚切除（図20），

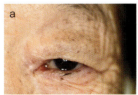

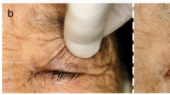 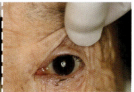

[図18] 眼瞼皮膚弛緩のみの margin reflex distance-1 （MRD-1）
a：通常開瞼．弛緩した余剰皮膚が上眼瞼縁にかぶさっている．b：余剰皮膚を徒手ピンチして開瞼すると，MRD-1 は保たれていることが確認できる．

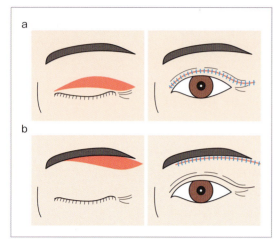

[図19] 眼瞼皮膚弛緩における余剰皮膚の切除部位
a：瞼縁での余剰皮膚切除．b：眉毛下での余剰皮膚切除．

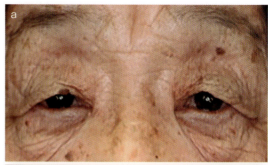

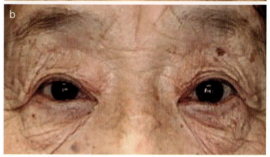

[図20] 瞼縁余剰皮膚切除の術前後
86歳，女性．a：上眼瞼部の皮膚は薄い．b：瞼縁余剰皮膚切除から7カ月後．

厚い患者（中高年に多い）では眉毛下余剰皮膚切除（図21）を選択する．上眼瞼皮膚が厚い患者で瞼縁余剰皮膚切除を行うと，厚みのある上部の皮膚が瞼縁にきて，術後に腫れぼったい眼瞼となる．瞼縁余剰皮膚切除は，腱膜性眼瞼下垂の重瞼切開を耳側に延長することで同じ術創で施行可能であるが，異なる aesthetic unit である外眼角部に切開創が入らないように外側を上方に切り上げる．

Ⅳ 患者への対応

術創は，瞼縁の場合は重瞼ラインとなり，眉毛下の場合は眉毛が濃い患者では眉毛内に隠れ，女性ではファンデーションで目立たない程度になることが多い．術後は個人差があるが一時的な腫脹，皮下出血を伴い，術創がなじむまで数カ月を要する．術後も加齢性変化は続くため，再発することがある．

（末岡健太郎）

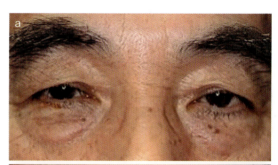

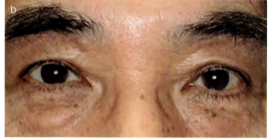

[図21] 眉毛下余剰皮膚切除の術前後
67歳，男性．a：上眼瞼部の皮膚は厚みがある．b：眉毛下余剰皮膚切除から1カ月半後．

⑧眼瞼縮小症候群

Ⅰ 疾患の特徴

眼瞼縮小症候群（blepharophimosis syndrome）は，瞼裂狭小症候群（blepharophimosis, ptosis, and epicanthus inversus syndrome：BPES）とも呼ばれる疾患で，常染色体顕性遺伝の症候群であるが，約半数は新生突然変異による．瞼裂狭小，逆内眼角贅皮，眼瞼下垂を主徴とし（**図22a**），これらの症状は通常は出生時にすべて存在する．逆内眼角贅皮は，内眼角の下眼瞼成分が頭側方向に伸展することにより生じるとされる．瞼裂の縦径と横径がともに小さく，高度の眼瞼下垂を示すため，眉毛挙上や下顎挙上で視野を得るなどの補助運動がみられる．関連する他の眼症状としては，約20％に弱視や斜視，屈折異常を認め，そのほか眼振，涙管異常，小眼球症などを認めることもある．女性では卵巣の発達異常により不妊となることがあり，卵巣の機能不全を呈するBPESⅠ型と，卵巣機能が正常なBPESⅡ型に分類される．なお，BPESの原因は *FOXL2* 遺伝子の変異とされ，染色体3q23の部分欠失を伴う場合は軽度の精神遅滞や成長障害を合併することがある．

Ⅱ 鑑別の要点

上記の3つの主徴で臨床的に診断可能である．

Ⅲ 治療

視機能や整容面の問題に対し，上眼瞼の前頭筋吊り上げ術や内眼角形成術を行う（**図22b～d**）．弱視の発生リスクが高い場合には，1～2歳頃の早期に人工物で吊り上げ術を行い，二期的に大腿筋膜移植術と内眼角形成術を行うなどの方法がある．

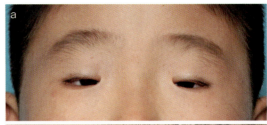
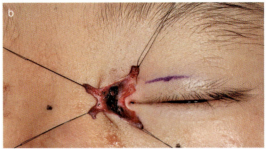
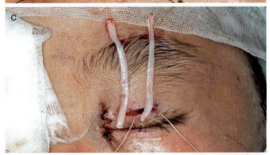
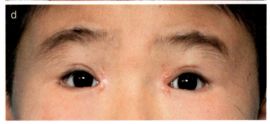

[図22] 眼瞼縮小症候群（6歳，男児）
a：術前．瞼裂狭小，逆内眼角贅皮，眼瞼下垂の3徴を認める．b：内眼角形成術．c：大腿筋膜移植術．d：術後6カ月．瞼裂の開大と整容的改善が得られている．

Ⅳ 患者への対応

眼科一般検査に加えて，発達の評価と，女性の場合は内分泌検査と生殖器の評価を行う．必要に応じて遺伝カウンセリングを行う．

⑨ 眼角隔離症

Ⅰ 疾患の特徴

眼角隔離症（telecanthus）は，内眼角が外側に偏位し内眼角間距離が開大した状態のことである．発生原因には，鼻篩骨眼窩（naso-orbito-ethmoidal：NOE）骨折，腫瘍の増殖や切除後における内眼角靱帯の損傷・断裂，先天的な内眼角靱帯の延長，内眼角贅皮による内眼角の鈍化などがある．また，症候群の一症状としてみられることもある（図23）．眼角隔離症単独では視機能に異常をきたすことはほとんどないとされる．なお，一般的には瞳孔間距離は正常の状態であり，瞳孔間距離の開大のある両眼隔離症（hypertelorism）とは区別される．

Ⅱ 鑑別の要点

健常な日本の成人の内眼角間距離は35mm前後との報告がある．しかし，内眼角間距離の「長い」，「短い」の評価はあくまで主観的であり，眼瞼裂横径や顔面横径のバランスで決まるため，明確な正常範囲はない．表1に眼角隔離症の主な原因をまとめた．

Ⅲ 治療

整容的な改善の目的で，内眼角靱帯の短縮や内眼角形成術が施行されることがある．内眼角贅皮が原因で睫毛内反を認める場合には，それに準じて治療を行う．NOE骨折の場合には，骨片固定と内眼角靱帯のワイヤー固定の併施が有効である（図24）．

Ⅳ 患者への対応

単独では病的な意義をもつことは少ないが，先天性の場合には症候群を疑い，外眼部以外の症状についても留意する．

（桑原広輔・村上正洋）

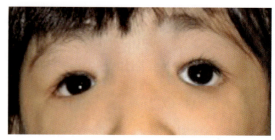

[図23] 症候群における先天的な内眼角の外側偏位

[表1] 眼角隔離症の原因となる疾患

1. 外傷性
   ・鼻篩骨眼窩（NOE）骨折
   ・内眼角部の裂創　など
2. 腫瘍性
   ・内眼角部への腫瘍増殖
   ・内眼角部の腫瘍切除後
3. 先天性
   ・Cri du chat症候群
   ・Down症候群
   ・Dubowitz症候群
   ・Ehlers-Danlos症候群
   ・Klinefelter症候群
   ・Noonan症候群
   ・SHORT症候群
   ・Turner症候群
   ・Waardenburg症候群
   ・胎児性アルコール症候群　など

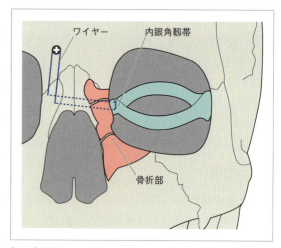

[図24] 鼻篩骨眼窩（NOE）骨折での内眼角靱帯と骨片の整復

2）運動障害

①眼瞼下垂

（動眼神経麻痺・重症筋無力症・Horner症候群・加齢眼瞼下垂）

Ⅰ　疾患の特徴

　眼瞼下垂（blepharoptosis, ptosis）は，「正常より眼瞼の位置が下がっている」状態であり，上方の視野が狭くなるなど，視機能にも影響を与えうる．眼瞼下垂が臨床上問題になる場合の多くは，上眼瞼の下垂である．上眼瞼は皮膚，眼輪筋，瞼板，眼窩隔膜，上眼瞼挙筋腱膜，Müller筋などから構成されるが，眼瞼下垂に主に関連するのは上眼瞼挙筋とMüller筋である．眼瞼下垂には先天性と後天性があり，後天性はさらに神経原性，筋原性，腱膜性などに分類できる．眼瞼下垂の診断には，上眼瞼縁から瞳孔中心までの距離である眼瞼縁角膜反射距離（margin reflex distance：MRD）が有用である．MRD 3.5mm以上が正常，3.5〜2mmが軽度眼瞼下垂，2〜0mmが中等度眼瞼下垂，0mm以下が重度眼瞼下垂となる．

Ⅱ　鑑別の要点，治療

　動眼神経麻痺，重症筋無力症，Horner症候群，加齢眼瞼下垂の特徴を表1にまとめる．

1　動眼神経麻痺

　動眼神経（第Ⅲ脳神経）は，中脳に存在する動眼神経核を起始部とし，海綿静脈洞を経由して上眼窩裂を通り眼窩内へ入り，上枝と下枝に分かれて走行する．上枝は上直筋・上眼瞼挙筋を，下枝は下直筋・内直筋・下斜筋・瞳孔を支配するため，動眼神経麻痺（oculomotor paralysis）では眼瞼下垂だけでなく，瞳孔障害（散瞳）や眼球運動障害を合併する．上眼瞼挙筋は両側性支配であり，核性の動眼神経麻痺では眼瞼下垂は両眼に起こる．核下性では眼瞼下垂は片眼性となる．上眼瞼挙筋は眼瞼を挙上する主たる筋であるため，眼瞼下垂は重度なことが多い．原因には，虚血や出血などの血管性病変，脳動脈瘤（特に内頸動脈後交通動脈分岐部動脈瘤），外傷，腫瘍などの頭蓋内疾患だけでなく，帯状疱疹や片頭痛もある．治療は原因疾患の治療である．

2　重症筋無力症

　重症筋無力症（myasthenia gravis）は，神経筋接合部のアセチルコリン受容体（acetylcholine receptor：AChR）や，筋特異的受容体型チロシンキナーゼ（muscle-specific receptor tyrosine kinase：MuSK），低密度リポ蛋白受容体関連蛋白4（low-density lipoprotein receptor-related protein 4：LRP4）を標的とした抗体による刺激伝達障害である．眼筋型と全身型に分類され，眼筋型の約20%が全身型に移行する．初発症状は眼症状（眼瞼下垂や眼球運動障害）であることが多く，易疲労性や筋力低下，日内変動などの特徴を有する．抗体検査，アイスパック試験（図1），エドロホニウム試験などが診断に有用である．治療にはコリンエステラーゼ阻害薬が使用されることが多い．これはコリンエステラーゼ活性を阻害し，アセチルコリンの分解を抑制することによってアセチルコリン作用を増強させる薬剤である．

[表1] 眼瞼下垂を呈する疾患の特徴

	動眼神経麻痺	重症筋無力症	Horner症候群	加齢眼瞼下垂
眼瞼下垂の程度	重度	症例によりさまざま	軽度	症例によりさまざま
瞳孔	散瞳	正常	縮瞳	正常
眼球運動障害	あり	あり	なし	なし
日内変動	なし	あり（夕方に悪化）	なし	なし
眉毛位置	高位	高位	高位	高位
皮膚弛緩	なし	なし	なし	合併多い
治療法	原因疾患の治療	コリンエステラーゼ阻害薬など	原疾患の治療	手術

3 Horner症候群

Horner症候群（Horner syndrome）は，交感神経遠心路（視床下部→脳幹→毛様脊髄中枢（Budge中枢）→肺尖部→鎖骨下動脈近傍→内頸動脈近傍→眼）の障害で，眼瞼下垂，縮瞳，顔面発汗低下を主症状とする．Horner症候群での眼瞼下垂は，Müller筋の機能障害によるものである．Müller筋は上眼瞼挙筋よりも眼瞼挙上作用が弱いため，眼瞼下垂は軽度である．診断で行われる点眼試験には5％コカインや1％フェニレフリン，1％アプラクロニジンなどが使用される．原因として多発性硬化症や腫瘍，内頸動脈解離などがあり，原因疾患に対する適切な治療が必要となる．

4 加齢眼瞼下垂

加齢眼瞼下垂（age-related ptosis）は，加齢に伴い上眼瞼挙筋腱膜やMüller筋が菲薄化することや，瞼板への付着異常が起こることによって，上眼瞼挙筋やMüller筋の収縮が瞼板にうまく伝わらないことで生じる．治療は外科的手術であり，手術法の決定には上眼瞼挙筋機能の評価が必要となる．上眼瞼挙筋機能は，最大下方視から最大上方視させたときの上眼瞼縁の移動距離で評価し，10mm以上で正常と判断する．上眼瞼挙筋機能がある程度保たれている場合は上眼瞼挙筋短縮術が，上眼瞼挙筋機能が保たれていない場合（5mm以下）は前頭筋吊り上げ術が選択されることが多い．

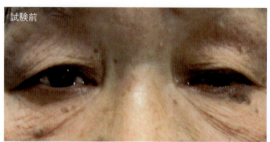
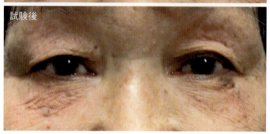

[図1] アイスパック試験
保冷剤などで2分間眼瞼を冷やし，2mm以上挙上すれば陽性と判断する．この症例では左眼の上眼瞼がアイスパック試験後に挙上している．

III 患者への対応

眼瞼下垂は全身疾患が関与していることもあるため，眼科単独で治療を完結できない場合も少なくない．特に動眼神経麻痺における脳動脈瘤，Horner症候群における内頸動脈解離は命に関わる疾患であり，可能な限り迅速にしかるべき診療科に紹介することが必要である．

（中澤祐則）

②兎眼

Ⅰ 疾患の特徴

兎眼（lagophthalmos）とは，眼瞼の不完全閉鎖もしくは閉鎖異常のことを指す．異物感や流涙，重度の場合には視力が低下する．効果的な眼瞼の閉鎖ができないと，角膜が露出して涙液層が過剰に蒸発し，角膜びらん，潰瘍につながり，感染症や角膜穿孔へと進展する可能性があるため，早期の診断，治療が必要になる．下方を向いた状態で眼瞼を軽く閉じるように促し，その際に上眼瞼と下眼瞼の間にスペースが残っている場合に兎眼と診断し，そのスペースの距離を測定，記載する．ほかに瞬きの状態，閉瞼の強さ，眼球運動，Bell現象の有無，さらには角膜上皮の状態，涙液層破壊時間や涙液分泌量についても，初診時の状態を記録しておくとよい．

主な原因となる顔面神経麻痺では，図2のように片側の眉毛下垂があり，患者自身は眼瞼下垂のように感じていることもある．閉瞼もできているようにみえるが，上眼瞼皮膚を持ち上げてみると完全な閉瞼にならず，角膜上皮障害や充血を生じる．眉を上げる前頭筋および閉瞼する眼輪筋の作用が阻害されるだけでなく，涙腺機能の低下，頬を持ち上げる頬骨筋，眉を下げる皺眉筋などの表情筋の機能低下により，顔の非対称も生じる．

Ⅱ 鑑別の要点

顔面神経麻痺は多くの原因から生じ，最多はBell麻痺（単純ヘルペスウイルスの関与）で，次にRamsay Hunt症候群（水痘帯状疱疹ウイルスの再活性化），外傷性（頭蓋底（側頭骨の錐体部）または下顎骨の骨折），脳血管障害（前下小脳動脈の虚血），腫瘍性（小脳橋角部の聴神経腫瘍や転移性腫瘍），サルコイドーシス，感染性（中耳炎や乳様突起炎），Möbius症候群がある．化学熱傷または熱傷，類天疱瘡，Stevens-Johnson症候群，眼瞼の機械的外傷により軟部組織や開瞼筋に瘢痕が生じ，兎眼になることもある．眼瞼の皮膚や筋を過度に切除すると（眼瞼形成術，腫瘍切除など），上眼瞼の眼瞼下垂や下眼瞼の退縮につながる可能性がある．その他，小眼球や眼球突出，睡眠時無呼吸症候群と関連するfloppy eyelid syndromeも原因になる．

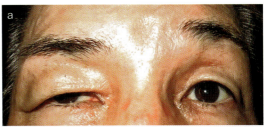
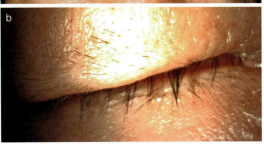

[図2] 右顔面神経麻痺による兎眼
a：右側の眉毛下垂．b：完全な閉瞼ではないため，角膜障害をきたす．

Ⅲ 治療

原因疾患に準じて治療する．自然軽快する原因疾患も多いが，早期治療が大事である．対症療法としては，人工涙液やヒアルロン酸，眼軟膏などで角膜保護を行い，アイパッチで閉瞼させることもある．手術としては，一時的な効果を期待しての瞼板縫合術（tarsorrhaphy），物理的に下垂させるgold weight implantation，上眼瞼挙筋やMüller筋の後転や延長，lateral tarsal stripなどの下眼瞼矯正がある．図2のように眉毛下垂が気になる患者には眉毛挙上術を行うとよい．

Ⅳ 患者への対応

他覚所見に比して患者の自覚症状は強く，不安になっていることが多い．自然軽快に1年近くを要する症例もあるため，その間は対症療法を利用して可能な限り自覚症状の軽減を行っていく必要がある．自然軽快がない場合にも手術療法があることを伝え，基礎疾患への治療に影響が出ないように心のケアにも努める．

③下顎眼瞼連合運動症候群（Marcus Gunn 現象）

I 疾患の特徴

下顎眼瞼連合運動症候群（jaw-winking syndrome）（Marcus Gunn 現象（Marcus Gunn phenomenon））は，Duane 症候群と同じで，先天的な異常連合運動の一つである（図3）．ほとんどが生下時に片眼性の眼瞼下垂として症状がみられるが，吸乳運動により眼瞼がピクピク動く現象がみられるのが特徴で，生後に気づかれることが多い．

II 鑑別の要点

先天眼瞼下垂の約5％にみられ，まれに両眼性もある．不同視や弱視，斜視の原因となることがあり，なかには上直筋麻痺，片眼性上転障害（double elevator palsy），Duane 症候群，ocular bobbing との合併も報告される．この疾患の病因については異論の多いところであるが，一般には咀嚼筋の支配神経である三叉神経第3枝の運動枝が，誤って上眼瞼挙筋を異常支配することによって起こると考えられている．2つのタイプがあり，顎を下垂側と逆側もしくは前方に押し出すか，または口を開けたときに開瞼が起こる場合には外翼突筋上眼瞼挙筋共同運動の障害，歯を嚙み締めたときに開瞼が起こる場合には内翼突筋上眼瞼挙筋共同運動の障害であり，前者が多い．まれなタイプとして逆 Marcus Gunn 現象があり，これは開口や顎を下垂側と逆側に動かすことにより閉瞼するもので，三叉神経の運動枝が上眼瞼挙筋に対して抑制的に働くために生じる．

III 治療

重度の場合には前頭筋吊り上げ術が勧められる．ただし，この手術に同側の上眼瞼挙筋切除術を併施するか，左右差を出さないために逆側の上眼瞼挙筋切除術や前頭筋吊り上げ術を行うかどうかについては，議論の余地がある．

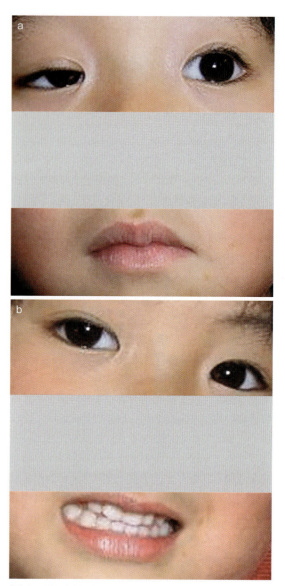

[図3] 下顎眼瞼連合運動症候群
右眼の眼瞼下垂にみえる（a）が，顎の運動によって右眼の開瞼が可能となる（b）．

IV 患者への対応

この現象自体は問題がないこと，また頭蓋内疾患などの全身疾患や成長，発達には関係しないことを家族にしっかりと理解してもらう．ただし，この現象に伴って前述のような不同視や弱視，斜視が生じる可能性があるため，視機能の評価をしていく必要があることも伝える．

④眼瞼後退

I 疾患の特徴

上眼瞼縁は角膜輪部からおよそ1〜2mm程度の角膜を覆っているが，上眼瞼縁と上方角膜輪部との間に強膜が見えていれば，眼瞼後退（lid retraction）の状態にあるといえる（図4）．また，上眼瞼縁と瞳孔中心までの距離（margin reflex distance（MRD））は通常4〜5mmであるが，眼瞼後退では増加する．正常範囲内であっても，左右差が1mm以上ある場合にはこれを疑う．角膜の露出に伴って，角膜機能不全による視力低下につながることがある．片側の眼瞼後退を生じたときに健側の眼瞼下垂と誤診したり，片側の眼瞼下垂を生じたときにHeringの法則に従って健側が過度に挙上し眼瞼後退と診断してしまうといったことがあるので，注意を要する．また，生後14〜18週にはeye-popping reflexといって，突然暗くなったりすることによって反射的に瞼裂が開大することがあるが，これは不随意運動で，正常な乳児にみられる．

II 鑑別の要点

主な眼瞼後退の原因は甲状腺眼症で，初期には交感神経の活動亢進により眼瞼の位置異常が生じ，徐々に上眼瞼挙筋とMüller筋に肥大，線維化が生じる．筋原性の原因としてほかに上眼瞼手術後，先天性，神経原性として松果体腫瘍や水頭症でみられるような中脳背側症候群によるCollier徴候，機械的な原因としては強度近視や眼窩腫瘍，頭蓋骨縫合早期癒合症，眼窩底骨折，アトピー性皮膚炎や帯状疱疹による皮膚異常，コンタクトレンズ装用などが挙げられる．

III 治療

治療は，角膜保護と外見改善（顔面左右非対

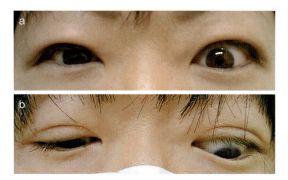

[図4] 眼瞼後退
眼瞼後退により正面視（a）および下方視（b）で左眼角膜上方の強膜が露出する．

称）のために行う．対症療法としては，兎眼と同様に人工涙液やヒアルロン酸，眼軟膏などで角膜保護を行う．また，涙点プラグを挿入して角膜露出による刺激を軽減する．炎症が落ち着いていない活動期には，ステロイド薬やA型ボツリヌス毒素（ボトックス®）（保険未収載）といった薬剤を上眼瞼や結膜下に注射する．非活動期にはMüller筋の切離術や切除術，上眼瞼挙筋の切除術や延長術（大腿筋膜やドナー強膜，耳介軟骨などを使用）を行う．下眼瞼の場合には，下眼瞼牽引筋腱膜（lower eyelid retractor：LER）の延長術（ゴアテックス®などの人工物を用いて再建することもある）を行う．

IV 患者への対応

まずは原疾患の治療，特に甲状腺疾患の場合には甲状腺機能の正常化，禁煙などの内科的治療をしっかり行ってもらう．原疾患が落ち着くと（非活動期），患者自身は視機能障害よりも容姿の変化に悩む．精神状態や社会活動に大きく影響するため，患者と十分なコミュニケーションをとり，endpointを定めて治療していく．

（田村弘一郎）

⑤眼瞼けいれん/開瞼失行症, 片側顔面けいれん, ミオキミア

I 疾患の特徴

眼瞼けいれん（blepharospasm）では，眼輪筋の不随意な収縮により予期せず開瞼が困難となり，しばらく持続する．瞬目の制御異常がその本態であり，随伴する羞明や眼痛など眼部の感覚過敏や精神症状を伴う．開瞼失行症（apraxia of lid opening）は，上眼瞼挙筋の運動開始が障害されるため，自発開瞼が困難となる．臨床的には，眼輪筋の最内側部の前瞼板部のみにけいれんが生じる眼瞼けいれんと区別がつかず，眼瞼けいれんに含められることも多い．開瞼失行症と眼瞼けいれんは合併することが多い．

片側顔面けいれん（hemifacial spasm）は，顔面神経根部が脳底血管と接触することで，顔面神経の異常興奮が生じる．顔面神経の易刺激性の亢進により，顔面神経支配筋群が片側性に発作性，反復性かつ不随意に収縮する疾患である．

ミオキミア（myokymia）は，眼輪筋の表層部で起こるピクピクした細かな動きで，特に下眼瞼に多くみられる．通常は一過性であるが，慢性化

することもある．

II 鑑別の要点

開瞼失行症は，上眼瞼挙筋による開瞼の駆動自体が生じないが，指で上眼瞼を挙上するとしばらく開けていることができる．不随意な上眼瞼の収縮を伴う点で，眼瞼けいれんとは異なる．しかし，現在では開瞼失行症は眼瞼けいれんと同じスペクトラム上にある疾患と捉えられており，治療においてもA型ボツリヌス毒素注射を試みることが推奨されているため，あえて厳密な鑑別を行う臨床的意義は高くない．片側顔面けいれんは，片側の顔面全体が不随意に収縮するが，羞明や眼痛などの感覚過敏症状は伴わない．一方で，眼瞼けいれんは左右差があっても基本的に両側のけいれんがみられ，感覚過敏症状を伴う点で鑑別可能である．ミオキミアは，片側顔面けいれんの初発症状であることがあり，注意が必要であるが，多くは一過性で自然軽快する．各疾患の特徴を表2に示した．

III 治療

眼瞼けいれん，開瞼失行症に対しては，A型ボツリヌス毒素製剤の眼輪筋への注射が第一選択となる．片側顔面けいれんでは，抗てんかん薬内

[表2] 眼瞼けいれん，開瞼失行症，片側顔面けいれん，ミオキミアの鑑別診断と治療

	眼瞼けいれん	開瞼失行症	片側顔面けいれん	ミオキミア
罹患部位	両側眼瞼	両側眼瞼	片側眼瞼および顔面	片側眼瞼
臨床所見	不随意な眼輪筋の収縮に，感覚過敏，精神症状を伴う	自発的な開瞼が困難であるが，一度開瞼すると維持できる	眼瞼および顔面の不随意な筋収縮	眼瞼のさざ波様の細かな筋収縮が持続
治療	A型ボツリヌス毒素注射	A型ボツリヌス毒素注射	抗てんかん薬などの内服 A型ボツリヌス毒素注射 開頭手術（最重症例）	経過観察
表情				

服，A型ボツリヌス毒素注射などを行うが，難治例ではときに脳外科での開頭手術を要することがある．ミオキミアは，基本的には自然軽快を待つ．眼精疲労やストレス，睡眠不足が誘因となることがあり，生活指導を行うこともある．

IV 患者への対応

眼瞼けいれん，開瞼失行症は，眼部の感覚過敏を訴えるためドライアイと誤診され，改善がないために医療機関を複数受診し，ドクターショッピング患者とレッテルを貼られている場合もある．周囲から理解されず，人知れず悩んでいる患者も多い．症状に共感することで信頼関係が構築されることもよく経験する．一方，自然軽快は少なく，治療で改善しない場合もあり，厳しい現実についても伝える必要がある．片側顔面けいれんについては，開頭手術を要するような難治例でなければほとんどの症例でコントロールが可能であるが，眼瞼注射への恐怖から治療が進まない場合もある．局所麻酔クリームや冷却を併用して疼痛対策を行うとよい．ミオキミアはほとんどが良好な経過をたどる．

ガイドライン 眼瞼けいれん診療ガイドライン
(https://www.nichigan.or.jp/member/journal/guideline/detail.html?itemId=288&dispmid=909)

（田川義晃）

3）眼瞼炎症

①麦粒腫

I 疾患の特徴

麦粒腫（hordeolum）は眼瞼の腺組織の急性化膿性炎症で，幅広い年代にみられる．皮脂腺（Zeis腺）や汗腺（Moll腺）に生じたものを外麦粒腫（図1），Meibom腺の感染を内麦粒腫（図2）という．眼瞼の発赤，腫脹，疼痛，圧痛を伴う．進行すると黄色の膿点を生じる．発症1週間程度で自壊排膿するか縮小して自然軽快する症例が多い．まれに眼瞼周囲に波及し，眼窩蜂巣炎に至る．主な起因菌は黄色ブドウ球菌である．他の皮膚常在菌や *Demodex* が原因のこともある．

II 鑑別の要点

霰粒腫との鑑別が困難な場合は，抗菌薬に反応すれば麦粒腫と診断できる．腫瘤が残る場合は霰粒腫の可能性を考える．涙嚢炎では鼻根部に腫脹と圧痛があり，涙点から膿が圧出される．眼窩蜂巣炎や悪性腫瘍などとの鑑別を要することもある．

III 治療

レボフロキサシン（クラビット®）点眼液やセフメノキシム（ベストロン®）点眼液などの抗菌薬の点眼（4回/日）や，オフロキサシン（タリビッド®）眼軟膏（1〜2回/日）を投与し，リッドハイジーンを行う．重症例・増悪例に対しては，セファクロル（ケフラール®）などの抗菌薬内服を3〜7日間行う．膿点が明らかな場合は穿刺排膿する．

IV 患者への対応

抗菌薬を使用しても改善がみられない場合には，早めに受診するよう伝える．

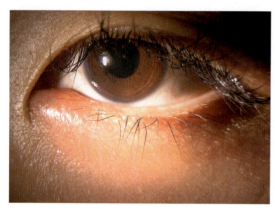

[図1] 左下眼瞼の外麦粒腫
23歳, 女性. 前日から左下眼瞼の目頭に痛みがあり受診. 発赤, 腫脹, 圧痛を認めた.

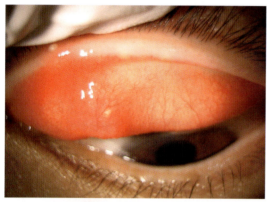

[図2] 左上眼瞼の内麦粒腫
36歳, 女性. 前日から左上眼瞼の痛みがあり, 抗菌薬の点眼と内服をしたが改善せず, 左上眼瞼結膜鼻側に充血, 腫脹, 黄色い膿点を認めた. 膿点とMeibom腺開口部を注射針で穿刺し, 綿棒で圧出排膿した.

②霰粒腫

I 疾患の特徴

霰粒腫 (chalazion) は, 瞼板内のMeibom腺の非感染性慢性肉芽腫性炎症で, 幅広い年代にみられる. 発赤, 圧痛を伴わない眼瞼皮下の結節・腫瘤が典型的である (図3). 瞼板内に限局し可動性はない. 瞼板前面を破壊し皮膚にまで炎症が及ぶと, 発赤や腫脹, 圧痛を伴ったり (図4), 皮膚が菲薄化して自壊することがある. リスクファクターである眼瞼炎や*Demodex*があると, 霰粒腫が多発・再発しやすい.

II 鑑別の要点

麦粒腫との鑑別が困難な場合は, 抗菌薬を投与する. 改善がみられなければ霰粒腫と診断できる. 高齢者, 不整形の突出, 血管増生, 同部位に再発を繰り返すなど, 悪性腫瘍を疑う場合は手術を施行し病理組織診断を行う.

III 治療

従来は切開と掻爬による手術が基本であった. 皮膚切開と結膜切開で行う方法がある. 現在は, Meibom腺の形態と機能温存のために, 温罨法・リッドハイジーンによる保存的治療やステロイド薬局所注射が見直されてきている. トリアムシノロン注射の治癒率は手術と同等である. 多発・再発霰粒腫に対するintense pulsed light (IPL) 治療で効果がみられたことが報告されている.

IV 患者への対応

治療と再発予防のために, 患者自身が温罨法・リッドハイジーンを根気強く続けることの重要性を伝える. 乳幼児では霰粒腫が瞳孔にかかるなど視機能に影響しうる場合は手術が必要であること, 高齢者では悪性腫瘍の可能性について十分に説明する.

②霰粒腫

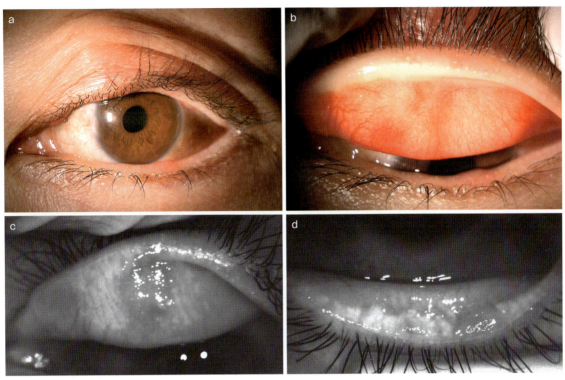

[図3] 左上下眼瞼の多発霰粒腫
43歳，女性．a，b：左上眼瞼鼻側と中央に発症後2カ月，左下眼瞼中央に発症後1カ月の圧痛を伴わない腫瘤を認める．c，d：マイボグラフィでは霰粒腫のある部位が黒く抜けている．

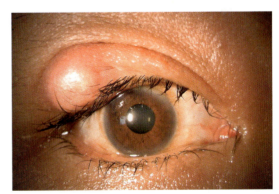

[図4] 右上眼瞼の霰粒腫
49歳，女性．右上眼瞼耳側皮下に発症後2カ月半の腫瘤を認める．炎症が皮膚に及んでおり，軽度の発赤と圧痛を伴っている．

（福岡詩麻）

③眼瞼皮膚炎

（眼瞼ヘルペス・アトピー性眼瞼炎・湿疹皮膚炎・脂漏性眼瞼炎）

I　疾患の特徴

眼瞼皮膚炎（eyelid dermatitis）は，眼瞼皮膚が炎症の主体となる眼瞼炎で，主要な原因から感染性と非感染性とに分類される．感染性眼瞼皮膚炎の代表的疾患は眼瞼ヘルペスであり，非感染性眼瞼皮膚炎の代表の疾患はアトピー性眼瞼炎，湿疹皮膚炎，脂漏性眼瞼炎などが挙げられる．

1　眼瞼ヘルペス

眼瞼ヘルペス（herpetic blepharitis）は，単純ヘルペスウイルス1型（herpes simplex virus type 1：HSV-1）の再活性化により発症する感染性眼瞼皮膚炎である．眼瞼皮膚に紅暈を伴う数mm大の小水疱が集簇してみられる．

2　アトピー性眼瞼炎

アトピー性眼瞼炎（atopic blepharitis）は，アトピー性皮膚炎が眼瞼皮膚に発症したために起こ

る眼瞼皮膚炎である．眼瞼の皮膚病変は，小児の場合は皮膚の乾燥と鱗屑が主体であり，成人の場合は落屑性紅斑，苔癬化病巣，掻破痕などがみられる．アトピー性皮膚炎に併発するアトピー性角結膜炎，円錐角膜，白内障，網膜剥離，ブドウ球菌感染症，単純ヘルペスウイルス感染症などに注意する必要がある．

3　湿疹皮膚炎

眼瞼皮膚に湿疹を主体とする皮膚病変がみられる疾患であるが，明確な原因が不明であることが多い．接触眼瞼皮膚炎は代表的な湿疹皮膚炎（eczematous dermatitis）の一つである．

4　脂漏性眼瞼炎

脂漏性皮膚炎は，脂漏部位に発症する皮膚炎で，乳児では眉毛部に好発する．成人では上眼瞼縁および内眼角部に好発し，脂漏性眼瞼炎（seborrheic blepharitis）と呼ばれる．皮膚所見の特徴は，脂性鱗屑を伴う紅斑または落屑性紅斑であり，睫毛の間には黄色調の鱗屑・痂皮が付着する．

II　鑑別の要点

鑑別診断の要点を**表1**に示した．眼瞼ヘルペ

[表1] 眼瞼皮膚炎の鑑別診断のポイント

	眼瞼ヘルペス	アトピー性眼瞼炎	接触眼瞼皮膚炎	脂漏性眼瞼炎
前眼部写真				
誘因	HSV-1 感染	アレルゲン	ハプテン	不明
主要症状	眼痛・眼部不快感	眼瘙痒感	強い眼瘙痒感	軽度の眼瘙痒感
主要な皮膚所見	紅暈を伴う小水疱の集簇	苔癬化を伴う紅斑 小さなびらん・滲出液	湿疹病変	睫毛間の黄色調鱗屑・痂皮 落屑性紅斑
補助検査	Tzanck スメア検査 ウイルス分離培養検査 PCR検査	血清抗原特異的IgE抗体価 涙液総IgE検査	パッチテスト	なし
併発する前眼部疾患	濾胞性結膜炎 上皮型角膜ヘルペス	アトピー性角結膜炎 円錐角膜	なし	Meibom腺炎
治療	アシクロビル眼軟膏	ステロイド軟膏 タクロリムス軟膏 デルゴシチニブ軟膏	ステロイド軟膏 抗ヒスタミン薬の内服	ステロイド軟膏 抗菌薬点眼・眼軟膏

HSV-1：単純ヘルペスウイルス1型.

スは，眼部帯状ヘルペスとの鑑別が重要で，ウイルス学的検査により確定診断する．アトピー性眼瞼炎は，顔面および体幹に併発している皮疹の診断を確実に行う．脂漏性眼瞼炎では，皮疹が湿疹としての性質を欠き，痒みが軽度で，黄色調の鱗屑を伴う点が診断および接触皮膚炎などとの鑑別診断に重要である．

Ⅲ　治療

　眼瞼炎の原因に応じた治療薬の選択が重要で，軟膏の眼瞼皮膚への塗布を主体とした治療を行う．眼瞼ヘルペスではアシクロビル眼軟膏を用い，重症例ではアシクロビル，バラシクロビルまたはファムシクロビルの内服を考慮する．アトピー性眼瞼炎では，重症度に応じてステロイド軟膏，タクロリムス軟膏，デルゴシチニブ軟膏のいずれか，または併用して用いる．接触皮膚炎や脂漏性皮膚炎に対してはステロイド軟膏を用いる．

Ⅳ　患者への対応

　眼瞼皮膚炎の原因や誘因を回避して，再発を防止することが重要である．軟膏塗布による治療中は，軟膏による不快感などによりアドヒアランスが低下しないよう，経過観察と服薬指導が重要である．また，ステロイド軟膏を使用している症例では，眼圧上昇の副作用について説明し，長期にわたる乱用を防止する．

④眼瞼炎
（眼瞼縁炎・眼角眼瞼炎・Demodex 眼瞼炎・Meibom 腺梗塞）

Ⅰ　疾患の特徴

1　眼瞼縁炎

　眼瞼縁炎（marginal blepharitis）は，潰瘍型と落屑型に分類される．潰瘍型は，ブドウ球菌感染による化膿性眼瞼炎として発症する場合が多い．睫毛根部を中心に痂皮を伴う潰瘍が形成される．睫毛にはコラレッテ（collarette）と呼ばれるフケ様付着物がみられる．落屑型は脂漏性眼瞼炎によるもので，眼瞼縁には油性の鱗屑を伴う軽度の発赤がみられるが，潰瘍形成はない．

2　眼角眼瞼炎

　眼角眼瞼炎（angular blepharitis）は，眼角部を中心にみられる感染性眼瞼炎で，結膜炎を合併して眼角眼瞼結膜炎となる（図5）．原因菌は，主に *Moraxella lacunata* または *Staphylococcus aureus* を含むブドウ球菌属である．

3　Demodex 眼瞼炎

　Demodex 眼瞼炎（Demodex blepharitis）は，睫毛根部に寄生した *Demodex folliculorum* により，Meibom 腺炎が生じて起こる眼瞼炎である（図6）．*Demodex* 本体または *Demodex* に付着した細菌に由来する起炎物質により，炎症が惹起されると考えられている．

4　Meibom 腺梗塞

　Meibom 腺梗塞（meibomian gland infarction）は，Meibom 腺分泌物や脱落上皮が腺内に貯留し，固まって梗塞を生じたもので，眼瞼結膜を通して，黄白色または半透明のプラスチック状の桿状物として観察される．

Ⅱ　鑑別の要点

　鑑別診断の要点を表2に示した．診断および鑑別診断は，細隙灯顕微鏡検査により得られた眼瞼部の臨床所見の特徴を見極めることが重要であ

る．睫毛根部を中心とする前部眼瞼炎では，感染性の病巣が多いため，細菌分離培養検査などの補助検査により鑑別診断を進めていく．*Demodex* は睫毛を抜去して，直接鏡検することで観察できる．

III 治療

細菌感染が原因となる眼瞼縁炎や眼角眼瞼炎では，抗菌薬の点眼および眼軟膏による治療を行うが，ブドウ球菌や *Moraxella* 菌に対する薬剤感受性に注意しながら抗菌薬を選択する．また，ブドウ球菌の場合には，薬剤耐性菌であるメチシリン耐性黄色ブドウ球菌（methicillin-resistant *S. aureus*：MRSA）や，メチシリン耐性コアグラーゼ陰性ブドウ球菌（methicillin-resistant coagulase-negative staphylococci：MRCNS）に注意する必要があるため，細菌分離培養検査と同時に薬剤感受性試験を行っておくと，抗菌薬を選択する際の参考になる．*Demodex* に対する治療薬はないが，tea tree oil によるスキンケアが有効であるとする報告がある．Meibom 腺梗塞は，注射針などで小切開を加えた後，貯留物を圧出する．感染が疑われる場合には抗菌薬の点眼および眼軟膏塗布を行う．

IV 患者への対応

眼瞼炎は，結膜炎や角膜炎を合併して慢性化，重症化すること，再発がみられる場合があること

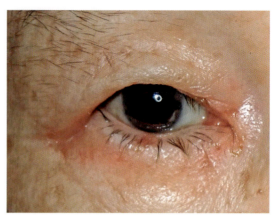

[図5] 眼角眼瞼炎
眼瞼の睫毛根部付近に発赤とびらんを認める．

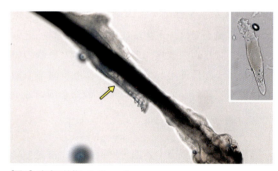

[図6] 睫毛に付着した *Demodex*
抜去した睫毛を直接観察することで，睫毛に付着した *Demodex* が観察できる（矢印）．inset：*D. folliculorum*.

を患者に理解させ，適切な治療を継続することが必要である．

（庄司　純）

[表2] 眼瞼炎の鑑別診断のポイント

	眼瞼縁炎	眼角眼瞼炎	Demodex 眼瞼炎	Meibom 腺梗塞
原因	細菌感染 　Staphylococcus aureus 脂漏	細菌感染 　Mollaxella lacnata	*Demodex* 感染	炎症＋細菌感染
主要症状	眼瘙痒感・瞼縁の痂皮	眼瘙痒感	眼瘙痒感・不快感	異物感・瞬目時疼痛 無症状
臨床所見	眼瞼縁の発赤・腫脹 眼瞼縁の皮膚：びらん 睫毛：コラレッテ	外・内眼角部の発赤・腫脹	睫毛根部の付着物 （cylindrical dandruff）	Meibom 腺開口部の閉塞・Meibom 腺の走行に沿った黄色または灰白色小塊
併発する 前眼部疾患	結膜炎 周辺角膜浸潤	カタル性結膜炎	Meibom 腺炎 ドライアイ	霰粒腫・結膜結石
治療	抗菌点眼薬：点眼 抗菌眼軟膏：眼瞼塗布 ステロイド軟膏：眼瞼塗布	抗菌点眼薬：点眼 抗菌薬眼軟膏：眼瞼塗布	なし（tea tree oil が有効）	抗菌点眼薬：点眼 切開除去・圧出

4) 眼瞼浮腫

①眼瞼浮腫

Ⅰ　疾患の特徴

眼瞼浮腫（palpebral edema）は，さまざまな病態でみられ，そのほとんどは続発性である．したがって，眼瞼の浮腫（腫脹）をみたときは，それを引き起こす眼付属器の部位と原因を同定する．一方，原発性の眼瞼の浮腫は血管性浮腫（Quincke 浮腫）である可能性が高い．

Ⅱ　鑑別の要点

眼瞼の浮腫（腫脹）をみたときは，まずは続発性の炎症性疾患によって引き起こされていることを想定し，眼科的諸検査や眼窩の画像検査によってその責任病変を同定する．加えて，血清生化学検査所見あるいは生検による組織所見から病因を検索する．その徴候は，しばしば疼痛に乏しく，眼瞼に発赤を伴った浮腫（腫脹）あるいは浮腫だけがみられることもある（図1）．すなわち，あらゆる眼付属器（涙腺，眼窩脂肪，外眼筋など）や副鼻腔の炎症性病変は，眼瞼浮腫（腫脹）をきたす要因である（図1）．

具体的には，麦粒腫や涙小管膿瘍による眼瞼の炎症性疾患だけでなく，涙腺や外眼筋などに炎症の局在がある特発性眼窩炎症，副鼻腔膿瘍の眼窩内への波及，眼窩の悪性腫瘍などがあり，さらに

は炎症所見に乏しいものの眼窩内に占拠性病変があるために眼瞼の腫脹を示すリンパ球増殖性疾患（リンパ腫，反応性リンパ組織過形成，IgG4 関連眼疾患）などもある．なお，眼瞼浮腫は炎症が眼瞼へ波及することによって起こり，触診で弾性軟である．一方，占拠性病変による眼瞼腫脹は触診で弾性硬である．

一方，これらの眼付属器の病変がないときは，原発性の眼瞼浮腫であり，血管性浮腫である可能性が高い．血管性浮腫は原因不明に毛細血管の透過性が突然亢進し，組織間に漿液が漏出することによる浮腫であり，炎症の徴候に乏しい浮腫を呈する（図1a）．眼瞼は好発部位の一つである．

Ⅲ　治療

病態の局在と原因に応じた治療を施行する．例えば，特発性眼窩炎症はステロイド薬内服加療である．また，副鼻腔性病変や血管性浮腫が示唆される際は，耳鼻科医や皮膚科医に診察と治療を依頼する．

Ⅳ　患者への対応

眼瞼浮腫は，前述のように原因と眼付属器の病変が異なる徴候である．したがって，眼瞼浮腫を引き起こした病変やその原因を精査する必要があることを説明するとともに，その治療の方法（薬物治療か手術治療か）や治療期間の見通しなどが，病変の部位や原因によって異なってくることを説明する．

2. 眼瞼　4）眼瞼浮腫

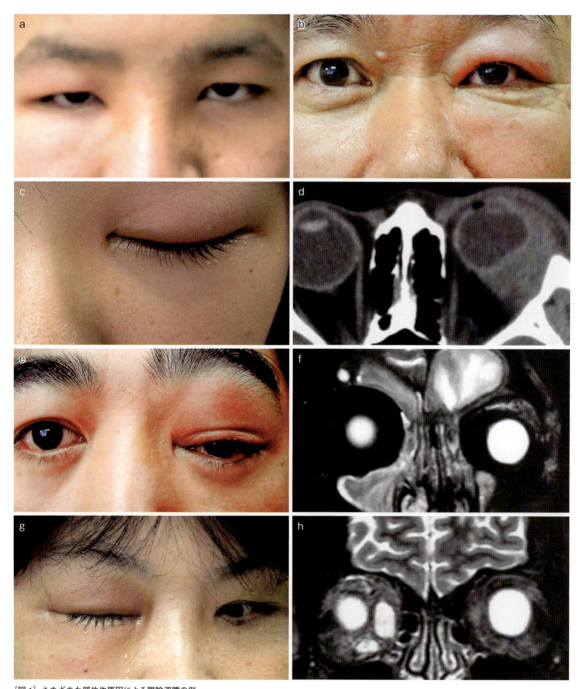

[図1] さまざまな部位や原因による眼瞼浮腫の例
a：右眼瞼の血管性浮腫（Quincke 浮腫）．b：皮膚筋炎による左眼瞼の浮腫．バタフライラッシュ（蝶形紅斑）様の頬部の発赤がみられる．c, d：涙腺炎による左眼瞼の浮腫．炎症の眼瞼への波及によって上眼瞼挙筋に機能障害が起こり，眼瞼は下垂している．e, f：副鼻腔炎による左眼瞼の浮腫．g, h：右眼窩筋炎（内直筋，下直筋）による眼瞼浮腫．

（久保田敏信）

5) 眼瞼腫瘍

①眼瞼良性腫瘍

I 疾患の特徴

三次医療機関を受診した眼瞼腫瘍のうち，約8割を占めるのは眼瞼良性腫瘍（benign eyelid tumor）である．したがって，日常診療で遭遇するほとんどが良性の眼瞼腫瘍であるが，まれな悪性の眼瞼腫瘍との相違や両者の特徴をそれぞれ把握する必要がある．わが国における良性腫瘍で多い疾患は母斑，霰粒腫，脂漏性角化症，表皮様嚢胞などが挙げられる．眼瞼悪性腫瘍では基底細胞癌，脂腺癌，扁平上皮癌が多く，周辺の正常組織を破壊しながら増大するため，睫毛脱落やびらん，潰瘍形成などを伴う点が良性腫瘍との大きな違いである．以下に，頻度の高い良性腫瘍について解説する．霰粒腫，麦粒腫，表皮様嚢胞，皮様嚢胞は他項で解説されているため割愛する．

1 母斑

母斑（nevus）は，母斑細胞もしくはメラニン細胞が表皮下で緩徐に増大する腫瘍で，表皮に近いほどメラニン色素が濃く，真皮側では薄くなる．表面はツルツルとした光沢があり，境界明瞭である．眼瞼の良性腫瘍のなかで最も頻度が高く，特に若年者に多い．瞼縁から睫毛の間の瞼縁寄りに好発する（図1）．

2 脂漏性角化症

脂漏性角化症（seborrheic keratosis）は，非ウイルス感染性の表皮の良性増殖による疣贅である．境界明瞭で表面が角化物に覆われた凹凸のある隆起を認める（図2）．角化物は脱落しやすく，色調は黒褐色などさまざまである．高齢者に多く，睫毛部から皮膚側に好発する．

3 瞼板内角質嚢胞（Meibom腺嚢胞）

瞼板内角質嚢胞（intratarsal keratinous cyst）は，非炎症性にMeibom腺が閉塞し，導管が拡張することで角質を含む嚢胞状の腫瘤が形成される．非炎症性のため，疼痛もなく皮膚との癒着もない（図3）．中高年に多い．

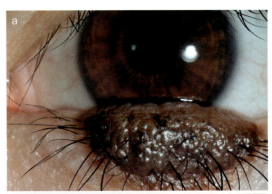

[図1] 母斑
a：下眼瞼に隆起し茶褐色を呈しており，表面には睫毛を認める．b：瞼縁に無色素性の隆起としてみられる．

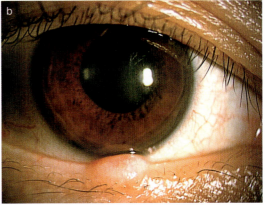

[図2] 脂漏性角化症
表面に白色の角化物が付着し，凹凸があり境界明瞭である．色調は皮膚色にやや黒褐色が混ざっている．

4 尋常性疣贅

尋常性疣贅（verruca vulgaris）は，ヒトパピローマウイルス（human papillomavirus）感染による疣贅である．境界明瞭で表面は角化，もしくは乳頭状に増大する（図4）．小児に多い．

5 伝染性軟属腫

伝染性軟属腫（mulluscum contagiosum）は，

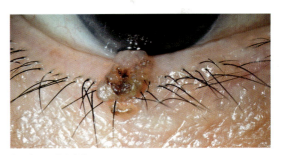

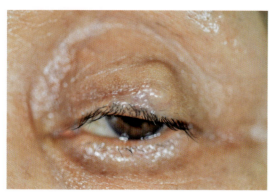

[図3] 内容除去後に再発した瞼板内角質囊胞
圧痛および皮膚との癒着がなく，境界明瞭である．囊胞ごと摘出しなければ再発する．

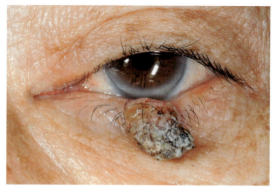

[図4] 尋常性疣贅
境界明瞭で乳頭状に増殖している．表面に角化物が付着している．

*Poxviridae*科に属する伝染性軟属腫ウイルスによる疣贅である．有棘細胞の増生により表面は平滑な円形の結節で，内部が乳白色の多房性のようにみえる．小児に多く，俗称として水いぼと呼ばれる（**図5**）．

Ⅱ 鑑別の要点

眼瞼の良性腫瘍を鑑別するために，腫瘍が発生した組織を考える．眼瞼の組織は，皮膚，皮下組織，睫毛や汗腺，皮脂腺，Meibom腺のある瞼板などを含めた眼付属器，眼瞼結膜がある．次にそれぞれの原因を把握する（**表1**）．例えば表皮における細胞増殖亢進であれば，角化を伴い表面が粗糙な脂漏性角化症や尋常性疣贅が考えられる．表皮または真皮のメラニン細胞や母斑細胞の増殖であれば，表皮を押し上げて増大するため，表面は平滑で光沢のある母斑を考える．Meibom腺の

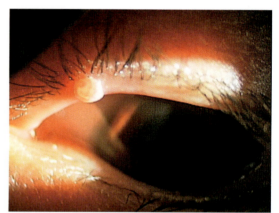

[図5] 伝染性軟属腫
乳白色で円形の結節を呈する．

[表1] 眼瞼良性腫瘍の鑑別診断

疾患	発生組織	原因	特徴	鑑別すべき悪性腫瘍
脂漏性角化症	皮膚	非ウイルス性の疣贅	角化を伴い表面粗糙	基底細胞癌，悪性黒色腫，扁平上皮癌，脂腺癌
尋常性疣贅	皮膚	ウイルス性の疣贅	角化を伴い表面粗糙	基底細胞癌，悪性黒色腫，扁平上皮癌
伝染性軟属腫	皮膚	ウイルス性の疣贅	乳白色，平滑で円形	脂腺癌
母斑	皮膚	母斑細胞，メラニン細胞の増生	光沢があり表面平滑	基底細胞癌，悪性黒色腫，扁平上皮癌
表皮様囊胞	皮下組織	真皮内で表皮が囊胞を形成	境界明瞭	
皮様囊胞	眼付属器	眼付属器の奇形	境界明瞭	涙腺腫瘍，リンパ腫
霰粒腫	眼付属器	Meibom腺の炎症性の閉塞	腫瘤を触知	脂腺癌
麦粒腫	眼付属器	腺組織の細菌感染症	腫瘤を触知しない	
瞼板内角質囊胞	眼付属器	Meibom腺の非炎症性の閉塞	圧痛がない腫瘤	脂腺癌

炎症性の閉塞であれば，軽度の圧痛と腫瘤を触知できる霰粒腫，腺組織の細菌感染であれば，圧痛があり腫瘤を触知しない麦粒腫を考える．そして急速に増大する腫瘍や周辺の正常組織を浸潤性に破壊する所見がある場合，治療抵抗性の場合は，必ず悪性腫瘍の可能性を考える．ただし，悪性腫瘍の初期では浸潤性に破壊する所見が乏しい場合があり，注意が必要である．このように，各疾患の発生組織，原因から臨床像を推定し，眼瞼腫瘍の臨床診断を行う．

Ⅲ 治療

眼瞼の良性腫瘍では，整容面と閉瞼や開瞼障害などの機能面を改善することを目指す．瞼縁や眼瞼結膜における腫瘍は，腫瘍切除後は縫合などせずに創部を開放し，創傷治癒を促すために眼軟膏を塗布し眼瞼結膜の被覆を待つ．瞼縁から離れた腫瘍は，皮膚割線に一致した紡錘形切除や，皮膚欠損が大きい場合は菱形皮弁やV-Y前進皮弁などの皮弁形成術を行う．また，摘出した腫瘍は悪性腫瘍の誤診を防ぐためにも病理組織診断を行う．

Ⅳ 患者への対応

病態説明，フォローアップ，予後の説明を行う．眼瞼の良性腫瘍の予後は一般的に良好であり，切除後に病理組織診断がついていれば定期的な経過観察は不要である．しかし，病理組織診断をされずに悪性腫瘍が良性腫瘍と誤診された場合は，部分的な外科的切除や長期の経過観察で悪化し，後により広範囲な切除や追加治療が必要になる場合があり，眼瞼の機能面または整容面での障害を残す可能性がある．悪性腫瘍を否定できない場合は，患者に説明したうえで病理組織診断を行う．

②眼瞼悪性腫瘍

基底細胞癌

Ⅰ 疾患の特徴

基底細胞癌（basal cell carcinoma）は，重層扁平上皮の由来の悪性腫瘍である．わが国では脂腺癌と並んで頻度の高い眼瞼悪性腫瘍（malignant eyelid tumor）である．基底細胞癌は眼瞼を含め顔部に好発し，眼瞼では下眼瞼と内眼角部に多く，高齢者に多い．典型例では黒褐色〜茶褐色調の腫瘤性病変であるが（図6a），無色素の白色調を呈するものもある．初期は結節状の腫瘤を呈するが，進行すると中心潰瘍を形成する（図7）．病理組織では，腫瘍組織の最外層の腫瘍細胞に核の柵状配列がみられることが特徴である（図6b）．

Ⅱ 鑑別の要点

高齢者に多い腫瘍として，脂漏性角化症が鑑別に挙がる．脂漏性角化症も色素沈着を伴う場合があるが，表面は光沢がなく，ザラザラしており，中心潰瘍を形成しない．その他，色素沈着を伴う良性腫瘍で母斑があるが，これは母斑細胞が表皮下で増殖し隆起するため，表面はツルツルとしており，中心潰瘍を形成せず，また非常に長い臨床経過があるため鑑別しやすい．

Ⅲ 治療

原則は完全切除である．腫瘍が瞼縁に及ぶ場合は，瞼板ごと切除する必要がある．また，内・外眼角部では断端陽性の場合に眼窩内で再発するリスクがあるため，深部まで切除し，術中迅速診断で断端を確認する．

Ⅳ 患者への対応

基底細胞癌は遠隔転移がきわめてまれである．しかし，局所再発するリスクがあるため，術後5年は定期的な経過観察が望ましい．

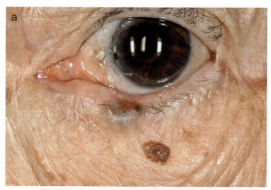

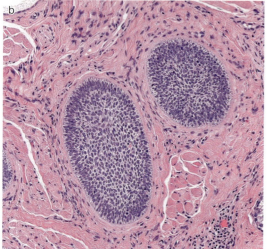

[図6] 結節性の基底細胞癌
a：皮下に黒色調の隆起性の病変を認め，瞼縁にはびらんを認める．
b：摘出した病理組織では，最外層の腫瘍細胞に核の柵状配列を認める．

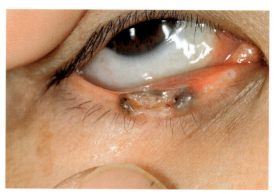

[図7] 中心潰瘍を伴った基底細胞癌
下眼瞼周辺部には黒褐色～茶褐色調の周堤および中心潰瘍を伴う腫瘍が形成されている．

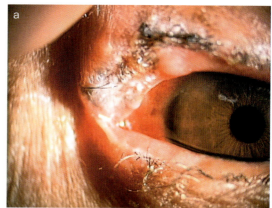

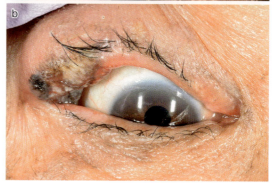

[図8] 上眼瞼耳側皮膚に発生した扁平上皮癌
a：角化物が付着し，中心潰瘍と睫毛脱落，周辺部に茶褐色調の色素を認めた．b：その2カ月後には急速に増大し腫瘤を形成した．

扁平上皮癌

I 疾患の特徴

　扁平上皮癌（squamous cell carcinoma）は表皮由来の悪性腫瘍で，眼瞼の皮膚表皮と結膜の両方から発生する．わが国では脂腺癌と基底細胞癌に比べるとまれな腫瘍である．眼瞼皮膚から発生する扁平上皮癌は角化を伴いやすく，潰瘍性病変や小さな結節性病変を形成し（図8），下眼瞼に発生しやすい．扁平上皮癌が表皮内に限局する場合は，Bowen病と呼ばれる．眼瞼結膜から発生する扁平上皮癌は，腫瘍の表面に白い角化物を伴い，腫瘍内には放射状に蛇行血管を認める（図9）．

II 鑑別の要点

　眼瞼皮膚で同様に角化傾向を示す脂漏性角化症，結節状の場合は脂腺癌，潰瘍形成がみられる場合は基底細胞癌が鑑別として挙げられる．これ

らの症例は鑑別が難しい場合があり、生検を行うことが望ましい。また、眼瞼結膜の場合は乳頭腫などが鑑別に挙げられる。乳頭腫は有茎性、扁平上皮癌は広基性であるため、綿棒やガラス棒で鑑別しやすい。結膜病変については、4-5)-②-「上皮内癌、扁平上皮癌」を参照されたい。

III 治療

原則は完全切除である。眼窩内浸潤が疑われる症例は、眼窩内容除去が必要となる場合がある。また、手術が困難な症例では放射線治療も有効である。手術困難症例は、がん遺伝子パネル検査も考慮する。

IV 患者への対応

5年生存率は80％前後、局所再発率、遠隔転移率は10％以下であるが、所属リンパ節転移率は10〜25％ほどと報告されている。術後に一度はPET-CTを行い、その後は頸部のリンパ節の触診など、術後5年は定期的な経過観察が必要である。

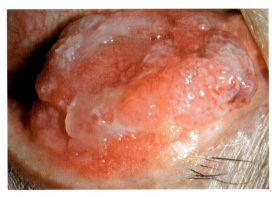

[図9] 下眼瞼結膜に発生した扁平上皮癌
結膜から広基性に発生し、腫瘍表面には白色の角化物が付着し、内部には蛇行した血管が放射線状に走行している。

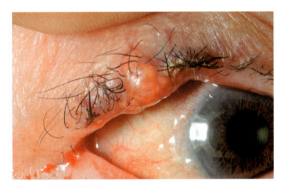

[図10] 結節性の脂腺癌
黄白色の色調を呈し、腫瘍部の睫毛脱落を認める。

脂腺癌

I 疾患の特徴

脂腺癌（sebaceous carcinoma）は、脂腺であるMeibom腺、Zeis腺から発生する悪性腫瘍である。多くがMeibom腺から発生するため、Meibom腺の多い上眼瞼に発生しやすく、眼瞼縁や眼瞼結膜に認められる。わが国では眼瞼悪性腫瘍のなかで基底細胞癌と並んで頻度の高い腫瘍であり、中高年に多い。多くは黄白色で凹凸不整な結節性の腫瘤で、睫毛根に腫瘍が浸潤すると睫毛の脱落を認める（図10）。また、まれにびまん性の病変を呈することがあり、これは腫瘍細胞が眼瞼の上皮層内に浸潤するpagetoid spreadと呼ばれる（図11）。この場合は眼瞼皮膚や眼瞼結膜にびまん性に広がるため、眼瞼炎や眼瞼結膜炎のような臨床所見を呈する。

II 鑑別の要点

結節性の脂腺癌の場合は、霰粒腫との区別が最も重要となる。脂腺癌は霰粒腫に比べて硬結で、睫毛脱落を伴わない。また、切開時に霰粒腫でよくみられる肉芽腫の粥状物を認めない場合は、組織を必ず病理組織検査に提出する。びまん性の場合は、点眼・眼軟膏治療に抵抗性の眼瞼炎や眼瞼結膜炎の病歴があれば、脂腺癌を念頭に病理組織検査を検討する。

III 治療

原則は手術による完全切除である。手術困難症例では放射線療法も選択肢となる。また、切除後の切除断端陽性症例は追加の拡大切除もしくは放射線療法が検討される。再発症例や手術困難症例

は，適応となる治療法が見つかる可能性は低いが，がん遺伝子パネル検査も考慮する．

IV 患者への対応

脂腺癌の予後は，5年生存率で90%以上，局所再発率，所属リンパ節転移率，遠隔転移率は10%以下であるが，特に病理組織でpagetoid spreadを呈した脂腺癌は，再発しやすいため注意深い経過観察が必要である．最低でも術後5年は定期的な診察を継続する．

悪性黒色腫

I 疾患の特徴

眼瞼の悪性黒色腫（malignant melanoma）は，眼瞼皮膚と眼瞼結膜のメラニン細胞から発生する．白色人種に多く，わが国では脂腺癌，基底細胞癌，扁平上皮癌に比べてまれな悪性腫瘍である．臨床症状と病理所見により，表在拡大型，末端黒子型，悪性黒子型，結節型の4つに分類され，眼科領域では結膜，脈絡膜に発生する．眼瞼皮膚悪性黒色腫の臨床的特徴は，他部位の皮膚原発の悪性黒色腫のABCDE（A：asymmetry（非対称），B：border irregularity（境界の不規則性），C：color（多彩な色調），D：diameter（直径が6 mmを超える），E：elevation（病変が隆起している））と同様であり，出血や潰瘍を伴うことがある．眼瞼結膜悪性黒色腫の場合には，形状は結節性または扁平な隆起性病変を呈し，黒色から無色素性を呈する（図12）．色白で中年および高齢の患者における眼周囲皮膚の後天性色素性母斑様の腫瘤は，悪性黒色腫の可能性があり，注意する必要がある（図13）．

II 鑑別の要点

眼瞼結膜側では，結膜母斑，原発性後天性メラノーシス（primary acquired melanosis：PAM）が鑑別に挙げられる．PAMは悪性黒色腫の前癌病変であるため注意する．詳しくは，4-5-②-「悪性黒色腫」を参照されたい．眼瞼皮膚側では，色素

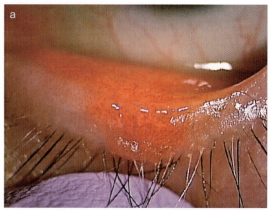

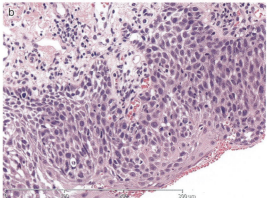

[図11] pagetoid spread を呈した脂腺癌
近医で眼瞼炎として治療されるも改善しなかった症例．a：眼瞼縁にびらんを認める．b：切除病変では上皮内に腫瘍細胞の浸潤を認めた．

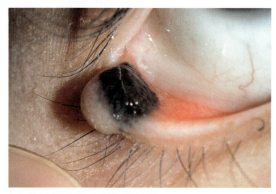

[図12] 下眼瞼結膜に生じた悪性黒色腫

性の場合は母斑や基底細胞癌，脂漏性角化症などが鑑別に挙がる．無色素性の場合は他の非色素性眼瞼腫瘍との鑑別が困難なため，病理組織診断が必要となる．

Ⅲ 治療

　手術による完全摘出が原則となる．皮膚科領域では腫瘍の厚さにより切除マージンは異なる．眼科領域では3〜5mmが推奨されているが，追加切除を要したとする報告がある．術中迅速診断や術後の病理組織検査の結果によっては，追加切除が必要となる．完全摘出困難もしくは他臓器転移がある場合は，免疫チェックポイント阻害薬や分子標的薬の薬物治療の適応となる．しかし，欧米人に比べて日本人では免疫チェックポイント阻害楽の有効性が低いという報告があり，がん遺伝子パネル検査も考慮する．

Ⅳ 患者への対応

　欧米では5年生存率は9割，局所再発率は3割，術後5年以内に再発する可能性が高いと報告されており，最低でも5年間，もしくはそれ以上の期間は経過観察する必要がある．また，眼瞼悪性腫瘍のなかでは悪性度が高いため，術後も定期的な受診が必要であることを患者に説明する．

（舩津治彦）

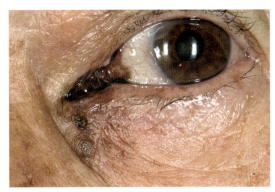

[図13] 結膜から下眼瞼皮膚まで拡大した悪性黒色腫

3. 涙　　器

1) 涙腺疾患

①涙腺炎

急性涙腺炎

I 疾患の特徴

急性涙腺炎（acute dacryoadenitis）と診断される病態の多くは，主涙腺の細菌感染によるもの（図1）であるが，一方で感染によらない急性・亜急性の涙腺炎も存在する（図2）．副涙腺も炎症をきたしうるが，それが涙腺炎と診断されることはまれと考えられる．主涙腺は結膜円蓋部の上耳側に開口するので，その付近の眼球結膜・眼瞼結膜の充血が顕著であり（図1a, 2a），上眼瞼耳側の発赤，腫脹がみられ，疼痛を伴う．その多くは片側性であり，MRIやCTの画像検査では罹患側の涙腺腫大がみられる（図2b）．ときに，涙腺開口部付近の眼球結膜下に抜けた睫毛の迷入をみることがある（図1c）．

II 鑑別の要点

結膜充血と眼瞼腫脹が主涙腺の開口部である耳側で強く，それに比較して鼻側では弱いことが，本症を疑う要点である．MRIやCTの画像検査では罹患側の腫脹した涙腺が観察される（図2b）．感染を伴わない慢性の涙腺嚢腫（dacryops）でも耳側眼球結膜の腫大をみるが，発赤・疼痛を伴わない慢性の病歴から鑑別できる．感染性の急性涙腺炎であっても，睫毛の迷入がある場合（図1）など，抗菌薬に反応しにくい症例も存在する．

III 治療

抗菌薬の全身投与と点眼を行うことが治療の第一の選択肢である．視診や画像検査で膿瘍が疑われる場合には，手術による切除を検討する．涙腺開口部から迷入した睫毛が認められる場合にはそれを除去する（図1b）．外科的治療に先立って，MRIで病巣を確認し，他の腫瘍性疾患などの除外をしておくことが望ましい．抗菌薬に対する反応が悪く非感染性の涙腺炎と考えられる場合（図2）には，ステロイド薬の全身投与も検討する．

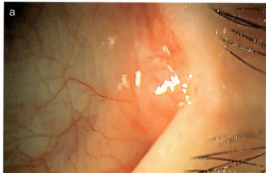
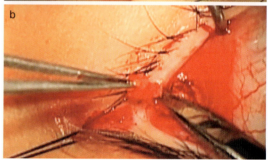
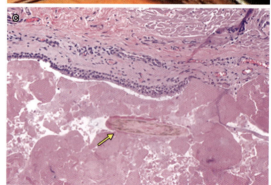

[図1] 感染による急性涙腺炎
30歳代，女性．a：左主涙腺開口部の発赤，腫脹がみられ，結膜下の睫毛の迷入を伴っていた．b：手術により，涙腺開口部の腫瘤を迷入した睫毛も含め除去した．c：病理組織検査．迷入した睫毛（矢印）が確認される．

IV 患者への対応

感染性の場合には，重症化すると眼窩蜂巣炎に至るので，速やかに抗菌薬の全身投与を行う．それでも病勢が治まらない場合には，外科的治療を勧めることを躊躇しない．

①涙腺炎

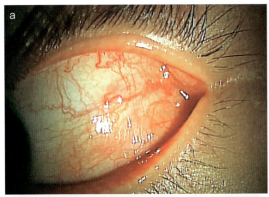
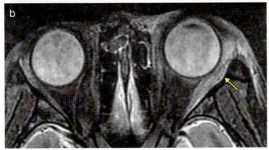

[図2] 非感染性の急性涙腺炎
20歳代，女性．a：左眼瞼腫脹と左主涙腺開口部の発赤，腫脹がみられる．b：MRIでは左涙腺の腫大（矢印）が確認される．本症例は抗菌薬全身投与に対する反応に乏しく，ステロイド薬の内服により眼瞼腫脹，涙腺腫大が消退した．

慢性涙腺炎

I 疾患の特徴

慢性涙腺炎（chronic dacryoadenitis）とは，急性の病態ではない涙腺の炎症を意味し，視診においてそのほとんどは上眼瞼耳側の腫脹として観察され，ときに両側性である．MRIやCTの画像検査では主涙腺の腫脹がみられる．その背景となる疾患としては，IgG4関連疾患（図3），Sjögren症候群などの膠原病，サルコイドーシスなどが挙げられる．涙腺開口部付近の外眼角部結膜が膨隆する病態は，涙腺嚢腫（涙腺貯留嚢胞）（dacryops）（図4）と呼称される．感染による涙腺炎であっても，発赤や疼痛の症状が軽度で，亜急性ないしは慢性の経過を呈する場合がある．

II 鑑別の要点

涙腺部の腫大をみる場合には，リンパ腫や涙腺

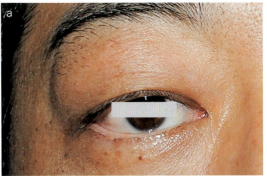
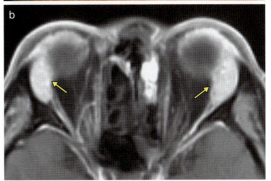
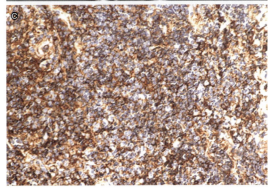

[図3] IgG4関連涙腺炎
a：両側の上眼瞼耳側が腫脹している．b：MRIでは両側涙腺の腫大（矢印）がみられる．c：涙腺生検でIgG4免疫染色陽性の形質細胞浸潤がみられ，高IgG4血症を伴っていることから，IgG4関連疾患と診断された．

の上皮性癌（carcinoma）などの悪性腫瘍が重要な鑑別疾患となる．これら悪性腫瘍の多くは片側性であるが，リンパ腫はときに両側性に発症する．治療に際しては，MRIあるいはCTの画像検査でその病態を評価する．腫瘍の疑いが否定できない場合には涙腺生検を行うが，生検が禁忌である涙腺多形腺腫には留意すべきである．

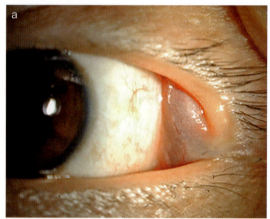

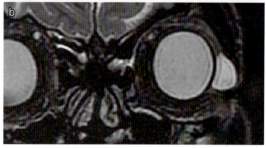

[図4] 涙腺嚢腫
a：左外眼角部の眼球結膜が球状に膨隆している．b：MRI の T2 強調画像では，同部に高信号の嚢胞が確認される．

III 治療

抗菌薬に反応しない慢性涙腺炎では，ステロイド薬の全身投与が治療の選択肢となる．ただし，その治療に際しては腫瘍との鑑別が重要であり，必要に応じて病理組織検査を行う．涙腺嚢腫（図4）は保存療法では治癒しないことが多く，手術による摘出を検討する．

IV 患者への対応

画像検査で腫瘍が疑われる症例では，ステロイド薬の全身投与を行う前に腫瘍を否定しておくことが望ましく，涙腺病変の生検を勧める．

（高比良雅之）

②涙腺腫瘍

涙腺多形腺腫

I 疾患の特徴

涙腺多形腺腫（pleomorphic adenoma of the lacrimal gland）は，涙腺組織から発生する良性腫瘍である．病理組織像で管腔を形成する上皮性細胞の増殖，および粘液や軟骨成分などを含む間質様構造を認めることが特徴である．疼痛はなく，初期は無症状であることが多いが，腫瘍の増大によって眼球突出や眼球偏位などを生じる．隣接する涙腺窩を圧排しながら緩徐に増殖するため，CT で同部のなめらかな拡大（図5a）や骨の菲薄化，欠損を認めることが多い．ときに石灰化を伴う．MRI では，境界明瞭で内部不均一な卵円形の腫瘤として描出される（図5b）．

II 鑑別の要点

涙腺から発生する腫瘍性病変には，悪性リンパ腫，腺様嚢胞癌，IgG4 関連疾患などがあり，こ

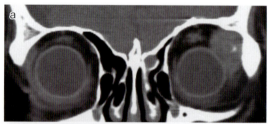

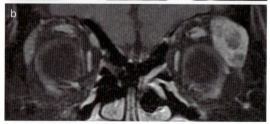

[図5] 涙腺多形腺腫
a：CT 像．左涙腺窩の拡大を認める．腫瘍は内部に石灰化を伴っている．b：MRI．ガドリニウム造影 T1 強調画像．境界明瞭で内部不均一な腫瘍を認める．

れらが鑑別疾患に挙げられる．

III 治療

長期経過後に悪性転化することがあるため，全摘出術が必要である．手術の際に重要な点は，腫瘍の被膜を損傷しないことである．不用意に被膜を損傷した場合は，数年もしくは数十年後に再発することがある．そのため，生検も禁忌であり，多形腺腫を疑った場合は初回手術で被膜ごと摘出術を行う．再発時には腫瘍の多発や骨破壊を伴うことがあるため，再手術は非常に困難となる．したがって，初回手術が非常に重要である[1]．

IV 患者への対応

一般的に生命予後は良好であるが，悪性転化の可能性があるため，手術による治療が望ましいことを説明する．また，術後数年間は再発の有無をMRIで確認することが望ましい．

文献
1) Watanabe A, et al：Clinico-radiological features of primary lacrimal gland pleomorphic adenoma：an analysis of 37 cases. Jpn J Ophthalmol 60：286-293, 2016

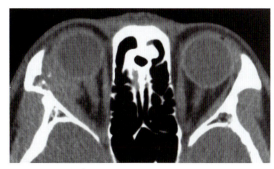

[図6] 涙腺腺様嚢胞癌のCT
右涙腺窩の骨破壊像を認める．腫瘍は石灰化を伴っている．

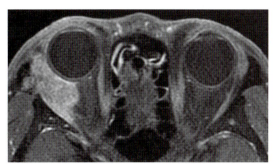

[図7] 涙腺腺様嚢胞癌のMRI
ガドリニウム造影T1強調画像．腫瘍は眼窩先端部方向へ進展している．

涙腺腺様嚢胞癌

I 疾患の特徴

涙腺組織から発生する上皮性悪性腫瘍で最も多いものが，腺様嚢胞癌（adenoid cystic carcinoma）である．病理組織像で篩状や腺管状，充実性などの腫瘍増殖を呈する．良性腫瘍である涙腺多形腺腫と比較し，発育速度は速く，周囲組織へ浸潤性に増殖する．末梢神経に浸潤する傾向があり，疼痛を訴えることが多い．その他の症状として，眼球突出や眼球偏位，眼球運動障害などを生じる．CTで涙腺窩の骨破壊像を認めることがある（図6）．ときに，石灰化を伴う．また，硬い腫瘍であることから眼球圧排像を呈することもある．腫瘍が発育してくると，眼窩壁に沿って眼窩先端部方向へ進展するため，そのような画像所見を認めた場合は腺様嚢胞癌を疑う（図7）．

II 鑑別の要点

涙腺から発生する腫瘍性病変には，多形腺腫，悪性リンパ腫，IgG4関連疾患などがあり，これらが鑑別疾患に挙げられる．

III 治療

早急に生検を行って確定診断した後，治療を開始する．診断および治療開始が遅れると，予後に影響するため注意が必要である．診断の確定後に造影CTやPETで全身転移の有無を確認する．全身転移を認めず，腫瘍が眼窩内のみに存在する場合は，眼窩内容除去術の適応になる．全身転移を認める場合や，海綿静脈洞・頭蓋内など眼窩外に浸潤している場合は，基本的に根治手術の適応ではない．化学療法は確立されていない．近年では切除不可能例に対して重粒子線治療が行われ，効果を認めている．

IV 患者への対応

生命予後に関わる疾患であること，手術や重粒子線治療が可能であったとしても重篤な視機能障害が残る可能性が高いこと，治療後も長期にわたり再発の有無などをフォローアップする必要があることなどを説明する．

涙腺腺癌

I 疾患の特徴

涙腺腺癌（adenocarcinoma）は，涙腺から発生する上皮性悪性腫瘍であり，涙腺腺様嚢胞癌と比較し頻度はまれである．涙腺多形腺腫などの良性腫瘍と比較し発育速度は速く，周囲組織へ浸潤性に増殖する．眼窩骨に浸潤した場合は，CTで骨破壊像を認める．ときに石灰化を伴う．進行が速く硬い腫瘍であることから，眼球圧排像を認めることがある（図8, 9）．症状として眼球突出，眼球偏位，眼球運動障害，疼痛などを生じる．臨床所見からは，腺様嚢胞癌など他の上皮性悪性腫瘍と鑑別は困難であり，生検で確定診断を行う．

II 鑑別の要点

涙腺から発生する腫瘍性病変には，多形腺腫，腺様嚢胞癌，悪性リンパ腫，IgG4関連疾患などがあり，これらが鑑別疾患に挙げられる．

III 治療

症状が出現してから進行が速いため，早急に生検を行って確定診断後，治療を開始する．診断および治療開始が遅れると，予後に影響するため注意が必要である．診断の確定後，造影CTやPETで全身転移の有無を確認する．全身転移を認めず，腫瘍が眼窩内のみに存在する場合は，眼窩内容除去術の適応になる．ただし，術後に再発や全身転移をきたす可能性が高く，一般に予後不良である．全身転移を認める場合や，海綿静脈洞・頭蓋内など眼窩外に浸潤している場合などは，基本的に根治手術の適応ではない．化学療法は確立さ

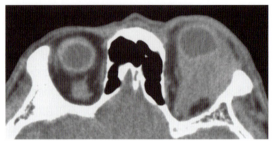

[図8] 涙腺腺癌のCT
左眼球の圧排像を認める．

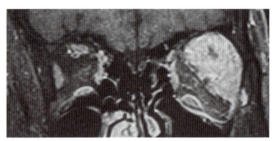

[図9] 涙腺腺癌のMRI
ガドリニウム造影T1強調画像．腫瘍の内部は不均一で，強い造影効果の増強を認める．

れていない．近年では切除不可能例に対して重粒子線治療が行われている．

IV 患者への対応

生命予後に関わる疾患であること，手術や重粒子線治療が可能であったとしても重篤な視機能障害が残る可能性が高いこと，治療後も長期にわたり再発の有無などをフォローアップする必要があることなどを説明する．

（上田幸典）

涙腺リンパ腫

I 疾患の特徴

リンパ球の集簇による病巣を，リンパ増殖性病変（lymphoproliferative lesion：LPL）と呼ぶ．正常な状態でもリンパ装置が存在する涙腺には，リンパ球の巨大な集塊としてLPLが発生することがあり，腫瘍化したリンパ球（リンパ腫細胞）の出現が確認できるものが涙腺リンパ腫（lacrimal lymphoma）である．涙腺に発生するリンパ腫は，そのほとんどがB細胞由来のリンパ腫で，なかでも粘膜関連リンパ組織型節外性辺縁帯リンパ腫（extranodal marginal zone lymphoma of mucosa-associated lymphoid tissue：MALTリンパ腫）と呼ばれる悪性度が特に低いものが大半を占める．

II 鑑別の要点

涙腺に発生するLPLには，リンパ腫細胞が存在しない場合も多い．涙腺リンパ腫は比較的軟らかいことが多いが，両側性病変，S字変形や腫脹といった眼瞼異常，MRI所見（図10a），可溶性インターロイキン2受容体（soluble interleukin-2 receptor：sIL-2R）やIgG4といった血液データなどの臨床検査結果から非腫瘍性病変を鑑別することは不可能である．治療介入を要する場合は，確定診断のために腫瘍を摘出し，病理組織学的診断を得る必要がある．病巣に腫瘍細胞の存在を確認するうえで，フローサイトメトリーによるリンパ球表面抗原解析や免疫グロブリン遺伝子再構成検査は，重要な補助検査である（図10c）．腫瘍摘出の際は，病理標本提出とあわせて，眼科医による検査オーダーを強く推奨する．

III 治療

リンパ腫の治療法は病理診断と病期診断に委ねられる．実際の加療は腫瘍・血液内科医あるいは放射線治療医が担当する．低悪性度リンパ腫では生命予後が良いので，積極的な治療介入が選択されないことも多い（図10）．涙腺リンパ腫は手術で核出（亜全摘）可能な場合があり，眼窩腫瘍摘出術が治療となりうる．

IV 患者への対応

患者は，「リンパ腫＝悪性＝命に関わる」というステレオタイプな疾患概念をもっていることが多い．リンパ腫がきわめて多様性に富んだ病態であること，涙腺に発生するリンパ腫の多くは生命予後がきわめて良いこと（低悪性度リンパ腫）を始めに説明する．また，治療には腫瘍・血液内科との連携が不可欠で，リンパ腫の診断が確定した

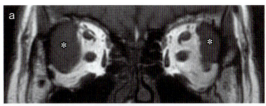
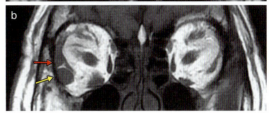
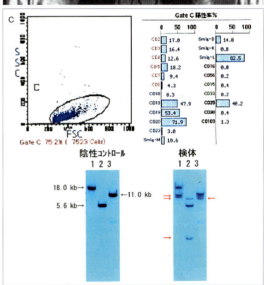

[図10] 涙腺リンパ腫
a：85歳時の術前MRI画像．両側腫大した涙腺腫瘍（＊）を全摘出した．MALTリンパ腫と病理診断されたが，腫瘍細胞には18トリソミーなどの染色体異常が検出された．b：91歳時のMRI画像．右側に眼窩外側壁病変（赤矢印）と涙腺部病巣の再増大（黄矢印）がみられる．無治療で経過を観察されている．c：フローサイトメトリー（上段）および免疫グロブリン遺伝子再構成検査（下段）．いずれもB細胞の腫瘍性増殖と考えられる細胞集団の存在を示唆する．

場合は治療を他科に委ねること，治療に関連して眼科的問題（ドライアイ，白内障など）が起こることも想定されるので眼科併診を継続することなども伝える．

IgG4関連眼疾患

I 疾患の特徴

涙腺はリンパ球の集簇による病巣，すなわちリ

ンパ増殖性病変の好発部位である．リンパ濾胞を形成し，一見リンパ節のような形態となる場合もある．病巣に腫瘍性リンパ球が検出できないものは反応性リンパ過形成と呼ばれるが，免疫組織化学で病理組織標本に免疫グロブリンGサブクラスの一つであるIgG4を産生するB細胞が高頻度にみられるケースが大半を占める．また，こうした症例では血清IgG4値もあわせて上昇することが多い．このような「組織中のIgG4陽性細胞の高頻度な出現と血清IgG4濃度上昇」を特徴とする非腫瘍性病変は，唾液腺や膵臓，腎臓などの全身諸臓器にも発生することが判明し，包括的にIgG4関連疾患（IgG4-related disease：IgG4-RD）と命名された．

眼球周囲組織はIgG4-RDの好発部位であり（IgG4関連眼疾患（IgG4-related ophthalmic disease：IgG4-ROD）），なかでも涙腺に発生が多い（図11，12）．病変はしばしば両側性であるが，左右差のあるものや片側性の例もある．三叉神経や視神経周囲にも病巣が発生することがあり，圧迫視神経症を起こす重症例が存在する（図12）．

II 鑑別の要点

両側均質な涙腺腫大が，両側顎下腺・耳下腺の腫大を伴い，血清IgG4高値（135 mg/dL以上）であれば，いわゆるIgG4関連Mikulicz病と臨床診断できる．また，MRIやCTで描出される三叉神経の腫大はIgG4-RODに疾患特異性が高い．ただ，確定診断を得るには病理組織学的に高頻度のIgG4陽性細胞出現（眼部組織の場合は強拡大視野（400倍）内50個以上）を確認する必要がある．なお，IgG4-RODは圧迫視神経症を起こす疾患として鑑別に挙げなければならない．

鑑別すべき疾患はリンパ腫であり，特に粘膜関連リンパ組織型節外性辺縁帯リンパ腫（extranodal marginal zone lymphoma of mucosa-associated lymphoid tissue：MALTリンパ腫）はIgG4陽性細胞の出現を伴う場合もあることが知られる（IgG4陽性MALTリンパ腫，IgG4産生MALTリンパ腫）．免疫グロブリン遺伝子再構成検査やフローサイトメトリーを補助検査として併施する

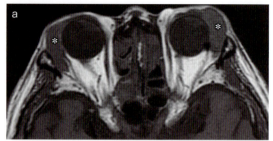

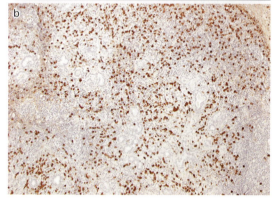

[図11] IgG4関連眼疾患（IgG4-ROD）
79歳，男性．a：MRI T1強調画像．両側涙腺腫大（＊）がみられる．血清IgG4濃度は411 mg/dL．b：摘出病変のIgG4免疫組織化学標本で高頻度のIgG4陽性細胞がみられる．

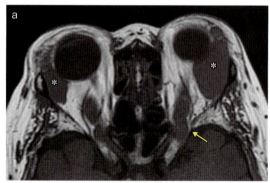

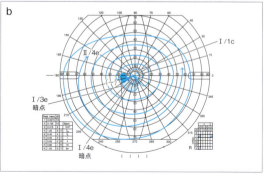

[図12] IgG4関連眼疾患（IgG4-ROD）
60歳，女性．a：MRI T1強調画像．両側涙腺腫大（＊）に加えて眼窩上神経の腫大（矢印）がみられる．血清IgG4濃度は1,420 mg/dL．b：腫大した眼窩上神経による圧迫視神経症を併発した．

ことが望ましい．

III 治療

　グルココルチコイド内服治療の有効性が知られる．内科的にはプレドニゾロン 30 mg/日からの漸減が推奨されてきたが，数年にわたる長期投薬となる場合も多く，副作用の観点から 5 mg/日を超える量での治療は避けることが望ましい．B 細胞リンパ腫治療薬であるリツキシマブや，アトピー性皮膚炎治療薬であるデュピルマブに IgG4-RD への治療有効性があることが知られているが，IgG4-RD は保険適用外である．IgG4-ROD が視神経障害を誘発する場合は，可及的速やかな対応を要する．病理診断による診断確定を待たずに，メチルプレドニゾロン点滴を用いたステロイドパルス療法を行うことも考慮する．

　IgG4-ROD にみられる涙腺腫大は，線維化を伴って弾性硬に触知されることが多いが，治療介入する場合はリンパ腫との鑑別を進めるうえで腫瘍切除が望ましい．なお，涙腺病変は観血的に全摘出が可能で，腫大した涙腺だけが病巣である場合は手術による完治が期待できる．手術終了前に病巣を摘出したスペースにトリアムシノロンを注入することで，肉眼的かつ顕微鏡的に遺残する病巣を抑制できる．

IV 患者への対応

　IgG4-RD は全身疾患である．眼科で IgG4-ROD の確定診断がついた場合は，血液検査のほかに全身他臓器の病変の有無を精査すべきである．PET/CT の有用性が知られているが，保険適用外検査になる．副鼻腔・耳下腺・顎下腺病変に関する MRI，心臓大血管を含めた胸部 CT，後腹膜臓器を含めた腹部 MRI などが推奨されることを説明する．なお，癌関連病変として IgG4-RD が発症することが知られており，全身他臓器の癌合併には注意が必要である．

〈安積　淳〉

2）涙道疾患

①先天疾患

涙点閉鎖，副涙点，涙嚢瘻

I 疾患の特徴

1 涙点閉鎖

　先天涙点閉鎖（congenital punctal atresia）とは，先天的に涙点が膜状物によって閉鎖しているものを指す．涙乳頭は存在するが，涙点の開口部の凹みの部分が膜状物によって閉鎖している（図1）．涙乳頭がみられないものは，涙点・涙小管欠損の場合がある．片側の上下涙点閉鎖は流涙症状で乳幼児期に発見されることが多いが，上下どちらか一方の涙点閉鎖は偶発的に見つかることも多い．

2 副涙点

　副涙点（accessory punctum）は，同一瞼縁上に複数の涙点（異常涙点）があるものを指す（図2）．副涙点は通常は涙乳頭をもたず，裂隙状の形をしていることが多い．通常は眼瞼縁の主涙点よりも鼻側に位置する．副涙点は主涙点と同一の涙小管，あるいは別の異所性涙小管に連続する．副涙点そのものは無症状で，偶発的に見つかることが多い．

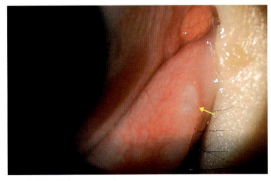

[図1] 涙点閉鎖
9歳，女児，右眼．下涙点に涙乳頭はあるが，膜状物によって閉鎖している（矢印）．

3 涙嚢瘻

先天涙嚢瘻（lacrimal sac fistula）は，先天的に涙嚢と皮膚が瘻管を通じて交通している状態である．内眼角の内下方の位置に，皮膚のしわに隠れるような小孔を認める（図3）．無症状の場合も多いが，瘻孔からの異所性流涙，瘻孔炎，瘻孔周囲炎などを伴う場合がある．瘻管は総涙小管や涙嚢に連続する．発生頻度は，わが国の小学校検診で1.65%であったと報告されている．

4 先天鼻涙管閉塞の合併

上記3疾患は涙点，涙小管の先天異常であるが，いずれの場合も鼻涙管下端の閉塞である先天鼻涙管閉塞の合併がしばしばみられ，先天鼻涙管閉塞の症状や治療を複雑にする要因となりうる．

II 鑑別の要点

鑑別は視診で比較的容易である．涙管通水検査を行うことで，診断しやすくなる．涙点閉鎖は，涙洗針が挿入できないことによって診断できる．副涙点と涙嚢瘻は，涙管通水検査の際に水が漏れ出すことによって気づくことがある．

III 治療

涙点閉鎖は，涙点形成（涙点拡張針などで涙点の膜状物を穿破すること）を行う．涙点・涙小管欠損の場合は先天的な涙道奇形であり，難治である．副涙点は，そのものは無症状のことが多く，特に治療を要しない．涙嚢瘻は，無症状の場合は放置でよい．異所性流涙や瘻孔炎がみられる場合は，経過によっては摘出などの手術を行う．先天鼻涙管閉塞を合併している場合は，先天鼻涙管閉塞開放術を行うと瘻孔からのリークや瘻孔炎が消失することが多い．

IV 患者への対応

いずれも症状がなければ経過観察とする．症状や患者・保護者の希望に応じて外科的治療を行う．乳幼児の場合は外科的治療に全身麻酔が必要になることが多く，局所麻酔での手術が可能になるまで待機するかどうか，保護者と相談して判断する．

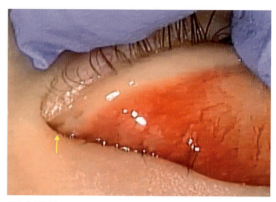

[図2] 副涙点
2歳，男児，左眼．上眼瞼の瞼縁に涙点が2つあるようにみえる．矢印で示した鼻側の裂隙様の穴が副涙点である．

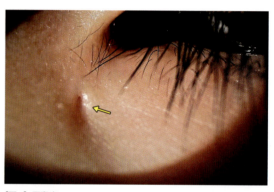

[図3] 涙嚢瘻
9歳，女児，左眼．内眼角内下方に，皮膚のしわに隠れるように瘻孔が観察される．この瘻孔から異所性流涙がみられることがある．

 ガイドライン　先天鼻涙管閉塞診療ガイドライン
（https://www.nichigan.or.jp/member/journal/guideline/detail.html?itemid=577&dispmid=909）

先天鼻涙管閉塞，新生児涙嚢炎

I 疾患の特徴

先天鼻涙管閉塞（congenital nasolacrimal duct obstruction）は，先天的に鼻涙管下端の開口部が閉塞している疾患である（図4）．乳児の流涙や眼脂の主な原因であり，新生児の6〜20%にみられる頻度の高い疾患である．自然治癒率が高く，新生児であれば90%以上が自然治癒するとされているが，自然治癒せずに外科的治療を要する場

合がある．ごくまれに，鼻涙管が骨性に閉塞していることがある．

1 臨床所見・検査

症状は，生後まもなくから始まる流涙・眼脂が典型的である．睫毛が濡れて束になり，眼脂が付着し，ときに眼瞼炎を伴うことがある（**図5**）．鼻涙管が閉塞していることで涙道内に涙液や分泌物が貯留し，細菌感染を伴って涙嚢炎を起こすと，新生児涙嚢炎（neonatal dacryocystitis）と呼ばれる．涙嚢部分（目頭の内下方）を指で圧迫すると，涙点から分泌物の逆流がみられることがある．

検査としては，色素残留（消失）試験（フルオレセインを点眼し，15分程度経過した後，眼表面に色素が残っていれば導涙障害があることを診断できる）が非侵襲的で有用である（**図6**）．必要に応じて涙管通水検査を行い，通水がみられず，膿粘液が逆流することを確認し，鼻涙管閉塞を診断する．

II 鑑別の要点

乳幼児に流涙・眼脂をきたす疾患のなかで頻度の高いものとしては，睫毛内反がある．睫毛内反と先天鼻涙管閉塞が合併している場合もあるが，色素残留試験や涙管通水検査で鑑別可能である．そのほかに，角結膜炎，眼瞼の異物や外傷，まれに緑内障などの可能性を念頭に置いて主に前眼部を注意深く診察し，鑑別する．また，乳幼児であっても後天涙道閉塞の場合がある．小児の後天涙道閉塞は，流行性角結膜炎後の続発涙道閉塞が多い．眼瞼結膜の瘢痕や既往歴を確認し，鑑別する．

III 治療

1 保存的治療

先天鼻涙管閉塞は自然治癒率が高いため，特に症状が重い症例などを除いては，生後6カ月頃まで保存的治療を行うことが一般的である．保存的治療の際，抗菌点眼薬は必要時のみ使用する．また，涙嚢マッサージが自然治癒を促進するという説もあり，保護者に提案してもよい．これらの詳細は「先天鼻涙管閉塞診療ガイドライン」（以下

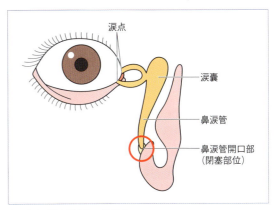

[図4] 先天鼻涙管閉塞の模式図
鼻涙管下端の開口部が閉塞部位である（赤円）．

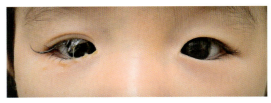

[図5] 先天鼻涙管閉塞（右眼）の乳児
睫毛が束になり，眼脂が付着している．

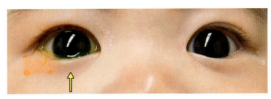

[図6] 先天鼻涙管閉塞（右眼）の乳児の色素残留試験
両眼の眼瞼結膜にフルオレセインを点眼して15分後の状態．左は眼表面から色素が消失しているが，右は眼表面に色素が残留し，あふれた色素が眼瞼に付着している（矢印）．

ガイドライン）に記載されている．

2 外科的治療

先天鼻涙管閉塞に対する外科的治療の第一選択は，プロービング（先天鼻涙管閉塞開放術）である．従来，プロービングはブジーや涙管カニューラなどを用いた盲目的操作で行われることが一般的であったが，近年は涙道内視鏡を用いて可視下に行われることが増えてきた．先天鼻涙管閉塞の外科的治療に関しては，治療のタイミングについて国内外で議論がある．ガイドラインにおいては，片側性の場合は，1歳以降に全身麻酔でプロービングを行うことよりも，生後6～9カ月頃

に局所麻酔でプロービングを行うことを提案している．その根拠に関してはガイドラインを参照されたい．

　プロービングの手法としては，涙点を拡張してプローブを挿入し，涙道粘膜を傷つけないように慎重に進め，鼻涙管下端付近にある開口部を特定し，膜状閉塞を穿破する．先天鼻涙管閉塞の閉塞部位は鼻涙管下端であることを理解し，それ以外の部位で抵抗を感じたら，涙道粘膜を損傷する可能性が高いため，それ以上プローブを進めない．

　近年，涙道内視鏡を用いて可視下に正確なプロービングを行うことが可能となった．涙道内視鏡で観察すると，先天鼻涙管閉塞の閉塞部位は，鼻涙管下端の開口部が膜状物で塞がっている状態が典型的であることがわかる（図7）．ときに涙道内に涙石が形成されている場合があり，その場合は開口部を開放した後で，涙石を鼻腔内に排出する．このような作業は盲目的操作では困難であり，涙道内視鏡を使用することで可能となった．また，プロービング不成功例などの難治例では，必要に応じて涙管チューブ挿入を併施するとよい．

Ⅳ　患者への対応

　患者の月齢によって本疾患への対応は大きく異なる．生後6カ月未満であれば，急性涙囊炎や高度の眼瞼炎を起こすような重症例を除いては，経過観察と保存的治療が基本となる．その際，生後6カ月を過ぎても治癒しなかった場合の治療方針をあらかじめ伝えておく．生後6～15カ月以下であれば，片側性であれば局所麻酔でのプロービングを提案する．それ以上の月齢や，プロービング不成功歴があれば，全身麻酔下でのプロービング（可能であれば涙道内視鏡を使用）や，必要に応じて涙管チューブ挿入を検討する．

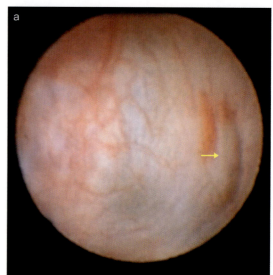

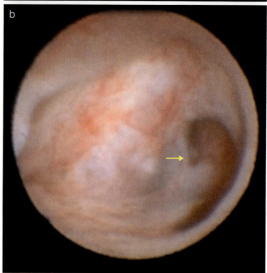

[図7] 涙道内視鏡を用いた先天鼻涙管閉塞開放術（左眼）
a：穿破前．閉塞部位は鼻涙管の下端付近の内側壁にあり，スリット状の開口部が膜状物によって覆われて閉塞している（矢印）．b：aの膜状閉塞の穿破後．開口部が形成されている（矢印）．

　　先天鼻涙管閉塞診療ガイドライン
（https://www.nichigan.or.jp/member/journal/guideline/detail.html?itemid=577&dispmid=909）

（松村　望）

②涙小管炎

Ⅰ 疾患の特徴

涙小管炎（canaliculitis）の正確な発生機序は不明な部分も多いが，最初に涙小管粘膜が破綻し，細菌感染し，嫌気性環境で慢性持続感染を起こした結果，涙石（菌石，菌塊）が形成され，さまざまな臨床所見を呈するとされている．涙小管炎の起炎菌として報告の多いものは放線菌であり，*Actinomyces israelii*, *A. meyeri* が代表的菌種である．ヒトでは口腔内に多い．放線菌症は多くの場合，複合感染の形をとると考えられている．中高年の女性に多い．片眼性で，一側の涙小管のみが罹患していることが多い．

特徴的な所見としては，涙点周囲から眼瞼結膜にかけての充血，涙点の拡張，腫脹，涙小管腫脹（**図 8a**），涙点から漏れ出る膿（**図 8b**）であるが，涙嚢炎の膿よりは粘度が低い．涙点から脱出する肉芽腫（**図 8c**），涙小管部眼瞼腫脹（**図 8d**），涙小管を圧迫すると出てくる涙石（菌石，菌塊）もみられる．涙管通水検査では，膿の逆流があるにもかかわらず通水可能であることが多い．涙道内視鏡検査では涙小管内に涙石が認められる．鼻涙管閉塞の合併がなければ，涙嚢炎は認められない．

Ⅱ 鑑別の要点

結膜炎，涙嚢炎，眼瞼腫瘍などとの鑑別を要する．結膜炎に比べると，涙小管炎では涙点の特徴的な所見がある．涙嚢を圧迫して膿の逆流がみられる場合は涙嚢炎であり，涙小管を圧迫して膿の逆流がみられる場合は涙小管炎であることが多い．膿の性状も，涙嚢炎では粘性が高く，涙小管炎では粘性は低い．涙石の大きさによっては，眼瞼腫瘍と間違えられることがある（**図 8d**）．

Ⅲ 治療

涙小管炎の根本治療は手術治療である．抗菌薬

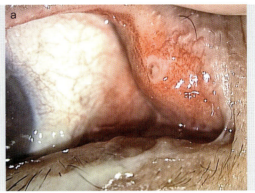
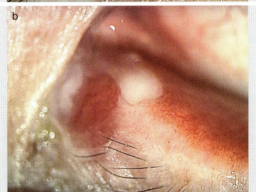
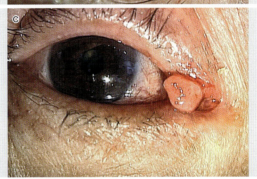
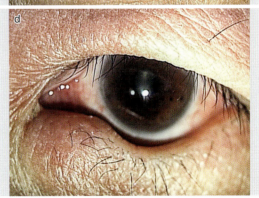

[図8] 涙小管炎の所見
a：涙点の拡張，腫脹，涙小管腫脹．b：涙点から漏れ出る膿．c：涙点から脱出する肉芽腫．d：涙小管部眼瞼腫脹．眼瞼腫瘍と間違われることがある．

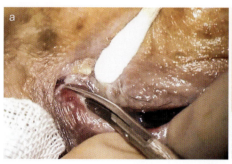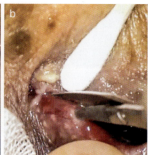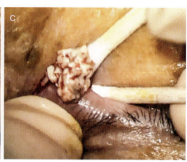

[図9] 涙小管炎の治療
a：スプリングハンドル剪刀の片刃を病変のある涙点に挿入する．b：涙小管を切開する．c：涙小管を綿棒で圧迫して涙小管内にある涙石を排出する．

は漫然と継続しないようにする．保存的治療を行った場合には，33％に再発を認めたという報告もある．手術治療では，涙小管に存在する涙石を排出する．涙小管を綿棒などで圧迫して，涙点から排出させる．涙石が小さい場合は，涙道内視鏡で鼻涙管下部から鼻腔へと排出する．大きな涙石の場合は，涙点を切開して涙石を排出する（図9）．涙石を完全排出しないと症状は軽快しない．

涙小管炎に伴う肉芽腫は，涙小管炎の慢性炎症の結果として起こったものであり，切除しなくてもよい．切除すると出血が多く，粘膜が欠損したところから癒着が起こり，涙小管閉塞を引き起こすことがあるために，涙管チューブ挿入などの処置が必要となることもある．涙道内視鏡で，涙道内に涙石が残っていないかどうかを確認する．

IV 患者への対応

涙小管炎は主に放線菌による慢性炎症である．正確な診断をつけて治療をすることが重要である．涙小管から涙石を排除することによる外科的な治療の治癒率は高い．

③涙囊炎

I 疾患の特徴

涙囊炎 (dacryocystitis) は，鼻涙管が狭窄，閉塞することにより病変近位側に分泌物が貯留し，病原体が迷入，定着，増殖し，それに対して生体が攻撃・防御する状態をいう．女性に多い．涙囊炎の原因としては，感染，非感染性炎症，副鼻腔疾患，腫瘍，顔面外傷，レバミピド点眼などがあるが，原因不明である場合も多い．

涙囊炎は，角膜潰瘍や内眼手術の際の眼内炎のリスクを抱えている．涙囊鼻腔吻合術 (dacryocystorhinostomy：DCR) の治癒率は高く，術後には結膜の細菌叢の正常化を認めることが報告されている．蜂巢炎や眼窩膿瘍では，視機能の悪化や化膿性髄膜炎など生命に関わる炎症に進展することがあるため，緊急に DCR を施行する必要もある．

1 臨床所見・検査

眼脂，流涙，内眼角部の腫脹が認められる．総涙小管部が閉塞すると，蜂巢炎を起こす (図 10)．皮膚に瘻孔を形成して膿漏をきたすこともある．涙囊部を圧迫して逆流物を確かめると (micro reflux test)，涙点から粘性が高い分泌物の逆流が認められる (図 11)．腫瘍の場合には，血性の流涙が認められることもある．涙管通水検査では粘性が高い分泌物が混じった逆流があり，鼻涙管閉塞であれば通水は認められないが，鼻涙管狭窄，涙囊内涙石，腫瘍であれば通水が認められる．

涙道内視鏡検査では，涙囊，鼻涙管内に膿の貯留が認められる．涙囊に涙石が認められる場合もある．涙囊が拡張し，鼻涙管閉塞部位はピンホール型のことが多い (図 12a)．涙囊拡張のない涙囊炎は，涙道周囲から圧迫している腫瘍などの存在を疑う (図 12b)．鼻内視鏡検査では，鼻腔疾患 (副鼻腔炎，副鼻腔嚢胞，腫瘍) により涙道が圧迫され，涙囊炎を起こしている場合がある．

CT，造影 MRI 等の画像診断では，鼻腔疾患，

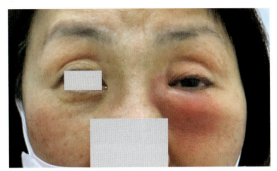

[図 10] 涙囊炎による蜂巢炎 (左側)
レバミピド点眼による涙囊炎は，短期間 (点眼 3 カ月後) で涙囊内涙石を伴った蜂巢炎を発症する．

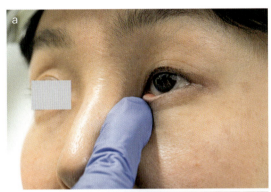

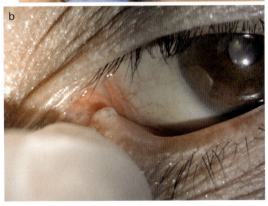

[図 11] micro reflux test
a：内眼角部を圧迫し，涙囊から涙点への逆流物を観察する．涙管通水検査をしなくても，導涙障害の有無についての検査が可能である．b：涙囊炎では，涙点から粘性のある分泌物の逆流が認められる．

腫瘍の有無を確認する．レバミピド点眼による涙囊炎では，CT で涙囊内に骨と同じ輝度の陰影の涙石が認められる (図 13)．眼脂培養検査では，黄色ブドウ球菌，緑膿菌，肺炎球菌，*Corynebacterium* のほか，耐性菌も各種確認されている．

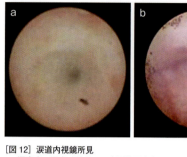
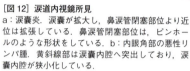

[図12] 涙道内視鏡所見
a：涙囊炎．涙囊が拡大し，鼻涙管閉塞部位より近位は拡張している．鼻涙管閉塞部位は，ピンホールのような形状をしている．b：内眼角部の悪性リンパ腫．黄斜線部は涙囊内腔へ突出しており，涙囊内腔が狭小化している．

Ⅱ 鑑別の要点

慢性結膜炎では，micro reflux test で涙点からの粘性が高い分泌物の逆流がみられない．涙小管炎では涙点から逆流する分泌物が漿液性で，涙囊炎では粘性が高い．眼窩腫瘍では，腫脹部分が涙道と交通がないため，涙点からの通水で腫脹の大きさが変化しない．

Ⅲ 治療

涙囊炎に対する抗菌薬の使用は，急性期のみとし短期間にとどめる．手術治療は DCR である．DCR 鼻内法は，滑車下神経麻酔，前篩骨神経麻酔と鎮静薬を使用した局所麻酔，もしくは全身麻酔で施行する．鼻粘膜を収縮，麻酔した後，鼻粘膜をトライカットブレードで切除し，ダイヤモンドバーで骨面を削開する．眼窩紙様板，頭蓋には誤って手術操作が及ばないようにする．涙囊壁を切開し，涙囊内腔を大きく展開する（図14）．必要に応じて，涙道内視鏡観察下に上下涙点から涙管チューブを挿入し留置する．

Ⅳ 患者への対応

抗菌薬で涙囊炎が治癒することはない．漫然とした抗菌薬の治療はせず，治癒率の高い DCR の施行を考える．

（宮崎千歌）

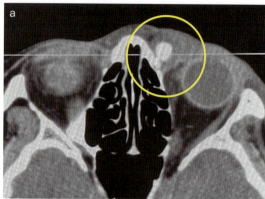
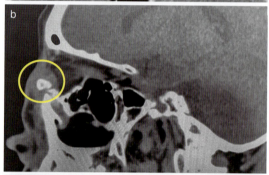
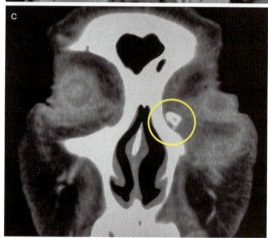

[図13] レバミピド点眼による涙石を伴う涙囊炎の CT 像
CT で，左涙囊内に骨と同じ輝度の陰影（レバミピド点眼による涙石，円内）が認められる．

④涙道狭窄・閉塞

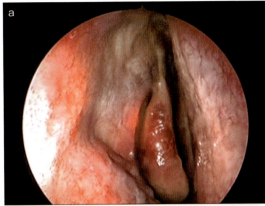
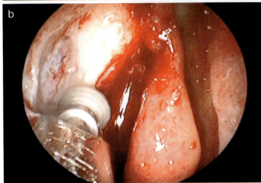
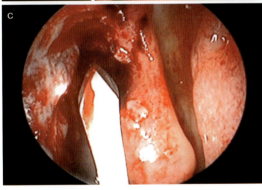

[図14] 涙囊鼻腔吻合術（DCR）鼻内法（右鼻腔）
a：鼻内視鏡で右鼻腔を観察したところ．涙点から挿入したライトガイドの光が，上顎骨涙骨縫辺りの骨を通過して観察できる．b：骨を削開して涙囊を露出する．c：涙囊壁をメスで切開する．

流涙症

I 疾患の特徴

涙液は涙腺から分泌され，瞬目により眼表面に涙液層を形成し，上下の涙液メニスカスを通り，上下涙点から涙小管，涙囊，鼻涙管へと導かれ，最終的に鼻涙管開口部から下鼻道へと排出されるが，この分泌・導涙というバランスが崩れたときに流涙症が出現する．つまり，涙液分泌亢進によるものと，導涙機能低下によるものがあり，それぞれを分泌性流涙（lacrimation），導涙性流涙（epiphora）という．本項では主に導涙性流涙を取り扱う．

流涙症の症状は，流涙以外に眼脂や眼瞼周囲の異物感など多岐にわたる．クリニックでよく遭遇する疾患であるが，重篤な転帰をたどらないことがほとんどであるため，軽視される傾向にある．しかし，患者は1日に何度も涙を拭く，眼瞼皮膚がただれるなど，quality of life（QOL）が著しく低下するだけでなく，視機能にも影響することが明らかとなっている[1]．両眼白内障で片眼白内障手術後の僚眼白内障手術待機患者が経験する視機能障害よりも影響が大きいという報告もあり[2]，quality of vision（QOV）の低下も軽視できなくなっている．原因を鑑別し，それを適切に治療することが求められる．

II 鑑別の要点

流涙症は，分泌性流涙と導涙性流涙に分けられるが，その要因はさまざまであり，また両方に関与する要因もあり単純ではない（表1）．その発症原因を突き止めるには，涙腺，眼瞼，眼表面，涙道，鼻腔と涙液に関わるすべての部位について丁寧に診察する必要がある．また，いくつかの要因が複雑に関わり合って流涙症状が起こることが多く，包括的に発症原因を考える必要がある．

流涙症を診療するにあたって最も注意すべき点は，侵襲性の低い検査から行うことである．診察時のさまざまな操作により涙液や角結膜が修飾や刺激を受けると涙液量が変化し，涙液量の評価や治療効果判定など，正確な涙道診療が困難となる．そのため，検査の順番には細心の注意を払う必要がある（図15）．

1 問診

自覚症状や罹病期間，眼科既往歴（アレルギー性結膜炎，アデノウイルス結膜炎，ドライアイ），耳鼻科既往歴（副鼻腔炎，耳鼻科治療歴），外傷歴，薬剤使用歴（点眼，内服，抗がん薬），プール通所なども尋ねておく．サルコイドーシスや好酸球性副鼻腔炎などの炎症性疾患の既往についても確認しておくとよい．

2 視診

明室で，外眼部の形態異常や外傷，涙囊部の発赤腫脹の有無を観察する．

3 細隙灯顕微鏡検査

細隙灯顕微鏡検査では，なるべく光量を抑えて，光刺激による涙液分泌を起こさないように心がける．眼瞼から観察し，眼瞼内反，眼瞼外反，眼瞼下垂，睫毛乱生などの有無をみて，Meibom腺開口部もチェックする．また，角膜の上皮障害や浸潤病巣の有無，結膜の炎症や弛緩，翼状片，隆起性病変の有無をみる．次に，フルオレセインで涙液を染色するが，投与する色素・液量を最小量に抑え，侵襲が最低限になるように工夫する．涙液メニスカス高や涙液層破壊時間の測定，角結膜上皮障害の有無もみる．さらに，眼瞼を翻転して，眼瞼結膜の乳頭増殖，濾胞形成，異物，結石の有無と涙点を観察する．最後に，眼瞼の水平方向の弛緩がないか確認する．

4 触診

涙小管部や涙囊部を圧迫し，逆流物があるかどうかを確認する．涙点から粘液や膿が逆流してくれば，micro reflux test 陽性となる．涙囊部の圧迫で逆流物が粘液性であれば涙囊以降の閉塞，膿性であれば涙道内の炎症，血性であれば涙道内の結石や腫瘍が疑われる．涙囊が高度に腫脹している場合は，涙囊を押しても逆流物がみられないこ

[表1] 成人の流涙の原因

流涙症	眼表面疾患	結膜炎	分泌性流涙
		角結膜上皮障害	
		角結膜異物	
		ドライアイ	
		結膜弛緩症	分泌性流涙 導涙性流涙
	眼瞼疾患	睫毛乱生	分泌性流涙
		眼瞼内反	分泌性流涙 導涙性流涙
		眼瞼外反	
		兎眼	
	涙道疾患	涙道閉塞・狭窄	導涙性流涙
	鼻腔疾患	鼻炎	
		副鼻腔炎，腫瘍	

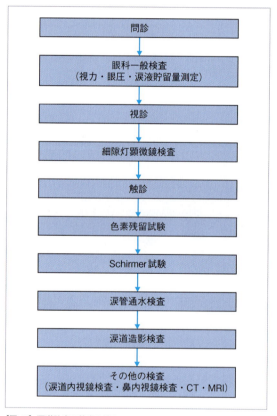

[図15] 涙道診療の検査の流れ

とがあるが，無理に圧迫して涙道を損傷しないように注意する．

5 色素残留（消失）試験

色素残留試験は，フルオレセインで涙液を染色し，5分後に涙液メニスカスの色素残留状態を観

察する検査である．あくまで導涙機能を評価するもので，陽性であれば導涙性流涙と判断できる．

6 Schirmer 試験

術後ドライアイは，涙道閉塞治療後約 20％に起こる比較的頻度の高い合併症であるため[1]，涙道閉塞治療によりドライアイが顕在化するリスクについて Schirmer 試験で評価し，説明しておくことが肝要である．

7 涙管通水検査

涙管通水検査は，涙道の通過障害の有無や閉塞の位置情報を調べる検査である．注入時の通過・抵抗・逆流の有無や性状，状態から，おおまかな病態の診断が可能である．生理食塩水の逆流を認めれば涙嚢より近位，粘液や膿の逆流を認めれば涙嚢以降の閉塞と判断できる．

8 涙道造影検査

涙道造影検査は，涙道内視鏡検査では観察できない涙道周囲や副鼻腔の骨の情報を得ることができるため，有用である．造影剤が充盈されている領域の下端が閉塞部位である．涙道の途中に充盈欠損を認める場合は，結石や涙道腫瘍を疑う．

9 涙道内視鏡検査

涙道内視鏡検査では涙道粘膜を観察し，炎症や萎縮を評価して，閉塞，狭窄，肉芽，異物（涙点プラグなど），腫瘍の有無や部位を観察する．また，閉塞があれば内視鏡先端で硬さを評価し，試験穿破することもできる．

10 鼻内視鏡検査

鼻内視鏡検査では中鼻道，下鼻道を中心に観察する．鼻中隔彎曲や鼻粘膜の腫脹，中・下鼻道の狭窄，鼻涙管開口部を評価する．

11 CT・MRI

涙道疾患には腫瘍や副鼻腔疾患が含まれており，可能であれば CT を撮影することが望ましい（図 16）．眼窩部撮影では下鼻道周囲が撮影されないため，副鼻腔を指定する．軟部条件と骨条件とで水平断と冠状断を撮影する．通常は CT で評価可能であるが，腫瘍が疑われる場合は MRI が望ましい．

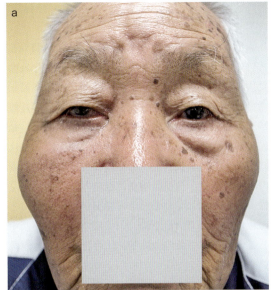
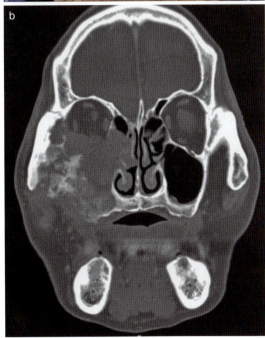

[図 16] 上顎洞腫瘍による流涙症
74 歳，男性．右眼の流涙，右頬部腫脹 (a) を主訴に近医受診するも，異常はないといわれ，経過観察されていた．症状の改善がないため筆者らの診療施設を受診．涙管通水検査では通過がみられた．CT で右上顎洞に占拠性病変を認め (b)，骨破壊像を認めた．耳鼻科で上顎洞癌と診断され，眼窩内容を含めた上顎拡大全摘が行われた．

Ⅲ　治療

　流涙症の治療にあたっては，その発症に関与している要因を可能な限り見つけ出し，それぞれの要因に対して適切に治療を行う必要がある．高齢者の流涙症では，結膜弛緩症と眼瞼外反，涙道狭窄を合併していることが多い．この場合には，結膜弛緩症による涙液メニスカスの遮断，眼瞼外反による眼瞼の緊張低下，そして涙道狭窄の3要素の導涙性流涙，結膜弛緩症と眼瞼外反による分泌性流涙が合併している．どの要因が流涙症状にどの程度関与しているかについては，術前に評価することが困難であり，診断的治療となることが多い．

　眼表面疾患の多くは点眼などの内科的治療で改善するが，眼瞼疾患，涙道疾患は基本的に外科的治療が必要である．実際，流涙症の61〜69％は手術で改善すると報告されており[3]，このうち涙道閉塞・狭窄が半分を占める．涙道閉塞・狭窄の治療のゴールドスタンダードは涙嚢鼻腔吻合術（dacryocystorhinostomy：DCR）であるが，わが国では涙道内視鏡を用いた涙管チューブ挿入術が開発され，低侵襲で治療成績も改善してきており，広く普及している．

Ⅳ　患者への対応

　流涙症の原因のほとんどが生命予後や視機能に影響しないため，すべての症例が治療適応であるわけではない．そのため，患者の症状や日常生活への影響の程度をよく聴取し，診察から考えられる原因を網羅するように検査を行い，原因疾患の治療方法，治療による利益と損失，放置する場合のリスクを十分に説明し，患者の希望に沿って治療を段階的に行う．しかし，流涙症の原因が悪性腫瘍など，重篤な転帰をもたらす疾患が隠れていることもあるため，鑑別診断は可能な限り行うことが望ましい（**図16**）．

抗がん薬による涙道障害

Ⅰ　疾患の特徴

　抗がん薬の基本的な作用は細胞増殖の阻害・抑制であり，細胞増殖の盛んな組織，毛髪や皮膚，造血器系などに副作用を生じやすい．角膜上皮や涙小管上皮は重層扁平上皮で構成され，細胞増殖の盛んな組織として知られており，抗がん薬の影響を最も受けやすい組織である．作用機序としては，血液中から涙腺に取り込まれた抗がん薬の成分が涙液中に分泌され，涙液中の抗がん薬の濃度上昇により角膜上皮細胞，涙小管上皮細胞の増殖が抑制されることで，涙道閉塞を引き起こすと考えられている．また，血中の抗がん薬の成分が直接涙小管上皮に作用する機序も推定されている．

　涙道障害を引き起こす代表的な抗がん薬としては，フルオロウラシル系抗がん薬，ドセタキセルなどのタキサン系抗がん薬，放射性ヨウ素，イマチニブ，マイトマイシンC点眼液が挙げられるが[4]，遭遇する頻度が高いのがフルオロウラシル系抗がん薬のティーエスワン®（テガフール・ギメラシル・オテラシル合剤）と，タキサン系抗がん薬のドセタキセル，パクリタキセルである．角膜障害と同様に，細胞のターンオーバーの激しい扁平上皮細胞である涙点，涙小管上皮が障害されやすい．涙点，涙小管上皮が障害されると，炎症機転により涙点，涙小管狭窄が起こり最終的に閉塞する．涙嚢・鼻涙管閉塞は少ない（**表2**）[5,6]．

Ⅱ　鑑別の要点

　前項の流涙症と同様の検査を行う．最も重要な検査が問診である．患者やその家族にがんの治療を行っているか，どのような抗がん薬を使用しているかを積極的に聴取する．近年は目覚ましいスピードで抗がん薬が開発上市されており，また後発医薬品を含めると莫大な種類の薬剤が存在し，すべての抗がん薬を把握するのは不可能である．お薬手帳を確認したり，処方医，薬剤師などと連携して，使用薬剤を正確に把握することが肝要である．

Ⅲ　治療

　治療の基本は，抗がん薬の変更・中止であるが，休薬できないことも多い．その場合は，防腐剤無添加人工涙液を頻回点眼して涙液中の抗がん薬の濃度を下げる．涙道閉塞は不可逆性変化で，いったん閉塞すれば抗がん薬の中止や点眼などの内科的治療で再開通することはない．そのため，涙道再建手術が必要であるが，涙小管閉塞に対する一般的な治療法である涙管チューブ挿入術の治療成績は，ティーエスワン®投与症例で不良である（**表3**）[6]．涙小管閉塞の重症度は，矢部・鈴木分類が一般的に用いられるが，涙点から閉塞部位までの距離で分類される．閉塞距離が短いGrade 1は，涙管チューブ挿入術で治療できるが，閉塞距離が長くなると涙管チューブ挿入術で治療できないことが多い．ティーエスワン®投与症例では涙小管の閉塞距離が長く重症化しやすいため，治療成績が不良となる．一方でタキサン系抗がん薬投与症例は涙点閉塞が多く，涙小管が閉塞しても重症化しないため，涙管チューブ挿入術の治療成績が良好である（**表3**）[6]．

　涙管チューブ挿入術で涙道再建ができない場合は，涙小管造袋術や経皮的涙小管形成術，結膜涙嚢鼻腔吻合術といったより高侵襲な手術が必要となるため，涙道専門医へ紹介することが望ましい．放置すると生涯流涙症状に悩まされ，QOLやQOVに大きく影響するため，可能な限り再建した方がよい．

Ⅳ　患者への対応

　抗がん薬関連涙小管閉塞Grade 2以上の重症例であっても，さまざまな治療方法で対応可能ではあるが，これらの手術を行っている施設は限られており，適切な治療が受けられない場合もある．そのため，重症化前に治療することが望ましい．Grade 1の涙小管閉塞であれば涙管チューブ挿入術でほとんどが対応可能であるが，ティーエスワン®関連涙小管閉塞は週単位で急速に閉塞部が広がる症例を経験することがあり，近年では閉塞前

[表2]　抗がん薬による涙道閉塞の部位

抗がん薬	閉塞部位		
	涙点	涙小管	涙嚢・鼻涙管
ティーエスワン®	5（31%）	10（63%）	1（6%）
ドセタキセル	6（55%）	5（45%）	0

（文献6）より改変）

[表3]　抗がん薬による涙道閉塞に対する治療方法と症状の改善率

抗がん薬	治療方法			流涙症状の改善
	涙点形成術	涙管チューブ挿入術	涙腺へのボトックス®注射	
ティーエスワン®	0	13	11	14（58%）
ドセタキセル	4	13	0	17（100%）

ティーエスワン®では涙管チューブ挿入術で治療できない症例が半数あり，それらの症例に涙腺へのボトックス®（A型ボツリヌス毒素）注射を行い，涙液分泌量を減らす治療を行っているが，流涙症状の改善は得られていない．一方，ドセタキセルは涙点形成術または涙管チューブ挿入術で流涙症状が100%改善している．（文献6）より改変）

に予防的涙管チューブ挿入術を行うことが推奨されている．そのため，筆者らの診療施設では流涙症状が出現したら眼科に紹介するように他科に周知している．また，閉塞するぎりぎりまで経過観察するのではなく，涙点や涙小管に狭窄所見が確認されれば速やかに予防的涙管チューブ挿入術を積極的に行い，治療が困難な涙小管閉塞を最小限にすることが望ましい．

文献
1) Kamao T, et al：Changes of visual symptoms and functions in patients with and without dry eye after lacrimal passage obstruction treatment. Curr Eye Res 45：1590-1597, 2020
2) Kafil-Hussain N, et al：Clinical research, comparison of the subjective visual function in patients with epiphora and patients with second-eye cataract. Orbit 24：33-38, 2005
3) Sibley D, et al：Management and outcomes of patients with epiphora referred to a specialist ophthalmic plastic unit. Clin Exp Ophthalmol 41：231-238, 2013
4) Mansur C, et al：Evaluation and management of chemotherapy-induced epiphora, punctal and canalicular stenosis, and nasolacrimal duct obstruction. Ophthalmic Plast Reconstr Surg 33：9-12, 2017
5) 坂井　譲ほか：TS-1®による涙道障害の多施設研究．臨眼 66：271-274，2012
6) Kang S, et al：Cancer-associated epiphora：a retrospective analysis of referrals to a tertiary oculoplastic practice. Br J Ophthalmol 101：1566-1569, 2017

（鎌尾知行）

⑤ 涙嚢結石

I 疾患の特徴

涙嚢結石（lacrimal sac dacryolith）は，涙道結石（dacryolith）が涙嚢内に形成または存在するものをいう．涙道通過障害を生じ，流涙や眼脂などを呈する涙道疾患の一つであり，わが国の既報では鼻涙管閉塞・狭窄の7.5％に認めるとされる．海外の報告では40～50歳代に好発しているが，わが国の報告における平均年齢は65～67歳で，女性に多い．涙嚢結石の形成メカニズムは明らかでないが，扁平上皮化生やムチン，trefoil factor peptideの変化との関与が指摘されている．涙嚢結石は蛋白質やムコ多糖などの有機成分で構成され，培養検査や病理検査で細菌や真菌，放線菌が同定される場合もある．涙嚢結石のリスク要因として，喫煙や大きく拡張した涙嚢，鼻涙管閉塞が報告されており，涙嚢結石のない鼻涙管閉塞症と比較し急性涙嚢炎の既往が有意に多い．また，近年では継続的なレバミピド（ムコスタ®）点眼を行っているドライアイ患者に涙嚢結石を認め，鼻涙管閉塞や涙嚢炎に至る症例も散見される．

II 鑑別の要点

慢性涙嚢炎を起こすことが多いが，流涙，眼脂などの自覚症状において涙嚢結石の有無による有意差は認めない．涙管通水検査では通水を認めるものの排膿や血性逆流を認める場合に涙嚢結石を疑うが，これらの所見を認めない場合も多い．涙嚢結石の診断は，涙嚢内に結石を同定することで

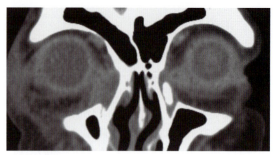

［図17］涙嚢結石のCT所見
左涙嚢内に結石を示唆する高吸収域を認める．

あり，涙道内視鏡検査やCT，MRIといった画像所見（図17），あるいは涙嚢鼻腔吻合術（dacryocystorhinostomy：DCR）中に涙嚢結石を直接確認することで診断される．

なお，涙管通水検査において通水可能であるが流涙や血性逆流を認める場合は，涙嚢結石のほかに涙嚢腫瘍の可能性も念頭に置き，CTやMRIを積極的に行う（3-2）-「⑥涙嚢腫瘍」参照）．

III 治療

涙道内視鏡を用いた鼻腔側への結石排出や，DCR，涙嚢切開による摘出が治療となる．結石が多数認められる場合は，涙道内視鏡による治療では複数回の治療が必要になることもある．

IV 患者への対応

結石を認めない鼻涙管閉塞よりも症状が悪化しやすい可能性が示唆されており，涙道内視鏡検査やCTによる正確な診断を行ったうえで，涙嚢結石を伴う鼻涙管閉塞であれば積極的に治療を行うことが望ましい．治療の際は，炎症による疼痛を伴うことが多いため局所麻酔を十分に行う．

⑥ 涙嚢腫瘍

I 疾患の特徴

涙道の原発腫瘍は非常にまれではあるが，涙点，涙小管，涙嚢，鼻涙管のいずれからも生じうる．涙嚢腫瘍（lacrimal sac tumor）は悪性腫瘍の頻度が55～72％と非常に高く，中高年に好発する．上皮性腫瘍の割合が約70％と高く，その内訳は良性では乳頭腫，悪性では扁平上皮癌や移行上皮癌が多い．非上皮性腫瘍では，悪性リンパ腫や悪性黒色腫が多いと報告されている．

腫瘍により涙道に物理的閉塞をきたし，流涙，再発する涙嚢炎，涙嚢腫脹といった涙嚢炎像を呈するため，初期治療の段階では慢性涙嚢炎として治療され，腫瘍の発見が遅れることもある（図18）．既報でも涙嚢悪性腫瘍の20～43％は涙嚢鼻腔吻合術（dacryocystorhinostomy：DCR）中に

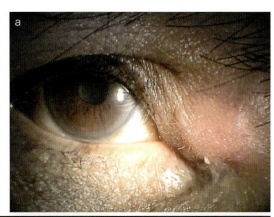

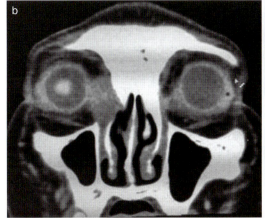

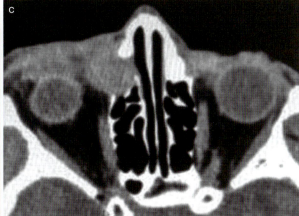

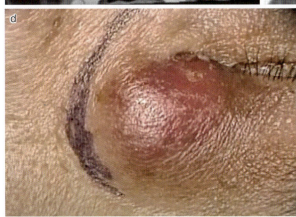

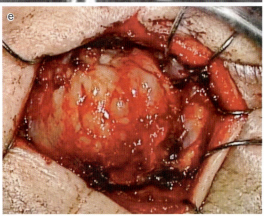

[図18] 涙嚢腫瘍
60歳代，女性．難治性の涙嚢炎として紹介された．a：初診時の外眼部所見において，内眼角靱帯より上方まで及ぶ涙嚢部腫脹を認めた．b，c：CT画像．右涙嚢部に腫瘤性陰影を認める．鼻腔側の骨欠損は前医で施行された涙嚢鼻腔吻合術（DCR）によるものと考えられた．d，e：術中所見（いずれもsurgeon's view）．涙嚢部を切開すると，弾性硬の腫瘍が存在し，病理組織診断は扁平上皮癌であった．

偶然発見されている．悪性の場合には診断の遅れが予後に影響するため，慢性涙嚢炎のなかには腫瘍が混ざっている可能性を常に念頭に置いて涙道診療を行うことが重要である．

Ⅱ 鑑別の要点

涙嚢腫瘍による慢性涙嚢炎を疑う症状は，血性流涙と内眼角靱帯を越えて上方に及ぶ腫瘤である（**表4**）．血性流涙については，腫瘍の増殖のために豊富な血管が必要であることから生じる．

涙嚢部の触診により腫瘤を触知できる場合もあるため，触診も重要である．原発性の慢性涙嚢炎でみられるような膿などの液体貯留とは異なり，可動性に比較的乏しい弾性の腫瘤で，ときに内眼角靱帯を越えて上方に及ぶ範囲まで触知される．

画像診断は，CTでは腫瘍による骨破壊などの所見がないか評価し，MRIでは腫瘍性病変の範囲や腫瘍内部の質的な評価を行う．涙道内視鏡検査は，涙嚢内の腫瘍を直接観察できる点で有用であるが，腫瘍の同定が困難な症例もある．また，鼻腔内まで腫瘍が進展している場合は，鼻内視鏡による腫瘍の同定や鼻腔内からの組織生検が有用である．

Ⅲ 治療

涙嚢腫瘍が疑われる場合は，まず腫瘍生検により病理組織学的診断を行う．腫瘍に対する治療は，病理組織学的診断や病型，また腫瘍の進展範囲などにより決定していくのが一般的で，治療方針は上皮性腫瘍と非上皮性腫瘍で大きく異なる．

良性腫瘍の場合は，必ずしも切除の必要性はな

[表4] 原発慢性涙嚢炎と涙嚢腫瘍の鑑別

	原発性慢性涙嚢炎	涙嚢腫瘍
症状	流涙，眼脂，涙嚢腫脹など	左記に加え，血性流涙
触診	涙嚢の腫大（液体貯留）ときに圧痛・熱感を伴う	可動性に乏しい弾性の腫瘤 内眼角靱帯より上方に及ぶ腫瘤 圧痛・熱感は呈しにくい
画像検査（CT・MRI）	涙嚢部の腫脹	CT：ときに骨破壊像を呈する MRI：涙嚢部に腫瘍性病変 鼻涙管や鼻腔への腫瘍進展

いが，涙道通過障害を認める場合は腫瘍切除を行い，必要に応じてDCRの併施も検討する．悪性腫瘍の場合は，また上皮性では扁平上皮癌が最も多く，上皮性腫瘍は鼻涙管へ進展していることも多いため，涙嚢と鼻涙管を含めた拡大切除と放射線治療の併用が推奨されているが，それでも再発率は13％，死亡率は13〜50％と高い．非上皮性腫瘍で最も多いのは悪性リンパ腫で，その治療は組織型や全身病巣の有無などにより異なるが，涙嚢部悪性リンパ腫は高悪性度であることも多く，再発率は33％，5年生存率は65％と報告されている．

Ⅳ 患者への対応

涙道診療の際には，常に腫瘍の可能性を念頭に置くことが重要である．涙嚢部腫脹があるのに炎症所見や膿の貯留を認めない場合や，腫脹範囲が内眼角靱帯を越えて上方にまで及んでいたり血性流涙を認めるなど，涙嚢腫瘍を疑うサインが一つでもあれば涙嚢腫瘍の可能性を積極的に疑い，治療を計画する前にまずCTやMRIを行う．

（米田亜規子・渡辺彰英）

4. 結　　膜

1) 変性・色素沈着

① 瞼裂斑

I 疾患の特徴

瞼裂斑 (pinguecula) は，黄色または白色の小隆起で，瞼裂の眼球結膜から角膜輪部にかけて発生する隆起性病変であり，翼状片と同様に鼻側に発症することが多い（図1）．加齢に伴う結膜の変性疾患であり，中高齢者では高頻度にみられる．また，紫外線曝露がその発症リスクを高めるため，要因の一つであると考えられている．組織学的には，増殖した弾性組織と変性したコラーゲン線維が認められる．瞼裂斑の初期では症状はほとんどないが，瞼裂斑が大きくなると，涙液が眼球全体に広がらなくなってしまうことがあり，これによって灼熱感やチクチクした感じなどのドライアイの症状が出現する．また，ソフトコンタクトレンズ装用者はこすれると充血しやすくなったりする場合がある．瞼裂斑は結膜の良性腫瘍であり，予後は良好である．

II 鑑別の要点

初期の翼状片，結膜良性・悪性腫瘍との鑑別が必要である．一般に瞼裂斑は角膜輪部を越えて大きくなることは少ない．

III 治療

瞼裂斑は通常は治療を必要としない．紫外線に曝露されつづけると悪化する可能性があり，不快感が発生した場合にはそれを和らげるのに人工涙液を用いることもある．不快な症状がある場合や，整容的な問題になる場合，コンタクトレンズ使用時に不快感がある場合には，外科的切除を行うことがある．また，瞼裂斑に炎症が生じた状態で周囲眼球結膜に充血が生じる瞼裂斑炎は，低濃度ステロイド点眼薬，非ステロイド性抗炎症点眼薬で治療することがある．

IV 患者への対応

瞼裂斑は通常は治療を必要としない．紫外線が原因といわれているため，紫外線の曝露に注意が必要である．また，整容面の理由で手術を希望する場合には，術後一過性に充血の増悪を認めるため注意が必要である．

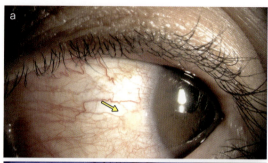
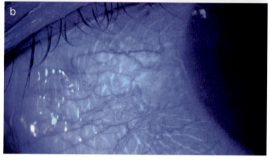

[図1] 瞼裂斑
48歳，女性．a：瞼裂斑を認める（矢印）．b：瞼裂斑の角膜染色像では染色を認めない．

②翼状片

I 疾患の特徴

翼状片（pterygium）は，鼻側，ときに耳側から血管を伴った結膜由来の増殖組織が角膜中央部に進展する慢性疾患である．通常は鼻側眼球結膜から生じるが，2〜3％は鼻側と耳側の両方から，1〜2％は耳側から生じ，片眼性のことが多いが両眼性のこともある．好発年齢は50歳以上で男性に多く，危険因子として熱帯地方や屋外労働者に高頻度で認められることから，紫外線やその他機械的刺激が原因として考えられている．また，わが国でも九州地方や沖縄地方で有病率が高く，原因として紫外線や遺伝的素因などが考えられていたが，いまだ明らかになっていない．久米島スタディでは40歳以上の有病率は30.8％とされ，南国である久米島で高い有病率であった．翼状片は鼻側に発症することが多いが，その要因としてCoroneo[1]らの報告より，耳側から入射した紫外線が耳側角膜で屈折し前房内を通過し，鼻側輪部に集光するというperipheral light focusing（PLF）説が一般的であったが，King-Smith[2]らはPLF説に疑問を投げかけている．

発症当初は異物感，軽度の充血などの症状がみられるが，進展して大きくなるにつれて，乱視の増強や，瞳孔にかかると視力障害もきたす．翼状片は，強膜表面に広がる体部（body），角膜表面で多くの血管を伴う線維性結合組織により隆起した頭部（head），頂点部分の上皮下に存在する灰白色の無血管領域の先端部（cap）から構成される．また，翼状片の大きさにより，角膜径の1/3までの侵入にとどまるもの（grade 1），角膜径の1/3以上で瞳孔領にかからないもの（grade 2），瞳孔領までかかるもの（grade 3）に分類できる．

翼状片が小さいうちは視機能への影響は大きくないが，進行するにつれて不正乱視が強くなることで視機能に影響する．瞳孔領にかかると視機能障害をきたし，術後乱視も強く残るため，瞳孔領

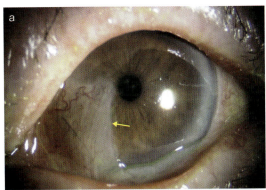
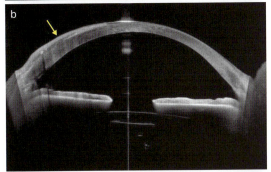
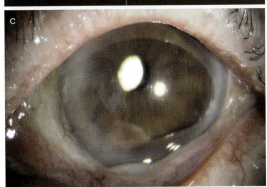

[図2] 翼状片
90歳，女性．a：瞳孔縁にかかりそうな翼状片が認められ（矢印），遊離弁移植術を施行した．術前視力0.3（0.4×＋4.75D Cyl−6.0D Ax 25°）であった．b：前眼部OCTで角膜表面に結膜の侵入を認める（矢印）．c：術後6カ月，再発はなく経過良好である．視力（0.5×＋4.00D Cyl−4.25D Ax15°），乱視の軽減を認める．

にかかるまでには手術を行った方がよい（図2）．また，手術で翼状片を除去した後も，角膜実質に白い混濁を残すことがある．翼状片は結膜の良性腫瘍であり，予後は良好である．

II 鑑別の要点

瞼裂斑などの結膜良性・悪性腫瘍との鑑別が必要である．一般に，瞼裂斑は角膜輪部を越えて大

きくなることはないが，翼状片の場合は角膜輪部を越えて大きくなる．角結膜の炎症性疾患や外傷などに続発して，結膜由来の増殖組織が角膜内に侵入する偽翼状片との鑑別が重要で，角膜染色，前眼部 OCT が有用である．

Ⅲ 治療

翼状片に有効な薬物療法はなく，手術による外科的切除が基本となる（**図2c**）．手術適応については，翼状片は緩徐に進行し，若年者では術後に再発が起こりやすいことが知られているため，慎重に検討した方がよい．絶対的適応として，瞳孔領に翼状片がかかった grade 3 が挙げられる．相対的適応として，角膜乱視が強い場合や，整容的に本人が希望する場合などが挙げられる．術後合併症は，翼状片の再発，化膿性肉芽腫，眼球結膜の瘢痕化，眼球運動障害などがある．このうち再発は大きな問題であるため，再発予防目的で遊離弁移植やマイトマイシン C が用いられる．

1 初発翼状片の術式

単純切除：翼状片のみを切除する方法．

結膜有茎弁移植：切除部位に隣接する結膜を有茎弁として移植する方法．

結膜遊離弁移植：切除部位に離れた部位の結膜を遊離弁として移植する方法．

2 再発翼状片の術式

再発翼状片は，基本的に初発翼状片よりも広範囲の結膜下組織の増殖および癒着，眼球運動障害が認められることがある．そのため，結膜弁移植だけでは欠損部をカバーするのが難しいことが多く，羊膜移植やアロ角膜輪部移植を併用したり，結膜下組織の増殖抑制目的でマイトマイシン C を併用する．

結膜遊離弁移植（羊膜移植併用）：再発部位および結膜下増殖組織の範囲が小さい場合は，遊離弁移植が選択されることもあるが，結膜下組織の範囲が広く遊離弁移植だけで再発翼状片除去後の結膜欠損部を被覆できない場合は，羊膜移植を併用する．

Ⅳ 患者への対応

翼状片は，大きくなれば瞳孔領を覆うために切除が必要である．一方，若年者では再発の可能性があるので注意が必要である．ときに，瞳孔領を覆い尽くすまで拡大した翼状片を切除しても角膜中央部に瘢痕や不正乱視を残すことがあり，注意が必要である．また，術後角膜形状変化が認められるため白内障との同時手術はできるだけ避けた方がよい．

文献
1) Coroneo MT, et al：Peripheral light focusing by the anterior eye and the ophthalmohelioses. Ophthalmic Surg 22：705-711, 1991
2) King-Smith PE, et al：Optical analysis and reappraisal of the peripheral light focusing theory of nasal pterygia formation. Invest Ophthalmol Vis Sci 61：42, 2020

（岡島行伸）

③結膜弛緩症

I 疾患の特徴

結膜弛緩症（conjunctivochalasis）は，眼球結膜の生理的な緩みが何らかの原因で強くなってだぶつき，下眼瞼に沿ってひだを形成した状態と説明される（図3）．解剖学的には，結膜が Tenon 嚢ごと強膜から外れていると理解される．原因の大半は加齢による変化であり，70歳以上では100％にみられるとする報告もある．弛緩結膜の範囲と程度には多彩なバリエーションがあり，さまざまな症状を引き起こすため，加齢変化とはいえ実臨床では無視できない疾患の一つである．

結膜弛緩症の3大症状は，異物感，間欠性流涙，繰り返す結膜下出血とされる．また，「下の方にゼリーみたいなものがある」と，整容的な訴えがあるときもある．弛緩結膜は可動性をもつため，異物感は最もよくみられる症状である．間欠性流涙は，弛緩結膜のひだの間に涙の貯留が生じ，瞬目時に外に押し出されて生じる．結膜下出血も，弛緩結膜の可動性によって生じる．よく動く弛緩結膜部分では，血管の走行が細いコイル状に変化していることが多く，血管の破綻をきたしやすいと考えられる．

II 鑑別の要点

結膜弛緩症の診断には，フルオレセイン染色が必須である．弛緩結膜の範囲と程度がよりわかりやすくなるだけでなく，摩擦による角結膜上皮障害を見つけることもできる（図4）．また，弛緩結膜の上に形成される異所性メニスカスが可視化でき，隣接する角膜の涙液層の菲薄化も検出されやすい．涙液減少型ドライアイ合併例では，この部分が角膜上皮障害の好発部位となる（図5）．難治性の角結膜上皮障害では，病態の形成に結膜弛緩症が関与していないか，よく観察する必要がある．

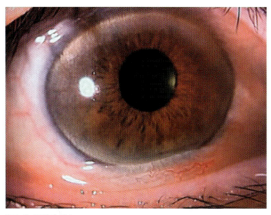

[図3] 結膜弛緩症

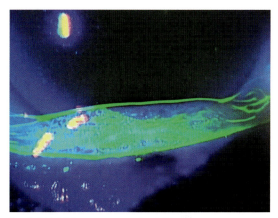

[図4] 弛緩結膜部分にみられる結膜上皮障害

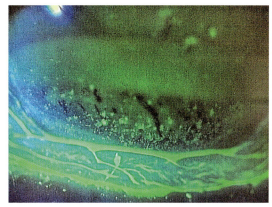

[図5] 結膜弛緩症の上の部分にみられる異所性涙液メニスカスと，そこに隣接した角膜の涙液層破綻像および角膜上皮障害

III 治療

結膜弛緩症の所見や症状は，結膜の余剰という

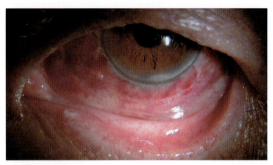

[図6] 切除縫合法術後
結膜端々縫合の糸が見えている．

物理特性により生じているため，根治治療は手術で取り除くことである．点眼治療は症状の緩和を目的として行うが，改善しない場合や本人の満足が得られない場合は，早めに手術を行う方がよい．特に角膜上皮障害を生じている例では，点眼薬の長期使用や複数使用によって薬剤性角膜上皮障害が加わり，悪循環に陥ることもあるため，積極的に手術を勧める．間欠性流涙を訴える例では，術前に涙管通水検査を行って，鼻涙管狭窄や鼻涙管閉塞がないことを鑑別しておく必要がある．

手術方法には，弛緩結膜を切除したのち断端同士を縫合する切除縫合法，バイポーラなどを用いて熱融解で弛緩結膜量を減らす焼灼法，弛緩結膜を結膜円蓋部に伸展させて縫着する強膜縫着法などがある．焼灼法や強膜縫着法は，手術手技は比較的容易であるが，弛緩結膜の程度や範囲によっては残存や再発がみられることがある．切除縫合法は，縫合の手間はあるものの，結膜弛緩症のバリエーションによらず治療できる利点があり，特に涙液メニスカスの再建を期す場合は，切除縫合法が望ましいと考える（図6）．

Ⅳ 患者への対応

結膜弛緩症は加齢に伴う現象であり，悪性の疾患ではないこと，症状がなければ治療は不要であることなどをよく説明する．症状が強い場合は，点眼では改善しないことが多いため，手術も勧める．

④結膜結石

Ⅰ 疾患の特徴

結膜結石（conjunctival concretion）は，日常臨床で非常によく遭遇する疾患である．上下の眼瞼結膜に白色塊として観察され，涙液中のリン酸カルシウムが何らかの原因で結晶化したものである（図7）．大きさにかかわらず，眼瞼結膜上皮から表出すると異物感の原因となり，異物感を主訴に受診し，診断されることが多い．単発のものから複数個存在するものなど，発症形式は多彩であるが，結膜炎後など慢性炎症があると複数生じやすい．しばしば再発性である．

Ⅱ 鑑別の要点

結石を見つけられれば診断は容易であるが，瞼結膜を観察しない限り見つけることができない．異物感を訴えるときは，必ず眼瞼を翻転して診察する．角膜に接する部分に上皮障害を生じることがあり，フルオレセイン染色も診断に有用である（図8）．特に，角膜上方に局所的な点状表層角膜症を認める場合は，上眼瞼結膜の異物を疑う．

Ⅲ 治療

結石を除去することで治癒する．小さい場合は細隙灯顕微鏡下で点眼麻酔下でも行える．27G

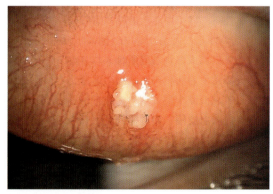

[図7] 典型的な結膜結石

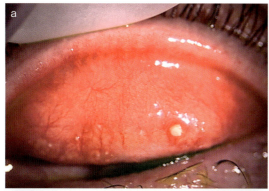
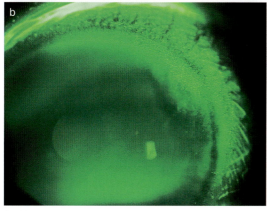

[図8] 上眼瞼の結膜結石
a：上眼瞼を翻転することで確認できる．b：結膜結石の接触による上方の角膜上皮障害．

くらいの細い針で引っかけるようにして除去する．処置時に微量の出血を伴うことがあるが，綿棒などで数分押さえるといった処置で止血することができる．除去後は，感染予防のための抗菌点眼薬を数日使用するとよい．角膜上皮障害を認めるときは，ヒアルロン酸や眼軟膏なども併せて使用する．

IV 患者への対応

結膜結石は再発性があるため，異物感や眼痛などの症状が生じた際は，早めに受診するように指示する．結石除去は，慣れれば4％オキシブプロカインを点眼し細隙灯顕微鏡下で行えるが，手技に不安があったり，体動があるなど患者の協力が得られない場合は，処置用ベッドで仰臥位で行う方が安全である．

（田　聖花）

⑤結膜乾燥症

I 疾患の特徴

結膜乾燥症（conjunctival xerosis）は，ビタミンA不足により発症する眼球乾燥症（xerophthalmia）の初期症候として報告された．ビタミンAは角結膜上皮の分化に必要であり，摂取されると血清中のレチノール結合蛋白により全身に運ばれ，血液および涙液を介して眼表面へ供給される．

ビタミンAは，脂溶性，耐熱性のビタミンであるため，酸化や乾燥で破壊されやすい．消化管からのビタミンAの吸収には胆汁，運搬と移動には亜鉛が必要である．最終的にその90％が肝臓に貯蔵される．母乳中には約50μg/dL含まれるが，開発途上国の母親の母乳中では減少していることも多い．ビタミンAは網膜杆体の視覚系感光物質の構成分子であり，視覚の重要な機能物質である．ほかにも，細胞分化や細胞膜の安定，感染防御，創傷治癒，骨・歯の発育，上皮の形成と成熟に関与する．

ビタミンA欠乏症は，原因により原発性（栄養不足）と続発性（吸収障害）に分けられる．新生児の肝臓にはビタミンAの貯蔵が少ないため，母乳栄養が重要であるが，発展途上国では完全母乳栄養でも母体のビタミンA不足により児にビタミンA欠乏症が起こることがある．続発性の原因としては，胃切除後や胆道・膵臓疾患などによる脂肪吸収障害，肝障害によるレチノール結合蛋白の不足，重度の糖尿病や不適切なダイエットによる経口摂取不足などが挙げられる．

ビタミンA欠乏による眼症状は，夜盲，羞明の視覚障害から始まり，結膜乾燥症，眼球乾燥症から角膜軟化症へと進行し，無治療では最終的に失明する可能性がある．ビタミンA欠乏症は，アフリカや東南アジアを中心に世界118カ国において公衆衛生的問題とされており，年間25～50万人が失明していると推定される（図9）[1]．

世界保健機関（World Health Organization：

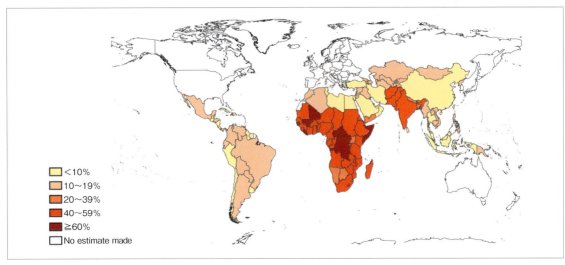

[図9] 乳幼児（生後6〜59カ月）におけるビタミンA欠乏症の推定有病率（2013年）
（文献1）より）

WHO）によるビタミンA欠乏症の眼障害の分類を**表1**[2]に示す．結膜乾燥症は，耳側の眼球結膜の耳側に充血を伴う光沢のない乾燥症として始まる．Sauterらは，ビタミンA欠乏症による眼球乾燥症の早期診断を目的として，1％ローズベンガル染色液と1％リサミングリーン染色液による結膜上皮の生体染色手法を1976年に報告した[3]．Bitôt斑とは，瞼裂領域に限局した眼球結膜でみられる小気泡様の白色三角形の結膜上皮の角化変性巣である．1860年にHubbenetにより最初に報告されて以来[4]，ビタミンA欠乏症の眼局所の所見（眼球結膜の光沢の消失，皺襞形成）とともに，上皮性結膜乾燥症の3大主徴の一つとされている．典型例では白いチーズ様沈着物として観察される（**図10**）[5]．組織学的には，impression cytologyによる結膜上皮細胞の角化と杯細胞の消失により診断する．

Ⅱ 鑑別の要点

ビタミンA欠乏症による結膜乾燥症の発症には涙液分泌機能は関与しないとされ，ビタミンAの投与が治療となる．わが国における眼球乾燥症の発症は，主に続発性ビタミンA欠乏症によると考えられるが，ビタミンA単独の欠乏症は少なく，るい痩や消化管疾患などの全身状態，

[表1] WHOによるビタミンA欠乏症と眼球乾燥症の分類（1976年）

XN：	夜盲
X1A：	結膜乾燥症
X1B：	Bitôt斑
X2：	角膜乾燥症
X3A：	角膜軟化症（角膜1/3未満の角膜潰瘍）
X3B：	角膜軟化症（角膜1/3以上の角膜潰瘍）
XS：	角膜瘢痕
XF：	眼球乾燥症眼底

（文献2）より）

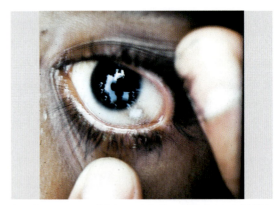

[図10] インドの貧困農村（1978年当時）の男児にみられた典型的なBitôt斑
（文献5）より）

血中ビタミンA濃度，低蛋白血症などの生理学的所見と併せて，結膜所見を注意深く診察することが診断へつながる．

Ⅲ 治療

続発性ビタミンA欠乏症の場合には，ビタミンA吸収障害の原疾患に対する治療が必要である．そのうえで，ビタミンAの内服と筋注による全身投与を症状改善まで連日行う．ビタミンA欠乏症動物モデルにおいて，ビタミンA点眼液による局所療法の有効性が報告されており，今後至適濃度や回数などの検討が期待される（処方例として，レチノールパルミチン酸を2％ホウ酸水で500IU/mLに調製し，1日4〜6回点眼）．また，角結膜上皮保護と感染予防の目的で人工涙液と抗菌薬の点眼を併用する．発展途上国では，ビタミンA欠乏症は視覚障害だけでなく，感染症に対する抵抗性減弱からの乳児死亡の大きな原因になっているため，治療ばかりでなくその予防も大切である．

Ⅳ 患者への対応

角膜潰瘍による角膜穿孔，角膜感染，失明の可能性がある角膜軟化症への進展予防の重要性について説明する．ビタミンA欠乏症を引き起こしている基礎疾患の治療について当該科へのコンサルトを行い，全身症状の評価と治療を連携して行う．ビタミンA単独投与のほか，高カロリー輸液なども必要となることがある．少なくとも角膜軟化症（X3B）へ進展する前に治療が開始されることが予後に重要である．

文献
1) Stevens GA, et al：Trends and mortality effects of vitamin A deficiency in children in 138 low-income and middle-income countries between 1991 and 2013：a pooled analysis of population-based surveys. Lancet Glob Health 3：e528-e536, 2015
2) World Health Organization：Xerophthalmia and night blindness for the assessment of clinical vitamin A deficiency in individuals and populations. World Health Organization, 2014, https://apps.who.int/iris/handle/10665/133705（2023年4月閲覧）
3) Sauter JJ：Diagnosis of xerophthalmia by vital staining. Trop Doct 6：91-93, 1976
4) Hubbenet M：Observations sur l'hemeralopie. Ann Ocul（Paris）44：293, 1860
5) 後藤 晋：結膜乾燥症. 眼科診療ガイド, 眼科診療プラクティス編集委員編, 文光堂, 140, 2004

⑥結膜色素沈着

Ⅰ 疾患の特徴

結膜色素沈着（conjunctival pigmentation）には，母斑，結膜メラノーシスなどの色素性結膜病変や腫瘍性疾患，アレルギー性結膜炎・春季カタルなどの炎症性疾患に伴う色素沈着，先天代謝異常，薬剤性色素沈着や金属沈着などがある．母斑を含む腫瘍性病変や炎症性病変，先天代謝異常症については他項に譲り，本項では主に薬剤性色素沈着と金属沈着について概説する．

1 薬剤性色素沈着

1) アドレナリン

かつて緑内障治療薬として処方されていた薬剤で，アドレナリンを含む点眼薬の長期使用によりメラニン様の黒色色素沈着が生じることがある．アドレナリンの酸化によるアドレノクロムへの変化であり，黒褐色の色素顆粒が沈着し，眼瞼結膜に黒色隆起性病変として認められることがある（アドレノクロム偽嚢腫）．

2) アミオダロン

アミオダロンは，心室不整脈治療薬として内科より処方されることがある．眼科領域では，アミオダロン服用の副作用として，主に角膜上皮深層に茶褐色の放射状の色素沈着を認める角膜症の頻度が高いが，ほかにも白内障，視神経症，さらに眼球結膜への色素沈着を認めることがある．アミオダロンの組織蓄積は，化学構造上の特性による部分が大きく，脂質への高い親和性に伴う薬剤脂質複合体の形成によるとされる．アミオダロンの眼表面への到達経路は，涙腺・涙液由来，血中由来などが考えられるが，議論がある．一般的には，投与中止により色素沈着は徐々に消退するとされている．

3) ポリ塩化ビフェニル

1968年に，高濃度のポリ塩化ビフェニル（poly-chlorinated biphenyl：PCB）などのダイオキシン類が混入した食用油（カネミ油）による食中毒事

件が発生した．厚生労働科学研究油症研究班による「カネミ油症の手引き」では，油症診断基準として，眼瞼結膜を含む顔面，歯肉，指趾爪の色素沈着が重要な所見の一つとして挙げられている．

2 金属沈着

1) 結膜銀症（銀皮症）

長期間の銀投与により体内に蓄積することで生じる銀の沈着症である．点眼などの局所投与により，角膜銀症，結膜銀症を発症する．かつてトラコーマの治療として使用された硝酸銀点眼薬では，銀粒子が結膜へ沈着し，灰色に変色する副作用を認めた（図11）[1]．硝酸銀治療は梅毒や胃炎に対しても行われたことがあったが，近年では医原性結膜銀症はみられなくなった．ただし，銀の加工や銀粒子を用いる職業従事者では，こうした銀沈着症の発症の可能性があるため，職業歴の聴取は重要である．

2) 金，水銀，ヒ素など

関節リウマチにおける金療法施行中の症例で，角膜実質への金沈着（角膜金症）を認めることがあり，結膜にも沈着を認めることがある．また，水銀，ヒ素などによる結膜色素沈着の報告もある．

3 その他

近年，美容目的から conjunctival tattoo（結膜タトゥー）として結膜下に染料・インクを注入するなどの症例報告がされている．眼痛や視機能低下，炎症惹起の可能性，施行時の眼球穿孔など，多くの問題が指摘されている[2]．

II 鑑別の要点

母斑，結膜メラノーシスなどの色素性結膜病変や腫瘍性疾患，アレルギー性結膜炎・春季カタル

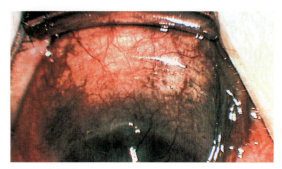

[図11] 結膜銀症
トラコーマパンヌスに対する長年の硝酸銀塗布治療により生じた結膜銀症．（文献1）より）

などの炎症性疾患に伴う色素沈着，先天性代謝異常との鑑別を念頭に，病歴の聴取と薬剤への曝露歴の確認，沈着病変の観察を行う．

III 治療

結膜への色素沈着のみであれば，視機能に影響しないことが多く，アドレナリン製剤の使用も近年のプロドラッグの登場により解消された．

IV 患者への対応

アミオダロンによる角結膜色素沈着では，原疾患の治療を優先する必要があることが多い．内科担当医と連絡をとったうえで，視神経症などの発症に注意しながら経過を診察する．

文献
1) 後藤 晋：結膜薬物沈着．眼科診療ガイド，眼科診療プラクティス編集委員編，文光堂，144，2004
2) Cruz NF, et al：Conjunctival tattoo with inadvertent globe penetration and associated complications. Cornea 36：625-627, 2017

（平山雅敏）

2）結膜炎

①感染性結膜炎

細菌性結膜炎

I 疾患の特徴

　細菌性結膜炎（bacterial conjunctivitis）とは，細菌が結膜上皮細胞に感染し，炎症を生じた状態である．乳幼児・学童と高齢者に多くみられ，年齢別に主たる起因菌が異なる．乳児では，淋菌，*Chlamydia*，黄色ブドウ球菌，学童児ではインフルエンザ菌，肺炎球菌が多く，高齢者では黄色ブドウ球菌や *Corynebacterium* が多い．臨床所見としては，膿性眼脂と結膜充血を呈する．膿性眼脂とは，黄色で粘性の高い眼脂であり，主として好中球からなる．充血・眼脂には，それぞれの起因菌により特徴がある．例えば，淋菌性結膜炎は非常に大量の膿性眼脂を呈し，乳児ではかつて膿漏眼と呼ばれていた．また眼瞼腫脹も高度である．*Chlamydia* は乳児では偽膜，成人では円蓋部に大型濾胞を形成する．両者とも乳児では垂直感染，成人では性感染症としての特徴をもつ（4-2）-①-「新生児結膜炎」参照）．学童期のインフルエンザ菌や肺炎球菌による細菌性結膜炎は，上気道感染に伴い発症し，ほんのり充血するため「ピンクアイ」（図1）と称される．インフルエンザ菌，肺炎球菌は，小児科領域ではペニシリン耐性が問題となっているが，結膜炎の起因菌としてはセフメノキシム点眼は有効である．高齢者の結膜炎では，本来は常在菌であり非病原性とされてきた *Corynebacterium* がキノロン耐性を獲得し，慢性結膜炎の多くを占めている（図2）．また，黄色ブドウ球菌あるいは表皮ブドウ球菌，とりわけメチシリン耐性黄色ブドウ球菌（methicillin-resistant *Staphylococcus aureus*：MRSA）やメチシリン耐性表皮ブドウ球菌（methicillin-resistant *Staphylococcus epidermidis*：MRSE）が問題となる[1,2]．

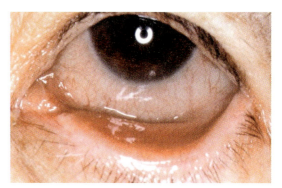

[図1] 学童期のインフルエンザ菌による結膜炎
上気道感染に伴い，軽度に充血するため「ピンクアイ」と呼ばれる．

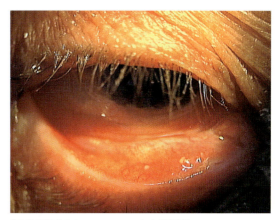

[図2] 高齢者の *Corynebacterium* による結膜炎
軽度の膿性眼脂を呈し，キノロン系薬の点眼で改善しない．

II 鑑別の要点

　結膜炎の鑑別では，①感染であるか非感染であるか，②細菌性であるか，それ以外の病原体によるものか，③細菌であれば薬剤耐性菌であるかどうかに注意する．眼脂・充血には，種々の細菌性結膜炎以外の基礎疾患が潜んでいる可能性がある．例えば，乳児では先天鼻涙管閉塞，高齢者では薬剤毒性や偽眼類天疱瘡，涙小管炎などが基礎疾患として存在していることが多い．培養検査で細菌が検出されるが，検出菌が起因菌であるかどうかを見極めることが大切である．これには，塗抹検査による細菌や好中球の量の情報が有用であるほか，涙点や皮膚の観察など，結膜周辺部の所見に注意する必要がある．細菌性結膜炎の診断に至るフローチャートを図3に示す．また，難治

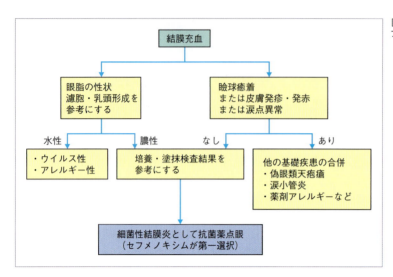

[図3] 結膜充血から細菌性結膜炎の診断に至るフローチャート

[表1] 細菌性結膜炎の治療

年齢	起因菌	特徴	治療
学童期	インフルエンザ菌 肺炎球菌	上気道感染に併発	0.5％セフメノキシム点眼，1日4回
性年齢期	淋菌	大量眼脂・角膜穿孔	0.5％セフメノキシム点眼，30分〜1時間ごと セフトリアキソン1g，単回点滴静注
	Chlamydia	円蓋部大型濾胞 上輪部炎	0.3％トスフロキサシン点眼，1日5〜8回 クラリスロマイシン1回200mg内服，1日2回，1週間
高齢期	Corynebacterium	キノロン耐性高度	0.5％セフメノキシム点眼，1日4回
	MRSA，MRSE	涙小管炎・偽眼類天疱瘡の基礎疾患に注意	クロラムフェニコール・コリスチン点眼 0.02％クロルヘキシジン点眼（自家調製） PA・ヨード洗浄など

MRSA：メチシリン耐性黄色ブドウ球菌，MRSE：メチシリン耐性表皮ブドウ球菌．

性の場合は，*Demodex*（ニキビダニ）による眼瞼結膜炎も念頭に置いて観察する．鼻涙管閉塞，薬剤毒性，偽眼類天疱瘡，涙小管炎が基礎疾患としてある場合には，抗菌薬点眼を継続しても決して治癒せず，抗菌薬の長期使用は耐性菌の助長につながる．

III 治療

前述の基礎疾患がないことを確認したうえで，細菌性結膜炎の治療を行う（**表1**）（乳児については 4-2)-①-「新生児結膜炎」参照）．*S. epidermidis, Corynebacterium, Streptococcus* spp. などのキノロン耐性を考慮し，第一選択はセフメノキシム点眼とする．また，学童のインフルエンザ菌および肺炎球菌もキノロン耐性化が進んでおり，セフメノキシム点眼が勧められる．本点眼は，薬剤溶解後は使用期限が1週間であり，処方ごとに要否を検討し，必要以上に投与しないことを心がけたい．

発赤を伴う眼瞼炎を合併している場合は，Meibom 腺梗塞，脂漏性眼瞼炎，接触皮膚炎などを合併していることが多く，抗菌薬は局所投与より一時的な全身投与の方が望ましい場合もある．2020 年に上市されたマクロライド系薬のアジスロマイシン点眼液は，Meibom 腺の脂質梗塞を改善するという報告から，キノロン系薬の点眼で改善しない慢性の眼瞼結膜炎への効果が報告されている[3]．

一方，培養検査で MRSA や MRSE が検出された場合は，前述のように涙小管炎や偽眼類天疱瘡などの基礎疾患が存在することも多く，検出菌が本当に結膜炎の起因菌であるかどうかを確認し，抗 MRSA 薬は投与する必要があると判断した場

合にのみ投与する．結膜嚢から分離されたMRSAは，バンコマイシン眼軟膏を処方する前に，クロラムフェニコールを含有する抗菌薬点眼（クロラムフェニコール点眼液，クロラムフェニコール・コリスチン合剤点眼液）の感受性も確認する．また，自家調製剤となるが，0.02％クロルヘキシジン点眼やPA・ヨード点眼の活用も検討する．なお，淋菌・*Chlamydia*などの性感染症は男性では尿道炎，女性では子宮頸管炎，膣炎，尿道炎を生じるため，基本的に全身疾患と捉え治療には抗菌薬の全身投与が必須である．昨今の薬剤耐性菌の状況を考慮して，PA・ヨード点眼の活用や，生理食塩水による眼表面洗い流し効果も検討し，抗菌薬点眼の長期使用は避けるよう心がけたい．なお，PA・ヨード点眼については，本来は温度，濃度，接触時間ともに注意が必要である[4]．

IV 患者への対応

まずはウイルス性結膜炎と異なり，基本的には伝播力が低いことを伝える．慢性結膜炎を呈する患者は抗菌薬点眼を常用していることが多く，その弊害についても説明し，正しい用量・用法で用いることを説明する．特に長期にわたる抗菌薬点眼の使用は，耐性菌の選択的増殖につながることを伝える．

文献
1) 井上幸次ほか：前眼部・外眼部感染症における起炎菌判定 ―日本眼感染症学会による眼感染症起炎菌・薬剤感受性多施設調査（第一報）―．日眼会誌 115：801-813，2011
2) 内尾英一：細菌性結膜炎，薬剤耐性菌の最新情報．眼科 62：981-986，2020
3) 子島良平ほか：細菌性眼瞼炎に対するアジスロマイシン点眼液を用いた治療プロトコールの検討 ―第一報：臨床経過の検討．あたらしい眼科 39：999-1004，2022
4) 秦野 寛ほか：ヨウ素・ポリビニルアルコール点眼・洗眼液（PA・ヨード）の消毒活性における温度・濃度・時間の影響と保存安定性．日眼会誌 119：503-510，2015

（佐々木香る）

新生児結膜炎

I 疾患の特徴

新生児結膜炎（neonatal conjunctivitis）は，か

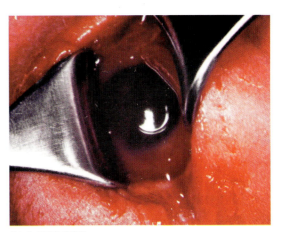

[図4] 淋菌性結膜炎
多量の膿性眼脂，眼瞼腫脹，結膜充血，浮腫，偽膜形成を認める．（四国こどもとおとなの医療センター眼科 小木曽正博先生のご厚意による）

つて新生児眼炎（ophthalmia neonatorum）と呼ばれていたものであり，生後1カ月以内に発症する結膜炎のことを指す．発症率は，先進国では2％以下とされている．起炎微生物は*Staphylococcus aureus*をはじめとする一般細菌であることが多く，ほかに*Neisseria gonorrhoeae*（淋菌）や*Chlamydia trachomatis*（母体からの垂直感染），頻度は低いものの単純ヘルペスウイルスが挙げられる．母体に性感染症があると，児は結膜炎を発症しやすくなる．

主な症状は結膜充血と眼脂であるが，起炎微生物によってその性状や程度は異なる．淋菌性結膜炎は新生児膿漏眼とも呼ばれ，生後2～5日で発症し，多量の膿性眼脂，眼瞼腫脹，結膜充血，浮腫，偽膜形成などがみられ，強い炎症所見を呈する（図4）．治療が遅れると角膜潰瘍を併発し，角膜穿孔を起こすことがある．クラミジア結膜炎は新生児封入体結膜炎とも呼ばれ，生後5～12日で発症し，膿性眼脂，結膜充血，偽膜形成がみられる．新生児はリンパ組織が未発達であるため，濾胞形成やリンパ節腫脹はみられない．

II 鑑別の要点

*N. gonorrhoeae*や*C. trachomatis*による結膜炎は，事前に母体の感染情報を把握できていれば予測可能である．起炎微生物を同定するために，

眼脂や結膜嚢擦過物の塗抹検鏡，培養検査，PCR検査などを行う．鑑別を要する非感染性疾患として，先天鼻涙管閉塞，角結膜への睫毛の接触（睫毛内反）に伴う反応性の充血・眼脂，出生時に予防的に点眼した抗微生物薬による薬剤性障害が挙げられる．眼付属器も含めて観察し，所見と微生物学的検査結果を踏まえて鑑別する．

III 治療

起炎微生物に応じて抗微生物薬を選択する．一般細菌による結膜炎では，セフメノキシム点眼薬が第一選択となる．起炎菌と薬剤感受性が判明すれば適宜変更する．淋菌性結膜炎に対しては，セフトリアキソン25〜50mg/kg/日を静脈内に単回投与する．クラミジア結膜炎に対しては，エリスロマイシン50mg/kg/日を1日4回に分けて14日間経口投与する．N. gonorrhoeae，C. trachomatis とも眼局所への抗菌薬投与だけでは不十分であり，全身投与が必要である．全身投与をすれば局所治療は不要とされているが，投与するのであれば，N. gonorrhoeae ではセフメノキシム点眼薬，C. trachomatis ではトスフロキサシン点眼薬もしくはエリスロマイシン・コリスチン眼軟膏を選択する．

IV 患者への対応

新生児であること，N. gonorrhoeae や C. trachomatis による結膜炎では抗菌薬の全身投与が必要となること，全身感染症（肺炎，敗血症，関節炎，髄膜炎など）の併発も危惧されることから，小児科と密に連携し治療を行う．

（堀田芙美香）

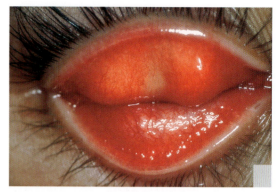

[図5] アデノウイルス結膜炎の急性濾胞性結膜炎
アデノウイルス37型による症例.

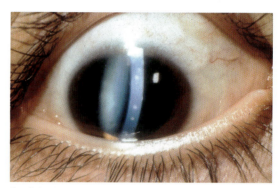

[図6] 多発性角膜上皮下浸潤
アデノウイルス8型の結膜炎の発症から4週間後にみられた．

流行性角結膜炎，咽頭結膜熱

I 疾患の特徴

流行性角結膜炎（epidemic keratoconjunctivitis：EKC）は，アデノウイルス感染によって発症する感染力の高い急性結膜炎である．わが国では，眼科領域で最も多い流行性疾患である．型によって臨床所見の重症度に相違があり，近年ウイルス学的研究が進みつつある．咽頭結膜熱（pharyngoconjunctival fever：PCF）と併せて，アデノウイルス結膜炎という呼び方も一般的である．

感染経路で最も重要なものは手指を介する経路であり，医療者の手指や眼圧計チップなど，直接患者に触れる物の感染リスクが高い．アデノウイルス浮遊液を自然乾燥しても10日以上感染性を維持できるとされている．汚染された点眼瓶を介した感染もありうる．

EKCの潜伏期は7〜10日である．典型例では急性濾胞性結膜炎（図5），多発性角膜上皮下浸潤（図6），耳前リンパ節腫脹がみられる．EKCの典型例は，8型をはじめとするD種でみられる．発症早期にはしばしば点状表層角膜症を生じ，ときに結膜偽膜，結膜下出血や瞼球癒着がみられる症例もある．臨床症状は発症後5〜8日頃

に最も強くなり，以後症状は消退する．一方，PCFは3型などのB種によるものが多く，結膜症状は比較的軽症であるのに対し，咽頭痛，気管支炎，発熱などの全身症状が強くみられる．しかし，臨床症状と型，種は完全には一致しない症例もある．アデノウイルス結膜炎の症状は患者の年齢やアトピー性皮膚炎などの全身，局所の免疫状態により異なって現れることがあるからである．近年は新型アデノウイルスによるEKCも多く，わが国で結膜炎から最も多くみられているのは54型である．54型による症例では，強い角膜上皮障害（びらん，潰瘍など）（図7）がみられるほかに，急性期経過後の期間に結節状の上皮の隆起を伴う浸潤が遷延し，視力低下を生じる症例など，これまでのアデノウイルス結膜炎ではまれな臨床像がみられる．

アデノウイルス結膜炎の診断に関する検査法には，細胞培養による分離同定法，PCR法を用いたウイルス抗原検査法，そしてイムノクロマト（immunochromatography：IC）法による迅速診断法がある．IC法は簡便ではあるが，感度は70〜80％であり，陽性率はウイルス量ときわめて密接な関係があるとされていた．しかし，近年IC法は従来の結膜拭い液から涙液を検体とする非侵襲的な方法が臨床応用され，また銀増感法などにより感度の向上が進んでいる（図8）．PCR法は，データベース上の各型の遺伝子配列との相同性から型を判別するPCR-sequence法が行われ，さらに系統解析まで行うバイオインフォマティクスも研究領域で行われている．

II 鑑別の要点

臨床的に鑑別の対象となる感染性の急性濾胞性結膜炎を呈するものに，クラミジア結膜炎と単純ヘルペスウイルス結膜炎がある．前者は片眼性で，2週間以上続く亜急性濾胞性結膜炎を呈し，尿道炎，子宮頸部炎などの病歴を有することが特徴である．また，単純ヘルペスウイルス結膜炎は特徴的な皮疹がみられなければ，アデノウイルス結膜炎との臨床的な鑑別は困難である．細菌性結膜炎も臨床所見だけでは鑑別することは容易では

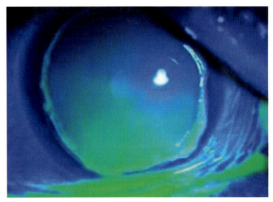

[図7] 新型アデノウイルス結膜炎の角膜上皮全剝離
アデノウイルス54型による症例で，レーザー角膜内切削形成術（LASIK）既往眼の経過中に出現した．

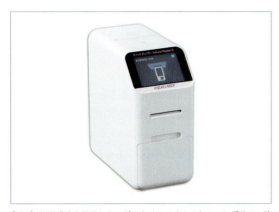

[図8] 銀増感法を併用したアデノウイルスイムノクロマトグラフィ法の専用測定器（クイックチェイサー® Immuno Reader II）
内部で銀増幅反応を行い，15分間で自動測定をする．右手前の扉を開けるとテストカートリッジ挿入部がある．（ミズホメディー社より提供）

なく，片眼性や耳前リンパ節腫脹がみられにくいことなどから鑑別を行うことになる（表2）．

III 治療

アデノウイルスに対する特異的な抗微生物薬はなく，発症初期は，重複感染予防の目的で抗菌薬点眼で経過を観察し，広範な点状表層角膜症，結膜偽膜合併例にはステロイド点眼薬を投与する．ただし，初期の角膜病変から単純ヘルペスウイルス角膜炎をアデノウイルス結膜炎と見誤ることがあり，ステロイド点眼薬は慎重に用いる必要がある．最近，ポリビニルアルコール・ヨウ素製剤のPA・ヨードを4倍希釈してOTC医薬品化したサンヨード®が発売された．殺菌消毒用点眼薬で

[表2] 感染性結膜炎の鑑別

	アデノウイルス結膜炎	単純ヘルペスウイルス結膜炎	クラミジア結膜炎	細菌性結膜炎	急性出血性結膜炎
眼脂	漿液性,線維素性	漿液性,線維素性	粘液膿性	膿性	漿液性,線維素性
結膜濾胞	○	○	◎（慢性期以降）	△	○
結膜乳頭	×（急性経過のため）	×（急性経過のため）	○	○	×（急性経過のため）
結膜下出血	◎	○	○	×（細胞外で生存）	◎
耳前リンパ節腫脹	◎	△	○	×	◎
多発性角膜上皮下浸潤	◎	○	×	×	○
偽膜	○	×	×	×（淋菌のみ◎）	○
家族内感染	○	×	○（セックスパートナー）	×	○

◎, ○, △の順に頻度が低くなる．×はまれであることを示す．

はあるが，アデノウイルスへの有効性もあると考えられ，抗ウイルス薬がない状況の臨床の隙間を埋める役割を担えるかもしれない．

IV 患者への対応

一般的には自然に軽快することが多いが，多発性角膜上皮下浸潤を残し，羞明が長期間残ることもある．このような場合にはステロイド点眼薬を使用するが，離脱は困難である．「感染症の予防及び感染症の患者に対する医療に関する法律」（以下 感染症法）では5類感染症で，学校感染症にも指定されており，登校・通勤は基本的に治癒して感染力がなくなるまで控えるべきである．

ガイドライン
アデノウイルス結膜炎院内感染対策ガイドライン

(https://www.nichigan.or.jp/member/journal/guideline/detail.html?itemid=283&dispmid=909)

急性出血性結膜炎

I 疾患の特徴

急性出血性結膜炎（acute hemorrhagic conjunctivitis：AHC）の病原ウイルスは，エンテロウイルス70（enterovirus 70：EV70）と，コクサッキーウイルスA24変異株（coxsackievirus A24 variant：CA24v）である．AHCは家族内感染も多く，感染率の高い接触感染疾患である．潜伏期は約1日で，急激に発症する．両眼性となることが

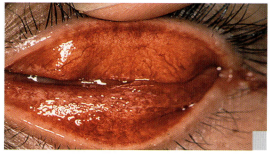

[図9] 結膜出血が不明確な症例
眼瞼結膜の充血のなかに点状の出血点が散在している症例．

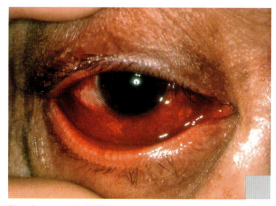

[図10] 急性出血性結膜炎
眼球結膜にびまん性に広がる結膜下出血がみられる．

多い．耳前リンパ節が腫脹することもある．眼球結膜出血は点状や斑状，広範なものまでさまざまで（図9），発症後3～5日で広がりをもった形になることが多い（図10）．検査法は，EV70が現在通常の培養細胞で分離できないため，EV70とCA24vを同時に検出できるreverse transcription-PCR（RT-PCR）法で行われる．

II　鑑別の要点

アデノウイルス11型をはじめとするアデノウイルスB種による結膜炎は，臨床的にAHCと診断されることもあり，尿中から分離される急性出血性膀胱炎の病因ウイルスでもある．

III　治療

特異的な治療薬として確立されたものはなく，流行性角結膜炎に準じて重複感染予防の目的で抗菌薬点眼を行うが，数日で臨床症状は改善するので不要な場合も少なくない．

IV　患者への対応

一般的には自然に軽快し，多発性角膜上皮下浸潤を残すこともまれである．感染症法で5類感染症，学校感染症にも指定されており，登校・通勤は治癒して感染力がなくなるまで控える．

（内尾英一）

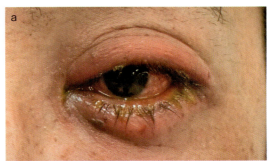
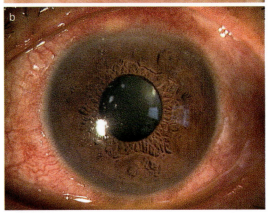

［図11］眼瞼炎を伴うヘルペス結膜炎（単純ヘルペスウイルス1型）
a：眼瞼ヘルペスを認める．b：眼球結膜に強い充血を認める．

ヘルペス結膜炎

I　疾患の特徴

ヘルペス結膜炎（herpetic conjunctivitis）は，ヘルペスウイルス感染による結膜炎の総称である．単純ヘルペスウイルスあるいは水痘帯状疱疹ウイルスが原因である．単純ヘルペスウイルスは1型のことが多いが，2型も関与する場合がある．眼部帯状ヘルペスの場合は，ヘルペス結膜炎はほぼ必発であり，本疾患が増加傾向である点に注意が必要である．同様に，単純ヘルペスウイルスの場合も視診で皮疹の有無を確認する．患者背景として，アトピー性皮膚炎の有無を確認することも大切である．また，新生児や乳幼児にもヘルペスウイルスの初感染として認めることがあり，その場合は歯肉口内炎を伴い，耳前リンパ節腫脹を呈する．

眼科所見は急性濾胞性結膜炎であり，充血，流涙，眼脂などの自覚症状を示す（図11，12）．ヘルペス結膜炎では，角膜炎やぶどう膜炎などの失明に至る病態をきたす可能性があることに注意を払う．さらに，ヘルペスウイルスは神経指向性であるため，眼窩先端部症候群を含め中枢神経系への影響も考える必要がある．

診断はヘルペスウイルスの検出となる．単純ヘルペスウイルスの場合は，免疫クロマトグラフィ法（チェックメイト®ヘルペス アイ）が簡便であるが，単純ヘルペスウイルス角膜炎が適応となることに注意を払う．PCRが比較的容易に行うことができるようになったが，単純ヘルペスウイルスのshedding現象の可能性を考慮する必要がある．水痘帯状疱疹ウイルスの場合は，眼部帯状ヘルペスを認めると診断は確定できる．

II　鑑別の要点

結膜充血をきたす疾患が鑑別の対象となる．その際に，充血の評価が重要となる．表層か深層か，毛様充血を伴うかどうかを評価することによ

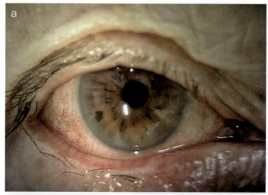
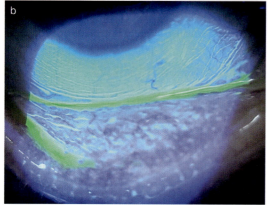

[図12] ヘルペス結膜炎（単純ヘルペスウイルス1型）
a：眼球結膜に中等度の充血を認める．b：下眼瞼結膜に濾胞を認める．

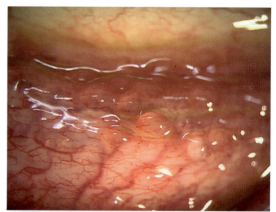
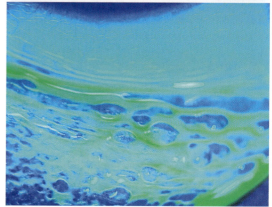

[図13] クラミジア結膜炎
下眼瞼円蓋部に巨大濾胞を認める．

り，炎症の波及の程度が類推できる．眼球結膜充血が中心か，眼瞼結膜充血が中心か，あるいは両者を均等に認めるかを評価する．さらに眼脂の有無と性状を確認する．疾患としては，流行性角結膜炎との鑑別が最も重要となる．

III 治療

眼局所治療はアシクロビル眼軟膏となる．眼瞼炎を伴う場合はバラシクロビル内服も考慮する．

IV 患者への対応

ヘルペス角膜炎を合併する可能性を伝える．特に流行性角結膜炎の合併を想定し，ステロイド点眼薬を処方する場合には，ヘルペスウイルス感染の悪化を認める可能性が高いことを伝える．初感染，特に小児の場合には全身症状を伴うこともあり，小児科への紹介が必要となる場合があることを伝える．

クラミジア結膜炎

I 疾患の特徴

Chlamydia trachomatis による結膜炎を，クラミジア結膜炎（chlamydial conjunctivitis）と総称する．最近では新規発症例をみることはないが，超高齢の角膜混濁を認める患者にトラコーマ（*Chlamydia* による眼感染症）症例がまれに存在する．現状のクラミジア結膜炎とは，性感染症（sexually transmitted infection：STI）による封入体結膜炎である．乳幼児は産道で感染する．粘液膿性眼脂，急性濾胞性結膜炎，耳前リンパ節腫脹などを認め，抗菌薬点眼，ステロイド薬点眼で治療されているが，遷延する結膜炎はクラミジア結膜炎を疑う．典型例では数珠状，堤防状の巨大濾胞を下眼瞼円蓋部に認める（図13）．

結膜擦過物の Giemsa 染色で多形核優位の白血球，結膜上皮細胞内の封入体（Halberstädter-Prowazek 小体）を認めることがある．保険適用外となるが PCR 検査は簡便かつ有用である．

II 鑑別の要点

濾胞を形成する結膜炎，すなわちアレルギー性結膜疾患やウイルス性結膜炎が鑑別対象となる．小濾胞の場合はアレルギーやウイルス感染を考え，巨大濾胞の場合はクラミジア結膜炎を考える．経過の長さ，治療への抵抗性なども鑑別の手がかりとなる．

III 治療

眼局所治療は抗菌薬（レボフロキサシン点眼薬，トスフロキサシン点眼薬，オフロキサシン眼軟膏，エリスロマイシン・コリスチン眼軟膏）の頻回投与となる．アジスロマイシン内服，クラリスロマイシン内服の処方が必要な場合もある．病原体のライフサイクルを考えると，局所治療では 6〜8 週間は治療継続が必要である．

IV 患者への対応

STI であり，パートナーにも治療が必要となる．乳幼児・小児では小児科との連携を要する．

ガイドライン　ウイルス性結膜炎ガイドライン
（https://www.nichigan.or.jp/member/journal/guideline/detail.html?itemid=277&dispmid=909）

（福島敦樹）

②非感染性結膜炎

アレルギー性結膜炎

I 疾患の特徴

アレルギー性結膜炎（allergic conjunctivitis：AC）とは，結膜を病変の主座とする I 型アレルギー反応が関与する炎症で，何らかの自他覚症状を有するものをいう．季節性アレルギー性結膜炎（seasonal allergic conjunctivitis：SAC）と，通年性アレルギー性結膜炎（perennial allergic conjunctivitis：PAC）に分類される．自覚症状としては痒み，充血，流涙，異物感，眼脂などがみられ，特に「眼の痒み」はほとんどの患者が訴え QOL を低下させている．他覚所見としては充血，浮腫，濾胞，乳頭があり（図 14），濾胞はリンパ球の集積，乳頭は新生血管であり，慢性化した PAC に多く認める．近年のわが国の疫学調査によると，国民の約 45% が何らかのアレルギー性結膜疾患に罹患しており，うち約 33% が SAC，約 15% が PAC であった．SAC で最も多い原因抗原はスギ，ヒノキの花粉で，それ以外の原因抗原としてはオオアワガエリ，ヨモギ，ブタクサ，シラカンバ，ハンノキなどの花粉が多い．PAC

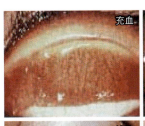 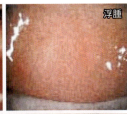
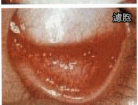 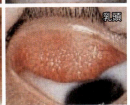

[図 14] アレルギー性結膜炎（AC）
結膜の充血・浮腫・濾胞・乳頭を認める．

[表3] 感染性結膜炎とアレルギー性結膜炎（AC）の鑑別点

	感染性結膜炎			アレルギー性結膜炎	
	細菌性	ウイルス性	クラミジア	季節性	通年性
充血・浮腫	(++)	(++)	(+)	(+)	(+)
濾胞	(+)	(++)	(+++)	(++)	(++)
乳頭（微小乳頭）	(+)		(+)	(+)	(++)
眼脂	粘性/好中球	漿液性/リンパ球	粘性/リンパ球，好中球	粘性/好酸球	粘性/好酸球
痒み	(+)	(+)	(+)	(+++)	(+++)
異物感	(++)	(++)	(++)	(++)	(++)
既往歴	(−)	(−)	(−)	(+)	(+)
検査	細菌培養検査	アデノウイルス検出キット 耳前リンパ節腫脹 発熱・咽頭痛	クラミジア検出キット（PCR, 蛍光免疫染色）	涙液中IgE定性検査 血中抗原特異的IgE定量検査	涙液中IgE定性検査 血中抗原特異的IgE定量検査
発症	急性	急性	慢性	急性	慢性
季節性	(−)	(+)	(−)	(++)	(−)

の原因抗原はダニ，ハウスダスト，ガや，マラセチアなどの真菌が多い．年少者から老年まですべての年齢層で認め，学業や仕事の効率，睡眠などに大きな影響を与え，その社会的・経済的損失の大きさより国民福祉の大きな問題になっている．

II　鑑別の要点

　感染性結膜炎（細菌，ウイルス，クラミジア）との鑑別が重要である（表3）．確定診断は結膜擦過物からの好酸球検出であるが，SAC・PACともその陽性率は約20〜30％と低い．涙液中の総IgE定性検査（アレルウォッチ®）では約60％，血清抗原特異的IgE定量検査でも約60％程度である．近年は，抗原の全身感作を認めず結膜局所でIgEが産生されてアレルギー反応が生じるlocal allergic conjunctivitisの存在が明らかになった．そのため，確定診断は患者の自他覚症状，既往歴，各種検査結果より総合的に行う．

III　治療

　抗アレルギー薬点眼液による治療が主になる．抗アレルギー薬点眼液には肥満細胞膜安定化薬とヒスタミンH$_1$受容体拮抗薬があり，後者の方が痒みに対し即効性がある．抗アレルギー薬点眼液にはそれぞれ特徴があるが，防腐剤である塩化ベンザルコニウム benzalkonium chloride（BAC）の有無やpHなどが異なる（表4）．コンタクトレ

[表4] 抗アレルギー薬点眼液の作用・pH・塩化ベンザルコニウム（BAC）の有無

	一般名	製剤名
肥満細胞膜安定化薬	ペミロラスト	ペミラストン®点眼液0.1%（アルカリ性） アレギサール®点眼液0.1%（アルカリ性）
	アシタザノラスト	ゼペリン®点眼液0.1%（酸性）
	イブジラスト	ケタス®点眼液0.01%（酸性）
	トラニラスト	トラメラス®点眼液0.5%（中性） リザベン®点眼液0.5%（中性）
ヒスタミンH$_1$受容体拮抗薬	レボカバスチン	リボスチン®点眼液0.025%（中性）
	ケトチフェン	ザジテン®点眼液0.05%（酸性）
	オロパタジン	パタノール®点眼液0.1%（中性）
	エピナスチン	アレジオン®点眼液0.05%（中性） アレジオン®LX点眼液0.1%（中性）
BACフリーの点眼液	エピナスチン	アレジオン®点眼液0.05%（中性） アレジオン®LX点眼液0.1%（中性）
	クロモグリク酸	クロモグリク酸Na・PF点眼液2%（後発医薬品）（酸性）
	トラニラスト	トラメラス®PF点眼液0.5%（中性）
	ケトチフェン	ケトチフェンPF点眼液0.05%（後発医薬品）（酸性）
	アシタザノラスト	ゼペリン®点眼液0.1%（酸性）

ンズ装用時，小児，多剤点眼薬使用者（緑内障患者など），BACアレルギー，重症ドライアイ患者には，BACフリーの点眼液を選択すべきである．また，小児に処方するときは，しみることのない中性の点眼液がよい．アンケート調査によると，花粉性結膜炎患者の抗アレルギー薬点眼液に対する満足度は低い．より強力で即効性・持続性がある点眼液が求められている．重症例には低力価ス

テロイド薬点眼液（0.1%フルオロメトロン）を併用する．また，ヒスタミン H_1 受容体拮抗薬と肥満細胞膜安定化薬の2種の抗アレルギー薬点眼液を併用するのも効果的である（地域によっては保険で併用できないことがあり注意が必要である）．予防としては，ウェブサイトでの花粉飛散状況の把握や花粉防御メガネ，マスク，帰宅時の洗顔・洗眼が有効である．近年，スギ花粉・ダニによる季節性・通年性アレルギー性鼻炎に対し舌下免疫療法が普及しはじめている．舌下免疫療法は鼻症状のみでなく眼症状（痒み，流涙）にも効果があり，眼科領域においても今後の普及が期待される．

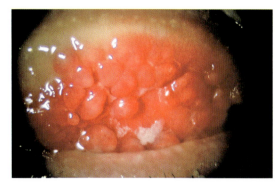

[図15] アトピー性角結膜炎（AKC）（急性増悪期）
上眼瞼結膜に春季カタル様の巨大乳頭を認める．

アトピー性角結膜炎

I 疾患の特徴

アトピー性角結膜炎（atopic keratoconjunctivitis：AKC）は，アトピー性皮膚炎（atopic dermatitis：AD）に合併するアレルギー性結膜炎である．急性増悪期には上眼瞼結膜に春季カタル様の巨大乳頭を呈し（図15），春季カタルで認める角膜上皮障害を発症する．（4-2)-②-「春季カタル」参照）．慢性期には，結膜上皮細胞の扁平上皮化生，結膜線維芽細胞の増殖，杯細胞の減少・消失がみられ，線維化を認める（図16）．また，角膜輪部機能不全により血管侵入が生じ，角膜混濁を呈する（図17）．慢性期の結膜組織にはコラーゲン，ラミニン以外にペリオスチン，テネイシンなどの機能性細胞外マトリックスが増加しており，アレルギー反応の慢性化に寄与している．杯細胞の減少によりドライアイ類似の病態が生じ，涙液量，涙液層破壊時間（break-up time：BUT）の低下を認める．急性期と慢性期は双方に移行可能で，ADの増悪とともに成人以降も長期にわたり増悪・寛解を繰り返す．また，多くの症例でADによるアトピー性眼瞼炎を合併する．眼瞼炎・角結膜炎の痒みにより，患者は長期にわたり眼をこすり，叩打する．そのような眼搔破・叩打行動により，円錐角膜，白内障，網膜剝離などのアトピー眼症が生じると考えられている．

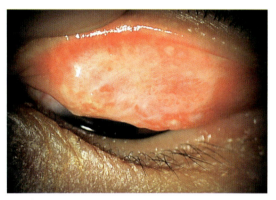

[図16] アトピー性角結膜炎（AKC）（慢性期）
結膜組織の線維化を認める．

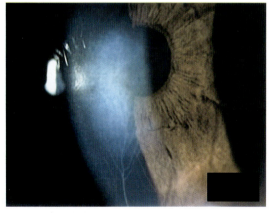

[図17] アトピー性角結膜炎（AKC）の角膜への新生血管・混濁
角膜輪部からの血管侵入および混濁を認める．

II 鑑別の要点

上眼瞼結膜に巨大乳頭を呈する急性増悪期は，春季カタル，巨大乳頭性結膜炎との鑑別が必要である．慢性期は，結膜組織の線維化，角膜血管侵入，角膜混濁を生じる眼類天疱瘡，Stevens-Johnson症候群の慢性期との鑑別が必要である．

III 治療

急性増悪期では，重症春季カタルの治療と同様に，高力価ステロイド薬点眼液（0.1％ベタメタゾン（リンデロン®））、0.1％タクロリムス点眼液（タリムス®）を使用する．小児やステロイドレスポンダーの場合は，後者を第一選択にする．慢性期の治療については確立されたものはなく，抗アレルギー薬点眼液，低力価ステロイド薬点眼液（0.1％フルオロメトロン（フルメトロン®））、ドライアイ点眼液の併用が推奨される．アトピー性眼瞼炎を合併している症例では，眼瞼炎と結膜炎の治療を同時に施行することが相互に効果的である．ヘルペス角膜炎合併時には，ステロイド薬点眼液または免疫抑制薬点眼液を一時中止し，アシクロビル眼軟膏（ゾビラックス®）で治療する．ヘルペスウイルスが消失するまでは一時的にステロイド薬の内服を行うこともある．アトピー眼症の予防のため，執拗に眼をこするのは控えるよう指導し，皮膚科医との連携をとる．

1 アトピー性皮膚炎の新規治療薬

近年，インターロイキン（interleukin：IL）-4/IL-13を標的とした抗体製剤（デュピルマブ，トラロキヌマブ）が，AD，喘息，好酸球性副鼻腔炎などの治療に使用され，奏効している．しかし，上記抗体製剤をAD患者に使用したときに，AKCの増悪とは異なる新たな結膜炎が高頻度（約30％）に発症する．その明確な発症メカニズムについては不明であるが，杯細胞の減少，Th2細胞反応抑制によるTh1細胞反応の増強などが推察されている．軽〜中等症例が多く，抗アレルギー薬点眼液，低力価ステロイド薬点眼液，ドライアイ点眼液の併用で治癒することが多い．今後患者数の増加が危惧され，注意が必要である．

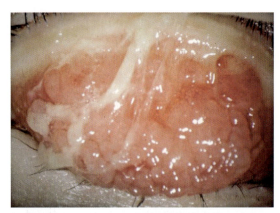

[図18] 春季カタル（VKC）による上眼瞼結膜の巨大乳頭
上眼瞼結膜に生じた巨大乳頭（直径≧1.0mm）．乳頭の白色混濁や粘性眼脂は好酸球浸潤を示し，活動性の指標である．

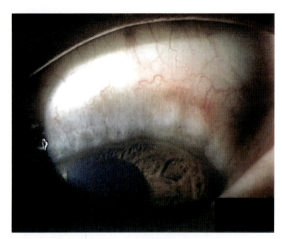

[図19] 春季カタル（VKC）による角膜輪部のTrantas斑
輪部型VKC．角膜輪部の充血とTrantas斑を認める．

春季カタル

I 疾患の特徴

春季カタル（vernal keratoconjunctivitis：VKC）は，上眼瞼結膜に巨大乳頭，角膜輪部の充血，肥厚，Trantas斑を認める重症アレルギー性結膜炎である（図18，19）．眼瞼型，輪部型，混合型に分類される．年少の男児に多く，成長とともに寛解し，成人になる頃には完治することが多い．しかし，アトピー性皮膚炎をはじめとする他のアレルギー疾患を併発している症例では，成人以降も遷延化することがある．巨大乳頭組織には多数の好

酸球浸潤，肥満細胞の増生が認められる．好酸球より放出される強塩基性細胞傷害性蛋白である major basic protein（MBP），eosinophil cationic protein（ECP）や，肥満細胞の脱顆粒によって放出されるキマーゼなどが角結膜上皮障害を惹起する．VKC に合併する角膜病変には，落屑様角膜上皮症，遷延性上皮欠損，シールド潰瘍，角膜プラークなどがある．シールド潰瘍は，角膜上皮欠損部に角結膜組織・好酸球などの細胞残渣が堆積したもので，堆積が進めば角膜プラークになる（図 20）．寛解・増悪を繰り返し，重症度にも左右差がある．ステロイド薬点眼液，免疫抑制薬点眼液が著効するが，抵抗症例も存在する．ステロイド抵抗性メカニズムには，病態に自然型アレルギー反応に関わる主なサイトカイン・細胞である IL-33，2 型自然リンパ球（group 2 innate lymphoid cell：ILC2）の関与が想定されている．

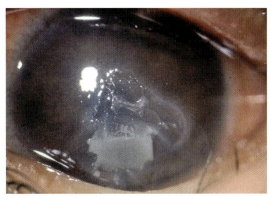

[図 20] 春季カタル（VKC）の角膜シールド潰瘍，角膜プラーク
角膜上皮欠損部に角結膜組織・好酸球の細胞残渣が堆積して生じる．組織学的には Bowman 層上に残渣が堆積している．

II 鑑別の要点

上眼瞼に巨大乳頭を呈するアトピー性角結膜炎の急性増悪期や，コンタクトレンズ（contact lens：CL）装用による巨大乳頭結膜炎との鑑別が重要である．前者との鑑別では中等症〜重症のアトピー性皮膚炎（特に顔面）の有無，後者との鑑別では CL 装用歴がポイントになる．一般に診断は容易であるが，輪部型と自己免疫性・感染性角膜輪部炎，角膜輪部近傍の強膜炎，角膜フリクテンとの鑑別に迷うことがある．Trantas 斑の有無が診断の決め手となる．

III 治療

中等症〜重症例では，高力価ステロイド薬点眼液（0.1％ベタメタゾン（リンデロン®））や免疫抑制薬点眼液を使用する．小児症例では，高力価ステロイド薬点眼液で眼圧上昇が惹起されるので，免疫抑制薬点眼液が第一選択になる．免疫抑制薬点眼液には，0.1％タクロリムス点眼液（タリムス®）と，0.1％シクロスポリン点眼液（パピロック®ミニ）がある．効果はタクロリムス点眼液の方が数倍強いため，重症 VKC に対しても単剤で奏効する．シクロスポリン点眼液はステロイド薬点眼液と併用し，寛解後にステロイド薬点眼液からの離脱のために使用する．高力価ステロイド薬点眼液からの急な切り替えはしない．軽症例では，抗アレルギー薬点眼液と低力価ステロイド薬点眼液（0.1％フルオロメトロン（フルメトロン®））または 0.1％シクロスポリン点眼液を併用する．寛解期には，抗アレルギー薬点眼液のみか，免疫抑制薬点眼液を 2〜3 日間隔で 1 日 1 回程度使用するプロアクティブ療法も発症予防に有効である．ステロイド薬点眼液および免疫抑制薬点眼液使用時には，感染性角膜炎（特にヘルペス角膜炎）の合併に注意が必要である．小児で角膜上皮欠損があり，痛みで開瞼できず点眼治療を行えないときは，一時的にステロイド薬の内服を処方し，上皮欠損改善後に点眼治療に移行する．角膜プラークやシールド潰瘍の除去のための外科的処置は，非活動期や寛解期に施行する．活動期に施行すると除去後の上皮被覆が遅延し，強い痛みや感染を誘発するので注意が必要である．VKC は成人までには寛解することが多いので，活動期に適切な治療を施行することで角膜混濁・不正乱視などの角膜合併症を残さないことが肝要である．

巨大乳頭結膜炎

I 疾患の特徴

巨大乳頭結膜炎（giant papillary conjunctivitis：GPC）とは，上眼瞼結膜とコンタクトレンズ（contact lens：CL），縫合糸の先端，義眼などの異物が接触し，上眼瞼結膜に巨大乳頭を発症したものをいう（図21，22）．一般に，CL装用によって生じる上眼瞼結膜の乳頭結膜炎をcontact lens-induced papillary conjunctivitis（CLPC）と呼び，乳頭径1.0mm以上でGPCとする．明確な発症メカニズムは不明であるが，CLとの接触により結膜上皮細胞からIL-33をはじめとするalarmin分子が放出され，自然型アレルギー反応が惹起されたり，また結膜上皮バリアの脆弱化に伴いCLに付着した抗原が肥満細胞の常在する粘膜固有層に侵入することで，アレルギー反応が生じている可能性がある．

II 鑑別の要点

上眼瞼結膜に巨大乳頭を呈する春季カタル，アトピー性角結膜炎（急性増悪期）との鑑別が必要になる．CLの装用歴や装用中止後に巨大乳頭が消失することにより，確定診断に至る．

III 治療

CL装用を中止し，抗アレルギー薬点眼液や低力価ステロイド薬（0.1％フルオロメトロン）点眼液を処方する．CLを再処方するときは，連続装用CLから頻回交換CLへ変更したり，装用時間の短縮を指導する．

ガイドライン

アレルギー性結膜疾患診療ガイドライン（第3版）
(https://www.nichigan.or.jp/member/journal/guideline/detail.html?itemid=429&dispmid=909)

（海老原伸行）

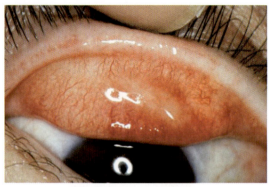

［図21］巨大乳頭結膜炎（GPC）
白内障手術後に縫合糸（10-0マーシリーン®）によって生じた巨大乳頭．

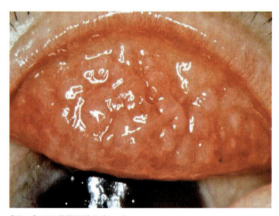

［図22］巨大乳頭結膜炎（GPC）
コンタクトレンズ（CL）によるGPC．

接触眼瞼結膜炎

I 疾患の特徴

接触眼瞼結膜炎（contact blepharoconjunctivitis）は，点眼薬およびその添加物，化粧品，石鹸やシャンプー，つけまつげの接着剤など，多様な起因物質によって引き起こされる眼瞼皮膚の炎症である．急性の眼瞼周囲の発赤および腫脹で発症し，流涙，痒み，灼熱感や痛みを伴う．眼瞼皮膚の肥厚や潰瘍を伴うこともある．また，結膜にも波及した場合は，充血，眼脂の出現をみる．

接触眼瞼結膜炎を含む接触皮膚炎には，アレルギー性接触皮膚炎（allergic contact dermatitis：ACD）（図23，24）と，刺激性接触皮膚炎（irritant contact dermatitis：ICD）のサブタイプがあ

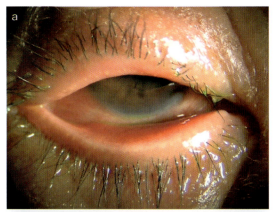
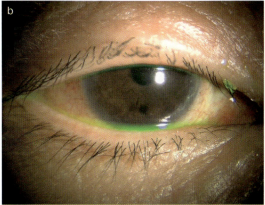

[図23] ピロカルピン点眼薬によるアレルギー性接触眼瞼結膜炎（ACD）
65歳，女性，右眼の緑内障の線維柱帯切開術後．右眼にピロカルピン，両眼にチモロール・ドルゾラミド配合点眼薬（防腐剤フリー）を点眼していた．a：ピロカルピン点眼開始後2週間で右眼にのみ眼瞼腫脹，発赤，結膜充血と強い痒みの出現を認めた．b：ピロカルピン点眼中止後1週間．臨床経過と所見からピロカルピンによるACDを疑い，ピロカルピン点眼を中止したところ，症状・所見の改善を認めた．チモロール・ドルゾラミド配合点眼薬（防腐剤フリー）は継続している．

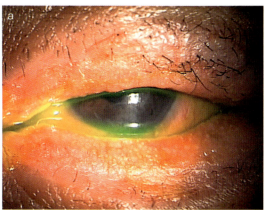
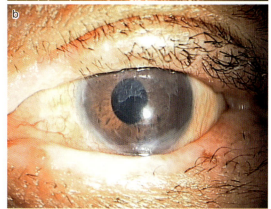

[図24] リパスジル（タフルプロスト）によるアレルギー性接触眼瞼結膜炎（ACD）
58歳，男性，アトピー性皮膚炎患者．左眼の緑内障でタフルプロスト，リパスジル，ブリモニジン点眼を使用していた．a：リパスジル点眼を追加してから約2カ月後に著明な眼瞼の発赤，腫脹，結膜充血と強い痒みの出現を認めた．緑内障点眼薬をすべて中止し，アセタゾラミド内服薬を処方して，皮膚科に点眼薬のパッチテストを依頼したところ，タフルプロストとリパスジルに陽性反応を認めた．b：緑内障点眼薬中止後，眼瞼結膜炎の所見は改善した．臨床的にはリパスジルによるACDが考えられたが，タフルプロスト点眼が原因である可能性も否定できず，また喘息のためβ遮断薬点眼が禁忌で，点眼薬では十分な眼圧下降が得られず，その後線維柱帯切開術を施行した．

る．接触眼瞼結膜炎の有病率は不明であるが，接触皮膚炎の有病率は21.2％程度と報告されている[1]．眼瞼の皮膚炎は40歳以上の女性に多く，20％程度の患者にアトピー素因を認めるとの報告がある．また，眼瞼皮膚炎のなかでACDの頻度は43～53％程度，ICDの頻度は9.8～17.0％とされている[1]．ACDは，ハプテン作用をもつ低分子化合物が皮膚から侵入し，表皮内の蛋白と結合することでアレルゲンとなり，表皮内Langerhans細胞の抗原提示で抗原特異的T細胞の増殖による感作が成立し，そこに再びハプテンが再侵入することで遅延型過敏反応が生じた状態である．一方で，ICDは化合物自体の刺激により皮膚のバリアが傷害されることで，皮膚から炎症性サイトカインの産生が誘導され，炎症が生じた状態である．また，アトピー性皮膚炎患者ではICDが生じやすいとされている．病理学的には，表皮内へのリンパ球浸潤に伴う細胞内および細胞間の浮腫（海綿状態）を認める．

II 鑑別の要点

点眼薬や化粧品の使用歴など，詳細な問診に加えて，皮疹の性状（発赤，痂皮および丘疹の形成，滲出物やびらん形成），局在にも注意する．

慢性化すると苔癬化や過角化を認める症例もある．ACD の場合は，手や爪の状態の確認も診断上有用である．片眼性の症例では，片眼のみに使用している点眼薬に対する反応の可能性を疑う．両眼性の症例では，疑わしい薬剤や化合物の使用を中止し，中止後 4 日以内に症状，所見が改善した場合は，臨床診断の根拠の一つとなりうる．必要に応じて，皮膚科専門医にパッチテストを含めた診断を依頼することも重要である．

Ⅲ　治療

考えられる点眼薬や化合物の中止を試みることが第一である．皮膚保護が必要な場合には，白色ワセリン（プロペト®）の塗布を行う．低濃度のステロイド軟膏（プレドニゾロン眼軟膏など）が有効な症例もあるが，ステロイド軟膏の成分に対する接触皮膚炎もある．また，長期間の使用は避けるべきである

Ⅳ　患者への対応

病態を説明し，ACD の場合は原因となっているアレルゲンの同定，回避を指導する．点眼薬の防腐剤に対する接触皮膚炎が疑われる場合には，防腐剤フリーの点眼薬への変更を行う．パッチテスト陰性など，アレルゲンがはっきりしないACD 症例や ICD 症例では，眼瞼皮膚に対する機械的刺激や熱い湯での洗顔を避けるように指導することも重要である．

文献
1) Warshaw EM, et al：Eyelid dermatitis in patients referred for patch testing：Retrospective analysis of North American Contact Dermatitis Group data, 1994-2016. J Am Acad Dermatol 84：953-964, 2021

（松田　彰）

3）結膜出血

①結膜下出血

Ⅰ　疾患の特徴

結膜下出血（hyposphagma）は，眼球結膜を走行する微小血管が何らかの要因で破綻し，結膜下で出血が広がった状態をいう（図1）．多くの場合は，原因や特別な誘因がなく，生理的な眼球運動や瞬目によって生じるが，鼻をかんだり，嘔吐や重量作業など強く力んだときに起こることもある．繰り返す場合は，結膜弛緩症（図2）や結膜嚢胞によることもある（図3）．また，全身疾患に伴うものも少ないながら存在する．ほとんどの場合は無症候性であり，鏡を見て気づいた，人に指摘されたなどということが多いが，軽度の疼痛を感じることもある．

Ⅱ　鑑別の要点

結膜下出血は細隙灯顕微鏡検査で容易に診断できるが，結膜嚢胞やリンパ管拡張症の合併を見逃さないようにする．いきみ・力みによる場合は，眼底出血を併発していることがまれにあるため，結膜下出血といえども眼底もよく観察することが肝要である．既往等に合わない打撲が併発している場合は，虐待などの事件性があることもあるため，問診は丁寧に行う．

Ⅲ　治療

出血そのものは自然消退するため，特に治療を要しない．眼球結膜に全周性に広がっていても，重力により次第に下方に移動しながら吸収され消退する（図4）．丈が高く血腫を形成している場合は，隣接する角膜に凹窩（delle）を形成することがあるため，穿刺排出してもよい．

Ⅳ　患者への対応

多くの場合，患者は「目から出血した」と驚いて受診する．結膜下出血自体は治療が不要であり，自然消退することをよく説明する．高血圧や

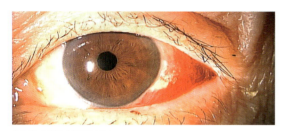

[図1] 典型的な結膜下出血

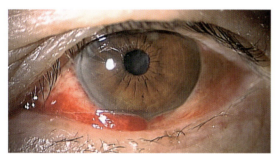

[図2] 結膜弛緩症の弛緩結膜下に貯留がみられた結膜下出血

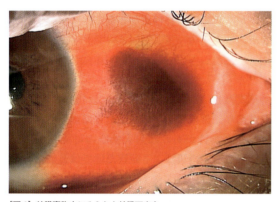

[図3] 結膜嚢胞内にみられた結膜下出血

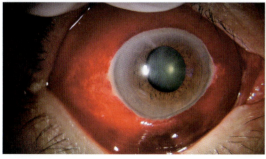

[図4] 全周性の結膜下出血

循環器系などの基礎疾患があれば，引き続き治療を継続するように指示する．

（田　聖花）

4）結膜浮腫

①結膜浮腫

I 疾患の特徴

　結膜は血管やリンパ組織が豊富であり，結膜自体の炎症や周囲からの炎症波及，血管からの漏出などにより，結膜浮腫（conjunctival chemosis）が生じる（**表1，図1**）．眼瞼結膜は結膜下組織が密で瞼板との癒着が強いのに対して，眼球結膜は結膜下組織が疎であるため，結膜浮腫は眼球結膜に生じやすい．結膜浮腫は炎症によるものと非炎症性のものに大別され，眼疾患以外の全身疾患によるものも多い．全身疾患による非炎症性の結膜浮腫は，心不全や腎機能低下による溢水や低蛋白血症による漏出性など，全身状態が低下した患者に多い．

II 鑑別の要点

　細隙灯顕微鏡によって浮腫状の結膜が観察され，鑑別は容易である．強いていえば，結膜が隆起するその他の疾患として結膜腫瘍，瞼裂斑，翼状片などが鑑別に挙げられるが，いずれも充実性

[表1] 結膜浮腫の原因

1. 結膜疾患
    1) 結膜炎：感染，アレルギー，点眼薬
    2) 結膜腫瘍：リンパ増殖性疾患
    3) 外傷：異物，動植物毒素，機械的・化学的刺激，手術
2. 周囲組織の炎症
    1) 眼瞼：麦粒腫，眼瞼膿瘍，アトピー性皮膚炎
    2) 角膜：角膜炎，角膜潰瘍
    3) 強膜：強膜炎
    4) 涙腺・涙道：涙腺炎，涙腺腫瘍，涙嚢炎
    5) 眼窩：眼窩蜂巣炎，眼窩膿瘍
    6) 眼球：全眼球炎，眼内炎
    7) その他：眼筋炎，副鼻腔炎など
3. 眼窩内圧亢進：眼窩腫瘍，球後出血
4. 眼静脈系の循環障害：頸動脈海綿静脈洞瘻，海綿静脈洞血栓症
5. 全身疾患
    1) 心原性：うっ血性心不全
    2) 腎性：急性腎炎，腎機能低下，ネフローゼ症候群
    3) 肝性：肝硬変
    4) 栄養性：低蛋白血症
    5) 内分泌性：甲状腺疾患，Cushing症候群
    6) アレルギー性：Quincke浮腫（血管性浮腫）
    7) その他：Stevens-Johnson症候群など

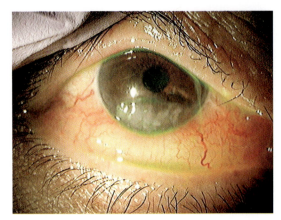

[図1] 結膜浮腫
全身状態の低下した患者にみられた結膜浮腫.

かつ限局性である．高齢者では結膜弛緩症と併存していることもある．

III 治療

結膜浮腫そのものは治療の対象ではなく，結膜浮腫の原因を探索し，それに応じて治療を検討していく．アレルギーに伴う結膜浮腫では，抗ヒスタミン薬，副腎皮質ステロイド薬の点眼を処方し，Quincke 浮腫など症状が強い場合は抗ヒスタミン薬の内服も併用する．溢水や漏出性など，炎症を伴わない全身疾患による結膜浮腫では，眼科的治療よりも基礎疾患の管理の方が大切である．基礎疾患による結膜浮腫と考えられれば，必要に応じてかかりつけの内科医などへ報告し治療を相談する．基礎疾患がなければ血液検査などを行って原因を探索する．

IV 患者への対応

既往歴やアレルギーなどを問診し，眼所見や自覚症状，発症の契機などと併せて結膜浮腫の原因を探索する．考えられる結膜浮腫の原因を説明し，検査や治療を進めていく．

②結膜リンパ管拡張症

I 疾患の特徴

結膜リンパ管拡張症（conjunctival lymphangiectasia）は，数珠状の外見を示す局所的な結膜のリンパ管拡張であり（図2），一塊のものはリンパ囊胞と呼ばれる．病理組織学的には，拡張したリンパ管は1層の内皮細胞からなり，その内部にリンパが貯留している．特発性のものと，眼窩内病変に続発したリンパの滞留が原因のものがある．リンパは黄色調のことが多いが，流入した血液がみられることもある．結膜リンパ管拡張症は結膜の加齢性変化と考えられており，結膜弛緩症との関係も深いとされる．自覚症状はないことも多いが，異物感や整容面などを主訴に受診することがある．

II 鑑別の要点

結膜囊胞には，封入囊胞，リンパ囊胞，貯留囊胞があり，封入囊胞の頻度が最も高い．結膜下で囊胞に可動性があれば封入囊胞の可能性が高いが，細隙灯顕微鏡による観察だけでは鑑別が難しいこともある．前眼部 OCT では，リンパ囊胞は

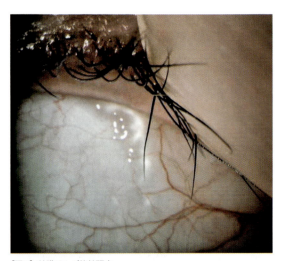

[図2] 結膜リンパ管拡張症
透明で数珠状の外見を呈する．

囊胞内が低反射であるのに対して，封入囊胞では貯留物に相当する顆粒状の高反射を囊胞内に認め，囊胞壁の輪郭を追うことができる．

III 治療

症状がなければ加療は必要とせず，経過観察でよい．異物感があれば点眼加療を行い，症状が強ければ外科的に切除を行う．穿刺のみでは再発することが多い．

IV 患者への対応

特に心配する必要はなく，異物感が強ければ加療していく旨を説明する．

③眼窩脂肪ヘルニア

I 疾患の特徴

眼窩脂肪ヘルニア（orbital fat prolapse）は，眼窩の脂肪組織がヘルニア門から結膜下へ脱出した状態である（図3）．多くの場合は耳側上方眼球結膜下の黄色腫瘤としてみられ，高齢の肥満男性に多く，両側性のことも多い．整容面や異物感を主訴に受診することが多く，軟らかく可動性があり，眼位やいきみによって脱出が強くなることもある．

II 鑑別の要点

細隙灯顕微鏡検査で結膜下に脂肪組織が透見できるため，鑑別は難しくない．皮様脂肪腫（デルモリポーマ）（図4）は，脂肪組織を多く含む場合

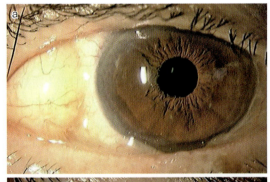

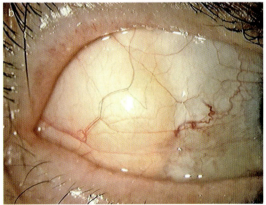

[図3] 眼窩脂肪ヘルニア
結膜下に軟らかく可動性のある黄色腫瘤を認める．

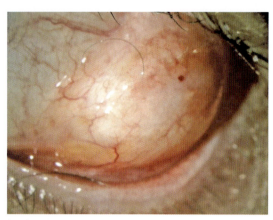

[図4] 皮様脂肪腫
可動性に乏しく，表面に毛髪を認める．

には類似していることもあるが，眼窩脂肪ヘルニアよりも白色で可動性が乏しく，表面に毛髪を認めることがある．

III 治療

整容面や異物感を気にしていなければ，経過観察でよい．気にしているようであれば手術で脱出脂肪組織を切除する．麻酔はアドレナリン添加リドカインの結膜下注射などで行う．切開は脱出脂肪組織の直上で角膜輪部から離れた部分で行う．結膜およびTenon嚢を切開すると脱出脂肪組織に到達するため，脱出脂肪組織の周囲組織を剝離して切除する．脂肪組織を牽引すると後方からさらに脱出してくるので，術中に牽引しないよう留意する．術後の再発頻度は高くなく，脂肪組織を深追いして切除する必要はない．あくまで整容面や異物感に対しての手術であり，過剰侵襲となることは避けるべきである．

IV 患者への対応

整容面や異物感が気になっていないのであれば，経過観察で特に問題ないことを説明する．整容面や異物感が気になり手術を希望する場合には，まれではあるが球後出血，眼球運動障害，眼球陥凹などの合併症のリスクについても説明しておく．

（宇都宮嗣了）

5）結膜腫瘍

①良性腫瘍

乳頭腫

I 疾患の特徴

乳頭腫（papilloma）は，鼻腔や膀胱などの粘膜に発生する隆起性（ポリープ状，有茎性）の良性上皮系腫瘍である．眼科領域では結膜に発生する（図1）．結膜腫瘍のなかでは結膜母斑とともに頻度が高い．眼球結膜，眼瞼結膜，涙丘，半月ひだ，輪部など，結膜のあらゆる部位に生じる．若年者から高齢者まであらゆる年代に生じるが，20～30歳代の若年層に多く，男性に多い．点眼麻酔後に綿棒で触診すると，腫瘍の発生部位や範囲がわかる（図2）．通常は単発性であるが，多発することもある（図3）．

乳頭腫の発生には，ヒトパピローマウイルス（human papillomavirus：HPV）の結膜上皮細胞への感染の関与が考えられている．病理組織学的には，上皮は肥厚して乳頭状に入り組んでおり，間質はfibrovascular coreと呼ばれる血管の芯からなっている．通常は外方向性に増殖するが，まれに内方向性に増殖し，inverted papillomaと呼ばれる．

II 鑑別の要点

結膜にカリフラワー状の赤い有茎性腫瘍をみたら，まずは乳頭腫を考える．しかし，輪部に乳頭腫様の病変が生じると，眼表面扁平上皮新生物（ocular surface squamous neoplasia：OSSN）（異形成，上皮内癌，扁平上皮癌）などとの鑑別が難しい．切除した腫瘍は必ず病理検査に提出する．

III 治療

完全な切除が必要であり，正常結膜との境界を切除する．腫瘍細胞を播種させないために，できるだけ腫瘍に触れないように切除する（no touch method）．出血が多いことがあるため，バクレン

①良性腫瘍

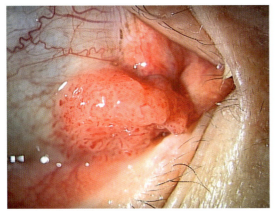

[図1] 乳頭腫
52歳，男性．カリフラワー状の構造に赤い血管の芯が見える．

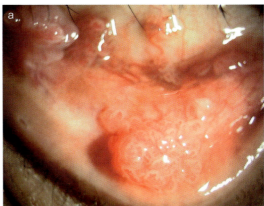

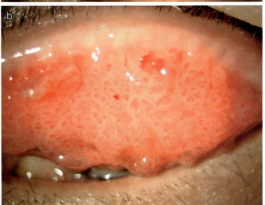

[図3] 多発する乳頭腫
32歳，男性．下眼瞼結膜や眼球結膜(a)，上眼瞼結膜(b)に乳頭腫が多発している．

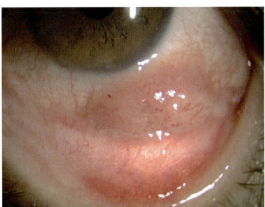

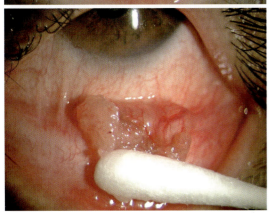

[図2] 有茎性の乳頭腫
37歳，男性．綿棒で触診すると腫瘍の発生部位や範囲がわかる．この症例ではきのこ状に突出し，根元がくびれている．

やバイポーラを用意しておく．涙丘に発生した場合は，内眼角の皮膚が手術を妨げ，取り残しの原因となるので，丸針の4-0絹糸などで皮膚を牽引

し，術野を広げる．

完全に切除したと思っても，再発することがある（図4）．再発した場合には，正常結膜への侵襲を最低限に抑えて再手術を行う．保険適用外であるが，マイトマイシンCやインターフェロン(interferon：IFN) αの点眼治療を行うことがある．マイトマイシンCは抗がん薬であり，点眼薬の副作用として眼瞼結膜炎，角膜上皮障害，角膜輪部機能不全，眼痛などがある．IFN-αの点眼治療は副作用が少なくてよいが，近年IFN製剤は販売中止となっている．

Ⅳ 患者への対応

小さいものは経過観察でもよいが，悪性の可能性が完全に否定できないため，原則的には切除して病理検査を行う．術後再発の可能性について術

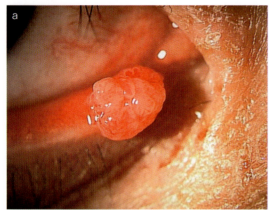
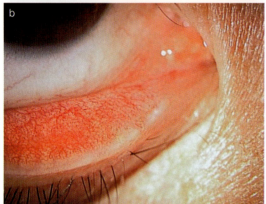
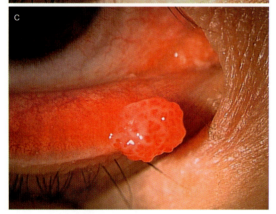

[図4] 再発した乳頭腫
25歳, 男性. a: 瞼縁にできた乳頭腫. b: 術後2週. 完全に切除されているようにみえる. c: 術後9カ月. 再発がみられた.

前に説明しておく. 再発がないかどうか少なくとも1年間は経過観察をする. 再発性・多発性の結膜乳頭腫は治療に難渋することがある.

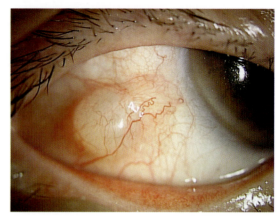

[図5] 結膜嚢胞
眼球結膜下に球状の腫瘤がみられる. 外傷歴や手術歴はない.

結膜嚢胞

I 疾患の特徴

結膜嚢胞(conjunctival cyst)は, 眼球結膜下にみられる半透明のドーム状の隆起性病変である(**図5**). 原因は不明なことが多いが, 外傷や手術を契機に発症することもある(**図6**). 病理組織学的には, 嚢胞の内腔を結膜上皮由来と考えられる1〜2層の上皮が覆っている. 嚢胞は結膜下で可動性がある場合と, 可動性がない場合がある. 嚢胞は厳密には腫瘍ではない.

II 鑑別の要点

結膜嚢胞と鑑別を要する疾患に, 結膜リンパ管拡張症(conjunctival lymphangiectasia)/リンパ管腫(lymphangioma)がある. リンパ管拡張症は, 文字通り結膜のリンパ管が拡張し, 数珠状を呈する. リンパ管拡張が腫瘤状になるとリンパ管腫と呼ばれ, 結膜嚢胞と紛らわしい症例が存在する. 病理検査で, リンパ管内皮細胞のマーカーであるpodoplaninに対する抗体により免疫染色を行うのが有効である.

もう一つ鑑別を要する疾患に, 副涙腺嚢胞がある(**図7**). 副涙腺には瞼板に接するWolfring腺と, 結膜円蓋部付近に存在するKrause腺がある. したがって, この付近に発生した嚢胞性病変は副

涙腺由来の嚢胞を考える．

III 治療

治療する場合は嚢胞の全摘出術である．針による穿刺吸引は再発することがある．結膜上皮を切開すると，可動性のある嚢胞は簡単に摘出できるが，嚢胞周囲に癒着がある場合は嚢胞が術中破裂することがある．

IV 患者への対応

治療しなくてもよいが，違和感などの自覚症状がある場合や整容的に気になる場合は手術を行う．

結膜母斑

I 疾患の特徴

結膜母斑（conjunctival nevus）は，表面平滑で境界明瞭な茶褐色の良性腫瘍である（図8）．母斑細胞（メラノサイトの変種）が主に粘膜固有層で増殖している．幼少時から10歳代に明らかになることが多い．眼球結膜や涙丘に生じるが，眼瞼結膜に生じることはまれである．10年単位でゆっくりと増大する．

II 鑑別の要点

結膜母斑以外の結膜の茶褐色の病変として，有色人種にみられるracial melanosis，原発性後天性メラノーシス（primary acquired melanosis：PAM），悪性黒色腫がある．結膜母斑は腫瘍の中に微小嚢胞が観察されることがあり，診断に有用とされる（図9）．結膜の悪性黒色腫はまれであるが，チョコレート色で厚み・高さがあり，短期間で増大する．

III 治療

結膜下に局所麻酔注射を行い，腫瘍部分を浮かせて切除する．Tenon囊を残して腫瘍部分を切除すれば，8mm程度までの結膜欠損であれば縫合せずとも上皮化する．結膜の切除範囲が大きい

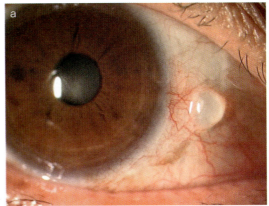
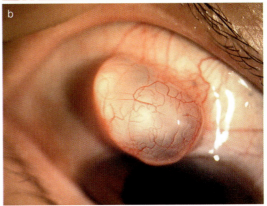

[図6] 続発性の結膜嚢胞
a：翼状片手術後の結膜嚢胞．遊離結膜片移植後に発生した．b：白内障手術後の結膜嚢胞．上方の結膜切開後に発生した．

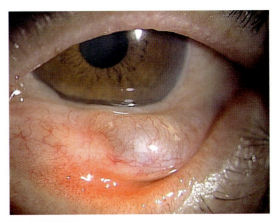

[図7] 副涙腺嚢胞
下眼瞼の瞼板に沿って嚢胞がみられる．

場合は遊離結膜片移植を行う．母斑の周囲に充血を伴う場合（炎症性母斑）は，フルオロメトロン0.1％点眼液を処方する．

4. 結膜　5) 結膜腫瘍

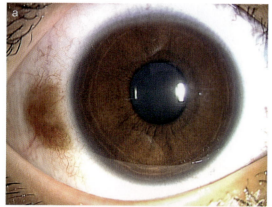

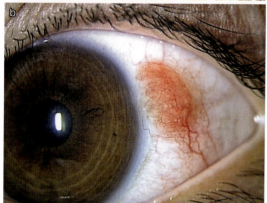

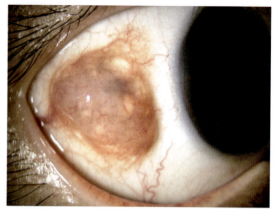

[図9] 結膜母斑内の微小囊胞
結膜母斑には微小囊胞（上皮封入囊胞）がみられることがあり，診断に有用とされている．17歳女子．

Ⅳ 患者への対応

　良性のほくろの一種であり基本的に経過観察でよいが，整容的に気になる場合は手術を行う．一般的に手術を希望するのは中学生以降である．術後は充血がしばらく（3〜6カ月）続くことを説明しておく．

（小幡博人）

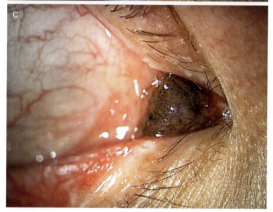

[図8] 結膜母斑
結膜母斑は，表面平滑で境界明瞭な茶褐色の腫瘍である．眼球結膜や涙丘に生じる．a：13歳女子，b：11歳女児，c：34歳男性．

②悪性腫瘍

悪性リンパ腫

I 疾患の特徴

結膜の悪性リンパ腫(lymphoma)は,結膜腫瘍のなかでも頻度が高い疾患である.良悪性を含めた結膜腫瘍疾患のうち,悪性リンパ腫は20%ほどを占める.中高年の発症が多く,性差はない.結膜の粘膜固有層に生じる場合と,結膜下(粘膜固有層の下)に生じる場合がある.粘膜固有層に生じる場合は,サーモンピンク調の平坦かつ平滑な腫瘤を円蓋部に認めることが多い(図10).結膜下病変の場合は,正常の眼球結膜上皮下にサーモンピンクの腫瘤を認める(図11).

悪性リンパ腫の確定診断には生検が必要である.病変のみを一部あるいは全部切除し,病理検査へ提出するとともに,生検で得られた検体の量に応じて免疫グロブリン重鎖遺伝子再構成検査(図12),フローサイトメトリー(図13),染色体検査,fluorescence in situ hybridization (FISH)法を行う.いずれも外注で検査可能であるが,特に診断に重要なのは免疫グロブリン重鎖遺伝子再構

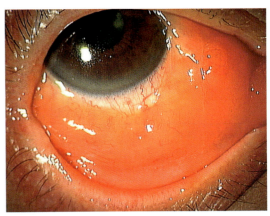

[図10] 結膜悪性リンパ腫
粘膜固有層に生じると,結膜上皮が厚ぼったくサーモンピンク調の色を呈する.

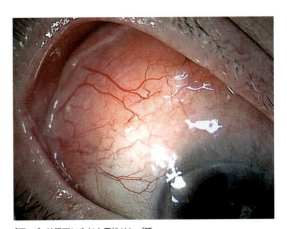

[図11] 結膜下に生じた悪性リンパ腫
正常の結膜上皮の下に赤色〜サーモンピンク調の腫瘤を生じる.結膜下の悪性リンパ腫の場合は,眼窩のそれに準じた治療を検討する.

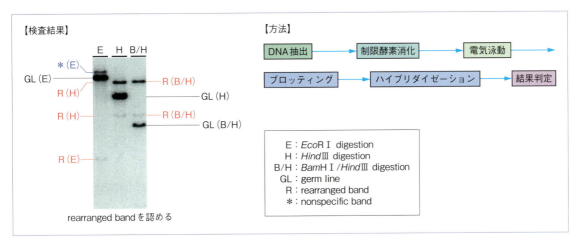

[図12] サザンブロッティング法による免疫グロブリン重鎖遺伝子再構成検査の結果
陰性コントロール(germ line:GL)以外の部分で再構成バンドが検出されており,病変のモノクローナルな増殖を示唆する.反応性リンパ過形成ではバンドは検出されない.

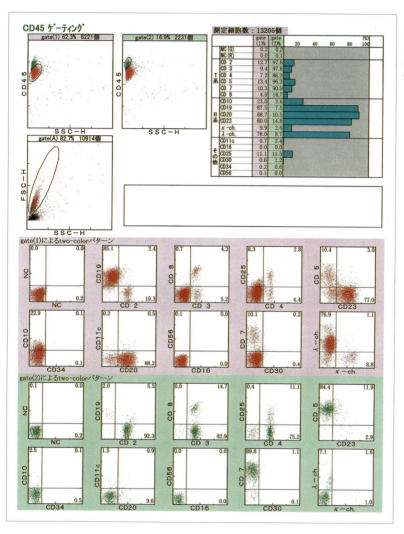

[図13] フローサイトメトリーの結果
B細胞系マーカーに表示されている免疫グロブリン軽鎖（κ-ch., λ-ch.）の偏りは、B細胞のモノクローナリティを示唆する。文献により異なるが、κ/λ＝3.0以上または0.5以下がモノクローナリティの目安となる。

成検査とフローサイトメトリーである．外注検査には固定前の生の検体が必要であることに留意する．結膜の悪性リンパ腫で最も多い組織型は，粘膜関連リンパ組織（mucosa-associated lymphoid tissue：MALT）リンパ腫である．悪性リンパ腫の診断がついたら，血液検査および全身画像検査で他臓器病変の有無を検索し，病期を判定する．悪性リンパ腫の画像診断には PET-CT や造影 CT を用いる．必要に応じて骨髄生検を血液内科へ依頼する．

II 鑑別の要点

鑑別診断としては，濾胞性結膜炎や反応性リンパ過形成が挙げられる．特に，悪性リンパ腫と反応性リンパ過形成の鑑別には生検，外注検査が重要である．

III 治療

病期判定で病変が眼部に限局していることがわかれば，局所治療を検討する．リンパ節や他臓器にも病変が疑われる場合は，血液内科に治療を相談する．MALTリンパ腫の場合は眼部に限局していることがほとんどである．結膜の粘膜固有層に生じた病変であれば経過観察，可及的切除，放射線治療が選択肢となる．進行は緩徐で他臓器に進展することもほとんどないため，切除は合併症

が生じない範囲で行う．病変が広範で異物感などの原因となっている場合は，放射線治療を行う．

結膜下の悪性リンパ腫は，眼窩の悪性リンパ腫に準じて放射線治療を積極的に検討する．眼窩のMALTリンパ腫は，ときに経過観察中に悪性度の高いリンパ腫への転化を経験するため，悪性度が低く限局している間に治療しておいた方がよい．MALTリンパ腫は放射線感受性が高く，放射線治療後の再発率は低い．

IV 患者への対応

「悪性」と名のつく疾患であり，病名を聞いて不安を感じる患者も多いが，結膜の悪性リンパ腫が視力や生命に影響を及ぼすことはまれである．生検と全身精査で病期を含めて診断したうえで，今後の見通しを丁寧に説明する．

上皮内癌，扁平上皮癌

I 疾患の特徴

角結膜の上皮内癌（carcinoma in situ），扁平上皮癌（squamous cell carcinoma）は，角結膜上皮から生じる悪性腫瘍である．病理組織所見で病変が上皮内にとどまっていれば上皮内癌，基底膜を越えて実質層や粘膜固有層に病変が及べば扁平上皮癌となる．角結膜上皮から生じるこれらの病変をまとめて，眼表面扁平上皮新生物（ocular surface squamous neoplasia：OSSN）と総称する．病因としては，紫外線によるTP53遺伝子変異，ヒトパピローマウイルス16型や18型の感染，免疫不全状態，慢性的な結膜の炎症などが発症に関連していると考えられているが，いずれも詳細はいまだ明らかではない．発症頻度は10万人あたり0.02〜3.5人とされ，主に60歳以上の高齢者に発症するが，ときに若年者の発症も経験する．

好発部位は，瞼裂部の角膜輪部眼球結膜である．典型例は，図14のように打ち上げ花火様の血管を伴った境界明瞭な隆起を呈する．表面に角化を伴うと白色の隆起病変となる（図15）．いずれの場合も隆起病変に向かって流入する栄養血管

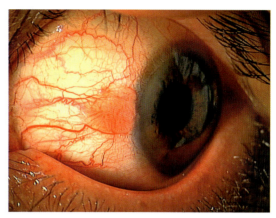

［図14］眼表面扁平上皮新生物（OSSN）の眼球結膜病変
打ち上げ花火様の蛇行血管を伴った隆起を呈する．

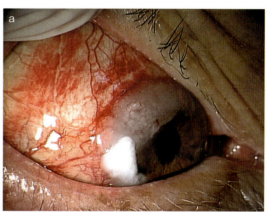

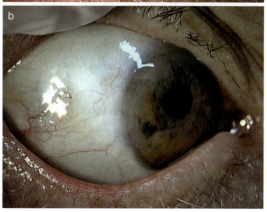

［図15］角化を伴った眼表面扁平上皮新生物（OSSN）の病変
a：角膜輪部に角化を伴う白板状の隆起病変がみられ，同部位に血管が流入している．b：1％フルオロウラシル点眼加療後．病変は跡形もなく消失している．筆者らの診療施設では1週間点眼（1日4回），3週間休薬を1サイクルとして4〜6サイクルの点眼治療を基本としている．

が認められる．角膜輪部の眼球結膜から角膜上皮側へ病変が進展することが多く（図16a），フルオ

レセイン染色を行うことで病変の境界がわかりやすくなる（図16b）.

通常，痒みや痛みは伴わない．発生部位によって異物感，流涙，視力低下を生じることがある．角膜に進展した病変が瞳孔領にかかると，視力に影響が生じる．瞼裂部に生じた病変は，比較的小さくても隆起に気づかれることが多い．

II 鑑別の要点

鑑別の対象となる結膜疾患としては，翼状片や瞼裂斑が挙げられる．これらの疾患は上皮が障害されていないことが多く，正常組織との境界が不明瞭である．結膜・角膜上皮が不整で，フルオレセイン染色で正常組織と病変に境界がみられる場合，加えて病変部に流入する血管が目立つ場合は，腫瘍性病変を疑う．

III 治療

手術切除か抗腫瘍薬による点眼加療，あるいは両者を組み合わせて治療する．手術切除では病変から1〜2mmの安全域を設けて一塊に切除する．必要に応じて眼球結膜を遊離・有茎結膜弁や羊膜移植で再建する．抗腫瘍薬による点眼は，0.04%マイトマイシンCや1%フルオロウラシルが有効である（図15b）．これらの薬剤の点眼としての使用は，2024年6月現在は保険適用外である．適応外使用申請など，各診療施設で必要な手続きをとったうえで使用する．

IV 患者への対応

悪性腫瘍であるため，放置すれば眼球・眼瞼への浸潤やリンパ節転移を生じる可能性がある．早期発見，早期治療介入が重要である．治療完了後，数年の時を経て局所再発することがあり，定期的な長期間のフォローアップが必要である．

悪性黒色腫

I 疾患の特徴

悪性黒色腫（メラノーマ）(malignant melano-

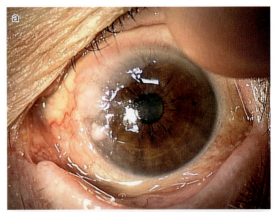
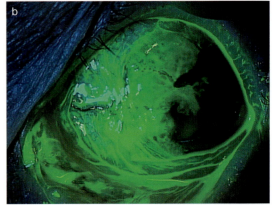

[図16] 角膜上皮へ進展した眼表面扁平上皮新生物（OSSN）の病変
a：角膜輪部から中央に向かって病変が進展している．瞳孔領にかかると視力低下を生じる．b：フルオレセイン染色を行うことで病変と正常組織の境界が明確になり，病変の進展範囲を確認できる．

ma）は，メラニン細胞（メラノサイト）由来の悪性腫瘍である．結膜では黒色の隆起性・結節性病変を呈する．結膜悪性黒色腫は，原発性後天性メラノーシス（primary acquired melanosis：PAM）が発生母地となることが多い．PAMは壮年〜高齢者の結膜に生じる厚みのない色素性病変である．PAM由来の症例が約7割，ほかは結膜母斑由来と de novo 発生が半々程度といわれている．PAMは褐色，悪性黒色腫は黒色に近い色調を呈する（図17）．悪性黒色腫は，進行すると病変の厚みが増して眼瞼縁から皮膚まで進展する（図18）．全体的に肥厚して増大する症例もあれば，図19のように結節を生じる症例もある．結節性病変は暗赤色を呈することもある．通常，痒みや痛みは伴わない．発生部位によっては異物感や流涙を生じる．結節性病変では出血を伴うこと

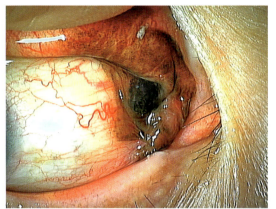

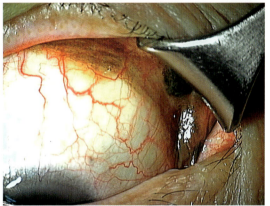

[図17] 原発性後天性メラノーシス（PAM）から生じた結膜悪性黒色腫
黒色の厚みのある病変が悪性黒色腫の特徴である．その周りにみられる色素が散布されたような病変がPAMである．

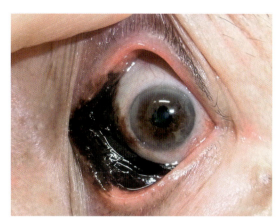

[図18] 眼瞼皮膚まで進展した結膜悪性黒色腫

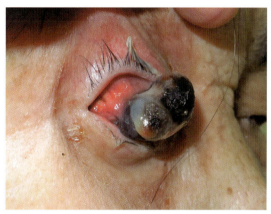

[図19] 結節性病変を生じた結膜悪性黒色腫

もある．

II 鑑別の要点

結膜に生じる褐色・黒色病変としては，結膜母斑が挙げられる．母斑は境界明瞭な隆起で腫瘍内小囊胞を伴うことがある．栄養血管がみられることが多い．

III 治療

手術による病変の一塊切除が原則である．1〜5mm程度の安全域をとって完全切除を目指す．病変の進展具合によっては，結膜の切除にとどまらず眼瞼切除や眼球摘出，眼窩内容除去が必要になる．切除範囲に応じて必要な再建手術を切除と同時に，あるいは二期的に行う．抗腫瘍薬による点眼加療は補助的な役割であり，点眼のみでの完治は期待できない．使用される抗腫瘍薬としては，マイトマイシンC，フルオロウラシル，インターフェロンがある．いずれも2024年6月現在は点眼としての使用は保険適用外であるため，各診療施設で必要な手続きを経たうえで使用する．切除不能例や転移例に関しては，放射線照射や転移巣の切除，全身化学療法などを検討する．

IV 患者への対応

結膜腫瘍のなかでも悪性度が高く，早期の発見，治療が重要になる．治療で局所病変が制御できてもリンパ節転移や遠隔転移が生じうるため，定期的な経過観察，画像検査が必要である．

〔大湊　絢〕

5. 角　　膜

1) 形態異常・腫瘍

①先天疾患

球状角膜・小角膜・巨大角膜

I 疾患の特徴

球状角膜（keratoglobus）は，角膜が全体的に菲薄化することで球状に前方突出する疾患である．先天性と後天性の両方があり，両眼性のことが多い．Ehlers-Danlos症候群などの結合組織異常に合併する場合がある．小角膜（microcornea）は，眼球の大きさは正常であるものの，角膜径が10mm以下となる．前眼部形成異常に合併することがある．巨大角膜（megalocornea）は，眼球の大きさは正常であるものの，角膜径が13mm以上となるものである．緑内障を合併することがある．X連鎖性遺伝が50％，常染色体性遺伝が40％，残りの10％は孤発例とされている．

II 鑑別の要点

球状角膜では角膜径の拡大はみられない．円錐角膜との鑑別としては，円錐角膜では思春期以降に中央やや下方に局所的に角膜形状異常が発生することが多いのに対して，球状角膜では生後まもなくから角膜全体に形状異常がみられることである（図1，2）．巨大角膜は，緑内障による牛眼との鑑別が重要であり，眼圧測定や角膜後面のDescemet膜破裂によって生じるHaab線および視神経の観察，視野測定が重要である．

III 治療

球状角膜に対しての治療として，軽症例では不正乱視に対するハードコンタクトレンズ装用が検討されるが，角膜の脆弱性に起因する角膜穿孔のリスクがある．重症例に対しての全層角膜移植は，角膜周辺部に菲薄化がみられることから縫合困難であることも多い．輪部を含めて強角膜移植を行ったとの報告もあるが，大きな移植片を用いると拒絶反応が高率となることから予後不良であ

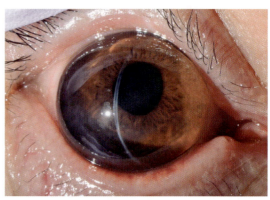

[図1] 球状角膜の前眼部写真
角膜の菲薄化および前方突出がみられる．

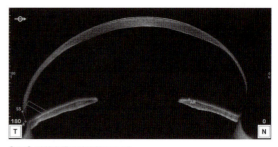

[図2] 球状角膜の前眼部OCT像
角膜周辺部の著明な菲薄化を認める．

る．小角膜および巨大角膜に対しての直接の治療法は特にない．

IV 患者への対応

上記の治療方針を伝えて適切に対応することが望まれる．

前眼部形成異常（強膜化角膜・Peters異常・Axenfeld-Rieger症候群）

I 疾患の特徴

前眼部形成異常（anterior segment dysgenesis）は，眼先天異常のうち主な異常所見が前眼部（角膜，虹彩，隅角）に限局しているものであり，後部胎生環，Axenfeld異常，Rieger異常，後部円錐角膜，Peters異常（図3），強膜化角膜（図4），前部ぶどう腫の総称である．前眼部形成異常については，厚生労働科学研究費補助金難治性疾患政

[表1] 前眼部形成異常の病型と臨床所見

		後部胎生環	Axenfeld異常	Rieger異常	後部円錐角膜	Peters異常	
Schwalbe線の前方移動	①						
虹彩索状物	②						
虹彩実質の萎縮	③						
角膜後面陥凹	④						
角膜後部欠損・混濁	⑤						
角膜混濁部位への虹彩癒着	⑥						
角膜混濁部位への水晶体偏位	⑦						

Peters異常では，⑤中央部の角膜後部欠損と⑥虹彩索状物を示す（Peters異常Ⅰ型）．⑦水晶体の前方移動や白内障を伴う場合があり，Peters異常Ⅱ型と呼ばれる．（文献1）より）

策研究事業「角膜難病の標準的診断法および治療法の確立を目指した調査研究」研究班による「前眼部形成異常の診療ガイドライン」[1]に，病態や病型，治療法が詳細に記載されているので，参照することを強く推奨したい．本項においてもこのガイドラインに記載されている内容に沿って述べる．

現在，本疾患は「難病の患者に対する医療等に関する法律」下の指定難病とされている．認定され，優位眼の視力が0.3未満の患者は，所得に応じて医療費の補助が得られる．生涯にわたって医療機関での経過観察が必要な患者も多いと考えられるので，該当する場合は積極的な申請を検討すべきである．

前眼部の発生において，神経堤の遊走はきわめて重要であり，first wave（角膜内皮の形成），second wave（角膜実質の形成），third wave（虹彩実質の形成）に分かれる．前眼部形成異常の病因としては，first waveの異常であると考えられている．first waveの異常によって，それに引き続くsecond waveやthird waveにも異常をきたすことがあるため，本疾患の臨床像はきわめて多彩である．原因遺伝子としては，*PAX6*や*PITX2*などの異常が報告されている．

Ⅱ 鑑別の要点

前眼部形成異常に含まれる疾患群は，上述のように神経堤細胞の遊走異常に起因する一連の疾患群であると考えられることから，その臨床所見は疾患間において一部オーバーラップすることがある[1]（**表1，図3，4**）．

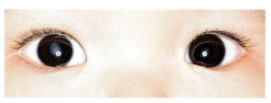

[図3] Peters異常
右眼角膜中央部に淡い混濁がみられる．

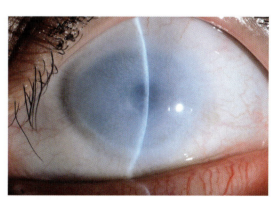

[図4] 強膜化角膜の前眼部写真
角膜は全体に白濁し，虹彩の観察が困難である．

Ⅲ 治療

前眼部形成異常に対する治療として，角膜混濁および緑内障に対して留意する必要がある．まず，角膜混濁を合併するものに対する治療としては全層角膜移植が唯一のものである．ガイドライン[1]ではCQ2「前眼部形成異常の角膜混濁に対する手術治療は自然経過と比較して有用か？」が設定されている．乳幼児に対する角膜移植は，手技も術後管理も難しく，あまり行われていない．さらに，成人患者より炎症や術後拒絶反応にも留意

が必要である．また，Peters 異常では，成長に伴って角膜混濁が軽快することが多いとされている．しかしながら，自然経過と手術加療を比較した報告もみられない．ガイドライン[1]の推奨提示には，「手術治療によって短期的には角膜の透明治癒が得られることもあるが，長期予後は不明である．術中の硝子体切除や水晶体切除に伴う合併症のリスク，術後の続発緑内障の発症もあり，実施を推奨することはできない」とも記載されている．

緑内障については，ガイドライン[1]においてCQ3「前眼部形成異常の続発性眼合併症の早期発見・管理に有用な検査は何か？」が設定されている．推奨提示としては以下のように記載されている．「小児では緑内障を疑う基準が成人とは異なることへの理解が必要である．前眼部形成異常における続発緑内障の早期発見・管理に有用な検査として，乳幼児では角膜径の測定と非啼泣時の眼圧検査，学童期以降から成人では眼圧検査と視野検査を提案する．眼底が透見可能な症例では，視神経乳頭陥凹の評価が重要である」．

IV 患者への対応

先天疾患であることから患者が小児であることも多く，両親に対して説明を行うことも多い．ガイドライン[1]の内容を踏まえながら，個々の症例に応じて最適と考えられる診療を，患者や家族などと十分にコミュニケーションをとりながら決定していくのが重要であると考える．

文献
1) 厚生労働科学研究費補助金難治性疾患政策研究事業「角膜難病の標準的診断法および治療法の確立を目指した調査研究」研究班診療ガイドライン作成委員会：前眼部形成異常の診療ガイドライン．日眼会誌 125：605-629, 2021

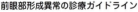
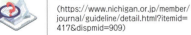

（大家義則）

②角膜類皮腫（輪部デルモイド）

I 疾患の特徴

角膜類皮腫（corneal dermoid）（輪部デルモイド（limbal dermoid））は，角膜輪部に発生する先天性の良性腫瘍であり，胎生期の鰓弓の分化異常により皮膚組織が角結膜に迷入して異所性に増殖した分離腫（choristoma）の一種である．出生時より角膜輪部を中心に白色あるいは黄白色の腫瘤が認められ，しばしば表面に毛髪がみられる．組織学的には，角化した扁平上皮の下に膠原線維が充満し，毛髪，皮脂腺，平滑筋，まれに歯などの外胚葉組織や，脂肪組織，血管，軟骨などの中胚葉組織が混在している．通常は片眼性で，下耳側の角膜輪部に発生することが多い．大きさは3〜5 mm 程度のことが多いが，まれに 10 mm を超える例や，複数存在する例もある．角膜への侵入が大きい（瞳孔領に近い）ものほど，角膜乱視，高次収差が強く弱視になりやすい．輪部デルモイドは 50％以上の症例が不同視弱視を合併し，乱視の程度と相関がみられる．

輪部デルモイド，副耳，耳瘻孔を 3 主徴とする Goldenhar 症候群は，胎生期の第一鰓弓の異常によるとされており，脊椎奇形などの骨格系の異常，心血管系，気道の異常を伴うことがある．副耳は輪部デルモイドと反対側に認められることもあるため，必ず両側を観察する．

II 鑑別の要点

角結膜の腫瘍性疾患が鑑別対象とはなるが，特徴的な所見，先天性であることから診断は容易である．腫瘍表面に毛髪を認めることもポイントとなる．

III 治療

輪部デルモイド自体の除去には外科的な介入が必要であるが，手術による乱視，高次収差の軽減は期待できない（図 5, 6）．そのため，手術の治

②角膜類皮腫（輪部デルモイド）

療効果としては整容的な解決にとどまり，視機能の予後に寄与するのは主に不同視弱視の治療である．初診時，もしくは経過観察するなかで弱視と診断すれば，直ちに眼鏡を処方し，健眼遮閉などの弱視治療を始めなければならない．まれではあるが，輪部デルモイドが瞳孔領を被覆し，形態覚遮断弱視を疑う状況であれば，早期の手術が求められる．

手術は，腫瘍の切除に加え，前部層状角膜移植術を行う（図7）．単純切除のみでは，術後に偽翼状片や再発が生じる可能性が高く，角膜の脆弱化も避けられない．また，病巣深度の術前評価が難しく，角膜深層に達している場合は術中に角膜の菲薄化，穿孔を招くこともある．そのため，移植用角膜はやはり必要と考えるべきである．角膜実質厚の補填が目的であるため，新鮮角膜だけでなく冷凍保存角膜も使用可能で，同等の治療成績が得られる．

Ⅳ 患者への対応

生後間もなく産科医や小児科医，家族に発見さ

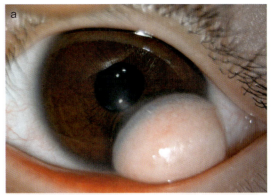
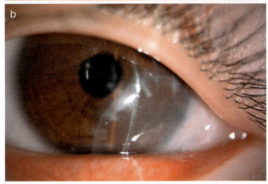

[図5] 輪部デルモイドで術後に弱視が残存した例
術前（a），術後（b）．術前に 7.0D 程度の乱視を認め，術後もほぼ同様であった．

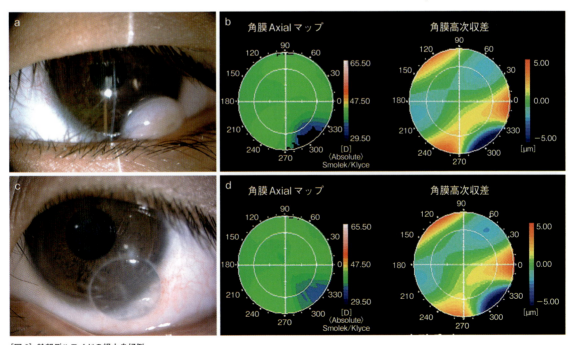

[図6] 輪部デルモイドの視力良好例
術前（a, b），術後（c, d）．角膜乱視，高次収差にほぼ変化はみられない．

145

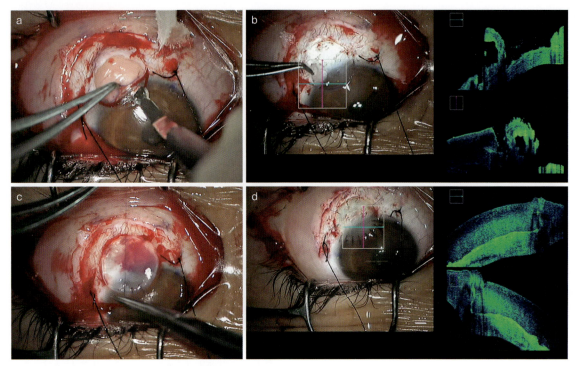

[図7] 輪部デルモイドの切除および前部層状角膜移植術
a：大きさにあわせて角膜トレパンでマーキングし，ナイフで切開・剝離していく．b：術中OCTを行うと，残存角膜厚が確認しやすい．保存角膜を縫合する面を作成するため，それなりの深さまでの実質切除が必要である．c：保存角膜はレシピエントの角膜側から固定していく．輪部の縫合が重要で，逆に強膜側はある程度固定できていれば縫合は疎でもよい．d：保存角膜縫着後．保存角膜の浮腫が術後に軽減するため，角膜厚はやや厚めにすることを心がける．

れることが多い．家族は不安を抱えて眼科を受診するため，先天疾患であり拡大はしないことを伝える．全身合併症の有無を確認するとともに，視機能を評価し，弱視の可能性があれば遮閉訓練などの弱視治療を開始する．手術は，整容的な問題によるいじめなどへの懸念から，就学前のタイミングに行うことが多い．それ以前の幼児期では，術後診察や抜糸が困難なことも理由になり，デルモイドが小さく外見上目立たなければ，局所麻酔が可能となる中学生以降に手術を行ってもよい．

③分娩時損傷（分娩外傷）

Ⅰ 疾患の特徴

今日では行われることがかなり少なくなっているが，分娩時の回旋異常に対して鉗子分娩が実施されることがある．その際に，眼球圧迫が原因となりDescemet膜が破裂するのが，角膜のいわゆる分娩時損傷（birth injury）（分娩外傷（birth trauma））である．鉗子の先端が眼窩下縁から眼球を垂直方向に圧迫するため，破裂痕の方向は垂直〜斜め方向が多い（図8）．通常は片眼性であり，左方後頭位の場合が多いため，左眼に生じることが多いとされる．出生直後は角膜実質への房水の流入により角膜浮腫を生じるが，周囲からの角膜内皮細胞の移動により，数週間〜数カ月で角膜浮腫は自然軽快する．その後，破裂部は瘢痕化し角膜は透明化するが，症例によっては高度の角膜乱視を引き起こし，屈折異常弱視を招くことがある（図9）．角膜乱視が軽度であれば視機能は正常に成長するため，後年コンタクトレンズ作製などで眼科を受診した際に，偶発的に診断されることも多い．破裂痕は，スペキュラマイクロスコープで境界明瞭なdark areaとして観察される．前眼部OCTではDescemet膜断端の肥厚，rollingが確認できることもある．

Ⅱ 鑑別の要点

鑑別疾患として挙げられる先天緑内障は両眼性であり，Descemet膜破裂（Haab線）が通常は水平方向に走行する．角膜内皮に帯状病変を生じるものとして，後部多形性角膜ジストロフィ（posterior polymorphous corneal dystrophy：PPMD）やposterior corneal vesicle（PCV）があるが，PPMDは両眼性，遺伝性である．PCVは片眼性かつ非遺伝性であるが，帯状病変の走行やスペキュラマイクロスコープ所見より鑑別可能である．

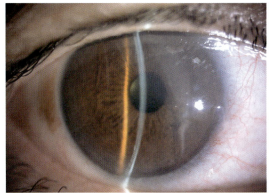
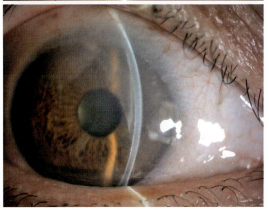

[図8] 分娩時損傷（左眼）
霧視の訴えで受診．Descemet膜断端が角膜後面から剝離し，上方角膜には浮腫がみられる．

Ⅲ 治療

角膜実質の透明度が保たれている場合は，経過観察が基本であるが，加齢などによる角膜内皮機能低下により水疱性角膜症となった場合には，角膜内皮移植などの角膜移植術が必要となる．

Ⅳ 患者への対応

現在は少数と思われる生下時の新鮮例では，角膜浮腫があっても自然軽快することが多く，経過観察が望ましい．成人例，偶発的に受診した例では，問診で鉗子分娩の有無を確認し，角膜が透明であれば経過観察を行う．角膜浮腫を契機に受診し，既に水疱性角膜症に至っている場合には，角膜移植術を検討する．

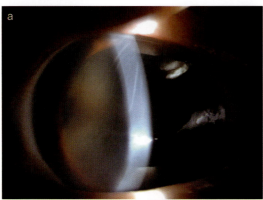
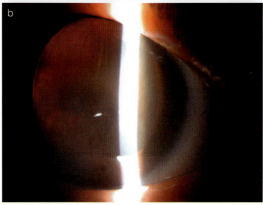

[図9] 分娩時損傷（左眼）
Descemet膜破裂と，円錐角膜様の変形を認める．

（難波広幸）

④角膜形状異常

円錐角膜

I 疾患の特徴

円錐角膜（keratoconus）は，10～20歳代に発症することが多い疾患で，角膜実質コラーゲンの脆弱化による角膜の菲薄化および前方突出を特徴とする．以前は非炎症性の疾患と捉えられていたが，近年は涙液中の炎症性サイトカインの増加が報告され，発症および進行へのそれらの関与が指摘されている．円錐角膜は，進行とともに角膜の不正乱視が大きくなり，眼鏡矯正視力が低下する．Down症候群，睡眠時無呼吸症候群，アトピー性皮膚炎患者に合併しやすいことが知られており，男女比に差はないとされるが，わが国では男性の比率が高いとの報告がある．患者の眼をこする癖が重症化に関係している．

細隙灯顕微鏡所見としては，突出した角膜の周辺部にヘモジデリンの沈着によるFleischer輪や実質深層のVogt striaeが特徴的であり，さらに進行すると，下方視で下眼瞼が鋭角に屈曲するMunson signが認められる（図10）．また，角膜はBowman層の断裂やアミロイド沈着によって混濁を生じる．Descemet膜の断裂によって急性水腫が起こると，角膜に瘢痕性混濁を残すことがある．これらの細隙灯顕微鏡所見は，いずれも進行した円錐角膜で認められる所見である．そのため，初期の円錐角膜の診断には角膜形状解析装置が必須である．特に角膜前面形状のみが測定可能な角膜トポグラフィよりも，前眼部OCTに代表される角膜トモグラフィの方が角膜後面形状を解析できるため有用である．図11に，代表的な角膜トポグラフィおよび角膜トモグラフィ（前眼部OCT）の所見を示す．円錐角膜による角膜の変化は不可逆性であり，進行とともに視機能の低下をきたすため，早期発見，早期治療が重要である．

[図10] 円錐角膜の細隙灯顕微鏡所見
a：局所的な菲薄化を認める（矢印）．b：角膜深層に Vogt striae と呼ばれる縦方向に走る皺襞様の構造が確認される（矢印）．c：角膜の突出部位の周辺部に Fleischer 輪を認める．フルオレセインでは染色されないが，ブルーフィルタで観察すると確認しやすい（矢印）．d：重症化すると，下方視で眼瞼が屈曲する Munson sign を呈する．

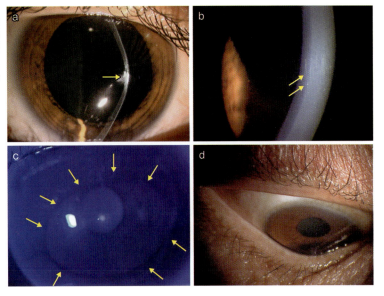

[図11] 円錐角膜の角膜形状解析
a：角膜トポグラフィの結果を示す．円錐角膜に特徴的な角膜下方の局所的な急峻化を認める．スクリーニングプログラムである Klyce/Maeda の keratoconus index（KCI）も 95％と高値を示している．b：早期の円錐角膜症例の前眼部 OCT 所見を示す．角膜後面が角膜前面よりも突出しており，その部位に一致して角膜の菲薄化を認める．このように，初期円錐角膜では角膜後面や角膜厚の情報がわかる前眼部 OCT が有用である．

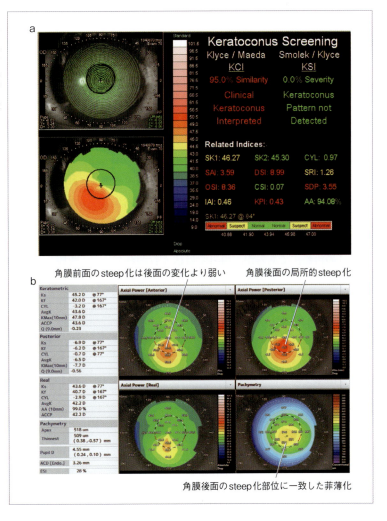

II 鑑別の要点

角膜が菲薄化する疾患が主な鑑別対象となる．Terriene 辺縁角膜変性は，炎症を伴わない角膜周辺部の菲薄化を特徴とするが，脂肪沈着や角膜輪部に沿った幅広い範囲に菲薄化が起こることから，鑑別は容易である．また，角膜屈折矯正手術後（レーザー角膜内切削形成術（laser in situ keratomileusis：LASIK）後など）の角膜拡張症は，病態としても円錐角膜と類似しているため，問診が重要である．角膜には角膜屈折矯正手術によりフラット化した部分が残るため，非対称成分が大きいことも特徴的である．球状角膜は，先天性のものと後天性のものに分けられるが，角膜が全体的に菲薄化し前方突出する点で鑑別が可能である．ペルーシド辺縁角膜変性は，円錐角膜の類縁疾患とされるが，発症年齢が円錐角膜より遅いこと，円錐角膜のように角膜が局所的に円錐状に突出するのではなく，角膜下方の幅広い範囲で帯状に菲薄化し，その上方が突出するのが鑑別ポイントである．

III 治療

治療は，円錐角膜の進行予防と屈折矯正の 2 本柱で考えていく必要がある．**図 12** に円錐角膜治療の流れを示す．進行予防治療としてエビデンスが認められているのは，角膜クロスリンキングである．2024 年 6 月時点でわが国では厚生労働省未認可の治療法であるが，海外では広く行われており，有効性と長期の安全性が確立している．角膜クロスリンキングは，光感受性物質であるリボフラビン（ビタミン B_2）を角膜に浸透させた後に，長波長の紫外線を照射することで，角膜実質のコラーゲン線維間に架橋を起こさせ，角膜の剛性を高める治療である．

屈折矯正に関しては，眼鏡での矯正が難しくなった症例に対しては，ハードコンタクトレンズが第一選択となる．ハードコンタクトレンズは大きく球面と多段階カーブに分類される．ハードコンタクトレンズがどうしても使用できない場合には，ソフトコンタクトレンズ上にハードコンタク

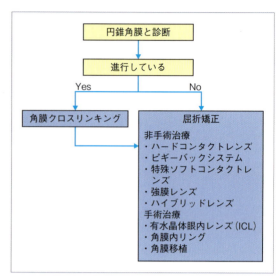

［図 12］円錐角膜治療の流れ

トレンズを載せるピギーバックシステム，ユーソフト®（トーメーコンタクトレンズ社）のような特殊ソフトコンタクトレンズ，強膜レンズ（わが国では未認可），ハイブリッドコンタクトレンズ（わが国では未認可）を考慮する．

手術による屈折矯正方法としては，有水晶体眼内レンズがある．わが国では implantable collamer lens（ICL™，STAAR Surgical 社）が認可されており，近視および乱視ともに幅広い度数の矯正が可能である．円錐角膜に関しては，「屈折矯正手術のガイドライン（第 8 版）」[1] において，「矯正視力が比較的良好で，かつ非進行性の軽度円錐角膜症例」に対しては慎重に適用するとされている．LASIK に代表されるレーザー角膜屈折矯正手術は禁忌である．角膜内リング（わが国では未認可）は，角膜後面の不正乱視矯正効果をもつため，眼鏡矯正視力の向上や，角膜のフラット化によるハードコンタクトレンズのフィッティング改善などの目的で用いられる．ハードコンタクトレンズで屈折矯正が困難で，その他の屈折矯正方法も難しい場合は，角膜移植の適応となる．

IV 患者への対応

患者は若年であり，未成年で両親とともに受診することも多い．現在，円錐角膜は早期の進行予

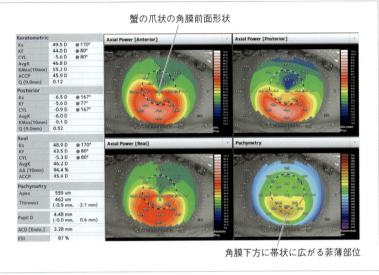

[図13] ペルーシド辺縁角膜変性の前眼部OCT所見

蟹の爪状の角膜前面形状

角膜下方に帯状に広がる菲薄部位

防治療によって，多くの患者は重症化を免れることが可能な疾患であるため，患者には定期検査を受けて進行の有無を継続的にチェックすることの重要性を伝えるのが大切である．また，ハードコンタクトレンズを処方する際に最初につまずくと，患者が「ハードコンタクトレンズは合わない」と思い込んでしまうことがあり，のちの屈折矯正に大きな影響を及ぼす．ハードコンタクトレンズを処方した場合は，コンタクトレンズが生活のなかで使えるようになるまで，きめ細やかなサポートが重要である．処方したレンズが，実際どの程度の時間使えているのか，レンズのずれは許容範囲内か，学校・職場環境で問題なく使えているのかを定期検査でチェックする必要がある．また，円錐角膜ではアレルギー性結膜炎を合併する場合も多く，かつハードコンタクトレンズを一時中止することも難しいため，悪化してからではなく普段からアレルギー性結膜炎の治療を継続的に行う必要があり，この点を十分に患者に説明する必要がある．アレルギー性結膜炎は，コントロールが悪いと眼をこすることも多くなり，円錐角膜の重症化にもつながる．そのため，アレルギー性結膜炎の管理は円錐角膜の進行予防にもなる重要なことと認識してもらう必要がある．

ペルーシド辺縁角膜変性

I 疾患の特徴

ペルーシド辺縁角膜変性（pellucid marginal degeneration）は，中高年以降に発症しやすいまれな疾患であり，円錐角膜の類縁疾患とされているが，その病態メカニズムは不明である．2016年のShimazakiらによる全国調査の報告では，発症年齢の中央値が37歳で男性に多いことが報告されている[2]．本症の診断は，細隙灯顕微鏡所見と角膜形状解析を併せて行う．細隙灯顕微鏡所見では角膜周辺部の菲薄化およびその上方角膜の突出が特徴的である．角膜形状解析では，clab-claw（蟹の爪）といわれる角膜前面形状が特徴である．また，前眼部OCTのような角膜トモグラフィでは，角膜下方の帯状の菲薄化が認められる（図13）．

本症の進行とともに，角膜不正乱視により眼鏡矯正視力が低下する．不正乱視の矯正にはハードコンタクトレンズが有効であるが，病気の進行とともに装用が困難になる症例も認められ，そのような症例では角膜形状に関係なく処方できる強膜レンズ（わが国では未認可）が有効である．重症化し屈折矯正が困難になると，角膜移植の適応に

なるが，角膜の傍中心部が突出する円錐角膜と異なり，角膜周辺部の菲薄化のため移植片のサイズを大きくしたり，グラフトを偏心させる必要があるため，術後の角膜形状に問題が生じることが多い[3]．

II 鑑別の要点

角膜周辺部の菲薄化を呈する疾患が鑑別診断の対象となる．Terrien 辺縁角膜変性は，角膜輪部に沿った角膜の菲薄化を呈する．脂質沈着や角膜全周に起こりうることから，ペルーシド辺縁角膜変性とは鑑別可能である．Mooren 角膜潰瘍も角膜周辺部の菲薄化を呈するが，炎症性疾患であり，輪部結膜の充血，角膜潰瘍（上皮欠損）を呈する点で鑑別が可能である．また，関節リウマチなどの自己免疫疾患による周辺部の菲薄化では，菲薄化部位が角膜の全周に及ぶことが特徴的である．

円錐角膜とペルーシド辺縁角膜変性の明確な鑑別方法は確立されていないが，重症例ではその違いは明瞭である．円錐角膜は名称の通り1カ所に向かって角膜が菲薄化し，その部位が最も突出する．その一方，ペルーシド辺縁角膜変性では帯状の菲薄化領域が存在し，その上方が突出するのが典型的である（図14）．

III 治療

治療は円錐角膜に準じ，進行予防のための角膜クロスリンキング（わが国では未認可）と，ハードコンタクトレンズを主体とした屈折矯正を行う．まれな疾患であるために，角膜クロスリンキングの多数例での長期のエビデンスは現時点で不明確である．

IV 患者への対応

進行性の病気であり，定期的な経過観察が重要

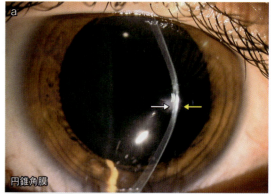
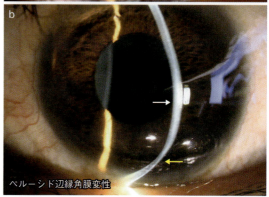

[図14] 円錐角膜とペルーシド辺縁角膜変性の細隙灯顕微鏡所見の違い
菲薄化部位を黄矢印，最も前方へ突出している部位を白矢印で示した．円錐角膜では菲薄部が最も突出するが (a)，ペルーシド辺縁角膜変性では菲薄部より上方が突出している (b)．

で，その状況に応じた治療が必要となることを患者に説明する．

文献
1) 日本眼科学会屈折矯正委員会：屈折矯正手術のガイドライン（第8版）．日眼会誌 128：135-138, 2024
2) Shimazaki J, et al：National survey of pellucid marginal corneal degeneration in Japan. Jpn J Ophthalmol 60：341-348, 2016
3) Sridhar MS, et al：Pellucid marginal corneal degeneration. Ophthalmology 111：1102-1107, 2004

（小島隆司）

2）変性・色素沈着
①老人環

I 疾患の特徴

老人環（arcus senilis）は，角膜最周辺部の実質への脂質の沈着である（図1）．60歳以上の患者の70％以上に認められるとされ，角膜周辺部の変性としては最も高頻度である．通常は両眼性であり，高脂血症（脂質異常症）との関連が指摘されているが，高脂血症に伴って生じることが多い．危険因子は，高齢，男性，喫煙，収縮期血圧の高値，空腹時血清トリグリセリド増加（特に家族性高コレステロール血症）とされている．角膜の中央部よりも灌流圧が大きい上下角膜周辺部に，加齢に伴う角膜周辺部血管の透過性の上昇が生じることが，低密度リポ蛋白の角膜透過および沈着を可能としている．脂質はDescemet膜とBowman層の両者に主に沈着している．

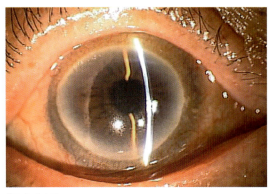

[図1] 老人環

II 鑑別の要点

周辺部の角膜変性疾患との鑑別を要する．特にTerrien辺縁角膜変性と類似していることがある．炎症や角膜変形を伴わないこと，左右差は基本的にないことから，容易に診断可能である．

III 治療

本症は，進行しても混濁は角膜中央まで進行せず，視力低下はしないため治療は不要である．

IV 患者への対応

「鏡を見ると角膜周辺が白く濁っており，失明するのではないか」と心配になり，眼科を受診することがある．病変が進行しても，角膜混濁は周辺部にとどまり視力低下につながらないことを説明する．若年である場合は，高脂血症や家族性高コレステロール血症があることがあり，精査を勧める．また，片眼にのみ老人環がみられる場合は，頸動脈狭窄などによる血流の左右の非対称性がある場合があり，全身精査を勧める．

②角膜脂肪変性

Ⅰ 疾患の特徴

　角膜脂肪変性（lipid corneal degeneration）は，脂肪の沈着，組織の菲薄化，および新生血管の形成を特徴とし，非遺伝性である（図2）．原発角膜脂肪変性の報告は数例とまれであり，コレステロールおよびリン脂質の実質への沈着として自然に発生するが，血清脂質の上昇とは無関係である．続発角膜脂肪変性は，角膜の外傷や他の角膜疾患の既往と関連している．角膜脂肪変性は，原発性よりも続発性が圧倒的に多く，角膜新生血管を伴うのが特徴である．続発性の原因疾患としてはヘルペス角膜炎が最も多いが，角膜水腫，角膜腫瘍や角膜手術後にも報告がある．原発性は両側性で，中心部はしばしばコレステロールの結晶を伴い，視力が著しく低下する．続発性では，しばしば脂質沈着に隣接して新生血管を伴う黄白色の浸潤を伴う．

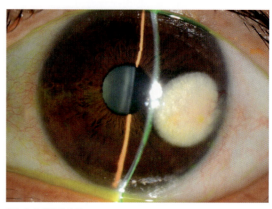

［図2］角膜脂肪変性

Ⅱ 鑑別の要点

　Schnyder角膜ジストロフィや，多発性骨髄腫，高尿酸血症，感染性結晶性角膜症など，脂肪以外の沈着を伴う他の角膜疾患も考慮する必要がある．ヒドロキシクロロキン，銅なども角膜沈着を引き起こす可能性があり，鑑別を要する．

Ⅲ 治療

　角膜レーザー光凝固：角膜への脂肪沈着は，場所により視力低下を引き起こす．視力低下前であれば，角膜新生血管のアルゴンレーザー光凝固や針での焼灼による除去で，混濁の進行の予防や軽減に誘導することが可能である．ただし，流入血管と流出血管の見極めは難しい．

　角膜移植：まれである原発性では，新生血管がなく角膜移植の治療成績は良好とされる．続発性は，基礎疾患の再燃の予防を併行すれば角膜移植も有効な治療法である．ただし，新生血管，基礎疾患があるために予後は不良であるとされる．

Ⅳ 患者への対応

　角膜脂肪変性が角膜中央部まで拡大する前に角膜レーザー光凝固を行えば，一部症例ではその進行の予防もしくは脂質沈着の軽減を図ることが可能である．視力低下をきたす角膜脂肪変性は角膜移植での視力回復の可能性があるが，基礎疾患の再燃，角膜移植による続発緑内障，拒絶反応などに注意しつつ，総合的に手術を検討することが重要である．

（福岡秀記）

③帯状角膜変性

I 疾患の特徴

帯状角膜変性（band keratopathy）は，角膜の瞼裂部に一致してみられる帯状灰白色の表層性混濁である（**図3a**）．角膜周辺部の耳側および鼻側から始まり，徐々に角膜中央に進展する．病変の本態は，リン酸カルシウムのBowman層への沈着であり，進行するとBowman層直下の角膜実質にも沈着が生じる．カルシウム塩沈着の機序はまだ十分には解明されていない．さまざまな原因によって生じる（**表1**）[1]．

II 鑑別の要点

帯状角膜変性は，周辺部に角膜透明帯を伴う．上皮～実質浅層の角膜変性疾患が鑑別となるが，家族歴，全身合併疾患から鑑別できる．ヘルペス角膜炎，薬剤，遷延性上皮欠損などに伴う混濁の場合は，血管侵入を伴うことが多く，血管は結膜から連続する．

III 治療

視力低下，疼痛，コントラスト感度低下などの自覚症状，内眼手術前の視認性向上を目的とする場合は，観血的治療を選択する．治療的レーザー角膜切除術（phototherapeutic keratectomy：PTK）は，エキシマレーザーを使用し，角膜中央（6～7mm）を厚さ100～150μm程度に切除する（**図3b**）．切除面が平滑であり，術後の視力回復が速い．保険適用されている．角膜厚が薄くPTK術後に角膜軟化症のリスクがある場合，小児や精神遅滞など局所麻酔での治療が不可能な場合は，0.01～0.05mol/L濃度のエチレンジアミン四酢酸二ナトリウム（EDTA-2Na）塗布療法を選択することもあるが（**図4b**），適応外使用のため倫理委員会への申請が必要である．

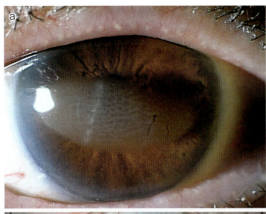
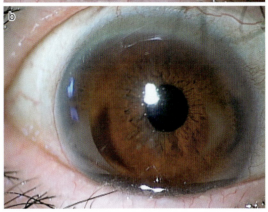

[図3] 帯状角膜変性の治療的レーザー角膜切除術（PTK）前後の前眼部
65歳，男性，糖尿病網膜症に起因する帯状角膜変性．a：PTK術前，b：術後．

[表1] 帯状角膜変性の原因

A 眼疾患	(5) サルコイドーシス
(1) 慢性ぶどう膜炎	(6) 多発性骨髄腫
(2) 眼球ろう	(7) ミルクアルカリ症候群
(3) 緑内障	(8) 腫瘍の骨転移
(4) 角膜実質炎	(9) Paget病
(5) ドライアイ	C 全身疾患
(6) 人工角膜	(1) 円板状エリテマトーデス
(7) 角膜内皮炎	(2) 痛風
(8) シリコーンオイル眼	(3) 結節性硬化症
(9) 外傷	(4) Norrie病
(10) 点眼	(5) サイアザイド系利尿薬
B 高カルシウム血症	(6) 糖尿病
(1) 副甲状腺機能亢進症	(7) 人工透析
(2) ビタミンD中毒	D 遺伝性
(3) 腎不全	E 特発性
(4) 低ホスファターゼ症	

（文献1）より）

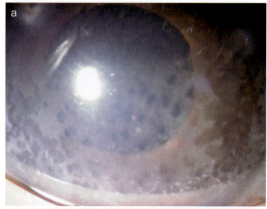
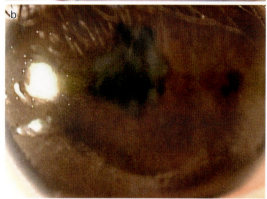

[図4] 帯状角膜変性のEDTA-2Na塗布療法前後の前眼部
8歳, 女児. 先天白内障手術後の続発緑内障が原因. 全身麻酔下で0.05mol/L濃度のEDTA-2Na塗布療法を施行した. a:治療前, b:治療後.

IV 患者への対応

再発の可能性があることと, 著明な視力改善は期待できないことを説明する. PTK術後は切除量によって1～2D程度の遠視化が生じることを伝える.

文献
1) 熊倉重人:帯状角膜変性. 眼科 59:1023-1026, 2017

④角膜アミロイドーシス

I 疾患の特徴

アミロイドは, 種々の原因で核となる蛋白質が形成され, それを中心にさまざまな蛋白質が凝集し, 線維様の形態を呈したものである. その前駆物質としては, ラクトフェリンやケラトエピセリンなどが報告されているが, アミロイド形成の詳しい機序はいまだ不明である.

角膜にアミロイドが沈着する角膜アミロイドーシス (corneal amyloidosis) は, 全身性アミロイドーシス (家族性アミロイドポリニューロパチー) に合併するものと, 局所性アミロイドーシスに大別される. 局所性はさらに原発性, 続発性に大別される. 原発角膜アミロイドーシスは主に遺伝子異常が原因で, 格子状角膜ジストロフィや顆粒状角膜ジストロフィⅡ型 (アベリノ角膜ジストロフィ), 膠様滴状角膜ジストロフィ (図5) などとして観察される. 続発角膜アミロイドーシスは, 主に外的慢性刺激が原因で角膜細胞が異常物質を産生し, 沈着すると考えられる. 円錐角膜のハードコンタクトレンズ長期装用 (図6), 睫毛乱生, トラコーマなどにみられる.

限局性灰白色の角膜混濁として観察される. 原発性では角膜全体に均一に分布するが, 続発性では接触部分に限局することが多い. 病理組織検査では, ヘマトキシリン・エオジン (HE) 染色で均一無構造物質を認め, コンゴレッド染色では橙赤色に染色される (図5b, 6c). また, 偏光顕微鏡では黄緑色の複屈折を呈するという特徴を有する.

II 鑑別の要点

兎眼角膜炎などにみられる隆起性の瘢痕組織, Salzmann結節変性などとの鑑別を要する. 患者背景, 既往歴から鑑別を行う.

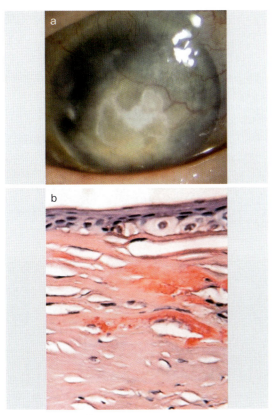

[図5] 膠様滴状角膜ジストロフィ
a：前眼部写真．b：上皮下にコンゴレッド染色陽性のアミロイド沈着がみられる．

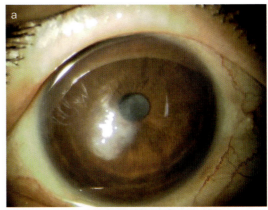
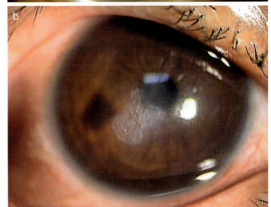
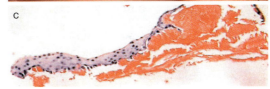

[図6] 続発角膜アミロイドーシス
50歳，女性，円錐角膜．ハードコンタクトレンズ（HCL）の長期装用による続発角膜アミロイドーシスが原因でHCL装用時の疼痛を生じた．層状角膜切除術によって疼痛が消失し，HCL装用が可能となった．
a：術前．b：術後．c：コンゴレッド染色陽性の隆起性病変．

III 治療

　視力低下，疼痛などの自覚がある場合は，観血的手術を選択する．原発性の場合は，混濁の深さによって治療的レーザー角膜切除術（phototherapeutic keratectomy：PTK），角膜移植を選択する．続発性では，層状角膜切除術を行う．角膜菲薄化を伴う円錐角膜などの症例は，切除時の穿孔に注意を要する．

IV 患者への対応

　原発性の場合は，家族の問診が必要である．進行性で再発するため，治療が長期になることを理解してもらう．続発性の場合は，慢性刺激が原因となるため，原因の除去を指導する．

（山口昌大）

⑤Terrien 辺縁角膜変性

I 疾患の特徴

Terrien 辺縁角膜変性（Terrien marginal degeneration）は，1900 年に Terrien によって報告された角膜周辺部に菲薄化をきたす原因不明の疾患である．発症年齢はさまざまであり，やや男性に多いと考えられている．両眼性に角膜周辺部の菲薄化をきたすが，左右差を認めることもある．菲薄化は角膜上方より生じることが多く，輪部に沿って進行し，菲薄部位には血管侵入およびスカートの裾状の丸みを帯びた脂肪沈着を認める（図7）．充血や流涙などの自覚症状を伴うことがあり，菲薄化が進行すると強い倒乱視や不正乱視をきたし，視力が低下する．上皮欠損は伴わないため，角膜穿孔のリスクは低いとされている．

II 鑑別の要点

特徴的な臨床所見および前眼部 OCT（図8）により診断する．鑑別疾患として，関節リウマチに伴う辺縁角膜潰瘍や Mooren 角膜潰瘍，ペルーシド辺縁角膜変性などがある．辺縁角膜潰瘍，Mooren 角膜潰瘍では上皮欠損を伴うこと，ペルーシド辺縁角膜変性では菲薄部位が下方に多く，また血管侵入を伴わないことが鑑別ポイントとなる．

III 治療

炎症を契機に進行すると考えられるため，充血などの自覚症状がある際はステロイド点眼薬を処方する．菲薄化が極端に進行し，穿孔リスクがある症例では，前部層状角膜移植を検討する．視力低下症例では，眼鏡もしくはハードコンタクトレンズを処方する．

IV 患者への対応

定期的な診察を勧め，充血などの症状がある際は早めに再診させる．菲薄化が進行している症例では，外傷などに注意するよう説明する．

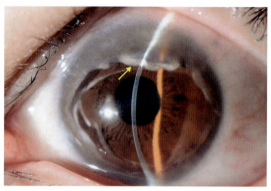

[図7] Terrien 辺縁角膜変性の前眼部
角膜上方に血管侵入およびスカートの裾状の丸みを帯びた脂肪沈着を認める（矢印）．

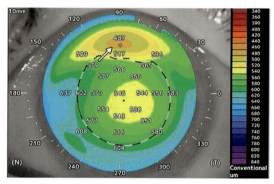

[図8] Terrien 辺縁角膜変性の前眼部 OCT の角膜厚マップ
上方の角膜周辺部の菲薄化を認める（矢印）．

⑥Salzmann 結節変性

I 疾患の特徴

　Salzmann 結節変性（Salzmann nodular degeneration）は，1925 年に Salzmann によって報告された角膜傍中心部に 1 つまたは複数の灰白色の結節状・隆起性病変を認める疾患であり（図9），50 歳代以上の白色人種の女性に多い．Meibom 腺機能不全やトラコーマ，春季カタル，角膜フリクテンなどの炎症性疾患の既往があることが多いが，白内障手術や翼状片手術後に発症したという報告もある．結節部位の上皮は菲薄化しており（図10），変性した細胞外マトリックスが沈着し，Bowman 層が消失している．異物感や流涙を主訴とすることが多いが，角膜中央に結節が生じると視力低下をきたす場合もある．

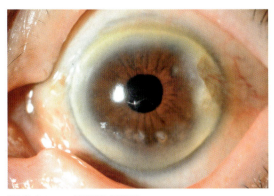

[図9] Salzmann 結節変性の前眼部
角膜下方に複数の結節性病変を認める．

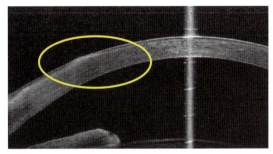

[図10] Salzmann 結節変性の前眼部 OCT
隆起性病変部位の上皮が菲薄化している（円内）．

II 鑑別の要点

　臨床所見および過去に炎症性疾患がないかなどの問診より診断する．鑑別疾患には，円錐角膜や睫毛乱生による続発角膜アミロイドーシス，膠様滴状角膜ジストロフィなどがある．明らかな円錐角膜や睫毛乱生を認めれば続発角膜アミロイドーシスを疑うが，不明の場合は病理所見で診断することになる．

III 治療

　症状がない場合は経過観察とする．軽度の異物感や流涙であれば，ヒアルロン酸などの角膜保護薬，低濃度ステロイド点眼薬を処方する．視力低下をきたす場合は，用手的な角膜切除やエキシマレーザーを用いた治療的レーザー角膜切除術を検討するが，再発することもある．

IV 患者への対応

　視機能に重篤な影響を与える疾患ではないことを説明し，症状に応じて保存的治療や外科的治療を検討する．

〈子島良平〉

⑦滴状角膜

Ⅰ 疾患の特徴

滴状角膜（cornea guttata）は，Descemet 膜後面にコラーゲンが沈着し，角膜後面に隆起性病変として認められる所見である．両眼性にみられるものは，Fuchs 角膜内皮ジストロフィの初期病変とされる．初期には角膜中央部に散在しているが，進行すると癒合し，周辺へと広がっていく．滴状角膜によりコントラスト感度が低下するという報告がある．

Ⅱ 鑑別の要点

細隙灯顕微鏡による角膜後面の観察で確認することができる（図 11）．癒合した滴状角膜は，beaten metal appearance と呼ばれる所見を呈する．また，スペキュラマイクロスコープでは，黒く抜けたような dark area として観察される（図 12）．鑑別診断としては，角膜感染症や炎症，屈折矯正手術後にみられる二次性滴状角膜または偽滴状角膜（cornea pseudoguttata）があるが，これらは一過性の病変である．

Ⅲ 治療

基本的には経過観察を行う．海外では，浮腫のない Fuchs 角膜内皮ジストロフィ初期の中心径 4〜5mm 程度の滴状角膜に対して，病的な Descemet 膜を剥離し，周りの健常な内皮で代償されるのを待つ Descemet stripping only（DSO）という術式が行われる例も報告されている．

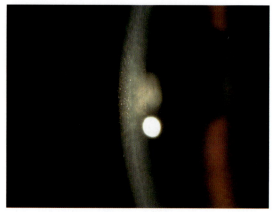

［図11］滴状角膜の前眼部細隙灯顕微鏡所見
角膜後面に内皮の隆起が散在しているのが観察できる．

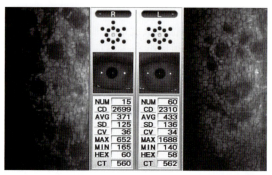

［図12］両眼性に認められる滴状角膜のスペキュラマイクロスコープ像
dark area が散在して確認できる．両眼性であることから，Fuchs 角膜内皮ジストロフィの初期病変と考えられる．

Ⅳ 患者への対応

Fuchs 角膜内皮ジストロフィの初期病変として，定期的にスペキュラマイクロスコープ等での角膜内皮細胞についての経過観察が必要な旨を説明する．

⑧水疱性角膜症

I 疾患の特徴

水疱性角膜症 (bullous keratopathy) は，角膜内皮細胞密度が約 500 cells/mm² 以下に低下し，角膜内皮細胞の Na^+-K^+-ATPase による角膜実質から前房側に水を汲み出すポンプ機能が不十分になり，角膜上皮下浮腫，実質浮腫をきたし，上皮下に水疱を呈する状態である (図13). 症状としては，霧視，視力低下，疼痛をきたす. Fuchs 角膜内皮ジストロフィや後部多形性角膜ジストロフィ，虹彩角膜内皮症候群や先天性遺伝性角膜内皮ジストロフィ等の変性疾患，サイトメガロウイルスやヘルペスウイルスによる角膜内皮炎，落屑症候群，角膜移植後拒絶反応などの疾患によるものや，白内障手術後，緑内障手術後，コンタクトレンズ長期装用，角膜外傷，分娩時損傷などの外的または物理的な損傷を原因とする場合がある.

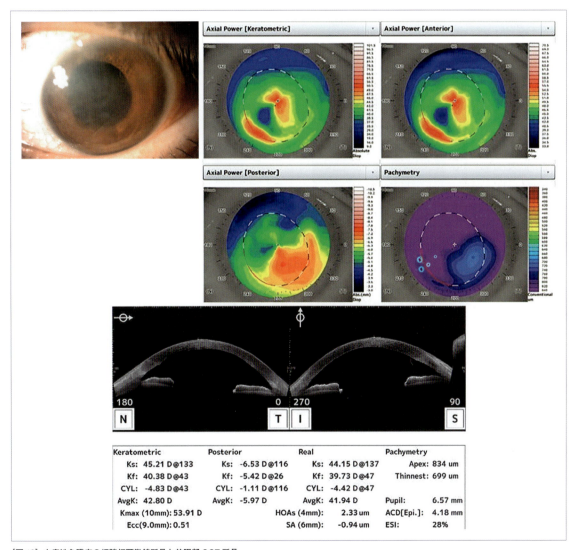

[図13] 水疱性角膜症の細隙灯顕微鏡所見と前眼部 OCT 所見
細隙灯顕微鏡で角膜全面に浮腫を認め，Descemet 膜皺襞も確認できる. pachymetry マップおよび断層像で角膜全体が厚くなっていることがわかる.

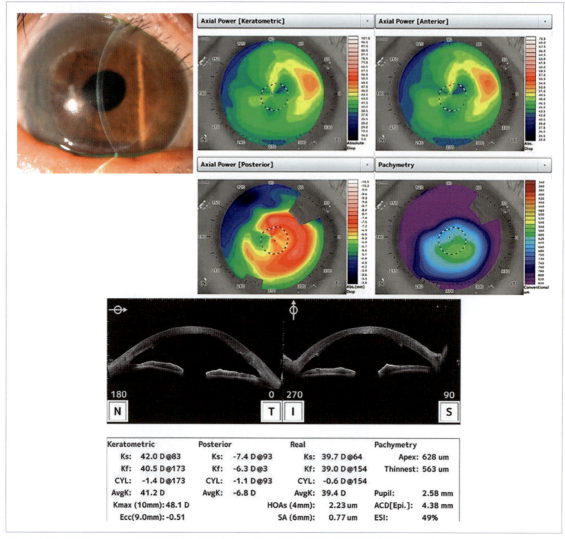

[図14] 水疱性角膜症の Descemet 膜剝離角膜内皮移植術（DSAEK）後の前眼部細隙灯顕微鏡所見と前眼部 OCT 所見
細隙灯顕微鏡でレシピエント角膜後面に一定の厚みをもったグラフトが接着しているのがわかる．断層像でもレシピエント角膜後面にグラフトが接着しているのがわかる．

II 鑑別の要点

　細隙灯顕微鏡検査による角膜上皮化，実質浮腫の確認で診断することができる（図13）．また，スペキュラマイクロスコープによる角膜内皮細胞密度が角膜内皮障害の程度を観察するうえで重要になるが，水疱性角膜症まで至る場合はスペキュラマイクロスコープによる撮像が困難になることが多い．前眼部 OCT などで角膜厚を測定することで，角膜浮腫の程度を定量化できる（図13）．

III 治療

　ヒト角膜内皮細胞は増殖能をもたないため，根治療法としては角膜内皮細胞を含む角膜移植が必要となる．従来は全層角膜移植術が主として行われていたが，近年ではドナー角膜を加工する技術が発展し，薄い角膜実質および Descemet 膜と角膜内皮細胞を移植する Descemet 膜剝離角膜内皮移植術（Descemet stripping automated endothelial keratoplasty：DSAEK）（図14）や，Descemet

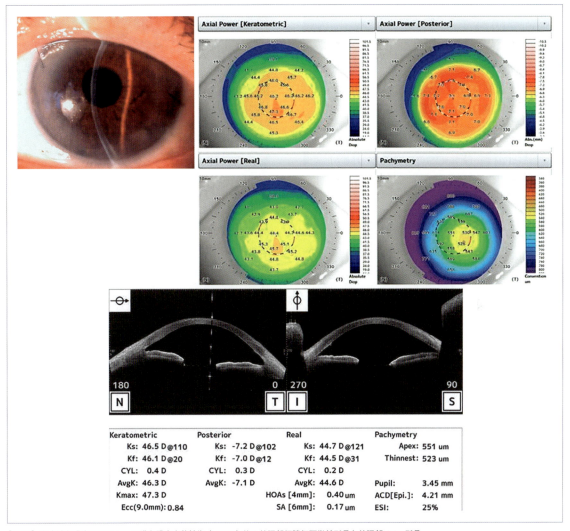

[図15] 水疱性角膜症の Descemet 膜角膜内皮移植術（DMEK）後の前眼部細隙灯顕微鏡所見と前眼部 OCT 所見
細隙灯顕微鏡でみてもグラフトの厚さはわからない．中央は透明になっているが，周辺はまだ混濁がみられる．断層像でレシピエント角膜後面のグラフトが接着している部分の角膜浮腫はなくなっているが，pachymetry マップで周辺がまだ厚いのがわかる．

膜と角膜内皮細胞のみを移植する Descemet 膜角膜内皮移植術（Descemet membrane endothelial keratoplasty：DMEK）**（図 15）**が主として行われる．対症療法としては，高張食塩水の点眼や軟膏で浮腫を一時的に軽減させる方法や，疼痛を生じている場合は治療用のソフトコンタクトレンズを装用する方法がある．

Ⅳ 患者への対応

水疱性角膜症を治療するためには角膜移植を行う必要があるが，疼痛の強い患者には対症療法として，ソフトコンタクトレンズ装用，高張食塩水点眼などを行うことを説明する．

 ガイドライン　**角膜内皮障害の重症度分類**
（https://www.nichigan.or.jp/member/journal/guideline/detail.html?itemid=295&dispmid=909）

（宮井尊史）

⑨ 金属性角膜色素沈着

金属性角膜色素沈着（corneal pigmentation）で認められる病変について以下に記載する．

Stähli線（Hudson-Stähli線）

I 疾患の特徴

Stähli線（Stähli line）は，角膜上皮下にある茶褐色の線状の色素沈着で，下眼瞼の瞼縁部に沿って角膜の下方およそ1/3の部位に水平方向に存在する（図16）．本態は鉄の沈着であり，組織学的には角膜上皮基底細胞の細胞内の鉄の沈着である．角膜の加齢性変化の一つで，涙液中の鉄分も関与すると考えられている．

II 鑑別の要点

角膜の鉄沈着は，円錐角膜に生じるFleischer輪や角膜鉄症でも出現するが，特有の部位や形状から鑑別できる．

III 治療，患者への対応

通常，視力に影響することはなく，治療の必要はない．角膜の加齢性変化の一つであり，特に問題のないことを説明する．

Fleischer輪

I 疾患の特徴

Fleischer輪（Fleischer ring）は，円錐角膜において，角膜突出の基底部分の上皮下に存在する茶褐色の色素輪である（図17）．細隙灯顕微鏡のブルーフィルタで観察すると黒く浮かび上がり，観察しやすい．角膜の変形部において涙液がプーリングしやすい部分に，鉄が沈着すると考えられている．

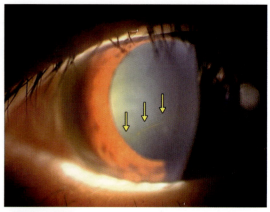

[図16] Stähli線
角膜の下方に，水平方向に茶褐色の線状の色素沈着を認める．

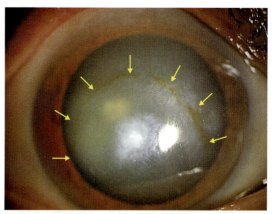

[図17] Fleischer輪
円錐角膜突出部の基底に，円形に上皮下の茶褐色の色素沈着を認める．

II 鑑別の要点

特有の部位や形状からStähli線や角膜鉄症，その他の鉄沈着と鑑別できる．同様の線状の鉄沈着は，翼状片の先端や濾過胞付近にもみられることがある．

III 治療，患者への対応

通常，Fleischer輪のみに対して治療することはない．治療や患者への対応は，円錐角膜の治療に準じる（5-1)-④-「円錐角膜」参照）．

Kayser-Fleischer 輪

Ⅰ 疾患の特徴

Kayser-Fleischer 輪（Kayser-Fleischer ring）は，角膜周辺部の Descemet 膜付近への銅の沈着で，黄褐色の輪状の病変である（図18）．銅代謝異常症である Wilson 病の診断に有用で，銅の眼内異物でも出現する．

Ⅱ 鑑別の要点

老人環は角膜周辺部の輪状の白色混濁であり，容易に鑑別できる．異物飛入の既往と眼内の炎症があれば，銅の眼内異物も疑い CT などで精査する．

Ⅲ 治療

Wilson 病による Kayser-Fleischer 輪では眼局所の治療は必要なく，Wilson 病の治療薬である D-ペニシラミン投与で退色する．銅の眼内異物では摘出術を行う．

Ⅳ 患者への対応

Wilson 病では視力には特に影響がないことを説明する．銅の眼内異物では摘出術について説明する．

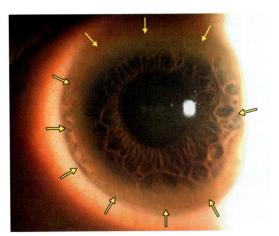

[図18] Kayser-Fleischer 輪
Wilson 病により，周辺部の Descemet 膜に銅の茶色い沈着が認められる．

角膜鉄症，角膜銅症，角膜銀症，角膜金症

Ⅰ 疾患の特徴

角膜鉄症（siderosis of cornea）は，角膜鉄片異物では異物周囲の角膜表層に，鉄の眼内異物では周辺角膜の Descemet 膜〜実質浅層に茶褐色の鉄の沈着を認める．角膜銅症（chalcosis of cornea）は，銅や銅合金の眼内異物により Kayser-Fleischer 輪として観察される（前項参照）．慢性リンパ性白血病や多発性骨髄腫などの血液疾患では，まれに両眼に角膜中央部に限局する褐色の銅の沈着をきたすことがある．角膜銀症（argyrosis of cornea）は，硝酸銀溶液の点眼や，写真技師，歯科技工士では有機銀塩の曝露で，Descemet 膜〜実質浅層に境界鮮明な灰青色，緑色，あるいは金色の沈着物を認め，結膜も灰青色や黒色を呈することもある．角膜金症（chrysiasis of cornea）は，関節リウマチなどに対する金製剤の全身投与で生じ，実質深層に黄褐色ないし紫色の多数の微細な粒子としてみられ，塵状に認められることもある．金に起因するアレルギー反応として，周辺部の潰瘍性角膜炎がみられることもある．

Ⅱ 鑑別の要点

問診で金属異物の可能性を聴取し，CT 等で異物の存在を精査する．角膜銀症では，硝酸銀溶液点眼や有機銀塩の曝露歴を聴取する．両眼の角膜中央の褐色の沈着では血液疾患も検索する．角膜金症では，金製剤の投与歴を確認する．角膜沈着の性状を観察し，他の疾患と鑑別する．

Ⅲ 治療

角膜鉄症では，角膜や眼内の鉄片異物や鉄錆を除去する．眼内の銅や銅の合金では異物除去や，内科医と相談のうえ，キレート剤や D-ペニシラミンの投与を行う．全身疾患がある場合はその治療が必要である．角膜銀症は，視力障害がなけれ

ば経過観察でよいが，沈着が高度であれば
EDTA 点眼が有効との報告もある．角膜金症で
は，原疾患の鎮静化後，金製剤の投与を中止する
と沈着は消失する．潰瘍性角膜炎では，D-ペニ
シラミンの投与や副腎皮質ステロイド薬の点眼を
用いる．

Ⅳ　患者への対応

金属の眼内異物が原因で沈着や炎症が強い場合
は，異物を除去する必要があることを伝える．視
機能障害がない角膜銀症や角膜金症では，無治療
でも注意深く経過を観察し，必要に応じて治療介
入する．

⑩薬剤性角膜色素沈着

薬剤性角膜色素沈着（drug-induced corneal de-
posit）を引き起こす代表的な薬物を以下に記載す
る（表2）．

アミオダロン（抗不整脈薬）

Ⅰ　疾患の特徴

抗不整脈薬であるアミオダロンは，褐色の沈着
物を伴う両眼性の渦状角膜（図19）をきたし，服
用者の 40～90％にみられる．アミオダロンやそ
の代謝産物が角膜上皮基底細胞内に蓄積してい
る．通常視力は低下しないが，羞明やハローを訴
えることがある．アミオダロンは視神経症をきた
すこともある．

Ⅱ　鑑別の要点

渦状角膜は Fabry 病などでも生じる．問診で
全身疾患と服薬歴を聴取し，アミオダロンの内服
の有無を確認する．

Ⅲ　治療

角膜色素沈着では通常アミオダロン投与は中止
しないが，視神経症では投与中止が必要となるこ
とがある．

Ⅳ　患者への対応

角膜色素沈着は，アミオダロンを中止すると 3
～20 カ月で改善することを説明し，症状がある
場合は薬剤の中止も検討する．

クロルプロマジン（向精神薬）

Ⅰ　疾患の特徴

向精神薬であるクロルプロマジンは，両眼に水
晶体嚢や角膜の混濁を生じる．角膜では実質や内

皮にびまん性に粒状の乳白色や茶褐色の沈着物を生じ（図20），少数例で渦状角膜をきたす．日光曝露部位に蓄積したクロルプロマジン代謝物が沈着していると考えられている．

Ⅱ 鑑別の要点

角膜上皮や実質への色素沈着は他の薬剤でも生じるが，内皮への色素沈着ではクロルプロマジンやリファブチンが考えられる．問診で全身疾患と服薬歴を聴取し，クロルプロマジンの内服の有無を確認する．

Ⅲ 治療

角膜色素沈着は不可逆的であるが，緩やかに改善することもある．通常，視力には影響しないため，治療の必要はない．

Ⅳ 患者への対応

角膜の変化は通常は視力に影響しないことを説明する．

クロロキン（抗マラリア薬）

Ⅰ 疾患の特徴

クロロキンには副作用として重篤な網膜症があり，日本では副作用の少ないヒドロキシクロロキンが全身性エリテマトーデス等に対して承認されている．クロロキンは角膜上皮に沈着し，両眼性の渦状角膜を生じる．クロロキン服用者の30～40％にみられるが，通常は視力は低下しない．

Ⅱ 鑑別の要点

渦状角膜はFabry病などでも生じる．問診で全身疾患と服薬歴を聴取し，クロロキンの内服の有無を確認する．

Ⅲ 治療

角膜色素沈着による視力低下はほとんどないため，通常クロロキン投与は中止しない．網膜症では投与中止が必要である．

[表2] 角膜色素沈着の原因となる薬剤と，沈着する部位

上皮	アトバコン アドレナリン点眼液 アマンタジン アミオダロン オシメルチニブ 金 クラリスロマイシン クロファジミン クロルプロマジン ゲンタマイシン シタラビン スラミン タモキシフェン チロン バンデタニブ	フルオロキノロン系点眼液 ベランタマブ・マフォドチン ペルヘキシリン モノベンゾン 抗マラリア薬 アモジアキン キナクリン クロロキン タフェノキン ヒドロキシクロロキン 非ステロイド性抗炎症薬 イブプロフェン インドメタシン ナプロキセン
実質	イソトレチノイン インドメタシン 金 銀	クロファジミン クロルプロマジン バンデタニブ リファブチン
内皮	クロルプロマジン	リファブチン

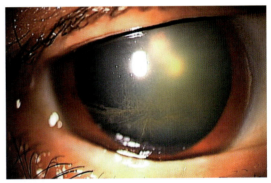

[図19] アミオダロンによる角膜色素沈着
上皮下に褐色の沈着物を伴う渦状角膜を認める．

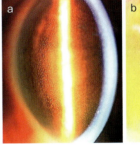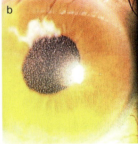

[図20] クロルプロマジンによる角膜色素沈着
a：周辺部，b：中央部．角膜実質と内皮全体に，びまん性の粒状混濁を認める．

Ⅳ 患者への対応

クロロキン投与の際は，網膜症の定期検査が必要である．角膜色素沈着も生じうるが，それによ

る視力低下はほとんどないことを説明する.

インドメタシン（鎮痛, 解熱, 抗炎症薬）

I 疾患の特徴

非ステロイド性抗炎症薬のインドメタシンなどを長期または大量に投与すると, 角膜上皮内に細かな小点状の混濁, 渦状角膜や, 実質への色素沈着を生じる.

II 鑑別の要点

角膜色素沈着や渦状角膜は, 他の薬剤やFabry病などでも生じる. 問診で全身疾患と服薬歴を聴取し, インドメタシン投与の有無を確認する.

III 治療, 患者への対応

通常は視力に影響しないため治療の必要はないが, 治療中止後数週間で回復する.

アドレナリン点眼（眼圧下降薬）

I 疾患の特徴

アドレナリン点眼により, 酸化したアドレナリンが角膜や結膜に茶色または黒色の色素沈着をきたす. アドレナリンのプロドラッグであるジピベフリン点眼液（ピバレフリン®点眼液）でも, 結膜に色素沈着が生じうる. 両製剤とも日本では製造中止となっている.

II 鑑別の要点

点眼歴を問診し, アドレナリン点眼液の使用を確認する.

III 治療, 患者への対応

治療は必要ないが, 点眼中止により徐々に色素沈着は改善する.

⑪角膜瘢痕

角膜瘢痕（corneal scar）には, 角膜片雲, 角膜白斑, 角膜ぶどう腫がある.

角膜片雲

I 疾患の特徴

感染, 炎症, 外傷などで生じた角膜瘢痕で, 軽度の混濁を角膜片雲（corneal nebula）と呼ぶ.

II 鑑別の要点

通常, 瘢痕化している角膜片雲は進行しないが, 活動性のある角膜感染症などとの鑑別が必要である. 混濁の性状, フルオレセイン染色などで判断する.

III 治療, 患者への対応

視力に影響がなければ治療の必要はない. 瞳孔領の実質混濁で視力が低下している場合は, 全層または層状角膜移植術なども検討する.

角膜白斑

I 疾患の特徴

角膜白斑（corneal leukoma）は, 感染, 炎症, 外傷などで生じた角膜瘢痕で, 重度の白色混濁を認める（図21）.

II 鑑別の要点

通常, 瘢痕化している角膜白斑は進行しないが, 活動性のある角膜感染症や角膜ジストロフィなどとの鑑別が必要である. 家族歴, 混濁の性状, フルオレセイン染色などで鑑別する.

III 治療

角膜混濁が実質まで及ぶことが多く, 視機能の

改善のためには全層角膜移植術や深層角膜移植術が必要である．

Ⅳ 患者への対応

通常は進行しないが，角膜移植術により改善が望めることを説明する．

角膜ぶどう腫

Ⅰ 疾患の特徴

感染による角膜穿孔の瘢痕治癒後などにおいて，高度の虹彩前癒着と隅角閉塞で眼圧が上昇すると，菲薄部分を中心に，角膜が癒着した虹彩ごと膨隆する（図22）．これを角膜ぶどう腫（corneal staphyloma）という．

Ⅱ 鑑別の要点

円錐角膜の急性水腫や角膜拡張症による角膜突出では，虹彩前癒着はみられない．細隙灯顕微鏡や前眼部OCTで角膜と虹彩の状態を確認する．

Ⅲ 治療

疼痛や角膜穿孔がある場合は，眼球摘出術や眼球内容除去術を検討する．瘢痕化し形状に変化がなければ，経過観察でもよい．毛様体機能が低下し，眼球萎縮となることもある．

Ⅳ 患者への対応

注意深い経過観察と，角膜穿孔時には緊急手術を要することを説明する．

（上松聖典）

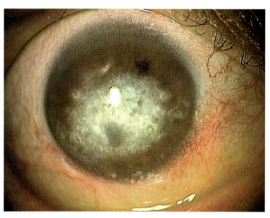

［図21］角膜白斑
角膜中央に広く濃い白色病変を認める．

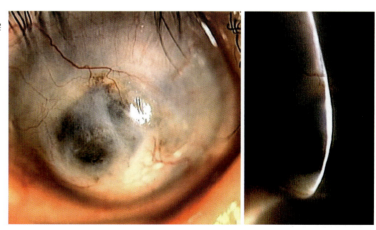

［図22］角膜ぶどう腫
虹彩と癒着した角膜が，中央から下方にかけて突出している．

⑫角膜染血

I 疾患の特徴

特に大量の前房出血を診察した際に考慮すべき疾患の一つである．前房出血が長期間にわたり存在すると，赤血球崩壊産物，特に鉄イオンの細胞毒性，併発する高眼圧などにより角膜内皮障害が生じ，ヘモグロビンが角膜実質に浸潤して角膜染血（blood staining of cornea）が生じる（**図23**）[1]．いったん生じると重度の視力障害をきたし，混濁の消失には長期間を必要とする．

角膜染血の原因の多くは鈍的眼外傷に伴う前房出血で，特に受傷後早期に発生する二次性出血による．二次性出血の予防には受傷後の安静が必要であるが，外傷性前房出血を起こしやすい若年者や小児では安静が保たれず，二次性出血をきたしやすい．前房内に完全に血液が充満した場合（eight-ball hemorrhage）や，黒褐色の凝血塊が存在する場合（blackball hemorrhage）では，著しい眼圧上昇を伴い角膜染血を発症しやすい．多量の前房出血の場合には数日から1週間で生じる．混濁の範囲は，角膜全体に起こる場合や，円板状に限定的に起こる場合もある．色調は，出血直後は鮮血色であり，凝血により黒褐色，時間経過とともに黄白色や灰白色となる．

II 鑑別の要点

角膜染血をきたすような重篤な前房出血の原因検索が重要であり，多くは鈍的眼外傷である．

III 治療

多量の前房出血により高眼圧を伴う場合には，眼圧下降療法を行う．実質混濁の消失には長期間を要するため，発症の予防が重要である．保存的治療にもかかわらず前房内の血液が吸収される傾向がない場合は，前房穿刺や前房洗浄，あるいは凝血塊の切除吸引などの外科的加療により前房内

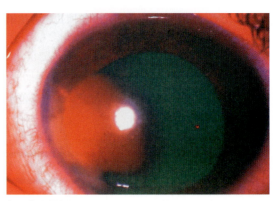

[図23] 角膜染血
耳側角膜に黄赤色の混濁を認める．前房出血は吸収されている．（文献1）より）

[表3] 前房出血に対する観血的治療法の適応

① 保存的治療にもかかわらず，眼圧が60mmHg以上の場合
② 血液が前房の50％以上を占め，それが9日間以上持続した場合
③ 血液が前房全体を占め，50mmHg以上の眼圧が5日間以上，もしくは25mmHg以上の眼圧が6日間以上持続した場合
④ 角膜染血が発生した場合

（文献2）より改変）

の血液を除去することを検討する（**表3**）[2]．角膜染血による角膜混濁は，拡散や，混濁したケラトサイトの貪食により周辺から中央へ，実質深部から表層へ向かって透明化するが，角膜の混濁の消失には数年を要する場合もある．角膜の混濁により著しい視機能低下がみられる場合には，角膜移植を検討することもある．

IV 患者への対応

眼外傷に伴う前房出血による角膜染血は，二次性出血が原因となる場合が多いため，眼外傷後は安静を守り，注意深く経過を診察する必要性を説明する．前房内が観察困難であることも多く，隅角の障害や高眼圧症の発症に注意して慎重に経過を診察する．混濁の程度や部位により視機能への影響は変化するが，小児では弱視予防に努める．

文献
1) 髙橋俊明：角膜染血．眼科診療ガイド，眼科プラクティス編集委員編，文光堂，221，2004
2) Read J : Traumatic hyphema : surgical vs medical management. Ann Ophthalmol 7 : 659-662, 664-666, 668-670, 1975

⑬ 角膜上皮メラノーシス

I 疾患の特徴

メラノーシスは，組織への黒褐色あるいは茶褐色の色素沈着として観察される（図24）[1]．角膜の色素性病変には，先天性と後天性のものがある．一般的に有色人種に多いとされる．先天性の角膜上皮メラノーシス（corneal epithelial melanosis）は，出生時から幼児期に，結膜，角膜上皮の基底細胞層にメラニン色素が迷入したことにより起こる．後天性の角膜上皮メラノーシスは，慢性炎症性疾患や角膜上皮欠損の治癒後に生じるとされる．トラコーマなどの慢性炎症性疾患において，角膜輪部から血管が侵入することにより，結膜に存在するメラニン細胞（メラノサイト）が移動し，角膜上皮メラノーシスを形成する．また，広範囲に角膜上皮欠損が生じると，メラニン細胞が存在する結膜上皮が角膜内皮に侵入し，角膜上皮下に角膜輪部から連続した色素沈着を伴う角膜上皮メラノーシスが観察されることがある．

II 鑑別の要点

抗不整脈薬であるアミオダロンは，角膜上皮の色素沈着を起こす．また，精神神経安定薬であるクロルプロマジンにおいても角膜混濁や角膜への色素沈着の報告があり，病歴の聴取が重要である．組織的に近傍である結膜のメラノーシスは，先天性，後天性とも常に悪性化に注意すべき重要な疾患である．母斑は青少年期から起こり，まれに悪性化する．結膜の悪性黒色腫の半数はもともと色素性病変のないところから発生し，それ以外は後天性の結膜メラノーシスから発生する．ほかにも，長期のソフトコンタクトレンズ装用による角膜色素沈着や，眼瞼結膜悪性黒色腫において顆

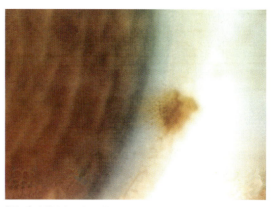

[図24] 角膜上皮メラノーシス
角膜輪部から周辺部角膜上皮基底層にかけて色素沈着を認める．（文献1）より）

粒状の角膜色素沈着を認めた報告がある．

III 治療

先天性の角膜上皮メラノーシスでは，通常，視機能に影響することはまれである．色素沈着の程度や範囲が変化のないことを定期診察で確認する．成長に伴い拡大傾向を示す場合や，結膜病変の合併を認めた場合などは，悪性疾患の可能性について精査する．後天性の角膜上皮メラノーシスも同様に加療が必要となる場合は少なく，原疾患の加療を進めていく．

IV 患者への対応

角膜上皮メラノーシスでは，一般に色素沈着の範囲や程度は変化することなく経過し，視機能に影響しないことを説明する．定期的な診察で色素沈着の増大が認められた場合には，早期に眼科専門医へのコンサルトを行う．

文献
1) 髙橋俊明：角膜上皮性メラノーシス．眼科診療ガイド，眼科プラクティス編集委員編，文光堂，220，2004

（平山雅敏）

3）角膜ジストロフィ
①顆粒状角膜ジストロフィ

I 疾患の特徴

顆粒状角膜ジストロフィ（granular corneal dystrophy：GCD）は，transforming growth factor β-induced 遺伝子（*TGFBI*）の点変異によって生じ，角膜ジストロフィの International Committee for Classification of Corneal Dystrophies（IC3D）分類において，epithelial-stromal *TGFBI* dystrophies に属する．GCD は I 型（GCD1）と II 型（GCD2）に分類される．GCD1 が古典的に GCD といわれていた病型であり，1890 年に Groenouw によって報告された．そのため，わが国においても長らく Groenouw type 1 と呼ばれていた．GCD1 では，両眼角膜中央の実質浅層に灰白色の小さな混濁がみられ（図1），その主な原因遺伝子変異は *TGFBI* 遺伝子 R555W 変異である．一方，GCD2 も角膜中央部に灰白色を呈する顆粒状や棍棒状の混濁がみられる（図2）．主な原因遺伝子変異は *TGFBI* 遺伝子 R124H 変異である．GCD2 はイタリアのアベリノ地方に多く発生することから以前はアベリノ角膜ジストロフィといわれていたが，R124H 変異は世界中に存在し，特にわが国をはじめアジアでの有病率も高い．近年の調査では，韓国における GCD2 の有病率は約 0.3％ と報告されている．

II 鑑別の要点

同様の角膜実質の混濁がみられる格子状角膜ジストロフィ，斑状角膜ジストロフィとの鑑別が必要である（表1）．GCD の混濁は特徴的であり，細隙灯顕微鏡所見で診断が可能である．ただし，角膜の石灰沈着があたかも顆粒状角膜ジストロフィのように散在してみられるケースがあり，注意を要する（図3）．しかし，その場合は混濁が中央だけに限局することはなく，輪部付近にも帯状の石灰化を認める．一方，GCD では必ず瞳孔領に発症し，ヘテロ接合型変異の場合は角膜中央

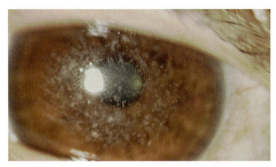

［図1］顆粒状角膜ジストロフィ I 型（GCD1），R555W 変異

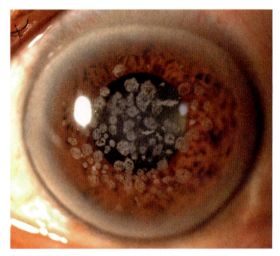

［図2］顆粒状角膜ジストロフィ II 型（GCD2），R124H 変異

から傍中心にのみ混濁がみられ，輪部に到達することはない．

GCD1 の顆粒状混濁は「drop-shaped」，「crumb-shaped」，「ring-shaped」と呼ばれ，バラエティに富んだ混濁様式をとる．一方，GCD2 では GCD1 と比較してベタっとした灰白色顆粒状混濁ならびに棍棒状の混濁を認め，細隙灯顕微鏡で GCD1 と GCD2 を区別することも可能である．GCD1，GCD2 ともに混濁間の角膜実質は透明である．GCD2 では経過とともに顆粒状混濁間のスペースにおける上皮下に淡い混濁が出現するようになり，これが視力低下の原因となる．摘出切片の Masson トリクローム染色でヒアリンの存在を確認する．

[表1] 角膜実質に病変が存在する角膜ジストロフィの鑑別

		顆粒状角膜ジストロフィ	格子状角膜ジストロフィ	斑状角膜ジストロフィ
遺伝形式		常染色体顕性遺伝	常染色体顕性遺伝	常染色体潜性遺伝
発症年齢	沈着開始	10歳代	さまざま	10歳代
	症状発症	30歳代～	さまざま	10歳代
	視力低下	40～50歳代までに自覚	さまざま	10～20歳代
角膜びらん		(+)	(+)	(−)
混濁の性状		上皮下スポット状顆粒状混濁 境界明瞭 混濁間の角膜実質は透明 輪部に到達しない	折れ線状混濁と点状混濁 後期では角膜中央にびまん性混濁 輪部に到達しない	中央は表層側に，周辺では深層側に灰白色の斑状混濁 混濁境界がやや不明瞭 混濁間の角膜実質も淡く混濁 輪部に到達する
角膜厚		正常	正常	菲薄化
組織染色		Massonトリクローム	コンゴレッド，クリスタルバイオレット	アルシアンブルー，コロイド鉄
沈着物		変性TGFBI蛋白 （ヒアリン，アミロイド）	変性TGFBI蛋白 （アミロイド）	ケラタン硫酸

III 治療

GCDは，角膜びらんを呈することがある．角膜びらんを繰り返すと混濁が悪化することから，ドライアイ合併例ではドライアイ点眼薬や涙点プラグ，治療用ソフトコンタクトレンズ装用，軟膏点入や眼帯装用などを行う．遺伝子治療による根本的治療法や保存的治療は存在せず，混濁除去に関しては外科的治療のみである．混濁がある程度浅層に限局している場合は，エキシマレーザーによる治療的レーザー角膜切除術（phototherapeutic keratectomy：PTK）や電気分解を行う．PTKは，ある程度の深さまで混濁を除去することが可能であるが，徐々に再発する．電気分解は，上皮下レベルの顆粒状混濁の除去は可能であるが，実質混濁については困難である．ただし，PTKは1～2回までしか行えないが，電気分解は複数回行えるメリットがある．混濁が深層に及んでいるケースや，PTK後の再発例は，角膜移植術の適応となる．GCDでは角膜内皮細胞は正常であり，通常は深層角膜移植術が選択される．

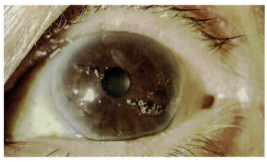

[図3] 角膜の石灰化

IV 患者への対応

希望者には遺伝学的検査を行い，確定診断を行う．通常，常染色体顕性遺伝形式をとるため，子孫への遺伝についても十分説明し，必要に応じて遺伝カウンセリングを行う．

②格子状角膜ジストロフィ

I 疾患の特徴

格子状角膜ジストロフィ（lattice corneal dystrophy：LCD）は，transforming growth factor β-induced（TGFBI）遺伝子（*TGFBI*）の点変異によって生じ，角膜ジストロフィのInternational Committee for Classification of Corneal Dystrophies（IC3D）分類において，epithelial-stromal *TGFBI* dystrophiesに属する．従来はⅠ，Ⅲ，ⅢA，Ⅳ型と分類されていたが，2024年4月に発表された最新のIC3D分類ではR124C変異であるclassic LCDとLCD variantsに分け，後者を混濁の形状と深さに加え臨床徴候の発現時期により5つの主要な表現型に分類することになった（後述）．角膜混濁様式は異なるが，沈着物はすべて変性したTGFBI蛋白（TGFBIp）であり，組織学的にはコンゴレッド染色やクリスタルバイオレット染色陽性の角膜アミロイドーシスである．

II 鑑別の要点

1 格子状角膜ジストロフィの表現型分類

LCDでは角膜実質に枝状に分岐した線状・格子状の混濁をきたすが，発症年齢や混濁部の深さは変異によって異なる．従来LCDのⅠ型と呼んでいたR124C変異では，角膜実質浅層に細い折れ線状の混濁が沈着してメロンの皮のような形態を示し，細かな白点混濁を併発する（図4）．それ以外の変異では，ロープ状の太い格子線を認めるものや（図5），格子線がメインではなく，多形，多角形，結晶状のものも存在する．さらには，同一個体で左右が異なる混濁形式を呈する症例や，同じ遺伝子異常の同胞内で異なる混濁形式をとることもある．LCD variantsの表現型分類は次の通りである．

① early-onset LCD variants（LCD-V505D，LCD-L518P，LCD-T538P，LCD-P569R）：従来のLCD Ⅰ型であるR124C変異（classic LCD）と

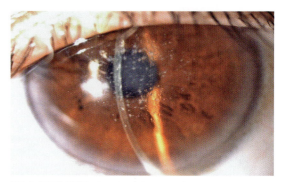

[図4] 格子状角膜ジストロフィ（LCD-R124C）
格子状混濁と白点混濁が混在している．

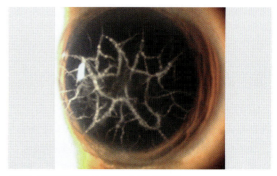

[図5] 格子状角膜ジストロフィ（LCD-L527R）
ロープ状の太い格子状混濁を認める．

類似した発症年齢と表現型を示すバリアントである．

② typically intermediate and sometimes late-onset LCD variants（LCD-P501T，LCD-A546T，LCD-S519F，LCD-T621P，LCD-H626R）：通常は中期発症で，ときに晩発性である．格子線はclassic LCDより太く，しばしばロープ状を呈するもので，従来ⅢA型と呼ばれたものと考えられる．

③ late-onset LCD variants（LCD-R496W，LCD-G594V，LCD-V631D）：晩発性である．格子線は目立たないか，または少ないものから，はっきりとわかるものまでさまざまであり，アミロイドは主に実質深部に沈着する．従来Ⅳ型と呼ばれたものと考えられる．

④ early or intermediate-onset LCD variants with superficial geographic opacification from Bowman layer deposits（LCD-L509R，LCD-G623D，LCD-H626P）：早期また

は中期発症で Bowman 層から表層にかけての地図状混濁を伴う LCD である．格子線はないか，または不鮮明な格子線であり，Reis-Bücklers 角膜ジストロフィ，Thiel-Behnke 角膜ジストロフィ，上皮基底膜角膜ジストロフィと誤診されやすい表現型を呈する．

⑤ intermediate, sometimes late-onset LCD variants with polymorphic deposits（LCD-L527R，LCD-A546D，LCD-A547S，LCD-L558P，LCD-L565P）：中期発症，ときに晩発性で，多形性沈着を伴う LCD である．格子線はかき氷に似ており，はっきりとした線状の場合もあれば，目立たない，またはわずかに格子線を認める表現型である．沈着の形状と深さはさまざまで，多くが点状またはコンマ状であり，病期の進行とともに一部では角膜中央の混濁が顕著になるとされる．これも従来ⅢA 型に分類されていたものと考えられる．

2 鑑別診断

TGFBI の変異による LCD と鑑別すべき疾患として，家族性アミロイドーシスに合併し従来Ⅱ型と呼ばれていた格子状混濁がある．これは，gelsolin 遺伝子の異常により発症する家族性アミロイドーシスⅣ型における格子状角膜混濁であり，*TGFBI* 遺伝子の異常ではないが，沈着物はアミロイドである（図6）．また，続発性アミロイドーシスは主に外的刺激や外的要因が原因でアミロイドが角膜実質に沈着する疾患であり，睫毛乱生，円錐角膜，水疱性角膜症，角膜実質炎，トラコーマなどの慢性炎症性疾患に伴う．その続発性角膜アミロイドーシスに格子状混濁をきたすものがあり，鑑別を要する（図7）．

Ⅲ 治療

他の epithelial-stromal *TGFBI* dystrophies と比較し，LCD では角膜びらんの頻度が高い．角膜びらんを繰り返すと混濁が悪化することから，普段から眼表面のメンテナンスが重要である．ドライアイ合併例ではドライアイ点眼薬や涙点プラグ，治療用ソフトコンタクトレンズ装用，軟膏点入や眼帯装用などを行う．遺伝子治療による根本

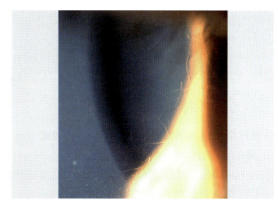

[図6] 家族性アミロイドーシスに合併した格子状角膜混濁

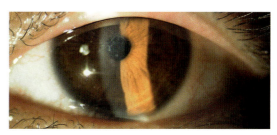

[図7] 睫毛乱生により格子状混濁を呈したアミロイドーシス

的治療法や保存的治療は存在せず，混濁除去に関しては顆粒状角膜ジストロフィと同様に外科的治療を行う．混濁がある程度浅層に限局している場合は，エキシマレーザーによる治療的レーザー角膜切除術（phototherapeutic keratectomy：PTK）を行う．混濁が深層に及んでいるケースや PTK 後の再発例は，角膜移植術の適応となる．LCD では角膜内皮細胞は正常であり，通常は深層角膜移植術が選択される．ただし，PTK，角膜移植術ともに術後数年で再発を生じる．顆粒状角膜ジストロフィや斑状角膜ジストロフィに対する角膜移植術後と比較し，LCD に対する角膜移植術後では，再発期間が短いことが報告されている．

Ⅳ 患者への対応

希望者には遺伝学的検査を行い，確定診断を行う．通常は常染色体顕性遺伝形式をとるため，子孫への遺伝についても十分説明し，必要に応じて遺伝カウンセリングを行う．

③斑状角膜ジストロフィ

I 疾患の特徴

斑状角膜ジストロフィ（macular corneal dystrophy：MCD）は，N-acetylglucosamine-6-O-sulfotransferase 遺伝子（$CHST$）の異常によって生じ，常染色体潜性遺伝形式をとる．International Committee for Classification of Corneal Dystrophies（IC3D）分類では stromal dystrophies に属する．1890 年に Groenouw によって顆粒状角膜ジストロフィと一緒に報告され，わが国において長らく Groenouw type 2 と呼ばれていた．

両眼の角膜実質全層にわたり，灰白色の不規則な形状のびまん性斑状混濁がみられる（図8）．角膜実質に存在するグリコサミノグリカン glycosaminoglycan（GAG）の一つであるケラタン硫酸の異常により生じ，いわば角膜局所のムコ多糖症であり，I型とⅡ型に分類される．I型は，$CHST$ 遺伝子の変異により N-acetylglucosamine-6-O-sulfotransferase の酵素活性が低下するために，硫酸基付加が少ない異常なケラタン硫酸が生成され，難溶性となったプロテオグリカンがケラトサイトや角膜実質に沈着し，混濁が生じる．I型では血中，角膜内いずれも正常ケラタン硫酸が検出できない．Ⅱ型は N-acetylglucosamine-6-O-sulfotransferase を角膜で発現させるためのプロモーター遺伝子の異常により，角膜での酵素活性が低下し，I型と同様に硫酸基付加が少ない異常なケラタン硫酸が生成され，角膜混濁が生じる．Ⅱ型では血中，角膜内いずれも正常ケラタン硫酸が検出されるものの，その発現レベルは低下する．

II 鑑別の要点

MCD は 10 歳代には発症し，多発する斑状混濁が徐々に進行し，20 歳代で既に著しい視力低下や羞明をきたす．混濁は，角膜中央では表層側に，周辺部では深層側にみられ，境界不明瞭である．斑状混濁の間の角膜実質も淡い混濁を呈す

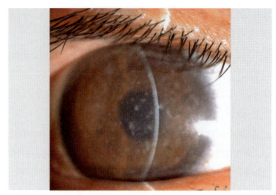

[図8] 斑状角膜ジストロフィ（MCD）

る．顆粒状角膜ジストロフィや格子状角膜ジストロフィでは混濁は角膜中央から傍中心に限局しているが，MCD の混濁は角膜全体に及ぶ．MCD では角膜厚が薄くなり，その点もほかの角膜ジストロフィとの鑑別に役に立つ．また，MCD では内皮面の異常があり，滴状角膜を認めることも，epithelial stromal $TGFBI$ dystrophies や他の stromal dystrophies と異なる点である．全身性のムコ多糖症に生じる角膜混濁は斑状ではなくびまん性であり，また全身症状の合併から鑑別可能である．組織学的には，アルシアンブルー染色やコロイド鉄染色を用いて検出する．

III 治療

遺伝子治療による根本的治療法や保存的治療は存在せず，混濁除去や視力回復に関しては外科的治療（角膜移植術）のみである．MCD では角膜内皮も異常を呈するため，全層角膜移植術を行うことが多いとされているが，MCD に対する全層角膜移植術は他の角膜ジストロフィと比較し拒絶反応や内皮細胞機能不全，囊胞様黄斑浮腫の合併が高いため，深層角膜移植術が選択されるケースも増えていると考えられる．

IV 患者への対応

希望者には遺伝学的検査を行い，確定診断を行う．常染色体潜性遺伝形式をとるため，正しい遺伝学的説明を行い，必要に応じて遺伝カウンセリングを行う．

（臼井智彦）

④膠様滴状角膜ジストロフィ

I 疾患の特徴

膠様滴状角膜ジストロフィ（gelatinous drop-like corneal dystrophy：GDLD）は，*TACSTD2*遺伝子の機能喪失型変異[1]による角膜上皮バリア機能低下を本態とする．両眼性，常染色体潜性遺伝の重篤な角膜ジストロフィの一つである．わが国での有病率は1/33,000と推定されている．

灰白色隆起性の角膜上皮直下のアミロイド沈着物の集簇（桑の実状）は特徴的所見であるが，初期には臨床表現型は多様性に富み，進行は左右差を認める場合もある．膠様滴状物の角膜上皮下への沈着は数と密度を増し，次第に角膜混濁，血管侵入を伴う．血管侵入が生じると同部位周辺に脂肪漏出が生じやすく，黄色の脂肪沈着が併発する．自覚症状は，他の角膜変性に比べ刺激症状が強く，膠様隆起病変の出現による羞明，異物感，眼痛などを生じることも多い．進行すると視力低下をきたす．

II 鑑別の要点

1 病因と臨床所見

GDLDでは，角膜上皮細胞のタイトジャンクション形成不全により，角膜上皮浸透性が亢進し，涙液中のラクトフェリンなどが角膜上皮下に浸透してアミロイド沈着を生じる[2]．バリア機能低下を表している細隙灯顕微鏡所見として，delayed stainingを認める．角膜上皮欠損がないにもかかわらず，フルオレセインが角膜実質に浸透し，診断的価値が高い．

2 病型分類

角膜所見によって，typical mulberry type（図9a），band keratopathy type（図9b），kumquat-like type，stromal opacity type（図9c）の4つのタイプに分類される[3]．typical mulberry type，band keratopathy typeは初期〜中期に発生しやすく，kumquat-like typeは後期に発生する傾向がある．数多くの遺伝子変異が報告されているが，特定の遺伝子変異がGDLDのサブタイプ発現と関連するという報告はなく，環境因子や全身疾患などの二次的な要素がその違いに関与している．

III 治療

1 治療用ソフトコンタクトレンズ装用

GDLDは角膜移植後も再発が多いため，病状進行を遅らせることや，手術間隔を延長させることが重要となる．治療用ソフトコンタクトレンズ（soft contact lens：SCL）を装用すると，視力の改善または維持，自覚症状の改善，膠様隆起病変の再発抑制，手術間隔の延長といった効果が期待される[4]．一方，感染性角膜炎，脂質や蛋白成分によるSCL表面沈着物形成などを生じる可能性があり，定期的なレンズ交換や経過観察が必要である．

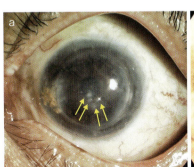 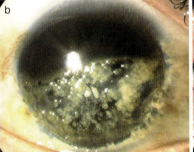 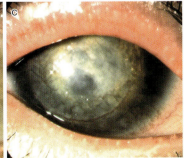

[図9] 角膜所見（混濁）による膠様滴状角膜ジストロフィ（GDLD）の病型分類
a：typical mulberry type（矢印は膠様隆起病変）．b：band keratopathy type．c：stromal opacity type．

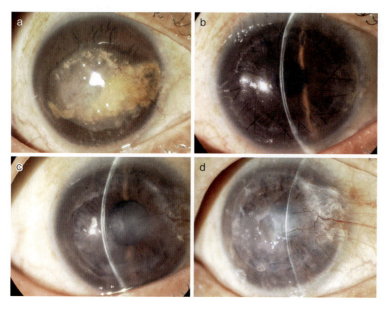

[図10] 膠様滴状角膜ジストロフィ（GDLD）の角膜移植後経過
a：band keratopathy type であり，膠様隆起病変を伴う．b：前部層状角膜移植術から1カ月後．c：前部層状角膜移植術から3年後．実質角膜混濁および血管侵入を認める．d：前部層状角膜移植術から5年後．実質混濁の増悪，膠様隆起病変および血管侵入の増加により角膜が透明性を失ったため，再移植施行となった．（文献5）より）

② 手術介入

手術介入としては，混濁の範囲に応じて，角膜上皮掻爬，治療的レーザー角膜切除術，角膜移植（前部層状/深層角膜移植術，全層角膜移植術，角膜上皮形成術）などが主に施行される．しかし，多くの場合に病変は再発し，徐々に血管侵入も伴って複数回の角膜移植を余儀なくされることが多く，視力予後は不良である．治療用SCLの連続装用を行っても，10年以内に再移植に至るため，特に初回手術介入に関しては侵襲性が低い術式が検討されるべきである（図10）[5]．また，角膜移植後は縫合不全，緑内障，感染性角膜炎，拒絶反応などの合併症に注意を要する．特にステロイド薬による続発緑内障は，GDLDでは頻度も重症度も高い傾向にある．

Ⅳ 患者への対応

GDLDは遺伝性疾患であり，診断には遺伝子検査が有用であることを説明する．自覚症状の改善，病態進行抑制に治療用SCL装用が有用であるが，遺伝子変異に対する根本的な治療がなく，手術介入を行った後も再発が多いことを理解してもらう必要がある．わが国では，GDLDは2019年4月に指定難病として承認され，難病申請を行うことで医療費助成を受けられることは有益である．また，難病患者等日常生活用具給付事業による補装具費の支給や日常生活用具の給付も，地方自治体での基準を満たせば対象となる．

文献

1) Tsujikawa M, et al：Identification of the gene responsible for gelatinous drop-like corneal dystrophy. Nat Genet 21：420-423, 1999
2) Kinoshita S, et al：Epithelial barrier function and ultrastructure of gelatinous drop-like corneal dystrophy. Cornea 19：551-555, 2000
3) Ide T, et al：A spectrum of clinical manifestations of gelatinous drop-like corneal dystrophy in Japan. Am J Ophthalmol 137：1081-1084, 2004
4) Maeno S, et al：Efficacy of therapeutic soft contact lens in the management of gelatinous drop-like corneal dystrophy. Br J Ophthalmol 104：241-246, 2020
5) 前野紗代：膠様滴状角膜ジストロフィ．新篇眼科プラクティス 15 角膜のミカタ，外園千恵ほか編，文光堂，76-78, 2024

 ガイドライン　膠様滴状角膜ジストロフィー（指定難病332）概要・診断基準等（厚生労働省作成）
(https://www.nanbyou.or.jp/entry/6011)

（前野紗代・相馬剛至）

⑤Fuchs角膜内皮ジストロフィ

I 疾患の特徴

Fuchs角膜内皮ジストロフィ（Fuchs endothelial corneal dystrophy：FECD）は，角膜内皮細胞減少の進行と，Descemet膜上の異常コラーゲンによる隆起病変（gutta [guttae]）を特徴とする両眼性の原発性角膜内皮変性症である．女性に多く（男女比は1：4〜1：3），米国や欧州諸国と比較し，日本では有病率が低いといわれてきた．一般的に常染色体顕性遺伝形式をとると考えられているが，家族歴がないこともしばしばある．発症年齢によりearly-onset FECDおよびlate-onset FECDに分類され，前者はまれである．early-onset FECDは10歳前後の発症であり，Ⅷ型コラーゲン遺伝子（*COL8A2*）異常との関連が報告されている．late-onset FECDは50歳代以降に発症する病型であり，原因遺伝子として*SLC4A11*，*ZEB1*（*TCF8*），*KANK4*，*LAMC1*などが同定されている．FECDの病態は明らかでないが，これらの遺伝子異常に環境要因が相互作用することで，異常な細胞外マトリックスが蓄積し，角膜内皮細胞のアポトーシスが生じると考えられている．臨床病期は，次の4つのステージに分けられる．

ステージ1：角膜中央に限局したguttaeや角膜内皮面に色素性沈着物（図11）を認める．通常，自覚症状は乏しいが，ハローやグレアは生じうる．

ステージ2：角膜周辺部にguttaeが広がり，角膜内皮細胞数の減少や形態異常を伴う．スペキュラマイクロスコープでは，融合したdark areaを認める（図12）．睡眠時には眼表面からの蒸発が減少するため，角膜実質浮腫が生じる．特に起床時には，霧視や羞明を自覚する．

ステージ3：角膜内皮障害が進行し，角膜実質の吸水圧では代償できなくなり，上皮間に微小水疱が生じ，ときに水疱破裂による疼痛が生じる．

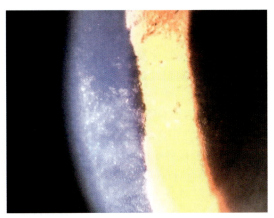

[図11] Fucks角膜内皮ジストロフィ（FECD）
細隙灯顕微鏡検査でguttaeと角膜内皮面に色素性沈着物を認める．

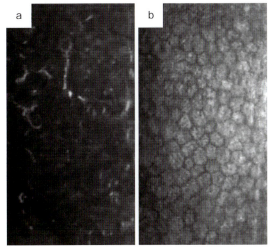

[図12] Fuchs角膜内皮ジストロフィ（FECD）のDescemet膜角膜内皮移植術（DMEK）前後のスペキュラマイクロスコープ所見
a：DMEK術前．dark areaを多数認め，角膜内皮細胞の形態異常も認める．b：DMEK術後．

ステージ4：角膜上皮下が瘢痕化し，水疱形成が減少するため，疼痛は改善されるが，著しい視力低下を自覚する．

FECDの進行度分類は，修正Krachmer分類（表2）[1,2]が用いられる．細隙灯顕微鏡検査やスペキュラマイクロスコープで，角膜中央部でのguttaeの範囲や融合性，角膜浮腫を確認することにより，客観的な評価を行うことができる．

II 鑑別の要点

鑑別疾患には，角膜内皮沈着や角膜浮腫を生じ

る疾患が挙げられる．落屑症候群は，スペキュラマイクロスコープにおいて FECD の dark area と類似した所見を呈することがあるため，鑑別を念頭に細隙灯顕微鏡検査で瞳孔縁の落屑物質の沈着を確認する必要がある．角膜内皮炎では，FECD に類似した角膜後面の色素沈着や角膜浮腫を認めることがあるが，guttae の有無や前房水 PCR 検査で鑑別可能である．また，虹彩角膜内皮症候群（iridocorneal endothelial syndrome：ICE 症候群），なかでも Chandler 症候群は，細隙灯顕微鏡検査で guttae に類似した所見を認めるが，通常は片眼性であることや，虹彩萎縮，周辺虹彩前癒着，スペキュラマイクロスコープでは角膜内皮細胞の明暗反転という特徴的所見を有する点で鑑別可能である．

Ⅲ 治療

　臨床病期ステージ 1 では治療は要しない．ステージ 2 以降に，自覚症状や他覚的所見の悪化を認めた場合には，Descemet 膜剝離角膜内皮移植術（Descemet stripping automated endothelial keratoplasty：DSAEK）や，Descemet 膜角膜内皮移植術（Descemet membrane endothelial keratoplasty：DMEK）などの角膜内皮移植術の適応となる（図 12）．

Ⅳ 患者への対応

　進行を予防する治療法は確立されていないため，将来，角膜移植が必要になる可能性があることを説明する．

文献
1) Krachmer JH, et al：Corneal endothelial dystrophy. A study of 64 families. Arch Ophthalmol 96：2036-2039, 1978
2) Louttit MD, et al：A multicenter study to map genes for Fuchs endothelial corneal dystrophy：baseline characteristics and heritability. Cornea 31：26-35, 2012

（林　孝彦・五十嵐あみ）

[表2] Fuchs 角膜内皮ジストロフィ（FECD）の修正 Krachmer 分類

grade	guttae（角膜中央部）	角膜浮腫
0	なし	なし
1	≦12個の非融合性 guttae	なし
2	>12個の非融合性 guttae	なし
3	最大直径1〜2mmの融合性 guttae	なし
4	最大直径2〜5mmの融合性 guttae	なし
5	最大直径>5mmの融合性 guttae	なし
6	最大直径>5mmの融合性 guttae	上皮浮腫もしくは実質浮腫

guttae の範囲や融合性の有無，角膜浮腫の有無に基づいて FECD の進行度を評価する．grade 1〜3 は中等度，grade 4〜6 は重症である．（文献1，2）より作成）

⑥Meesmann角膜ジストロフィ

I 疾患の特徴

Meesmann角膜ジストロフィ（Meesmann corneal dystrophy：MCD）は，角膜上皮に異常を生じるまれな遺伝性角膜疾患である．細隙灯顕微鏡検査では，角膜上皮内に微小囊胞と呼ばれる小さくて透明な囊胞が形成されることが特徴である（図13，14）．自覚症状がほとんどないケースもあるが，視力障害や羞明，異物感など，さまざまな視覚障害を引き起こすことがある．異物感から

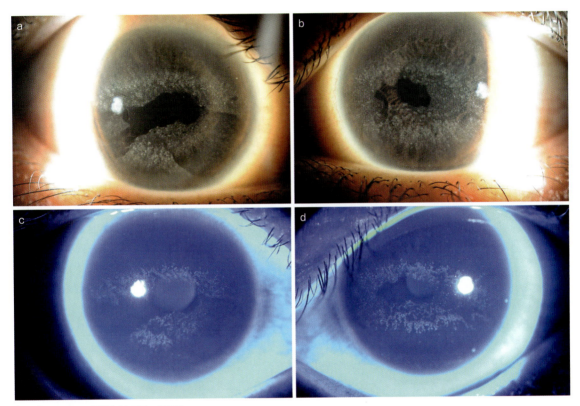

[図13] Meesmann角膜ジストロフィ（MCD）
33歳，男性．左眼の視力低下を主訴に受診．視力は，右眼0.8（1.2），左眼0.3（0.8）．強膜散乱法で観察すると，透明性のある部分と灰白色の透明性の低い上皮が境界明瞭に観察される．フルオレセイン染色では，異常上皮に一致して点状染色がみられる．a，c：右眼，b，d：左眼．

[図14] Meesmann角膜ジストロフィ（MCD）
56歳，男性．a：異常上皮は大小さまざまな白色～灰色の小囊胞が観察される．b：生体共焦点顕微鏡では，変性上皮細胞と考えられる多数の高輝度な細胞と小囊胞が角膜上皮の基底細胞層近くでみられる（1辺：400μm）．

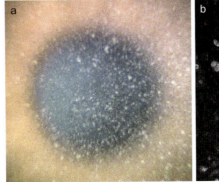
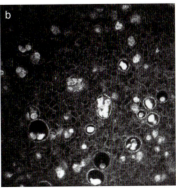

痛みを伴う再発性上皮びらんに発展する可能性も
あり，治癒後に線維化が生じると，角膜の変形や
瘢痕が原因で視力が低下することもある．

MCDは，角膜上皮細胞の必須蛋白質をコードす
るケラチン3（*KRT3*）またはケラチン12（*KRT12*）
遺伝子の変異によって生じることが知られてい
る．これらの変異は，角膜上皮細胞内のケラチン
蛋白質の異常な蓄積を引き起こし，微小囊胞の形
成や角膜上皮の透明性の低下を引き起こす．
MCDは常染色体顕性遺伝の形式をとり，幼少期
または成人期初期に診断され，両眼性に発症す
る．進行は緩徐ではあるものの，早期診断と適切
な管理は長期的予後の点で視力維持に有益であ
る．

II 鑑別の要点

MCDの鑑別診断には，角膜上皮基底膜ジスト
ロフィ，格子状角膜ジストロフィ，顆粒状角膜ジ
ストロフィなど，他の角膜ジストロフィが含まれ
るが，MCDはその臨床的特徴と遺伝子検査に基
づいて鑑別が可能である．

III 治療

現在，MCDの根治療法はない．対症療法とし
ては，主としてドライアイや異物感に対して不快
感の症状を緩和する目的で点眼薬や眼軟膏を用い
る．異物感や角膜表面の散乱を抑制し視力を向上
する目的で，ソフトコンタクトレンズを装用する
こともある．

IV 患者への対応

本疾患の特徴を説明したうえで，長期的な視点
から予後を考えて定期診察と自己管理の重要性を
伝える．必要に応じて，遺伝カウンセリングも考
慮する．

⑦後部多形性角膜ジストロフィ

I 疾患の特徴

後部多形性角膜内皮ジストロフィ（posterior
polymorphous corneal dystrophy：PPCD）は，角
膜内皮に異常を伴うまれな遺伝性の眼疾患であ
る．常染色体顕性遺伝の形式をとり，まれに先天
性角膜混濁を呈することもあるが，基本的に内皮
の変化は何年にもわたって変化しないことがほと
んどである．しかしながら，数年から数十年にわ
たるゆっくりとした進行から内皮の代償不全を引
き起こすケースもある．ほとんどの症例は無症状
のため，偶然発見されることが多い．細隙灯顕微
鏡検査では，角膜内皮に地図状あるいは帯状の小
さな白色または灰色の沈着物が観察され，異常を
呈している部位は透明性の低下がみられる（**図
15**）．異常部位が瞳孔領にある場合には，自覚症
状として視力低下や羞明を訴えることがある．約
20〜25％の症例で，障害が進行して水疱性角膜症
を引き起こすことがあり，長期的な経過観察が必
要である．なお，片眼性で遺伝性のない場合は，
posterior corneal vesicle と呼ぶ．

II 鑑別の要点

PPCDは，その症状がFuchs角膜内皮ジスト
ロフィ，虹彩角膜内皮症候群，鉗子分娩などの分
娩時損傷や手術によるDescemet膜破裂に続発す
る角膜浮腫などの他の角膜障害の症状と似ている
ため，診断が難しい場合がある．細隙灯顕微鏡検
査のみならず，角膜形状解析，角膜厚測定などの
検査を併用することが鑑別に有用である．

III 治療

無症状の場合は特に治療はせず，自覚症状が出
現していれば対症療法を行う．具体的には，内皮
機能が低下し角膜に浮腫が生じている症例では，
高張食塩水の点眼を使用することもある．水疱性
角膜症を生じ，視力低下や疼痛が出現している

⑦後部多形性角膜ジストロフィ

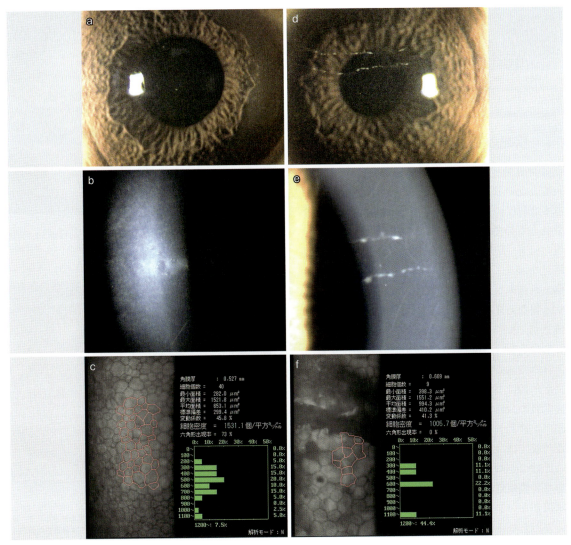

[図15] 後部多形性角膜ジストロフィ（PPCD）
44歳，女性．コンタクトレンズ作製目的で眼科受診し，角膜内皮異常を指摘された．自覚症状はなし．a〜c：右眼，d〜f：左眼．細隙灯顕微鏡検査では，右眼瞳孔領の角膜内皮面に円形の囊胞様所見と白色の混濁が観察される（a, b）．左眼瞳孔領上方の角膜内皮面には，数珠状に連続した線状の白色混濁が鉄道のレールのような異常所見としてみられる（d, e）．スペキュラマイクロスコープでは，左眼の細隙灯顕微鏡で観察されたレール状の部分に一致して dark area が観察される（f）．左眼角膜の肥厚と，両眼の内皮細胞数減少がみられる（c, f）．

ケースでは，角膜移植が必要となる．特に，Descemet 膜剝離角膜内皮移植術（Descemet stripping automated endothelial keratoplasty：DSAEK）や Descemet 膜内皮角膜移植術（Descemet membrane endothelial keratoplasty：DMEK）などがより適した治療法と考えられる．

IV 患者への対応

本疾患の特徴を説明したうえで，長期的な視点から予後を考えて定期診察と自己管理の重要性を伝える．必要に応じて，遺伝カウンセリングも考慮する．

（近間泰一郎）

183

4）角膜炎

①感染性角膜炎

細菌性角膜潰瘍

I 疾患の特徴

　細菌性角膜潰瘍（bacterial corneal ulcer）は，角膜上皮の障害部位に細菌が定着・増殖し，さまざまな程度の炎症反応を伴って角膜に潰瘍が形成されたものである．患者は眼痛，異物感，充血，視力低下，眼脂などの症状を訴える．多彩な角膜所見を呈し，角膜浸潤，角膜上皮欠損または潰瘍，毛様充血，前房内炎症，角膜浮腫，角膜後面沈着物などを認める．重症例では前房蓄膿，虹彩後癒着，虹彩ルベオーシス，角膜穿孔を呈する．一般に進行は急速で，日単位で病状が悪化する．

　日本の感染性角膜炎の8～9割は細菌性である．発症年齢は10～40歳代の若年者と60歳代以上の高齢者の二峰性となっており，若年者はほとんどがコンタクトレンズ装用者である．若年者の健常な角膜では，誘因がなければ細菌感染を発症することはほとんどない．高齢者は外傷，糖尿病，既存の角膜疾患などに続発することが多いが，特に誘因がないこともある．

　原因となる細菌にはGram陽性菌とGram陰性菌がある．Gram陽性菌では黄色ブドウ球菌と肺炎球菌，Gram陰性菌では緑膿菌とMoraxella属が代表的であり，4大起炎菌と呼ばれる（図1～3）．4大起炎菌に次いで多くみられるのは，レンサ球菌とSerratia属である．まれにCorynebacterium属，放線菌，非結核性抗酸菌による角膜炎もみられる．2週間頻回交換型コンタクトレンズ装用者に発症する細菌性角膜炎の原因は，圧倒的にGram陰性桿菌（緑膿菌やSerratia属）が多いが，これは装用者がマルチパーパスソリューション（multi purpose solution：MPS）でレンズを消毒・保管する際に，汚染されやすいためである．高齢者の細菌性角膜炎の起炎菌は多岐にわたり，一定の傾向はない．

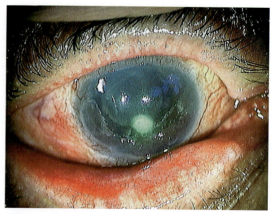

[図1] レンサ球菌による角膜潰瘍
水疱性角膜症を原因疾患として発症した口腔内レンサ球菌による角膜潰瘍（80歳代，男性）．限局した円形の角膜浸潤がみられる．塗抹鏡検でGram陽性球菌を認めた．

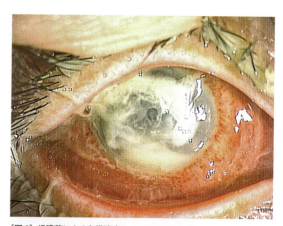

[図2] 緑膿菌による角膜潰瘍
1日使い捨てコンタクトレンズを保管し再利用していた症例（50歳代，男性）．角膜全体に及ぶ輪状膿瘍，前房蓄膿，毛様充血がみられる．塗抹鏡検で多数のGram陰性桿菌を認め，培養検査では緑膿菌が検出された．

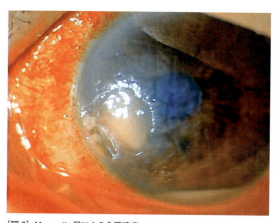

[図3] Moraxella属による角膜潰瘍
角膜周辺部に生じた角膜潰瘍（80歳代，女性）．前房蓄膿を伴っている．塗抹鏡検でGram陰性桿菌を認め，培養検査でMoraxella属が検出された．

①感染性角膜炎

[表1] 感染性角膜炎の鑑別

	細菌性角膜潰瘍	真菌性角膜炎	アカントアメーバ角膜炎	単純ヘルペスウイルス角膜炎
患者背景	角膜外傷 コンタクトレンズ装用 既存の角膜疾患（水疱性角膜症，兎眼，ドライアイなど）	ステロイド点眼薬の長期使用 植物による角膜外傷（糸状菌）	コンタクトレンズ装用 まれに誘因なし	健常者 単純ヘルペスウイルス角膜炎の既往 熱発・精神的ストレス・紫外線曝露・免疫抑制など
症状	急激な発症 眼痛・充血・視力低下・眼脂など	緩徐な発症 眼痛・充血・視力低下・眼脂など	非常に緩徐な発症 充血・眼痛が高度	充血・視力低下はあるが眼痛は軽度
臨床所見	円形〜類円形の限局性膿瘍（Gram陽性球菌） 輪状膿瘍，すりガラス状角膜浮腫（Gram陰性桿菌）	境界不明瞭な羽毛状病変，角膜内皮プラーク（糸状菌） 境界鮮明な類円形病変（酵母様真菌）	放射状角膜神経炎，偽樹枝状角膜炎，角膜上皮内・上皮下浸潤（初期） 輪状浸潤，円板状浸潤（完成期） 病期によらず高度の充血	樹枝状角膜炎，地図状角膜炎（上皮型） 円板状角膜炎，壊死性角膜炎（実質型） 角膜知覚低下
病原体検出	直接鏡検（Gram染色，Giemsa染色） 細菌培養検査	直接鏡検（Gram染色，Giemsa染色，ファンギフローラY染色） 真菌培養検査	直接鏡検（Gram染色，Giemsa染色，ファンギフローラY染色） PCR法 アカントアメーバ培養検査	免疫クロマトグラフィ法 蛍光抗体法 PCR法 ウイルス分離培養検査
治療	抗菌薬点眼 重症例では抗菌薬点滴	抗真菌薬点眼（ステロイド点眼薬は禁忌） 病巣搔爬 重症例では抗真菌薬全身投与	消毒薬の点眼（自家調製） 病巣搔爬	アシクロビル眼軟膏（上皮型） アシクロビル眼軟膏＋ステロイド薬点眼（実質型）

II 鑑別の要点

患者背景と角膜所見から起炎菌をある程度推測することができるが，あくまでも推測に過ぎない．診断確定のためには，角膜擦過を行って検体を採取し，鏡検と培養検査で起炎菌を同定するのが基本である．特に，重症例，所見が非典型的な症例，他院で治療されるも改善せず紹介された（または転医した）症例，真菌性角膜炎やアカントアメーバ角膜炎との鑑別が必要な症例では，積極的に検査を行うべきである．角膜擦過は，点眼麻酔後に開瞼器をかけ，ゴルフ刀やスパーテルなどを用いて行う．角膜擦過には菌量を減らす効果があり，また角膜表面のデブリスを除去することで病変の大きさ・深さがわかりやすくなり，さらに直接触れることで角膜実質の融解の有無がわかることなどのメリットがある．真菌性角膜炎，アカントアメーバ角膜炎，単純ヘルペスウイルス角膜炎との鑑別点を表1にまとめる．

III 治療

細菌性角膜潰瘍の治療の基本は，抗菌薬の点眼である．考えられる病原体をカバーする初期治療をまず行い，起炎菌の判明後に標的治療へ変更す

る．角膜擦過物の塗抹鏡検でGram陽性球菌を認めた場合，もしくは臨床所見からGram陽性球菌による角膜潰瘍を疑う場合は，軽症から中等症であればキノロン系抗菌薬またはセフメノキシムの単剤投与，重症例であれば両者を併用する．塗抹鏡検でGram陽性双球菌を認め，肺炎球菌による角膜炎が疑われる場合は，セフメノキシムを用いる方がよい．

角膜擦過物の塗抹鏡検でGram陰性桿菌を認めた場合，もしくは2週間頻回交換コンタクトレンズ装用者でGram陰性桿菌による角膜潰瘍が疑われる場合は，軽症であればキノロン系抗菌薬の単剤投与とし，中等症以上であればキノロン系抗菌薬とアミノグリコシド系抗菌薬を併用する．高齢者に生じた*Moraxella*属による角膜潰瘍では，感染が沈静化しても上皮欠損が遷延化しやすいため，角膜上皮障害の少ない点眼薬を選択し，所見が改善したら早めに点眼回数を減らすようにする．

起炎菌が推定できないときは，軽症ならキノロン系抗菌薬の単剤，中等症以上ならキノロン系抗菌薬とセフメノキシムを併用する．流涙や眼脂が多く点眼薬が涙液で希釈されてしまう場合は，1時間ごとの頻回点眼を行う．ただし，アミノグリ

コシド系抗菌薬は角膜上皮障害が強いことに留意し，4～5回を上限とすべきである．

塗抹鏡検と培養検査で起炎菌が判明した場合は，薬剤感受性試験結果を参考に点眼薬を最適化する．起炎菌がメチシリン耐性黄色ブドウ球菌（methicillin-resistant *Staphylococcus aureus*：MRSA）の場合は，重症例にはバンコマイシン点眼薬（自家調製）が必要となる．軽症例であれば，1.5％レボフロキサシン点眼やクロラムフェニコール点眼が臨床的に有効な場合がある．

進行した細菌性角膜潰瘍では，角膜実質の菲薄化や融解により角膜穿孔を生じることがある．特に，肺炎球菌，緑膿菌による角膜炎で注意が必要である．起炎菌および薬剤感受性が判明し改善傾向が確認できている場合は，小さな角膜穿孔に対してはそのまま治療を続けるか，治療用コンタクトレンズ装用を行う．大きな角膜穿孔に対しては，治療的角膜移植術，結膜被覆術などの外科的治療が必要となる．

IV 患者への対応

細菌性角膜潰瘍の治療においては，複数の抗菌薬を頻回に点眼する必要があるため，患者が指示通りの点眼が行えるかを確認する．高齢者の場合は，点眼薬の種類と点眼時間の表を作成して手渡すなどの点眼指導が有効である．腰が曲がっていたり，手が不自由であったり，認知機能が低下しているなどの理由で自己点眼ができない場合は，介助者による点眼または入院管理が必要である．コンタクトレンズ装用者に生じた細菌性角膜潰瘍では，適切なレンズケアを行っていないなど，装用方法に何らかの問題があることが多い．治癒後にコンタクトレンズ装用を再開する場合は，レンズケアの方法を再指導する．

ガイドライン

感染性角膜炎診療ガイドライン（第3版）
(https://www.nichigan.or.jp/member/journal/guideline/detail.html?itemid=672&dispmid=909)

（戸所大輔）

角膜実質炎

I 疾患の特徴

角膜実質炎（interstitial keratitis）は，角膜実質が炎症で混濁している状態である．梅毒や結核によるものが多く，他には感染性角膜炎に併発したもの，Hansen病やCogan症候群によるものが知られている．近年のわが国では，抗菌薬の普及で活動期の梅毒性角膜実質炎やHansen病による角膜実質炎をみることは少なく，多くは瘢痕期の症例である．Cogan症候群による角膜実質炎もまれである．感染性角膜炎による角膜実質炎の原疾患としては，細菌性角膜炎，真菌性角膜炎，およびヘルペス角膜炎などが挙げられる．すべての角膜実質炎で，びまん性または局所性の角膜実質の混濁と浮腫を伴う．活動期には結膜充血，毛様充血，血管侵入や虹彩炎を伴うことがある．

II 鑑別の要点

細隙灯顕微鏡所見だけで確定診断に至ることはなく，原因を検索することで鑑別する．梅毒性角膜実質炎は，血液検査での *Treponema pallidum* hemagglutination assay（TPHA）やWassermann反応，全身症状から診断する．瘢痕期には，血流のないghost vesselを伴う角膜実質深層の白濁という比較的特徴的な所見で診断できる（図4）．結核性角膜実質炎は，喀痰からの結核菌の検出，胸部画像診断所見，ツベルクリン反応で診断する．Hansen病ではらい菌の感染を証明することで診断に至るが，わが国では新規発症が年に数例のまれな疾患ゆえ，瘢痕期の混濁をみかけるのみである．顔面神経麻痺，兎眼，睫毛乱生，慢性的な虹彩炎，および皮膚の白斑，紅斑，環状紅斑の既往があれば，Hansen病を疑う．Cogan症候群では，耳鼻科疾患の既往と梅毒検査陰性であることから診断する．

III 治療

原疾患に対する治療に加え，ステロイド点眼薬での消炎が基本である．ただし，活動期の角膜実

質炎では，原因となっている感染微生物によってはステロイド点眼薬が禁忌のこともある．具体的には，真菌性角膜炎，原因菌不明の細菌性角膜炎，および地図状潰瘍が治癒していないヘルペス角膜実質炎では，ステロイド点眼薬は使用すべきではない．梅毒で他臓器に症状がある場合は，他科へ紹介し原疾患の治療を依頼する．眼科のみで治療する場合はペニシリンの全身投与を第一選択として，投与量や期間は日本性感染症学会の「梅毒診療ガイド（第2版）」に準じる．眼科で結核の診断がついた場合は，呼吸器内科へ紹介する．Hansen病やCogan症候群を疑う場合も，他科との連携を図る．

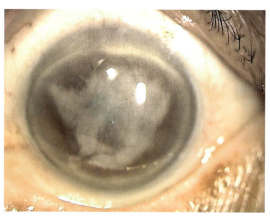

[図4] 瘢痕期の梅毒性角膜実質炎
ghost vessel を伴う角膜実質深層の混濁がある．

IV 患者への対応

疾患によっては罹患の事実を家族，パートナー，職場へ通知する必要が生じる．守秘義務を果たし患者の心情を察しつつ，その必要性について説明する．瘢痕期の症例は角膜移植の適応となるが，先天性疾患に併発している場合は予後不良のこともあるため，他覚的屈折検査の測定値や眼球形態などから視力予後を推察し説明する．

（江口　洋）

ヘルペス角膜炎

I 疾患の特徴

ヘルペス角膜炎（herpetic keratitis）は，単純ヘルペスウイルス（herpes simplex virus：HSV）角膜炎（角膜ヘルペス），水痘帯状疱疹ウイルス（varicella-zoster virus：VZV）角膜炎が含まれる．HSV角膜炎は，「上皮型」，「実質型」，「内皮炎」に分類される．VZVによる角膜病変の多くは，眼部帯状ヘルペス後に合併する場合が多く，上皮病変が主に認められる．本項では，HSV角膜炎，VZV角膜炎の上皮病変について述べる．

1 単純ヘルペスウイルス角膜炎（上皮型）

一般的には，HSVの再感染として片眼性に現れる．皮疹を伴わない場合も多い．また，ステロイド薬など眼部の免疫低下を認める場合に生じる

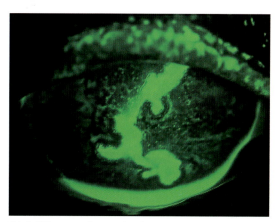

[図5] 単純ヘルペスウイルス（HSV）角膜炎（上皮型）
terminal bulb を有する樹枝状病変を認める．

こともある．まれではあるが，アトピー性皮膚炎症例に両眼性にHSV角膜炎を生じる場合もある．再発を繰り返すなかで，上皮型から実質型へ移行する場合もある．所見として多彩であるため，他の疾患との鑑別が必要な場合も多い．患者は，主には充血，異物感，視力低下などを自覚し来院する．角膜知覚の低下のため，激しい痛みを感じることは少ない．

上皮型はウイルス増殖がメインの病態で，ウイルスが増殖することで上皮細胞が傷害される．そのため，フルオレセイン染色によってterminal bulbといわれる終末部に丸みを帯びた樹枝状病変を認める（図5）．VZVによる上皮病変と比較すると面状で現れるが，症例によっては樹枝状病

変の形がバラエティに富んでいる．ステロイド薬投与後に生じた場合は，樹枝状よりも大きくなり，地図状角膜炎といわれる大きな上皮障害を認める（図6）．

2 水痘帯状疱疹ウイルス角膜炎

眼部帯状ヘルペス後に角膜炎が発症する．皮疹と同時期の場合もあれば，遅れて発症する場合もある．まれではあるが，皮疹を伴わない無疹性の角膜炎（zoster sine herpete）を起こす場合もある．臨床症状としては，結膜充血に加えて異物感や視力低下をきたす．臨床所見として，上皮に偽樹枝状病変を示す．上皮型のHSV角膜炎と比較すると，小さくて線状の病変であることが多い（図7）．

II 鑑別の要点

HSV角膜炎（上皮型），VZV角膜炎のそれぞれの特徴的所見である樹枝状病変，偽樹枝状病変に類似した所見を示す疾患との鑑別が必要である．前者は，機械的刺激による角膜上皮障害や再発性角膜上皮びらん，後者は薬剤毒性角膜症，アカントアメーバ角膜炎との鑑別が重要で，問診や検査を行い診断する．

III 治療

HSV角膜炎（上皮型），VZV角膜炎ともに3％アシクロビル眼軟膏を1日5回点入する．VZV角膜炎は治療反応が緩徐である．

IV 患者への対応

再発することが多い疾患であるため，症状があればすぐに来院することを促す．

（鈴木　崇）

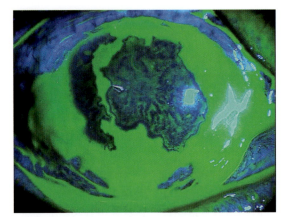

[図6] 単純ヘルペスウイルス（HSV）角膜炎（上皮型）
地図状病変を認める．

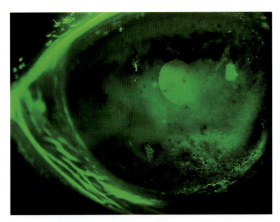

[図7] 水痘帯状疱疹ウイルス（VZV）角膜炎
眼部帯状ヘルペス後に角膜中央に線状の偽樹枝状病変を認める．

眼部帯状ヘルペス

I 疾患の特徴

水痘帯状疱疹ウイルス（varicella-zoster virus：VZV）の初感染が水痘であり，眼部にVZVの再活性化による再感染をきたした状態が眼部帯状ヘルペス（herpes zoster ophthalmicus）である．眼部に関連するVZVは三叉神経節に潜伏するため，再活性化した場合は支配領域である三叉神経第1枝および第2枝領域に発症する．鼻尖部に皮疹がみられる場合に眼合併症が有意に生じるとするHutchinson徴候はよく知られており，その特異度は6割強である．

眼部帯状ヘルペスの病態は多彩であり，偽樹枝状角膜炎，角膜実質炎，角膜ぶどう膜炎，角膜内皮炎，続発緑内障，虹彩毛様体炎などを生じる．高齢者では重症化しやすい．また，皮疹を伴わない眼部帯状ヘルペス（zoster sine herpete）と呼ばれる症例もあり，特に角膜ぶどう膜炎や虹彩毛様体炎を伴う．皮疹が出現して1週間〜10日ほ

ど経過してから，角膜病変を生じることが多い．そのため，発症早期に皮膚科から紹介され角膜病変が認められなくても，経過をみる必要があり，特に早期から結膜炎や点状表層角膜症を伴う場合は要注意である．

偽樹枝状角膜炎：上皮表層の隆起した病巣であり，terminal bulb は伴わない．アシクロビル眼軟膏投与などで消退するが，角膜実質炎へと進行することもある．

角膜実質炎：多発性角膜上皮下浸潤と円板状角膜炎がある．多発性角膜上皮下浸潤は，アデノウイルスによる流行性角結膜炎のそれに類似した病変であり，周辺角膜にみられることが多い．円板状角膜炎は，皮疹出現後 1～3 カ月以上経過してから出現し，円板状の混濁だけでなく強い浮腫も伴う（図8）．

角膜ぶどう膜炎，角膜内皮炎：眼圧上昇や虹彩萎縮を伴うことがあり，進行すると水疱性角膜症へ至る（図9）．

II 鑑別の要点

疱疹については，単純ヘルペスウイルス初感染の際は孤発性であるのに対して，眼部帯状ヘルペスでは癒合傾向がある．近年，成人例における単純ヘルペスウイルスの初感染が増加しており，この疱疹の鑑別にも注意が必要である．

III 治療

急性期において眼周囲の皮疹以外に眼所見を認めない場合は，既に皮膚科などから抗ウイルス薬の全身投与が行われていれば，抗ウイルス薬による積極的な眼科的治療は必ずしも必要ではない．この場合，眼瞼に疱疹があれば，眼瞼皮膚の薄さもあり眼瞼腫脹は必発であり，腫脹の程度に目を奪われてはならない．鼻尖部に皮疹を伴っている場合，皮疹が睫毛の内側および角膜上皮に接する場合には，アシクロビル眼軟膏を併用する．

急性期以降の眼部帯状ヘルペスに対しては，発症早期からの抗ウイルス薬（バラシクロビル，ファムシクロビル）の全身投与と，アシクロビル眼軟膏，眼合併症の種類と重症度に応じた適切な

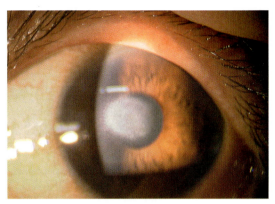

[図8] 眼部帯状ヘルペスの円板状角膜炎
46歳，男性．5カ月前に左顔面（前額部～頭部）の帯状疱疹で皮膚科・眼科通院．2カ月前からの左眼視力低下感を自覚．アシクロビル眼軟膏1日3回，ベタメタゾン点眼1日3回を処方．消失に半年を要した．

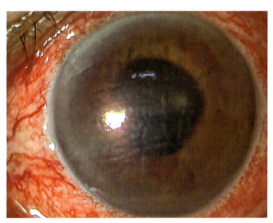

[図9] 眼部帯状ヘルペスの角膜ぶどう膜炎
80歳，男性．数日前からの視力低下感を主訴に受診した．強い角膜浮腫，Descemet 膜皺襞，毛様充血，前房出血を認める．房水のPCR検査で水痘帯状疱疹ウイルス（VZV）を $1.2×10^7$ コピーで検出した．

副腎皮質ステロイド薬点眼が有用とされている．また，前房炎症の強い症例では，瞳孔管理として散瞳薬を用いる．角膜炎のみならず眼局所に多彩な病変を呈する眼部帯状ヘルペスは，全身投与の方が十分な薬剤の移行が期待できる．アシクロビルは，HSV に比べ VZV に対する抗ウイルス効果が低いとされており，抗ウイルス薬の全身投与が確実である．帯状疱疹のみを適応とし1日1回内服するアメナメビルも発売されている．

IV 患者への対応

特に角膜実質炎はコントロールを誤れば再発す

ることもあるため，点眼回数を遵守すること，霧視などの症状があれば受診することなどを説明しておく．

ガイドライン

感染性角膜炎診療ガイドライン（第3版）
(https://www.nichigan.or.jp/member/journal/guideline/detail.html?itemid=672&dispmid=909)

サイトメガロウイルス角膜内皮炎

I 疾患の特徴

サイトメガロウイルス角膜内皮炎（cytomegalovirus (CMV) corneal endotheliitis）は，同志社大学・京都府立医科大学の小泉らによって見出された疾患であり，持続する角膜内皮の障害のために水疱性角膜症へ至ることも多い病態である．compromised host に発症する CMV 網膜炎と異なり，CMV 角膜内皮炎は健常者に発症するという特徴があり，特に中高年の男性に多い．CMV の角膜内皮細胞への感染と，免疫反応により生じる角膜内皮の炎症ではあるが，眼圧上昇を伴う前部ぶどう膜炎を伴うことも多く，Posner-Schlossman 症候群などの CMV によるぶどう膜炎も類縁する病態であると思われる．

CMV 角膜内皮炎では，環状あるいは小判状に配列した小さな角膜後面沈着物（keratic precipitates：KPs），またはそれに類似した病巣（coin lesion）を伴う頻度が高いとされる（図 10，11）．単純ヘルペスウイルスや水痘帯状疱疹ウイルスによる角膜内皮炎と比較して，角膜浮腫は軽微である．coin lesion 所見は，診断の特異性は高いものの時間の経過とともに病巣の形が崩れ，消失していくことに注意が必要である．診断には房水 PCR 検査が必須であり，CMV 角膜内皮炎の診断基準は表 2 の通りである．

II 鑑別の要点

角膜移植後の症例では，拒絶反応との鑑別が重要である．角膜移植後拒絶反応の特徴の一つである rejection line の有無について，注意を払う必

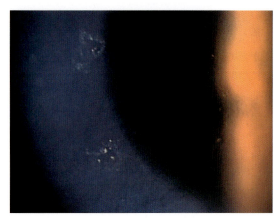

[図 10] サイトメガロウイルス（CMV）角膜内皮炎
小円形・三角形に配列した角膜後面沈着物様病変を認める．房水 PCR 検査で CMV 陽性であった．

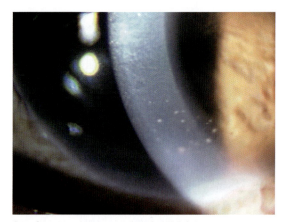

[図 11] サイトメガロウイルス（CMV）角膜内皮炎
coin lesion を認め，房水 PCR 検査で CMV 陽性であった．

[表 2] サイトメガロウイルス（CMV）角膜内皮炎の診断基準

1. 房水 PCR 検査所見
   ① CMV DNA 陽性
   ② HSV DNA および VZV DNA 陰性
2. 臨床所見
   ① 小円形に配列する白色の角膜後面沈着物様病変（coin lesion）あるいは拒絶反応線様の角膜後面沈着物を認めるもの
   ② 角膜後面沈着物を伴う角膜浮腫があり，かつ下記のうち 2 項目に該当するもの
   ・角膜内皮細胞密度の減少
   ・再発性・慢性虹彩毛様体炎
   ・眼圧上昇もしくはその既往
※ 1-①②かつ 2-① が典型例

HSV：単純ヘルペスウイルス，VZV：水痘帯状疱疹ウイルス．

要がある．拒絶反応として副腎皮質ステロイド薬による治療を行っても，角膜浮腫が改善しない場合には，本疾患も疑う．また，原因不明の水疱性角膜症や，角膜移植後に拒絶反応様の炎症を繰り

返し，複数回の角膜移植の既往をもつような症例では，CMV角膜内皮炎を疑ってウイルス検索を行うことが望ましい．さらに，角膜移植後の経過観察を行っているなかで，KPsや眼圧上昇などの炎症所見を認めずとも角膜移植後に急激に内皮細胞が減少する症例も，本疾患を念頭に置く必要がある．

III 治療

重症度に応じてガンシクロビル点滴・内服，自家調製によるガンシクロビル点眼，さらに副腎皮質ステロイド薬点眼を組み合わせて治療を行う．内皮炎の発症・再発に対しガンシクロビル全身投与が中止となった後も，ガンシクロビル点眼を漸減しつつ継続投与が必要となることがある．CMV角膜内皮炎に対するガンシクロビル局所治療薬が治験中である．

IV 患者への対応

再発しやすい疾患であること，霧視などの自覚症状があれば直ちに受診することを伝える．

ガイドライン　感染性角膜炎診療ガイドライン（第3版）
（https://www.nichigan.or.jp/member/journal/guideline/detail.html?itemid=672&dispmid=909）

（﨑元　暢）

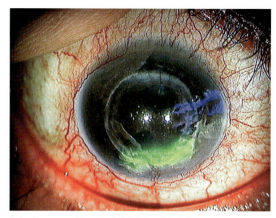

[図12] *Candida*属による角膜移植後の縫合糸感染
角膜下方の緩んだ縫合糸に白色沈着と角膜浸潤がみられる．（文献1）より）

真菌性角膜炎

I 疾患の特徴

真菌性角膜炎（fungal keratitis）は，真菌（カビ）が角膜に感染することで発症する．感染性角膜炎の5～10%を占める．発症誘因として，植物による外傷（突き目）やステロイド点眼薬長期使用が多いが，明らかな誘因がない場合もある．充血，異物感，眼痛，流涙，視力低下など，一般的な感染性角膜炎の症状がみられる．細菌性角膜炎に比べて進行は遅い．抗菌点眼薬を投与しても徐々に悪化する感染性角膜炎では，本症を疑う．

真菌には酵母と糸状菌があり，角膜炎を起こす酵母はほとんどが*Candida*属である．*Candida*属はヒトの皮膚および粘膜の常在菌で，健常な角膜に感染を起こすことはない．糸状菌は，植物や土壌や水回りに存在する環境真菌であり，*Fusarium*属，*Aspergillus*属，*Paecilomyces*属，*Alternaria*属など，いろいろな種類がある．患者側の要因として，既存の眼疾患に対しステロイド点眼薬の長期使用，遷延性上皮欠損，角膜縫合糸などがあると，真菌感染が起こりやすくなる．

II 鑑別の要点

酵母による角膜炎は，カラーボタン様と称される小円形，限局性の病変が特徴で，実質深層へ波及する傾向は少ない．*Candida*属は，角膜移植後の縫合糸感染を起こしやすい．その場合には，緩んだ縫合糸に沿った浸潤病変を形成する（図12）[1]．

糸状菌による角膜炎では，羽毛状と称される辺縁の不明瞭な白色病変がみられる（図13）[2]．病変サイズに比して前房内炎症が高度で，病変がある程度の大きさになると前房蓄膿を呈する．虹彩ルベオーシスもしばしばみられる．病変が実質深層に及ぶと，角膜内皮面に角膜内皮プラークと呼ばれる円板状の沈着物が形成される．原因真菌は*Fusarium*属が最も多く，4～5割を占める．*Fusarium*属による角膜炎は進行が速いうえ，実質深層に波及する傾向が強く，重症化しやすい．

ブドウ球菌による細菌性角膜炎では，*Candida*

属のカラーボタン様病変に類似した所見を示すため，鑑別を要する．緑膿菌による角膜炎は，ときに羽毛状の病変を呈することがあり，糸状菌による角膜炎との鑑別が必要となる．また，非結核性抗酸菌や単純ヘルペスウイルス角膜炎もまれに羽毛状の病変を呈することがある．

確実な診断のために角膜擦過物の塗抹鏡検と真菌培養検査を行う．真菌はGram染色で染色されるが，染色性が悪いため熟練しないと検出が難しい．蛍光顕微鏡が使用可能であれば，ファンギフローラY染色は見落としがなく診断に有用である．真菌の培養は25〜30℃で1〜3週間かかる．細菌とは培養条件が異なるため，検査室へ真菌感染を疑っていることを伝えておくとよい．

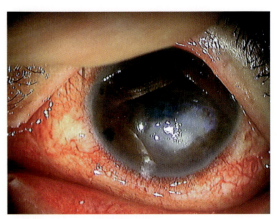

[図13] *Fusarium* 属による真菌性角膜炎
辺縁の不明瞭な羽毛状の角膜浸潤病変があり，毛様充血を伴っている．（文献2）より）

III 治療

認可された真菌性角膜炎の治療薬はピマリシンしかない．ピマリシンには，5％ピマリシン点眼液と1％ピマリシン眼軟膏の2種類の製剤がある．5％ピマリシン点眼液は刺激感や角膜上皮障害が強いため，ベースに角膜移植後などの角膜疾患がある場合は，1％ピマリシン眼軟膏を選択する．注射薬の自家調製が可能な施設であれば，1％ボリコナゾール点眼液が菌種によって有効である．0.2％フルコナゾール点眼液は以前はよく使われたが，糸状菌に対しては効果がない．

酵母（*Candida* 属）が原因の場合には，抗真菌薬点眼はポリエン系（ピマリシン）またはアゾール系（フルコナゾールまたはボリコナゾール）を選択する．糸状菌が原因の場合には，頻度と重症度を考え，まずは *Fusarium* 属を想定した治療を行う．*Fusarium* 属はアゾール系抗真菌薬の感受性が低いため，ポリエン系（ピマリシン）を選択する．*Fusarium* 属以外の糸状菌にはボリコナゾールが有効であることが比較的多く，自家調製が可能であれば1％ボリコナゾール点眼液を使用する．

上記の薬物治療と並行して，ゴルフ刀や擦過用スパーテルなどで週1〜2回病巣を搔爬し，物理的にも真菌を除去する．補助療法として抗真菌薬の全身投与を行ってもよいが，ポリエン系（アムホテリシンBリポソーム製剤）とアゾール系（ボリコナゾール）のどちらを投与するのか，起炎真菌を同定して選択することが望ましい．薬物療法の効果がない真菌性角膜炎では，眼球を温存するため，切除し切れるサイズのうちに治療的角膜移植を行う．

IV 患者への対応

真菌性角膜炎は難治である．治療期間が数カ月と長くかかり，再発もしやすいため，長期の治療が必要となることを説明しておく．治療を完遂するため，塗抹鏡検および培養検査で確実な診断がなされていることが望ましい．5％ピマリシン点眼液は懸濁液であり，点眼すると潰瘍部および眼瞼縁に白色粉末が沈着することを説明しておく．

文献
1) 戸所大輔：白色の沈着物を伴う縫合糸感染．眼病変一発診断100 一目で見抜く診断の要点，堀　裕一編，文光堂，196，2022
2) 戸所大輔：抗真菌薬点眼で改善しない羽毛状病変．眼病変一発診断100 一目で見抜く診断の要点，堀　裕一編，文光堂，188，2022

感染性角膜炎診療ガイドライン（第3版）
（https://www.nichigan.or.jp/member/journal/guideline/detail.html?itemid=672&dispmid=909）

（戸所大輔）

アカントアメーバ角膜炎

I 疾患の特徴

アカントアメーバ角膜炎（acanthamoeba keratitis）は，コンタクトレンズ装用や眼外傷時に，角膜上皮にアカントアメーバが感染し発症する難治性角膜炎である．病初期はわずかな結膜充血，毛様充血に加え，角膜浸潤，小さな角膜上皮欠損，放射状角膜神経炎を呈することが多い．高頻度に，フルオレセイン染色液をはじく上皮不整と，浸潤病巣がわずかであっても全周にわたる角膜輪部の腫脹，眼痛・充血を呈する（図14）．前房内の炎症細胞浮遊を伴うが，上皮や実質のびまん性浮腫があると詳細な観察が困難なことが多い．初期に的確な治療を開始すれば，視力予後は良好である．しかし，輪状浸潤や輪状膿瘍を伴う病期に至ると，その後に的確な治療を開始しても角膜炎の鎮静化には長期間を要し，視力予後は不良となる．

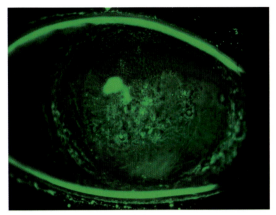

[図14] 初期のアカントアメーバ角膜炎
フルオレセインをはじく上皮不整と全周に及ぶ角膜輪部の腫脹を認める．

II 鑑別の要点

角膜ヘルペス，コンタクトレンズ装用に関連した細菌性角膜炎，真菌性角膜炎，円錐角膜での急性水腫との鑑別が必要である．角膜ヘルペスとの鑑別は，アシクロビル眼軟膏治療に対する反応や既往歴で判断する．細菌性・真菌性角膜炎との鑑別は，特徴的な細隙灯顕微鏡所見，角膜炎発症契機に関する問診，進行速度，薬剤に対する反応で行う．角膜擦過物の塗抹鏡検をすれば，鑑別と同時に確定診断に至ることがある．急性水腫では結膜充血や毛様充血はないか，あっても軽度である．問診でコンタクトレンズ装用歴を聴取し，僚眼の角膜形状解析結果で鑑別する．

III 治療

塗抹鏡検での診断目的で角膜搔爬をすることは，同時に治療にもなるため，まずは実施する．その後の投薬では，わが国には抗アメーバ薬の眼科用製剤がないため，保険適用外である消毒薬や抗真菌薬の自家調製点眼液または眼軟膏を使用する．具体的には，0.02～0.04％クロルヘキシジン液や1.0％ボリコナゾール液の1～2時間ごとの頻回点眼をする．ピマリシンの5％点眼液や1％眼軟膏も有効であるが，前者は副作用として強い結膜充血や角膜上皮欠損部への白色沈着がみられ，病状悪化の所見と区別がつきにくいため，点眼回数は4～5回にとどめる．ワセリンがその他の薬液をはじき，治療効果を減弱させる可能性があるため，眼軟膏は2～3回にとどめる．ステロイド薬は原則として禁忌である．

IV 患者への対応

搔爬は早期の的確な診断と治療に必須であることを説明し，搔爬した日は眼痛が出現することを伝える．場合によっては鎮痛薬を処方する．予後の説明においては，ごく初期では厳重な治療を開始してから2～3週間で消炎できることもあるが，多くは消炎まで3～12カ月など長期間を要することを説明する．輪状浸潤や輪状膿瘍が出現している場合は，消炎できても後遺症として角膜混濁を残し，視力改善のために光学的角膜移植が必要になる可能性についても説明する．

（江口　洋）

②非感染性角膜炎

Mooren角膜潰瘍（特発性周辺部角膜潰瘍）

Ⅰ 疾患の特徴

Mooren角膜潰瘍（Mooren ulcer）（特発性周辺部角膜潰瘍）は，角膜周辺部に沿って弧状に発症する進行性の潰瘍であり，その進展の様子から蚕食性角膜潰瘍とも呼称される．原因は不明であるが，角膜に対する自己免疫疾患であると推定されており，外傷や化学熱傷などの誘因の存在も指摘されている．中年以降の発症が多く，性差はない．両眼発症例も約30％とまれではない．当初は角膜浸潤を伴った帯状〜弧状の潰瘍として出現し，時間の経過とともに角膜輪部に沿って潰瘍の範囲が拡大し，最終的には角膜全周に至る．潰瘍の角膜側辺縁が鋭角に突出する（overhanging edge）ことと，潰瘍部の実質が深くえぐられる（undermined ulcer）こととが大きな特徴である（図15）．進行すると，潰瘍底はDescemet膜のみになるまで菲薄化し，最終的に角膜穿孔に至る．

Ⅱ 鑑別の要点

関節リウマチやその他の膠原病でも，同様の周辺部角膜潰瘍を呈することがある．Mooren角膜潰瘍と比較して両眼性の頻度が高く，強膜炎や虹彩炎を伴うことが多いが，潰瘍の所見のみでの鑑別は困難である（表3）．したがって，進行性の周辺部角膜潰瘍がみられた場合には，必ず膠原病

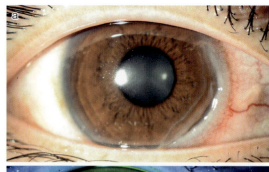
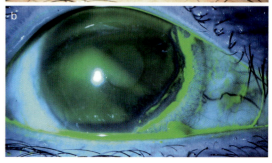

[図15] Mooren角膜潰瘍の前眼部
37歳，女性，低濃度ステロイド点眼でコントロール不良とのことで紹介となる．overhanging edgeを有し，実質が深くえぐられている潰瘍（undermined ulcer）が認められる（a，b）．保存的治療で軽快した．

スクリーニングのための血液検査を行い，診断を行う必要がある．

カタル性角膜浸潤は，眼瞼との接触部（2・4・8・10時）に好発し，円形〜類円形の浸潤が角膜輪部にみられる．上皮欠損は浸潤内にとどまることが多い．輪部結膜と浸潤病変の間に健常な角膜（透明帯）が存在する点で，Mooren角膜潰瘍の初期病変との鑑別が可能である．

角膜フリクテンは，類円形の結節性浸潤が角膜周辺部に認められ，透明帯を伴わない．病変が角膜中央に向かって進展していく点，浸潤内に血管が侵入していく点がMooren角膜潰瘍と異なる．

Terrien辺縁角膜変性は，角膜輪部に沿って角

[表3] 周辺部角膜潰瘍の鑑別

	Mooren角膜潰瘍（特発性周辺部角膜潰瘍）	リウマチ性角膜潰瘍（角膜周辺部にみられる場合）	カタル性角膜浸潤（ブドウ球菌性周辺部角膜浸潤）	角膜フリクテン	Terrien辺縁角膜変性
特徴	overhanging edge undermined ulcer 原因不明	Mooren角膜潰瘍と同様の所見を呈する 関節リウマチに合併	眼瞼と接触する部位に円形〜楕円形の浸潤を生じる	類円形・結節状の浸潤病変部への血管侵入を伴う	輪部に沿った帯状の実質菲薄化 上皮欠損を伴わない
透明帯	ない	ない	ある	ない	ある
角膜穿孔	ありうる	ありうる	起こらない	まれ	まれ

膜実質が帯状に菲薄化していく．結膜充血が認められないこと，上皮欠損を伴わないこと，透明帯を伴う点がMooren角膜潰瘍と大きく異なる．

III 治療

炎症のコントロールが最も重要となる．ステロイド薬点眼とステロイド薬内服の併用が有効であるが，抵抗性の場合は免疫抑制薬内服（シクロスポリンで1〜2mg/kg，タクロリムスも有効）を用いる必要がある．近年では免疫抑制薬点眼が有効であるとの報告もある．また，治療用ソフトコンタクトレンズ装用により，疼痛の軽減と病変の進行鈍化を図る．

保存的治療が奏効しない場合は，外科的介入が必要になる．病初期であれば角膜潰瘍に隣接する結膜を切除することで，寛解に至らせることが可能である．結膜切除は，進行例でドナー角膜がすぐに入手できない場合の病変進行抑制にもある程度有効である．潰瘍が広範囲にわたる場合は，潰瘍底の十分な掻爬と角膜上皮形成術（角膜輪部移植）を行う．Descemet膜が露出しているなど潰瘍が非常に深い場合，あるいは角膜穿孔をきたしている場合には，ドナー角膜は潰瘍を覆うように配置する．

IV 患者への対応

保存的治療で軽快しない場合，角膜移植が必要になる可能性があること，治療が長期間にわたる可能性があることについて，治療開始時に説明しておく．

リウマチ性角膜潰瘍

I 疾患の特徴

リウマチ性角膜潰瘍は，関節リウマチを有する患者にみられる進行性の角膜潰瘍である（図16）．前項の「II 鑑別の要点」に記した通り，Mooren角膜潰瘍と比較して両眼性の頻度が高く，強膜炎や虹彩炎を伴うことが多く，硬化性角膜炎のパターンをとることもあるが，潰瘍所見の

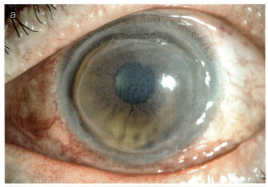
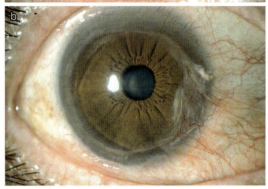

[図16] リウマチ性周辺部角膜潰瘍
61歳，男性，関節リウマチ治療中．a：左眼周辺部にMooren角膜潰瘍に類似した所見を呈する角膜潰瘍が全周性に認められる．b：右眼の角膜輪部全周にも周辺部角膜潰瘍の痕跡が認められる．

みでの鑑別は困難である．また，多発血管炎性肉芽腫症など，他の膠原病でも同様の潰瘍を呈することがあるため，血液検査などでの原因検索が必須である．リウマチ性角膜潰瘍では，周辺部角膜に病変を伴わずに傍中心部に円形の潰瘍を呈する場合もあり，短期間で角膜穿孔に至ることがあるので要注意である（図17）．

II 鑑別の要点

周辺部角膜潰瘍の場合は，前項の「II 鑑別の要点」を参照．傍中心部角膜潰瘍の場合は，感染性角膜潰瘍でも中心〜傍中心部に深い潰瘍を呈することがあるが，リウマチ性の場合は浸潤が軽微で，はっきりとした円形を呈することが多い．外傷性角膜潰瘍・穿孔の場合は，明らかな外傷歴を有する点で鑑別できる．

III 治療

　原疾患の治療が最も重要である．近年では，従来療法に抵抗性の関節リウマチに対して生物学的製剤が用いられるようになり，疾患コントロールが良好な例が増えてきている．このような製剤は全身の副作用が生じうるため，眼科単独よりは免疫内科に加療を依頼した方がよい．

IV 患者への対応

　Mooren 角膜潰瘍と同様に，保存的治療で軽快しない場合は，角膜移植が必要になる可能性があること，治療が長期間にわたる可能性があることについて，治療開始時に説明しておく．内科的治療を併せて行うのが重要であることも説明しておく．

（横倉俊二）

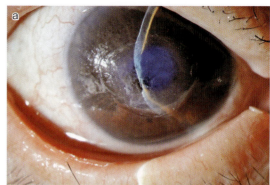
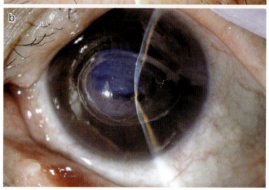

[図17] リウマチ性傍中心部角膜潰瘍
64歳，女性，関節リウマチ治療中．角膜びらんとして加療されるも，1週間後に両眼の角膜穿孔に至った．a：右眼，b：左眼．

薬剤毒性角膜症（点眼による）

I 疾患の特徴

　薬剤毒性角膜症（drug-induced toxic keratopathy）は，点状表層角膜症の原因として最多であり，眼痛や霧視の訴えが多い．アミノグリコシド系抗菌薬，抗ウイルス薬，抗真菌薬，非ステロイド性抗炎症薬（nonsteroidal anti-inflammatory drug：NSAID），プロスタノイド受容体関連薬，β遮断薬点眼液や，塩化ベンザルコニウムを防腐剤として含むものが原因となりやすい．進行するとcrack line（図18）や上皮欠損を生じる．フルオレセイン染色を行い数分後に再度観察すると，delayed staining が観察される（図19）．涙液減少型ドライアイや涙道閉塞などの涙液クリアランス低下，角膜知覚低下，点眼薬の多剤併用・長期使用などが危険因子である．通常，原因薬剤の中止により数カ月で改善する．

II 鑑別の要点

　角膜上皮障害はびまん性で，結膜上皮障害は伴わず，涙液メニスカスは正常もしくは高いのが，

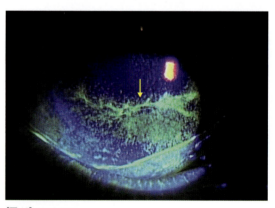

[図18] crack line
緑内障治療薬使用中に眼痛を訴えて受診した．crack line を認める（矢印）．角膜下方1/3に生じることが多く，周辺に点状表層角膜症を伴うのが特徴である．

ドライアイとの鑑別点である．市販薬も含めた点眼薬の使用状況を確認することが必要である．

III 治療

　原因薬剤の中止を行い，wash out の目的で防

腐剤フリー人工涙液（ソフトサンティア®）を1日7～10回，炎症を伴う場合は低濃度ステロイド薬点眼（0.1％フルオロメトロン）を1日2回で併用する．緑内障治療薬など点眼再開が必要な場合は，防腐剤フリー製剤に切り替えて処方する．

IV 患者への対応

改善には数カ月を要することもあり，治療効果を焦らないよう，指示した点眼薬以外は使用しないように説明する．

抗がん薬による角膜障害

I 疾患の特徴

テガフール・ギメラシル・オテラシル合剤（ティーエスワン®）に代表される抗がん薬（**表4**）によって生じる角膜障害で，通常は両眼性である．点状表層角膜症や，上下の角膜輪部からシート状の異常上皮が侵入してくる sheet-like lesion（**図20**）などがみられる．異常上皮が瞳孔領にかかると，不正乱視により視力低下を伴う．まれに角膜穿孔を生じることもある．結膜上皮障害や充血は目立たないことが多い．

II 鑑別の要点

抗がん薬の内服歴を聴取することが重要である．角膜上皮病変はフルオレセイン染色によって明瞭となる．問診と特徴的な細隙灯顕微鏡所見から総合的に診断する．涙道障害を合併することが多いので，涙管通水検査も施行した方がよい．

III 治療

処方医に連絡し，可能であれば薬剤の変更を検討してもらうが，原疾患の治療を優先し原因薬剤を継続するかどうかの判断を仰ぐ．涙液中の抗がん薬を wash out する目的で防腐剤フリー人工涙液（ソフトサンティア®）を1日7～10回点眼する．炎症改善目的で低濃度ステロイド薬点眼（0.1％フルオロメトロン）を1日2回程度で併用することもある．ヒアルロン酸点眼は涙液中の抗がん薬

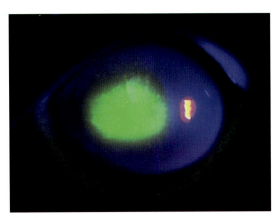

[図19] delayed staining
界面活性剤が眼に飛入して生じた急性の角膜障害である．フルオレセイン染色を行って数分後．

[表4] 角膜障害をきたしうる抗がん薬

系統		薬剤名（商品名）
殺細胞性薬	フルオロウラシル系	フルオロウラシル（5-FU） テガフール・ウラシル（ユーエフティ®） テガフール・ギメラシル・オテラシル（ティーエスワン®） カペシタビン（ゼローダ®）
	タキサン系	ドセタキセル（タキソテール®） パクリタキセル（タキソール®） アルブミン懸濁型パクリタキセル（アブラキサン®）
分子標的薬		エルロチニブ（タルセバ®） ゲフィチニブ（イレッサ®） トラスツズマブ（ハーセプチン®） トリフルリジン・チピラシル（ロンサーフ®） セツキシマブ（アービタックス®） ペルツズマブ（パージェタ®） ラパチニブ（タイケルブ®）
免疫チェックポイント阻害薬		ニボルマブ（オプジーボ®）
抗体薬物複合体		トラスツズマブ エムタンシン（カドサイラ®）

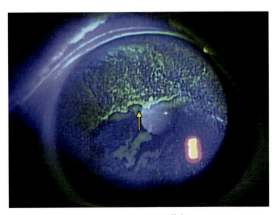

[図20] sheet-like lesion のフルオレセイン染色
ティーエスワン®内服中に視力低下を主訴に受診した．上方輪部からシート状異常上皮細胞の侵入を認め，瞳孔領の一部が異常上皮で覆われている（矢印）．

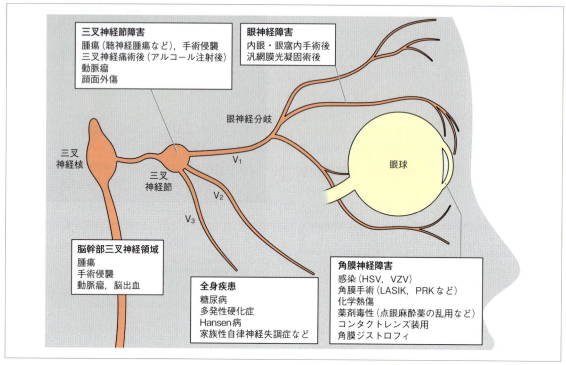

[図21] 神経麻痺性角膜症の障害部位と原因疾患
V₁〜₃：三叉神経第1〜3枝，HSV：単純ヘルペスウイルス，VZV：水痘帯状疱疹ウイルス，LASIK：レーザー角膜内切削形成術，PRK：レーザー屈折矯正角膜切除術．（文献1）より改変）

滞留をきたす可能性があり，使用しない方がよい．

IV 患者への対応

原因薬剤の継続については原疾患の病状により処方医が判断することを伝え，治療への不安や不信をもたせないように注意する．

（細谷友雅）

神経麻痺性角膜症

I 疾患の特徴

神経麻痺性角膜症（neurotrophic keratopathy）とは，さまざまな原因により角膜知覚を司る三叉神経が障害され，角膜知覚が低下した際に生じる点状表層角膜症（superficial punctate keratopathy：SPK），遷延性上皮欠損，角膜潰瘍などの角膜障害である．原因には，中枢性（三叉神経節およびその中枢側の障害）のものと，末梢性のものがある．中枢性としては聴神経腫瘍などの脳腫瘍あるいは脳外科手術後，ヘルペス角膜炎などがあり，末梢性としては角膜移植などの角膜に切開を加える手術後，点眼薬の乱用，外傷，角膜化学熱傷，角膜ジストロフィなどがある（図21）[1]．また，糖尿病神経障害の一所見としての神経麻痺性角膜症による角膜上皮障害も臨床的に問題となる．先天性の家族性自律神経失調症（Riley-Day症候群）などでは，三叉神経核あるいは三叉神経節レベルの障害により角膜知覚が低下する．

臨床所見は多彩であり，基本的に片眼性でSPK，遷延性上皮欠損，角膜潰瘍がみられる（図22，23）．典型的な重症例では，角膜中央からやや下方に周堤を伴う横楕円形の上皮欠損を伴う．中枢性の神経麻痺性角膜症では，角膜知覚が著明に低下することが多い．そのため，眼痛を訴えることは少なく，主訴は充血と視力低下がほとんどである．

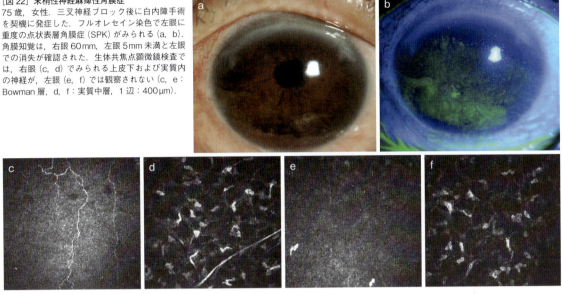

[図22] 末梢性神経麻痺性角膜症
75歳，女性．三叉神経ブロック後に白内障手術を契機に発症した．フルオレセイン染色で左眼に重度の点状表層角膜症（SPK）がみられる（a, b）．角膜知覚は，右眼60mm，左眼5mm未満と左眼での消失が確認された．生体共焦点顕微鏡検査では，右眼（c, d）でみられる上皮下および実質内の神経が，左眼（e, f）では観察されない（c, e：Bowman層，d, f：実質中層，1辺：400μm）．

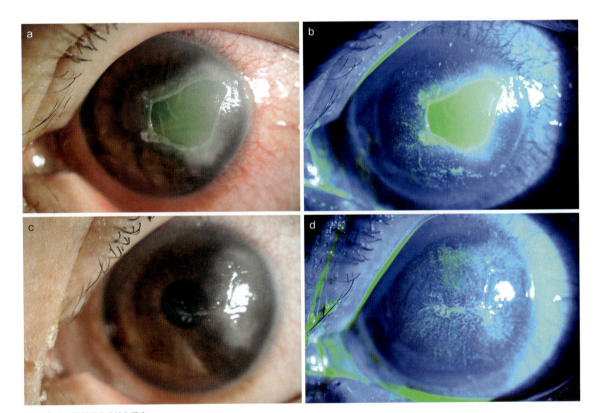

[図23] 中枢性神経麻痺性角膜症
48歳，男性．外傷性海綿静脈洞瘻に対するコイル塞栓術および三叉神経痛に対するクリッピング追加施行後に生じた．角膜知覚は，右眼60mm，左眼5mmと左眼での著しい低下が確認された．角膜上皮欠損が遷延化し，欠損周囲が周堤を築くように浮き上がっている（a, b）．終日の強制閉瞼を行って1週間後にはびらんは消失した（c, d）．

II 鑑別の要点

細隙灯顕微鏡でフルオレセイン染色による角膜障害の形態の観察が必要である。Cochet-Bonnet角膜知覚計により角膜知覚を測定する。また，必要に応じてMRIを用いた頭蓋内病変の検索も行う。さらに，生体共焦点顕微鏡を用いて角膜内神経の変化を直接観察することも診断の一助となる。問診による頭蓋内病変や三叉神経痛治療歴の有無，糖尿病を含む全身疾患，使用薬剤（点眼薬も含む）の聴取は重要である。

SPKを呈する軽症の神経麻痺性角膜症における所見は，ドライアイ，Meibom腺機能不全，薬剤毒性角膜症，コンタクトレンズ関連角膜上皮障害や角膜上皮幹細胞疲弊症などの他の疾患でもみられる。これらの疾患においても，角膜の局所における角膜神経障害により角膜知覚低下が生じることがあるので，病歴や他の検査データなどから総合的に判断する必要がある。また，角膜潰瘍を呈する症例では，薬剤毒性角膜症，自己免疫疾患や感染症の可能性についての血液検査や病原体検査を行う。

III 治療

現時点では角膜知覚を再生する確実な方法はないため，対症療法が基本となる。難治性であることが多く，その治療の目的は角膜上皮障害の治癒を促進して実質の融解や角膜穿孔を防ぐことである。現在可能な治療としては，防腐剤フリー人工涙液による涙液補充，油性眼軟膏，治療用ソフトコンタクトレンズ装用などがある。重症例では，メパッチ®クリアなどを使用して強制閉瞼を行う。

原因治療としては，現時点においてわが国で処方できる薬剤はない。筆者らは，角膜知覚の神経伝達物質の一つであるサブスタンスPのC末端の4つのアミノ酸配列であるFGLM（フェニルアラニン-グリシン-ロイシン-メチオニン）と，インスリン様増殖因子1（insulin-like growth factor-1：IGF-1）の4つのアミノ酸配列であるSSSR（セリン-セリン-セリン-アルギニン）が最小必須であることを明らかにし，臨床研究でその有効性

を確認している。また，神経成長因子（nerve growth factor：NGF）を用いた神経麻痺性角膜症の治療の有効性が確認され，NGF点眼製剤として欧州では既に臨床応用されている。

外科的治療としては，瞼板縫合，羊膜移植，結膜被覆などがあるが，整容面や視機能の問題からその適用には慎重にならなければならない。近年は神経移植の有効性が報告されており，発展が期待されている。

IV 患者への対応

神経麻痺性角膜症は，軽症例から重症例まで表現型がさまざまで，原因も多岐にわたる。十分な問診が重要となる。また，重症例では角膜穿孔を生じることがあるため，短期間で定期的な診察を行い，上皮化を図ることが必要となる。また，全身疾患との関連も多いため，他科との連携が必要となることも多い。

文献
1) 近間泰一郎：遷延性角膜上皮欠損．角結膜疾患の治療戦略 薬物治療と手術の最前線，島﨑　潤編，医学書院，261，2016

（近間泰一郎）

点状表層角膜症

I 疾患の特徴

点状表層角膜症（superficial punctate keratopathy：SPK）は，角膜上皮に生じる多発性の小さな上皮欠損であり，さまざまな眼疾患が原因となって起こりうる。眼症状としては異物感や眼痛が多いが，角膜中央部の上皮欠損が多くなると視力への影響もみられる。フルオレセイン染色を行って，SPKが生じている場所や範囲を正しく把握することが重要である（**図24**）。治療においては原因となっている疾患をしっかりと鑑別し，適切な治療法を選択する。

II 鑑別の要点

SPKの診断はフルオレセイン染色を行うこと

で容易に行えるが，臨床的にはその原因について鑑別することが重要となる．SPKの発症原因としては，①乾燥（ドライアイ），②機械的刺激（睫毛乱生，異物，コンタクトレンズ），③眼瞼の異常（眼瞼内反，結膜結石，瞬目不全），④感染（Meibom腺炎，眼瞼炎），⑤薬剤毒性（点眼，抗がん薬），⑥その他（Thygeson点状表層角膜炎，Meesmann角膜ジストロフィ）などが挙げられる（表5）．

III 治療

SPKがみられた場合には，人工涙液やヒアルロン酸点眼をまず処方することは間違いではないが，数週間使用しても所見が変わらない場合は，原因となっている疾患を改めて考え直す必要がある．薬剤毒性はしっかりとした問診が重要であり，点眼による薬剤毒性が明らかな場合は，すべての点眼をいったん中止し，防腐剤を含まない角膜保護薬のみにすることが重要である．

IV 患者への対応

SPKは，診断をつけることは容易であるが，あらゆるオキュラーサーフェス疾患で生じるため，その原因解明に力を尽くすことが重要である．

（堀　裕一）

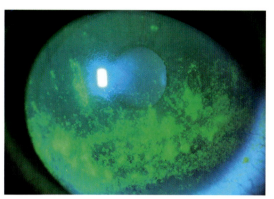

[図24] 涙液減少型ドライアイによる点状表層角膜症（SPK）
角膜下方にSPKがあり，部分的に集簇している（patchy pattern）．

[表5] 点状表層角膜症（SPK）を起こす疾患の鑑別診断

原因	疾患	鑑別に必要な特徴・観察すべき点
乾燥	ドライアイ	涙液層破壊時間（BUT）が5秒以下 結膜にも上皮障害がある 集簇したSPK（patchy pattern） 糸状角膜炎（フィラメント）の合併 下方のSPK
機械的刺激	睫毛乱生 異物 コンタクトレンズ	眼瞼結膜の観察（二重翻転） 重瞼手術の既往（線状の角膜障害）
眼瞼の異常	結膜結石 兎眼・瞬目不全 眼瞼内反	眼瞼の観察をしっかりと行う
感染	眼瞼炎 Meibom腺炎	濾胞の有無 Meibom腺開口部の異常・閉塞所見 結節病変（角膜フリクテン）の有無
薬剤毒性	点眼毒性 抗がん薬による上皮障害	薬剤の使用歴の聴取 角膜に比べて結膜病変に乏しい（点眼毒性） 渦巻き状の上皮障害（vortex pattern） 遷延性上皮欠損を生じることもある
その他	Thygeson点状表層角膜炎など	眼痛を伴う 白く隆起した点状の病変

兎眼角膜症

I 疾患の特徴

閉瞼の際に眼瞼が眼表面を完全に覆えない状態を兎眼（lagophthalmos）といい，兎眼が原因で生じるドライアイを含む角結膜障害を兎眼角膜症（exposure keratopathy）という．下方に点状表層角膜症を生じ，乾燥感や異物感などの自覚症状を訴える（図25）．重症例では，角膜潰瘍（図26），角膜穿孔をきたす．

II 鑑別の要点

閉瞼不全（兎眼）を確認するとともに，顔面神経麻痺の場合はBell麻痺やRamsay Hunt症候群，脳腫瘍などの基礎疾患の検索を行う．眼瞼瘢痕や眼球突出の有無，夜間兎眼についても注意する．

III 治療

基礎疾患に対する治療を行うと同時に，角膜病変に対する治療を行う．保存治療として，人工涙液，ドライアイ点眼，涙点プラグ，抗菌薬眼軟膏で乾燥を防止する．薬剤毒性のある点眼薬を中止する．閉瞼効果を期待して，治療用ソフトコンタクトレンズ装用，テープによる閉瞼を行う．手術治療として，涙点閉鎖，上眼瞼延長術，lateral tarsal strip，瞼板縫合術などが挙げられる．形成外科医による動的再建術で，眼瞼の動きの再建が

行われることもある.

IV 患者への対応

閉瞼不全で角膜が乾燥する環境にあると,角膜治療のみを行っても完全には改善しないため,基礎疾患の治療が重要であることを説明する.軽症例は視力予後良好であるが,角膜潰瘍や角膜穿孔では重篤な視力障害をきたす.

（横川英明・小林　顕）

Thygeson点状表層角膜炎

I 疾患の特徴

Thygeson点状表層角膜炎（Thygeson superficial punctate keratitis）は,1962年にThygesonにより初めて報告された特異な再発性角膜上皮炎である.通常は両眼性であり,角膜実質や結膜に炎症を伴わず,角膜上皮からBowman層に限局した多発性の点状病変をきたす.ウイルスによるものと考えられているが,現時点では原因は不明である.患者は異物感や羞明を自覚して受診する.細隙灯顕微鏡では,フルオレセインで染色される散在性の点状混濁を認め,混濁部は隆起していることが多い（図27）.数年にわたり寛解・増悪を繰り返すこともある.

II 鑑別の要点

本疾患の角膜の点状混濁部は,小さな点状病巣の集合体であることが細隙灯顕微鏡で観察でき,通常のドライアイ等で観察される点状表層角膜炎やアデノウイルス結膜炎の多発性角膜上皮下浸潤とは鑑別可能である.

III 治療

自覚症状に応じて低濃度ステロイド薬点眼（0.1%フルオロメトロン,1日3回）を使用する.再発を繰り返し,治療期間が長くなる場合は,ステロイド薬点眼の副作用に注意する.自覚症状が強い場合は,治療用ソフトコンタクトレンズの連続装用を行う場合もある.

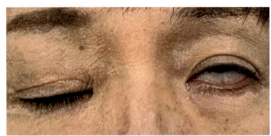
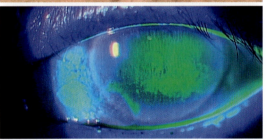

[図25] 兎眼角膜症の軽症例
左眼は,閉瞼不全のためにフルオレセイン染色でやや下方に点状表層角膜症を認める.

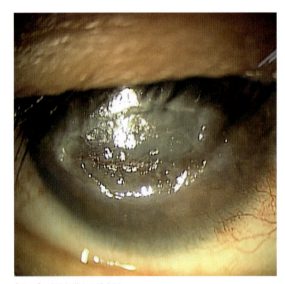

[図26] 兎眼角膜症の重症例
非感染性の角膜潰瘍を認める.

IV 患者への対応

自然に消退する可能性があるが,場合によっては治療期間が長くなる場合があることを説明し,定期的な受診を勧める.

（小林　顕）

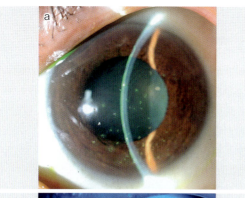
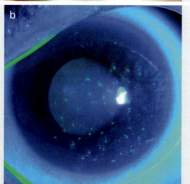
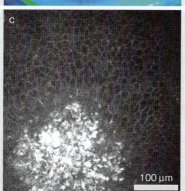
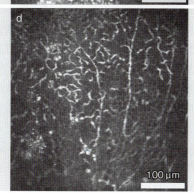

[図27] Thygeson 点状表層角膜炎
a：散在性の点状の混濁部に一致した隆起を認める．b：点状の混濁部はフルオレセインで染色される．c：生体共焦点顕微鏡では，点状混濁部位に一致して集簇した高輝度陰影が観察される．d：Bowman 層付近に樹状細胞が数多く観察される．

カタル性角膜浸潤
（ブドウ球菌性周辺部角膜浸潤）

I 疾患の特徴

　カタル性角膜浸潤（catarrhal corneal infiltrates）は，慢性の前部眼瞼縁炎や後部眼瞼縁炎により，眼瞼縁に存在するブドウ球菌が産生する外毒素が角膜に沈着し，Ⅲ型アレルギーが惹起されることで発症すると考えられる．臨床的には中年女性に好発し，角膜に単独あるいは多発して円形〜楕円形の浸潤病巣が認められる．好発部位は，2・4・8・10 時の角膜と眼瞼の交差部位である．浸潤病巣と角膜輪部の間には透明帯があるのが特徴で，浸潤病巣付近に結膜充血を認めることが多い．浸潤は深くなく，上皮直下〜実質浅層にある．上皮欠損は，浸潤範囲と比較して軽微であることが多い．

II 鑑別の要点

　眼瞼縁の肥厚，血管拡張などの慢性の眼瞼縁炎や Meibom 腺機能不全，Meibom 腺炎の合併が認められる．また，眼瞼縁由来の検体からブドウ球菌が分離されることが多い．そのほかに，膠原病による周辺部角膜潰瘍との鑑別のため，全身状態について注意深く問診する．

III 治療

　Ⅲ型アレルギーと考えられる免疫反応が本態であるため，過剰な免疫反応を抑制するためにステロイド点眼薬を使用する．同時に，ブドウ球菌に対して感受性のある抗菌薬を用いて加療を進める．ときに自然治癒がみられ，治療反応も良好であるが，重症の場合にはステロイド薬内服の追加を検討する．眼瞼に対しては，慢性炎症の改善を目指して清拭や抗菌薬点眼，マクロライド系抗菌薬の内服などを検討する．また，抗菌薬眼軟膏を使用する場合もある．

IV 患者への対応

　一般に治療反応性が良く予後は良好であるが，

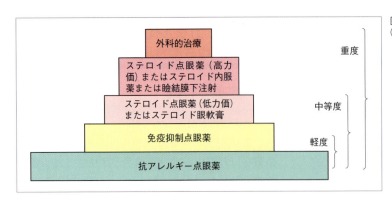

[図 28] 春季カタル（VKC）の重症度別の治療
（文献1）より）

再発する症例も多いため，病態についてよく説明し，増悪時の受診を勧める．再発予防のため，眼瞼の温罨法や清拭などの生活指導を行い，眼瞼を清潔に保つように説明する．同じく周辺部角膜潰瘍を示す膠原病などの鑑別を行い，必要時には血液検査や内科などのコンサルトを検討する．

シールド潰瘍

I 疾患の特徴

春季カタルやアトピー性角結膜炎において，角膜中央から上半部にかけて類円形の角膜潰瘍を生じることがある．その形から，シールド（楯型）潰瘍（shield ulcer）と呼ばれる．

春季カタルとは，眼瞼結膜の乳頭増殖や結膜肥厚，輪部結膜の腫脹や隆起などの増殖性病変が認められる結膜アレルギー疾患である．眼瞼型では，両眼の上眼瞼結膜に石垣状乳頭（cobblestone papillae）と呼ばれる特徴的な巨大乳頭増殖がみられ，角膜の上半分に点状表層角膜症を認める．輪部型では，角膜輪部に堤防状隆起や，Trantas斑と呼ばれる瞼裂部の眼球結膜の小さな白点を認める．重症化によりシールド潰瘍が生じる．潰瘍縁は丸いことが多く，持続すると脱落した角膜上皮細胞とムチンが沈着して角膜プラークを形成することがある．

II 鑑別の要点

潰瘍の部位と形状から，栄養障害性角膜潰瘍が鑑別として重要である．病歴確認や角膜知覚検査，春季カタルの有無について精査する．

III 治療

原因となる春季カタルやアレルギー性結膜炎に対して，ステロイド点眼やタクロリムス，シクロスポリンなどの免疫抑制薬点眼を用いて加療する（図28）[1]．感染症予防のための抗菌薬の点眼や眼軟膏の塗布も有用である．角膜プラークを認めるような重症例では，プラークの外科的除去と治療用コンタクトレンズ装用を行い，経過を慎重に観察する．

IV 患者への対応

潰瘍の出現によって眼痛や視力低下の症状を認めることが多く，病態について丁寧に説明する．原疾患である春季カタルの治療が必要なこと，角膜感染症のリスクがあることを説明し，再発する可能性を理解してもらう．遷延化すると角膜混濁をきたし，不可逆性の視力障害を生じる可能性がある．治療用コンタクトレンズ装用では，定期的な受診が必要であり，特に長期の装用では感染症の予防に努める．

文献
1) 日本眼科アレルギー学会診療ガイドライン作成委員会：アレルギー性結膜疾患診療ガイドライン（第3版）．日眼会誌 125：741-785，2021

（平山雅敏）

放射線角膜炎

I 疾患の特徴

放射線角膜炎（radiation keratitis）は，眼科領域を含む皮膚・眼科・頭蓋内・副鼻腔腫瘍に対する放射線治療後の合併症である．急性期（放射線治療中から治療後 2～3 カ月で発症）と晩期（放射線治療後数カ月～数年で発症）があり，主に晩期合併症を指すことが多い．

急性期放射線角膜炎として，点状表層角膜症（superficial punctate keratopathy：SPK）や角膜浮腫が起こることがある．SPK は，続発性ドライアイによる上皮障害が多いと考えられ，通常は放射線治療後数週間から 2～3 カ月で改善する．角膜浮腫は，角膜上皮バリアの障害や内皮機能の障害に起因すると考えられる．浮腫は一時的なこともあれば永続的になることもある．

晩期放射線角膜炎の標的臓器としては，涙腺，角膜があり，病態が異なる．涙腺細胞（杯細胞や腺房細胞）や角膜輪部幹細胞（角膜上皮幹細胞）は放射線の影響を受けやすく，涙腺機能の低下，角膜輪部機能不全が病態と考えられるが，両者は併発していることが多く，どちらか一方の病態のみとなることは珍しい．涙腺機能低下による角膜炎は，涙液分泌低下や無分泌に伴いドライアイを生じる．ドライアイに伴い SPK や上皮障害，重症になると，角膜潰瘍・穿孔を生じる（図 29）．一方，角膜輪部機能不全が起こると，角膜上皮障害や欠損，重症になると角膜潰瘍・穿孔を生じる（図 29）．これは放射線治療晩期に生じることから，放射線による角膜の直接的な障害というよりも，幹細胞の障害と考えられる．また，角膜新生血管を生じ，角膜混濁を生じることもある．

II 鑑別の要点

本症は角膜上皮障害を認めた際に鑑別すべき疾患の一つになり，問診で放射線治療後であることを聴取できれば診断がつきやすく，聴取しそびれると他の診断に至ることになりかねない．まずは，角膜上皮障害の程度や潰瘍の有無をみるため

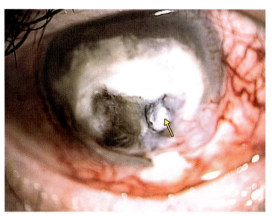

[図 29] 放射線角膜炎による角膜穿孔
62 歳，女性．56 歳時に右鼻腔腺様嚢胞癌に対し放射線治療を行った．58 歳時に右網膜中心動脈閉塞症，前部虚血性視神経症で失明した．61 歳時に放射線角膜炎で角膜穿孔がみられ，穿孔部に角膜移植を行ったが，62 歳時に再度角膜穿孔（矢印）を生じた．

にフルオレセイン染色が必要になる．また，ドライアイの有無をみるためにフルオレセイン染色で結膜上皮の障害の程度をみることも大事である．結膜上皮の障害も認めればドライアイを疑い，結膜上皮の障害が少なく，角膜上皮障害のみであれば角膜輪部機能不全を疑うが，前述の通り併発していることが多い．涙腺機能の検査としては Schirmer 試験があり，低下（5 mm 以下）を認めれば涙液分泌能の低下を考える．

III 治療

現時点で涙腺機能の低下，角膜輪部機能不全ともに根本的治療法はない．また，晩期合併症であり，涙腺の線維化・萎縮を考えると既に不可逆になっていると考えられる．そのため，放射線治療において治療計画が大事になること，また発症後は一般的な涙液減少型ドライアイに伴う治療法を行うことになる．放射線治療における合併症の対策としては，放射線総線量の抑制，分割照射による一回線量の抑制，治療期間の長期化，正常組織の照射回避が考えられる．

発症後の治療は，具体的には人工涙液などによる涙液量の増加，涙点プラグや涙点閉鎖などによる涙液保持が挙げられる．また，点眼に抵抗性で上皮びらん（遷延性角膜上皮欠損）や潰瘍の改善が認められない際には，治療用コンタクトレンズ

装用，眼帯による閉瞼や瞼板縫合，羊膜被覆による上皮化促進を検討することになる．角膜穿孔をきたした際には，層状角膜移植や羊膜移植により角膜穿孔を閉鎖することになる．

角膜新生血管や角膜混濁，特に炎症細胞浸潤が認められる際には，角膜炎が生じていると考え，ステロイド（ベタメタゾン）点眼薬を使用する．効果が低いときにはステロイド（トリアムシノロン，ベタメタゾン）薬の結膜下注射や Tenon 囊下注射を検討する．ただし，ステロイド薬を使用する際には感染性角膜炎の合併がないことを確認する．また，日本では適応外使用になるが，免疫抑制薬点眼（タクロリムス）も効果がある可能性がある．

Ⅳ　患者への対応

放射線角膜炎の診断には，放射線治療の治療歴を把握することが重要である．特に，晩期合併症としての放射線角膜炎の方が発症すると治療に難渋することがあるが，患者は数年前の，かつ眼に関連のない疾患については完治していると関連のない病気として自己申告をしないことがあるので，既往歴を確認することが大事である．放射線治療後であることを問診で聴取し，ドライアイや角膜上皮欠損，潰瘍を診察した際には，本症を鑑別の一つに挙げることになる．

放射線角膜炎と診断した際には，その他の放射線合併症に留意して診察する．本項では放射線角膜炎について解説したが，眼瞼（睫毛乱生・重生，眼瞼内反・外反，Meibom 腺機能不全など），結膜（角化，瞼球癒着など），虹彩（血管新生緑内障），水晶体（放射線白内障），網膜（放射線網膜症），視神経（放射線視神経症）について評価が必要になる．いずれの合併症も放射線照射量，治療計画ごとに組織耐容線量がある程度判明しているため，治療内容を確認することも必要である．

急性期放射線角膜炎の際には，治療により炎症，ドライアイをコントロールすることで，ある程度短期で症状が治まる可能性を患者に伝える．一方，晩期放射線角膜炎の際にはその重症度の幅が広く，また角膜穿孔に至ると失明のリスクもあるため，重症度に応じて患者に説明をし，診察頻度も調整しなければならないと考えられる．

硬化性角膜炎

Ⅰ　疾患の特徴

硬化性角膜炎（sclerosing keratitis）とは，感染症（Hansen 病，結核，オンコセルカ症，流行性耳下腺炎），膠原病（多発血管炎性肉芽腫症，関節リウマチ）などに付随して生じる周辺部角膜炎である．周辺部角膜実質に混濁（細胞浸潤や沈着）を生じ，進行して実質混濁が瞳孔領に及ぶと，視力低下をきたす．強膜炎に伴って生じることも，単独で生じることもある．角膜実質内，特に深層角膜実質に血管侵入を伴うことが多い．病態は不明であるが，膠原病がⅢ型アレルギーであることから，免疫複合体が沈着するⅢ型アレルギーと指摘されていることもある．日本においては，感染症や膠原病の制御がされているため，古典的な硬化性角膜炎はまれであるが，上記以外でもアレルギー（図 30a 参照）や角膜移植後実質型拒絶反応，ブリモニジン点眼による周辺部角膜炎などで硬化性角膜炎の病状を呈するものがあると考えられる．

Ⅱ　鑑別の要点

日本において原因感染症といわれる Hansen 病，結核，オンコセルカ症，流行性耳下腺炎は，まれな疾患となっている．ただし，オンコセルカ症による硬化性角膜炎の報告は多いため，オンコセルカ症流行地への海外渡航歴の問診は必要と考えられる．また，膠原病の血液検査を行い，関節リウマチ，多発血管炎性肉芽腫症の有無を精査することが望ましい．日本で古典的な硬化性角膜炎はまれであるが，上記以外にも周辺部角膜炎や強膜炎に伴って硬化性角膜炎の所見を呈することがあり，角膜炎や強膜炎の原因精査を行う必要があると考えられる．

Ⅲ 治療

原疾患が判明した際には，第一にその治療を行うことになる．硬化性角膜炎自体にはステロイド点眼薬が有効である．

Ⅳ 患者への対応

硬化性角膜炎の所見を診察した際には，海外渡航歴を問診することが大事である．日本では感染症を原因とする硬化性角膜炎はまれであり，特にオンコセルカ症であればアフリカ中央部，アラビア半島および中南米への渡航歴があると疑うことになる．結核や Hansen 病も日本ではまれであり，海外渡航歴の問診が必要になる．

また，問診で多発血管炎性肉芽腫症，関節リウマチなどの膠原病の既往を聴取するのは大事である．血液検査により抗核抗体（antinuclear antibody：ANA），抗好中球細胞質抗体（cytoplasmic anti-neutrophil cytoplasmic antibody：C-ANCA），リウマトイド因子（rheumatoid factor：RF），抗シトルリン化ペプチド（cyclic citrullinated peptide：CCP）抗体，マトリックスメタロプロテイナーゼ 3（matrix metalloproteinase 3：MMP-3），C 反応性蛋白（C-reactive protein：CRP），赤血球沈降速度などを測定し，疑いがあるようであれば膠原病内科に精査を依頼することになる．

診断がつき，原因が感染であった場合はそれに対する治療を，そして感染が制御できた場合，もしくは原因が感染以外であると診断された場合はステロイド点眼薬による抗炎症治療を行っていく．混濁は残ることが多いが，瞳孔領に達しなければ視機能は保たれることが多く，進行・再発を起こさないことが大事である．

角膜軟化症

Ⅰ 疾患の特徴

角膜軟化症（keratomalacia）は，ビタミン A 欠乏症による眼病変の一つである．ビタミン A は，レチノール，レチナール，レチニルエステルなどの脂溶性レチノイド類の総称であり，免疫機能，視覚，生殖，細胞内情報伝達に関与している．角結膜上皮の正常な分化・維持のために必須のビタミンであるため，ビタミン A 欠乏症が起こると，角膜上皮の角化や欠損，潰瘍，結膜上皮の角化を生じてくる．角膜病変が進行すると実質の壊死が起こり，これが広範囲になると角膜軟化症と呼ぶ．

Ⅱ 鑑別の要点

両眼性で発症する角結膜角化病変，角膜上皮障害を認めた際には，角膜軟化症を鑑別に挙げることになる．また，生後 6 カ月〜6 歳くらいの乳幼児では，3 時 9 時の輪部付近の結膜に泡沫様変化を伴う局所の角化病変を認める．これは，1863 年にフランスの Bitôt により報告され，Bitôt 斑と呼ばれている．ビタミン A 欠乏症に特徴的な所見であることから，Bitôt 斑を伴っている際には角膜軟化症を強く疑うことになる．角膜軟化症を疑った際には，血液検査により血中ビタミン A の低下があるかを確認する．

先進国では非常にまれであり，日本でもなかなか診ることのない疾患であるが，自閉スペクトラム症などで偏食に伴う小児での発症の報告がある．また，膵機能不全や肝機能不全といったビタミン A の吸収，貯蔵，または輸送の障害があると起こりうる．そのため，角膜軟化症と診断した際には小児科や内科に全身検査を依頼することになる．

Ⅲ 治療

ビタミン A の投与により治療する．小児科や内科に依頼して治療を行うことになるが，点滴，サプリメントによる経口摂取などで補うことになる．ビタミン A が免疫機能にも関連するためか，欠乏時は感染を伴ったりリスクを負ったりすることになる．そのため，角膜軟化症を認めた際には，ビタミン A 欠乏症が改善し上皮化するまでは，抗菌薬点眼を使用することが多い．

IV 患者への対応

ビタミンA欠乏症を疑う際は，日本においては血液検査による血中ビタミンA濃度の低下の確認を行う．ビタミンA欠乏症と判明した際には，偏食および全身疾患の有無を確認し，小児科や内科に精査・加療を依頼することになる．小児科・内科の治療によりビタミンA欠乏症が改善され，角膜軟化症の改善を認めるまでは，眼科で抗菌薬点眼を行いながら経過観察を行う．予後に関しては，ビタミンA欠乏症が改善すれば角膜上皮は比較的早く回復するが，混濁は改善することもあれば残ることもある．

角膜パンヌス

I 疾患の特徴

角膜表層に新生血管が侵入した状態を，角膜パンヌス（corneal pannus）（図30a）という．代表的なものとしてコンタクトレンズ（contact lens：CL）装用がある．

II 鑑別の要点

角膜パンヌスは，病名というよりも所見を表すと考える．したがって，その原因疾患を鑑別していくことになる．典型的には，CL装用に伴う角膜への酸素不足によるものがあるが，そのほかに感染に伴うものや炎症に伴うものがある．感染に伴う場合も炎症によって新生血管が侵入すると考えられるが，炎症による新生血管とは治療が異なるため，感染の有無は鑑別が重要と考える．

鑑別としては，新生血管以外の所見の有無を確認することが重要である．新生血管以外に所見が乏しい際には，CL装用歴とともに装用時間を問診する．角膜に混濁を伴う際には，瘢痕，細胞浸潤，感染巣をその所見から鑑別し，治療に結びつける必要がある．

III 治療

角膜パンヌスの治療は，病態と原因により変

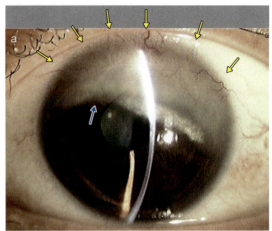
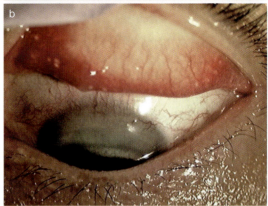
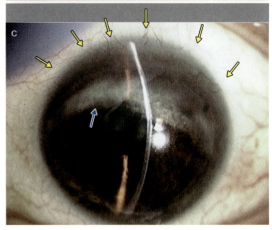

[図30] アレルギー反応に伴う硬化性角膜炎と角膜パンヌス
51歳，女性．左眼瞼下垂に対し手術を受けた後から左眼充血を認め，近医を受診．その後，徐々に角膜混濁が出てきたと紹介受診．a：初診時の前眼部所見．上方角膜輪部に血管拡張と侵入（角膜パンヌス，黄矢印），また角膜混濁（硬化性角膜炎，青矢印）が上方より瞳孔領にかかる位置まで生じている．b：眼瞼は明らかな縫合糸の脱出などはないが，眼瞼結膜の充血を認めており，アレルギー反応と考えられた．c：ステロイド薬点眼および免疫抑制薬点眼での加療後1年の前眼部所見．周辺部角膜より透明度が上昇して（青矢印），血管拡張も改善し，退縮している（黄矢印）．

わってくる．CL 装用によるパンヌスを認めた際には，CL の装用時間の制限をしたり，一時休止を指示したりし，改善を目指す．血管の拡張や充血を認める際には CL 装用を休止し，ステロイド点眼薬を使用することで血管の収縮・退縮を得られる（図 30）．

原因が感染の際には，それに対する治療を行う．細菌感染・真菌感染に対しては抗菌薬・抗真菌薬点眼で，単純ヘルペスウイルス角膜炎に対しては抗ヘルペス薬眼軟膏による加療を行う．感染が制御され，血管の拡張や充血を認める際には，ステロイド薬点眼の加療を追加することもある．

パンヌスに伴う角膜混濁が瘢痕化している際には，過去の炎症に伴うパンヌスと考えて経過観察となるが，血管の拡張や充血を認める際にはステロイド薬点眼で加療を行うこともある．また，血管侵入に伴い角膜に血管からの漏出物（脂質，蛋白質）による沈着・混濁が進行し，視機能に影響が出る際には，流入血管への光凝固や焼灼で退縮を図ることもある．

Ⅳ　患者への対応

角膜パンヌスは，慢性疾患の病態を示す所見である．そのため，患者に自覚症状がないことも多い．特に CL 装用に伴う角膜パンヌスは自覚症状がなく，また CL の便利さから患者に休止を指導するのが難しいが，説明を行い，理解を得ることが大事である．角膜パンヌス自体は，原因疾患の改善・制御で改善することもあれば，残ることもある．

（福井正樹）

5）ドライアイ・オキュラーサーフェス疾患

①ドライアイ

ドライアイ

Ⅰ　疾患の特徴

わが国におけるドライアイ（dry eye）の定義は，表 1[1] に示した通りである．「涙液層の安定性低下」から引き起こされる「眼表面の障害」の両者の悪循環がドライアイの病態生理と考えられ，この悪循環をどのように断ち切るかがドライアイ治療の根幹となる．ドライアイ治療の最終目標は，その診断基準（表 1）[1] にあるドライアイ特有の多彩な自覚症状を改善し，不安定化した涙液層を再び安定化することにある．

1　TFOD

ドライアイの治療的アプローチを手助けしてくれるのが，涙液層を層別に理解し，涙液層のどの要素が不足してドライアイが生じているかを考察する tear film oriented diagnosis（TFOD）という診断法である．眼表面は涙液層と表層上皮からなるが，涙液層は近年では油層と液層の 2 層構造として捉えられている．油層は，さらに水に溶けにくい非極性脂質と，液層に接して水とも親和性がある極性脂質の 2 つから構成される．油層の役割で最も重要なのは，涙液自体の表面張力を下げて，眼表面における涙液の伸展をより促すことにある．液層は，大部分を水分が占めるものの，結膜上皮内の杯細胞から放出される分泌型ムチンや，上皮細胞の分化誘導や増殖に重要な上皮増殖

[表1] 2016 年ドライアイの定義と診断基準

ドライアイの定義
ドライアイは，さまざまな要因により涙液層の安定性が低下する疾患であり，眼不快感や視機能異常を生じ，眼表面の障害を伴うことがある

ドライアイの診断基準
1，2 の両者を有するものをドライアイとする
1．眼不快感，視機能異常などの自覚症状
2．涙液層破壊時間（BUT）が 5 秒以下

（文献 1）より）

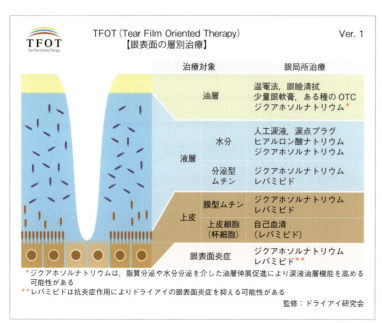

[図1] tear film oriented therapy (TFOT) 概念図
液層の水分補充には，点眼薬としてジクアホソル（ジクアス®点眼液3%，ジクアス®LX点眼液3%）が第一選択となる．上皮細胞表面の膜型ムチン再発現には，レバミピド（ムコスタ®点眼液UD2%）が有効である．（文献2）より）

因子（epidermal growth factor：EGF），ビタミンA，抗菌作用をもつラクトフェリン，リゾチームなども有し，液層の質的/量的低下が眼表面に決定的なダメージを与えることは容易に想像できる．一方で，古くから涙液層のなかで粘液層（ムチン層）といわれた部分は，膜型ムチンが角結膜上皮細胞に発現している表面構造であることが理解され，TFODでも上皮側の要素としている．

2 TFOT

TFODで涙液層を2層構造モデルとして捉え，2層の涙液層と眼表面上皮を治療対象として分けて治療法を選択するのがtear film oriented therapy（TFOT）（図1）[2]である．TFOTが広く普及した大きな理由は，涙液層の安定性維持に働く眼表面成分の回復に寄与する点眼薬がわが国で複数登場し，保険診療で使用できることが大きい．つまり，これらの点眼薬が液層における水分量や分泌型ムチン，角結膜上皮における膜型ムチン発現といった涙液安定性に重要な要素を安定的に回復させ，その臨床的効果から実臨床の現場で医師/患者の双方が受け入れやすかったと考えられる．

涙液層に着目すると，涙液層形成における眼周囲組織の状態も重要であることが理解できる．瞬目により眼表面の涙液層が構築されることから，眼瞼結膜上皮-涙液-眼表面（角結膜）上皮の間に存在する「摩擦」もドライアイの病態生理に重要であることがわかってきた．「涙液層の安定性低下」や「眼表面の障害」は，フルオレセイン染色により，涙液層破壊時間（break-up time：BUT）低下や点状表層角膜症（superficial punctate keratopathy：SPK）などから可視化しやすい．しかしながら，「摩擦」については可視化が難しいため，患者の自覚症状である異物感，眼痛などから類推し，摩擦の結果として現れる眼瞼結膜側の上皮障害（lid wiper epitheliopathy（LWE））や上方輪部結膜の上皮障害（上輪部角結膜炎（superior limbic keratoconjunctivitis：SLK））などを見抜くことも重要である．

II 鑑別の要点

ドライアイは病因学的に大きく2つに分けることができる．「涙液減少型ドライアイ」と「水濡れ性低下型ドライアイ」である．鑑別するうえで役立つのは，患者の自覚症状の種類と涙液メニスカス高（眼瞼縁に沿って帯状に分布する涙液貯留領域の高さ）である．ドライアイは自覚症状が多様であるが，患者に対してそのなかで最も困っている症状は何かを質問すると，治療すべきターゲッ

トが明確になる.「乾き」,「疲れ」などがメイン
の場合には眼表面の涙液減少が考えられ,涙液メ
ニスカス高が低く矛盾がなければ,涙液量を増加
させる点眼薬を第一選択とする.一方で,「異物
感」,「痛み」などがメインの場合には,眼表面の
水濡れ性が低下し摩擦が増大している可能性があ
り,膜型ムチンの発現を促すような上皮細胞を
ターゲットにした点眼薬を第一選択とする必要が
ある.「乾燥感」,「異物感」がどちらも耐え難い
ほど強い場合には,角膜所見だけでなく,結膜上
皮障害についても注意深く観察する.角膜上皮障
害よりも結膜上皮障害の方が強い場合には,典型
的な涙液減少型ドライアイであることが多く,
Schirmer試験などで涙液分泌量を確認する必要
がある.特に口腔内乾燥感なども伴う場合には,
Sjögren症候群などを疑い,抗SS-A抗体や抗
SS-B抗体などの自己抗体について血液検査をす
すめることも重要である.

Ⅲ　治療

ドライアイ治療をTFOTの概念から考えれば,
涙液層のなかでは特に「液層」の質的かつ量的回
復が重要である.液層における水分および分泌型
ムチンの回復には,結膜上皮細胞からの涙液分泌
作用および結膜杯細胞からの分泌型ムチンの分泌
作用を有するジクアホソル(ジクアス®点眼液
3%)が第一選択となる.ジクアス®点眼液3%は
1日6回点眼が推奨されるものの,患者のライフ
スタイル上では難しい場合も多い.1日3回点眼
であるジクアス®LX点眼液3%の使用に切り替え
ることで負担を減らし,患者にとって長期間にわ
たる持続的な点眼が可能である処方内容へ適宜変
更していくことも必要である.

前述の通り,主訴として「異物感」を訴えてい
る場合は,レバミピド(ムコスタ®点眼液UD2%)
を第一選択とする.異物感が強い患者では,眼表
面上皮の膜型ムチンが減少して摩擦が強くなって
いる可能性が高いため,角膜上皮細胞の膜型ムチ
ン(特にMUC16)蛋白量を増やす[3]レバミピドに
より,異物感や疼痛といった摩擦に関連する「異
物感」,「痛み」などを軽減することができる[4].

以前よりドライアイ点眼薬の中心を担ってきた
ヒアルロン酸点眼は,角結膜上皮びらんの再上皮
化促進に寄与し,眼表面における保水効果もあ
る.ただし,メニスカスに貯留したヒアルロン酸
が眼表面の水分を奪う「盗涙」現象を引き起こす
ともいわれ,眼表面の涙液貯留量が特に減少して
いるSjögren症候群などでは,高濃度ヒアルロン
酸点眼の使用による眼表面上皮障害の悪化に注意
が必要である.

涙液分泌量がSchirmer試験Ⅰ法で5mm以下
で,さまざまな点眼治療を用法通りに数週間使用
しても「乾燥感」が改善しない場合には,涙点プ
ラグの挿入を考慮する.上下の涙点のどちらかに
挿入し,数日後に涙液貯留効果を確認して,自覚
症状の改善が乏しければ残りの涙点にプラグを挿
入する.

Ⅳ　患者への対応

まずは,「問診」で多様な自覚症状のうち最も
困っている症状を明確にする.その後,眼表面の
涙液動態や上皮障害を確認し,TFOD/TFOTに
基づいた病態生理と眼科医が選択した点眼薬の薬
理効果を含めて,わかりやすい言葉で説明する.
処方する点眼薬の種類が多いと,どの薬剤が効い
ているのかわかりにくいため,まずは1種類のみ
の処方を勧める.点眼薬の効果確認のため,2週
間後に再診する旨を伝え,それまでは処方通りの
点眼回数を確実に行うよう奨励する.再診時に満
足のいく自覚症状の改善があれば,そのプロト
コールで長期処方とする.満足な改善がない場合
には,点眼が指示通りの回数でできていたかの確
認と,処方薬の追加もしくは変更を検討する.

ドライアイ患者は何より「自覚症状」の改善を
望んでおり,多彩な自覚症状とその背景にある病
態生理を看破し,患者ごとに的確な点眼プロト
コールを提案することが重要である.さらに,患
者自身が高いアドヒアランスで点眼治療を維持で
きるように,医療者側からのドライアイ病態生理
と点眼薬理に関するわかりやすい説明も欠かせな
い.

各患者のベストプロトコールを患者とともに見

つけていく過程こそが，ドライアイ治療の本幹である．

文献
1) ドライアイ研究会，ドライアイの定義および診断基準委員会：日本のドライアイの定義と診断基準の改訂（2016年版）．あたらしい眼科 34：309-313，2017
2) ドライアイ研究会：眼表面の層別診断（TFOD）・層別治療（TFOT）．https://dryeye.ne.jp/for-member/research-achievements/tfot/（2023年6月閲覧）
3) Uchino Y, et al：Differential effect of rebamipide on transmembrane mucin biosynthesis in stratified ocular surface epithelial cells. Exp Eye Res 153：1-7, 2016
4) Kinoshita S, et al：Rebamipide（OPC-12759）in the treatment of dry eye：a randomized, double-masked, multicenter, placebo-controlled phase II study. Ophthalmology 119：2471-2478, 2012

ガイドライン
ドライアイ診療ガイドライン
(https://dryeye.ne.jp/for-member/guidelines/)

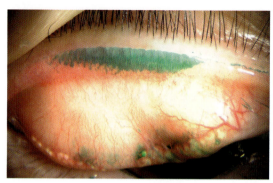

[図2] リサミングリーンで染色された上眼瞼縁のlid wiper epitheliopathy（LWE）

lid wiper epitheliopathy

I 疾患の特徴

lid wiper epitheliopathy（LWE）は，眼瞼縁付近で起こる眼瞼結膜上皮障害として，2002年にKorbらが報告した[1]．ドライアイ症状のなかでも，「異物感」，「痛み」などが強いという特徴があり，もともとはコンタクトレンズ（contact lens：CL）使用者に多く認められた．本疾患の病態は，瞬目時における眼瞼縁付近の結膜と眼表面の間で生じる摩擦の悪化であり，結膜上皮細胞の変性や脱落，杯細胞の消失などが起こり，結膜上皮欠損が生じると考えられる．CL使用者以外にもLWEを認める患者は多く，角膜や結膜の上皮障害がほとんどないものの，人工涙液やヒアルロン酸点眼などで「異物感」や「痛み」といった特有の自覚症状が改善しない場合には，上眼瞼を翻転して眼瞼縁を注意深く観察することが重要である．上皮欠損が広範囲で生じていれば，一般的なフルオレセイン染色でも容易に同定できるが，実際にはリサミングリーン染色の方がより明確に同定できる（図2）．これは，リサミングリーンが膜型ムチンで構成される眼表面上皮のglycocalyx barrierの破綻部分を鮮明に染色できるため，眼瞼縁による摩擦で生じた軽度の破綻も明確に捉えられるからと考えられる．

II 鑑別の要点

「異物感」を主訴とする疾患を念頭に置く必要があり，結膜異物，上輪部角結膜炎，巨大乳頭を伴うアレルギー性結膜炎，甲状腺眼症，眼瞼けいれんなどとの鑑別が重要である．甲状腺眼症，眼瞼けいれんを背景としてLWEが生じていることも多く，甲状腺眼症については採血による甲状腺機能検査（遊離トリヨードサイロニン（free triiodothyronine：fT3），遊離サイロキシン（free thyroxine：fT4），甲状腺刺激ホルモン（thyroid stimulating hormone：TSH），甲状腺自己抗体など），眼瞼けいれんについては瞬目テストを行うことで瞬目異常などを精査する．ほかの疾患についてはいずれも眼瞼の翻転，上輪部結膜の観察を行うことで同定できる．「異物感」を訴える患者には，常に眼瞼の翻転と結膜染色所見の確認を行う診察習慣が重要である．

III 治療

LWEの病態生理については，眼瞼結膜縁と眼表面の摩擦が主原因と考えられるため，摩擦軽減を目指した治療を行う．異物感が生じる原因の一つとしてはglycocalyx barrierの破綻が考えられ，膜型ムチン（特にMUC16）の蛋白発現を増やすことができるレバミピド点眼（ムコスタ®点

眼液 UD2%）を第一選択とする．また，眼表面における涙液量自体が減少していることも発症要因の一つであることから，ジクアホソル点眼（ジクアス®点眼液3%）や防腐剤フリー人工涙液の併用も効果的である．摩擦による炎症をコントロールするためには，低濃度ステロイド点眼（0.1%フルオロメトロンなど）の併用が有効である．CLを装用しているLWE患者では，CL自体が摩擦の原因になりやすいため，CL装用を中止することでLWEが消失する場合も多い．

IV 患者への対応

摩擦が本疾患の病態であり，その原因を除去もしくは軽減することが治療につながることを理解してもらう．症状が改善してもすべての点眼を中止せず，レバミピド点眼を1日1〜2回程度で継続することも再発予防につながる．

文献
1) Korb DR, et al : Lid-wiper epitheliopathy and dry-eye symptoms in contact lens wearers. CLAO J 28 : 211-216, 2002

（内野裕一）

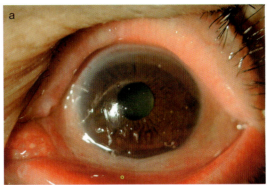
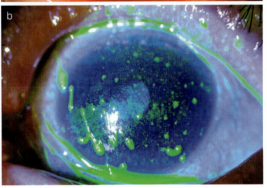

[図3] 糸状角膜炎の前眼部
a：多発する角膜糸状物を認める．b：糸状物はフルオレセインで染色される．本症例はSchirmer試験I法で両眼とも3mmであった．糸状物を除去し，上下涙点に涙点プラグを挿入した．

糸状角膜炎

I 疾患の特徴

糸状角膜炎（filamentary keratitis）は，角膜表面に糸状物をきたすことを特徴とする疾患である（図3）．糸状物が1つでもあると，異物感や疼痛，羞明などの症状を感じやすく，流涙をきたすこともある．角膜糸状物はさまざまな疾患で生じる（表2）．

[表2] 糸状角膜炎を生じる主な疾患

眼疾患	全身疾患
ドライアイ	Sjögren症候群
上輪部角結膜炎	糖尿病
角膜移植あるいは白内障手術後	慢性GVHD
角膜外傷	脳幹外傷
薬剤毒性角膜症	サルコイドーシス
神経障害性角膜症	アトピー性皮膚炎
流行性角結膜炎	乾癬
水疱性角膜症	外胚葉ジストロフィ
放射線角膜炎	顔面神経麻痺，兎眼
再発性角膜びらん	
眼瞼下垂	
眼瞼内反	
結膜弛緩症	
lid wiper epitheliopathy	

GVHD：移植片対宿主病．

II 鑑別の要点

フルオレセインで染色される角膜表面の糸状物が観察されれば，鑑別・診断は容易である．

III 治療

まずは角膜糸状物を除去する．通常は細隙灯顕微鏡下で行うが，肉眼でも可能である．点眼麻酔後，片手で開瞼し，もう片方の手で清潔綿棒を持つ．糸状物の根元近くに綿棒を当て，綿棒の先を軽く下方に回転させるようにして，糸状物の根元から除去する．糸状物の量が多い場合や，患者の協力が得にくい場合には，処置用ベッドと処置用顕微鏡，開瞼器を用いて除去する場合もある．根

が残った場合には，無鉤鑷子などでなるべく根の部分を除去すると早期再発を防げる．しかし，上皮欠損が大きくなると感染リスクが高くなるため，注意が必要である．糸状物除去時に上皮欠損をきたした場合には，抗菌薬点眼を処方する．

さらに，糸状角膜炎を引き起こしている原疾患の治療を行う．糸状角膜炎を起こしているドライアイの治療としては，眼瞼と角膜の摩擦を軽減するレバミピド点眼が第一選択である．関節リウマチなどの自己免疫疾患を伴う患者や，アレルギー性結膜炎を伴う患者，充血や痛みの強い患者では，積極的に0.1％フルオロメトロン点眼を併用する．しかし，点眼液のみでは軽快することは難しく，積極的に涙点プラグを上下涙点に挿入する．涙点閉鎖術も考慮する．

治療用ソフトコンタクトレンズの連続装用も疼痛緩和と再発予防に効果的である．感染のリスクがあるため，抗菌薬点眼を併用する．

IV 患者への対応

角膜糸状物を除去すると疼痛は緩和するが，再発しやすいこと，根本的には原疾患の治療が重要であることを説明する．

ドライアイ診療ガイドライン
(https://dryeye.ne.jp/for-member/guidelines/)

上輪部角結膜炎

I 疾患の特徴

上輪部角結膜炎（superior limbic keratoconjunctivitis：SLK）は，中高年の女性に好発し，片眼もしくは両眼の異物感，灼熱感を主徴とする．上方の眼球結膜に充血や肥厚がみられ，その部位がフルオレセインやローズベンガル，リサミングリーンで染色される（図4）．上方の眼球結膜は弛緩しており，上眼瞼結膜には充血と微細な乳頭増殖がみられる．重症化すると，上輪部の隆起や角膜糸状物の形成を認める．上方の眼球結膜

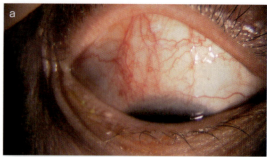

[図4] 上輪部角結膜炎（SLK）の前眼部
a：上方の眼球結膜に充血がみられる．b：その部位がフルオレセインで染色されている．（ケイシン五反田アイクリニック/慶應義塾大学 内野裕一先生のご厚意による）

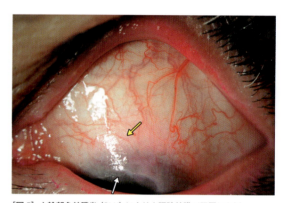

[図5] 上輪部角結膜炎（SLK）により上眼瞼結膜が肥厚した例
上眼瞼結膜が肥厚し，角膜輪部にridgeを認める（黄矢印）．輪部に近い眼球結膜の一部は角化している（白矢印）．

が著明に角化する場合もある（図5）．

本来，眼瞼結膜と上方の眼球結膜との間には，摩擦亢進の生じないKessing spaceが存在する．しかし，SLKにおいては上方の眼球結膜が強膜から解離しているため，瞬目時にKessing spaceでの摩擦亢進が生じることが病因である．眼球結膜弛緩以外の摩擦が亢進する原因としては，涙液量減少，涙液の質の異常，瞬目の異常（眼瞼けい

れんや瞬目過多など），眼瞼の形状・位置異常などがある．SLK は，甲状腺眼症を伴う甲状腺機能亢進症や眼瞼下垂手術後に生じやすいことも知られている．

II 鑑別の要点

SLK を疑う症状がある場合には，細隙灯顕微鏡で所見をとる際に，上眼瞼を引き上げて患者に下方視させ，上方の眼球結膜を必ず観察する．眼球結膜がフルオレセインに染色されることや，上輪部の隆起がみられることで診断できる．眼球を下転させて上眼瞼に綿棒や拇指を一定の圧で当て，そのまま正面視させると，上方の眼球結膜の弛緩が検出できる（図6）．弛緩が軽度であれば上方の角膜輪部にしわが寄り，中等度以上であれば余剰結膜が角膜上に乗る様子が観察される．

また，涙液層破壊時間（break-up time：BUT）が極端に短縮している症例で SLK が見つかることがある．上方の眼球結膜の観察を怠らないようにする．

III 治療

ドライアイ用点眼薬による保存的治療をまず行う．人工涙液，ヒアルロン酸，ジクアホソルやレバミピドの点眼が選択肢となるが，特に涙液の液層（水層＋ムチン層）を改善して摩擦を軽減させるジクアホソルと，摩擦亢進に奏効するレバミピドが有効である．摩擦による続発性炎症の抑制には，0.1％フルオロメトロン点眼液も効果がある．涙液減少型ドライアイに合併する SLK では，涙点プラグの挿入が著効することもある．上涙点プラグ挿入で効果が現れる症例が多いため，まず上涙点に試すとよいが，上下涙点プラグ挿入による持続的な涙液貯留量増加が奏効する例もある．治療用ソフトコンタクトレンズの連続装用は，瞬目時の摩擦を軽減することにより所見や症状の改善

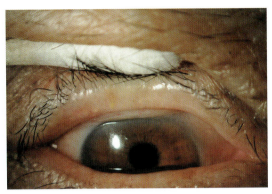

[図6] 上方の結膜弛緩
眼球を下転させて，上眼瞼に綿棒を当ててから正面視させると，上方眼球結膜の弛緩の存在とその程度を把握することができる．

に効果がある．しかし，装用を中止すると病変が再燃することが難点である．

これらの保存的加療が奏効しない症例や，明らかな上方の眼球結膜の弛緩が存在する症例に対しては，上方結膜弛緩症に対する外科治療を行って眼表面摩擦の軽減を図る．輪部から 2mm の上方 10～2 時方向の余剰結膜を舟型に切除する方法や，Tenon 囊切除を併用して余剰結膜切除を行う方法，眼球結膜を伸展するために輪部から 8～10mm の位置で結膜強膜縫着を 4～5 針程度行う方法，余剰結膜の熱焼灼をする方法などがある．

IV 患者への対応

SLK に対する治療には多数の選択肢があることを説明する．点眼治療，涙点プラグ治療，外科的治療など，病態にあわせた治療を行うことで症状が軽快することを理解してもらう．

 ドライアイ診療ガイドライン
(https://dryeye.ne.jp/for-member/guidelines/)

（榛村真智子）

②オキュラーサーフェス疾患

Meibom腺機能不全

I 疾患の特徴

　Meibom腺は，眼瞼の瞼板内にあって涙液の油層を分泌している．この解剖学的特徴から，Meibom腺の機能が低下するMeibom腺機能不全（meibomian gland dysfunction：MGD）は，眼瞼炎とドライアイの双方の特徴を併せ持っている．眼瞼炎もドライアイも一般の眼科診療で最も眼科医が遭遇する疾患であり，Meibom腺機能不全の患者数は非常に多い．日本における有病率は32.9％である[1]．MGDの有病率は加齢とともに上昇し，40歳を過ぎると男性の方が有病率が高い（図7）[1]．MGD患者は，眼不快感，眼異物感，眼乾燥感，眼灼熱感，流涙感などを主訴に来院する．細隙灯顕微鏡でMeibom腺開口部の閉塞（plugging），眼瞼縁の炎症所見（vascularity），Meibom腺分泌脂（meibum）の量や性状の変化を観察する（図8）．赤外線を用いたマイボグラフィでMeibom腺の脱落（dropout）を認める（図9）．

II 鑑別の要点

　眼瞼炎，ドライアイとの鑑別が重要であるが，これらの疾患は患者の症状だけでは鑑別できない．眼瞼炎は炎症主体の疾患であり，眼瞼縁の充血や血管拡張所見が必須であるのに対し，MGDはmeibumの変化が主体であり，炎症所見は必発ではない．MGDと眼瞼炎は合併することも多いので，眼瞼縁およびMeibom腺開口部周囲の血管拡張の観察が重要である．ドライアイは涙液の安定性が低下する疾患であるが，MGDの定義に涙液の観察は必要ではない．しかし，涙液の油層はMeibom腺から分泌されるため，meibumの質や量の低下は涙液を不安定にさせ，ドライアイを合併することが多い．ドライアイ全体の86％はMGDが関連しているとの報告もある[2]．

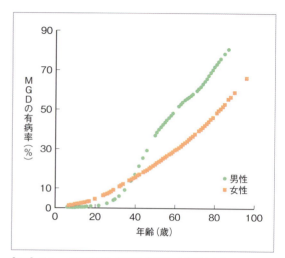

[図7] Meibom腺機能不全（MGD）の性別・年齢別有病率
男女とも加齢とともに有病率が上昇する．40歳を超えると男性の方が有病率が高い．（文献1）より改変）

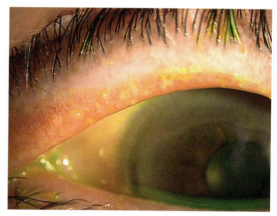

[図8] 眼瞼炎を合併したMeibom腺機能不全（MGD）
73歳，男性，右眼．Meibom腺開口部に閉塞があり，眼瞼縁には血管拡張所見がある．

III 治療

　温罨法と眼瞼清拭を基本とし，外来でのmeibum圧出を定期的に行う．炎症があれば抗炎症療法（マクロライド系抗菌薬の点眼・内服，ステロイド薬の点眼・内服，オメガ3脂肪酸内服，intense pulsed light（IPL）治療など）を，ドライアイを合併していればドライアイ用点眼などを行う（日本眼科学会「マイボーム腺機能不全診療ガイドライン」の治療を参照）．

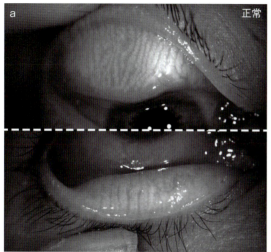
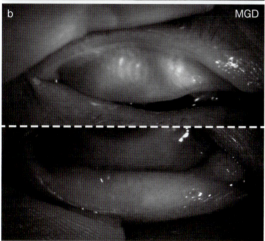

[図9] マイボグラフィ
a：正常眼の上下眼瞼の Meibom 腺．写真の白い部分が Meibom 腺で，上下に約 50 本ある．b：Meibom 腺機能不全（MGD）眼．Meibom 腺が消失すると黒く抜けてみえる（dropout）．

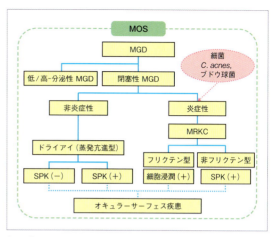

[図10] Meibom 腺機能不全（MGD）とオキュラーサーフェス疾患の関係
閉塞性 MGD は非炎症性と炎症性に分類できるが，どちらの場合でも角膜に点状表層角膜症（SPK）を生じうる．炎症性 MGD（Meibom 腺炎）では，腺内の細菌増殖が関与している．MOS：meibomian glands and ocular surface，MRKC：Meibom 腺炎角結膜上皮症．（文献1）より改変）

IV 患者への対応

MGD の患者の QOL は低く，慢性的に強い眼不快感に苦しんでいる．2023 年に日本眼科学会からわが国初の MGD の診療ガイドラインが発行されたことにより，MGD に対して効果が認められる治療法などが明らかになった．今後はこのガイドラインをベースに日本全国の眼科で多くの MGD 患者が治療を受けることになる．現段階では，特効薬といえる治療法はなく，さまざまな治療法を温罨法や眼瞼清拭などと組み合わせることが推奨されている．根気強く継続してもらうことが重要であり，眼科医からも丁寧に説明することが求められる．

文献
1) Arita R, et al：Meibomian gland dysfunction and dry eye are similar but different based on a population-based study：The Hirado-Takushima Study in Japan. Am J Ophthalmol 207：410-418, 2019
2) Lemp MA, et al：Distribution of aqueous-deficient and evaporative dry eye in a clinic-based patient cohort：a retrospective study. Cornea 31：472-478, 2012

 ガイドライン　マイボーム腺機能不全診療ガイドライン
（https://www.nichigan.or.jp/member/journal/guideline/detail.html?itemid=601&dispmid=909）

（有田玲子）

Meibom 腺炎角結膜上皮症

I 疾患の特徴

Meibom 腺機能不全（meibomian gland dysfunction：MGD）に伴う角膜の異常は，Meibom 腺に炎症があるかどうかによってその所見および治療法が異なる（図10）[1]．日本人に多い閉塞性 MGD は，一般的には炎症は伴わず，Meibom 腺分泌脂

(meibum)の分泌低下に伴う涙液の不安定化により，涙液層破壊時間（break-up time：BUT）の短縮や，角膜下方の点状表層角膜症（superficial punctate keratopathy：SPK）を認めることが多い（図11）．治療は，眼瞼温罨法や鑷子によるmeibumの圧出，併発している蒸発亢進型ドライアイに対する眼局所点眼治療が中心である．

一方，Meibom腺開口部が閉塞し，細菌増殖によってその周囲に発赤や腫脹などの炎症所見を認めるものを「Meibom腺炎（meibomitis）」と呼ぶ．Meibom腺炎に関連して，角膜にSPK，細胞浸潤，血管侵入などを生じる病態を「Meibom腺炎角結膜上皮症（meibomitis-related keratoconjunctivitis：MRKC）」と呼ぶ[2]．細隙灯顕微鏡による弱拡大・拡散光を用いた診察から始めることで，角膜の異常とMeibom腺炎の関連を捉えることができる．

Ⅱ 鑑別の要点，治療

MRKCは，角膜上の細胞浸潤を特徴とする「フリクテン型」と，細胞浸潤は認めずSPKが主体である「非フリクテン型」の2つの病型に大別できる．どちらの病型も，Meibom腺炎の重症度と角膜上皮障害の重症度は相関することから，適切なMeibom腺炎の治療が角膜上皮障害の治療のうえで必須となる．

1 フリクテン型

若年女性に圧倒的に多く，幼少児期からの内麦粒腫，霰粒腫の既往がある症例が多い．角膜上皮下に炎症細胞浸潤を生じ，典型例では結節状に隆起して（「フリクテン」），表層血管侵入を伴っている．細胞浸潤領域の延長線上のMeibom腺開口部は閉塞しており，かつ炎症所見が認められる（図12）．患者meibumの細菌培養検査結果および動物モデルの実験から，Meibom腺炎の起炎菌は *Cutibacterium acnes* であり，角膜の細胞浸潤は *C. acnes* に対する遅延型アレルギー反応が原因である可能性が高いと考えられる．治療としては，*C. acnes* に感受性が高い抗菌薬が奏効する．Meibom腺炎と眼表面炎症の重症度に応じて，セフェム系やマクロライド系抗菌薬を用いる．重症

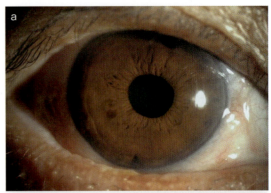
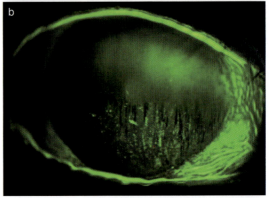

[図11] 分泌減少型 Meibom 腺機能不全（MGD）
a：加齢に伴う Meibom 腺の萎縮により，下眼瞼縁に不整を認める．しかし，開口部周囲に炎症はない．b：フルオレセイン染色で，涙液蒸発亢進，角膜下方の上皮障害を認める．眼球結膜下方にも点状染色を生じている．

例および難治例には，Meibom腺内の抗菌薬の濃度を高める目的で点滴を行うことも効果的である．角膜の細胞浸潤が重篤であれば，初期に短期的なステロイド内服薬投与が必要になる場合があるが，局所点眼薬は低濃度にとどめ，セフェム系（セフメノキシム），マクロライド系（アジスロマイシン）抗菌点眼薬との併用が有用である．治療経過では，Meibom腺炎の改善が眼表面の炎症の鎮静化よりも少し遅れることに留意しなければならない．角膜周辺部での穿孔例や，瘢痕の強い症例については，原則として周辺部表層角膜移植を選択すべきである．

2 非フリクテン型

Meibom腺炎とともに角膜にはSPKのみを認める病態を，「非フリクテン型」と呼ぶ（図13）．炎症が高度になると，角膜に血管新生を伴うこともある．若年者では女性の頻度が高いが，高齢者

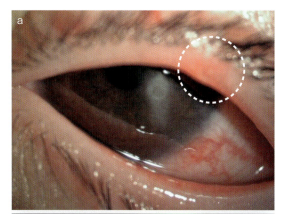
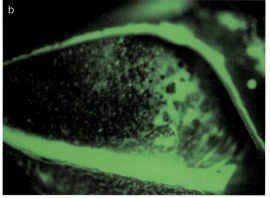

[図12] Meibom腺炎角結膜上皮症（MRKC）フリクテン型
a：角膜中央部の白色円形の細胞浸潤と，そこに向かう表層血管侵入を認める．その延長線上の上眼瞼縁には局所的なMeibom腺炎を認める（円内）．b：フルオレセイン染色では，4時の輪部に結膜フリクテンと角膜の点状表層角膜症（SPK）を認める．

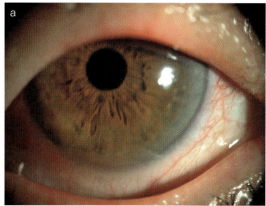
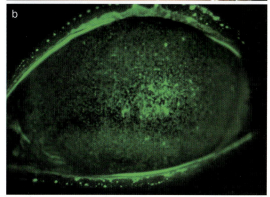

[図13] Meibom腺炎角結膜上皮症（MRKC）非フリクテン型
a：眼球結膜充血と上眼瞼中央部のMeibom腺開口部の閉塞，発赤，腫脹を認める．b：角膜にびまん性で密な点状表層角膜症（SPK）を認める．眼球結膜に上皮障害は認めない．

では性差はない．高齢者では上眼瞼が下垂し眼瞼縁の観察が不十分になりやすいため，眼瞼を翻転して眼瞼結膜側から観察することで，Meibom腺開口部の閉塞やその周囲の炎症所見を捉えやすくなる．meibum脂質を分解するリパーゼを有しているブドウ球菌などが検出されることから，生じた遊離脂肪酸（free fatty acid：FFA）による細胞毒性や涙液油層の破綻が，「非フリクテン型」のSPKの原因となっている可能性が考えられる．角膜にSPKを認めた場合は，使用点眼薬の問診を十分に行い，眼球結膜充血の有無，フルオレセイン染色による眼球結膜上皮障害の有無，Meibom腺開口部周囲の炎症の有無を確認することで，SPKの原因がドライアイなのか，薬剤毒性なのか，MRKC非フリクテン型なのかを鑑別し，正しい治療を選択する．「非フリクテン型」では

SPKの原因がMeibom腺炎であるため，抗菌薬によるMeibom腺炎の治療が基本となるが，細菌のリパーゼ産生を抑制できるテトラサイクリン系抗菌薬の内服が有効である．ただし，副作用には留意する．細菌数を減少させることがリパーゼ抑制になるため，マクロライド系抗菌点眼薬の使用も可能である．

III 患者への対応

「フリクテン型」は若年者が多いため，未成年であれば保護者に病態および治療の必要性をしっかり説明することが重要である．特に，充血が改善したからといってすぐに治療を中断すると，再発を繰り返し重症化しうることに注意が必要である．「非フリクテン型」は，若年者ではMeibom腺炎に対する抗菌薬治療のみでSPKを消退させ

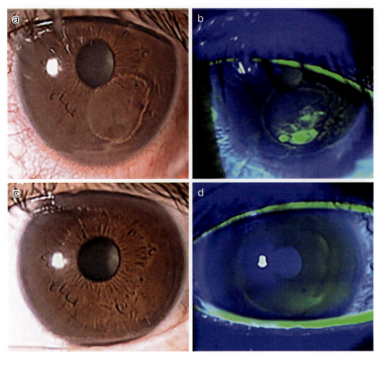

[図14] 再発性角膜びらん
40歳代，女性，眼痛と視力低下を主訴に受診．角膜表層穿刺（ASP）や保護用コンタクトレンズ装用をするも角膜びらんを繰り返したため，エキシマレーザーを使用した治療的角膜切除術（PTK）を施行した．a：初診時の前眼部写真．傍中心やや下方に角膜上皮の接着不良と軽度の充血を認める．b：初診時のフルオレセイン染色の前眼部写真．同部位に上皮の膨隆と一部上皮欠損がみられる．c：PTK後の前眼部写真．上皮は正常化し，充血も消失している．d：PTK後のフルオレセイン染色の前眼部写真．PTK施行部はやや強く染色されるが，上皮は正常化している．

ることは可能であるが，高齢者ではMeibom腺炎の治療後に非炎症性閉塞性MGDに伴う蒸発亢進型ドライアイによって生じるSPKが残存している場合がある．この場合には，抗菌薬内服治療の後に蒸発亢進型ドライアイの点眼治療を追加する必要があると考えられる[3]．

文献
1) Suzuki T, et al：Meibomian glands and ocular surface inflammation. Ocul Surf 13：133-149, 2015
2) 鈴木 智ほか：マイボーム腺炎に関連した角膜上皮障害（マイボーム腺炎角膜上皮症）の検討．あたらしい眼科 17：423-427, 2000
3) 鈴木 智ほか：高齢者におけるマイボーム腺炎角結膜上皮症の臨床像．あたらしい眼科 35：389-394, 2018

（鈴木　智）

再発性角膜びらん

I 疾患の特徴

再発性角膜びらん（recurrent corneal erosion）は，角膜上皮がいったん再生したにもかかわらず上皮剝離の再発を繰り返す疾患の総称である．上皮が剝離することで発症するため，起床時の開眼の際に突然発症し疼痛，流涙，羞明を訴える．外傷では，起床時の機械的な摩擦のほかに，角膜の擦過，特に紙や爪が受傷起点になることが多い．上皮細胞のBowman層への接着が不良になることが原因と考えられている．なかでも基底膜，ヘミデスモゾーム，anchoring fibrilなどの因子の欠如，涙液中におけるマトリックスメタロプロテイナーゼmatrix metalloproteinase（MMP）の発現亢進も報告されている．map-dot-fingerprint角膜ジストロフィ，Meesmann角膜ジストロフィのような上皮や基底膜ジストロフィでは，上皮細胞や基底膜の生成の異常で発症する．

細隙灯顕微鏡による診察では，上皮の剝脱や，上皮が囊胞様に膨らんだ状態が観察される．フルオレセイン染色をすると病変部に一致した染色所見が観察される（図14a, b）．基本的には同じ場所で繰り返し上皮剝脱が起こる．

II 鑑別の要点

角膜びらんを繰り返す疾患を表3に示す．外傷を起点に角膜上皮の接着不良を繰り返す症例から，家族歴を有する角膜ジストロフィ，あるいは

全身疾患に関連するものまで原因は多彩である．外傷性の場合には，初回の発症から数カ月おいて再発することもあり，外傷や角膜びらんの既往を問診する．糖尿病の角膜知覚低下も関与していることがあるため，全身性の疾患の有無を確認する．角膜ジストロフィでは家族発症のこともある．また，栄養障害性や三叉神経麻痺に伴う遷延性角膜びらんでは，Bowman層まで障害が進展していることもあり，びらん部の所見に注意する．

　角膜格子状変性，map-dot-fingerprint角膜ジストロフィ，Meesmann角膜ジストロフィ，Reis-Bucklers角膜ジストロフィなどの遺伝性疾患では，上皮や基底膜に異常を生じ，上皮の接着不良により再発性角膜びらんに至る．角膜ジストロフィに合併する再発性角膜びらんでは，上皮や実質浅層に混濁を合併しているため，混濁の深さや形状に注意して診察する．水疱性角膜症やFuchs角膜内皮ジストロフィでは，内皮細胞機能不全による角膜浮腫が原因で角膜びらんが出現する．

III　治療

　初発では保護用コンタクトレンズや眼軟膏などで角膜上皮の再生を待ち，上眼瞼による摩擦を避けることで自然軽快する症例がほとんどであるため，侵襲性を伴う治療は行わない．再発する症例では，上皮の基底層まで障害されていると考えられるため外科的治療も考慮する．既述した2つの選択肢に加えて，保存的治療として患者血液から精製したフィブロネクチン点眼を使用する．上皮の接着因子を供給し，接着を促す．海外ではMMP阻害薬の有用性を示す報告もあるが，わが国では使用できない．外科的治療としては，①角膜掻爬，②角膜表層穿刺（anterior stromal puncture：ASP），③エキシマレーザーを使用した治療的レーザー角膜切除術（phototherapeutic keratectomy：PTK）がある．

1　角膜上皮掻爬

　接着機構をリセットするためにびらん部の上皮を掻爬する．点眼麻酔後に吸水スポンジや無鉤鑷子で除去し，保護とバンデージ効果を目的として

[表3] 再発性角膜びらんの鑑別疾患

1. 外的刺激によるもの 　ドライアイ 　擦過傷（特に紙や爪による受傷） 　化学熱傷 　floppy eyelid syndrome 2. 角膜疾患 　水疱性角膜症 　Fuchs角膜内皮ジストロフィ 　帯状角膜変性	格子状角膜ジストロフィ 　map-dot-fingerprint角膜ジストロフィ 　Meesmann角膜ジストロフィ 　Reis-Bucklers角膜ジストロフィ 　Thiel-Behnke角膜ジストロフィ 　Salzmann結節変性 3. 全身疾患に伴うもの 　糖尿病

治療用コンタクトレンズを挿入する．

2　角膜表層穿刺（ASP）

　白内障手術で使用するチストトームを用いて，接着不良の上皮の上から穿刺し，角膜実質の浅い部分に埋め込む処置である．埋め込まれた上皮がanchoringとして働いて接着因子を産生し，上皮細胞の接着改善と再生を促す．

3　治療的レーザー角膜切除術（PTK）

　エキシマレーザーを使用して，上皮と接着部を層状に切除する．Meesmann角膜ジストロフィやReis-Bucklers角膜ジストロフィにも効果がある．術後の疼痛や角膜切除により遠視化するため注意が必要であるが，難治性の症例では接着機構をリセットできるため有用である（図14c, d）．

IV　患者への対応

　初回のびらんのみで治癒する単純性角膜びらんと考えていた症例であっても，再発性角膜びらんに移行する症例もある．そのため，再発性に移行する可能性や，外科的治療の選択肢を説明することが必要である．強い痛みの症状を繰り返すと，不安を抱く患者も多い．数カ月間は起床時にゆっくり開眼するなど注意を促し，治療が奏効すれば再発の可能性はほとんどなくなると伝える．角膜上皮は外界からの細菌や異物のバリアとして機能しているので，バリア機能の破綻による感染性角膜炎を合併する可能性についても話すべきである．

（清水俊輝・林　孝彦）

Stevens-Johnson症候群

I 疾患の特徴

　Stevens-Johnson症候群（Stevens-Johnson syndrome：SJS）および中毒性表皮壊死症（toxic epidermal necrolysis：TEN）は，高熱や全身倦怠感などの症状を伴って，全身（皮膚，口唇・口腔，眼粘膜，外陰部など）に紅斑・びらん・水疱が多発し，上皮の壊死性障害を認める疾患である．多くの場合は薬剤が原因で，解熱鎮痛消炎薬が多く，抗けいれん薬，抗菌薬なども挙げられる．また，マイコプラズマ感染や一部のウイルス感染に伴い，発症することもある．発症機序として，薬剤や感染を契機に免疫学的な変化が生じ，皮膚・粘膜に壊死性病変がもたらされると推定されている．眼症状は，両眼性の充血，眼の違和感，眼痛などを認めるが，乏しい場合もある．皮疹に先行して出現することもあり，眼科医の判断も重要となる．小児を含め，あらゆる年齢で発症し，年間の発症率は人口100万人あたり数人とまれな疾患である．急性期の初期対応次第では重度な視機能障害が残るため，適切な対応が求められる．

II 鑑別の要点，治療

　急性期の眼所見として，結膜充血，角結膜上皮欠損，偽膜形成がみられる（図15a, b）．鑑別疾患として偽膜を生じる結膜炎が挙げられる．臨床的に遭遇する機会が多い流行性角結膜炎でも結膜充血および偽膜形成が認められるが，通常は上皮欠損を生じないことが鑑別点である．感染対策に注意が必要であるが，フルオレセイン染色で確認できる．また，SJS/TENでは全身所見も認められる．治療は急性期と慢性期で異なってくるが，基本的には炎症の管理が重要となる（表4）．

1 急性期

　急性期の治療が遅れると後遺症が残りやすくなるため，可及的に眼科の介入も行う．角結膜上皮欠損や偽膜形成を認める場合は重症である．管理としては，ステロイド薬点眼による消炎と感染予

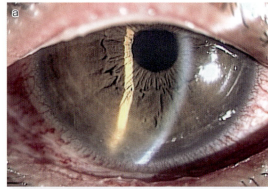
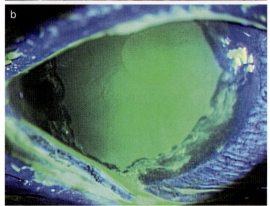
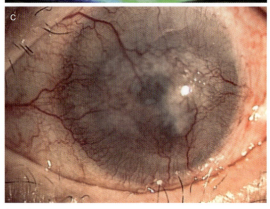

[図15] Stevens-Johnson症候群（SJS）
a：急性期．充血と偽膜を生じる．b：フルオレセイン染色で流行性角結膜炎と鑑別する．c：慢性期．

防のための抗菌薬点眼を行い，重症度に応じて治療強度を調整する．重症例では，0.1％ベタメタゾン点眼を1日6〜10回程度局所投与し，抗菌点眼薬も1日4回程度併用する．全身治療，ステロイドパルス療法が行われると，眼病変も改善に向かい，予後が改善する．偽膜は眼表面の炎症を惹起するため，点眼麻酔下で適宜除去する．除去時

に出血が生じると炎症の原因となるため，愛護的に行う．また，瞼球癒着が生じた場合は，点眼麻酔下で硝子棒を用いて機械的に癒着を剝離する．上皮欠損が遷延する場合は，治療用ソフトコンタクトレンズの装用や羊膜移植も検討される．結膜囊培養検査でメチシリン耐性黄色ブドウ球菌（methicillin-resistant *Staphylococcus aureus*：MRSA）や，メチシリン耐性表皮ブドウ球菌（methicillin-resistant *Staphylococcus epidermidis*：MRSE）が検出されることも少なくないため，角膜に感染巣を認める場合や膿性眼脂を認める場合には，これらの感染も考慮する．

2 慢性期

　眼表面が安定している状態を保つことが重要である．炎症性の角膜上皮欠損をきたすこともあり，感染の合併や遷延性上皮欠損に移行した場合は，角膜の菲薄化や穿孔に至ることもある．慢性期の眼所見として，①角膜では上皮障害，角膜輪部機能不全に伴う血管侵入・結膜化・混濁・角化，②結膜では充血，瞼球癒着，③眼瞼では睫毛乱生，皮膚粘膜移行部の移動，Meibom腺機能不全，涙点障害，④重度の涙液分泌減少が挙げられる（**図15c**）．

　慢性的に軽度の炎症が続いている場合は，低濃度ステロイド薬点眼で炎症を抑制する．ステロイド薬点眼を長期に使用する場合は，緑内障の合併にも注意が必要である．睫毛乱生が生じている場合は，炎症の原因となるため，角膜に接触している睫毛を2〜3週に1回程度抜去する．また，細菌性結膜炎が併発することもあるため，眼脂を伴う充血などを認めた際は抗菌薬点眼を使用する．耐性菌の可能性を考慮し，定期的な結膜囊培養検査を行うことも重要である．ドライアイには，人工涙液やレバミピド点眼薬などを使用し，適宜涙点プラグや涙点焼灼を行う．角膜不正乱視の矯正およびドライアイ症状の改善に，輪部支持型ハードコンタクトレンズが有用であると近年報告されている．外科的治療として，角膜移植は予後が悪いが，近年はヒト（自己）口腔粘膜由来上皮細胞シート移植といった新規治療法が開発されつつある．眼瞼縁の角化による瞬目時の摩擦が眼表面障

[表4] Stevens-Johnson症候群（SJS）/中毒性表皮壊死症（TEN）の治療

急性期	全身治療（入院：皮膚科専門医の管理）
	原因薬剤の中止
	補液，栄養管理による全身管理
	ステロイド薬の全身投与（高用量投与，パルス療法）
	IVIg
	血漿交換療法
	眼科的治療
	ステロイド薬点眼
	抗菌薬点眼（混合感染予防）
	偽膜除去
	瞼球癒着解除
慢性期	保存的治療
	輪部支持型ハードコンタクトレンズ
	ステロイド薬点眼
	結膜炎に対する抗菌薬点眼（耐性菌に留意した選択）
	睫毛抜去
	ドライアイ治療（点眼，涙点プラグ）
	外科的治療
	ヒト（自己）口腔粘膜由来上皮細胞シート移植
	眼瞼縁への口腔粘膜移植

IVIg：免疫グロブリン大量療法．

害の原因になっていれば，口腔粘膜の眼瞼縁への移植を行う（**表4**）．

Ⅲ 患者への対応

　急性期には，眼後遺症を残さないよう迅速かつ適切な初期対応が求められる．慢性期においても安定した眼表面の維持に定期的な経過観察が必要である．また，SJS/TENは指定難病のため，医療費助成を受けることも非常に重要である．患者のQOLが少しでも向上するよう，各施設でできる治療方針を選択し，経過観察していく必要がある．

（長谷川岳史・山口剛史）

眼類天疱瘡

Ⅰ 疾患の特徴

　眼類天疱瘡（ocular cicatricial pemphigoid：OCP）は，結膜円蓋部の短縮，結膜下の線維化，瞼球癒着，眼表面の角化を特徴とする慢性自己免疫性瘢痕性疾患である（**図16**）．全身の粘膜（口腔，眼表面，鼻咽頭，喉頭，食道，生殖器など）に水疱・びらんが生じる粘膜類天疱瘡（mucous membrane pemphigoid：MMP）の30〜80％で眼病変を合併する．中高年に好発し，発症頻度は

8,000〜50,000人に1人で女性にやや多く，人種差や地域性はない．

眼症状としては，結膜下の線維化，結膜円蓋部の短縮，瞼球癒着，角膜上皮幹細胞疲弊症，睫毛乱生をきたし，涙液分泌減少，結膜杯細胞・Meibom腺の消失を伴う重症ドライアイを合併する（図17）．発症機転が明らかでなく，慢性結膜炎やドライアイとして治療されることがあり，原因不明の結膜充血，結膜円蓋部短縮/瞼球癒着，睫毛乱生がある例では，積極的に眼類天疱瘡を疑い精査すべきである．角膜上皮幹細胞疲弊症を合併し，眼表面が角化して重度の視機能低下に至る（表5）．

眼類天疱瘡は，遺伝要因としてヒト白血球抗原（human leukocyte antigen：HLA）-DR4，HLA-DQw3と関連する．病理検査では結膜基底膜のBP180やラミニン332，インテグリン$α6β4$を抗原とする自己抗体や補体の沈着が認められる．

II 鑑別の要点

眼類天疱瘡は，結膜円蓋部の短縮，瞼球癒着の臨床所見で診断する．確定診断は，皮膚科や口腔外科に依頼し，生検組織の蛍光抗体直接法で粘膜上皮基底膜部への抗体（IgG）の沈着を証明する．血清中BP180リコンビナント蛋白の酵素免疫測定法（ELISA）は，偽陰性になることがあるが有用とされる．

薬剤内服後の全身性の発熱，発疹，熱傷/化学熱傷後の既往の有無から，Stevens-Johnson症候群や熱傷/化学熱傷との鑑別を行う．β遮断薬の緑内障点眼薬などによって生じる偽眼類天疱瘡との鑑別は必須で，点眼歴の聴取も重要である．

III 治療

急性期・活動期には，点眼（ステロイド薬，ヒアルロン酸，ジクアホソル，レバミピドなど）に加え，全身療法（ステロイド薬，メトトレキサート，ジアフェニルスルホン，アザチオプリン，シクロホスファミド，ミコフェノール酸モフェチル，リツキシマブなど）を行う．全身療法は病勢に応じて調整する．慢性期には，保存的局所治療

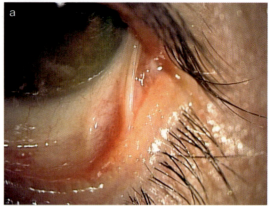
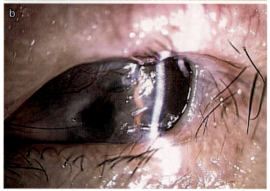

[図16] 眼類天疱瘡
a：結膜円蓋部の短縮と瞼球癒着がある（Foster分類II，III期）．b：睫毛乱生，眼表面の角化，皮膚粘膜癒着（Foster分類IV期）がみられる．

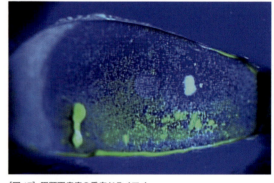

[図17] 眼類天疱瘡の重症ドライアイ
著しい涙液減少，点状表層角膜症，糸状角膜炎がみられる．

[表5] Foster分類

I期	慢性結膜炎，ローズベンガル染色結膜陽性所見（ムチンの障害），結膜下瘢痕・線維化
II期	結膜円蓋部の短縮（図16a）
III期	瞼球癒着（図16a）
IV期	皮膚結膜癒着，眼表面の角化（図16b）

（防腐剤を含有しない低濃度ステロイド薬点眼，人工涙液，血清点眼，涙点プラグなど），睫毛抜去を行う．

瞼球癒着や角膜上皮幹細胞疲弊症を合併した場合には外科的治療の対象となるが，予後は悪いことが多く，保存的治療を行ったうえで最後の手段と考える．術式は瞼球癒着剝離，羊膜移植による結膜囊再建，アロ角膜輪部移植，ヒト（自己）口腔粘膜由来上皮細胞シート移植，瞼板縫合を行う．睫毛乱生や眼瞼内反症に対する眼瞼手術は，癒着や角化を進行させることがあるため慎重に考慮する．水晶体再建術は，結膜への侵襲を避け角膜切開で行い，術後は非ステロイド性抗炎症薬（nonsteroidal anti-inflammatory drug：NSAID）点眼を極力控え，術後消炎・ドライアイ治療を行う．

IV 患者への対応

眼類天疱瘡は予後の悪い疾患である．初期には皮膚科や口腔外科に依頼し確定診断に努め，患者に長期予後・治療について説明する．眼科治療を行うと同時に，他科と協力し視力が維持できるよう努める．

ガイドライン
ヒト（自己）口腔粘膜由来上皮細胞シート使用要件等基準（改訂第2版）
(https://www.nichigan.or.jp/member/journal/guideline/detail.html?itemid=471&dispmid=909)

（森　由梨奈・山口剛史）

6) コンタクトレンズ関連の疾患
①コンタクトレンズ関連角膜感染症

I 疾患の特徴

コンタクトレンズ（contact lens：CL）装用は角膜感染症の主要な誘因であり，失明しうる重篤な合併症である．わが国では，コンタクトレンズ関連角膜感染症（contact lens-related microbial keratitis）は若年者で起こりやすく，30歳以上で重篤化しやすいとされており，2週間頻回交換型ソフトコンタクトレンズ（soft contact lens：SCL）の装用者が最も多い．CL装用に伴う角膜上皮障害に加え，不適切なレンズケアとマルチパーパスソリューション（multipurpose solution：MPS）の殺菌力の限界により，SCLに付着した微生物が角膜に侵入して感染を引き起こす．特に緑膿菌やアカントアメーバの場合に重篤化しやすい．また，頻度は低いものの真菌による角膜炎も重篤化しやすい．

1日使い捨てSCLでは常在菌のGram陽性球菌が多く（図1），その他の頻回交換型SCL，定期交換型SCL，ハードコンタクトレンズ（hard contact lens：HCL）ではGram陰性桿菌（図2）やアカントアメーバが多い（図3）．なお，1日使

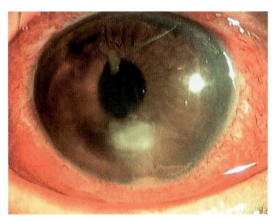

[図1] 黄色ブドウ球菌によるコンタクトレンズ関連角膜感染症
1日使い捨てソフトコンタクトレンズ（SCL）装用者にみられた感染性角膜炎．限局性膿瘍がみられ，潰瘍周囲の角膜浮腫は軽微であり，少量の前房蓄膿を伴っている．

い捨てSCLであっても，規定通りの使用方法を順守していない症例が多いことには注意が必要である．

II 鑑別の要点

CL非装用者の角膜感染症と比較して，CLを介するためやや非典型的な所見を示し，病巣が多発することもある．Gram陽性球菌による角膜炎は，表皮ブドウ球菌，黄色ブドウ球菌，レンサ球菌などが原因となり，小円形の限局性膿瘍を生じ，潰瘍周囲の角膜浮腫は比較的軽微である．最も頻度の多いGram陰性桿菌は緑膿菌やSerratia属によるものが多く，小さな棘状の角膜浸潤の形態をとることもあり，急速に進行する．輪状膿瘍を伴い，周囲はすりガラス状の浮腫を生じ，穿孔することもあるため注意を要する．アカントアメーバは進行が緩徐である．初期は角膜上皮・上皮下浸潤，放射状角膜神経炎，偽樹枝状角膜炎，毛様充血を示し，通常は強い疼痛がみられる．移行期は横長の輪状浸潤がみられ，完成期は円板状の混濁がみられる．

III 治療

CL装用を中止し，速やかに治療を開始し（表1），病原体の同定を進める．同定検査には角膜擦過物とともにSCLおよびCLケースの拭い液も提出するのが望ましい．治療は「感染性角膜炎診療ガイドライン（第3版）」に準じて，まず病原体を推測して抗菌薬に対する反応をみつつ，同定結果を参考にしながら治療を進める．耐性菌に注意し，またアカントアメーバは効果のある薬剤が開発されておらず，角膜搔爬と抗アカントアメーバ作用のある消毒薬（クロルヘキシジン，ポリヘキサメチレンビグアナイド）・抗真菌薬の点眼調整に加え，抗真菌薬の全身投与を行うこともある．

手術選択の時期は，通常の感染性角膜炎と同様に，角膜穿孔を生じた場合に治療的角膜移植術や結膜被覆が必要になる．また，治癒後の角膜瘢痕による視力障害を生じた症例に対し，光学的角膜移植術を施行することもある．

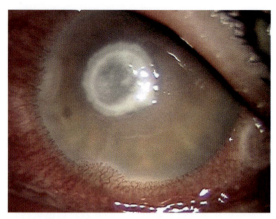

[図2] 緑膿菌によるコンタクトレンズ関連角膜感染症
2週間頻回交換型ソフトコンタクトレンズ（SCL）装用者にみられた感染性角膜炎．輪状膿瘍がみられ，潰瘍周囲はすりガラス状の浮腫を生じており，前房蓄膿がみられる．

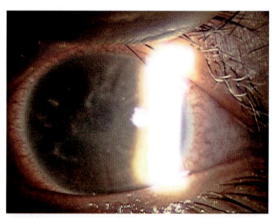

[図3] アカントアメーバによるコンタクトレンズ関連角膜感染症
ハードコンタクトレンズ（HCL）装用者にみられた感染性角膜炎．角膜輪部から中央へ向かい，神経に沿った線状の浸潤（放射状角膜神経炎）がみられる．

[表1] コンタクトレンズ関連角膜感染症の治療

- Gram陽性球菌：フルオロキノロン系＋セフェム系
    処方例　レボフロキサシン（クラビット®1.5%）点眼液，1日6回
    　　　　セフメノキシム（ベストロン®0.5%）点眼液，1日6回
- Gram陰性桿菌：フルオロキノロン系＋アミノグリコシド系
    処方例　レボフロキサシン（クラビット®1.5%）点眼液，1日6回
    　　　　トブラマイシン（トブラシン®0.3%）点眼液，1日6回
- アカントアメーバ：角膜搔爬＋消毒薬（自家調製，アルコールを含有しないもの）＋抗真菌薬（自家調製）など
    処方例　クロルヘキシジン（ヒビテン®0.02%）点眼液（自家調製），1日8回
    　　　　ボリコナゾール（ブイフェンド®1%）点眼液（自家調製），1日8回
    　　　　レボフロキサシン（クラビット®1.5%）点眼液，1日3回

IV 患者への対応

感染性角膜炎は重篤化し，角膜穿孔を生じたり，また治癒後も角膜瘢痕により視力障害をきたす可能性があることを十分説明する．瘢痕治癒後には，希望する場合はCLの装用を再開できることもあるが，より感染のリスクの低い1日使い捨てSCLへの切り替えを勧める．

感染性角膜炎診療ガイドライン（第3版）
（https://www.nichigan.or.jp/member/journal/guideline/detail.html?itemid=672&dispmid=909）

コンタクトレンズ診療ガイドライン（第2版）
（http://www.clgakkai.jp/general/guideline20140107.html）

（重安千花）

②contact lens discomfort（CLD）

I CLDとは

contact lens discomfort（CLD）の定義[1]は英語でなされているが，シンプルに和文で表すと「コンタクトレンズ（contact lens：CL）装用で生じる不快感のために長時間の装用ができない，あるいは装用を諦める状態」である．CLDは，CL装用者のみならず，処方側にとっても重要な問題である．CLとドライアイは密接な関係にあり，「contact lens dry eye（contact lens-related dry eye）」，「contact lens dryness」などとの明確な区別，あるいは関連する決定的な病態生理は知られていないものの，2013年の「Investigative Ophthalmology & Visual Science」誌の特集（CLD report）で定義された上記（原文は英語）が，現状ではコンセンサスを得たものとされている[1]．

II CLDの評価

CLDの評価として最もよく使用される問診票が，コンタクトレンズドライアイ問診票（Contact Lens Dry Eye Questionnaire-8：CLDEQ-8）（英語）である．眼の不快感の頻度と程度，眼の乾燥感の頻度と程度，見え方の揺らぎの頻度と程度，症状が出た際の対処行動（眼を閉じる，レンズをはずす）の頻度に関する簡単な8つの質問から構成される．その妥当性も確認されていて，以下に述べる日本語版のほか，英語以外の言語に訳されたものがあり，各国の外来診療で用いられている．CLに関する多くの研究においても広く用いられている．

1 J-CLDEQ-8

これまで日本において妥当性が評価されたコンタクトレンズドライアイ問診票はなかったが，近年CLDEQ-8の日本語版（J-CLDEQ-8）が開発された[2]．オリジナル版と同様に，8つの質問で構成される（**図4**）[2]．選択肢のなかから回答してもらい，各スコアの合計（1～37点）を算出する．

5. 角膜　6) コンタクトレンズ関連の疾患

施設番号＿＿＿＿＿＿　管理番号＿＿＿＿＿＿
質問日＿＿＿/＿＿＿/＿＿＿　時間:＿＿＿＿＿＿

コンタクトレンズ問診票
各質問であてはまる番号に〇をつけてください。

1. 目の不快感 についての質問:

a. この2週間の典型的な1日のなかで、コンタクト
レンズをつけているときに目の不快感を感じることが
どのくらいありましたか?

- 0　なかった
- 1　ほとんどなかった
- 2　時々あった
- 3　よくあった
- 4　いつもあった

目の不快感を感じたときの、その**不快感の程度**について
おたずねします…

b. コンタクトレンズを外す直前にはどのくらい
ひどいものでしたか?

感じたこと はない	全くひどく なかった				とても ひどかった
0	1	2	3	4	5

2. 目の乾燥感 についての質問:

a. この2週間の典型的な1日のなかで、コンタクト
レンズをつけているときに目の乾燥感を感じることが
どのくらいありましたか?

- 0　なかった
- 1　ほとんどなかった
- 2　時々あった
- 3　よくあった
- 4　いつもあった

目の乾燥感を感じたときの、その**乾燥感の程度**について
おたずねします…

b. コンタクトレンズを外す直前にはどのくらい
ひどいものでしたか?

感じたこと はない	全くひどく なかった				とても ひどかった
0	1	2	3	4	5

3. 見え方が変わる、ぼやけて見えることについての
質問:

a. この2週間の典型的な1日のなかで、コンタクト
レンズをつけているときに、きれいに見えたりぼやけ
たりかすんで見えたりするといった見え方が変わる
ことがどのくらいありましたか?

- 0　なかった
- 1　ほとんどなかった
- 2　時々あった
- 3　よくあった
- 4　いつもあった

ぼやけて見えたときの、見え方が変わる、ぼやけて
見えるという程度についておたずねします…

b. コンタクトレンズを外す直前にはどのくらい
ひどいものでしたか?

感じたこと はない	全くひどく なかった				とても ひどかった
0	1	2	3	4	5

4. 目を閉じたくなるかどうか についての質問:
この2週間の典型的な1日のなかで、コンタクトレンズ
をつけていると目がとてもつらくて目を閉じたくなる
ことが どのくらいありましたか?

- 0　なかった
- 1　ほとんどなかった
- 2　時々あった
- 3　よくあった
- 4　いつもあった

5. コンタクトレンズを外したくなるかどうか についての
質問:
この2週間の間に、コンタクトレンズをつけていると
目がとてもつらくて、やっていることを中断してでも
コンタクトレンズを外したくなることがどのくらい
ありましたか?

- 1　全くなかった
- 2　1週間に1回未満
- 3　1週間に1回
- 4　1週間に何回か
- 5　毎日1回
- 6　毎日

Copyright © 2018 Koh & Chalmers. All Rights Reserved.

[図4] J-CLDEQ-8
Contact Lens Dry Eye Questionnaire-8 (CLDEQ-8) の日本語版.（文献2）より）

スコアのカットオフ値を11点とすれば，現在使用中のソフトコンタクトレンズ（soft contact lens：SCL）に対する満足度の高さを区別することが可能である[2]（オリジナルのCLDEQ-8を用いた研究ではカットオフ値は12点）．診察の待ち時間に，短時間（所要時間2～3分）で回答することが可能である．

2 日本人SCL装用者では「乾燥感」が自覚されやすい

米国の既報では，CLDEQ-8スコアと「目の乾燥度」，「目の敏感度」ともに強い相関がみられた．一方，J-CLDEQ-8スコアと「目の乾燥度」には強い相関がみられたのに対し，「目の敏感度」とは相関しなかった．すなわち，日本人SCL装用者では「目の乾燥感」は自覚症状として認識されやすいが，「目の敏感度」は認識されにくい．SCL装用者の75％が不快感，88％が乾燥感を訴える[2]．それゆえ，SCL装用においては涙液，眼表面の状態の診断，管理とともに自覚症状の問診が欠かせない．

III CLDに影響を及ぼす因子

J-CLDEQ-8を用いた多施設共同研究によれば，日本人SCL装用者において高いスコア（11点以上）と関係するのは，女性，CLの装用年数が長いこと，人工涙液点眼を使用していること，1日使い捨てでないCLの使用であった．2021年に発表された英国コンタクトレンズ学会（British Contact Lens Association：BCLA）のContact Lens Evidence-based Academic Reports（CLEAR）においても，CLDを有する人には，レンズケア製品の変更や1日使い捨てレンズへの変更が推奨されている．

文献
1) Nichols KK, et al：The TFOS International Workshop on Contact Lens Discomfort：report of the definition and classification subcommittee. Invest Ophthalmol Vis Sci 54：TFOS14-TFOS19, 2013
2) Koh S, et al：Translation and validation of the 8-item Contact Lens Dry Eye Questionnaire (CLDEQ-8) among Japanese soft contact lens wearers：The J-CLDEQ-8. Cont Lens Anterior Eye 42：533-539, 2019

（高　静花）

③その他のコンタクトレンズによる障害

I 疾患の特徴

コンタクトレンズ（contact lens：CL）による眼障害の原因としては，レンズ自体による機械的刺激，角膜の酸素供給不足，オキュラーサーフェス変化，感染の4つに大別される．レンズ自体による機械的刺激としては，角膜上皮障害，眼瞼下垂，角膜変形を生じる．慢性的な角膜への酸素供給不足による角膜血管新生，角膜内皮障害，また角膜上皮障害，角膜浮腫を生じる可能性がある．オキュラーサーフェス変化のうち，眼瞼の変化としては，巨大乳頭結膜炎に代表されるアレルギー性変化（図5）が問題となる．アレルギー性結膜炎が生じると，装用感の悪化，レンズ汚れによるくもりの原因となり，レンズ内面の汚れやレンズ下の眼脂は角膜上皮障害を引き起こす．

II 鑑別の要点

CL装用歴，使用状況，ケア方法，自覚症状を問診し，前眼部のみならず眼瞼，涙液，CL自体のチェックも重要である．レンズの素材やフィッティング，涙液，レンズケアなど多因子が関与するため，多角的なアプローチが必要となる．上記の眼障害のほか，使用するレンズの種類による障害として次のようなものが挙げられる．

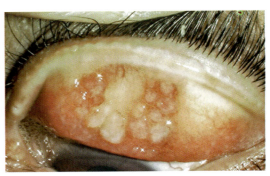

[図5] コンタクトレンズ（CL）によるアレルギー性変化
上眼瞼にアレルギー性結膜炎による結膜乳頭の隆起を多数認める．

1 ハードコンタクトレンズ障害

ハードコンタクトレンズ（hard contact lens：HCL）では，ベベルエッジのデザインと角膜周辺部の形状が一致していない場合に，レンズの機械的刺激により3時-9時染色が生じる．角膜形状とレンズデザインの不一致があれば，固着による圧痕や角膜変形が生じることがある．HCL装用による涙液蒸発量の増大と，ベベル部分の涙液貯留により，エッジ周辺の角膜に3時-9時染色を生じる．

2 治療用ソフトコンタクトレンズ障害

ソフトコンタクトレンズ（soft contact lens：SCL）では，タイトフィッティングや汚れ，ドライアイ，長時間装用による酸素不足，レンズケア用品による薬剤毒性など，さまざまな因子の影響を受けて角膜上皮障害を生じやすい．治療用SCLは，①角膜上皮障害の治癒促進（遷延性上皮欠損，再発性角膜びらん，角膜移植や外眼手術の術後，化学熱傷），②疼痛軽減（水疱性角膜症や糸状角膜炎，ドライアイ），③前房の維持（角膜穿孔），④眼表面の保護（兎眼，睫毛乱生），膠様滴状角膜ジストロフィの進行予防などを目的に使用される．レンズ装脱は，眼科医が滅菌した鑷子を用いて清潔操作で用法に応じて定期交換を行う．合併症として，角膜感染や脂質・蛋白成分によるSCL表面沈着物形成などがある．治療用SCLを必要とする疾患は，感染症を生じやすい背景をもつことが多いため，定期的なレンズ交換や経過観察で安全性を確保することが重要である．

3 オルソケラトロジーレンズ障害

オルソケラトロジーでは，多段階カーブの高酸素透過性HCLを用いて就寝中に近視矯正を行う．合併症としては，疼痛，角膜上皮障害，角膜感染が最も問題となる．酸素供給不足や涙液交換不良，角膜上皮厚の変化によるバリア機能低下，また複雑なレンズデザインによるケアの難しさが原因と考えられる．そのほかにハロー，グレア，コントラスト感度の低下，角膜高次収差の増大，可逆的なiron ringや角膜上皮下混濁を生じることがある．

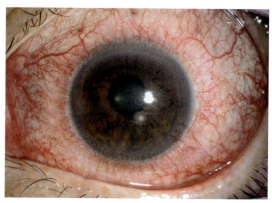

［図6］カラーコンタクトレンズ（CL）障害
カラーCLの不適切な管理により角膜感染を生じた症例．著明な結膜充血・毛様充血，角膜傍中心に白色円形の浸潤および浸潤周囲に角膜浮腫を認める．

4 カラーコンタクトレンズ障害

近年，カラーCL関連眼障害が増加している．カラーCL自体とユーザーのレンズ管理の両方の問題が関与する（図6）．色素の着色状態では，CL表面あるいは裏面に色素を塗り付けたものと，レンズ素材内にサンドイッチされたものがある．サンドイッチ構造でない場合は，カラーCLに含まれる金属色素の接触や，CLの凹凸による反復性の角膜上皮障害・瘢痕性角膜混濁，金属アレルギーがさらに問題となる．また，インターネット購入が可能なカラーCLの多くは，低含水素材でレンズ直径も大きいため，酸素透過性が低い．

III 治療，患者への対応

CLによる障害は早期発見，早期治療が重要となる．患眼への治療のほか，フィッティング，CLの取り扱いやケアの見直しなどの患者教育も必要である．

 コンタクトレンズ診療ガイドライン（第2版）
(http://www.clgakkai.jp/general/guideline20140107.html)

（前野紗代・高　静花）

6. 強　　膜

1）先天異常・変性

①青色強膜，van der Hoeve 症候群

I 疾患の特徴

青色強膜（blue sclera）は，強膜のコラーゲン線維が菲薄化することにより，脈絡膜が透見されて青色の色調となる．先天性・遺伝性の疾患で，多くはI型プロコラーゲン異常による骨形成不全症の一つの徴候としてみられる（**図1**)[1]．骨形成不全症は，常染色体顕性遺伝と潜性遺伝があり，臨床的にI～IV型に分類される．青色強膜がみられるのはI型とII型で，I型は顕性遺伝による軽症型で予後は良好，II型は潜性遺伝による重症型で生下時から多発性骨折があり生命予後も不良とされている．I型ではほぼ全例に特徴的に青色強膜が発現し，成人になっても同様の外見を呈する．角膜の菲薄化や円錐角膜，巨大角膜を合併することもある．これらの合併症がなければ，青色強膜が視機能を障害することはない．ほかにも，コラーゲン異常に関連した Marfan 症候群，Ehlers-Danlos 症候群などでもみられることがある．骨形成不全に加え，関節脱臼，難聴が合併したものを van der Hoeve 症候群（van der Hoeve syndrome）と呼ぶ．

II 鑑別の要点

青色強膜は，多くが全身の先天性・遺伝性のコラーゲン異常によって生じるが，鉄欠乏によるコ

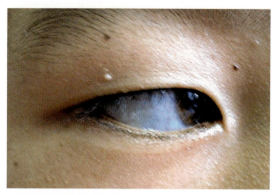

[図1] 骨形成不全症に伴う青色強膜
14 歳，男児．（文献 1 より）

ラーゲン合成不全で生じることもあるため[2]，鉄欠乏性貧血など全身検索が必要な場合がある．

III 治療

青色強膜に対する治療法はない．円錐角膜などが合併する場合は，必要に応じてコンタクトレンズの装用を行う．治療の際には，全身に徴候がみられるため，他科との連携が重要である．

IV 患者への対応

青色強膜に対する治療法はないことを伝えたうえで，他の眼合併症に関して可能なものに対しては治療を行う．

文献
1) Liu W, et al：A novel COL1A1 nonsense mutation causing osteogenesis imperfecta in a Chinese family. Mol Vis 13：360-365, 2007
2) Kano Y：Blue sclera：an overlooked finding of iron deficiency. Cleve Clin J Med 89：549-550, 2022

②強膜メラノーシス

I 疾患の特徴

メラノーシスとは，組織に過剰なメラニン色素沈着が生じた状態をいう．強膜メラノーシス（scleral melanosis）は，上強膜から強膜表層までメラニン細胞（メラノサイト）が密に集積しており，結膜を通して観察され，検眼鏡ではTyndall現象のため，やや黒い大理石様の暗青色の色調を呈する（図2）．強膜メラノーシスの単独発生は少なく，日本人の場合はその多くが太田母斑に合併している．虹彩，隅角，脈絡膜に色素過多が同時に生じていることがある．女性に多く，アジア系やアフリカ系の有色人種に多くみられる．白色人種の発症頻度は低いものの，ぶどう膜悪性黒色腫のリスクが高いとされている．

II 鑑別の要点

結膜メラノーシスとの鑑別が必要である．強膜メラノーシスは被覆する結膜は正常で，色素斑の可動性はない．細隙灯顕微鏡検査による注意深い観察で鑑別できる．また，眼底検査において突出した脈絡膜病変，網膜下液，オレンジ色素がみられる場合は，ぶどう膜悪性黒色腫を疑う．

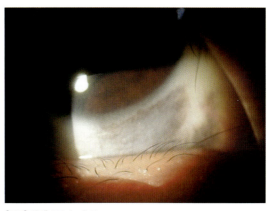

[図2] 強膜メラノーシス
32歳，女性．太田母斑との合併．正常な結膜を通して観察され，Tyndall現象のため，やや黒い大理石様の暗青色の色調として観察される．

III 治療

色素斑は自然消退しないが，特に治療の必要はない．また，悪性化の可能性も低く，治療対象となることはまれである．細隙灯顕微鏡検査で隅角に強い色素沈着を認めた場合には，眼圧の上昇に注意する．

IV 患者への対応

強膜メラノーシスは視機能に影響しないことを伝え，現状のまま経過観察を行うことを説明する．隅角の色素沈着が強い場合には，定期的な眼圧のフォローアップを行う必要があることを説明する．

③強膜ぶどう腫

I 疾患の特徴

強膜ぶどう腫（scleral staphyloma）は，先天異常，強膜炎，外傷などにより菲薄化した強膜が眼内圧に影響され，ぶどう膜とともに膨出した状態である．前部ぶどう腫，後部ぶどう腫に分けられる．

前部ぶどう腫は，前部強膜が菲薄化し，ぶどう膜が透けて見える状態のことをいう（図3）．強膜菲薄化の原因は多岐にわたり，強膜炎（慢性，壊死性），外傷後，眼科手術（マイトマイシンC併用など）で生じた強膜菲薄化部位にぶどう腫が発生する．若年者の強膜伸展性から生じるものとしては，先天緑内障が挙げられる．

後部ぶどう腫は，後部強膜が後方に伸展した状態で，多くが病的近視によるものである（図4）．眼軸長の伸長に伴い生じる．広角眼底撮影，広角OCTが有用である．また，三次元MRIもその評価に有用である．後部ぶどう腫縁での脈絡膜菲薄化，強膜内方突出，後部ぶどう腫縁での強膜後方変位が特徴である．

II 鑑別の要点

前部ぶどう腫においては，青色強膜，強膜メラノーシスなどとの鑑別が必要であるが，細隙灯顕微鏡検査による注意深い観察と，発症時期，病歴の聴取などで鑑別が可能である．後部ぶどう腫は，他の網膜・脈絡膜の萎縮病変との鑑別が必要であるが，眼底検査や広角OCTなどで鑑別できる．

III 治療

強膜ぶどう腫そのものの治療はないが，原因や合併症を標的とした治療を行う．前部ぶどう腫の

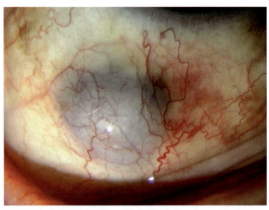

[図3] 壊死性強膜炎に伴う前部ぶどう腫
53歳，男性．強膜が菲薄化し，ぶどう膜が透けて見える．

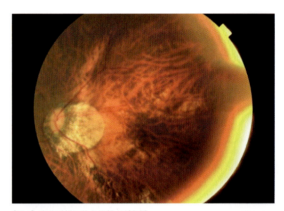

[図4] 病的近視に伴う後部ぶどう腫
55歳，女性．眼軸の伸展に伴い生じる．

原因として多い強膜炎に対しては，消炎や眼圧コントロールを行い，壊死性強膜炎やマイトマイシンCによる強膜軟化症に対しては，状況に応じて保存強膜の移植を考慮する．後部ぶどう腫に対しては，安全な治療はいまだ確立されていないが，強膜クロスリンキング，後部強膜補強術などが検討されている．

IV 患者への対応

強膜ぶどう腫の状態を定期的に観察し，原因に応じて強膜の菲薄化の進行を防ぐ治療を行う．

（鴨居功樹）

2）強膜炎
①上強膜炎

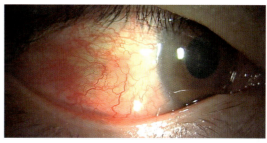

[図1] 上強膜炎（右眼）
結膜血管の拡張とともに，浅層の上強膜血管の充血を認める．（前田眼科 前田秀高先生のご厚意による）

I 疾患の特徴

上強膜は，眼動脈の分枝である前毛様体動脈から血管供給を受ける強膜表層の結合組織であり，上強膜炎（episcleritis）（図1）は結膜および上強膜血管叢の充血を認める疾患と定義されている．多く（約8割）は片側性に発症するが，両側性に症状を呈することもあり，若年～中年の女性に好発する．症状として患部の圧痛や軽度の異物感を自覚するが，視力低下などの深刻な症状は認めない．上強膜炎の大部分は特発性であるが，全身疾患との関連が指摘されることもある．関連する全身疾患としては，関節リウマチ，全身性エリテマトーデス，再発性多発性軟骨炎などの膠原病が多いが，まれに結核，梅毒，水痘などの感染症も合併する．特に再発を繰り返す場合は，全身検索が必要になる．

上強膜炎の病態生理は上強膜血管網の非肉芽腫性炎症であり，臨床所見としてびまん性もしくは結節性に上強膜血管叢の拡張を認めるが，頻度としては前者がより多い．炎症のプロセスとして，リンパ球やマクロファージなどの常在免疫細胞の活性化により炎症メディエーターが放出され，白血球とマクロファージの遊走により血管拡張や血管透過性の亢進が引き起こされるが，このプロセスはself-limitedで一定の時間経過で自然に寛解する．

II 鑑別の要点

上強膜炎の鑑別として，前部強膜炎が最も重要である．特に上強膜炎は軽症の前部強膜炎と症状が類似し，注意を要するため，鑑別点を以下に述べる（表1）．炎症の主座は，上強膜炎では浅層の上強膜血管に充血を認めるのに対し，前部強膜炎では深層の強膜血管の充血を認める．浅層の上強膜血管は可動性が比較的高いが，深層の強膜血管は可動性に乏しい．病変部の色調は，上強膜炎が明赤色であるのに対し，前部強膜炎は暗赤色を呈する．上強膜炎の症状は軽度の異物感程度であるが，前部強膜炎では一般的にやや激しい持続性の痛みを訴え，鎮痛薬でも改善しない．

実際の臨床では，前部強膜炎に上強膜炎が併発することも多く，上述した鑑別点を参考に注意深く診断を行う．また，鑑別のためフェニレフリン点眼液を患眼に1滴滴下し，10～15分後に血管系の評価を行い，血管収縮の差で判断を行うことも可能である．フェニレフリン点眼液（2.5％も

[表1] 上強膜炎，非壊死性前部強膜炎，壊死性前部強膜炎の鑑別ポイント

	上強膜炎	非壊死性前部強膜炎	壊死性前部強膜炎
眼痛	異物感	軽度～中等度	高度
充血の位置	強膜表層	深部強膜	深部強膜
充血の色調	明赤色	暗赤色	暗赤色
血管の可動性	あり	なし	なし
炎症の波及	結膜	結膜～上強膜	結膜～上強膜，さらに角膜や毛様体など
フェニレフリン点眼液による充血の消退	あり	なし	なし
全身疾患の合併	まれ	ときに	多い
経過・予後	良好	治療すれば比較的良好	治療抵抗性であれば予後不良

6. 強膜 2）強膜炎

しくは10％）によって結膜および上強膜血管は収縮し，浅層の上強膜充血が消失するため，前部強膜炎との鑑別に有用である．上強膜炎と前部強膜炎の鑑別についてまとめた**表1**も参照されたい．

前部強膜炎に次いで重要な鑑別疾患は，急性結膜炎である．特に，可動性の結節性小隆起を伴う結節性上強膜炎は，結膜フリクテンとの鑑別が重要である．結膜フリクテンは結膜の細菌性抗原に対する過敏反応で，結膜炎に伴い角膜輪部近傍の結膜内に可動性の孤立性隆起病変を認めることが特徴的である．

III　治療

上強膜炎は自然治癒疾患であり，ほとんどの症例は軽症かつ一過性で，治療介入しなくてもおおよそ3週以内に軽快する．軽度の症状には非ステロイド性抗炎症点眼薬を用いる．

IV　患者への対応

一部の患者では，症状の重症度に応じて0.1％フルオロメトロンなどの弱いステロイド薬点眼を1日4回，1～2週間処方し，その後漸減を行う．これらの治療に抵抗性の場合は，より強力な0.1％ベタメタゾン点眼を考慮するが，その場合には再度，上強膜炎の診断が正しいかどうか評価を行うべきである．

②前部強膜炎

I　疾患の特徴

わが国での報告によると，強膜炎はぶどう膜炎全体の約6％にみられ，比較的頻度の高い眼炎症疾患である．強膜炎は何らかの原因で強膜に炎症が生じる疾患であり，前部強膜炎（anterior scleritis）と後部強膜炎に大別される．前者はさらにびまん性，結節性，壊死性に細分類される（**表2**）．強膜炎の原因は感染性と非感染性に分けられ，前者は約1割程度と比較的まれであるが，ヘルペスウイルス，結核，細菌，真菌などが原因となるため，原因に応じた治療が必要になる．一方で，前部強膜炎の大部分は非感染性であり，自己免疫学的機序により生じるとされる．その多くは特発性（6～7割）であるが，自己免疫疾患を合併することも多く，関節リウマチを代表に抗好中球細胞質抗体（anti-neutrophil cytoplasmic antibody：ANCA）関連血管炎，再発性多発軟骨炎，炎症性腸疾患などとの関連が認められる．

前部強膜炎のうち，びまん性前部強膜炎が約半数を占め，拡張した強膜深部血管が強膜全体もしくは一部に確認され，暗赤色を呈する（**図2**）．結節性前部強膜炎では，強膜浮腫や強膜血管のうっ血・蛇行を伴う可動性の乏しい1つないし複数の強膜結節を認める．両者とも症状は軽度～中等度の疼痛や羞明が主体である．一方で，壊死性前部強膜炎は，強膜炎のなかで最も重症の病態であり，症状として激しい痛みや圧痛が特徴的である．また，重度の血管炎を伴って血管の梗塞や強膜の壊死が生じ，結膜・強膜にはうっ血した上強膜血管に囲まれた白色の無血管領域を認める．さらに，炎症は強膜のみならず角膜，毛様体などの他の眼組織に波及する場合があり，周辺部角膜潰瘍なども合併する．炎症が持続すれば，経過に伴って強膜組織が破壊され菲薄化し，脈絡膜が黒く透見されるようになる（**図3**）．また，全身疾患の合併も70～95％と高率である．一般的に強

[表2] 前部強膜炎の鑑別

	びまん性前部強膜炎	結節性前部強膜炎	壊死性前部強膜炎
頻度	多い	やや多い	まれ
特徴的所見	拡張した強膜深部血管が強膜全体もしくは1象限以上に局在し、暗赤色を呈する	角膜輪部に近い瞼裂部に好発 可動性の少ない赤色の1つないし複数の結節を伴う	強膜壊死部にはうっ血した上強膜血管に囲まれた白色の無血管領域を認める 炎症の遷延化による強膜の菲薄化により、脈絡膜が黒色に透見できる
疼痛	軽度〜中等度	軽度〜中等度	重度
視機能予後	比較的良好、再発あり	おおむね良好	予後不良のリスク
関連疾患	自己免疫疾患（全身性エリテマトーデスなど）、感染症（細菌、ウイルス、真菌）	結核、サルコイドーシス、関節リウマチなど	多発血管炎性肉芽腫症や関節リウマチなどの自己免疫疾患
治療	ステロイド薬点眼で治療を開始、奏功しない場合は局所または全身ステロイド薬治療 感染症に対しては原因治療	軽症であればステロイド薬点眼、結節が重症の場合はステロイド薬局所注射または全身ステロイド薬治療 結核に対しては抗結核薬	高用量全身ステロイド薬治療、免疫抑制薬もしくは生物学的製剤（内科コンサルトが必要）

膜炎の視力予後は良好であるが、壊死性前部強膜炎では治療が奏効しなければ眼球穿孔し、失明に至ることもある．

II 鑑別の要点

上強膜炎との鑑別は、6-2)-「①上強膜炎」を参照されたい．

III 治療，患者への対応

前部強膜炎は関節リウマチなどの全身疾患を合併することが多いため、前部強膜炎の発症時には全身疾患の合併や疾患活動性、内服薬についての聴取を行う．背景疾患が明らかでない場合は、血液検査や症状の問診を行い、必要に応じて専門科にコンサルトを行う．初期治療としては、ステロイド薬点眼（ベタメタゾン点眼）が開始されることが多い．疼痛管理目的に非ステロイド性抗炎症薬（nonsteroidal anti-inflammatory drug：NSAID）の内服も行う．これらで軽快しない場合は、ステロイド薬の内服を考慮する．難治例では、厳密には保険適用外となるが、免疫抑制薬（シクロスポリンなど）や生物学的製剤（アダリムマブなど）の使用を検討する．

一方で、壊死性前部強膜炎においては、初期からステロイド薬内服を考慮すべきである．さらに、内科と連携して、背景疾患に応じて免疫抑制薬や生物学的製剤の使用を積極的に考慮する．壊死性前部強膜炎に対しては、強膜穿孔や強膜融解

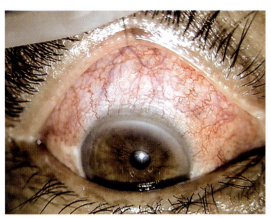

[図2] びまん性前部強膜炎

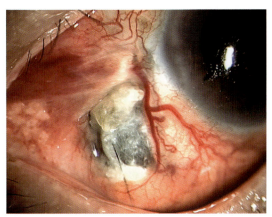

[図3] 壊死性前部強膜炎

のリスクによりステロイド薬のTenon嚢下注射は推奨されない．

③後部強膜炎

I 疾患の特徴

後部強膜炎（posterior scleritis）は，直筋付着部より後方にある後部強膜が関与する炎症性疾患で，後部強膜全体に炎症を生じるびまん性後部強膜炎と，網膜下腫瘤像を認める結節性後部強膜炎に分類される．前者の方が頻度は高い．後部強膜炎の多くは，後部強膜のみを炎症の主座として発症するが，ときに前部強膜炎を伴い汎強膜炎を発症する場合がある．後部強膜炎は前部強膜炎に比べてまれであり，強膜炎患者全体の約6～17％を占める．炎症の原因に応じて，感染性後部強膜炎と非感染性後部強膜炎に分けられる．前者の原因として結核や緑膿菌などの報告があるものの，頻度は少ない．非感染性後部強膜炎の半数は原因不明であるが，関節リウマチ，再発性多発軟骨炎，多発血管炎性肉芽腫症などの膠原病や血管炎の合併を認めることがある．

後部強膜炎は主に亜急性発症で，片眼に生じ，患者のほぼ半数に中等度～重度の痛みを伴う．また，前部強膜炎と比較して重度の視力障害を伴うことが多い．臨床所見として，漿液性網膜剝離，視神経の発赤・腫脹，脈絡網膜肉芽腫，脈絡膜皺襞，黄斑浮腫などの眼底病変が観察される．

後部強膜炎のBモード超音波画像では，後部強膜の肥厚（2mm以上）が特徴的で，この強膜肥厚と視神経周囲の液体貯留により特徴的な「T」サインが確認され（図4a），確定診断に有用となる．また，結節性後部強膜炎では強膜結節病変が描出される．さらに，MRIなどでも後部強膜の肥厚または周囲組織へ波及した炎症を反映した球後組織の浮腫を確認でき，ガドリニウム造影により後部強膜の造影効果を認めることが特徴である．CTは，MRIが禁忌の場合に有用となる．

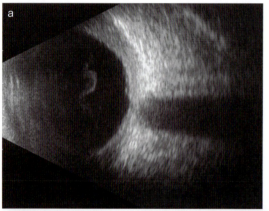

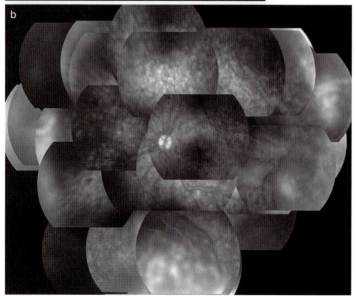

[図4] 後部強膜炎のBモード超音波画像とフルオレセイン蛍光造影（FA）画像
a：Bモード超音波画像において，脈絡膜肥厚と軽度視神経周囲の浮腫により形成された「T」サインを認める．b：FA画像において，びまん性に多発する網膜色素上皮からの蛍光漏出を認める．

[図5] 後部強膜炎とVogt-小柳-原田病（VKH）のOCT
a：後部強膜炎．網膜下液と網膜色素上皮の波打ち所見，および脈絡膜肥厚を認める．b：VKH．隔壁を伴った網膜下液を認め，後部強膜炎と比較して網膜色素上皮の波打ち所見は大きく，脈絡膜肥厚はより高度である．

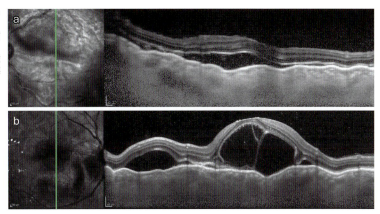

[表3] 後部強膜炎とVogt-小柳-原田病の鑑別ポイント

	後部強膜炎	Vogt-小柳-原田病
眼痛	あり	なし
充血	なし（ときに前部強膜炎を合併）	あり
片眼性か両眼性か	主に片眼性	両眼性（ときに左右差や発症の時間差あり）
Bモード超音波画像の「T」サイン	多い	なし
脈絡膜肥厚	あり	高度
漿液性網膜剝離	あり	あり（網膜下隔壁を有する滲出性網膜剝離）
CT・MRIでの強膜肥厚	あり	なし
フルオレセイン蛍光造影（FA）	網膜色素上皮からの多数の蛍光漏出（leopard-spot pattern）	網膜下からの多発する旺盛な蛍光漏出が経時的に拡大癒合する
インドシアニングリーン蛍光造影（IA）	びまん性の帯状脈絡膜低蛍光＋散在する過蛍光点	多発する斑状脈絡膜低蛍光
全身疾患との合併	関節リウマチや再発性多発性軟骨炎など	眉や頭髪の白髪，皮膚の白斑など
髄液検査	異常なし	細胞増多
HLA-DR4陽性との関連	なし	あり
炎症再発の部位	主に後眼部	前眼部と後眼部
予後	ステロイド薬によく反応し予後は比較的良いが，早期診断が困難な場合もある	長期経過で夕焼け眼底に至る

HLA：ヒト白血球抗原．

OCTでは，脈絡膜の肥厚，網膜色素上皮の彎曲や網膜下液などを認める．フルオレセイン蛍光造影（fluorescein angiography：FA）では，炎症による網膜色素上皮障害に伴う血液網膜関門（blood-retinal barrier：BRB）の破綻を反映して，網膜色素上皮レベルの多数の蛍光漏出を認める（図4b）．インドシアニングリーン蛍光造影（indocyanine green angiography：IA）では，造影中期以降にびまん性の帯状脈絡膜低蛍光および散在する過蛍光点を認める．

II 鑑別の要点

後部強膜炎では，強膜で生じた炎症が周囲の脈絡膜，網膜，視神経，その他の軟部組織に波及し，多様な眼所見を呈することから，ぶどう膜炎との鑑別を要する．特にVogt-小柳-原田病（Vogt-Koyanagi-Harada disease：VKH）は重要な鑑別疾患であり（図5），ときに鑑別は困難である．メラニン細胞が炎症の標的となるVKHでは，脈絡膜実質（特に急性期は外層）に多数のリンパ球やマクロファージが浸潤し，メラニン細胞を取り囲み肉芽腫を形成する．VKHではIA後期に低蛍光斑がみられるが，その本体は脈絡膜肉芽腫とされ，病勢を反映する指標とされている．後部強膜炎とVKHの鑑別点を表3にまとめたので参照されたい．

また，結節性後部強膜炎は網膜下腫瘤像に伴って漿液性網膜剥離や脈絡膜皺襞を認めることから，眼内腫瘍，特に転移性脈絡膜腫瘍との鑑別が重要となる．転移性脈絡膜腫瘍は，やや平坦な灰白色〜黄色の隆起性病変を認めることが多いが，まれにBruch膜の破綻に伴いマッシュルーム様の隆起がみられることもある．FAでは，早期に腫瘍の境界部に一致して低蛍光で縁取られた多発点状の過蛍光がみられ，後期では過蛍光が増強する．IAでは，早期から後期にかけて病変部に一致して低蛍光像を呈する．

Ⅲ　治療，患者への対応

後部強膜炎の治療は，重症度にかかわらず原則的にステロイド薬の全身投与が主体となる．網膜下液の移動を伴う胞状の漿液性網膜剥離を呈する後部強膜炎に対しては，ステロイド薬を比較的大量に投与する必要があるとされている．また，ステロイド薬の投与により強膜の炎症は治まっても，機能の回復にはさらに時間を要することが報告されており，後部強膜炎の診断が得られた場合は，臨床所見の変化を注視しながらステロイド薬の漸減を行う必要がある．ステロイド薬投与にもかかわらず再発をきたす場合や，ステロイド治療に抵抗性の場合は，シクロスポリンなどの免疫抑制薬の使用や，抗腫瘍壊死因子（tumor necrosis factor：TNF）α抗体薬であるアダリムマブの使用を積極的に考慮する．基礎疾患として膠原病や全身血管炎を有する場合は，背景疾患の治療を積極的に行う必要がある．

④穿孔性強膜軟化症

Ⅰ　疾患の特徴

壊死性前部強膜炎のうち，炎症を伴わないものを穿孔性強膜軟化症（scleromalacia perforans）と呼ぶ．強膜炎のなかでも頻度はまれで，両眼に発症しうる．強膜壊死領域は，血管吻合を有する角膜輪部周囲の病的血管に囲まれているが，充血は伴わない．また，壊死性前部強膜炎と異なり疼痛は伴わない．穿孔性強膜軟化症は，典型例として関節外症状を伴う重度で長期の関節リウマチの病歴をもつ年配女性にみられることがあるが，そのほかに全身性エリテマトーデス，結節性多発動脈炎，顕微鏡的多発血管炎，多発血管炎性肉芽腫症などの自己免疫疾患や，結核などの感染症にも合併する．一方で，白内障手術，緑内障手術，翼状片手術，網膜剥離手術などの外的要因によっても生じうる（図6）．具体的には，露出した強膜バックルや術後の縫合糸，翼状片手術や緑内障手術で使用したマイトマイシンCが誘因となる．発症機序は，内的要因として免疫複合体反応であるⅢ型アレルギーなどが示唆されており，また外的要因としてマイトマイシンCによる強膜の栄養障害や細胞傷害の可能性なども報告されている．

Ⅱ　鑑別の要点

穿孔性強膜軟化症は，初期は黄色または灰色がかった結膜下結節から始まり，徐々に壊死組織の密なプラークが除去され，ぶどう膜の露出を伴う強膜壊死まで進行する．鑑別として挙げられる加齢強膜軟化症は，境界明瞭な濃灰色のヒアリン変性を伴う強膜プラークで，下にあるぶどう膜が透見できる．70歳以上に好発し，水平直筋前方と角膜輪部後方に位置することが多い．プラークは通常は無症候性で，臨床的に問題となることはないが，まれに石灰化したプラークの排出が起こり，加齢強膜軟化症を引き起こすことがある．両

者は，壊死所見の有無，周辺部組織の性状や病変の進行性，発症年齢や発症部位によって鑑別可能であるが，初期の臨床症状は類似しているため，穿孔性強膜軟化症を疑う場合には慎重な経過観察を要する．

III 治療，患者への対応

局所治療としては，1日複数回のベタメタゾン点眼に加えて，デキサメタゾン結膜下注射を数日間施行する．基礎疾患が明らかであれば，ステロイド薬の内服や免疫抑制薬，生物学的製剤などを用いて積極的に加療を行う．保存的治療が奏効せずに進行する場合は，外科的な強膜切除および強膜欠損部に対する新鮮角膜，保存角膜，保存強膜，羊膜などを補塡組織として移植する．壊死範囲が広範囲に及び，病勢コントロールができなければ，眼球摘出を選択せざるを得ない場合もある．軽度の外傷後に眼球穿孔や眼球ろうに至ることがあるため，外傷からの保護が重要になる．

（松宮　亘）

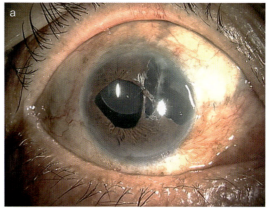
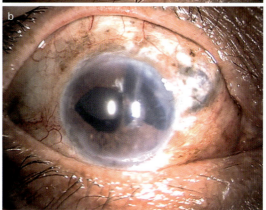

[図6] 右眼虹彩悪性黒色腫切除術後に発症した穿孔性強膜軟化症
鼻側上方の術後創部の強膜菲薄化はわずかで目立たない（a）が，7年後の創部の強膜菲薄化は進行し，ぶどう膜が透見される（b）．

7. 水晶体

1) 形態・位置異常

①円錐水晶体

I 疾患の特徴

円錐水晶体（lenticonus）は，水晶体が形成不全により円錐を呈するものをいう．前囊が前方に突出したものが前部円錐水晶体（図1），後囊が後方に突出したものが後部円錐水晶体（図2）である．前部円錐水晶体では，突出部位の混濁や虹彩，角膜との癒着を伴う例がある．後部円錐水晶体では，突出した後囊中央に限局した混濁（Mittendorf斑）を認める場合があるが，これは硝子体動脈の遺残組織であるCloquet管の付着による後囊外の混濁であり非進行性である．水晶体後方に硝子体囊胞（vitreous cyst）を伴う例もある．

II 鑑別の要点

先天白内障やステロイド白内障などの後囊下混濁と違い，後部円錐水晶体でみられるMittendorf斑は後囊外の胎生期遺残組織であり，進行しない．また，Mittendorf斑のみで円錐形態を伴わない例もある．

III 治療

前部・後部円錐水晶体ともに不正乱視（高次収差）を免れない．屈折検査で検出可能な正乱視成分を眼鏡などにより矯正するとともに，片眼遮閉などの弱視治療を開始する．視力改善が0.2～0.3程度にとどまる場合は，術後の視力回復期間の猶予を設けつつ，視覚感受性期間内に水晶体再建術を行う．

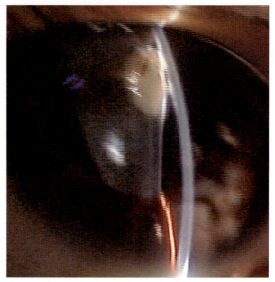

[図1] 前部円錐水晶体
白内障と，角膜と水晶体前囊の癒着を認める．

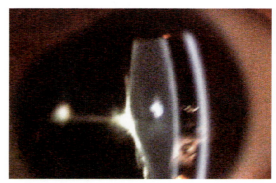

[図2] 後部円錐水晶体
後囊中央に限局した混濁と硝子体動脈の遺残組織を認める．

IV 患者への対応

一般に円錐水晶体による形態覚遮断弱視は深くないことを伝え，まずは眼鏡装用などの保存的な治療を粘り強く行うことの重要性を説明する．

②球状水晶体

I 疾患の特徴

球状水晶体（spherophakia）は，水晶体の前囊，後囊ともに曲率半径が異常に小さく，前後に厚みが大きい水晶体の形成異常である．発生上，水晶体原基は球状であり，出生直後は正常児でも球状水晶体の形態が残るため，通常，新生児から乳児期にかけては浅前房の傾向にある（ちなみにこの時期に前房が深ければ高眼圧を疑う必要がある）．成長に伴う変化がなく球状形態を維持するものは病的異常であり，赤道径が8mm以下の小水晶体を呈する．Weill-Marchesani症候群などの全身疾患に合併する例が多いが，眼単独の異常もみられる（図3）．

II 鑑別の要点

先天無虹彩症では，水晶体の赤道部辺縁が全周または部分的に確認されるが，同時に隅角鏡検査や前眼部OCTなどにより虹彩根部や隅角底の形成異常が観察される．水晶体コロボーマでも，散瞳条件下において欠損の水晶体辺縁が確認される場合がある．この場合にはZinn小帯の減数を伴う（図4）．

III 治療

強度近視や不正乱視に対し，眼鏡装用，優位眼遮閉などの弱視管理を行うが，保存的治療には限界がある．白内障や緑内障の合併頻度も高く，視覚感受性期間内に水晶体再建術が必要となる例が多い．

IV 患者への対応

眼鏡装用などの保存的治療から開始するが，手

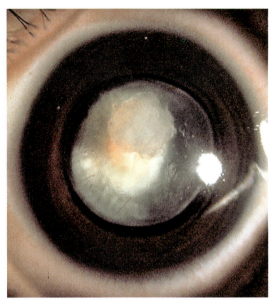

[図3] 球状水晶体
白内障を伴う．

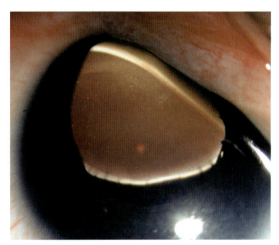

[図4] 水晶体コロボーマ
Zinn小帯の減数を認める．

術を要する可能性が高いこと，眼内レンズの一次挿入が不可のため，術後も眼鏡やコンタクトレンズによる弱視治療の継続が必要であることを伝える．

（野村耕治）

③先天無水晶体，小水晶体，水晶体欠損

I 疾患の特徴

水晶体は，水晶体上皮細胞とそれより分化した水晶体線維細胞の層状の均一な配列により透明性を保持しているが，水晶体の中心部の水晶体核は発生の早期に形成された胎生核である．ヒト水晶体の形成は発生のきわめて早期に始まることがわかっており，眼の発生段階での形成異常により，以下のような水晶体の形成異常が生じうる．

II 鑑別の要点

1 先天無水晶体

先天無水晶体（congenital aphakia）は，水晶体が完全にないという異常で，大変まれである．無水晶体には，水晶体板形成が誘導されない一次無水晶体と，発生の段階で水晶体が自然に吸収される二次無水晶体がある．二次無水晶体の方が多くみられる．これらの異常は，一般的に他の眼の先天異常と合併することが多い．

2 小水晶体

小水晶体（microphakia）では，水晶体が小さいため，散瞳させて細隙灯顕微鏡で観察すると水晶体の赤道部まで全体が観察できる（図5）．小球状水晶体の場合は，屈折力が増大し強度の水晶体近視となる場合が多い．発生段階での二次水晶体線維の不完全な形成により生じるといわれている．しばしば，全身に異常を伴わない家族性（顕性遺伝性）小水晶体，Weill-Marchesani 症候群にみられる．まれに Peters 異常，Marfan 症候群，Alport 症候群，高リジン血症，先天風疹症候群でもみられる．Lowe 症候群でもみられることがあるが，小水晶体は円板状となる．

3 Peters 異常

Peters 異常（Peters anomaly）は前房形成の異常を伴うまれな前眼部異常である．水晶体の異常の有無により，Peters 異常 I 型（角膜の最も内側にある細胞の形成不全が原因で，水晶体の異常は

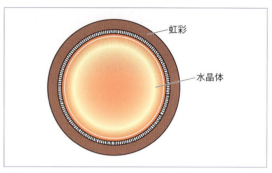

[図5] 小水晶体のシェーマ
散瞳状態で細隙灯顕微鏡で観察すると，水晶体赤道部まで全体像が観察できる．

伴わないもの），Peters 異常 II 型（水晶体も正常に発生せず，白内障や水晶体の位置・形態異常を伴うもの）に大きく分類されている．II 型では水晶体と角膜の接着，前方の前極または皮質白内障，水晶体の形状の異常，小水晶体などもみられる．

4 水晶体欠損

水晶体欠損（lens coloboma）は水晶体コロボーマともいわれ，水晶体の断片的形成不全である．水晶体周辺の赤道部が欠損して陥凹し，Zinn 小帯の接着がその部位にはみられないことが多い．ときに皮質白内障も合併する．

III 治療

屈折異常を伴う場合は，それに応じた眼鏡やコンタクトレンズの使用が必要になる．小球状水晶体により，瞳孔ブロックを生じ，前房への水晶体（亜）脱臼や続発閉塞隅角緑内障を発症することもある．瞳孔ブロックの予防のために，調節麻痺薬で毛様体筋を弛緩させ，Zinn 小帯を緊張させることで水晶体の厚みを減らし，水晶体を後方に移動させることも有効である．レーザー虹彩切開術も瞳孔ブロックの予防に有効とされている．先天白内障を伴うものは，弱視予防のために手術治療が必要になる場合もある．

IV 患者への対応

先天疾患であり，全身疾患や他の眼異常を合併することもあるため，視力予後はさまざまであり，病態に応じた治療が必要になる．

（久保江理）

④水晶体偏位・脱臼

I 疾患の特徴

　水晶体を支えている Zinn 小帯（毛様体小帯）の機械的損傷や脆弱化によって，水晶体の位置異常をきたした場合を水晶体偏位（ectopia lentis）と呼ぶ．水晶体が本来の位置から逸脱することを水晶体脱臼（lens luxation）といい，Zinn 小帯が完全に切れ，水晶体が硝子体腔や前房内へずれることを完全脱臼，部分的に切れた場合を亜脱臼と呼ぶ．水晶体の位置異常は，Marfan 症候群，ホモシスチン尿症などの遺伝性疾患にも合併して生じる．

　臨床所見として，細隙灯顕微鏡検査において完全脱臼では前房内や硝子体腔に脱臼水晶体が確認される（図6, 7）．亜脱臼の場合には，前房深度の変化や瞳孔不同，虹彩動揺が認められる．前房内脱臼および亜脱臼では，隅角が閉塞されることで高眼圧を生じやすい．

II 鑑別の要点

　Marfan 症候群では高身長，長い四肢，クモ状指などの特徴的な全身症状を伴い，水晶体は上耳側に偏位することが多い（図8）．その他，強度近視，網膜剝離を合併する．ホモシスチン尿症では，体型は Marfan 症候群に似ており，精神遅滞や骨粗鬆症を合併する．水晶体は下方側に偏位することが多い．

III 治療

　水晶体偏位，脱臼に伴う視機能の低下や高眼圧を認める場合には水晶体の摘出を行うが，Zinn 小帯が脆弱で断裂しているため通常の白内障手術を行うことは困難である．水晶体囊内摘出術や硝子体切除術を併用した超音波乳化吸引術で水晶体を取り除いたのちに，眼内レンズ縫着術もしくは強膜内固定術を行う．

（芳賀　彰）

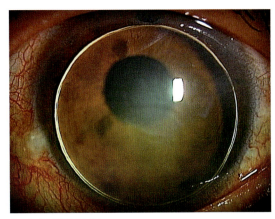

[図6] 水晶体前房内脱臼
虹彩の前面に水晶体が脱臼し，一部が角膜内皮と接している．

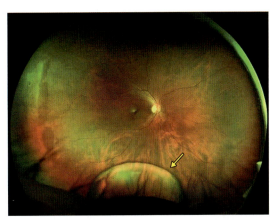

[図7] 硝子体腔に落下した水晶体
硝子体の液化により脱臼水晶体が落下し，下方網膜に接している（矢印）．

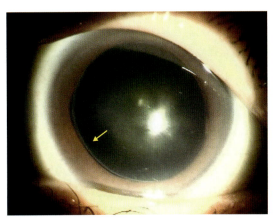

[図8] Marfan 症候群による水晶体偏位（左眼）
上耳側に水晶体が偏位し，水晶体赤道部が観察される（矢印）．

2）白内障
①先天白内障

I 疾患の特徴

先天白内障（congenital cataract）は，狭義には生下時より認められる水晶体の混濁である．乳幼児期に発生する発達白内障を含めて先天白内障と呼ぶこともある．原因は遺伝性，子宮内感染，症候群・全身疾患および眼疾患に伴うものがあるが，不明のものも多い．母親が授乳の際に瞳孔領白濁に気づき，眼科受診のきっかけとなる．瞳孔領に異常を認めない場合には，形態覚遮断弱視が形成されるとともに，両眼性では固視不良や感覚欠陥型眼振，片眼性では感覚性斜視が生じて発見される．治療が遅れるほど重篤な視機能障害をもたらすため，初診医の診断が重大である．

II 鑑別の要点

片眼ずつを遮閉して嫌悪反応や固視不良，視反応の左右差を観察し，形態覚遮断弱視を把握する．細隙灯顕微鏡検査で混濁の形態（嚢白内障，極白内障，核白内障，層状白内障，縫合線白内障，全白内障）を評価する（**図1**）．red reflex 法で，混濁と視軸との位置関係を把握する（**図2**）．眼底検査などで他の先天異常の合併を診断するとともに，小児科と連携し原因となる全身疾患の鑑別診断を進める．

III 治療

形態覚遮断弱視の治療は，早期の視軸の混濁の除去，コンタクトレンズまたは眼鏡による屈折矯正と健眼遮閉である．手術適応と時期は，混濁の程度と左右差，視覚感受性期間，軽度の場合は進行性と視力経過を踏まえて，視機能の向上を得られる可能性をもとに症例ごとに判断する．

生後6カ月以内での眼内レンズ挿入は，視軸の混濁による再手術が多くなるため，水晶体と前部硝子体の切除が基本となる．早期の眼内レンズ挿入はコンタクトレンズ管理に問題がある場合に考

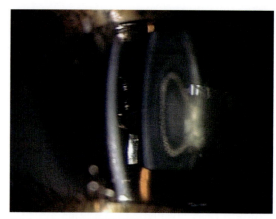

[図1] 先天白内障の細隙灯顕微鏡検査
層状白内障と後極白内障がみられる．

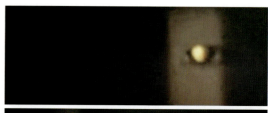

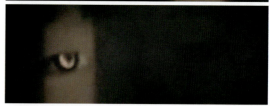

[図2] red reflex 法
右眼に視軸にかかる透見体混濁を認める．

慮される．眼内レンズ挿入では，後嚢切開と前部硝子体切除を併施する．2歳以前での眼内レンズ挿入は屈折異常の予後が不明確のため，適用には慎重な判断が必要である．

IV 患者への対応

手術治療を行う前に保護者に対し，手術による視軸の混濁の除去は弱視治療のスタートに過ぎず，術後のコンタクトレンズや眼鏡装用での屈折矯正と健眼遮閉で保護者が治療者となり根気強く取り組まなければならないことをしっかりと説明する．

（森　隆史）

②加齢白内障

I 疾患の特徴

白内障は世界の失明原因の第1位であり,2010年には中途失明者の51％にあたると報告されている.白内障は,加齢による加齢白内障(age-related cataract)のほか,糖尿病,ステロイド薬など薬物によるもの,放射線,外傷,アトピー素因などのさまざまな原因で発症する続発白内障や,先天白内障がある.水晶体は,蛋白のターンオーバーがほとんどないため,紫外線や加齢による外因性・内因性の酸化,糖化ストレスの影響を受けやすく,クリスタリン蛋白の翻訳後修飾による変性・凝集が蓄積し,程度に個人差があるがほぼすべての人で水晶体混濁,いわゆる加齢白内障を発症する(図3).現時点で,白内障を再透明化する薬物療法はなく,あくまでも進行予防目的で点眼薬を使用する.白内障が進行した場合は,白内障手術以外に治療法はない.

II 鑑別の要点

加齢以外に白内障を誘発する疾患や原因がないものを加齢白内障とするが,他の原因による白内障と合併することもある.

III 治療

初期の皮質白内障の場合には,ピレノキシン点眼薬が進行遅延に有効であるという報告がある[1].水晶体混濁が進行し,コントラスト感度の低下,収差の増大,屈折異常などの視機能異常や視力低下を伴う場合には,水晶体再建術および眼内レンズ挿入術が行われる.

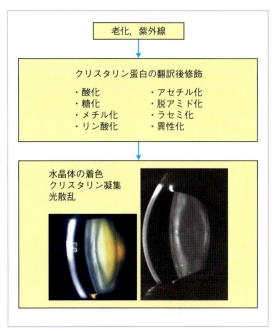

[図3] 水晶体混濁が生じるメカニズム

IV 患者への対応

加齢白内障は,ほぼすべての人が罹患する老化現象で,進行性であることを説明する.点眼薬はあくまで予防的治療であり,混濁した水晶体の再透明化ができる治療はないことを納得してもらい処方する.視機能低下・視力低下が進行し,不自由さを自覚した場合には,手術加療により視力回復が可能となることを説明する.手術を希望する場合には,眼内レンズの種類による術後の見え方の違いについて,術前に十分に説明し,使用する眼内レンズを選択する.手術に伴う術後合併症については十分に説明しておく必要がある.

文献
1) Kociecki J, et al:Evaluation of effectiveness of Catalin eyedrops in patients with presenile and senile cataract. Klin Oczna 106:778-782, 2004

(久保江理)

③併発白内障

Ⅰ 疾患の特徴

併発白内障（complicated cataract）の原因として，ぶどう膜炎，アトピー性皮膚炎，糖尿病，ステロイド薬，網膜色素変性，強度近視，外傷，水晶体温存硝子体手術後，放射線治療後などがある．このうち，ぶどう膜炎，アトピー性皮膚炎，糖尿病，ステロイド薬による併発白内障は若年者にも多く，手術のタイミングの決定や眼内レンズの選択が重要となる．

Ⅱ 鑑別の要点

眼局所および全身の基礎疾患を丁寧に評価する．既往歴と内服薬について問診し，白内障を併発する病気や内服薬を調べる．

Ⅲ 治療

白内障手術の術前検査で既存疾患の状態を評価する．ぶどう膜炎による活動性炎症がある場合は，消炎治療が優先される．糖尿病で血糖値が高い場合は，内科での血糖コントロールを優先する．網膜機能の評価を適時行う．手術は通常の白内障手術と大きくは異ならないが，眼病態にあわせた準備は不可欠である．ぶどう膜炎併発白内障で虹彩後癒着が強く散瞳不良の場合は（図4），虹彩リトラクターや虹彩拡張リング，瞳孔全周切開のための虹彩剪刀が必要になる（図5）．

Ⅳ 患者への対応

Zinn小帯断裂などの術中合併症が起こる可能性が高い．眼病態に応じて，想定される術中合併症について術前に丁寧に説明する．ぶどう膜炎では術後に炎症再燃も考えられる．視力予後は，既存の基礎疾患による眼障害の程度に左右される．安易に期待させる説明は控え，合併症と視力予後について丁寧なインフォームドコンセントを行う．

（新井悠介）

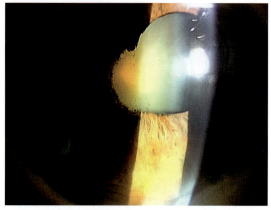

[図4] 虹彩後癒着のため散瞳が不良

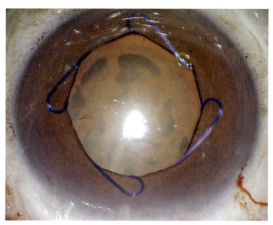

[図5] ぶどう膜炎併発白内障における虹彩拡張リング挿入

④糖尿病白内障

I 疾患の特徴

糖尿病白内障（diabetic cataract）は，糖尿病による高血糖が原因で生じる白内障である．車軸状皮質混濁や後嚢下混濁として発生することが多い．1型糖尿病では若年者に水晶体膨化を伴って急激に発生し，2型糖尿病では加齢白内障と併発していることが多い．糖質は水晶体の透明性を維持するために必要なエネルギー源であるが，過剰になると水晶体内での処理ができなくなり，過剰な糖質が水晶体細胞膜構造障害，核酸合成障害を生じ，蛋白質の糖化が発生する．発症には，アルドース還元酵素活性上昇によるソルビトールの蓄積，過酸化反応の亢進，グリケーション亢進などが関与している．

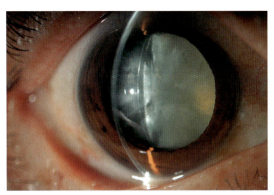

[図6] 糖尿病白内障

II 鑑別の要点

糖尿病白内障であれば，糖尿病があり，コントロール不良な時期が存在する．診察時にコントロール良好でも，過去に高血糖が持続した時期がある．2型糖尿病では加齢白内障と鑑別しにくいが，比較的若年（60歳以下）で発生し，核混濁の程度が少ない割に車軸状皮質混濁や後嚢下混濁を有していることが多い（図6）．虹彩炎，虹彩後癒着やルベオーシスに白内障を伴っている場合も糖尿病白内障を疑う．

III 治療

視機能低下がみられれば白内障手術が必要となる．核硬度は低いことが多いが，膨化している場合は前嚢切開時に亀裂が入りやすいので，水晶体内圧を下げてから手術を開始する．白内障が急激に進行し視認性が悪い場合は，トリパンブルーによる前嚢染色も有用である．糖尿病網膜症のためレーザー光凝固を行う際に視認性が悪い場合は，無理に光凝固を施行せず，先に白内障手術を施行すると安全にレーザー光凝固が施行できる．散瞳状態が悪いときはルベオーシスが生じていることがあるので，散瞳していない状態で瞳孔縁と隅角の血管新生を確認しておく．白内障が進行し眼底が視認できないときは，網膜症の進行も念頭に置いて対応する必要がある．超音波検査Bモードと網膜電図は情報収集に有用である．硝子体出血が生じていると徹照が得られず，術中操作が困難になる．シャンデリア照明などで対応する．

IV 患者への対応

白内障単独であれば予後は良好である．視力予後は網膜症の程度に依存する．血糖コントロールが不良な症例では，内科との連携を密にして糖尿病の治療も進める．血糖コントロール不良症例や，急激なコントロールを行った症例では短期間に網膜症が進行することがあるため，治療開始時に今後予測できる疾患の経過と，長期の経過観察が必要なことを説明する．

（松島博之）

⑤ステロイド白内障

I 疾患の特徴

ステロイド白内障（steroid cataract）は，ステロイド薬の局所および全身投与により発症する．局所投与では，滞留型ステロイド薬であるトリアムシノロンのTenon囊下あるいは硝子体内注射で高率に発症する．その頻度はTenon囊下注射の場合に1.55%で，硝子体内注射の場合に2.04%である[1]．全身投与の場合は，両眼性で緩徐に進行する皿状の後囊下混濁が特徴的な所見である（図7）．発症頻度は，プレドニゾン換算で10～15mgを1～4年間投与した群で11%，4年以上で57%，15mg以上では1～4年間投与した群で78%，4年以上で83%との報告がある[2]．小児では成人よりステロイド薬の影響を受けやすく，総用量と長期使用は白内障発症との関連が指摘されている[3]．また，中高年では吸入ステロイド薬の使用も重要な危険因子となるので，注意深い経過観察が必要である[4]．

II 鑑別の要点

高用量，高力価，長期のステロイド薬投与が危険因子であることから，既往歴を含めた病歴の聴取は重要である[5]．糖尿病白内障も空胞を伴った特徴的な後囊下混濁を呈するが，細隙灯顕微鏡所見から両者の鑑別は困難である．著しい高血糖がみられる場合は，糖尿病白内障を考える．

III 治療

白内障による視機能障害が強ければ手術となる．手術時の留意点として，長期のステロイド薬投与による術後感染・創傷治癒遅延がある．

IV 患者への対応

小児の炎症性眼疾患（ぶどう膜炎，春季カタルなど）で，長期にわたるステロイド点眼薬使用の際には水晶体の混濁に十分注意する．点眼の中止，免疫抑制薬などへの変更を考慮すべきである．若年者のぶどう膜炎で，結膜下やTenon囊下注射などの局所投与が繰り返し行われる際には，有害事象の白内障について必ず説明する必要がある．全身投与が必要な場合には，他科の医師と連携して，免疫抑制薬，抗体製剤などへの変更やステロイド薬の減量を視野に入れた併用療法も積極的に考慮する．中高年で，全身性炎症疾患，自己免疫疾患などで長期のステロイド薬全身投与が行われている際には，中心性漿液性脈絡網膜症の発症にも注意する必要がある（図8）．

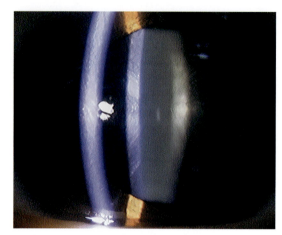

[図7] ネフローゼ症候群の水晶体後囊下白内障
小児期からステロイド大量療法を行い，成人期に白内障手術を施行した．

文献
1) 坂本泰二ほか：眼科領域におけるトリアムシノロン使用状況全国調査結果．日眼会誌 111：936-945, 2007
2) Williamson J, et al：Posterior subcapsular cataracts and glaucoma associated with long-term oral corticosteroid therapy. In patients with rheumatoid arthritis and related conditions. Br J Ophthalmol 53：361-372, 1969
3) Hayasaka Y, et al：Ocular findings in Japanese children with nephrotic syndrome receiving prolonged corticosteroid therapy. Ophthalmologica 220：181-185, 2006
4) Nath T, et al：Prevalence of steroid-induced cataract and glaucoma in chronic obstructive pulmonary disease patients attending a tertiary care center in India. Asia Pac J Ophthalmol (Phila) 6：28-32, 2017
5) Black RJ, et al：The association between systemic glucocorticoid use and the risk of cataract and glaucoma in patients with rheumatoid arthritis：A systematic review and meta-analysis. PLoS One 11：e0166468, 2016

〔酒井　勉〕

⑥放射線白内障，赤外線白内障

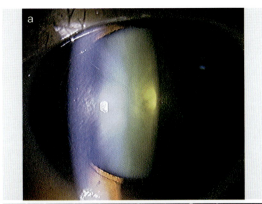
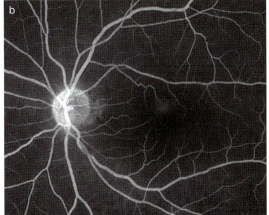
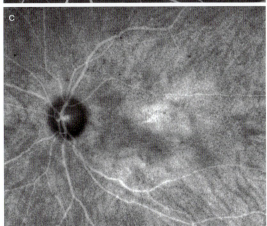
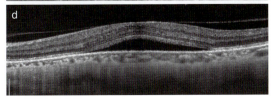

[図8] 全身性強皮症に対するステロイド薬長期投与でみられたステロイド白内障
a：ステロイド白内障．b, c：中心性漿液性脈絡網膜症（b：フルオレセイン蛍光造影，c：インドシアニングリーン蛍光造影）．d：OCTでは漿液性網膜剥離を認める．

放射線白内障

I 疾患の特徴

1 水晶体の構造と放射線白内障

　結膜，角膜，虹彩，毛様体，水晶体，網膜，視神経，それぞれの組織で放射線への感受性は異なっている．眼部における放射線障害の急性期反応には眼瞼炎，角膜炎，結膜炎，虹彩毛様体炎，後期反応には角膜潰瘍，白内障，網膜剥離，視神経萎縮などがある．

　水晶体は前囊，水晶体上皮，水晶体核および皮質，後囊で構成されている（図9）．水晶体上皮は前囊下に1層の立方体の細胞層として存在し，すべての水晶体構成物質の生合成を担っている．その上皮細胞は増殖帯においては分裂能が高く，活発に細胞分裂をしており，DNA合成を繰り返している．増殖帯における水晶体上皮細胞は放射線感受性が高く，放射線障害の標的細胞となっている．

　赤道部における上皮細胞は脱核し，赤道部から弓状帯へ移動して，水晶体中心に向かいながら水晶体線維に分化（すべての細胞小器官が消失）し，水晶体核・水晶体皮質を構成する．水晶体の組成は，約60％の水分，約30％の蛋白質（α，β，γ-クリスタリン），アスコルビン酸（ビタミンC），グルタチオンなどで大部分が占められ，クリスタリンは他の蛋白質の凝集を阻害することで水晶体の透明性を維持している．水晶体上皮細胞が被曝すると，細胞内にフリーラジカルが産生され，DNAに損傷を生じ，水晶体蛋白のクリスタリンが構造変化をきたす．水晶体上皮細胞および有核の水晶体線維が変性，アポトーシスを起こし，膨化した線維細胞は水晶体後極へと向かい，後囊下に乳白色の混濁を形成する．したがって，放射線による白内障は，後極部に生じる後囊下白内障が多いのが特徴である[1]．

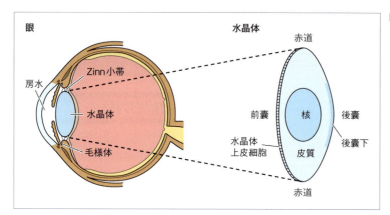

[図9] 水晶体の構造

2 検査・臨床所見

放射線白内障（radiation cataract）の診断は，細隙灯顕微鏡検査によって行われ，未散瞳よりは散瞳して検査をすることが望ましい．水晶体混濁が軽微の場合には，散瞳して水晶体全体，または徹照法での確認が必要となる．

3 症状

放射線白内障の症状は通常の白内障と類似しており，視力低下，羞明，霧視，コントラスト感度低下などである．放射線白内障に特徴的な後嚢下白内障では，視力低下が強くなる．

II 鑑別の要点

患者の放射線治療歴（頭頸部，眼窩，頭蓋内など）や，医療従事者であれば放射線被曝量，各科カテーテル検査・治療に携わる状況把握が重要となるため，放射線の種類，強度および累積線量など，詳しい問診が大切である．

III 治療

水晶体混濁が軽微であれば，視力低下がなく，症状がないことも多い．視力低下がなく症状も軽微であれば，基本的には点眼治療などで経過観察となる．視力低下や症状が強く，日常生活へ影響が出てきている場合には，白内障手術となる．

IV 患者への対応

放射線白内障のリスクは，特に医療従事者や放射線業務従事者，放射線治療を受ける患者など，放射線に長期間または頻繁にさらされると高まる．予防法としては放射線への被曝・露出をできるだけ避けることが大切であり，放射線作業を行う際には適切な防護具を着用し，できるだけ少ない時間で作業をすることでリスクを低減できる．また，放射線業務従事者や高リスクな環境にいる人は定期的な眼科検診を受けることも重要である．電離放射線健康診断の白内障に関する眼の検査では，無散瞳での水晶体の観察となり，水晶体の一部しか観察できず，放射線白内障の正確な判定は不能である．通常の眼科で行う白内障の検査では，屈折検査，視力検査，散瞳状態での水晶体の観察を行い，より正確な白内障の混濁の型，重症度の把握が重要となる（図10）[2]．

V 電離放射線障害防止規則の改正の経緯

2007年に，国際放射線防護委員会（International Commission on Radiological Protection：ICRP）は，線量限度（職業被曝限度）において水晶体の被曝限度の値を年間150 mSvとし，国際的にこの値が基準となっていた．事業者等は放射線業務従事者の水晶体の等価線量が限度（年間150 mSv）を超えないようにしなければならなかった．2011年には，ICRPは「定められた5年間の平均で20 mSv/年，かつ，いずれの1年においても50 mSvを超えない」ことを勧告した．わが国では，これを受けて2021年4月に厚生労働省が「電離放射線障害防止規則」（電離則）を改正し，線量限度が5年で100 mSvと大幅に引き下げられ，

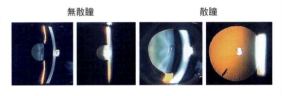

[図10] 電離放射線健康診断実施時の一般的な白内障に関する眼の検査
(文献2) より)

かつ年間で50mSVを超えないという基準になった．つまり，眼の放射線防護のルールが厳格化され，医療現場においてより正確な水晶体線量の把握と管理が求められている．

赤外線白内障

I 疾患の特徴

赤外線障害とは，赤外線によって引き起こされる障害で，電磁波の一種である赤外線に曝露されることで眼障害や皮膚障害を生じる．赤外線は，ヒトの眼で光として感じる可視光線より波長の長い非電離放射線であり，電磁波は波長の短い順に電離放射線（X線，γ線），非電離放射線である紫外線，可視光線，赤外線，マイクロ波に分類される．

赤外線白内障（infrared cataract）は，長期間にわたって赤外線に曝露されることによって引き起こされる白内障の一種である．赤外線は，波長が780nm〜1mmの範囲に位置し，肉眼では見ることができない電磁波である．主に熱エネルギーを伝えるため，水晶体を通過する際に吸収され，そのエネルギーが熱として蓄積される．この熱が水晶体内の蛋白質に影響を与え，変性を引き起こすことで白内障の形成が進行する．

1 症状

赤外線白内障の症状は，一般的な白内障に準ずる．具体的には，視力低下，羞明，霧視，物が二重に見えるなどの症状がみられる．

2 検査・臨床所見

診断では，赤外線に曝露されたエピソードや従事している職業などについての問診と，細隙灯顕微鏡検査が重要である．一般眼科検査は通常の白内障に準じて行う．

II 鑑別の要点

赤外線白内障のリスクが特に高い職業には，ガラス吹き工，製鉄工，溶接工，レーザー技術者などが挙げられる．これらの職業に従事する労働者

は，高温作業環境で長時間作業することが多く，赤外線に持続的に曝露されるため，白内障発症のリスクが増大する．また，適切な保護具の不使用や，不十分な作業環境の管理もリスクを高める要因である．

Ⅲ　治療

他の白内障の治療と同様に，手術による水晶体再建術と眼内レンズ挿入が一般的である．現在，白内障手術は安全に行え，視力改善が期待できる．赤外線白内障は，特定の職業的リスクが原因であるため，労働衛生の観点からもその予防と早期発見が重要である．

Ⅳ　患者への対応

予防策としては，赤外線を遮断する特殊なレンズを使用した保護眼鏡や，赤外線を反射または吸収するシールドの使用が推奨される．加えて，赤外線発生源の遮断・遠隔操作などの作業環境の適切な管理，すなわち赤外線曝露を最小限に抑えるための工程管理が重要である．定期的な視覚検査も早期発見と対処に役立つ．赤外線が発生する職場で働いているなど，曝露から回避できない場合には，遮熱保護眼鏡，遮熱保護衣服，遮熱保護手袋を着用するといった対処が必要となる．

文献
1）北川順久：放射線被曝と身体影響 ─眼の放射線障害：水晶体の白内障変化─．整・災外 64：745-749，2021
2）佐々木 洋：第4回 眼の水晶体の被ばく限度の見直し等に関する検討会 資料3眼の放射線障害の機序と実態，2019

⑦アトピー性白内障

Ⅰ　疾患の特徴

日本皮膚科学会および日本アレルギー学会では，アトピー性皮膚炎（atopic dermatitis：AD）は，「増悪と軽快を繰り返す瘙痒のある湿疹を主病変とする疾患であり，患者の多くはアトピー素因を持つ」と定義している[1]．アトピー素因とは，「①家族歴・既往歴（気管支喘息，アレルギー性鼻炎，結膜炎，アトピー性皮膚炎のうちいずれか，あるいは複数の疾患），または②IgE抗体を産生しやすい素因」とされている[1]．

アトピー性皮膚炎に伴う眼合併症には，眼瞼炎，角結膜炎，円錐角膜，白内障，網膜剝離がある．アトピー性白内障（atopic cataract）は，眼部をこするなど，微細で慢性的な外的・機械刺激が長期間にわたって続くことが発症に関与するとされている．乳幼児期にはあまりみられず，学童期から青年期に発症することが多い．

1　症状

全身症状としては，乳幼児期より顔面，体幹，四肢に乾燥，紅色丘疹，落屑性紅斑がみられ，痒みを伴う．掻破によって出血，痂皮を生じ，軽快と増悪を繰り返す．眼部症状は通常は両眼性であることが多く，結膜炎や角膜炎の症状として眼球・眼瞼結膜の充血，浮腫，眼脂，流涙，異物感，眼痛がみられる．痒みを伴って眼瞼部を引っ掻いてしまうことも特徴であり，結膜浮腫，眼瞼炎をしばしば合併する．視力低下や視野欠損を訴えた場合は，アトピー性白内障や網膜剝離を生じている可能性があるため注意を要する．

2　検査・臨床所見

アトピー性白内障は，細隙灯顕微鏡検査によって容易に診断できる．水晶体の混濁が特徴的であり，ヒトデ状の混濁を示す前嚢下線維性混濁，後嚢下白内障，進行すると水晶体全体が白濁する成熟白内障となる（図11）．進行が比較的速いことも特徴である．細隙灯顕微鏡検査時に，検査光の

眩しさから過度な閉瞼や眼が動いてしまうことが多く，また硬い眼瞼のため開瞼が難しい傾向がある．顔面や体幹の皮膚状態の確認や，診察室での行動観察も重要である．このような情報は，白内障手術時に開瞼器設置や麻酔方法の決定の参考となる．

II 鑑別の要点

アトピー性白内障の鑑別のポイントとしては，まず病歴としてアトピー性皮膚炎の既往を確認することが重要である．外傷性白内障の鑑別も必要となるが，視診，外眼部・前眼部所見によりアトピー性白内障との鑑別診断は比較的容易である．

III 治療

自覚症状や視力低下がなく，水晶体混濁も軽微であれば基本的には点眼治療で経過観察となる．視力低下や症状があり，日常生活に影響が出てきている場合には白内障手術となる．手術治療は通常の白内障手術に準ずるが，アトピー性白内障にはいくつか注意すべき事項がある．眼瞼皮膚が硬いため開瞼器設置が難しい場合があり，また痛みに敏感なことが多く，手術顕微鏡の光が眩しく固視できない傾向にある．点眼麻酔や Tenon 嚢下麻酔，どうしても眼球が動いてしまう場合などは制御糸の設置や球後麻酔など，麻酔の工夫も重要である．アトピー性白内障では Zinn 小帯脆弱や断裂の可能性があるため，硬い前嚢の線維性混濁を前嚢剪刀などで切開しながら continuous curvilinear capsulorhexis（CCC）を行うことがある．

術後の網膜剥離が多いため，術前に眼底や三面鏡を用いて周辺部網膜をよく観察する．特に鋸状縁断裂，毛様体扁平部裂孔による網膜剥離は，通常の眼底検査では確認できない場合があり，強膜圧迫して確認することも大切である．成熟白内障に至ったアトピー性白内障では，術前に眼底透見困難であるため，術中に最周辺部網膜を確認することが重要である．

IV 患者への対応

アトピー性白内障の治療において重要なことを

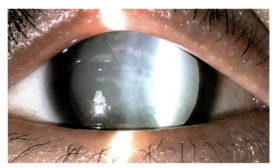

[図11] アトピー性皮膚炎に伴う特徴的なアトピー性白内障
27歳の症例．うっすらと見えるヒトデ状の前嚢下混濁に加え，水晶体全体が混濁している成熟白内障を認めた．

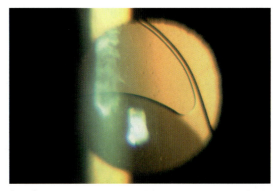

[図12] アトピー性白内障手術の長期経過後にみられた Zinn 小帯断裂による眼内レンズ偏位

以下にまとめる．

術前での診察室の様子，患者の生活・気質をよく観察して理解するように努める．特に眼を掻いているか，眼瞼の硬さ，眼瞼炎の状態，検査光を眼に当てたときの反応をみる．ドレーピングが怖いと感じていることもあり，必要であれば外来でのドレーピングテストも考慮する．

アトピー性白内障手術後に網膜剥離，眼内レンズ脱臼・亜脱臼による偏位や落下（図12）がみられることがあり，そのような場合には網膜復位術や眼内レンズの毛様溝縫着術・強膜内固定術などが必要になる旨を説明する[2]．

文献
1) 日本皮膚科学会ほか：アトピー性皮膚炎診療ガイドライン2021．日皮会誌 131：2691-2777，2021
2) 朝生　浩：アトピー白内障．眼科 64：821-825，2022

⑧外傷性白内障

I 疾患の特徴

外傷性白内障（traumatic cataract）は，外傷によって水晶体に混濁が生じたものをいう．外傷の時期・期間で急性または慢性，外傷の原因・契機で穿孔性外傷，鈍的外傷などに大別できる．また，近年普及している抗血管内皮増殖因子（vascular endothelial growth factor：VEGF）薬の硝子体内注射に伴う医原性の白内障も報告されている[1]．

1 症状

外傷性白内障のみであれば，通常の白内障と同様に視力低下，羞明，霧視，コントラスト感度低下などがみられる．角膜混濁，角膜穿孔，角膜上皮障害，前房出血，隅角や瞳孔の異常などが合併すると症状も多彩になる．水晶体偏位や脱臼による水晶体動揺が強い場合には動揺視を訴えることもある．

2 診断，検査・臨床所見

外傷性白内障は病歴聴取と細隙灯顕微鏡検査によって診断が可能である．問診では外傷歴，受傷時の状況や外力の強度など，また軽微な鈍的外傷では患者自身が忘れていることもあるため，詳細な把握が重要である．眼瞼（裂創，挫創など）や頭部などもよく観察し，外眼部の評価を行う．穿孔性外傷では，患者自身の強い閉瞼，診察時の過度な開瞼により眼内組織が眼外に脱出することもあるため，慎重に診察することが重要である．

細隙灯顕微鏡検査では，水晶体に加えて，結膜や角膜創部の位置・性状，前房・虹彩の状態を確認する．多量の前房出血や広範囲で水晶体混濁が強い外傷性白内障では，詳細な前眼部・後眼部の所見をとれないことがあり，そのような場合には超音波検査Bモードや X 線検査，CT，MRI が補助検査として有用である．鉄性異物では MRI は禁忌であるため注意を要する．鈍的外傷では前房出血，虹彩炎，水晶体偏位・脱臼，瞳孔不整，

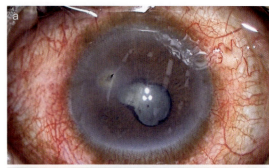

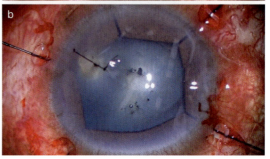

[図13] ワイヤーによる穿孔性外傷および外傷性白内障
a：角膜中央より上耳側に穿孔創，虹彩癒着を認める．b：ワイヤーの抜去後に一時的に角膜縫合（終了時に搔爬して再縫合）を行い，虹彩リトラクターで瞳孔を拡大したところ，外傷性白内障を認めた．

隅角離開・後退などがみられる．前房深度の左右差，隅角や毛様体の観察・評価には前眼部 OCT が有用である．水晶体動揺は Zinn 小帯が弛緩している無散瞳時に観察しやすい．瞬目や眼瞼圧迫により観察するか，細隙灯顕微鏡下で眼球を軽く動かしてもらい確認する．水晶体偏位・脱臼など位置の異常は，散瞳時に体位変換などをしてもらって確認する．

II 鑑別の要点

外傷の受傷状況，アトピー性皮膚炎，放射線被曝歴などを確認する．

III 治療

外傷性白内障は自覚症状や屈折異常がなく，水晶体の混濁が軽微であれば点眼治療で経過観察となる．穿孔性外傷による角膜・結膜・強膜裂傷がある場合は，裂傷部の一次縫合を行い（図13），術後炎症の程度や眼圧の推移，感染の有無などを確認する．比較的待てるようなら，角膜，Zinn 小帯脆弱や断裂の範囲，散瞳状態などの確認のうえ

で，二期的に手術を検討する方がより安全に完遂できると考える．しかし，水晶体混濁が強くて眼底観察が困難な場合や，網膜・硝子体にも影響が及んでいる場合には，一期的な早期手術を考える．穿孔部，前房の状態，水晶体の核硬化などによるが，創部が小さく核硬化が強くなければ通常の超音波乳化吸引術で対応できる．前嚢や後嚢の損傷，核落下などにも備え，硝子体処理の準備をしておくことが大切である．

鈍的外傷による外傷性白内障の手術は，水晶体の混濁よりも，水晶体偏位・脱臼の確認が重要である．前嚢切開が可能か，眼内レンズを嚢内固定できるか，核硬化の程度などで治療術式が変わってくる．個々の症例にあわせて，超音波水晶体乳化吸引術，嚢内・嚢外摘出術，硝子体手術および眼内レンズの毛様溝縫着術や強膜内固定術が選択される．

Ⅳ　患者への対応

外傷性白内障の予防には，適切なアイプロテクション（眼の保護）が重要となる．眼外傷の可能性があるスポーツや危険な作業を行う際には，眼を保護するためのゴーグルやフェイスシールドの使用を推奨することが大切と考える．視力予後は，外傷性白内障の進行度，外傷契機の種類や外力の程度，眼合併症によって決まるため，水晶体以外にも眼瞼，角膜，網膜，視神経，眼窩の所見を見落とさないように丁寧な診察を心がけることが重要である．

文献
1) Falavarjani KG, et al：Adverse events and complications associated with intravitreal injection of anti-VEGF agents：a review of literature. Eye（Lond）27：787-794, 2013

（北川順久）

⑨硝子体手術後白内障，ガス白内障

Ⅰ　疾患の特徴

硝子体手術後白内障（postvitrectomy cataract）は，水晶体温存硝子体手術後に核白内障が術後早期より発症するものである（**図14**）．加齢白内障に比べ進行が速い．高齢者ではより発生率が高く，術後1年以内に生じることが多い．原因はいまだ不明であるが，術後に硝子体腔中の酸素濃度が上昇し，水晶体構成蛋白質に対する酸化ストレスが増大することが関与していると考えられている．

ガス白内障（gas cataract）は，有水晶体眼に対しガスタンポナーデを行った場合に生じる一過性の後嚢下白内障である（**図15**）．術翌日より羽毛様，魚鱗状の後嚢混濁が生じるが，可逆的でありガスの減少とともに改善する．硝子体腔中の気体によって後嚢下に浸透圧の変化が生じるためではないかと推測されている．水晶体後面の残存硝子体量が少ない場合や，術後に伏臥位が十分に保持できなかった場合に顕著になることが多い．

Ⅱ　鑑別の要点

硝子体手術後早期に白内障が急速に進行した場合は，硝子体手術中のプローブの水晶体への接触，硝子体カッターによる後嚢破損を考慮しなければならない．

Ⅲ　治療

硝子体手術後白内障は，最も頻度が高い術後合併症である．進行すれば通常の白内障と同じように手術加療が必要となる．しかし，無硝子体眼に対する白内障手術は，通常の白内障手術に比べ難易度が高くなるため，注意を要する．硝子体による支えがなくなり，Zinn小帯が不安定になることで前房深度も不安定になり，それに付随して瞳孔径も不安定になる場合がある．

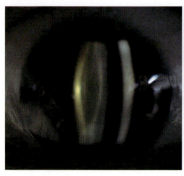
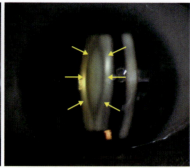

[図14] 左眼の硝子体手術後白内障
左眼に対し水晶体温存硝子体手術を施行．左眼に核白内障を認める（矢印）．右眼には白内障を認めない．

Ⅳ 患者への対応

　核白内障の進行に伴い手術眼に近視化が起こり，不同視を生じる．近年は多焦点眼内レンズも普及してきており，無硝子体眼に対する眼内レンズの選択にも注意を要する．ガスタンポナーデ中に術中再剝離などをきたし再手術を施行する場合や，頻回に液空気置換を繰り返した場合に，術中にガス白内障が発生することがある．有水晶体眼の硝子体手術時には，これらのリスクについて患者との十分なインフォームドコンセントが必要である．

（福田慎一）

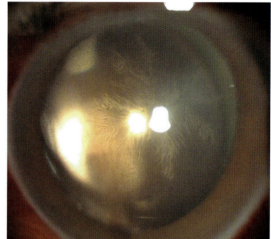
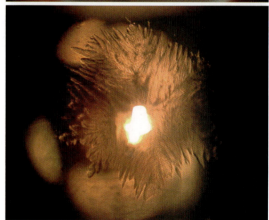

[図15] ガス白内障
羽毛様の後囊下混濁を認める．

⑩ 特殊白内障

（筋緊張性ジストロフィ，副甲状腺機能低下症，Alport症候群などによるもの）

I 疾患の特徴

白内障はさまざまな疾患に合併するが，高齢者には必発の疾患であるために鑑別に苦慮することがある．一方，若年での白内障の発症は全身疾患や症候群を疑うべきである．白内障の合併が疑われる症候群，全身疾患の例を表1[1]に示す．これらの疾患に合併しているかどうかの診断では，他科との連携が大切となり，遺伝子・染色体検査，血液生化学検査，全身の顔貌や体形などにより判断される．

II 鑑別の要点

細隙灯顕微鏡の白内障の混濁様式のみでの判断は難しく，他科との連携のうえ，全身疾患の状態を参考にしながら診断することとなる．特徴的な混濁を示す白内障としては，副甲状腺機能低下症に伴ったものがある．乳幼児に生じる特発性のものから，甲状腺腫瘍摘出例などは成人の場合でも生じる．混濁は前囊下や後囊下の皮質浅層に結晶状に生じる場合や，水晶体線維の配列に沿うような微塵状混濁が特徴的である．後囊混濁を合併することはあるが，核混濁は少ない．同じような混濁を示す疾患としては，筋緊張性ジストロフィに伴った白内障がある．いわゆる結晶様混濁が前囊下や後囊下にみられ，微塵状の混濁が配列する（図16）．

III 治療

基本的には超音波白内障手術による混濁除去と眼内レンズ挿入術となるが，特殊白内障の場合は発達遅滞を合併することも多く，全身麻酔下での手術となることもある．若年での手術の場合は後発白内障の発症頻度が高くなるために，手術時に後囊切開を同時に施行する場合が多い．現在の眼

[表1] 全身疾患・症候群に合併する白内障

全身疾患	代表的疾患
染色体異常	Turner症候群，Down症候群，5p欠失症候群など
糖代謝異常	糖尿病，ガラクトース血症，低グルコース血症
脂質代謝異常	Fabry病，脳腱黄色腫症
その他代謝異常	低カルシウム血症，フェニルケトン尿症，ホモシスチン尿症，Fanconi症候群，Hurler症候群，Wilson病など
腎疾患	Alport症候群，Lowe症候群，Miller症候群
骨格筋異常	筋緊張性ジストロフィ，ミトコンドリアミオパチー
骨形成異常	Apert症候群，Conradi症候群など
下顎顔面異骨症	Crouzon症候群，Hallermann-Streiff症候群など
皮膚疾患	アトピー性皮膚炎，Werner症候群など
中枢神経系疾患	Crome症候群，Norrie病など

（文献1）より改変）

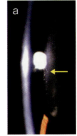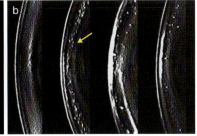

[図16] 筋緊張性ジストロフィに合併した白内障
a：細隙灯顕微鏡像，b：強調処理した画像．微塵状の混濁（矢印）がみられる．（金沢医科大学 佐々木 洋教授のご厚意による）

内レンズ挿入術は，通常の症例と同じように囊内固定が一般的である．また，成長にあわせて眼鏡による矯正と弱視予防のための視機能訓練を必要とする場合もあるが，精神遅滞を合併している場合などは困難なことが多い．

IV 患者への対応

若年の場合には，手術時期が遅延すると弱視となってしまうため，家族とよく話し合い，早期の手術を目指す．後天的な疾患では，話し合いのうえ日常生活に支障がきたした時点で手術を施行するが，眼底疾患を合併するような疾患の場合は早期の手術を勧める．

文献
1) 佐々木 洋：特殊白内障（全身疾患や症候群との関係）．眼科診療ガイド，眼科診療プラクティス編集委員編，文光堂，261，2004

（鈴木久晴）

⑪薬物および化学物質による白内障

Ⅰ 疾患の特徴

　薬物および化学物質による白内障には，①化学物質が誤って眼に入ってしまう眼化学熱傷の結果として発生する白内障と，②他の疾患の治療で投与された薬物や工場などで使用した化学物質への曝露による白内障が含まれる．①では，酸性の化学物質は細胞蛋白の凝固壊死を生じ，眼障害が眼球表面にとどまりやすい一方，アルカリ性の化学物質は融解壊死を生じ，眼障害が深部に及ぶことがある．軽症では後遺症を残さず回復するが，重症では眼球と眼瞼の癒着や角膜の白濁，後に緑内障や白内障を起こすことがある．②では，薬物の長期・大量投与，化学物質の慢性・反復曝露により白内障が起こることがある．薬物は，投与を中止することで障害の進行が停止するものもある．

Ⅱ 鑑別の要点

　①については，原因となる化学物質が特定されるものではない．②の白内障，水晶体混濁を惹起する薬物，化学物質は表2[1, 2]に例を挙げる．

Ⅲ 治療

　①は眼に薬剤がかかっている状態が長いほど病状は進行するため，早急に大量の水で洗眼する．②では，クロルプロマジンのように特異的なヒトデ状・星状混濁を呈する薬物もあるが，白内障好発年齢に該当しない患者で非特異的な前囊下混濁を認めた場合は，他科疾患での薬物投与や職場での化学物質使用を確認する．患者と十分なインフォームドコンセントを行い，薬物投与を行っている当該科主治医と連携し，定期的な経過観察を行うことで，当該薬物の継続投与が可能となる場合も少なくない．職場の化学物質使用に関しては，当該企業の産業医，衛生管理者らと連携する．①②ともに混濁が進行し視力障害を生じた場合は，手術適応となる．

Ⅳ 患者への対応

　患者自身が投与されている薬物や使用している化学物質が白内障を引き起こす可能性を把握していることはまれであるため，診察医による問診が重要である．

[表2] 白内障，水晶体混濁を惹起する薬物，化学物質（例）

薬物	・アロプリノール（高尿酸血症） ・タモキシフェン（抗乳癌薬） ・デフェロキサミン（鉄排泄薬） ・ピロカルピン（緑内障治療点眼薬） ・フェニトイン（抗てんかん薬） ・フェノチアジン系薬物（フルフェナジン，クロルプロマジン，レボメプロマジン）（精神神経安定薬） ・ブスルファン（抗悪性腫瘍薬） ・ブチロフェノン系薬物（ハロペリドール，ピパンペロンなど）（抗精神病薬）
化学物質	・ナフタレン（殺虫剤，溶剤，プラスチック原料等．吸入曝露で白内障を発症） ・トリニトロトルエン（ダイナマイト・硝安爆薬用成分．経皮曝露で白内障を発症） ・2,4-ジニトロフェノール（黒色色素原料，重合防止剤等．経口摂取で白内障を発症） ・4,6-ジニトロ-o-クレゾール（有機合成原料等．経口摂取で白内障を発症）

（文献1，2）より作成）

文献
1) 医薬品医療機器総合機構：医療用医薬品 情報検索，https://www.pmda.go.jp/PmdaSearch/iyakuSearch/（2023年4月閲覧）
2) 厚生労働省：職場のあんぜんサイト，https://anzeninfo.mhlw.go.jp/#（2023年4月閲覧）

（喜多村紘子）

3) 白内障手術後の合併症
①無水晶体眼

I 疾患の特徴

水晶体脱臼・亜脱臼例や広範囲の後嚢破損に対しては，通常通りの眼内レンズ（intraocular lens：IOL）挿入が困難であることが多い．このような場合は二期的手術を選択せざるを得ないことがあり，一時的に無水晶体眼（aphakic eye）の状態となる．

II 鑑別の要点

皮質残存や前房内への硝子体脱出だけでなく，創口への硝子体陥頓を認める場合もあり，硝子体牽引による網膜裂孔発生リスクがあるため，可能な限り詳細な眼底検査を行う．

III 治療

十分な水晶体嚢が存在しない症例や，広範囲のZinn小帯断裂を認める症例（図1）には，IOL縫着・強膜内固定術を行う．この際は偏心に強い光学径7.0mmのスリーピースレンズがよい．術後屈折値は嚢内固定時より0.5～1.0D近視化することが多いが，IOL固定位置により前後するため，術者の経験によりIOLの度数を調整する．また，縫合糸・支持部露出に注意する必要があり，眼内炎のリスクもあるため，長期にわたる経過観察を行う．十分な嚢が残存している場合（図2）は，嚢外固定が可能である．この場合もスリーピースレンズを用いるが，嚢内固定時より前方に固定されるため，1.0～1.5D減じた度数のIOLを選択する．シングルピースアクリルレンズは，支持部と虹彩が接触することによる色素散布に伴う緑内障

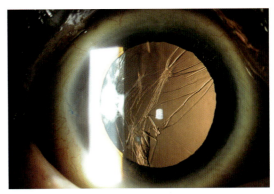

[図1] 広範囲なZinn小帯断裂を伴う無水晶体眼
癒着して膜状になった前後嚢が残存している．広範囲なZinn小帯断裂を認めるため，眼内レンズ（IOL）縫着・強膜内固定術が必要である．

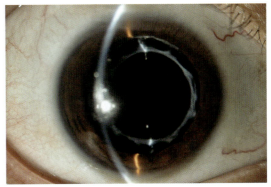

[図2] 十分に嚢が残存した無水晶体眼
線維化した前嚢が全周に残っているため，嚢外固定を第一選択として手術を計画する．

発症リスクがあるため，用いるべきではない．

IV 患者への対応

強度遠視化による視力障害を訴えるが，IOL固定手術を行うことで視力改善が得られることを説明する．二次固定手術に伴うリスクについても十分な説明を行う．

（浅野泰彦）

②眼内レンズ挿入眼の合併症

自覚症状の異常

I 疾患の特徴，鑑別の要点

白内障手術後のハロー，グレア，周辺部のちらつき，黒い影などの症状は，dysphotopsia と呼ばれる．dysphotopsia は，positive dysphotopsia と negative dysphotopsia の2種類に大別される．positive dysphotopsia は光のまぶしさ，グレア，ハローといった見え方を指し，その原因は主に眼内レンズ（intraocular lens：IOL）の素材や屈折率，スクエアエッジであることなどとされている．単焦点 IOL でも起こるが，特に多焦点 IOL で起こりやすい．患者は「月の周りに輪が見える」，「街灯の周りが花火のように見える」などの症状を訴える．negative dysphotopsia は，特に耳下側に見える黒い影を指す．近年その原因が明らかになってきており，IOL を通過した光と，IOL を通過せず虹彩と IOL の隙間から網膜に到達した光との間にできるわずかな領域に光が届かないために起こるとされている．患者には耳側の三日月状の暗い影として認識される．小瞳孔，大きなカッパ角（瞳孔中心線と視軸のなす角）（ラムダ角；瞳孔中心線と照準線のなす角），IOL と虹彩の距離が近いことなどが原因となる．

また，白内障手術後に原因不明の眼痛をきたすことがある．患者は，眼表面の他覚的所見からは説明困難な強い痛みを訴える．角膜異痛症（allodynia）と呼ばれ，手術時の末梢神経の障害が原因であると考えられている．

II 治療

数週間から数カ月の経過観察で改善しない dysphotopsia には，シャープエッジデザインの IOL からラウンドエッジデザインの IOL への交換，IOL の毛様溝への固定，鼻側の前囊のネオジム・ヤグ（Nd:YAG）レーザーでの切除などが有

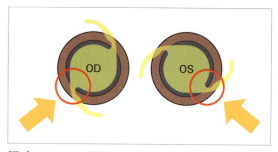

[図3] dysphotopsia 予防のための手技
耳下側からの光をブロックすることで，negative dysphotopsia の発症が術後早期において抑制される．（文献1）より）

効である．

III 患者への対応

特に多焦点 IOL を希望する患者には，術前に十分に説明することが大切である．また，術後早期の dysphotopsia は IOL の固定位置の工夫で予防効果が得られるとされる（図3）[1]．

角膜障害

I 疾患の特徴，鑑別の要点

白内障手術後の抗炎症薬として使用されるジクロフェナク点眼液は，角膜上皮障害・角膜潰瘍を引き起こすことがある．角膜上皮の再生や形態維持に必要なプロスタグランジン産生が抑制され，組織が恒常性を保てなくなることが原因である．また，点眼液の防腐剤として使用されている塩化ベンザルコニウムは角膜上皮障害を引き起こすことがある．

II 治療

術後点眼による角膜障害が疑われる場合は防腐剤フリー点眼液へ切り替え，ジクロフェナク点眼液が処方されている場合は中止する．

III 患者への対応

術後に角膜潰瘍を起こしやすい基礎疾患として，関節リウマチ，Sjögren 症候群などが報告されているため，術前の問診が重要である．

眼内レンズの異常・屈折変化

I 疾患の特徴

IOL光学部が長期経過後に混濁することがあり，カルシウム沈着，グリスニング，sub-surface nano glistening（SSNG）が原因である．

II 鑑別の要点

疎水性アクリル素材のIOL挿入後長期経過中にIOL表面が白濁した状態を，SSNGという．AcrySof®（Alcon社）シリーズにみられる現象で，IOL挿入後に経年的に増加する．100 nmサイズの微細な水分子が混濁の原因である．グリスニングは疎水性アクリルIOL光学部内部に生じる小輝点で，細隙灯顕微鏡で観察でき，SSNGはグリスニングの一種と考えられる．カルシウム沈着は親水性アクリル素材に発生することが知られ，わが国では1993年から販売されたH60M（ボシュロム社）にこの現象が生じ，摘出交換を行った例が多数報告された．

III 治療，患者への対応

SSNGは進行すると強い白濁となるが，高度に視機能が低下することは少ないため，積極的にIOL摘出はしない．カルシウム沈着も白濁として観察されるが，それほど混濁しない割に視機能への影響が強い（図4）．視機能が低下した場合は，白内障手術よりもむしろ難しい煩雑な手術になることを十分に説明してから，摘出を検討するべきである．

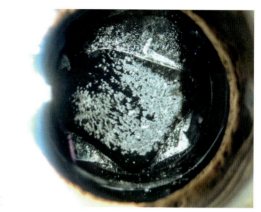

[図4] シリコーンレンズへのカルシウム沈着

高眼圧および緑内障

I 疾患の特徴

白内障手術後の眼圧上昇は，多くは一過性であり，緑内障眼や水晶体嚢破損例で起こりやすく，粘弾性物質の残存やステロイドレスポンダー，前房出血，その他術後炎症などが主な原因となる．また，脈絡膜出血，IOL偏位や亜脱臼，悪性緑内障，毛様体脈絡膜剥離，capsular block syndrome（CBS）は，急性閉塞隅角緑内障（acute angle closure glaucoma：AACG）をきたす．CBSは，連続円形切嚢術（continuous curvilinear capsulorhexis：CCC）で作成された前嚢切開縁が水晶体またはIOLでブロックされ，水晶体嚢内に液状物が貯留する状態を総称した概念であり，1998年にMiyakeらによって分類・報告された．発症時期によって，術中，術後早期，術後晩期の3つに分類されている．

II 鑑別の要点

浅前房と眼圧上昇を認める悪性緑内障，毛様体脈絡膜剥離，CBSの鑑別には，超音波生体顕微鏡（ultrasound biomicroscope：UBM）が有用となる．

III 治療

眼圧上昇の原因に対する治療を進め，眼圧下降を図る．CBSにはNd:YAGレーザーによる後嚢切開術が有効で，嚢内貯留物質が硝子体腔に流出し，浅前房と近視が改善する．

術後炎症

I 疾患の特徴

1992年にMonsonらは，主に白内障手術に起

因した非感染性の著しい前眼部炎症に対する概念を中毒性前眼部症候群（toxic anterior segment syndrome：TASS）として提唱した．その後，2005 年に米国で複数例発症したことを機に注目を集め，その後報告が増加した．2015 年から 2016 年にかけて，HOYA 社において IOL の製造過程でアルミニウムなどの重金属が付着して TASS が多発し，Alcon 社の IOL でも製造過程の問題で TASS を引き起こした．同時期に late-onset TASS についての報告もあり，その臨床像は多様化している．TASS の原因は多岐にわたり（表 1）[2]，原因物質によっては不可逆的な合併症を引き起こす．

II 鑑別の要点

細菌性眼内炎と TASS の鑑別点を表 2[3] に示す．

III 治療

発症時期や硝子体混濁の有無から TASS が疑われた場合は，局所ステロイド点眼薬（0.1％デキサメタゾン点眼，1 日 4～8 回）の頻回投与を開始する．局所投与の効果が不十分であれば，デキサメタゾン結膜下注射を行う．強いフィブリン析出や前房蓄膿をきたすような重度の TASS では，炎症のコントロールに 1 日 40 mg のステロイド薬内服も開始する．細菌性眼内炎が否定しきれないような重度の炎症を伴った症例では，モキシフロキサシンなどの広域スペクトラムの抗菌薬を併用することも勧められる．適切に治療をしているにもかかわらず，炎症が継続するようであれば，前房内洗浄や硝子体手術，IOL の摘出も検討する．

IV 患者への対応

軽度から中等度の TASS では，合併症を伴わずに回復することがほとんどであり，基本的に視力予後は良好であるが，一方で重度の TASS では不可逆的な角膜内皮障害，代償不全を引き起こし，角膜移植が必要となることもある（図 5）．線維柱帯に損傷を受けると続発緑内障に進展し，緑内障手術が必要となる．

［表 1］中毒性前眼部症候群（TASS）の原因物質

灌流液や手術用剤	不適切な pH や浸透圧 散瞳薬，抗菌薬，眼粘弾剤などに含まれる防腐剤や添加物 不適切な薬剤投与濃度 純度の低いインドシアニングリーンやトリパンブルー
手術器具（用具）	残留洗浄液，消毒薬，蛋白除去剤など 細菌が産生した LPS や外毒素，内毒素 付着金属（鉄や銅） 変性した眼粘弾剤 手袋のパウダー
眼内レンズ	研磨剤，消毒剤，滅菌剤など
術後要因	眼軟膏

LPS：リポポリサッカライド．（文献 2）より改変）

［表 2］細菌性眼内炎と中毒性前眼部症候群（TASS）との鑑別表

	TASS	細菌性眼内炎
発症	12～48 時間以内	術後 3～7 日後
症状	霧視	眼痛，眼脂，充血
角膜	浮腫 2+	浮腫 1+
前房	細胞 1+～2+ フィブリン 1+～3+ 前房蓄膿 1+	細胞 3+ フィブリン 一定せず 前房蓄膿 3+
硝子体	鮮明	硝子体混濁
ステロイドに対する反応	良好	不良

両者の主な違いは，発症時期と硝子体混濁の有無とされる．細菌性眼内炎は術後 4～7 日の発症が多く，TASS は術後 12～48 時間以内の早期発症が多い．（文献 3）より改変）

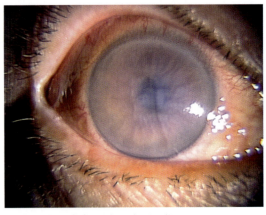

［図 5］中毒性前眼部症候群（TASS）の前眼部
角膜 Descemet 膜皺襞，フィブリン析出がみられる．

水晶体囊の異常

I　疾患の特徴

　白内障手術後に IOL 偏位・落下をきたすことがある．その多くは Zinn 小帯の劣化に起因すると考えられる．高い核硬度，高齢，落屑症候群（exfoliation syndrome）などで手術時に Zinn 小帯に負荷がかかった症例や，Zinn 小帯の弱い症例，水晶体囊拡張リングを使用したような症例では，術後の経過中に水晶体囊の脆弱化が進行し，IOL 偏位・落下をきたすことがある．アトピー性皮膚炎や眼球への打撲が頻繁にある症例でも，Zinn 小帯に経年的にダメージを及ぼし，水晶体囊に損傷をきたすこともある．

II　鑑別の要点

　上記の機序以外に，近年では dead bag syndrome と呼ばれる疾患概念が新たに提唱されつつある．白内障手術後数年から十数年経過したのち，IOL と水晶体囊の癒着が弱くなり，水晶体囊が透明化する．病理所見としては水晶体上皮細胞の消失と組織の剝離を認める．

III　治療，患者への対応

　IOL の偏位により視機能に異常をきたしている場合は，IOL の摘出が必要となる．毛様溝縫着術もしくは強膜内固定術によって新たな IOL 挿入術を行う．

網膜硝子体異常（Irvine-Gass 症候群）

I　疾患の特徴

　白内障手術後に囊胞様黄斑浮腫（cystoid macular edema：CME）を生じる Irvine-Gass 症候群は，術後視力低下をきたす重要な合併症の一つである．原因は明らかとなっていないが，プロスタグランジンなどの炎症性サイトカインが血液眼関門の破綻に関与していると考えられている．薬剤性としては，塩化ベンザルコニウムが血液網膜関門に影響を与え，白内障手術後早期の CME 発症に関与している可能性が考えられる．

II　鑑別の要点

　OCT の普及により CME の診断は容易となったが，視力低下の原因検索としてフルオレセイン蛍光造影も役に立つ．造影早期から，中心窩周囲の毛細血管より花弁状の蛍光色素の漏出がみられる．

III　治療

　CME の発症予防あるいは治療のために，術後非ステロイド性抗炎症薬（nonsteroidal anti-inflammatory drug：NSAID）であるジクロフェナク点眼をステロイド薬点眼とともに併用する．緑内障に対してプロスタノイド受容体関連薬を使用している場合は，点眼薬の変更あるいは中止を検討する．改善が不十分である場合は，デキサメタゾンの結膜下注射あるいはトリアムシノロン（マキュエイド®）20 mg の Tenon 囊下注射を行う．

IV　患者への対応

　CME をきたしやすい基礎疾患がある症例に対しては，術直後にトリアムシノロンの Tenon 囊下注射を検討する．また，炭酸脱水酵素阻害薬の点眼および内服によって効果が見込める症例もある．あらゆる保存的治療に反応しない場合は，硝子体手術を検討する．後部硝子体皮質による持続的牽引解除のほか，炎症性サイトカインの除去により CME 改善が得られる可能性がある．

文献
1) Henderson BA, et al：New preventative approach for negative dysphotopsia. J Cataract Refract Surg 42：1449-1455, 2016
2) Mamalis N, et al：Toxic anterior segment syndrome. J Cataract Refract Surg 32：324-333, 2006
3) 阿部真保ほか：Toxic Anterior Segment Syndrome が疑われ，続発緑内障と水疱性角膜症を生じた1例．あたらしい眼科 31：421-426, 2014

③術後眼瞼下垂

Ⅰ 疾患の特徴

白内障手術後の眼瞼下垂（postoperative blepharoptosis）は，術前から眼瞼下垂があった患者に起こりやすく，Müller筋の弛緩が原因とされている．臨床的眼瞼下垂の発症頻度は25％，margin reflex distance-1（MRD-1）の2mm以上の下降など，比較的重大な眼瞼下垂の発症頻度は3.3％とする報告もある．

Ⅱ 治療

上眼瞼挙筋機能の障害程度によって術式を検討する．

Ⅲ 患者への対応

開瞼器を弱めに設定する，手術時間を短縮するなど，術後眼瞼下垂の予防が必要となる．

（前田奈津子・小早川信一郎）

④後発白内障

Ⅰ 疾患の特徴

後発白内障（aftercataract）は，白内障手術による眼内レンズ（intraocular lens：IOL）挿入後の術後創傷治癒反応の過程で生じる後嚢混濁であり，白内障手術後合併症のなかで最も発生頻度が高く，術後5年で約20％の症例に発症する．術後，水晶体嚢周辺に残存した水晶体上皮細胞（lens epithelial cell：LEC）が，創傷治癒反応の過程で分化増殖し，水晶体嚢赤道部にドーナツ様の水晶体線維細胞塊を形成する．この細胞塊をSoemmering ringと呼び，その後増殖したLECが後嚢側に進展増殖すると，Elschnig真珠（Elschnig pearls）と呼ばれる後嚢混濁となる．後嚢とIOLとの間に乳白色の液体物が貯留する液状後発白内障を認める場合もある（図6）．IOL光学部のシャープエッジ形状による後発白内障予防効果がよく知られている．

Ⅱ 鑑別の要点

後発白内障の症例では，視力が良好でも霧視や羞明，コントラスト感度の低下などが起こる．白内障手術後1年以上経過した症例で視機能低下を訴える場合は，後発白内障を念頭に置き，散瞳下で細隙灯顕微鏡による後嚢の観察を行う．Elschnig真珠は後嚢を徹照させると観察しやすい（図6a）．液状後発白内障は，瞳孔領が白濁して観察されることから，IOL混濁や硝子体混濁と誤診しやすい．スリット光を細くして診察すると，IOL断面の後ろ側に乳白色貯留物を確認でき，診断できる（図6b）．

Ⅲ 治療

混濁が軽度の場合は放置してよいが，混濁が瞳孔領まで進行し視機能低下の原因と考えられた場合はネオジム・ヤグ（Nd:YAG）レーザーによる後嚢切開術を検討する．点眼麻酔後，後嚢切開用

コンタクトレンズを接眼させ，エイミングを後嚢に合わせたのちに通常0.8～1.0 mJ程度の低エネルギーで照射を開始し，混濁が強く切開が困難な場合には少しずつエネルギーを上げていく．IOLに誤照射すると，IOL光学部内にcrack（裂け目）やpit（点状の傷）と呼ばれる傷が生じるので注意する．切開方法には十字切開（図7）と円形切開があるが，十字切開の際は光学部中心にcrackやpitが入らないように注意する．

IV 患者への対応

白内障手術を行う患者に対しては，後発白内障の発生の可能性を説明しておく．Nd:YAGレーザー後嚢切開術後は飛蚊症が必発する．後嚢切開術の術後合併症として，虹彩炎，眼圧上昇，網膜剥離などがあるため，術後1週間以内の再診を促す．後嚢切開術後の虹彩炎は必発であり，通常は数日で消退するが，虹彩炎に伴い一過性眼圧上昇が約25～60％で出現する．術後炎症に対し，アプラクロニジン（アイオピジン®）やステロイド薬の点眼薬を処方する．また，長眼軸長眼や若年者では硝子体の液化や後部硝子体剥離が惹起され，網膜剥離が誘発されることがあるため，レーザー手術後も注意深い眼底検査が必要である．

（永田万由美）

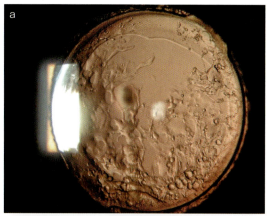
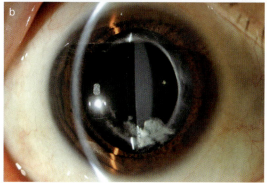

[図6] 細隙灯顕微鏡による後発白内障の観察
Elschnig真珠（a）は徹照させると観察しやすく，液状後発白内障（b）はスリット光を細くすることで眼内レンズ（IOL）断面の後ろ側に乳白色貯留物を確認できる．

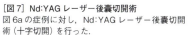

[図7] Nd:YAGレーザー後嚢切開術
図6aの症例に対し，Nd:YAGレーザー後嚢切開術（十字切開）を行った．

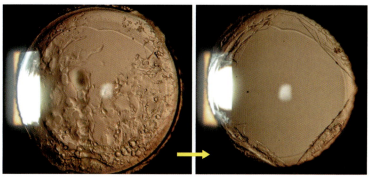

8. ぶどう膜

1）先天異常

①ぶどう膜欠損

I 疾患の特徴

胎生5～7週に眼杯裂閉鎖不全が生じた結果，ぶどう膜欠損（coloboma uveae）（図1）を含む網膜の欠損が生じる．有病率は，出生10万人あたり2～14人である．約半数が両眼性である．原因として，先天性，環境要因がある．

先天性疾患として，CHARGE症候群とCOACH症候群がある．CHARGE症候群の原因遺伝子は，第8番染色体（8q12.1）に存在するchromodomain helicase DNA binding protein 7遺伝子（*CHD7*）である．コロボーマ（coloboma），心奇形（heart defect），後鼻孔閉鎖（atresia of choanae），成長障害・発達遅滞（retarded growth and mental development），外陰部低形成（genital anomaly），耳奇形・難聴（ear malformation and hearing loss）を主症状とし，これらの徴候の頭文字の組み合わせにより命名されている．COACH症候群は，Joubert症候群関連疾患の一つで，繊毛に関する36の遺伝子異常が原因であるが，その発症病態は不明である．COACH症候群は，小脳虫部低形成（cerebellar vermis defect），精神遅滞（oligophrenia），運動失調（ataxia），コロボーマ（coloboma），肝線維症（hepatic fibrosis）を合併し，成人では肝線維症による静脈瘤の出血や肝不全，腎不全の管理が必要である．CHARGE症候群とCOACH症候群はともに指定難病である．

環境要因として，ビタミンAおよびビタミンA誘導体の欠乏または過剰，葉酸欠乏などがある．

II 鑑別の要点

細隙灯顕微鏡検査を行えば診断は容易である

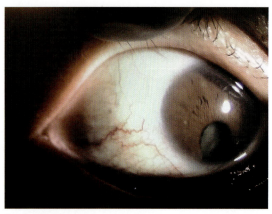

[図1] 虹彩下方に認めるぶどう膜欠損

が，小眼球，小角膜，水晶体亜脱臼，白内障，緑内障，網膜剝離を合併するため，種々の異常が併発している症候群であることを念頭に置いて診察を進めていく必要がある．

III 治療

ぶどう膜欠損に有効な治療はない．合併症として白内障や緑内障，網膜剝離などがあり，それぞれに応じた治療を行う．網膜剝離には2つのタイプがあり，欠損部に関係のない裂孔原性網膜剝離と欠損部の辺縁に関連した裂孔であり，いずれも治療は難しいとされている．

IV 患者への対応

虹彩欠損では羞明を感じる場合があり，必要に応じて遮光レンズなどが必要な場合がある．ぶどう膜欠損が高度な場合には，眼球が小さい，あるいは眼球がないように見えることがある．また，緑内障や白内障，網膜剝離を合併して角膜混濁や視野障害，視力障害を生じていることもある．小児では片眼が見えていなくても訴えがないことが多いため，定期的に眼底検査を施行する必要がある．

②無虹彩症

I 疾患の特徴

無虹彩症（aniridia）は，*PAX6*遺伝子の片アリルの機能喪失型変異によって，同遺伝子がハプロ不全となることで発症する疾患である．さまざまな程度の虹彩形成異常に加えて，角膜症，白内障，緑内障，黄斑低形成，眼振などを合併する．*PAX6*遺伝子は眼の発生におけるマスター遺伝子として知られ，この遺伝子の片アリルの機能喪失によって機能遺伝子量が半減（ハプロ不全）することで発症すると考えられている．有病率は64,000～96,000人に1人である．性差はなく，常染色体顕性遺伝形式を示す．指定難病である．

無虹彩症は眼以外の異常を示さないものと，Wilms tumor-aniridia-genital anomalies-retardation（WAGR）症候群の一症状として現れるものがある．WAGR症候群は，第11番染色体上の一部の遺伝子を欠失することにより生じる．Wilms腫瘍，無虹彩症，泌尿生殖器奇形，精神遅滞に加え，全身のさまざまな臓器に奇形を生じる．

II 鑑別の要点

ヘルペスウイルスの既感染による虹彩萎縮，外傷後または眼内手術後虹彩欠損，眼杯裂閉鎖不全に伴う虹彩コロボーマ，Rieger異常，虹彩角膜内皮症候群との鑑別を要する．

III 治療

無虹彩症では多彩な眼合併症がみられるが，虹彩形成異常，黄斑低形成，小眼球，眼振については介入治療の方法が原則的にはないため，経過観察となる．眼合併症で治療の対象となりうるのは，角膜症（角膜実質混濁と角膜上皮幹細胞疲弊症の2種類がある），白内障，高眼圧や緑内障であり，それぞれ角膜移植，白内障手術，緑内障点眼治療や手術が行われる場合がある．

IV 患者への対応

無虹彩症の視機能向上を目的としたロービジョンケアとしては，屈折異常に対する屈折矯正が基本である．そのうえで，拡大鏡，遮光眼鏡，弱視眼鏡，拡大読書器などの視覚補助具を必要に応じて使用する．無虹彩症の羞明に対する治療として，遮光眼鏡および虹彩付きコンタクトレンズを使用する．

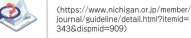

無虹彩症の診療ガイドライン
（https://www.nichigan.or.jp/member/journal/guideline/detail.html?itemid=343&dispmid=909）

③虹彩異色

I 疾患の特徴

虹彩異色（heterochromia iridis）とは，虹彩の場所によって虹彩色素の濃さに差があるもので，表面だけでなく虹彩実質まで全層が青色，灰色，淡褐色調などを帯びる．単純異色（simple heterochromia），萎縮性異色（atrophic heterochromia），交感性異色（sympathetic heterochromia），全身疾患に合併する異色，Fuchs虹彩異色性虹彩毛様体炎によるものがある．

単純異色：出生時に既に認められる常染色性顕性遺伝のもので，色素低形成によるもの（図2）．

萎縮性異色：炎症や外傷あるいは加齢によるもの（図3）．

交感性異色：頸部交感神経異常によるもので，Horner症候群の際にみられるもの．

全身疾患に合併する異色：Waardenburg症候群，Parry-Romberg症候群などにみられるもの．

Fuchs虹彩異色性虹彩毛様体炎：基本的に片眼性で，その特徴的な眼所見として虹彩異色（虹彩萎縮），慢性の虹彩毛様体炎，後嚢下白内障が挙げられ，眼内炎症は軽度なことが多い．

II 鑑別の要点

眼以外の全身疾患に関与するものか，炎症性か，非炎症性かなどの鑑別を要する．

III 治療

虹彩異色に対する治療はない．整容上の目的

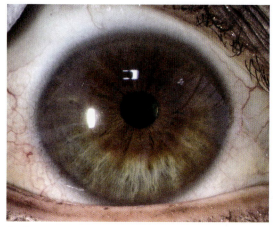

[図2] コンタクトレンズ診察時に認められた単純異色

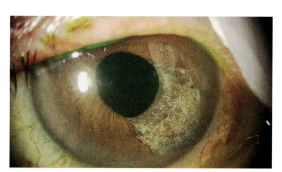

[図3] 水痘帯状疱疹ウイルスによる虹彩炎後の萎縮性異色

で，患者が希望すればカラーコンタクトレンズを装用させる．

IV 患者への対応

カラーコンタクトレンズを装用する場合は，通常のコンタクトレンズを使用する際と同様に，定期的な眼科受診の必要性を説明する．

④瞳孔膜遺残

I 疾患の特徴

　瞳孔膜遺残（persistent pupillary membrane）とは，胎生期の前部水晶体血管膜が消失せずに，網目状の組織が瞳孔領に残存している状態のことをいう．ときに水晶体前面と癒着していたり，瞳孔縁が癒着していたりすると，瞳孔運動がその部分で妨げられる．通常は軽度なことが多く，視力も良好で自覚症状もない．やや高度な瞳孔膜遺残であっても，一般的に視力は比較的良好であることが多く，治療の必要はないとされている．

II 鑑別の要点

　細隙灯顕微鏡検査を行えば診断は容易であるが，視力に影響を及ぼすような瞳孔膜遺残であるかを確認する．生後間もない症例に関しては，散瞳薬を点眼し徹照法を行い，瞳孔領に間隙ができるかを確認する．散瞳により瞳孔が拡大すれば，しばらくの間点眼を続ける．

III 治療

　治療としては，薬物療法，レーザー治療，観血的瞳孔膜切除術がある．薬物療法では，散瞳薬を点眼して瞳孔径を拡大する．レーザー治療ではアルゴンレーザーやネオジム・ヤグ（Nd:YAG）レーザーを用い，瞳孔膜の橋脚や膜様部を切開する．ただし，水晶体と瞳孔膜との間に癒着がないことが条件となる．観血的瞳孔膜切除術では，縮瞳させて粘弾性物質を瞳孔膜下に注入し，盛り上がった瞳孔膜の脚部を剪刀で切除する．外科的な治療後にも，幼少期は弱視治療として必要に応じ眼鏡装用や遮閉訓練を行う．

IV 患者への対応

　視力に影響がなければ治療は不要である．視機能を障害するほど高度な瞳孔膜遺残に対しては，積極的に切除術を勧め，視力の改善を図る．

⑤脈絡膜陥凹

I 疾患の特徴

　脈絡膜陥凹（choroidal excavation）は，後部ぶどう腫を伴わず，網膜がほぼ正常な構造を保ったまま脈絡膜へ凹んだ状態を指す（図4）．先天性と後天性に分けられ，後天性のもののなかにはpachychoroid spectrum diseaseと関連するもの，炎症性疾患と関連するもの，変性疾患に関連するもの，腫瘍によるものがある．

　先天性のものは，近視と関連する．視力は比較的良好である．pachychoroid spectrum diseaseと関連するものは，中心性漿液性脈絡網膜症やポリープ状脈絡膜血管症と合併する．炎症性疾患と関連するものでは，多発消失性白点症候群，点状脈絡膜内層症，Vogt-小柳-原田病，多巣性脈絡膜炎などと合併する．変性疾患に関連するものはStargardt病，Best病，腫瘍によるものは脈絡膜骨腫と合併する．

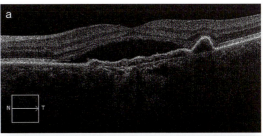
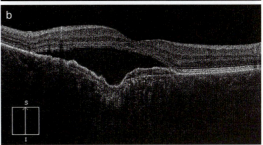

[図4] 脈絡膜陥凹のOCT
a：水平断．網膜色素上皮剥離と漿液性網膜剥離を認める．b：垂直断．脈絡膜陥凹に漿液性網膜剥離を伴う．

II 鑑別の要点

OCT，眼底自発蛍光（fundus autofluorescence：FAF），フルオレセイン蛍光造影（fluorescein angiography：FA），インドシアニングリーン蛍光造影（indocyanine green angiography：IA），OCT angiography（OCTA）などで鑑別する．先天性（近視）では，FAF，FA，IA で正常であることが多い．pachychoroid spectrum disease と関連するものは，OCT で脈絡膜が肥厚している．炎症性疾患と関連するものは，非活動期には OCT で脈絡膜が菲薄化し，活動期では肥厚する．特に新生血管の検出に，FA，IA，OCTA が有用である．

III 治療

先天性の脈絡膜陥凹に有効な治療はないが，後天性の脈絡膜陥凹には漿液性網膜剝離の治療を要する．新生血管が認められる症例に関しては，抗血管内皮増殖因子（vascular endothelial growth factor：VEGF）治療に対する反応性が比較的良く，脈絡膜陥凹が消失したという報告もある．

IV 患者への対応

無症状の症例においても，今後漿液性網膜剝離が生じる可能性を考慮し，定期的な経過観察が必要である．

（安藤良将）

2）ぶどう膜炎
①ぶどう膜炎の仕分け方

I ぶどう膜炎の仕分けとは

「ぶどう膜炎（uveitis）」は，狭義にはぶどう膜の炎症であるが，広義には「眼内すべての炎症」を指す．ぶどう膜炎のほとんどが眼疾患というよりは全身疾患である．ぶどう膜炎の初発症状はさまざまであるが，虹彩・毛様体といった前眼部に炎症の主座がある場合は，充血，眼痛，流涙，羞明，霧視などで始まる．一方，脈絡膜・網膜・視神経といった後眼部に炎症の主座がある場合は，視力低下，霧視，飛蚊症などで始まる．ぶどう膜炎の原因疾患は多種多様であり，コントロールが悪いと失明につながる．瞳孔閉鎖，続発緑内障，滲出性・牽引性網膜剝離，視神経萎縮などが最終的な失明原因である．視機能温存のためには，できるだけ速やかに「ぶどう膜炎の仕分け」を行い，原因にあわせた治療を行うことが求められる．

原因病態は大きく①感染症，②全身炎症疾患，③悪性疾患の3つである．初期から正確な診断を目指すことは大切であるが，現実的な仕分けとは，目の前のぶどう膜炎患者が3つの原因病態のどれかを見極めることであろう（図1）．

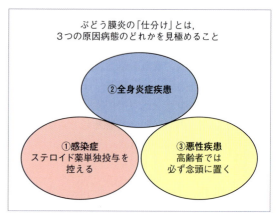

[図1] ぶどう膜炎の原因は大きく3つ
ぶどう膜炎は，眼疾患というよりは全身疾患である．原因病態は大きく①感染症，②全身炎症疾患，③悪性疾患の3つである．

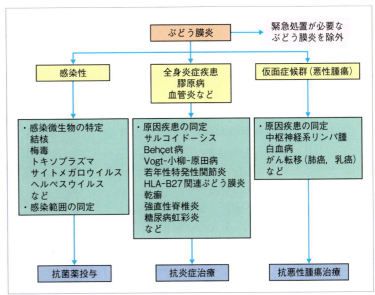

[図2] ぶどう膜炎の診療アルゴリズム
HLA：ヒト白血球抗原.

Ⅱ ぶどう膜炎を最初にみたら

ぶどう膜炎の診療アルゴリズムを図2に示す．

1 まず緊急処置が必要なぶどう膜炎を鑑別する

外来でぶどう膜炎をみたときに，まず考えるべきは緊急処置の有無である．ぶどう膜炎で緊急に処置・治療が必要な病態は，①閉塞隅角や膨隆虹彩があり眼圧が40mmHgを超えている場合，②急性網膜壊死，③転移性眼内炎の3つである（図3）[1]．これらは，当日中に何らかの処置をクリニック内で行うか，しかるべき診療施設に紹介する必要がある．

2 次に感染性ぶどう膜炎を除外する

緊急処置が必要ないことを確認したうえで，次に感染性と非感染性の見極めを行う．感染性ぶどう膜炎が疑われる症例にステロイド薬全身投与のみを行ってはならない．必ず抗菌薬・抗ウイルス薬と併用すべきである．感染症を見極めるポイントは，以下の2つである．

第一は，病変の偏側性である．ぶどう膜炎患者を診療する際には，炎症がひどい方の眼だけでなく，反対側の眼に（微細でもよいので）炎症所見があるかどうかに注意して見極めることが重要である．「両眼性ぶどう膜炎は内因性炎症性疾患に伴うことが多く，片眼性ぶどう膜炎は感染性ぶどう膜炎であることが多い」といわれる．全身炎症疾患が片眼性に発症するのは珍しいことであり，両眼に一度に感染巣が形成されるような眼感染症の頻度は圧倒的に低い．わが国の3大ぶどう膜炎とされてきたVogt-小柳-原田病，サルコイドーシス，Behçet病はいずれも全身疾患であり，ほとんどが両眼性である．一方，結核性ぶどう膜炎，急性網膜壊死，ヘルペス虹彩毛様体炎，眼トキソプラズマ症，眼トキソカラ症，ヒトT細胞白血病ウイルス1型（human T-cell leukemia virus type 1：HTLV-1）関連ぶどう膜炎などの代表的な感染性ぶどう膜炎は，片眼性であることが多い（図4a）．もちろん，多くの例外が存在することも知っておかねばならないが，昔からいわれてきた指針であるにもかかわらず，今なお診療の助けになる．

第二のポイントは，病巣として数カ所に「まずフォーカスをつくり，それから広がっていく進展パターン」である．Vogt-小柳-原田病，サルコイドーシスなど，全身疾患に伴うぶどう膜炎は，最初から炎症の主座を特定できないいわゆる「汎ぶどう膜炎」で発症する．一方，感染性ぶどう膜炎は，数カ所にまずフォーカスをつくり，それから広がっていくパターンを示すことが多い（図

4b). 眼トキソプラズマ症の一例を図5に示す. 右黄斑上部に感染巣が2カ所存在する. 主病巣は網膜浮腫と炎症細胞浸潤のために網膜が白濁している. 視神経乳頭寄りの病巣は娘病巣の可能性がある. 本症例は片眼性で, 特定のフォーカスから病変が広がっていることから感染症を疑った. 血清抗トキソプラズマIgM抗体価が上昇しており, トリアムシノロン後部Tenon囊下注射に加えて, クリンダマイシン治療を行った. このように, 眼内に明らかなフォーカスを形成しているぶどう膜炎では感染症の可能性を考え, ステロイド薬の単独投与を行わない注意深さが必要である.

感染性ぶどう膜炎の診断には, ルーチンのぶどう膜炎検査項目に, 保険診療の範囲内の梅毒や各種ウイルス抗体価を加えておくのも有効である. また, 必要に応じて, 例えば結核やHTLV-1感染を念頭に置いた検査を追加する.

2016年の全国調査によると, 全初診ぶどう膜炎のうち, 16％が感染性ぶどう膜炎であり, 2.6％が仮面症候群であった(図6)[2]. つまり, 20％弱の症例は少なくとも慎重にステロイド治療を行うべき症例であるという事実を認識しておく必要がある.

3 ステロイド治療に反応しない場合は, 再び感染症を, 含めて悪性疾患を考える

ステロイド治療が始まった後も, 治療に反応しない場合はもとに戻って考え直すことが大切である. ステロイド薬に反応が悪い場合とは, ①そもそもステロイド薬投与で消炎されない場合と, ②いったんは消炎されるが, テーパリングすると再燃する場合の2つである. いずれも感染症または悪性疾患(仮面症候群)の可能性が高く, 多くの場合に眼内液検査(PCR検査, サイトカイン検査, 抗体価測定, 病理検査など)が必要になるために, 専門施設に紹介すべき症例となる. 特に患者が高齢者であれば, 悪性疾患を念頭に置く. 高齢化の進展とともに, 仮面症候群は経年調査の度に増加している. 仮面症候群の診断には眼内検体検査が必須であり, ただみているだけでは診断がつかない.

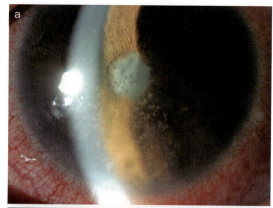
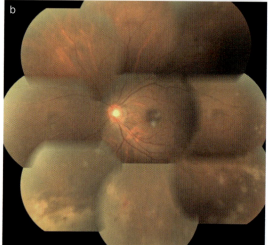
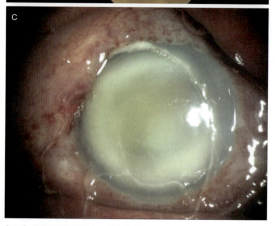

[図3] 緊急処置が必要なぶどう膜炎
①閉塞隅角や膨隆虹彩(a), ②急性網膜壊死(b), ③転移性眼内炎(c)の3つは, 緊急性の高いぶどう膜炎である. 当日中に何らかの処置をクリニック内で行うか, しかるべき診療施設に紹介する必要がある. a：遷延型Vogt-小柳-原田病による膨隆虹彩. b：急性網膜壊死. c：表皮ぶどう球菌による内因性転移性眼内炎. (文献1)より)

[図4] 感染性ぶどう膜炎を疑うポイント
a：偏側性．感染症によるぶどう膜炎は片眼性が多く，全身炎疾患によるぶどう膜炎は両眼性であることが多い．b：病変の進展形式．感染性ぶどう膜炎は，数カ所にまずフォーカスをつくり，そこから広がっていく．HTLV-1：ヒトT細胞白血病ウイルス1型．

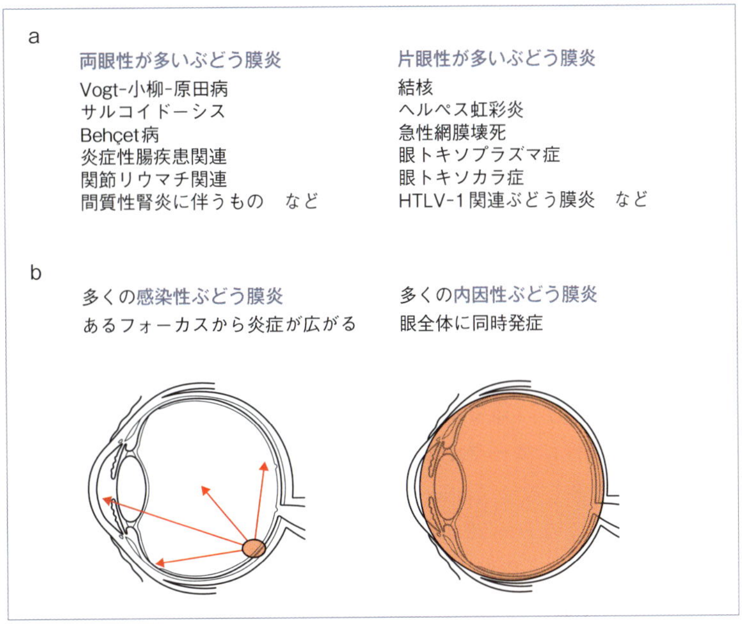

a

両眼性が多いぶどう膜炎
Vogt-小柳-原田病
サルコイドーシス
Behçet病
炎症性腸疾患関連
関節リウマチ関連
間質性腎炎に伴うもの　など

片眼性が多いぶどう膜炎
結核
ヘルペス虹彩炎
急性網膜壊死
眼トキソプラズマ症
眼トキソカラ症
HTLV-1関連ぶどう膜炎　など

b

多くの感染性ぶどう膜炎
あるフォーカスから炎症が広がる

多くの内因性ぶどう膜炎
眼全体に同時発症

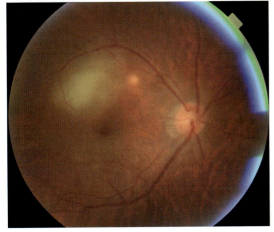

[図5] 眼トキソプラズマ症

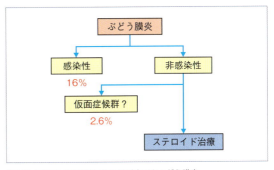

[図6] ステロイド薬投与前に鑑別すべきぶどう膜炎
（文献2）より作成）

文献
1) 園田康平：ぶどう膜炎治療の考え方．新篇眼科プラクティス8 ぶどう膜炎の心得，園田康平編，文光堂，159，2023
2) Sonoda KH, et al：Epidemiology of uveitis in Japan；a 2016 retrospective nationwide survey. Jpn J Ophthalmol 65：184-190, 2021

ガイドライン

ぶどう膜炎診療ガイドライン
（https://www.jois-hp.com/ガイドライン）

非感染性ぶどう膜炎に対するTNF阻害薬使用指針および安全対策マニュアル（改訂第2版，2019年版）
（https://www.nichigan.or.jp/member/journal/guideline/detail.html?itemid=317&dispmid=909）

（園田康平）

②サルコイドーシス

I 疾患の特徴

サルコイドーシス（sarcoidosis）は，全身臓器（肺，眼，皮膚，心臓，神経，筋など）に非乾酪性類上皮細胞肉芽腫をつくる疾患である．発症率は10万人あたり1人であり，男女比は1：1.7，平均発症年齢は約54歳である．男性は30歳代と60歳代の二峰性にピークがあるが，女性は50～60歳代が最も多くなっている．

眼病変は本症の50～70％程度にみられ，両眼性肉芽腫性汎ぶどう膜炎（図7, 8）を呈し，慢性の経過をとりやすい．ぶどう膜炎の原因疾患統計において最も多く，約1割を占めている．特徴的な6つの眼所見を表1[1]に示す．2所見以上あれば，サルコイドーシスによるぶどう膜炎を疑って全身検査（表2[1]）を行う．全身のいずれかの臓器で類上皮細胞肉芽腫が証明されれば組織診断群となり，肉芽腫が証明されない場合は眼，呼吸器，心臓のうち2臓器以上の病変があれば臨床診断群となる．予後は比較的良好であるが，合併する黄斑病変や続発緑内障により視機能予後が悪い場合もある．

II 鑑別の要点

主に肉芽腫性ぶどう膜炎が鑑別になる．

結核性ぶどう膜炎：眼所見は非常によく似ているが，閉塞性網膜静脈炎を呈し，網膜新生血管，網膜硝子体出血を生じやすい点で異なる．インターフェロンγ遊離試験が鑑別に役立つ．

ヘルペスぶどう膜炎：発症初期には鑑別が難しいことがあるが，網膜動脈炎を中心とした血管閉塞を生じる点，周辺部の白色壊死病変が円周状に進行する点で異なる．眼内液を用いる遺伝子検査や，抗体検査（Q値）で鑑別する．

HTLV-1関連ぶどう膜炎：血清抗ヒトT細胞白血病ウイルス1型（human T-cell leukemia virus type 1：HTLV-1）抗体検査により鑑別する．

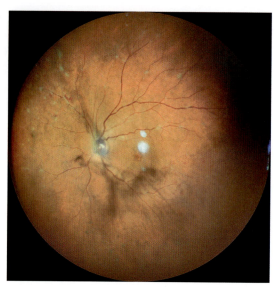

[図7] サルコイドーシスの眼底写真
出血を伴った網膜静脈周囲炎と血管周囲結節，網脈絡膜滲出斑がみられる．

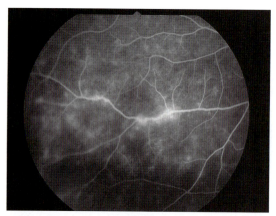

[図8] サルコイドーシスの蛍光眼底造影
網膜静脈周囲炎による血管壁染と蛍光色素漏出，血管周囲結節，周辺部の無灌流領域がみられる．

眼内悪性リンパ腫：濃厚な硝子体混濁を形成し，網膜静脈炎を呈する場合があり，鑑別が困難なことがある．ステロイド薬内服に反応しない場合は，硝子体生検や硝子体中サイトカイン測定を行うことで鑑別する．

III 治療

ステロイド薬（ベタメタゾン）と散瞳薬（トロピカミド・フェニレフリン）による点眼治療を行うが，不可逆性の視機能低下を起こしうる重篤な

[表1] サルコイドーシス眼病変を強く示唆する臨床所見

眼病変所見の6項目のうち2項目以上有する場合，眼病変を強く示唆する臨床所見ありとする．
①肉芽腫性前部ぶどう膜炎（豚脂様角膜後面沈着物，虹彩結節）
②隅角結節またはテント状周辺虹彩前癒着
③塊状硝子体混濁（雪玉状，数珠状）
④網膜血管周囲炎（主に静脈）および血管周囲結節（図7，8）
⑤多発するろう様網脈絡膜滲出斑または光凝固斑様の網脈絡膜萎縮病巣
⑥視神経乳頭肉芽腫または脈絡膜肉芽腫

（文献1）より）

[表2] 特徴的検査所見

①両側肺門縦隔リンパ節腫脹（BHL）
②血清アンジオテンシン変換酵素（ACE）活性高値または血清リゾチーム値高値
③血清可溶性インターロイキン-2受容体（可溶性IL-2R）高値
④^{67}Ga-クエン酸ガリウム（^{67}Ga citrate）シンチグラフィまたは^{18}F-フルオロデオキシグルコース（^{18}F-FDG）PETにおける著明な集積所見
⑤気管支肺胞洗浄検査でリンパ球比率上昇，CD4/CD8比が3.5を超えて上昇

（文献1）より）

眼所見に対しては，トリアムシノロン後部Tenon囊下注射またはプレドニゾロン内服を行う．内服の初期投与量は0.3～0.5mg/kg/日（重症例では1mg/kg/日）とし，眼病変の消退を確認しながら漸減する．投与は長期間にわたることも多いため，感染症，消化性潰瘍，糖尿病，骨粗鬆症などの副作用発現に注意する．ステロイド薬で炎症消退がみられない症例，または減量により再燃をきたし中止困難な症例では，アダリムマブの併用を検討してもよい．結核などの重篤な感染症の発症には十分な注意が必要である．

Ⅳ 患者への対応

慢性に経過する疾患のため，消炎しても再燃の可能性が常にある．自覚症状がなくても，定期的な眼科受診を続けてもらうことが大切である．血液検査，胸部画像検査，心電図検査も継続して行い，他臓器病変の増悪や新たな出現にも留意する．

文献
1）日本サルコイドーシス/肉芽腫性疾患学会編：Ⅱ章 診断基準と重症度分類，2 診断基準2023．サルコイドーシス診療の手引き2023，克誠堂出版，46-50，2023

（石原麻美）

③Vogt-小柳-原田病

Ⅰ 疾患の特徴

Vogt-小柳-原田病（Vogt-Koyanagi-Harada disease：VKH）は，メラニン細胞（メラノサイト）に対する自己免疫が原因となり発症する両眼性の非感染性ぶどう膜炎である．臨床症状は，前駆期，眼病期，回復期の3つに分けられる．眼症状は，眼病期には毛様充血，浅前房，漿液性網膜剝離（後極部，周辺部），網膜下の散在性白斑，視神経乳頭の発赤・腫脹，脈絡膜剝離がみられ，回復期には夕焼け眼底，視神経乳頭周囲の萎縮，周辺部の網脈絡膜萎縮斑，網膜色素上皮の集簇などがみられる．また，メラニン細胞は全身に存在することから全身症状を伴う．前駆期（眼症状発現の1～2週前）には，感冒様症状，頭痛，頭皮の感覚異常，頸部硬直，難聴，耳鳴りなどの症状がみられ，詳細な問診が診断に有用である．回復期には皮膚白斑，白髪，脱毛がみられる場合がある．

発症頻度は東洋人（モンゴロイド）で高く，日本では約15人/100万人とされる．好発年齢は40歳代という報告もあるが，小児から老年まで広い年代で発症する．性差はないか，あるいは女性にやや多いとされる．ヒト白血球抗原（human leukocyte antigen：HLA）との強い相関が知られており，日本人を含めモンゴロイドでは*HLA-DRB1*04:05*に90％以上の相関を示す．診断には2001年のVKH国際ワークショップによる診断基準[1]が用いられているが，2021年にStandardization of Uveitis Nomenclature（SUN）Working Groupによる分類基準[2]が発表され，急性期（early-stage）と回復期・晩期（late-stage）のそれぞれの基準が設けられた（表3）．いずれも，眼外傷，内眼手術の既往がないことを確認したうえで他のぶどう膜炎を除外し診断する．

[表3] Standardization of Uveitis Nomenclature (SUN) Working Group による Vogt-小柳-原田病（VKH）の分類基準（2021年）

【急性期 (early-stage)】
①または②がみられ，③を満たす
　①漿液性（滲出性）網膜剥離があり，かつ
　　・蛍光眼底造影検査（FA）で多発性の蛍光漏出
　　・OCT で隔壁を伴う漿液性剥離
　　　の両方，あるいはいずれかがみられる
　②汎ぶどう膜炎*1 と，以下の2つ以上の神経学的所見・症状*2 がみ
　　られる
　　　頭痛，耳鳴り，聴力障害，髄膜刺激症状，髄液細胞増多
　③発症前に眼外傷や網膜硝子体手術の既往がない
除外項目
　1．梅毒の血清検査が陽性である
　2．サルコイドーシスの所見（胸部画像で両側の肺門リンパ節腫脹，
　　または組織生検で非乾酪性肉芽腫を示す）がみられる

【回復期・晩期 (late-stage)】
①かつ，②と③の両方あるいはいずれかがみられる
　①VKH の既往がある
　②夕焼け眼底
　③ぶどう膜炎*3 と，以下の皮膚所見のうち1つ以上がみられる
　　　皮膚白斑，白髪，脱毛
除外項目
　1．梅毒の血清検査が陽性である
　2．サルコイドーシスの所見（胸部画像で両側の肺門リンパ節腫脹，
　　または組織生検で非乾酪性肉芽腫を示す）がみられる

*1 ぶどう膜炎は，眼所見・蛍光眼底造影検査（FA, IA）・OCT（特に EDI-OCT）で脈絡膜炎症所見がみられる．
*2 神経学的所見・症状の発現とぶどう膜炎の発症の間は，4週間以内であることが望ましい．
*3 慢性前部ぶどう膜炎，前部および中間部ぶどう膜炎，多巣性脈絡膜炎（Dalen-Fuchs 結節）を伴う汎ぶどう膜炎がみられる．
FA：フルオレセイン蛍光造影，IA：インドシアニングリーン蛍光造影，EDI-OCT：enhanced depth imaging-OCT．（文献2）より）

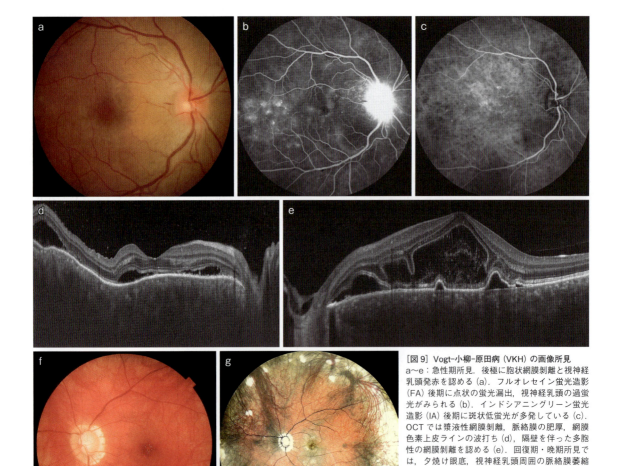

[図9] Vogt-小柳-原田病（VKH）の画像所見
a〜e：急性期所見．後極に胞状網膜剥離と視神経乳頭発赤を認める（a）．フルオレセイン蛍光造影（FA）後期に点状の蛍光漏出，視神経乳頭の過蛍光がみられる（b）．インドシアニングリーン蛍光造影（IA）後期に斑状低蛍光が多発している（c）．OCT では漿液性網膜剥離，脈絡膜の肥厚，網膜色素上皮ラインの波打ち（d），隔壁を伴った多胞性の網膜剥離を認める（e）．回復期・晩期所見では，夕焼け眼底，視神経乳頭周囲の脈絡膜萎縮（f），周辺部の網脈絡膜萎縮斑がみられる（g）．

II 鑑別の要点

眼科検査では，OCT（特に swept source-OCT や enhanced depth imaging-OCT）で観察される脈絡膜の肥厚・隔壁構造を伴う漿液性網膜剝離・網膜色素上皮ラインの波打ち，回復期の夕焼け眼底は VKH を強く疑う所見である（図9）．全身検査では，髄液検査での細胞増多，聴力検査での感音性難聴，HLA-DR4 陽性は，眼所見が非典型的な場合の鑑別に有用である．特に鑑別すべき疾患として，緑内障発作，多発性後極部網膜色素上皮症（multifocal posterior pigment epitheliopathy：MPPE），後部強膜炎，急性後部多発性斑状色素上皮症（acute posterior multifocal placoid pigment epitheliopathy：APMPPE）が挙げられる．いずれも典型的には片眼性が多い疾患であり，眼病変が両眼性か片眼性かも鑑別の参考になる．

III 治療

治療の中心はステロイド薬の全身投与である．ステロイドパルス療法，またはステロイド大量点滴法と，後療法としてのステロイド薬内服漸減療法に良好に反応し，一般的な視力予後も良好である．ステロイド薬の全身副作用が問題になる症例，再燃を繰り返す症例，遷延例では，免疫抑制薬や生物学的製剤を併用する（表4）[3]．また，白内障，緑内障などの眼合併症に対しては，状況に応じて外科的治療を行う．

IV 患者への対応

再発，遷延化がみられる疾患であるため，眼症状が軽快した後も治療の継続，検査が必要であることを理解してもらう．また，長期・大量のステロイド薬，免疫抑制薬，生物学的製剤の投与による眼および全身の副作用や合併症についても，投与前に十分に説明する．感染予防に関する患者指導として，手洗い・マスク・うがいの励行，人混みを避けること，インフルエンザワクチン接種（本人，同居家族），肺炎球菌ワクチン接種（主に高齢者）等を行う．

[表4] Vogt-小柳-原田病（VKH）の治療

初期，初発例	＜ステロイドパルス療法の場合＞ ・メチルプレドニゾロン1,000mg/日（点滴静注）3日間 ・後療法としてプレドニゾロン 0.8～1.0mg/kg/日を目安に開始 　30mgまでは約2週間ごとに5mgずつ減量 　20mgまでは3～4週間ごとに5mgずつ減量 　それ以降は4週間ごとに2～3mgずつさらにゆっくりと減量 ＜ステロイド大量点滴療法の場合＞ ・ベタメタゾン8～12mg/日（点滴静注）3日間，2mgずつ3日ごとに漸減，4mg/日，3日間で終了後，プレドニゾロン40mg/日（内服）へ切り替え，その後は上記のステロイドパルス療法と同様に漸減 ＜局所治療＞　前眼部炎症を認める場合はステロイド全身治療に追加 　ベタメタゾン点眼 1回1～2滴，1日3～4回，トロピカミド・フェニレフリン点眼 1回1～2滴，1日1回（夜）併用
再燃例	＜前眼部の再燃＞ 上記の局所治療に準じる．炎症の程度に応じて点眼回数を調整する ＜後眼部の再燃＞ ステロイド漸減中に漿液性網膜剝離を伴う脈絡膜の再肥厚を認めた場合 ①直前のプレドニゾロン投与量に戻してから，前回よりも減量スピードをさらに落として漸減 ②①に追加してシクロスポリンカプセル 1回3mg/kg，1日2回（朝・夕食後） ③（シクロスポリンの増量・維持が困難な場合，②に追加）アダリムマブ初回80mgを皮下注，1週後に40mgを皮下注，初回投与3週後以降は40mgを2週に1回皮下注
慢性，遷延例	プレドニゾロン0.6～0.8mg/kg/日を目安に開始，30mgまでは約2週間ごとに5mgずつ減量，30mg/日前後の時点でシクロスポリンを上記の用量で併用開始し，再燃の有無を確認しながらプレドニゾロンを漸減，シクロスポリンを継続投与 ＜高齢者でプレドニゾロン内服が困難な場合＞ トリアムシノロンのTenon囊下注射を行い，同時にシクロスポリン投与を開始

（文献3）より改変）

文献
1) Read RW, et al：Revised diagnostic criteria for Vogt-Koyanagi-Harada disease：report of an international committee on nomenclature. Am J Ophthalmol 131：647-652, 2001
2) The Standardization of Uveitis Nomenclature（SUN）Working Group：Classification criteria for Vogt-Koyanagi-Harada disease. Am J Ophthalmol 228：205-211, 2021
3) 慶野　博：Vogt-小柳-原田病．医事新報 5052：40-42, 2021

ぶどう膜炎診療ガイドライン
（https://www.jois-hp.com/ガイドライン）

非感染性ぶどう膜炎に対するTNF阻害薬使用指針および安全対策マニュアル（改訂第2版，2019年版）
（https://www.nichigan.or.jp/member/journal/guideline/detail.html?itemid=317&dispmid=909）

（中村友子）

④Behçet病

I 疾患の特徴

Behçet病（Behçet disease）ぶどう膜炎は，眼炎症発作を繰り返し生じるのが特徴である．発作時には充血，霧視，視力低下，飛蚊症，羞明などの自覚症状を訴える．非肉芽腫性ぶどう膜炎を呈し，前部・後部・汎ぶどう膜炎のいずれの場合もありうる．前眼部所見として，前房内炎症細胞，微細角膜後面沈着物，前房蓄膿などがみられる（図10）．フィブリン析出は少なく，前房蓄膿はサラサラしていて可動性があり，ニボーを形成する．後眼部所見として，網膜滲出斑が散在する網脈絡膜炎（図11）を呈し，ときに網膜出血を伴う．硝子体混濁もよくみられる．網膜滲出斑は，ほかのぶどう膜炎と比較して比較的速やか（1〜2週間程度）に消失するが，眼炎症発作を繰り返すことで網脈絡膜萎縮に至る．蛍光眼底造影検査では，シダ状蛍光漏出（図12）や視神経乳頭過蛍光などがみられる．

「厚生労働省ベーチェット病診断基準（2016年小改訂）」では，口腔粘膜の再発性アフタ性潰瘍，皮膚症状，眼症状，外陰部潰瘍の4つを主症状，変形や硬直を伴わない関節炎，精巣上体炎，回盲部潰瘍で代表される消化器病変，血管病変，中等度以上の中枢神経病変の5つを副症状とする．主症状がすべて出現すれば完全型Behçet病と診断する．不全型Behçet病は，3主症状，あるいは2主症状と2副症状，典型的眼症状とその他の1主症状あるいは2副症状が出現したものである．2016年度の全国調査では，Behçet病ぶどう膜炎はぶどう膜炎全体の4.2%を占め，原因疾患の第6位であった．好発年齢は30歳代で，ぶどう膜炎は男性の有病率が高い．

両眼性であることが多いが，片眼ずつ眼炎症発作がみられることも多い．血液検査では炎症反応指標の高値がみられるが，Behçet病に特異的ではない．ヒト白血球抗原（human leukocyte anti-

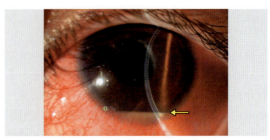

[図10] Behçet病の眼炎症発作時の前眼部写真
前房蓄膿がニボーを形成している（矢印）．微細角膜後面沈着物も認める．

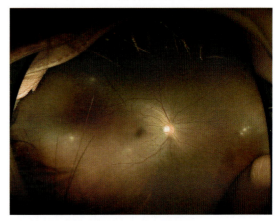

[図11] Behçet病の眼炎症発作時の広角眼底写真
網膜滲出斑が散在している．軽度の硝子体混濁も認める．

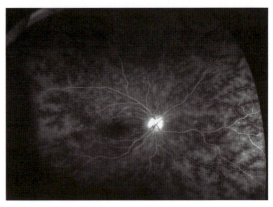

[図12] Behçet病のフルオレセイン蛍光造影
シダ状蛍光漏出を呈している．

gen：HLA）-B51陽性が約60%，HLA-A26陽性が約30%にみられるので，HLA検査結果は参考になる．遺伝的素因を背景に，さまざまな因子が関与して発症すると考えられている．

II 鑑別の要点

前房蓄膿をきたす疾患の鑑別診断としては，

HLA-B27関連ぶどう膜炎，乾癬性ぶどう膜炎，炎症性腸疾患に伴うぶどう膜炎，糖尿病虹彩炎，感染性ぶどう膜炎などが挙げられる．これらの疾患ではフィブリン析出を伴うことが多く，前房蓄膿の粘性が高い．眼底に網膜滲出斑をきたしている場合は，サルコイドーシスぶどう膜炎との鑑別が重要である．サルコイドーシスぶどう膜炎は豚脂様角膜後面沈着物や虹彩結節を認めることが多く，網膜滲出斑はすぐには消失せず，蛍光眼底造影検査では静脈周囲炎を認めることが多い．また，Behçet病では前述の全身症状を伴うので問診・視診が重要である．

III 治療

眼炎症発作時の治療と眼炎症発作抑制の治療に分けられる．眼炎症発作時は，ステロイド薬点眼，散瞳薬点眼（虹彩後癒着予防），ステロイド薬眼局所注射などを行う．眼炎症発作抑制のために，コルヒチン内服，シクロスポリン内服，腫瘍壊死因子（tumor necrosis factor：TNF）阻害薬であるインフリキシマブ点滴，アダリムマブ皮下注射などが行われるが，視機能低下リスクや臨床的寛解を得られているかどうかで治療方法を決めていく．治療効果の評価には，眼炎症発作回数やBehçet's disease ocular attack score 24（BOS24）などが用いられる．BOS24は1回ごとの眼炎症発作の重症度をスコア化したものである．

IV 患者への対応

難病指定されている全身疾患であるため，眼科でBehçet病ぶどう膜炎が疑われた際は，膠原病内科などでの精査が必要である．眼炎症発作時に治療を行うだけではなく，次の発作を抑制することが視機能の維持には重要である．

ガイドライン
ベーチェット病診療ガイドライン2020
(https://minds.jcqhc.or.jp/summary/c00561/)

（田中理恵）

⑤急性網膜壊死（ARN）

I 疾患の特徴

急性網膜壊死（acute retinal necrosis：ARN）は，単純ヘルペスウイルス，水痘帯状疱疹ウイルスによる感染性ぶどう膜炎である．片眼性の肉芽腫性汎ぶどう膜炎を呈し，豚脂様角膜後面沈着物を伴う虹彩毛様体炎，毛様充血，眼圧上昇，硝子体混濁，視神経乳頭発赤がみられ，黄白色調を呈する複数の顆粒状網膜病変が進行に伴い癒合・拡大し，円周方向に進行するのが本疾患の特徴である（**図13**）．ウイルス性網膜炎の特徴である動脈を主体とした網膜血管炎もみられ，重症例では閉塞による血流途絶が生じる．「網膜壊死」と称される病変は，ウイルス感染，炎症反応による組織障害，浮腫，血流障害による虚血など，複数の病態によるものと考えられる．

時間経過により網膜病変は萎縮・変性し，菲薄化するとともに，後部硝子体剝離の進行に伴って容易に網膜裂孔を形成し，晩期合併症である網膜剝離が生じる．視神経乳頭は病勢の鎮静化に伴い発赤・腫脹が改善するが，長期的には視神経萎縮に至り，視力予後不良の原因となる．

II 鑑別の要点

ウイルス性ぶどう膜炎・網膜炎は，眼所見の特徴，患者背景から，ある程度の病原体の推測は可能である（**表5**）．しかし，発症初期の所見は類似しており，眼内液を用いたPCR法による原因ウイルスの証明が重要である．

III 治療

抗ウイルス薬に加え，炎症反応による組織障害を防ぐために副腎皮質ステロイド薬を併用する．初期治療はアシクロビル10mg/kg/日を8時間ごとに点滴静注し，プレドニゾロン40mg/日を投与する．点眼は0.1%ベタメタゾンを6〜8回/日，トロピカミド・フェニレフリンと1%アトロピン

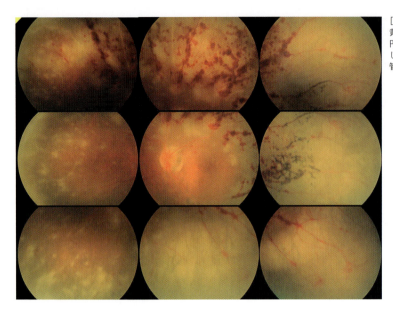

[図13] 急性網膜壊死（ARN）の眼底所見
黄白色の顆粒状・斑状網膜病変は癒合・拡大し、円周方向に進行する．視神経乳頭は発赤・腫脹し、動脈を主体とする閉塞性網膜血管炎、網膜血管に沿った出血が認められる．

[表5] ウイルス性ぶどう膜炎・網膜炎の鑑別

	急性網膜壊死（ARN）	進行性網膜外層壊死（PORN）	サイトメガロウイルス網膜炎
原因ウイルス	HSV または VZV	VZV	CMV
片眼・両眼	片眼 後に僚眼の発症もある	両眼	片眼または両眼
免疫状態	健常	免疫不全	免疫不全
前眼部炎症	強い	ごくわずか，または軽度	ごくわずか
硝子体混濁	中等度以上	軽度	軽度 免疫能回復期に増悪
網膜病変	網膜全層の斑状・顆粒状病変が癒合し円周方向に拡大	網膜外層の斑状・顆粒状病変が癒合し後極方向に拡大	①周辺部網膜の顆粒状病変 ②後極部血管に沿った出血・浮腫を伴う黄白色病変
網膜血管炎	動脈主体の網膜血管炎	ほとんどない	動脈主体の血管炎
進行速度	速い	非常に速い	比較的緩慢
抗ウイルス薬	ACV	ACV・GCV・FOS のうち 2 剤	GCV または FOS
視力予後	不良	きわめて不良	基礎疾患による

眼所見は、原因ウイルス、患者の免疫状態によって特徴が異なる．HSV：単純ヘルペスウイルス，VZV：水痘帯状疱疹ウイルス，CMV：サイトメガロウイルス，ACV：アシクロビル，GCV：ガンシクロビル，FOS：ホスカルネット．

で瞳孔管理を行う．これらは病勢に応じて漸減する．

網膜剥離には硝子体手術を行うが、網膜組織が脆弱で周辺部処理が十分にできない可能性が高い．シリコーンオイルタンポナーデを原則とし、強膜内陥術（強膜バックリング）の併施も考慮する．また、網膜剥離発症前に「予防的硝子体手術」を行うことで網膜病変が消退する症例は散見されるが、有効性について一定の見解はない．

IV 患者への対応

診断および治療方法はある程度整備されたとはいえ、視力予後は不良である．必要な検査・治療を手際よく進めつつ、病状については患者心理に配慮しつつ説明が必要となる．僚眼に発症する可能性、その場合の早期発見・治療がきわめて重要となることも強調したい．

⑥進行性網膜外層壊死（PORN）

I 疾患の特徴

進行性網膜外層壊死（progressive outer retinal necrosis：PORN）は，免疫不全症患者に生じる水痘帯状疱疹ウイルスによる感染性網膜炎である．多くの場合は両眼性で，免疫健常者における急性網膜壊死と異なり，前房内炎症は軽度で硝子体混濁も少なく，ウイルス感染に対する免疫応答の機能不全が推測される．網膜には，黄白色の顆粒状病変が多発性に出現し（図14a），これらが癒合・拡大して（図14b），急速に後極部に進行する（図14c）．網膜外層が病変の主座で，網膜血管炎も少ない．黄斑部周囲に網膜病変が進行するとcherry-red spot（桜実紅斑）様の所見（図14d）を呈し，この段階では網膜全層に病変が及ぶ．最終的には急性網膜壊死と同様に萎縮・変性し，網膜組織構造の消失に至る．

II 鑑別の要点

全身的な基礎疾患の確認が鍵となる．免疫不全状態であることが判明すれば，眼内の炎症反応が少ないことで急性網膜壊死との鑑別が可能である．サイトメガロウイルス網膜炎との鑑別は，網膜血管炎の有無と抗原血症の確認により可能であるが，眼内液を用いたPCR法で確定診断する．

III 治療

抗ウイルス薬の全身投与を行う．アシクロビル単独では無効とされ，ガンシクロビルまたはホスカルネットとの併用が推奨され，硝子体内注射も考慮する．

IV 患者への対応

視力予後はきわめて不良で，2/3の発症眼で光覚を失う．基礎疾患を管理する診療科と連携しながら迅速な診断・治療に努め，社会的失明を防ぐために最善を尽くすべき疾患である．

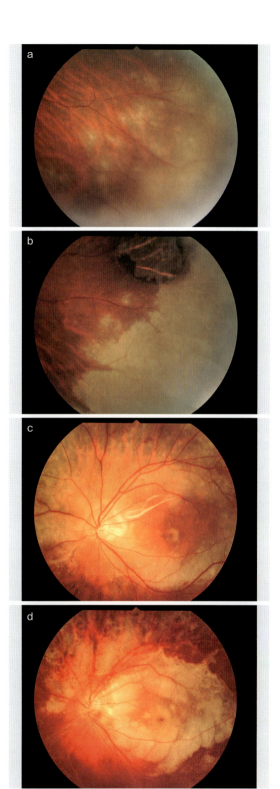

[図14] 進行性網膜外層壊死（PORN）の臨床経過
a：初診時．周辺部網膜に黄白色顆粒状・斑状の網膜病変が散在する．
b：5日後．初診時の病変は急速に癒合・拡大し，さらに進行している．c：4週間後．網膜病変は急速に後極部に進行した．d：6週間後．黄斑周囲にまで網膜病変が進行し，cherry-red spot様の所見を呈する．

⑦ HTLV-1 関連ぶどう膜炎

Ⅰ 疾患の特徴

ヒトT細胞白血病ウイルス1型（human T-cell leukemia virus type 1：HTLV-1）は，成人T細胞白血病リンパ腫（adult T-cell leukemia/lymphoma：ATLL）の原因であるが，ATLLを発症せずにT細胞に持続感染してウイルスキャリアになることが知られている．HTLV-1 関連ぶどう膜炎（HTLV-1-associated uveitis）は，HTLV-1感染T細胞から産生されるサイトカインにより生じるぶどう膜炎である．HTLV-1キャリアは西日本，特に南九州地方に多いという地理的分布を示す．女性，片眼性の症例がやや多い．軽度〜中等度の前眼部炎症，硝子体混濁を示し，硝子体混濁はベール状，膜状，微塵状，顆粒状（図15）を呈するが，ときに濃厚な混濁を生じる（図16a）．網膜血管炎がみられることがあり，フルオレセイン蛍光造影では血管壁から漏出が確認される（図16b）．通常，網膜出血や滲出斑はみられない．

Ⅱ 鑑別の要点

血清中抗HTLV-1抗体陽性を確認し，既知のぶどう膜炎を除外できれば診断となる．眼所見が類似するサルコイドーシスは鑑別に最も慎重を要する．

Ⅲ 治療

副腎皮質ステロイド薬にはよく反応し，前眼部炎症には0.1％ベタメタゾン点眼，硝子体混濁と網膜血管炎にはプレドニゾロンを30 mg/日程度から開始し，所見に応じて漸減する．3割程度で再発がみられるが，概して視力予後は良好である．

Ⅳ 患者への対応

HTLV-1感染の告知の際は，十分に注意が必要である．感染経路（母子感染，血液感染，性行為による感染），通常の日常生活では他者に感染することはないこと，ATLの発症はきわめて少

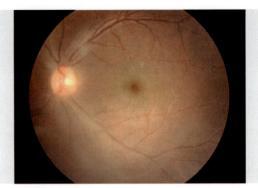

[図15] HTLV-1 関連ぶどう膜炎の眼底所見
ベール状の淡い硝子体混濁が全体的にみられ，網膜動脈壁に沿って顆粒状の混濁が散見される．

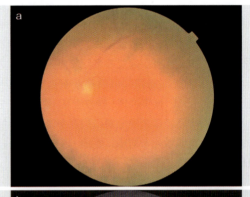

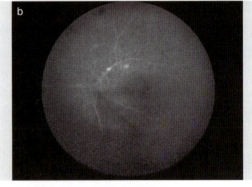

[図16] HTLV-1 関連ぶどう膜炎の網膜血管炎
a：カラー眼底所見．濃厚な硝子体混濁により，眼底の透見性が低下している．b：網膜血管炎．フルオレセイン蛍光造影検査では血管壁から漏出が確認される．（東京医科歯科大学眼科 鴨居功樹先生のご厚意による）

ないこと（1,000人あたり1人程度）を説明する．原則としてまずは患者本人に告知し，了解が得られれば家族にも説明を行う．ATLの早期発見のため，定期的な内科受診も勧めるべきである．

⑧サイトメガロウイルス網膜炎

Ⅰ 疾患の特徴

サイトメガロウイルス網膜炎（cytomegalovirus retinitis）は，眼科領域の代表的な日和見感染症である．後天性免疫不全症候群，白血病に対する幹細胞移植，悪性腫瘍，膠原病などで潜伏するサイトメガロウイルス（cytomegalovirus：CMV）が再活性化することで発症する．前眼部炎症，硝子体混濁は軽度である．眼底所見は，白色顆粒状の滲出斑が集積する周辺部顆粒型（**図17a**）と，後極部の網膜血管に沿って網膜出血と黄白色滲出斑を生じる後極部血管炎型（**図17b**）に大別される．病変は隣接する網膜組織に拡大し，治療に抵抗する場合は黄斑変性，視神経萎縮により失明に至る．

一方，高齢，糖尿病の既往，副腎皮質ステロイド薬使用など，軽度の免疫能低下が疑われる患者において，中等度の炎症反応，限局性顆粒状網膜病変，閉塞性網膜血管炎を特徴とする「慢性網膜壊死」という疾患概念が報告されている．ウイルス性ぶどう膜炎・網膜炎の病態は，原因ウイルスと患者の免疫状態で臨床像が異なると考えられている（**図18**）．

Ⅱ 鑑別の要点

急性網膜壊死，進行性網膜外層壊死が鑑別となる（8-2）-「⑤急性網膜壊死（ARN）」の表5を参照）．本疾患では，発症に先行してCMVの再活性化がみられるため，CMV抗原血症検査（HRP-C7法）を行う．また，他臓器（肺，消化管，脳脊髄など）でCMV感染が判明すれば，本疾患が強く示唆される．眼局所での感染を直接的に確定するには，眼内液を用いたPCR法を施行する．

Ⅲ 治療

ガンシクロビル，そのプロドラッグであるバルガンシクロビル，ホスカルネットの全身投与を行

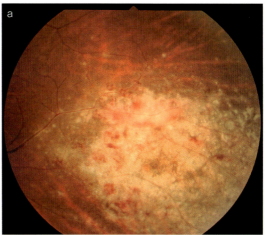
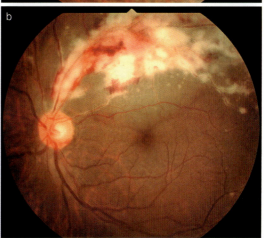

[図17] サイトメガロウイルス網膜炎
a：周辺部顆粒型．赤道部に白色顆粒状の滲出斑が集積している．網膜血管周囲炎，出血斑も存在する．b：後極部血管炎型．後極部の網膜血管に沿って網膜出血，黄白色滲出斑がみられ，病変における網膜浮腫も著明である．

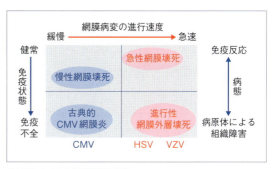

[図18] ウイルス性網膜炎の病態
原因ウイルス，患者の免疫状態により，網膜炎の病態，病変の進行速度に違いが生じる．CMV：サイトメガロウイルス，HSV：単純ヘルペスウイルス，VSV：水痘帯状疱疹ウイルス．

8. ぶどう膜　2) ぶどう膜炎

[表6] サイトメガロウイルス網膜炎に対する治療

薬剤	投与方法	初期治療	維持治療
ガンシクロビル	点滴静注	5mg/kg，1日2回，2〜3週間	5mg/kg，1日1回
バルガンシクロビル	内服	900mg，1日2回，2〜3週間	900mg，1日1回
ホスカルネット	点滴静注	90mg/kg，1日2回，または60mg/kg，1日3回，2〜3週間	90〜120mg/kg，1日1回

各抗ウイルス薬は，初期治療を2〜3週間行った後，網膜炎の臨床所見を確認しながら維持治療を継続する．病変の吸収が確認できれば維持治療を終了し，再燃徴候に注意しながら慎重に経過観察を行う．

う（**表6**）．病変が黄斑部近傍にある場合は，補助的に硝子体内注射（ガンシクロビル 2mg/0.1mL またはホスカルネット 2.4mg/0.1mL）を併用する．

Ⅳ　患者への対応

免疫状態の改善，すなわち基礎疾患の治療成績が視力予後にも影響する．当該診療科と情報を共有し，治療についても統一した方針で説明を行うことが重要である．

（川口龍史）

⑨ヘルペス虹彩毛様体炎

Ⅰ　疾患の特徴

ヘルペス虹彩毛様体炎（herpetic iridocyclitis）は，三叉神経節に潜伏感染している単純ヘルペスウイルス（herpes simplex virus：HSV）や，水痘帯状疱疹ウイルス（varicella-zoster virus：VZV）が，ストレス，感冒，老化，免疫力低下などを契機に再活性化することで発症する．通常は片眼性に発症し，充血，角膜浮腫，豚脂様角膜後面沈着物，高度な前房炎症を認める．角膜後面沈着物は，発症早期には均一な大きさの豚脂様沈着物を角膜全体に認め，時間が経つと虹彩色素を伴う（**図19a，b**）．眼圧上昇を伴うことも多く，炎症やウイルスの線維柱帯への感染などが原因と考えられている．慢性期には扇状，分節状の虹彩萎縮や，麻痺性散瞳を伴う症例もある（**図19c**）．

Ⅱ　鑑別の要点（**表7**）

VZV虹彩毛様体炎は外眼筋麻痺や眼部帯状ヘルペスに合併することも多く，HSV虹彩毛様体炎との鑑別の参考になるが，眼所見のみで両疾患を鑑別することは難しく，最終的には眼内液PCR検査でHSV DNAまたはVZV DNAを検出することで確定診断する．

Ⅲ　治療

抗ウイルス薬治療，ステロイド薬点眼による抗炎症治療，瞳孔管理を併せて行う．抗ウイルス薬としてアシクロビル（ゾビラックス®）軟膏やバラシクロビル（バルトレックス®）内服を行う．

Ⅳ　患者への対応

早期に治療を中止すると再燃しやすいため，抗ウイルス薬はゆっくり減量する．

⑩サイトメガロウイルス虹彩毛様体炎

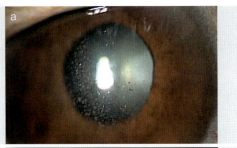
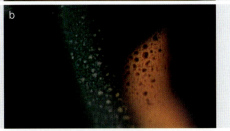
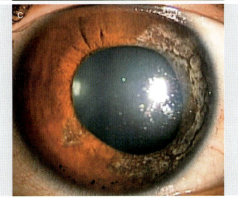

[図19] 水痘帯状疱疹ヘルペスウイルス (VZV) 虹彩毛様体炎
30歳, 女性. 左眼の充血, 霧視を自覚し眼科受診. 高眼圧を伴う前眼部炎症を認めた. 房水 PCR 検査で VZV DNA を検出した. a, b: 豚脂様角膜後面沈着物を認め, 一部に虹彩色素を伴う. c: 発症から3カ月後の虹彩. 分節状の萎縮を認める.

[表7] 虹彩毛様体炎の鑑別のポイント

	発症様式	角膜後面沈着物	虹彩萎縮	その他の鑑別ポイント
HSV虹彩毛様体炎	急性	豚脂様, 時間が経つと虹彩色素を伴う	扇状, 分節状	―
VZV虹彩毛様体炎				眼部帯状ヘルペスに続発することが多い
CMV虹彩毛様体炎	発作性, 再発性	白色, 小型	びまん性	健眼と比較し, 隅角の色素脱失を認めることが多い
Posner-Schlossman症候群				
Fuchs虹彩異色性虹彩毛様体炎	慢性, 持続性			白内障を合併する

HSV: 単純ヘルペスウイルス, VZV: 水痘帯状疱疹ウイルス, CMV: サイトメガロウイルス.

I 疾患の特徴

サイトメガロウイルス虹彩毛様体炎 (cytomegalovirus (CMV) iridocyclitis) は, 高度免疫能低下状態で発症する CMV 網膜炎とは異なり, 明らかな免疫能低下のない健常人にも生じる疾患である. 通常は片眼性に発症し, 繰り返す眼圧上昇, 角膜後面沈着物, 軽度の虹彩毛様体炎を特徴とする. 角膜後面沈着物は白色で小型である (図20a). 角膜内皮炎を合併することもある. なかには慢性期にびまん性の虹彩萎縮や隅角の色素脱失を認める症例もある (図20b~e). 再燃しやすく, 適切な治療を行わなければ炎症, 眼圧上昇を繰り返し, 続発緑内障に至ることも多い. 臨床所見と併せ, 眼内液 PCR 検査で CMV DNA を検出することで確定診断する.

II 鑑別の要点

8-2)-「⑨ヘルペス虹彩毛様体炎」の表7を参照.

III 治療

確立された治療法はないが, 抗ウイルス薬の全身または局所投与とステロイド薬点眼による抗炎症薬治療を併せて行う. 抗ウイルス薬の全身投与として, バルガンシクロビル内服やガンシクロビル点滴静注がある. 局所治療としてはガンシクロビル硝子体内注射や点眼を行うが, 保険適用外であるため, 施設の倫理委員会の承認を得たうえで使用する必要がある. 炎症に応じてステロイド薬点眼を併用するが, ステロイドによる眼圧上昇に注意する.

IV 患者への対応

抗ウイルス薬の中止により高率に再燃するため, 点眼治療を継続する.

⑪Posner-Schlossman症候群

I 疾患の特徴

Posner-Schlossman症候群(Posner-Schlossman syndrome：PSS)は，通常は片眼性で，発作性，一過性の眼圧上昇，角膜後面沈着物，虹彩毛様体炎を繰り返すことを特徴とし，20～50歳代に好発する疾患である．角膜後面沈着物は白色で小型である(図21a)．前房炎症は軽微であり，虹彩後癒着がみられることはないが，病歴の長い症例ではびまん性の虹彩萎縮に至ることがある．患眼の隅角には色素脱失を認めることが多い(図21b, c)．また，発作時の眼圧は40～60mmHgにも及び，眼発作を繰り返すことで長期的に続発緑内障を合併することもある．確立された診断基準はなく，病因も不明な点が多いが，近年の房水PCR検査の普及により，PSSと診断された症例のなかにはCMVが関与するものがあることが報告されている．

II 鑑別の要点

サイトメガロウイルス(cytomegalovirus：CMV)虹彩毛様体炎と眼所見が類似しているため，PSSを疑った際にはCMVの関与を念頭に置き，積極的に眼内液PCR検査を行う(8-2)-「⑨ヘルペス虹彩毛様体炎」の表7を参照)．

III 治療

発作時には，ステロイド薬点眼による消炎と眼圧下降薬の点眼や内服による眼圧コントロールを行う．寛解期には治療を中止できる．

IV 患者への対応

治療で一度寛解した後も眼発作を繰り返しやすいため，定期的な診察が必要である．

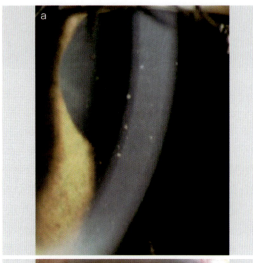
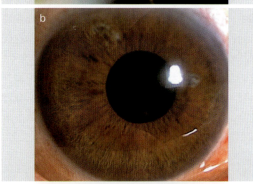
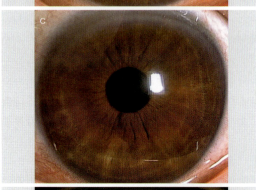
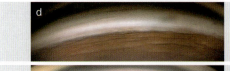
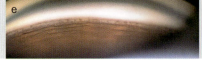

[図20] サイトメガロウイルス(CMV)虹彩毛様体炎
72歳，女性．15年前より右眼の眼圧上昇を伴う虹彩毛様体炎を繰り返していた．房水PCR検査でCMV DNAを検出した．a：白色，小型の角膜後面沈着物を認める．b～e：患眼(b, d)，健眼(c, e)の虹彩・隅角所見．患眼は健眼に比べびまん性の虹彩萎縮(b, c)と隅角の色素脱失(d, e)を認める．

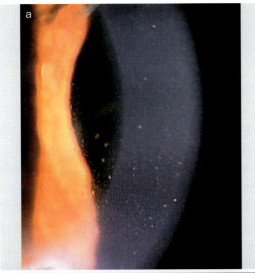
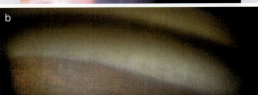
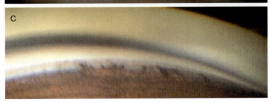

[図21] Posner-Schlossman症候群（PSS）
49歳，女性．10年前より左眼の眼圧上昇を伴う虹彩毛様体炎を繰り返していた．房水PCR検査でCMV DNAは陰性であった．a：白色，小型の角膜後面沈着物を認める．b，c：患眼（b），健眼（c）の隅角所見．患眼は健眼よりも色素脱失を認める．

⑫ Fuchs虹彩異色性虹彩毛様体炎

I 疾患の特徴

Fuchs虹彩異色性虹彩毛様体炎（Fuchs heterochromic iridocyclitis）は，虹彩異色（虹彩萎縮），虹彩毛様体炎，白内障を3主徴とする非感染性ぶどう膜炎であり，慢性に経過する．20～40歳代に好発し，90％以上は片眼性である．角膜後面沈着物は白色，小型である（図22a）．前房内炎症は軽度であり，虹彩後癒着はみられないが，しばしば虹彩結節を認める．また，長期的に虹彩はびまん性に萎縮する（図22b，c）．一部の症例では隅角に新生血管を認め，前房穿刺の際に前房出血を生じることがあり，これをAmsler徴候という．

II 鑑別の要点

8-2)-「⑨ヘルペス虹彩毛様体炎」の表7を参照．

III 治療

慢性の経過をたどるが，炎症は軽度で自然寛解傾向もあること，またステロイド薬点眼は無効であることから，原則として無治療で経過観察する．漫然とステロイド薬点眼を行うと続発緑内障を合併する可能性もあるため，必要以上の治療は行わない．白内障の進行を認めた際には手術を検討する．

IV 患者への対応

原則として無治療でよいが，定期的に診察する．

（白根茉利子）

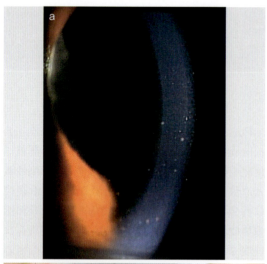
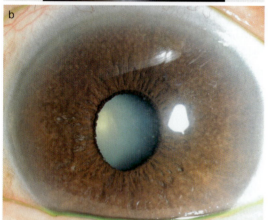
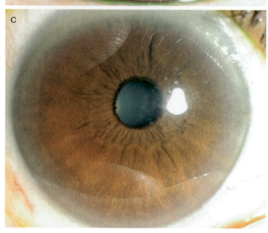

[図22] Fuchs 虹彩異色性虹彩毛様体炎
83歳, 女性. 40歳頃から左眼の高眼圧, 虹彩毛様体炎が持続していた. a：白色, 小型の角膜後面沈着物を認める. b, c：患眼 (b), 健眼 (c) の虹彩所見. 患眼は健眼に比べびまん性の虹彩萎縮を認める.

⑬結核性ぶどう膜炎

I 疾患の特徴

結核性ぶどう膜炎 (tuberculous uveitis) は, 結核菌の血行性播種あるいはそのアレルギーによって起こる感染性ぶどう膜炎である. 典型的には片眼性肉芽腫性汎ぶどう膜炎の所見を示すが, その所見はさまざまであり, ぶどう膜炎の鑑別時には必ず本症を考慮する. 結核と診断された症例の約1.4%に眼病変を合併するとされ, 臨床所見・検査所見から総合的に診断を行う必要がある. 全身検査では胸部X線・胸部CTによる胸部病変, ツベルクリン反応強陽性, T-スポット®.TB試験陽性などがみられ診断に有用である. ぶどう膜炎は3つのタイプに分類されるが, 抗結核治療とステロイド治療の併用を行う方針は同様である.

1 脈絡膜粟粒結核

結核菌の直接侵襲によるもので, 通常は両眼性で網膜色素上皮下に1/3〜1/2乳頭径の小斑点を認める. ぶどう膜炎症状は通常軽微である.

2 脈絡膜結核腫

網脈絡膜に隆起した肉芽腫性病変を形成するため, 眼内腫瘍やサルコイドーシスなどとの鑑別を要する.

3 血栓性網膜静脈炎

最も頻度が高く, その機序は結核菌そのものでなくアレルギー反応によるものであるため, ステロイド薬が奏効する. 周辺部網膜の血栓性静脈炎により無灌流領域が生じ, 新生血管を生じると硝子体出血の原因となる.

II 鑑別の要点

眼底検査やフルオレセイン蛍光造影検査などでは, 肉芽腫性炎症, 閉塞性静脈炎の所見を呈するため, サルコイドーシスと多くの類似性を有している (図23). 次いで梅毒, ヘルペスぶどう膜炎が鑑別として重要であり, これらの鑑別時には眼内液の網羅的PCR法が有用であるが, 眼内液か

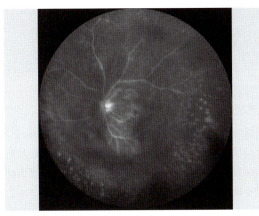

[図23] 結核性ぶどう膜炎のフルオレセイン蛍光造影
サルコイドーシス類似の結節性静脈炎，閉塞性静脈炎がみられる．

ら直接結核菌を証明することは困難な場合が多い．

III 治療

　全身治療としては内科主導での抗結核療法が必要であり，排菌のない結核と診断した場合も予防的に投与が検討される．通常，イソニアジド（INH），リファンピシン（RFP），エタンブトール（EB），ピラジナミド（PZA）のうち数剤を組み合わせて6カ月以上継続する必要がある．前部ぶどう膜炎にはステロイド薬点眼，強い血管炎や黄斑浮腫の合併例にはステロイド薬の内服やTenon嚢下注射を行うが，抗結核療法との併用が望ましい．閉塞性血管炎に対しては，網膜光凝固術や硝子体手術を施行する．

IV 患者への対応

　活動性結核については，周囲への感染予防を念頭に，全身管理を含めた厳重な管理が必要である旨を内科医と協力して説明する．抗結核薬投与やステロイド局所治療，網膜光凝固術，硝子体手術の際には，それぞれの合併症について理解を得たうえで慎重に行う．ヒト免疫不全ウイルス（human immunodeficiency virus：HIV）感染症合併例も多く，プライバシーに配慮した対応が望ましい．

ガイドライン
ぶどう膜炎診療ガイドライン
（https://www.jois-hp.com/ガイドライン）

⑭梅毒性ぶどう膜炎

I 疾患の特徴

　梅毒性ぶどう膜炎（syphilitic uveitis）は，梅毒トレポネーマによる感染性肉芽腫性ぶどう膜炎であり，眼所見も多彩なため眼科検査のみでは診断困難である．わが国においても性感染症としての梅毒感染者数は増加傾向にあり，いかなるぶどう膜炎に遭遇したときでもルーチンに梅毒血清反応検査を施行すべきである．先天眼梅毒では虹彩炎，網脈絡膜炎，角膜実質炎，涙嚢炎などが，後天眼梅毒ではぶどう膜炎，角膜実質炎，強膜炎，視神経炎，眼瞼ゴム腫などがみられる．眼外所見としてバラ疹（爪甲大の淡紅色斑），丘疹性梅毒（小豆大の硬い丘疹），膿疱性梅毒（丘疹から膿疱に変化したもの），扁平コンジローマ（浸潤性扁平隆起性丘疹），粘膜疹などがみられると同時に，発熱・リンパ節腫脹などが伴う．

　ぶどう膜炎の様式としては虹彩毛様体炎，硝子体混濁を伴う網脈絡膜炎，視神経乳頭炎，視神経炎も生じうる（図24）．約半数は両眼性であり，後極部から赤道部にかけての顆粒状や数乳頭径の黄白色滲出病変，動脈を主体とした網膜血管炎を生じる．黄斑部に円板状乳白色混濁病変を生じることもある．滲出病変は経過とともに消退するが，ときに色素沈着や瘢痕，血管の白線化や視神経萎縮を残すこともある．

II 鑑別の要点

　梅毒血清反応は，ぶどう膜炎のスクリーニング血液検査でルーチンに施行することが望ましい．カルジオリピン抗原を用いたserologic test for syphilis（STS）法や，トレポネーマ抗原を用いた*Treponema pallidum* hemagglutination assay（TPHA）法の定性定量検査を行う（表8）．定量検査でSTS 16倍以上，TPHA 1,280倍以上の結果が得られれば，活動性が高い．肉芽腫性ぶどう膜炎としてはサルコイドーシス，結核，ヘルペス

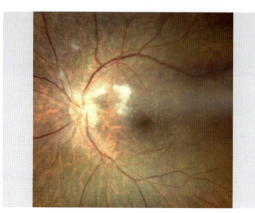

[図24] 梅毒による視神経炎

[表8] 梅毒定性試験の結果の解釈

STS	TPHA	結果の解釈
−	−	非梅毒
＋	−	生物学的偽陽性
＋	＋	活動性梅毒，または梅毒治療後の抗体保有者
−	＋	治癒後梅毒

STS：serologic test for syphilis，TPHA：*Treponema pallidum* hemagglutination assay．

ぶどう膜炎などが鑑別に挙がるが，その他の感染性ぶどう膜炎も考慮する．これらの鑑別には，眼内液網羅的 PCR 法が有用である．

III 治療

全身治療としてペニシリン系抗菌薬による駆梅療法を行う．駆梅の効果については，眼所見と STS の推移を参考にする．

IV 患者への対応

血液検査結果から偶発的に梅毒診断となることもあり，患者のプライバシーを考慮した問診が重要となる．皮膚症状がみられなくても皮膚科専門医へコンサルトし，ヒト免疫不全ウイルス（human immunodeficiency virus：HIV）重複感染例も多いため，場合によってはパートナーにも検査を受けるよう指示する必要がある．

ガイドライン

ぶどう膜炎診療ガイドライン
(https://www.jois-hp.com/ガイドライン)

⑮ 眼トキソプラズマ症・眼トキソカラ症

I 疾患の特徴

眼トキソプラズマ症（ocular toxoplasmosis）は，寄生性原虫（*Toxoplasma gondii*）の先天感染・後天感染により，網膜・脈絡膜に白色滲出病変や硝子体混濁を呈する感染性ぶどう膜炎である（図25）．先天性では両眼性で黄斑部付近に，後天性では片眼性で黄斑ないし周辺部に限局性に病変を生じる．診断時に利用される間接蛍光抗体法では，IgM 抗体は先天感染の再発時には検出されず，後天感染の初期に検出される．

眼トキソカラ症（ocular toxocariasis）は，イヌ回虫幼虫・ネコ回虫幼虫による線虫性の感染性ぶどう膜炎である（図26）．片眼性が多く，強い硝子体混濁および網膜剝離をきたす眼内炎型と，後極部に孤立性の白色隆起病巣や硝子体索状物がみられる後極部腫瘤型がある．

II 鑑別の要点

いずれも感染症であり，眼臨床像，フルオレセイン蛍光造影検査，血清学的検査，酵素抗体法，母親の家族歴や生肉食歴などから総合的に診断する．肉芽腫性ぶどう膜炎として梅毒や結核との鑑別が重要であり，可能であれば眼内液 PCR 法を用いて原虫・線虫の DNA が存在することを確認する．特に，網羅的な PCR を施行すると複数の感染性ぶどう膜炎を鑑別可能であり，有用である．

III 治療

眼トキソプラズマ症では，①スピラマイシン（1.2g/日，分4，4〜6週間を1クール），②クリンダマイシン（0.6〜1.2g/日，分4，4〜6週間を1クール）から選択し，効果があればそれぞれ1クール追加投与を行う．適応外としてのクリンダマイシンの硝子体内注射や，感染症治療を先行させたプレドニン 30〜60mg/日の内服漸減も考える．眼トキソカラ症ではプレドニゾロン 40mg/

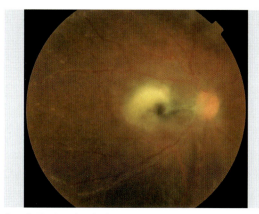
[図25] 眼トキソプラズマ症

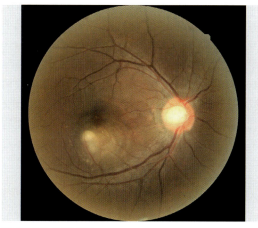
[図26] 眼トキソカラ症

日と駆虫薬（ジエチルカルバマジン）の内服を行うが，駆虫薬の効果は十分わかっていない．いずれも薬剤治療に反応しない場合や黄斑部に病変が及ぶ場合，濃厚な硝子体混濁例，牽引性網膜剥離を生じた例には硝子体手術が必要となる．

IV 患者への対応

妊婦への感染例では，産婦人科医と連携して診療を行う．生肉食歴がある場合には，加熱・冷凍処理を行うよう指導する．

ガイドライン
ぶどう膜炎診療ガイドライン
(https://www.jois-hp.com/ガイドライン)

⑯地図状脈絡膜炎

I 疾患の特徴

地図状脈絡膜炎（geographic choroiditis）は，30〜50歳代に発症する進行性の脈絡膜炎で，両眼性が多い．後極部網膜に黄灰色の病巣が出現する（図27）．数週〜数カ月で瘢痕化し，網膜色素上皮と脈絡毛細血管板が萎縮して脈絡膜血管が透見されるようになる．その後，辺縁部や離れた部位に再発病巣が出現し，虫食い状に病巣が拡大進行する．病巣は赤道部まで広範囲に及ぶこともある．中心窩の病変の程度で視力予後に差がみられる．フルオレセイン蛍光造影検査では発症後早期の脈絡膜背景蛍光の減弱を示し，後期に過蛍光を示す（図28a）．インドシアニングリーン蛍光造影検査では脈絡膜循環障害がみられ，早期から後期まで低蛍光となる（図28b）．前部ぶどう膜炎，硝子体炎，網膜血管炎，視神経乳頭炎，脈絡膜新生血管，視神経乳頭炎などを合併し，病型はさまざまである．

II 鑑別の要点

急性後部多発性斑状色素上皮症，結核，後部強膜炎，脈絡膜転移性腫瘍などが鑑別に挙げられる．感染性疾患を除外したうえで蛍光眼底造影検査をもとに診断を行う．

III 治療

全身治療として，副腎皮質ステロイド薬内服やシクロスポリンなどの免疫抑制薬投与を検討するが，無効例も多い．脈絡膜新生血管を生じた場合にはレーザー光凝固を，また適応外ではあるが抗血管内皮増殖因子（vascular endothelial growth factor：VEGF）薬の硝子体内注射を検討する．

IV 患者への対応

寛解と再燃を繰り返して長い経過をたどるため，安定している状態でも定期的な経過観察が必要であることを十分に説明する．ステロイド薬を

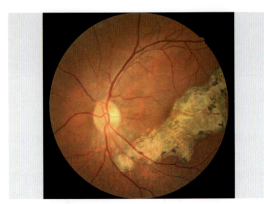

[図27] 地図状脈絡膜炎の眼底

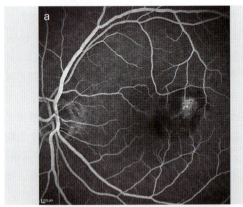

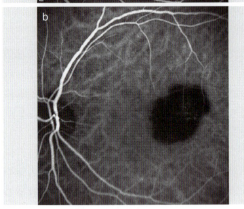

[図28] 地図状脈絡膜炎の蛍光眼底造影
a：フルオレセイン蛍光造影，b：インドシアニングリーン蛍光造影．

長期投与する場合には，眼合併症のみならず全身合併症にも留意をして他科との連携も行う．

  ぶどう膜炎診療ガイドライン
(https://www.jois-hp.com/ガイドライン)

⑰ バルトネラ視神経網膜炎（ネコひっかき病）

I 疾患の特徴

バルトネラ視神経網膜炎（Bartonella neuroretinitis）（ネコひっかき病（cat scratch disease））は，猫を終宿主とする Gram 陰性桿菌 Bartonella henselae による人獣共通感染症で，典型例では視神経乳頭の腫脹発赤，視神経に連続する網膜の Henle 線維層の浮腫を伴う視神経網膜炎を呈する（図29a）．OCT では，網膜浮腫内に炎症による沈着物が確認され，回復期に白色沈着物が黄斑部を中心として放射状にみられる星芒状白斑（macular star）を認める（図29b）．星芒状白斑は Henle 線維層の浮腫領域に一致して出現し，網膜剝離領域には一致しない．本症例に特異的な所見ではなく，他疾患においても視神経網膜炎を呈する症例ではしばしば確認される．問診では猫のみならず，犬や他のペット飼育歴や接触歴も確認する．

II 鑑別の要点

梅毒・結核などの感染症，サルコイドーシスなどの視神経網膜炎を呈する疾患と鑑別を要する．B. henselae の血清抗体価（IgG，IgM）測定を行う．

III 治療

無治療でも予後は比較的良好であるが，症例に応じてマクロライド系，テトラサイクリン系，ニューキノロン系などの広域抗菌薬投与を行う．高度の視神経炎を呈する症例には副腎皮質ステロイド薬内服や懸濁性ステロイド薬の Tenon 囊下注射による加療を併用する．

IV 患者への対応

人獣共通感染症であり，患者のみならず家族や接触のある人への感染の有無も確認する．

⑱若年性特発性関節炎関連ぶどう膜炎，若年性慢性虹彩毛様体炎

I 疾患の特徴

若年性特発性関節炎（juvenile idiopathic arthritis：JIA）は，16歳以下の小児にみられる関節炎の一種であり，病態や症状はさまざまである．しかし，JIA には合併症として小児前眼部ぶどう膜炎がみられ（図30），北米では10～20％あるいは38％と報告されるように，その発症率は高い[1,2]．JIA はぶどう膜炎による眼炎症が持続する期間が長く，小児慢性再発性ぶどう膜炎の実に約80％であり，そのなかでも中間部ぶどう膜炎は9％，後部ぶどう膜炎は1％，汎ぶどう膜炎は7％ほどであると報告されている[1,2]．

JIA 関連ぶどう膜炎（JIA-associated uveitis）の重症化には，発症年齢，病型，性別，罹病期間，血清抗核抗体陽性などの因子が関与することが考えられている．特に，ぶどう膜炎を合併する確率が高いのは，7歳以下で診断された小児や少関節型 JIA の患者であり，女児が多く報告され

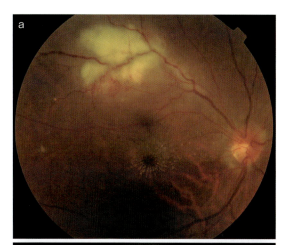

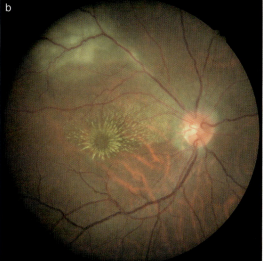

[図29] ネコひっかき病の眼底
a：感染のフォーカスとなる白斑，動脈炎・新生血管がみられる．b：回復期．網膜浮腫領域に一致して黄斑部に星芒状白斑がみられる．

ガイドライン　ぶどう膜炎診療ガイドライン
（https://www.jois-hp.com/ガイドライン）

（内　翔平）

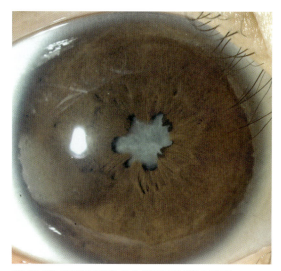

[図30] 若年性特発性関節炎（JIA）関連ぶどう膜炎の前眼部
12歳，女児．角膜に帯状角膜変性を認める．虹彩後癒着が著明で白内障も認める．

ている[3]．また，炎症が高度な場合には虹彩後癒着や黄斑浮腫などの合併症が生じることがある．したがって，JIAを診断する際には，眼科的な評価も含めた全身の検査が必要であり，早期発見・治療が重要である．JIAの治療には，炎症を抑えるための生物学的製剤などが用いられることもあり，専門医の監修のもとで適切な治療が必要とされる．

若年性慢性虹彩毛様体炎（juvenile chronic iridocyclitis：JCI）は，JIA関連ぶどう膜炎を内包する概念である．JIA関連ぶどう膜炎およびJIAに該当しない小児における慢性再発性の特発性非肉芽腫性前部ぶどう膜炎と定義されている．

Ⅱ 鑑別の要点

JIAに合併する小児前眼部ぶどう膜炎とJCIは，眼の症状に共通点があるが，全身的には異なる疾患である．JCIもJIAと同様に女児に多く，JIAの一部の患者は関節炎発症前にぶどう膜炎を発症することがある（5〜10％）[2,4]．そのため，一度の診察で関節炎がみられないからといって，JIAを除外することはできない．定期的に関節炎所見の有無を確認する必要がある．

Ⅲ 治療

治療の基本は，副腎皮質ステロイド薬による局所治療であるが，場合によっては全身的な免疫抑制が必要になる．全身的な治療には，JIAに対してメトトレキサートが標準的に使用される．さらに，メトトレキサート治療が3カ月間程度行われ

たにもかかわらず，効果がみられない難治症例に対しては，アダリムマブの使用を検討することが選択肢の一つとなる[5]．わが国では，JCIやJIA関連ぶどう膜炎に対してメトトレキサートの全身投与やアダリムマブの使用は承認されていない．そのため，小児科医と相談しながら治療を行うことが重要である．

Ⅳ 患者への対応

青年期までぶどう膜炎が持続すると，白内障，続発性緑内障，帯状角膜変性を誘発し，視力低下が進行することがある．したがって，炎症の悪化を避けるための定期的な診察が必要となる．また，青年期になると通院が途絶え，ぶどう膜炎が悪化し，視力低下が進行してしまうことがあるため，患者とその家族に協力を依頼する必要がある．

文献
1) Heiligenhaus A, et al：Methotrexate for uveitis associated with juvenile idiopathic arthritis：value and requirement for additional anti-inflammatory medication. Eur J Ophthalmol 17：743-748, 2007
2) Heiligenhaus A, et al：Prevalence and complications of uveitis in juvenile idiopathic arthritis in a population-based nation-wide study in Germany：suggested modification of the current screening guidelines. Rheumatology (Oxford) 46：1015-1019, 2007
3) Kotaniemi K, et al：Occurrence of uveitis in recently diagnosed juvenile chronic arthritis：a prospective study. Ophthalmology 108：2071-2075, 2001
4) Cassidy J, et al：Ophthalmologic examinations in children with juvenile rheumatoid arthritis. Pediatrics 117：1843-1845, 2006
5) Ramanan AV, et al：Adalimumab plus methotrexate for uveitis in juvenile idiopathic arthritis. N Engl J Med 376：1637-1646, 2017

⑲急性前部ぶどう膜炎（HLA-B27関連ぶどう膜炎）

I 疾患の特徴

欧米では非感染性ぶどう膜炎の患者の50〜92％が，急性前部ぶどう膜炎（acute anterior uveitis：AAU）の症状を示すとされている[1]．わが国ではぶどう膜炎の原因疾患の5.5％と多くはないが，日常診療でときどき遭遇する疾患である[2]．AAUは，その名の通り急激に発症し，ときには前眼部に高度の炎症を伴う．この状態では強い毛様充血やフィブリンの前房内析出（図31），高度の前房炎症がみられることがある．初期段階では，虹彩後部の癒着や前房蓄膿が多くみられる．また，炎症が高度な場合はDescemet膜皺襞が角膜に現れることがあり，炎症が軽減するとともに改善する．ぶどう膜炎だけでなく，眼底検査で視神経乳頭腫脹や硝子体混濁，蛍光眼底造影検査で網膜周辺部の血管炎所見が確認できることがある．

ヒト白血球抗原（human leukocyte antigen：HLA）のクラスIに属するHLA-B27は，AAUの発症に関連すると考えられている．そのため，HLAタイピングを含む血液検査が重要であり，HLA-B27が陽性かどうかを確認する必要がある．また，AAUは強直性脊椎炎などのHLA-B27関連疾患，Crohn病や潰瘍性大腸炎などの腸炎疾患に併発することがあるため，全身性疾患の精査も必要である．

II 鑑別の要点

非感染性ぶどう膜炎に限らず，感染性ぶどう膜炎（感染性眼内炎）においてもAAUのような症状を示す疾患がある．非感染性ぶどう膜炎である場合は，Behçet病が類似する症状を示すことがあるため，問診により口内炎などの全身症状の有無を確認することが必要である．また，網膜血管炎の所見を確認するため，蛍光眼底造影検査が必要となる．Behçet病である場合には，シダ状蛍光漏出が確認できる．さらに，感染性ぶどう膜炎を除外することが重要であり，感染性眼内炎を疑う場合はPCR検査（房水の培養検査）や，眼底所見が確認できない場合はBモード超音波検査，さらには血液検査を行いC反応性蛋白（C-reactive protein：CRP）の上昇や易感染性の状態であるかを確認する必要がある．

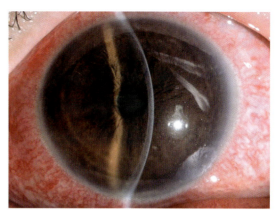

［図31］HLA-B27陽性急性前部ぶどう膜炎（AAU）
23歳，男性．高度の毛様充血と，瞳孔領にフィブリン析出，軽度の前房蓄膿を認める．

III 治療

AAUの治療においては，抗炎症薬の使用に加え，瞳孔の管理も必要である．急性期には，強い眼炎症所見がある場合には，副腎皮質ステロイド薬点眼を2時間ごとで指示し，点眼だけでは炎症のコントロールが困難と考える場合には，副腎皮質ステロイド薬の結膜下注射や内服（0.5mg/kg，5〜7日間）を行うことがある．瞳孔の管理には，トロピカミド点眼を1日4回行うか，治療アドヒアランスが悪い場合は1％アトロピン点眼を1日1回行う．全身症状の悪化に伴うぶどう膜炎の再発時には，原疾患の治療を強化するために内科医に相談することも重要である．

文献
1) Chang JH, et al：Acute anterior uveitis and HLA-B27. Surv Ophthalmol 50：364-388, 2005
2) Sonoda KH, et al：Epidemiology of uveitis in Japan：a 2016 retrospective nationwide survey. Jpn J Ophthalmol 65：184-190, 2021

⑳尿細管間質性腎炎ぶどう膜炎症候群（TINU症候群）

I 疾患の特徴

尿細管間質性腎炎ぶどう膜炎症候群（tubulointerstitial nephritis and uveitis syndrome：TINU症候群）は，特発性非感染性尿細管間質性腎炎（tubulointerstitial nephritis：TIN）にぶどう膜炎が合併した疾患である[1,2]．膜性腎症や糸球体腎炎，関節リウマチ，甲状腺疾患などといった他の自己免疫疾患が除外された場合に診断される．つまり，除外診断によって成り立つことが多く，他のぶどう膜炎の原因の網羅的な検査が必要とされる．TINU症候群は，若年女性に発症することが多く，急性の全身症状（発熱，倦怠感，関節痛）と，一般的な尿路感染症状（頻尿，排尿痛，血尿）がみられることがある．眼症状としては，両眼性の非肉芽腫性前部ぶどう膜炎で発症すること

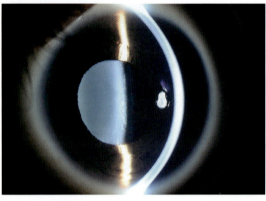

[図32] 尿細管間質性腎炎ぶどう膜炎症候群（TINU症候群）の前眼部
16歳，女性，初診時．小さな角膜後面沈着物と軽度の前房炎症を認める．

が多いため（図32），羞明，充血，眼痛などの自覚症状を訴えることがある．また，ときには片眼性であることや，豚脂様角膜後面沈着物を伴うなど，肉芽腫性ぶどう膜炎像，さらにはびまん性硝子体混濁，黄斑部に滲出斑，網膜血管炎を伴うような所見を呈することがある（図33）．

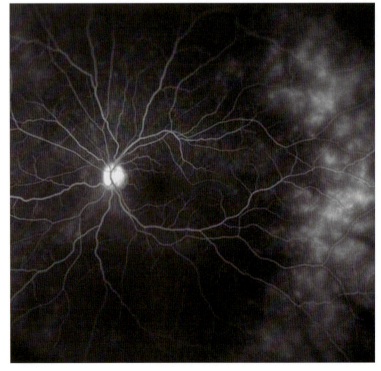

[図33] 尿細管間質性腎炎ぶどう膜炎症候群（TINU症候群）の蛍光眼底造影
16歳，女性．視神経乳頭の過蛍光と周辺部の網膜血管炎所見が確認できる．

Ⅱ　鑑別の要点

　眼所見から TINU 症候群を診断することは困難である．そのため，血液検査や尿検査は必須である．全身検査所見では尿中 β_2 ミクログロブリンや N-アセチル-β-D-グルコサミニダーゼ（N-acetyl-β-D-glucosaminidase：NAG）が異常高値を示す場合がある．診断には，腎生検による組織学的な尿細管間質性腎炎の存在の証明が必要である．

Ⅲ　治療

　前眼部炎症を呈することが多く，副腎皮質ステロイド薬点眼と散瞳薬による局所治療が中心となる．治療によく反応するが，点眼回数を減数すると再燃する症例が多くみられる．眼病変の急激な増悪や，尿細管間質性腎炎の悪化（腎機能障害の進行），遷延化する場合は副腎皮質ステロイド薬の全身投与を行うことがある．腎炎の活動性とぶどう膜炎の活動性は，必ずしも一致しないと報告されている[3]．

Ⅳ　患者への対応

　TINU 症候群は若年層に発症することが多いため，点眼治療においては，家族も含めて病態についての理解を得て，治療に協力してもらうことが重要である．また，腎臓病変の改善には副腎皮質ステロイド薬投与が必要であるため，小児科医や腎臓内科医に治療を依頼することが望ましい．治療中は，治療効果のモニタリングと副作用の早期発見・対応が重要であるため，定期的な診察や検査を受けるように指導することが必要である．

文献
1) Mandeville JT, et al：The tubulointerstitial nephritis and uveitis syndrome. Surv Ophthalmol 46：195-208, 2001
2) Dobrin RS, et al：Acute eosinophilic interstitial nephritis and renal failure with bone marrow-lymph node granulomas and anterior uveitis. A new syndrome. Am J Med 59：325-333, 1975
3) 合田千穂ほか：間質性腎炎ぶどう膜炎症候群．臨眼 61：1598-1601，2007

（丸山和一）

㉑膠原病に伴うぶどう膜炎

Ⅰ　疾患の特徴

　膠原病（collagen disease）には，ぶどう膜炎や強膜炎など，さまざまな眼合併症を生じるものがある．また，それぞれの膠原病には特徴的なぶどう膜炎や強膜炎の臨床像がある．眼症状が全身症状に先行して出現することもあり，その臨床像から内科と協力して膠原病の診断に至ることもある．一見全身状態は落ち着いているようでも，活動性のぶどう膜炎・強膜炎がある場合に全身治療を強化することで全身状態の改善がみられる場合もあり，内科をはじめとした他科連携が重要である．サルコイドーシス，Behçet 病，Vogt-小柳-原田病なども全身疾患に伴うぶどう膜炎ではあるが，これらについては別項を参照のこと．

Ⅱ　鑑別の要点

1　強膜炎

　強膜炎の約 1/3 は，関節リウマチをはじめとしたリウマチ性疾患に合併しているといわれている．頻度の高いものとして，関節リウマチのほかに抗好中球細胞質抗体（anti-neutrophil cytoplasmic antibody：ANCA）関連血管炎，再発性多発軟骨炎が挙げられる．したがって，問診では関節痛，体重減少，倦怠感，呼吸器症状，神経症状，耳の痛みを聴取し，視診では手関節の変形，鞍鼻，耳介の腫脹などの有無を確認する（表9）．

2　ぶどう膜炎

　膠原病によって引き起こされるぶどう膜炎（表10）は，前部ぶどう膜炎であることが多いが，その発症様式にはそれぞれの膠原病で特徴がある．強直性脊椎炎や炎症性腸疾患に伴うぶどう膜炎は，片眼もしくは両眼の急性前部ぶどう膜炎を生じることが多い．一方で，若年性特発性関節炎は自覚症状に乏しい両眼性の慢性前部ぶどう膜炎を生じる．問診では，関節痛，消化器症状，皮膚症状を中心に聴取する（表9）．例えば急性前部ぶ

どう膜炎患者で「夜間に背中が痛くなって目覚めることがある」場合は，強直性脊椎炎である可能性が高いため，腰椎のX線検査を行い膠原病内科にコンサルタントする．

Ⅲ　治療

治療については．炎症の程度によって非ステロイド性抗炎症薬（nonsteroidal anti-inflammatory drug：NSAID）（強膜炎），ステロイド薬点眼，ステロイド薬局所注射（デキサメタゾン結膜下注射），ステロイド薬内服（0.5～1.0 mg/kg体重）．トリアムシノロンTenon囊下注射は，感染性ぶどう膜炎・強膜炎の可能性が否定できないときは行うべきではない．まだ併存する全身疾患が診断されていない場合は，全身症状がマスクされないように，ステロイド薬の全身投与前に速やかにリウマチ内科，小児科，消化器科などに紹介する．既に関節リウマチなどの全身疾患があり，眼炎症疾患がその全身疾患に関連がある場合は，免疫抑制治療を強化または治療変更することで眼炎症の抑制につながることも多いため，密な診療連携が必要である（図34）．特に，若年性特発性関節炎に続発したぶどう膜炎については，将来の白内障や緑内障の発症を防ぐためにも，眼科でのステロイド薬の局所または全身投与は最小限にし，小児科での免疫抑制治療の強化でコントロールを目指すべきである．

Ⅳ　患者への対応

膠原病に伴う強膜炎・ぶどう膜炎の治療は，眼科と内科，小児科，皮膚科との密な連携のもとで治療を行う必要があることを説明する．眼科医も眼局所のみではなく，全身状態について把握し，使用薬剤を常に確認しておく．他科での治療変更に伴い，眼症状が急な変化を引き起こすこともあるため，症状の変化があれば速やかに眼科受診するように指導する．一方で，若年性特発性関節炎患者は眼症状の自覚的変化に乏しいため，定期受診の重要性について本人のみならず家族にも説明する．

[表9] 膠原病に関連した眼炎症疾患に対するアプローチ

	強膜炎	ぶどう膜炎
問診	関節痛，体重減少，倦怠感，呼吸器症状，神経症状，耳の痛み	関節痛，消化器症状（下痢，血便），皮膚症状（乾癬様，紅斑，肉芽腫，脱毛）
鑑別疾患	関節リウマチ，ANCA関連血管炎，再発性多発軟骨炎など	強直性脊椎炎，炎症性腸疾患（潰瘍性大腸炎，Crohn病），乾癬，若年性特発性関節炎，TINU症候群，Behçet病，サルコイドーシス，Vogt-小柳-原田病など
検査	・血算，抗核抗体，RF，MPO-ANCA，PR3-ANCA，ACE，HbA1c，尿中ミクログロブリン，HLA-B27，HLA-B51（保険適用外）などを症状にあわせて検査する ・結核（T-スポット®.TBまたはQuantiFERON®TBゴールド），梅毒（STS法，TPHA法）の検査を初診時に行うことで，採血で診断可能な感染性ぶどう膜炎を除外できる ・B型肝炎のチェック（今後ステロイド薬全身投与の可能性がある場合）	

ANCA：抗好中球細胞質抗体，TINU症候群：尿細管間質性腎炎ぶどう膜炎症候群，RF：リウマトイド因子，MPO-ANCA：抗好中球細胞質ミエロペルオキシダーゼ抗体，PR3-ANCA：抗好中球細胞質プロテイナーゼ3抗体，ACE：アンジオテンシン変換酵素，HbA1c：ヘモグロビンA1c，HLA：ヒト白血球抗原，STS：serologic test for syphilis，TP：*Treponema pallidum* hemagglutination assay.

[表10] ぶどう膜炎を引き起こす膠原病（自己免疫疾患）とその頻度

	疾患	合併する頻度
強膜ぶどう膜炎	関節リウマチ	約5%
	再発性多発軟骨炎	50～65%
	ANCA関連血管炎	約20%
ぶどう膜炎	関節リウマチ	約10%
	若年性特発性関節炎	6%
	強直性脊椎炎	約50%
	炎症性腸疾患	約5%
	乾癬性関節炎	2～9%

ANCA：抗好中球細胞質抗体.

㉒乾癬性ぶどう膜炎

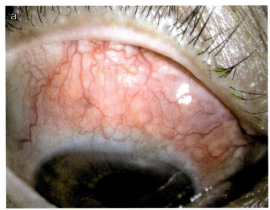

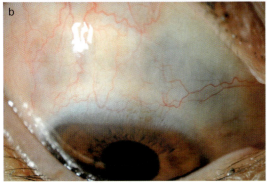

[図34] 関節リウマチに合併した強膜炎
a：治療前，b：治療後．リウマチ膠原病内科と連携してメトトレキサートの増量を行い，強膜炎は改善した．

㉒乾癬性ぶどう膜炎

I 疾患の特徴

　乾癬性ぶどう膜炎（psoriatic uveitis）は，乾癬患者に併発するぶどう膜炎であり，多くは片眼性もしくは両眼性の非肉芽腫性急性前部ぶどう膜炎である（図35）．わが国ではぶどう膜炎全体の0.2%程度のまれな疾患であり，乾癬患者でも本症を発症する頻度は2～9%と高くない．海外の報告では，皮膚病変の重症度に比例してぶどう膜炎の発症頻度が高くなり，乾癬性関節炎を生じた症例に多く発症しやすい傾向があるといわれているが，日本人においては乾癬性関節炎患者に限らず，尋常性乾癬患者などにも発症する．これは，欧米では乾癬性ぶどう膜炎の多くがヒト白血球抗原（human leukocyte antigen：HLA）-B27陽性であるのに対して，日本の乾癬性ぶどう膜炎においてはHLA-A2陽性が多く占めるという違いによる可能性がある．乾癬発症からぶどう膜炎発症までは10年以上と長く，再発もしばしばみられる．

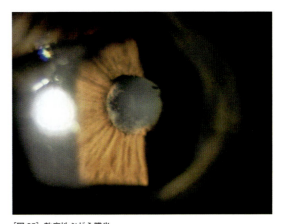

[図35] 乾癬性ぶどう膜炎
57歳，女性．両眼性のぶどう膜炎を年に数回繰り返していた．写真は初診時のもので，前房内炎症細胞と虹彩後癒着がみられる．ベタメタゾン点眼を両眼6回/日で開始した後，リウマチ膠原病内科から乾癬治療としてアダリムマブが導入された．アダリムマブ導入後は炎症発作はなくなった．

Ⅱ　鑑別の要点

乾癬患者が非肉芽腫性の急性前部ぶどう膜炎を発症した場合は，乾癬性ぶどう膜炎を疑う．乾癬性ぶどう膜炎の診断基準はないため，急性非肉芽腫性ぶどう膜炎をきたす疾患が鑑別診断に挙げられる．非感染性ぶどう膜炎としては，糖尿病虹彩炎，関節リウマチに伴うぶどう膜炎，Behçet病，強直性脊椎炎に伴うぶどう膜炎，炎症性腸疾患に伴うぶどう膜炎などが挙げられるため，内科と協力して全身精査が必要になる．また，感染性ぶどう膜炎では非肉芽腫性ぶどう膜炎である梅毒性ぶどう膜炎などが挙げられる．

Ⅲ　治療

乾癬性ぶどう膜炎の治療では，炎症の程度によってステロイド薬の局所治療からステロイド薬内服，免疫抑制薬，腫瘍壊死因子（tumor necrosis factor：TNF）阻害薬などの生物学的製剤が用いられる．乾癬性ぶどう膜炎の多くは前部ぶどう膜炎のため，眼局所治療から開始することが多い．ステロイド薬点眼で効果が不十分な場合は，局所治療ではベタメタゾンの結膜下注射やトリアムシノロンのTenon囊下注射がある．また，全身治療ではステロイド薬内服やシクロスポリンなどの免疫抑制薬などの追加，TNF阻害薬をはじめとした生物学的製剤の使用を，リウマチ科や皮膚科と連携して行う．

Ⅳ　患者への対応

一般的にステロイド薬加療によく反応するため，視力予後は良好であるが，ぶどう膜炎は再発しやすい特徴があることを説明する．片眼性の場合でも反対眼に発症しうること，ぶどう膜炎による続発性の緑内障や白内障などの不可逆性の合併症を生じる前に治療することが重要であるため，ぶどう膜炎の症状である霧視・充血・眼痛などが生じた際は，速やかに眼科受診をするように指導する．

㉓炎症性腸疾患に伴うぶどう膜炎

Ⅰ　疾患の特徴

炎症性腸疾患（inflammatory bowel disease）は，潰瘍性大腸炎（ulcerative colitis）とCrohn病の総称である．これらの疾患では，5％前後でぶどう膜炎を併発することがある．自覚症状は炎症の程度によって異なるが，急性発症の充血，眼痛，視力低下を訴えることが多い．臨床所見としては，片眼性または両眼性の非肉芽腫性前部ぶどう膜炎を呈することが多く，重症例では前房蓄膿やフィブリンの析出がみられることもある．また，硝子体混濁や網膜血管炎がみられたという報告もある（図36）．ステロイド薬治療に良好に反応して1〜2カ月ほどで寛解し，慢性化することは少ない．

Ⅱ　鑑別の要点

急性前部ぶどう膜炎を生じる疾患として，Behçet病，強直性脊椎炎に伴うぶどう膜炎，乾癬性ぶどう膜炎，特発性急性前部ぶどう膜炎などが挙げられる．また，感染性ぶどう膜炎としては梅毒，結核，眼内炎（細菌性眼内炎や真菌性眼内炎）も鑑別に挙がる．ぶどう膜炎は消化器症状に遅れて出現することが多いため，既往歴の聴取，腹痛，下痢，下血の症状について問診を行う．前眼部の炎症が強い場合は，硝子体や網膜病変の評価ができないため，Behçet病や眼内炎との鑑別が難しいことがある．特に眼内炎はステロイド薬治療により悪化するため，超音波検査Bモードでの硝子体混濁の程度や，血液検査でのC反応性蛋白（C-reactive protein：CRP）の上昇などの全身炎症所見があり眼内炎が否定できない場合は，ステロイド薬単剤の治療は避けるべきである．

Ⅲ　治療

炎症の程度に応じてステロイド薬局所治療を行う．軽症の場合は，ステロイド薬点眼と散瞳薬に

よる瞳孔管理で寛解する．重症の場合はデキサメタゾンの結膜下注射を行う．それでも症状の改善がみられない場合は，ステロイド薬内服を行うことになる．ぶどう膜炎のために免疫抑制薬を使用することはまれではあるが，眼発作を繰り返す場合や炎症が遷延する場合は，内科に相談して生物学的製剤の導入を含めた炎症性腸疾患の治療強化を依頼することを検討する．

Ⅳ 患者への対応

ステロイド薬加療によく反応するため，一般的には視力予後は良好である．しかし，ぶどう膜炎は再発する場合があることを説明する．また，片眼性の場合でも反対眼に発症しうるため，ぶどう膜炎の症状である霧視・充血・眼痛などが生じた際は，速やかに眼科受診し，ぶどう膜炎による続発性の緑内障や白内障などの不可逆性の合併症を回避することが長期の視力維持に重要であることを説明する．

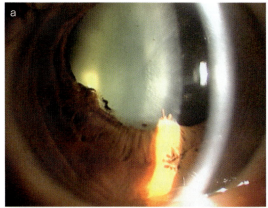
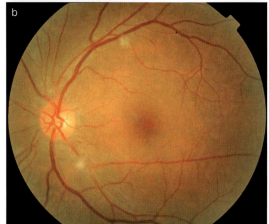
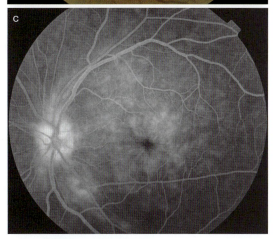

[図36] 炎症性腸疾患に伴うぶどう膜炎
a：左眼前眼部細隙灯顕微鏡写真，b：網膜血管炎，c：蛍光眼底造影．55歳，男性．両眼性のぶどう膜炎を年に数回繰り返していた．前房内炎症細胞と虹彩後癒着がみられる（a）．炎症発作が強いときは，網膜血管炎，視神経乳頭腫脹，黄斑浮腫を起こすこともある（b, c）．発作時にはトリアムシノロンのTenon囊下注射，デキサメタゾンの頻回点眼（2時間ごとから開始し，症状をみて漸減）および散瞳薬で瞳孔管理を行っている．非発作時には治療は中止でき，数カ月ごとの眼科定期受診を継続している．

㉔糖尿病虹彩毛様体炎

Ⅰ 疾患の特徴

糖尿病虹彩毛様体炎（diabetic anterior uveitis）は，糖尿病患者に発症する非肉芽腫性の急性前部ぶどう膜炎である（図37）．血糖コントロール不良の糖尿病患者が急に片眼もしくは両眼に充血，眼痛，羞明，霧視，視力低下を訴え，細隙灯顕微鏡検査で毛様充血，角膜後面沈着物，前房内炎症細胞やフィブリン析出，前房蓄膿，虹彩後癒着などの所見があれば本疾患を疑う．血糖値のコントロールと局所の消炎により治療をし，視力予後は良好である．

Ⅱ 鑑別の要点

糖尿病虹彩毛様体炎の診断基準はないため，糖尿病患者に起こりうる他の非肉芽腫性ぶどう膜炎の可能性を除外することで診断に至る．したがって，鑑別疾患としてヒト白血球抗原（human leukocyte antigen：HLA）-B27関連ぶどう膜炎，炎症性腸疾患に伴うぶどう膜炎，乾癬性ぶどう膜炎，Behçet病や，感染性ぶどう膜炎である細菌性眼内炎，梅毒，結核などを除外する必要がある．これらを除外するためには詳細な問診のうえ，梅毒を除外するためにカルジオリピン抗原検査（非トレポネーマ法）と梅毒トレポネーマ抗原検査（トレポネーマ法），および結核を除外するためのQuantiFERON®TBゴールドまたはT-スポット®.TBを初診時の血液検査項目に入れておくことは有用である．これまでに糖尿病を指摘されていない無治療の糖尿病患者については，所見から糖尿病虹彩毛様体炎を疑った場合は，ヘモグロビンA1c（hemoglobin A1c：HbA1c）を初診時の血液検査項目に加えることで見落としを防げる．さらに，背部痛などの関節痛，口内炎，消化器症状の有無など詳細な病歴を聴取し，保険適用外ではあるがHLA抗原を検査することで，HLA-B27

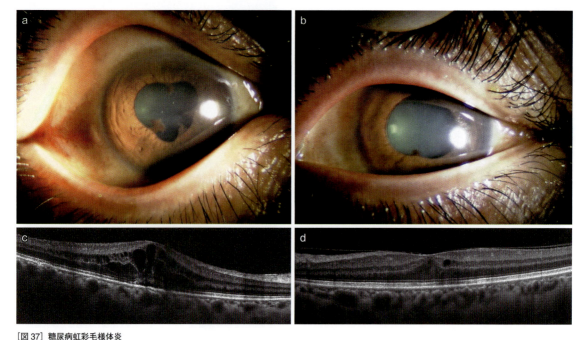

[図37] 糖尿病虹彩毛様体炎
a：右眼前眼部細隙灯顕微鏡写真，b：同左眼，c：右眼OCT，d：同左眼．49歳，男性．2型糖尿病に対して内服加療されていたが，血糖コントロールは不良であった（HbA1c 10.5%）．突然の両眼視力低下をきたし，眼科受診したところ，両眼に虹彩後癒着を伴う前部ぶどう膜炎を発症していた（a, b）．炎症が強く，黄斑浮腫も併発していた（c, d）．ベタメタゾン点眼両眼1日4回およびデキサメタゾン結膜下注射により炎症は改善した．また，内科で厳格な血糖コントロールを行ったところ，ぶどう膜炎の再燃はみられていない．

関連ぶどう膜炎やBehçet病と鑑別することができる．

III 治療

治療は，局所のステロイド薬点眼による消炎と，散瞳薬を用いた瞳孔管理，および血糖コントロールで行う．ステロイド薬点眼は，0.1％ベタメタゾン点眼を炎症の程度に応じて1日4回から毎時間点眼で開始する．また，トロピカミドの1日1〜4回点眼により虹彩後癒着を予防する．点眼で消炎困難な場合は，デキサメタゾンの結膜下注射も有効である．

IV 患者への対応

ステロイド薬による局所治療と血糖コントロールを行うことで，視力予後は比較的良好であることを説明する．血糖コントロールが不良になると再発することもあるため，血糖コントロールの重要性を説明する．

（原田陽介）

㉕水晶体起因性ぶどう膜炎

I 疾患の特徴

水晶体起因性ぶどう膜炎（lens-induced uveitis）は，自己の水晶体蛋白抗原に対する自己免疫反応により生じるぶどう膜炎である．抗原への曝露の機序として，白内障手術時の後嚢破損・水晶体落下症例または外傷後の水晶体嚢損傷が原因で起こることが多いが，過熟白内障においては嚢損傷がなくても起こりうる（図38）．病変の主座としては前眼部に炎症が多いものの，水晶体落下症例では強い硝子体混濁を呈するなど，後眼部を炎症の主座とするものもある．検眼鏡では結膜毛様充血，角膜後面沈着物，前房蓄膿などの炎症がみられ（図38，39），硝子体混濁や網脈絡膜炎などを呈する．その病理像は，片眼性肉芽腫性汎ぶど

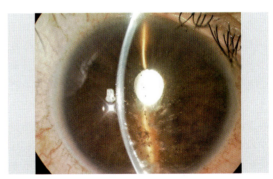

[図38] 過熟白内障における水晶体起因性ぶどう膜炎
もともと過熟白内障があり，本人の手術希望はなく無治療で経過がみられていた．前房内に角膜後面沈着物を伴う強い炎症がみられる．

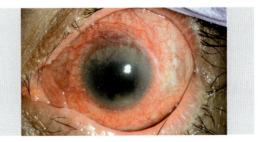

[図39] 白内障手術後の水晶体起因性ぶどう膜炎
白内障手術後の症例で，前房内に残存水晶体がみられ，毛様充血を伴う強い前眼部炎症を認める．

8. ぶどう膜　2）ぶどう膜炎

う膜炎であり，水晶体物質を貪食したリンパ球・マクロファージ，類上皮細胞，多形核白血球がみられる．

Ⅱ　鑑別の要点

手術歴や外傷歴の問診が重要で，白内障手術後の残存水晶体を検眼鏡で見つけることができれば診断は容易であるが，他院で手術が施行されて手術経過の伝達もないまま遭遇する場合や，網膜・硝子体に強い炎症があり眼底観察ができない症例では，診断が困難である．強い炎症所見と急速な進行は術後感染性眼内炎とよく似ており，正確な鑑別診断が求められる．術後1週間から数カ月で出現してくる弱毒菌の Cutibacterium acnes による遅発性眼内炎との鑑別を要する．そのほか，急性前部ぶどう膜炎，交感性眼炎，内因性眼内炎，無菌性眼内炎（中毒性前眼部症候群（toxic anterior segment syndrome：TASS））が鑑別診断として考えなければならない疾患である．

Ⅲ　治療

水晶体物質の残存量が少ない場合は，ステロイド薬の点眼および内服による保存的治療が有効なこともあるが，中等度以上の炎症であれば，抗原である水晶体蛋白の外科的除去目的で手術を行う．前房内炎症のみであれば残存水晶体の除去のみで消炎に向かうが，強い炎症と硝子体混濁を呈する症例では硝子体手術を施行する必要があり，炎症の程度と広がりに留意して手術適応かどうかを決定する必要がある．

Ⅳ　患者への対応

手術加療がなされていない過熟白内障によって生じた症例を除いて，多くは水晶体再建術において何らかのトラブル（後嚢破損や水晶体落下など）があった症例が多いので，患者は自身の眼の状態に神経質になっている可能性があり，医師との関係や患者への説明に関して慎重に対応する必要がある．治療に関しても，感染性眼内炎との鑑別が必要で，場合によっては緊急対応が必要な症例も多いので，迅速な診断と対応が望まれる．

㉖樹氷状網膜血管炎
（特発性網膜血管炎）

Ⅰ　疾患の特徴

樹氷状網膜血管炎（frosted branch angiitis：FBA）は，伊藤らにより両眼の急激な視力低下と網膜血管の高度な白鞘化および虹彩毛様体炎を呈する小児ぶどう膜炎として報告された疾患で，成人例も散見され，特発性と続発性がある．多発性網膜細動脈瘤・視神経網膜炎を伴う特発性網膜血管炎（idiopathic retinal vasculitis, aneurysms and neuroretinitis：IRVAN）も，特発性の病態として考慮すべき疾患である．FBA における樹氷状変化の本態は，血管壁への多数の炎症細胞浸潤である．急激な視力低下や虹彩毛様体炎の存在，網膜血管の白鞘化と網膜浮腫，フルオレセイン蛍光造影における動脈の狭細化，静脈拡張と末梢血管からの蛍光漏出がある（図40）．IRVAN においては，網膜無灌流域，毛細血管拡張，網膜新生血管からの硝子体出血など，多彩な病態を示す．特発性といわれる通り原因は不明とされている．

Ⅱ　鑑別の要点

網膜血管炎を呈する疾患として，全身性エリテマトーデスをはじめとした膠原病，Behçet 病，サルコイドーシス，眼トキソプラズマ症，急性網膜壊死，結核性ぶどう膜炎，梅毒性ぶどう膜炎，Eales 病を鑑別診断する必要がある．血液検査，免疫学的検査，胸部 X 線検査などの画像検査，ツベルクリン反応といった全身疾患の検索に加えて，蛍光眼底造影を含めた眼科検査を行い診断していく．原因ははっきりしないが，ウイルス感染（コクサッキーウイルス，Epstein-Barr ウイルス，水痘帯状疱疹ウイルス，サイトメガロウイルス）の報告が多くあり，鑑別が必要である．

Ⅲ　治療

特発性 FBA はステロイド薬全身投与が著効し，予後良好とされている．続発性 FBA は前述の感

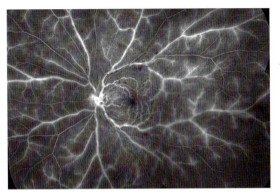

[図40] 樹氷状網膜血管炎（FBA）
視神経乳頭から伸びる静脈の蛇行と拡張がみられ，ほとんどすべての網膜静脈血管に樹氷状変化を認める．

染症やCrohn病，Behçet病，悪性リンパ腫，白血病に続発して発症するので，原疾患の治療を優先する．成人例では，網膜血管閉塞を合併し予後不良の症例も存在する．IRVANに対しては，網膜無灌流域や新生血管に対する汎網膜光凝固術や，炎症症状に対するステロイド薬全身投与を行う．

IV　患者への対応

急速な視力低下を伴う眼内炎症を生じる疾患で，特に網膜血管に強い炎症を伴うため，患者は不安を強く感じることが多い．診断医も冷静に対処し，原因となる全身の疾患の鑑別を進め，網膜無灌流域や新生血管に対する汎網膜光凝固術や炎症症状に対するステロイド薬全身投与の時期などを見極めて治療方針に関して説明していく必要がある．

㉗特発性中間部ぶどう膜炎

I　疾患の特徴

1908年にFuchsらが眼底周辺部に病巣をもつぶどう膜炎について初めて報告して以後，Schepensがperipheral uveitisと命名し，その後pars planitis, chronic cyclitis, peripheral uveoretinitis, basal uveoretinitisなど，さまざまな呼称で同様の症例が報告されたが，1987年に統一基準の提唱で中間部ぶどう膜炎（intermediate uveitis）と名称が統一された．解剖学的な名称でもあり，炎症の主座が眼球の中間部分，すなわち硝子体と周辺部網膜（網膜鋸状縁，毛様体扁平部）に存在するぶどう膜炎の総称である．多彩な病態や病因からなるのが特徴で，臨床所見として，毛様体扁平部から周辺部網膜にかけてsnowbankと呼ばれる白色の隆起性滲出物および雪玉状混濁（snowball opacity）を形成する（図41a）．前部硝子体の微塵状混濁や炎症細胞出現も必発で，周辺部網膜に血管炎や滲出性変化がみられ，硝子体牽引により網膜裂孔も生じることがある．網膜血管炎は蛍光眼底造影検査で初めて発見されることもある（図41b）．囊胞様黄斑浮腫をきたすことがあり，白内障・緑内障の合併も多く，視力低下の原因となる．前房内炎症もみられる．

II　鑑別の要点

炎症の主座（前眼部・中間部・後眼部・汎ぶどう膜炎）の同定を行う．次に，中間部ぶどう膜炎の病態を示すサルコイドーシス，ヒトT細胞白血病ウイルス1型（human T-cell leukemia virus type 1：HTLV-1）関連ぶどう膜炎，眼トキソカラ症などを鑑別疾患として考えていく．その他の病態として，多発性硬化症に伴うぶどう膜炎やFuchs虹彩異色性虹彩毛様体炎の硝子体混濁，ステロイド抵抗性慢性硝子体混濁では眼内悪性リンパ腫などの仮面症候群も鑑別する必要がある．

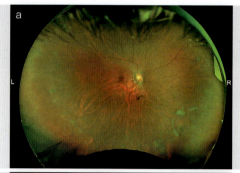

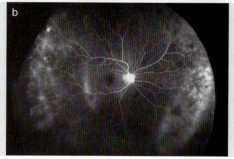

[図 41] 中間部ぶどう膜炎
a：広角眼底カメラで周辺部網膜に硝子体混濁がみられ，雪玉状硝子体混濁も一部認められる．b：aと同一患者のフルオレセイン蛍光造影（FA）．周辺部硝子体の混濁があるものの，一見炎症はないようにみえてもFAでは周辺部網膜からの色素漏出が明らかである．

III 治療

原因疾患の同定が第一で，鑑別診断後の原疾患の治療を最優先する．そのうえで，ステロイド薬点眼および内服，ときには硝子体混濁に対して後部Tenon囊下注射を行う．ステロイド抵抗性のことも多く，緑内障の併発やステロイド緑内障の新規発症にも注意を要する．囊胞様黄斑浮腫にはステロイドが有効である．

IV 患者への対応

炎症が慢性・遷延化しやすくて完全治癒を得るのが難しい場合が多く，できるだけ寛解状態に持ち込めるように治療を行っていく方針を説明することが大切である．炎症自体や，ステロイド薬投与など長期にわたる治療により，白内障・緑内障を併発する可能性についても説明しておくことが望ましい．

㉘ 薬剤性ぶどう膜炎

I 疾患の特徴

近年，従来の抗がん薬に加えて，がん細胞のみがもつ蛋白質や遺伝子を標的とした分子標的薬や，がん細胞を攻撃するT細胞の活性化を抑制する分子を阻害する免疫チェックポイント阻害薬が開発されてきた．これらの新たな薬剤は，これまで難治であった悪性腫瘍に対する有効性を示す一方で，薬剤性ぶどう膜炎（drug-induced uveitis）を引き起こすことがある．特に免疫チェックポイント阻害薬による副作用は，免疫関連有害事象immune-related adverse events（irAE）とされ，irAEの眼症状の一つにぶどう膜炎がある．irAEでは前部ぶどう膜炎のほか，漿液性網膜剥離や視神経乳頭腫脹など，Vogt-小柳-原田病に類似した眼所見を示すこともある（図42）．米国では，白内障手術の際にバンコマイシンが前房内投与されることがあり，出血性閉塞性網膜血管炎の発症と関連することが報告された．また，加齢黄斑変性に対する抗血管内皮増殖因子（vascular endothelial growth factor：VEGF）薬の一つであるブロルシズマブは，硝子体内注射後に眼内炎症が生じる割合が他剤と比べて有意に高く，網膜血管炎や網膜血管閉塞をきたすことがある．

II 鑑別の要点

まずは投与されている薬剤を確認する（表11）．Vogt-小柳-原田病との鑑別には，OCT，フルオレセイン蛍光造影，インドシアニングリーン蛍光造影のほか，髄液検査や全身症状など，総合的な判断が必要である．ブロルシズマブによる眼内炎症では，注射後早期の場合は眼内炎との鑑別が必要である．硝子体混濁がないか軽度で，網膜血管炎，網膜血管閉塞が主体であれば眼内炎の可能性は低い．

（橋田徳康）

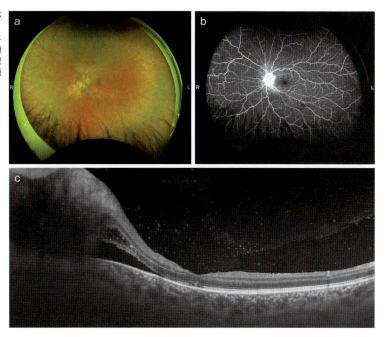

[図42] ペムブロリズマブによる免疫関連有害事象（irAE）
44歳，男性．腎癌に対しペムブロリズマブ投与後に視力低下を自覚．両眼に同様の視神経乳頭腫脹を認める（a）．フルオレセイン蛍光造影では視神経乳頭が過蛍光で（b），OCTでは視神経乳頭腫脹と漿液性網膜剝離，硝子体細胞も認める（c）．

III 治療

分子標的薬や免疫チェックポイント阻害薬が原因の場合は，Common Terminology Criteria for Adverse Events（CTCAE）のGrade分類でGrade 2以上の場合は休薬し，Grade 3以上が続く場合は投与を中止しステロイド薬全身投与を行う．ブロルシズマブ硝子体内注射による眼内炎症の場合は，ステロイド薬全身投与やトリアムシノロンTenon囊下注射が有効である．

IV 患者への対応

原因となる薬剤の継続が困難な場合は，原疾患の治療は他剤への変更を検討する．

（永田健児）

[表11] ぶどう膜炎をきたす薬剤一覧

分子標的薬	BRAF阻害薬	ベムラフェニブ ダブラフェニブ エンコラフェニブ
	MEK阻害薬	トラメチニブ ビニメチニブ
免疫チェックポイント阻害薬	抗CTLA-4抗体薬	イピリムマブ
	抗PD-1抗体薬	ニボルマブ ペムブロリズマブ
	抗PD-L1抗体薬	アベルマブ アテゾリズマブ デュルバルマブ
抗菌薬	バンコマイシン	
抗VEGF薬	ブロルシズマブ	

抗PD-L1抗体によるぶどう膜炎の報告はほとんどないが，発症する可能性は考えられる．CTLA-4：細胞傷害性T細胞抗原4，PD-1：programmed cell death 1，PD-L1：programmed cell death ligand 1，VEGF：血管内皮増殖因子．

3) 循環障害

①脈絡膜動脈閉塞症候群（三角症候群）

I 疾患の特徴

脈絡膜動脈閉塞症候群（choroidal artery occlusion syndrome）（三角症候群（triangular syndrome））とは，脈絡膜動脈の閉塞により，後極部を頂点とし周辺部に向けて底を有する三角形の限局性網脈絡膜萎縮巣を示す疾患である（図1)[1]．萎縮巣が黄斑部に及ぶ場合は視力障害をきたすが，及ばない場合は無症状のことが少なくなく，視野欠損を自覚する場合もあるが，眼底検査で偶然見つかることもある．本症の原因としては，全身性あるいは頭頸部の血管病変や外傷が考えられている．原因がはっきりとわかるものとしては，特に鈍的外傷が多く，ほかにも手術中のジアテルミー凝固や光凝固，膠原病なども挙げられる（表1)[2]．一方，外傷歴や全身疾患を有しない原因不明（特発性）の症例も存在する．外傷後に発見される新鮮病巣では，脈絡膜血流障害による網膜深層の黄白色浮腫がみられる．蛍光眼底造影検査では，造影早期の脈絡膜充盈遅延による低蛍光と，造影後期の顆粒状過蛍光が観察される．OCTでは網膜外層萎縮を認める．

II 鑑別の要点

三角形の限局性網脈絡膜萎縮巣という特徴的な所見を有するため，比較的診断しやすい．はっきりとした三角形ではない網脈絡膜萎縮巣の場合は，中心性漿液性脈絡網膜症などによる滲出性網膜剥離に続発した網脈絡膜萎縮巣である可能性が考えられる．また，鈍的外傷後の場合には，OCTで網膜外層の萎縮があれば脈絡膜動脈閉塞症候群が疑われ，網膜振盪との鑑別に役立つ．

III 治療

確立された治療法はなく，障害された視野・視力の改善は基本的に期待できない．鈍的外傷など

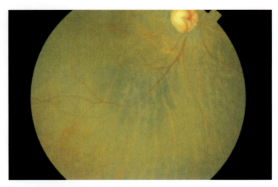

[図1] 脈絡膜動脈閉塞症候群
乳頭下耳側に三角形の網膜色素上皮の萎縮を認める．（文献1）より）

[表1] 脈絡膜動脈閉塞症候群の原因

1. 先天性発育異常
2. 脈絡膜血管硬化（動脈硬化）
3. 急性脈絡膜動脈閉塞
    鈍的外傷
    出血性ショック
    Raynaud病
    手術操作：光凝固，ジアテルミー凝固，球後麻酔，全身麻酔など
    膠原病：巨細胞性動脈炎，SLEなど
    血液疾患：多血症，マクログロブリン血症，鎌状赤血球症など
    悪性高血圧
    妊娠高血圧症候群
    慢性糸球体腎炎
    眼窩蜂巣炎
    その他
4. みせかけの脈絡膜動脈閉塞症候群（網膜剥離に続発）
    中心性漿液性脈絡網膜症
    胞状網膜剥離
    加齢黄斑変性
    脈絡膜腫瘍：血管腫，悪性黒色腫，骨腫
    その他

SLE：全身性エリテマトーデス．（文献2）より改変）

により発見される新鮮症例では，循環改善薬の投与などを行うことはあるがエビデンスはない．

IV 患者への対応

外傷性などの発症機転の明らかな症例を除き，早期治療ができない場合が多く，眼底検査の際に偶然発見されるため，治療効果は期待できない．黄斑疾患（中心性漿液性脈絡網膜症，黄斑部脈絡膜新生血管）との関連，高血圧など，血管閉塞性疾患を素因として有する場合には，定期的な眼底検査を行うことが望ましい．

文献
1) 鈴木参郎助：脈絡膜動脈閉塞症候群（三角症候群）．眼科診療ガイド．眼科診療プラクティス編集委員編，文光堂，315，2004
2) 高橋京一ほか：外傷性三角症候群と網膜剥離に続発した三角症候群．臨眼 45：859-867，1991

②高血圧脈絡膜症

I 疾患の特徴

　高血圧脈絡膜症（hypertensive choroidopathy）は，急激な血圧上昇に伴う脈絡膜血管の循環障害により起こる疾患である．若年者に多く，慢性的な高血圧持続期よりも高血圧の急性増悪期に発症することが多く，悪性高血圧，加速型-悪性高血圧と呼ばれる状態に伴って発生する．原因としては，本態性高血圧，腎実質性疾患，妊娠高血圧症候群などが挙げられる．

　高血圧脈絡膜症では，脈絡膜細動脈のフィブリノイド壊死が起こり，それにより脈絡毛細血管板の虚血が引き起こされ，網膜色素上皮細胞傷害が起こる．網膜とは違い，脈絡膜血流には autoregulation が働かないため，網膜症よりも脈絡膜症の方が早く現れると考えられている．特徴的な所見としては Elschnig 斑，Siegrist 線条，漿液性網膜剝離がある．急性 Elschnig 斑は，網膜色素上皮細胞の虚血により認められる網膜深層に散在する小さな黄白色斑であり（図2）[1]，融合して地図状を呈することがある．数週間で瘢痕化し，周囲に網膜色素上皮壊死による色素脱失を伴う色素沈着となる．Siegrist 線条は，脈絡膜動脈の虚血に沿った線状の色素沈着である．漿液性網膜剝離は，網膜色素上皮傷害のポンプ機能の低下から生じる．

　蛍光眼底造影検査では，急性 Elschnig 斑の部位は造影早期に充盈遅延を認め，後期には網膜下への蛍光漏出がみられ，後極部を中心に漿液性網膜剝離が認められる．瘢痕化した Elschnig 斑は，色素沈着による背景蛍光の遮断による低蛍光と，Elschnig 斑周囲の色素脱失部の window defect としての過蛍光がみられる．また，OCT では脈絡膜厚（特に脈絡膜外層）の増大が報告されている．

II 鑑別の要点

　Elschnig 斑と鑑別を要する所見として，高血

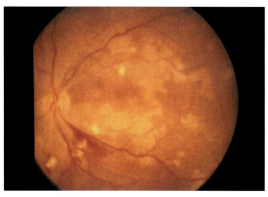

[図2] 高血圧脈絡膜症
後極部を中心に広範囲に融合する黄白色斑（急性 Elschnig 斑）を認める．
（文献1）より）

圧網膜症などによる軟性白斑が挙げられるが，軟性白斑は網膜表層にみられ，色調が淡く境界が不明瞭であることから区別される．漿液性網膜剝離は uveal effusion や多発性後極部網膜色素上皮症に類似し，網膜下液は可動性が高いが，著明な高血圧，Elschnig 斑や Siegrist 線条などの眼底所見，蛍光眼底造影所見の違いから鑑別できる．

III 治療

　本症では原因である高血圧に対する早急な治療が第一である．適切な治療が行われれば，視力予後は一般に良好であり，瘢痕を残さず治癒する場合が多い．しかし，腎疾患などで血圧コントロールが困難である場合には，網脈絡膜萎縮巣や中心窩の瘢痕が残り，視力障害が持続する場合がある．

IV 患者への対応

　血圧のコントロールが高血圧脈絡膜症の改善に最も重要であり，高血圧の治療により眼底所見および視力が改善する場合が多いことを説明する．定期的に眼底を観察するとともに，全身的に可能であれば蛍光眼底造影検査を行い，脈絡膜循環障害の部位と程度を把握し，予後を判定する．

文献
1）鈴木参郎助：高血圧性脈絡膜症．眼科診療ガイド，眼科診療プラクティス編集委員編，文光堂，316，2004

（中間崇仁）

4) 脈絡膜剝離
①uveal effusion

[表1] uveal effusion の病型分類（湖崎・宇山分類）

I型：小眼球で，強膜肥厚あり
II型：小眼球ではないが，強膜肥厚あり
III型：小眼球ではなく，強膜肥厚なし

I 疾患の特徴

uveal effusion（UE）（ぶどう膜滲出）は，本来の意味（広義）では脈絡膜血管からの漿液異常滲出，そしてその結果としての脈絡膜剝離（8-4）-「②脈絡膜剝離」参照）を指す症候名であり，疾患名ではない．本項では，体位変換に伴って移動する胞状網膜剝離が強膜の肥厚や硬化などの器質的原因によって脈絡膜剝離とともに発症している病態（狭義）を記述する．強膜の病態（表1）により，眼内組織液の眼外流出，脈絡膜の静脈灌流が障害され，上脈絡膜腔での液体貯留期間が長期に及んで脈絡膜剝離を生じる．やがて網膜色素上皮が障害され，滲出性網膜剝離が生じる．剝離消失後もleopard-spot pattern を呈し，視力予後不良なことが多い．

眼底検査で狭義のUEを疑った場合（図1）は，まず仰臥位で再度眼底検査を行い，座位のときと比較して黄斑部に網膜下液が移動することを確認する．その後，眼軸長測定（小眼球の有無），OCT（網膜下液，脈絡膜肥厚），超音波検査Bモード（網膜脈絡膜剝離および体位での変化，脈絡膜肥厚）（図2），超音波生体顕微鏡（ultrasound biomicroscope：UBM）や前眼部OCT（毛様体剝離）（図3）を確認する．フルオレセイン蛍光造影（fluorescein angiography：FA）では顆粒状過蛍光，インドシアニングリーン蛍光造影（indocyanine green angiography：IA）では脈絡膜動脈が造影された後，著しいびまん性過蛍光になり，脈絡膜

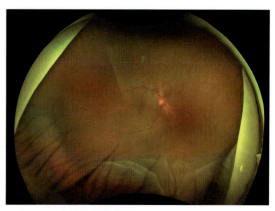

[図1] uveal effusion の眼底
座位では漿液性網膜剝離が下方に生じる．

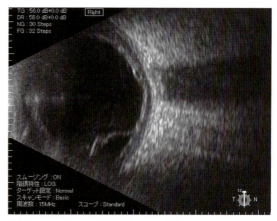

[図2] uveal effusion の超音波検査Bモード像
座位では，眼底像と同様に下方に網膜剝離が認められる．

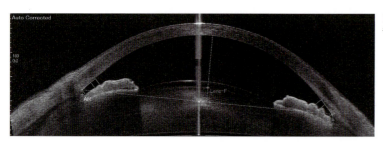

[図3] uveal effusion の前眼部OCT
毛様体剝離を認める．

静脈は不明瞭となる.

Ⅱ 鑑別の要点

多発性後極部網膜色素上皮症(multifocal posterior pigment epitheliopathy:MPPE)では,同様の胞状網膜剥離を認めるが,脈絡膜剥離はない.FAでは多発性の過蛍光および蛍光漏出を示し,中心性漿液性脈絡網膜症の劇症型とされる.ステロイド薬による治療歴などを確認する.

Vogt-小柳-原田病では,OCTで網膜下液にフィブリンによる隔壁が認められる.FAでは眼底後極部に多発性の点状過蛍光と漏出が認められる.頭痛,耳鳴り,無菌性髄膜炎などの全身症状を伴う.

脈絡膜腫瘍は,超音波検査Bモードや眼窩MRIで充実性の腫瘍の有無を確認する.FAでは腫瘍の位置に一致した過蛍光を示す.

Ⅲ 治療

原因となる強膜の通過障害を改善させるため,強膜開窓術が第一選択となる.硝子体手術は,強膜開窓術後に網膜下液が減少しない症例などが対象となる.

Ⅳ 患者への対応

網膜下液が長期に黄斑に及んでいる場合は,治療後も視力不良の可能性がある.また,強膜開窓術は脈絡膜を大きく露出させるため,眼球壁の脆弱性につながることを説明する.

②脈絡膜剥離

Ⅰ 疾患の特徴

脈絡膜剥離(choroidal detachment:CD)は,表2のような原因/基礎疾患に続発する.低眼圧によるものは緑内障手術後に多いが(図4),そのほかの内眼手術後の縫合不全や外傷でも生じる.また,炭酸脱水酵素阻害薬の内服や緑内障点眼によってCDを生じることもある.眼内炎症では,毛様体機能の低下で房水産生の低下が起こり,続発低眼圧がCDを惹起することがある.また,炎症そのものが渦静脈の強膜貫通部に直接波及し,循環障害をきたしてCDを生じることもある.強膜バックルや汎網膜光凝固による後部脈絡膜の循環障害に伴ってCDが起こることも,まれであるがある.なお,さらにまれであるが,強膜の器質的異常に起因するCD(特発性CD)はuveal effusion(狭義)で発症する(8-4)-「①uveal effusion」参照).

Ⅱ 鑑別の要点

uveal effusionによるCDは,小眼球,強膜肥厚の有無などを確認して鑑別する.低眼圧によるCDは現病歴から鑑別できる.炎症性CDも,必要な検査(フルオレセイン蛍光造影,インドシアニングリーン蛍光造影,OCT)などから基礎疾患の鑑別をする.

Ⅲ 治療

緑内障手術後の一時的なCDは,通常1～2週間で自然消失するが,程度が強い場合は粘弾性物質を前房に注入して経過をみる.逆にCD消失後の一過性の眼圧上昇に注意する.また,内眼手術後の縫合不全による低眼圧でCDを生じている場合は,縫合不全を修正する.炭酸脱水酵素阻害薬の内服や緑内障点眼が原因と考えられるときは,眼圧が低い場合にはまず投与中止を検討する.ステロイド薬点眼やアトロピン点眼で経過をみると

[表2] 脈絡膜剥離の原因

1. 静水圧性
   - 低眼圧，外傷や手術（緑内障手術，網膜剥離手術など）創部からの漏出
   - 硬膜動静脈瘻
2. 炎症性
   - Vogt-小柳-原田病，後部強膜炎
   - 強膜創部の炎症（強膜バックル，感染，網膜冷凍凝固術/光凝固術）

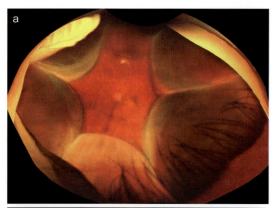
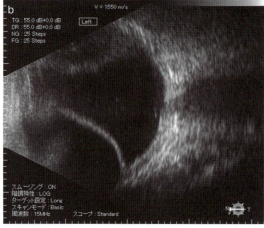

[図4] 脈絡膜剥離
緑内障術後の低眼圧で生じた脈絡膜剥離．a：眼底，b：超音波検査Bモード像．

1カ月以内に改善することが多い．

IV 患者への対応

緑内障手術時は，他の内眼手術以上にCDが起こりやすいため，術前にCDを生じる可能性を説明することが必須である．また，術後に縫合や処置の追加を要するときはそれによる眼圧上昇もありうるため，患者への説明が必要である．

（渡辺芽里・川島秀俊）

5) 腫瘍性疾患

①ぶどう膜悪性黒色腫

I 疾患の特徴

日本人（有色人種）では，白色人種に比べ，ぶどう膜悪性黒色腫（uveal melanoma）に遭遇することは多くない．虹彩や毛様体からの発生例はまれで，脈絡膜の発生例が多い．腫瘍が小さい場合や眼底周辺部に存在する場合には，一般的に無症状であり，健康診断や他疾患での眼科受診時に偶然発見される．一方，飛蚊症や光視症がみられることがしばしばあり，腫瘍が大きくなると視軸遮閉による視野欠損や網膜剥離をきたし，視力低下や歪視をきたすことがある．有色人種ではほぼ全例で腫瘍内にメラニン色素がみられるため，通常の眼底検査が診断に最も重要である（図1）．補助検査としてフルオレセイン蛍光造影，インドシアニングリーン蛍光造影，超音波検査（Bモード），MRI，ヨードアンフェタミンを用いたシンチグラフィ（^{123}I-IMP SPECT）が用いられる．組織型は，紡錘型，類上皮型，混合型に分類され，類上皮型が生命予後不良とされる．また，腫瘍細胞の第3番染色体欠損（3モノソミー）などの染

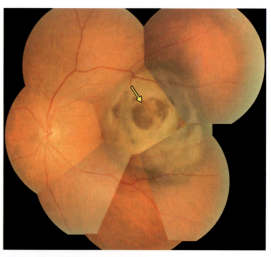

[図1] ぶどう膜悪性黒色腫の眼底写真
黄斑の耳側に境界明瞭な色素性隆起性病変がみられ，腫瘍の一部がBruch膜を穿破し突出している（矢印）．

色体異常がみられた場合には，高率に転移することが明らかにされている．

II 鑑別の要点

眼内腫瘍で悪性黒色腫と同様の色素を伴う腫瘍性病変として，脈絡膜母斑や脈絡膜黒色細胞腫（メラノサイトーマ）との鑑別が重要である．時間経過に伴って腫瘍性病変が硝子体腔内に突出する場合には，悪性黒色腫を疑う．

III 治療

多くの症例は眼球摘出術が施行されるが，近年では症例に応じてさまざまな眼球温存療法が実施されるようになっている．腫瘍のサイズが小さく，丈が低い症例では，経瞳孔温熱療法（transpupillary thermotherapy：TTT），小線源治療，サイバーナイフ，陽子線や重粒子線などの放射線治療が選択されることがあるが，眼球を温存できても，放射線治療後に視神経障害や血管新生緑内障などの合併症により，視機能が温存できないことが多い．また，腫瘍が小さく，さらに毛様体などの前方に位置している場合には，局所切除が可能な場合がある．

IV 患者への対応

本疾患の確定診断には病理組織学的な検査が必要であるが，局所切除が可能であったとしても，視機能が著しく低下する可能性が高い．しかし，生命予後不良な疾患でもあるため，本疾患が疑われた場合には早急な対応が必要となる．また，治療後も再発や転移の可能性があるため，定期的な受診が必須であり，治療後に体調不良を伴う場合には早急な全身精査が必要となる．

②ぶどう膜転移性腫瘍

I 疾患の特徴

ぶどう膜転移性腫瘍（uveal metastatic tumor）は，原疾患や病期によってさまざまな眼底所見を示す．原疾患として肺癌や乳癌が多い．眼科受診時に眼外悪性腫瘍の既往が確認できれば，現病を鑑別疾患の一つとして考慮する必要がある．一方で，肺癌などでは眼症状が全身症状に先行する場合もあるため，既往歴がなくても注意は必要である．ぶどう膜組織に転移した初期には自覚症状がみられない場合もあり，腫瘍の増大によって転移病巣に一致した視野障害や滲出性網膜剥離による視機能低下をきたす．片眼性のことが多いが，両眼性にみられる症例も少なくない．

II 鑑別の要点

黄白色～黄色調を示し，単発性の病変のことが多いが（図2），病変が眼内に多発することもある．一般的に転移病巣の隆起は高くならないことが多く，時間経過によって病巣が拡大することが特徴である．滲出性網膜剥離を伴う場合には，短期間で胞状網膜剥離に至ることがあり，剥離が進行すると病変が隠されてしまい検眼鏡で病巣を観察できなくなることがある．診断には，フルオレセイン蛍光造影，インドシアニングリーン蛍光造

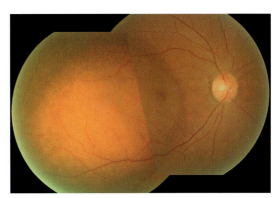

[図2] 肺癌が脈絡膜に転移をきたした眼底写真
黄斑耳側に境界がやや不鮮明な黄白色隆起性病変がみられる．

影に加えて，既往や背景が不明な場合には血清腫瘍マーカーの検索や全身 CT が有用である．

III 治療

原疾患に応じた全身治療によって，転移病巣の縮小が期待される．また，原発巣の放射線感受性が高くなくても転移病巣に対して奏効することがある．近年，さまざまな分子標的薬や免疫チェックポイント阻害薬などの臨床応用によって生命予後が改善されつつあり，生命予後に期待が残されている場合には，眼球を温存して腫瘍のみを切除または眼球摘出術も考えられる．

IV 患者への対応

ぶどう膜に転移病巣がみられる場合には，一般的に予後は不良である．そのため，治療の目的は残された生命期間における視機能の維持が主な目的となる．一方で，近年の全身治療の発展により生命予後が期待できる症例も増えてきている．治療適応や治療内容は，視機能の状態，原疾患の進行程度，全身状態，患者本人の希望も含めて相談のうえで決定していくことになるため，原疾患を担当する診療科とも密な連絡を取り合うことが必要となる．

③ぶどう膜血管腫

I 疾患の特徴

ぶどう膜血管腫（uveal hemangioma）は，限局性（孤立性）とびまん性に分類され，Sturge-Weber 症候群では半数近くの症例でびまん性ぶどう膜血管腫がみられる．限局性のものは片眼のみにみられ，びまん性のものは両眼に発生することがある．限局性では，眼底の後極部に数乳頭径大で赤褐色のわずかに隆起を伴った比較的境界明瞭な病変として観察される（図 3a）．びまん性では，眼底の後極部から周辺部にかけて広範囲に腫瘍がみられ，病変の境界は不明瞭なことが多く，トマトケチャップ様と形容されるように限局性よりもやや濃い赤色を示すことが多い．限局性もびまん性も腫瘍直上または周囲に漿液性網膜剥離や網膜分離症を伴い，視力低下や変視症をきたすことがある（図 3b）．腫瘍が小さい場合や漿液性網膜剥離を伴わない場合には，視機能に影響を及ぼすことがなく，健康診断などで偶然発見されることがある．

II 鑑別の要点

診断には，通常の眼底検査に加え，フルオレセイン蛍光造影（fluorescein angiography：FA），インドシアニングリーン蛍光造影（indocyanine green angiography：IA）が重要である．FA では，網膜動静脈が描出される前のごく早期から，腫瘍に一致した脈絡膜レベルの腫瘍内血管が網目状に造影される vascular pattern がみられ，造影中期から後期にかけて斑状の過蛍光と低蛍光が混在する multi-lake pattern に移行する．IA でも FA と同様に造影早期から腫瘍が描出され，後期には低蛍光になる．OCT では，腫瘍部位に一致して網膜色素上皮が硝子体腔側にドーム状に隆起している．

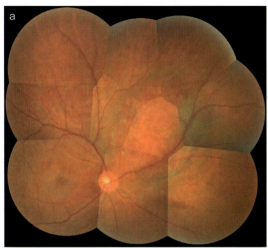

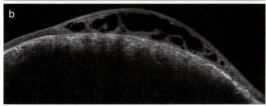

[図3] 限局性ぶどう膜血管腫の眼底写真とOCT
a：視神経乳頭より上鼻側に比較的境界明瞭な赤褐色の病変がみられる．b：病変部のOCTでは，網膜色素上皮が硝子体腔側へ突出し網膜分離症がみられる．

III 治療

無症状のぶどう膜血管腫は経過観察のみで十分であるが，滲出性網膜剥離を伴い視力低下や歪視をきたす場合には治療の対象となる．治療は従来，長波長レーザーによる網膜光凝固や経瞳孔温熱療法（transpupillary thermotherapy：TTT）による腫瘍の凝固や放射線療法が行われる．漿液性網膜剥離が難治性の場合には，手術による網膜下液排除を行う場合もある．

IV 患者への対応

良性腫瘍のため生命予後には影響を与えず，自覚症状がみられなければ積極的な加療も不要である．滲出性網膜剥離は治療によって吸収・消失することが多いが，腫瘍が黄斑部に及ぶ場合や漿液性網膜剥離が遷延した場合には，十分な視機能の回復は困難となることがある．

④虹彩囊腫

I 疾患の特徴

虹彩囊腫（iridocele, iris cyst）は，虹彩色素上皮から発生する虹彩色素上皮囊腫（図4）と，実質から発生する虹彩実質囊胞（図5）に分類される．虹彩実質囊胞は，外傷や虹彩に対する外科的処置をきっかけに発生することがある．囊腫（囊胞）が小さい場合には症状がみられないが，囊腫が増大することによって瞳孔を覆い，視機能障害をきたすことがある．また，囊腫が角膜内皮に長期間接触すると角膜内皮細胞数の減少をきたす（図5）．

II 鑑別の要点

虹彩色素上皮囊腫は視機能障害をきたすことが少なく，他疾患で眼科受診をした際に発見されることが多い．虹彩周辺部のわずかな虹彩実質の隆起がみられ，前眼部OCTや超音波生体顕微鏡を用いることで病変が明らかとなる（図4）．虹彩実質囊胞は，細隙灯顕微鏡で腫瘍内部の透明またはやや混濁した液性成分が確認できる．囊胞壁が前房側に露出している場合には半透明・灰白色を呈し，囊胞表面にメラニン色素がみられることもある．

III 治療

自然消退することもあるため，視機能障害がみられなければ経過観察を行う．腫瘍によって視軸が遮られる場合や，経時的な角膜内皮細胞数の減少がみられる場合には，治療適応となる．針やレーザーによる穿刺または外科的切除が行われるが，虹彩囊腫を完全に除去するのは困難なことが多い．

IV 患者への対応

虹彩囊腫が小さく，視機能に影響がみられない場合には，積極的な治療は不要である．一方で，虹彩囊腫が増大することによって何らかの処置や手術が必要になる場合があるが，実際には治療適応となる症例は多くない．

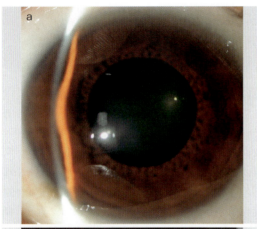

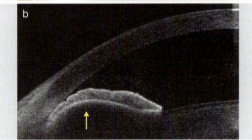

[図4] 虹彩色素上皮囊腫の細隙灯顕微鏡写真と前眼部 OCT
a：9 時方向の虹彩が前房側に突出し，浅前房化している．b：前眼部 OCT では，虹彩が前房側へ押されているが角膜内皮への接触はみられない（矢印）．

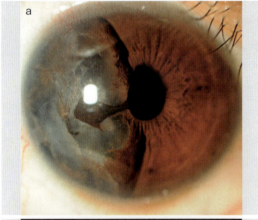

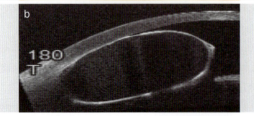

[図5] 虹彩実質囊胞の細隙灯顕微鏡写真と前眼部 OCT
a：半透明な囊胞壁がみられ，虹彩は 3 時方向へ圧排されている．b：囊胞壁の前面は広範囲に角膜内皮に接触している．

⑤脈絡膜骨腫

I 疾患の特徴

　脈絡膜骨腫（choroidal osteoma）は，視神経乳頭周囲に好発し，橙色または黄白色を呈する境界明瞭な腫瘍である（図 6a）．若年女性に多く，片眼性が多いが両眼発症もまれではない．しばしば黄斑部を含む漿液性網膜剥離をきたし，視力低下の原因となる．また，経過中に骨腫内から脈絡膜新生血管（choroidal neovascularization：CNV）を生じ，網膜下出血を伴うことがある．若年者や発症後間もない初期の段階では経時的に腫瘍のサイズは拡大していくが，一定の大きさに達すると腫瘍のサイズは固定する．

II 鑑別の要点

　組織学的に骨組織よりなるため，超音波検査（B モード）では高輝度な反射と，その後方の音響陰影がみられる（図 7a）．また，眼窩 CT では眼球壁に沿った高吸収領域がみられる（図 7b）．フルオレセイン蛍光造影では造影早期から病変に一致する斑状の過蛍光がみられ，後期に至るまで過蛍光を呈する．OCT では，腫瘍部位に一致した脈絡膜レベルの占拠性病変がみられる（図 6b）．

III 治療

　CNV に対し直接的な光凝固が行われていたが，効果が限定的なため，近年では経瞳孔温熱療法（transpupillary thermotherapy：TTT）や光線力学療法（photodynamic therapy：PDT）により一定の効果が得られている．しかし，骨腫そのものに対する根本的な治療法はない．また，レーザー治療に代わり抗血管内皮増殖因子（vascular endothelial growth factor：VEGF）薬の硝子体内注射が，CNV の退縮や滲出性網膜剥離に対し有効なことが多いが，複数回の投与が必要となる．

[図6] 脈絡膜骨腫の眼底写真と OCT
a：黄斑の視神経乳頭側に境界が鮮明な黄白色病変がみられる．b：網膜色素上皮下に占拠性病変（矢印），漿液性網膜剥離がみられる．

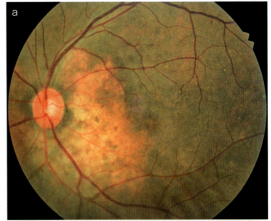

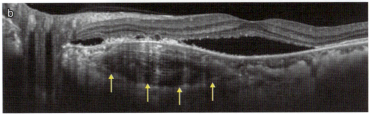

[図7] 脈絡膜骨腫の超音波検査と眼窩 CT
a：超音波検査（B モード）で骨腫に一致した板状の反射（黄矢印）と後方の音響陰影（青矢印）がみられる．b：眼窩 CT で左眼の後壁に骨化による境界明瞭な高吸収領域がみられる．

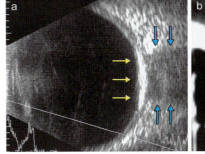 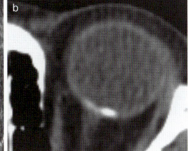

IV 患者への対応

　良性腫瘍であり，自覚症状がみられなければ特に治療の必要はない．長期間良好な視力が保てる場合も多いが，黄斑部に及ぶ漿液性網膜剥離や CNV からの出血によって視力低下をきたす可能性がある．骨腫が黄斑部に及ぶ場合や，黄斑に波及した漿液性網膜剥離が遷延した場合には，不可逆的な視機能障害となる．

⑥ 仮面症候群

I 疾患の特徴

原因疾患の症状が，全く異なる別の疾患によく似ており，診断・治療を遅らせるような病態を，仮面症候群（masquerade syndrome）という．眼科では眼内悪性リンパ腫，白血病，網膜芽細胞腫などの悪性腫瘍によって，ぶどう膜炎様の症状を呈することがある．なかでも眼内悪性リンパ腫または網膜芽細胞腫が原因疾患として多い．眼内悪性リンパ腫では，虹彩毛様体炎様の前房炎症，虹彩腫瘤性病変，硝子体混濁，網膜滲出斑，網膜血管炎などの多彩な眼所見がみられる（図8, 9）．オーロラ状硝子体混濁や網膜色素上皮下の黄白色斑状病巣が本症の特徴的な所見であり，中高年以上のステロイド薬に抵抗性を示す原因不明のぶどう膜炎では，本症を疑う必要がある．網膜芽細胞腫では白色瞳孔や斜視が受診の契機となることが多いが，同時に前房蓄膿や豚脂様角膜後面沈着物を伴うことがある．

II 鑑別の要点

眼内悪性リンパ腫の診断には，硝子体を用いた諸検査（サイトカイン濃度（インターロイキン（interleukin：IL）-10, IL-6），細胞診，免疫グロブリン重鎖（immunoglobulin heavy chain：IgH）遺伝子再構成の有無，フローサイトメトリー）が有用である．網膜芽細胞腫の場合は，眼内の腫瘍細胞の壊死と石灰化により，超音波検査（Bモード）またはCTで眼内の石灰化像がみられる．

III 治療

眼内悪性リンパ腫の場合には，診断確定後に全身精査，特に中枢神経系に病変がみられやすいため頭蓋内精査が必要となる．眼外病変がみられなければ，眼部放射線療法またはメトトレキサート硝子体内注射を行う．網膜芽細胞腫では腫瘍のサイズによってレーザー光凝固，経強膜冷凍凝固，

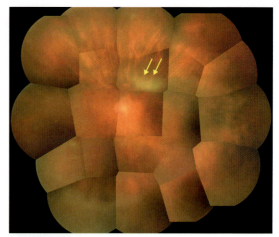

[図8] 眼内悪性リンパ腫の眼底写真
黄斑上方に斑状の黄白色病変（矢印）がみられ，全体的な硝子体混濁がみられる．

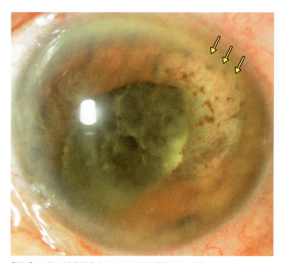

[図9] 虹彩に腫瘤形成をきたした眼内悪性リンパ腫
虹彩上の新生血管を伴う腫瘤性病変（矢印）と，瞳孔領のフィブリン析出がみられる．

放射線療法，全身化学療法，局所化学療法が行われ，進行例では今日でも眼球摘出術が行われる．

IV 患者への対応

仮面症候群では，診断の確定までに時間を要することが多い．治療後には眼局所の再発のみならず眼外病変の早期発見が重要となってくるため，他科との連携が重要である．

（坪田欣也）

6）変性・萎縮・遺伝性疾患
①脈絡膜ジストロフィ

脈絡膜ジストロフィ（choroidal dystrophy）は進行性の脈絡膜変性を示す疾患であり，脳回状網脈絡膜萎縮，コロイデレミア，中心性輪紋状脈絡膜萎縮，乳頭周囲脈絡膜萎縮が挙げられる．

脳回状網脈絡膜萎縮

I 疾患の特徴

脳回状網脈絡膜萎縮（gyrate chorioretinal atrophy）は，Jacobsohn によって 1888 年に非典型的な網膜色素変性症として報告されたのが最初である．常染色体潜性遺伝形式をとるまれな進行性網脈絡膜変性疾患であるが，比較的多くの報告があるフィンランドでは，5万人に1人という頻度の報告がある．性差はなく，白内障と近視を併発する．オルニチンアミノトランスフェラーゼ（ornithine aminotransferase：OAT）の先天的な欠損が原因である．*OAT* 遺伝子は第 10 番染色体長腕（10q26）に位置し，網膜，網膜色素上皮のほか，肝臓，脳にも発現している．OAT はビタミン B_6 の活性型であるピリドキサールリン酸を補酵素としており，オルニチンをプロリンやグルタミン酸に変換する働きをもつ．OAT 欠損のため，血中，尿中のオルニチンが高値となる．

若年期からの夜盲や強度近視があり，その後視力低下と求心性視野狭窄が進行する．視力は中年期以降まで保たれることがあるが，白内障を併発して低下する症例もある．病状の進行により萎縮が後極に及ぶに従って，視力・視野障害が進行する．また，囊胞様黄斑浮腫により視力が低下する症例も少なくない．眼底検査では，両眼の眼底中間周辺部に色素沈着を伴った斑状の境界明瞭な円形の網脈絡膜萎縮が認められ，病状の進行とともに癒合拡大し，脳回状の眼底像を示す（図1）．眼底自発蛍光検査では，萎縮部位に一致して低蛍光を示す．蛍光眼底造影検査では，網脈絡膜萎縮部

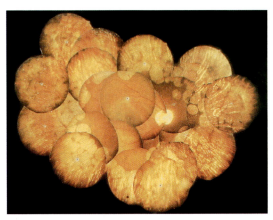

[図1] 進行した脳回状網脈絡膜萎縮の眼底写真
（シオノ眼科医院 塩野 貴先生のご厚意による）

位は境界明瞭で脈絡毛細血管板と中等度の脈絡膜血管が消失している．網膜電図（electroretinogram：ERG）では，早期から錐体，杆体ともに高度に障害される．OCT では，網膜色素上皮および脈絡毛細血管板の萎縮，網膜の菲薄化が認められ，囊胞様黄斑浮腫を伴う症例は黄斑部に網膜内液を認める．

II 鑑別の要点

鑑別診断としてコロイデレミアや網膜色素変性症が挙げられるが，血中および尿中のオルニチン濃度が高値であることや家族歴から鑑別できる．また，*OAT* 遺伝子異常の検出で確定診断となる．

III 治療

現時点で根治的な治療法はない．血中オルニチン濃度を低下させることは病気の進行を抑制すると考えられ，低アルギニン食の投与が試みられているが，その効果は証明されていない．ビタミン B_6 投与が一部の症例に試みられているが，その効果についても不明である．

IV 患者への対応

家族歴聴取が診断においても重要である．根本的な治療は困難であるため，個々の症例の視力・視野障害の程度にあわせた対症的なケアが必要となる．

コロイデレミア

I 疾患の特徴

コロイデレミア (choroideremia) は，びまん性進行性網脈絡膜萎縮を呈する疾患で，X染色体潜性遺伝形式を呈する．オーストリアのLudwig Mauthnerが最初に報告したが，当初は脈絡膜コロボーマのような先天異常であると考えられていた．X染色体潜性遺伝形式をとることは1942年に明らかになっていたが，1990年になって原因遺伝子である*CHM*遺伝子が同定，報告された．*CHM*遺伝子は，Rab escort protein-1 (REP-1) と呼ばれる蛋白をコードする遺伝子である．REP-1は，細胞内の小胞輸送に関わる低分子GTP結合蛋白の一種であるRas-associated binding proteinの活性化に働いている．

小児期からの夜盲で発症し，10歳代には周辺視野狭窄が認められるが，中心視野は中高年まで保たれることが多いため，視力は比較的良好である．50〜60歳代に中心視野が障害されると視力が低下する．初期の検眼鏡所見は，赤道部から周辺部の顆粒状色素の集積や脱色素によりモザイク状を呈する．変性が進行するに従って萎縮病巣は黄斑部へ向かって進展していき，後期には脈絡膜，脈絡毛細血管板，網膜色素上皮の萎縮，消失が眼底全体にわたってみられるようになり，白色眼底を呈する（図2a）．蛍光眼底造影では，萎縮・欠落した脈絡毛細血管板の部位が低蛍光を示し，萎縮が少ない部位は過蛍光を示す．ERGでは病初期からすべての反応で減弱または消失型を示す．OCTでは，脈絡膜の菲薄化，網膜色素上皮の萎縮，消失，網膜深層の萎縮が認められる（図2b）．眼底自発蛍光では，萎縮部位は低蛍光となる．X染色体潜性遺伝形式であるため，一般に男性のみに症状を認め，女性は保因者として無症状のことが多いが，保因者の眼底は後極部から周辺にかけて斑状および顆粒状の色素沈着と脱失がモザイク状に散在する．

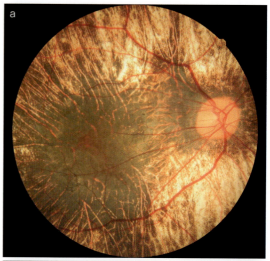

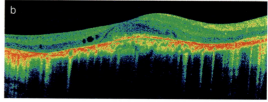

[図2] コロイデレミア
a：眼底写真，b：OCT像．（九州大学 村上祐介先生のご厚意による）

II 鑑別の要点

脳回状網脈絡膜萎縮や網膜色素変性症との鑑別診断を要する．脳回状網脈絡膜萎縮は，常染色体潜性遺伝形式をとるので家族歴の聴取が重要であり，血中，尿中のオルニチン濃度から鑑別できる．網膜色素変性症は家族歴だけでは鑑別は難しいが，眼底所見から鑑別可能であることが多い．また，遺伝子検査が確定診断となることがある．

III 治療

現時点で有効な治療法はない．REP-1をコードする*CHM*遺伝子を挿入したアデノ随伴ウイルスベクターを網膜下投与する遺伝子治療が試みられ，視力低下が抑制された症例が報告されている．

IV 患者への対応

家族歴の聴取が診断においても重要である．根本的な治療は困難であるため，個々の症例の視

力・視野障害の程度にあわせた対症的なケアが必要となる.

中心性輪紋状脈絡膜ジストロフィ・乳頭周囲脈絡網膜萎縮

Ⅰ 疾患の特徴

中心性輪紋状脈絡膜ジストロフィ（central areolar choroidal dystrophy：CACD）は，まれな遺伝性ジストロフィで1884年にNettleshipにより報告された．両眼に脈絡毛細血管板，網膜色素上皮，視細胞の萎縮が生じ，眼底検査で黄斑部に境界鮮明な円形の萎縮性病変が認められる（図3）．若年期あるいは青年期に黄斑周囲に微細な網膜色素上皮の斑点を認めるようになり，徐々に萎縮が進行する．40～70歳代には重篤な視力障害を呈するが，周辺部網膜は比較的保たれる．遺伝形式は，常染色体顕性遺伝または常染色体潜性遺伝を呈すると報告されている．常染色体顕性遺伝形式をとる症例では，PRPH2遺伝子異常が多く報告されているが，わが国でもPRPH2遺伝子の点変異家系が報告されている．眼底所見は，両眼性の境界明瞭な孤立性網脈絡膜萎縮を呈する．視野は，進行するに従い眼底所見に一致する中心暗点を呈するが，周辺視野に異常は少ない．眼底自発蛍光では，初期には低色素病変部に一致して過蛍光を示すが，進行すると萎縮巣に一致して低蛍光を示す．蛍光眼底造影では，初期には網膜色素上皮萎縮部位に一致してwindow defectによる過蛍光を示すが，進行期には境界明瞭な低蛍光を示す領域に脈絡膜中大血管がみられる．OCTでは病巣部の網膜の菲薄化を認める．ERGは初期にはほぼ正常であるが，進行期には振幅が減弱する．

乳頭周囲脈絡網膜萎縮（parapapillary chorioretinal atrophy：PPA）も非常にまれな疾患で常染色体潜性遺伝形式をとるが，常染色体顕性遺伝形式の報告もある．視神経乳頭周囲から萎縮が始

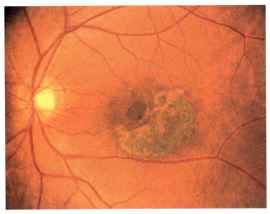

[図3] 中心性輪紋状脈絡膜ジストロフィ（CACD）の眼底写真
（平成医療短期大学 大庭紀雄先生のご厚意による）

まり，ゆっくりと鼻側・耳側に拡大していき，進行期には黄斑部に及ぶが，CACDとの違いは病巣の場所である．

Ⅱ 鑑別の要点

CACDと鑑別を要するのは，萎縮型加齢黄斑変性，Stargardt病，錐体ジストロフィなどである．形態学的所見や画像所見は萎縮型加齢黄斑変性と類似しているが，若年発症，家族歴などから鑑別できる．PRPH2遺伝子異常がCACDの診断の助けとなることもあるが，他のジストロフィでも原因遺伝子となっていることがあるので，単独での診断は難しい．

Ⅲ 治療

遺伝性疾患であり，現時点で有効な治療法はない．対症療法が中心となる．

Ⅳ 患者への対応

患者それぞれの視機能障害の程度に応じた対症的なロービジョンケアが必要になる．常染色体顕性遺伝であるため，患者やその家族には遺伝的・職業的なカウンセリングが適宜必要となる．

〔大島裕司〕

②虹彩分離症

I 疾患の特徴

虹彩分離症（iridoschisis）は，虹彩実質が前葉と後葉の2層に分離し，線維状になった前葉の断端が前房内に浮遊している状態を指す（図4）．1922年にSchmittが虹彩前層の剥離を報告し，1945年にLowensteinとFosterが初めて虹彩分離症として報告した．「shredded wheat」のような外見を呈する虹彩萎縮のまれな一型で，わが国では20例ほど，海外でも150例ほどしか報告されていない．原因としては加齢，虹彩血管硬化，閉塞隅角緑内障，外傷，水晶体偏位，先天梅毒などが示唆されている．遺伝性については定まった見解がない．発症は60歳以降で，両眼性が多く，男性よりも女性がやや多い．角膜内皮障害を示すこともあるが，通常は虹彩分離症の位置に一致してみられる．

II 鑑別の要点

虹彩萎縮をきたす疾患として，虹彩角膜内皮症候群（iridocorneal endothelial syndrome：ICE症候群）とAxenfeld-Rieger症候群が挙げられる．ICE症候群やAxenfeld-Rieger症候群は，瞳孔偏位，孔形成あるいは角膜内皮異常を伴い，若年時に見つかることが多い．超音波生体顕微鏡やScheimpflug imaging，あるいは前眼部OCTが鑑別に有用である．

III 治療

虹彩分離症そのものへの予防法および治療法はない．虹彩分離症の約半数が緑内障を合併するといわれており，特に閉塞隅角緑内障の報告が多い．治療は病型別の緑内障治療方針に準ずる．白内障手術の際は虹彩を損傷しないように細心の注意が必要であり，術中虹彩緊張低下症（intraoperative floppy iris syndrome：IFIS）と同様の対策が推奨される．浮遊した虹彩に対して，凝固による短縮や切除を試みた報告もある．

IV 患者への対応

白内障あるいは緑内障への対応が主になる．虹彩および瞳孔形状についての説明を加えておくのがよい．

（相良　健）

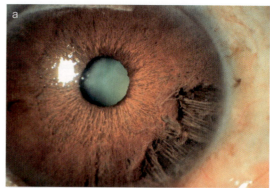
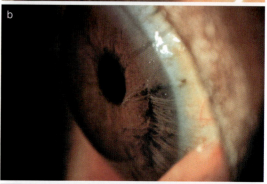
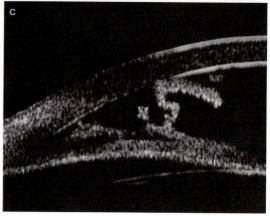

[図4] 虹彩分離症
64歳，男性．3～6時の虹彩が「shredded wheat」様の外見を呈している（a）．分離した虹彩の索状組織が前房内に浮遊し，一部が角膜に接触している（b, c）．3象限で隅角が閉塞していた．眼圧31 mmHg．

③術中虹彩緊張低下症

I 疾患の特徴

術中虹彩緊張低下症（intraoperative floppy iris syndrome：IFIS）は，前立腺肥大などの治療薬であるα_1遮断薬の内服により，白内障手術中に「水流による虹彩のうねり」，「進行性の縮瞳」（図5a），「虹彩の脱出・嵌頓」（図5b）の3徴が生じる症候群で，これらの薬剤が前立腺と虹彩散大筋に共通して存在する受容体に親和性をもつために起こる．一部の向精神薬，降圧薬でも発症するため，女性患者でも注意が必要である．

II 鑑別の要点

術前問診の内服歴によって鑑別は容易である．

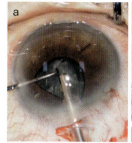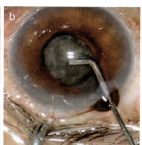

[図5] 術中虹彩緊張低下症（IFIS）の3徴
a：虹彩のうねりと進行性の縮瞳．b：虹彩脱出陥頓．

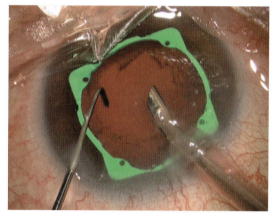

[図6] I-Ring® による瞳孔確保

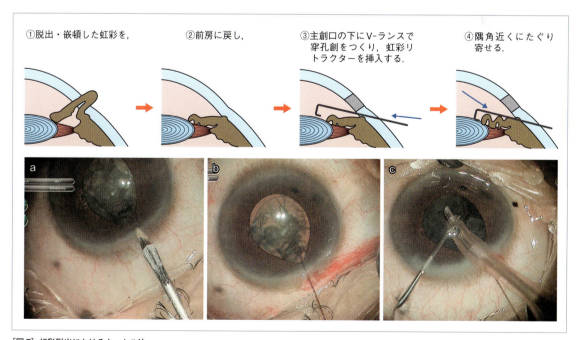

[図7] 虹彩脱出におけるタッセル法
創口直前に，経結膜的に穿孔創を作成し（a），同創から挿入した虹彩リトラクターで虹彩を創口下にたぐり寄せる（b）．タッセル設置後は通常通りの手術手技を行う（c）．

Ⅲ　治療

1　発症予防

粘弾性物質による虹彩制御，最小限のハイドロダイセクション，ボトル高・吸引流量・圧の低設定，フェニレフリン前房内投与を行い，虹彩への接触を極力避ける．術前のα_1遮断薬休薬は無効である．

2　発症後の手技

縮瞳に対しての瞳孔切開は，さらなる虹彩脆弱化を招くため禁忌である．Malyugin Ring®，I-Ring®など，全周性に瞳孔拡張が可能な器具による瞳孔確保が有効で，虹彩動揺も抑制できる（図6）．虹彩リトラクターは，器具間の虹彩動揺が避けられないため有効性は若干低い．

虹彩脱出に対しては，タッセル法が有効である（図7）．創口のすぐ手前に経結膜強膜的に穿孔創をつくり，虹彩リトラクターを挿入し，創口近くの虹彩を創口下にたぐり寄せる．タッセル設置後は，眼内レンズ挿入まで通常通りの手技で白内障手術が可能である．

（大内雅之）

TOPICS

COVID-19に関連する眼疾患

1　新型コロナウイルスとワクチン

重症急性呼吸器症候群コロナウイルス2（severe acute respiratory syndrome coronavirus 2：SARS-CoV-2）による新型コロナウイルス感染症（COVID-19）は，2019年12月に初めて報告されて以来，瞬く間に世界的に流行し，世界は新たな課題に直面した．この新興感染症の脅威に対して，国際社会は迅速にワクチンの開発に取り組み，世界では既に50種以上ものワクチンが認可されている．

SARS-CoV-2のウイルス粒子の表面に観察される突起構造を有するスパイク蛋白は，ヒトのアンジオテンシンⅡ受容体と結合し，ウイルス感染の成立に重要な役割を果たしていると報告されている．わが国では，COVID-19ワクチンとして，メッセンジャーRNA（mRNA）ワクチンのコミナティ®（ファイザー社）とスパイクバックス®（モデルナ社），ウイルスベクターワクチンのバキスゼブリア®（アストラゼネカ社），組換え蛋白ワクチンのヌバキソビッド®（ノババックス社，武田薬品工業社），ジャコビデン®（Ad26.COV2.S）（ヤンセンファーマ社）が承認を受けており，いずれもスパイク蛋白に対する中和抗体産生および細胞性免疫応答を誘導することで高い有効率が示されている．一方で，COVID-19ワクチンの副反応や有害事象が広く報告されており，頻度は低いものの眼科領域でも報告が蓄積されている．

2　COVID-19ワクチン関連ぶどう膜炎およびその他の眼科疾患の報告

COVID-19ワクチン関連ぶどう膜炎については，コミナティ®投与後に発症した前部ぶどう膜炎が2021年7月に最初に報告されて以降，多数の症例が世界中で報告されている．日本の多施設

TOPICS COVID-19に関連する眼疾患

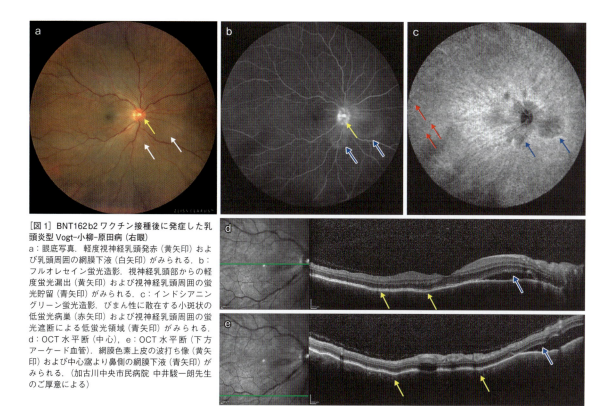

[図1] BNT162b2 ワクチン接種後に発症した乳頭炎型 Vogt-小柳-原田病（右眼）
a：眼底写真．軽度視神経乳頭発赤（黄矢印）および乳頭周囲の網膜下液（白矢印）がみられる．b：フルオレセイン蛍光造影．視神経乳頭部からの軽度蛍光漏出（黄矢印）および視神経乳頭周囲の蛍光貯留（青矢印）がみられる．c：インドシアニングリーン蛍光造影．びまん性に散在する小斑状の低蛍光病巣（赤矢印）および視神経乳頭周囲の蛍光遮断による低蛍光領域（青矢印）がみられる．d：OCT 水平断（中心），e：OCT 水平断（下方アーケード血管）．網膜色素上皮の波打ち像（黄矢印）および中心窩より鼻側の網膜下液（青矢印）がみられる．（加古川中央市民病院 中井駿一朗先生のご厚意による）

研究では，ワクチン関連ぶどう膜炎の約半数（46％）が Vogt-小柳-原田病の活性化または再活性化であり（図1），次に前部ぶどう膜炎，感染性ぶどう膜炎と続いた．一方，国際的多施設研究によると，前部ぶどう膜炎が59％と最多であった．また，急性黄斑神経網膜症（acute macular neuroretinopathy：AMN）や，多発消失性白点症候群（multiple evanescent white dot syndrome：MEWDS）など，ワクチン接種後に生じたさまざまな網膜疾患も報告されている．さらに，ぶどう膜炎以外にも COVID-19 ワクチンと Bell 麻痺，急性角膜移植拒絶反応，視神経炎などの関連が報告されている（表1）．

近年の米国の大規模コホート研究によると，COVID-19 ワクチン関連ぶどう膜炎の発症はワクチン100万回あたり0.3～0.5回とされている．日本やイスラエルからも同様の結果が報告され，いずれもワクチン接種の有効性がぶどう膜炎の発症リスクを上回ると結論づけている．一方で，ぶどう膜炎の既往のある患者においてワクチン接種後のぶどう膜炎発症リスクが上昇すると報告されており，眼科医は COVID-19 ワクチン接種と続発する眼科疾患の関連性に十分注意をして，引き続き患者対応にあたるべきと考えられる．

[表1] COVID-19 ワクチンとの関連が指摘されている代表的な眼科疾患とその特徴

眼科疾患	COVID-19ワクチンとの関連や疾患の特徴	引用文献
前部ぶどう膜炎	COVID-19ワクチン関連ぶどう膜炎では最多（約90%）と報告されている．予後は良好	1
Vogt-小柳-原田病	インフルエンザワクチンやB型肝炎ワクチン，HPVなどのワクチンとの関連の報告がある．文献上ではまれとされるが，わが国の多施設研究ではCOVID-19ワクチン関連ぶどう膜炎の約半数を占めていた	2
感染性ぶどう膜炎	全身のヘルペスウイルス再活性化とワクチンの関連性の指摘がある．眼科領域ではヘルペスウイルス感染の再活性化や眼トキソプラズマ症の再活性化などの報告があり，臨床上注意を要する	3, 4
網膜静脈閉塞症	他の眼合併症と比較し，報告は多い．mRNAワクチン，ウイルスベクターワクチン接種後の報告があり，機序は不明とされている．コホート研究では，2回目のmRNAワクチン接種後に網膜静脈閉塞症の発症リスク増加の可能性が報告されている	5, 6
急性黄斑神経網膜症（AMN）	若い女性に多く，傍中心窩急性中間層黄斑症（PAMM）の合併例の報告もある．原因として，ワクチン起因性血栓性血小板減少症や経口避妊薬との関連の指摘もある	7
多発消失性白点症候群（MEWDS）	多くは自然軽快しうるが，ステロイド薬内服などの加療が行われているとの報告もある．概して予後は良好．ワクチンによる免疫反応が網膜外層，脈絡膜毛細血管/脈絡膜内層またはその両方で生じた結果，発症するとされている	8, 9
視神経炎	若年者に発症しやすい．多くは自然軽快し，視力予後はおおむね良好	10
急性角膜移植拒絶反応	全層角膜移植，角膜内皮移植（DSAEK/DMEK）いずれでも発症報告がある．20年以上前に手術が施行された症例でも発症の報告があり，診療上注意が必要である	11
Bell麻痺	COVID-19ワクチンに加えてCOVID-19自体との相関も指摘されている．mRNAワクチンよりも不活化ワクチンにおける発症報告が多い	12

HPV：ヒトパピローマウイルス，DSAEK：Descemet膜剝離角膜内皮移植術，DMEK：Descemet膜角膜内皮移植術．（文献1〜12）より作成）

文献
1) Singh RB, et al：Vaccine-associated uveitis after COVID-19 vaccination：vaccine adverse event reporting system database analysis. Ophthalmology 130：179-186, 2023
2) Yasaka Y, et al：A multicenter study of ocular inflammation after COVID-19 vaccination. Jpn J Ophthalmol 67：14-21, 2023
3) Barda N, et al：Safety of the BNT162b2 mRNA Covid-19 vaccine in a nationwide setting. N Engl J Med 385：1078-1090, 2021
4) Chew MC, et al：Incidence of COVID-19 vaccination-related uveitis and effects of booster dose in a tertiary uveitis referral center. Front Med (Lausanne) 9：925683, 2022
5) Bolletta E, et al：Uveitis and other ocular complications following COVID-19 vaccination. J Clin Med 10：5960, 2021
6) Hashimoto Y, et al：Ocular adverse events after coronavirus disease 2019 mRNA vaccination：matched cohort and self-controlled case series studies using a large database. Ophthalmology 130：256-264, 2023
7) Fekri S, et al：Acute macular neuroretinopathy and COVID-19 vaccination：case report and literature review. J Fr Ophtalmol 46：72-82, 2023
8) Yasuda E, et al：Multiple evanescent white dot syndrome following BNT162b2 mRNA COVID-19 vaccination. Am J Ophthalmol Case Rep 26：101532, 2022
9) Soifer M, et al：Recurrent multiple evanescent white dot syndrome (MEWDS) following first dose and booster of the mRNA-1273 COVID-19 vaccine：case report and review of literature. Vaccines (Basel) 10：1776, 2022
10) Keikha M, et al：Optic neuritis associated with COVID-19-related vaccines. Vacunas 24：158-159, 2023
11) Fujio K, et al：Characteristics and clinical ocular manifestations in patients with acute corneal graft rejection after receiving the COVID-19 vaccine：a systematic review. J Clin Med 11：4500, 2022
12) Wan EYF, et al：Bell's palsy following vaccination with mRNA (BNT162b2) and inactivated (CoronaVac) SARS-CoV-2 vaccines：a case series and nested case-control study. Lancet Infect Dis 22：64-72, 2022

（松宮　亘）

9. 網　　膜

1) 先天・発育異常

①網膜有髄神経線維

I 疾患の特徴

網膜有髄神経線維（retinal myelinated nerve fiber）は，先天性の眼底異常である．網膜神経線維の走行に沿って，刷毛ではいたような白色混濁がみられる（図1）．剖検眼では0.98％にみられ，7.7％が両眼性である．視神経乳頭から連続するものが33％，乳頭から離れているものが66％である．視神経線維は，外側膝状体から乳頭篩状板までは有髄神経であるが，篩状板を越えると無髄神経になる．髄鞘を形成するオリゴデンドロサイトが篩状板を越えて網膜内まで侵入したものが，網膜有髄神経線維である．

病変の範囲が小さいものでは無症状で，眼底検査で偶然発見される．病変が黄斑部に及んだり，広範囲に生じていれば，視力障害を伴うこともある．網膜有髄神経線維には，軸性近視，弱視，斜視，眼振が伴うことがある．また，網膜血管異常を伴うこともあり，網膜新生血管や硝子体出血，網膜動脈・静脈閉塞が認められることもある．網膜上膜，硝子体黄斑牽引症候群，網膜裂孔を生じる可能性もある．

II 鑑別の要点

小さなものは軟性白斑と区別しなければならないが，広範囲のものは網膜神経線維の走行に沿った特徴的な病変であるため，鑑別は容易である．

III 治療

網膜有髄神経線維そのものに対する治療法はない．網膜有髄神経線維部位の網膜と硝子体の癒着が強固であることが知られている．硝子体手術では，人工的後部硝子体剝離を作成する際には，医原性裂孔や出血のリスクが通常の手術よりも高くなることに留意して行う．

近視や斜視を合併している場合には，網膜有髄神経線維に伴う器質的病変による視力低下だけではなく，不同視弱視や斜視弱視による視力低下をきたしている．網膜有髄神経線維の範囲が広ければ視力予後は不良であるが，弱視治療効果が望めないわけではない．視覚感受性期間にある小児に対しては，積極的に屈折矯正と健眼遮閉訓練を行うべきである．

IV 患者への対応

視覚感受性期間を過ぎてから偶然発見された網膜有髄神経線維には，網膜血管異常の合併がなければ，特に対処すべきことはない．網膜病変で受診した場合は，硝子体手術の難易度が通常よりも高いことを念頭に置いて手術計画を行う．乳幼児期に受診した場合は，視機能発達を確認し，年齢相当の視機能に達していなければ弱視治療を行う．

（彦谷明子）

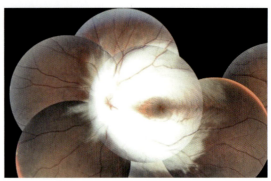

[図1] 網膜有髄神経線維の左眼眼底写真
視神経乳頭から連続して全周性に広範囲の網膜有髄神経線維がみられる．

②黄斑低形成

I 疾患の特徴

黄斑低形成（macular hypoplasia）は，先天的に黄斑部の形成が不全または欠損している疾患である．黄斑低形成が重症で眼振を認める症例から，黄斑低形成が軽微で中心窩反射があり，生活に全く支障のない症例まである．重症例では中心窩反射が欠如し，黄斑部網膜血管の走行異常を認める（図2a）．診断にはOCTが有用で，中心窩陥凹の異常または欠如する所見を認める（図2b）．黄斑低形成は両眼性である．

II 鑑別の要点

OCTやOCT angiography（OCTA）が診断に有用である．OCT所見による分類では，グレード1（浅い中心窩陥凹，中心窩網膜内層遺残），グレード2（グレード1＋中心窩陥凹なし），グレード3（グレード2＋foveal bulgeなし），グレード4（グレード3＋網膜外層の隆起なし）とされている[1]．先天無虹彩症，眼皮膚白皮症などに合併することがある．Hermansky-Pudlak症候群は，眼皮膚白皮症に種々の全身所見を合併するが，黄斑低形成を認めることもある．また，家族性滲出性硝子体網膜症，Stickler症候群，未熟児網膜症にも黄斑低形成を合併することがある．先天無虹彩症はPAX6遺伝子変異が原因であることが知られているが，PAX6遺伝子変異による無虹彩症を伴わない黄斑低形成も知られている．

III 治療

根本的な治療方法はない．

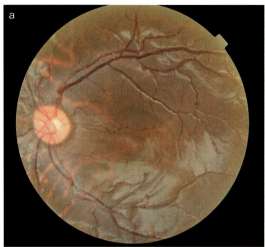
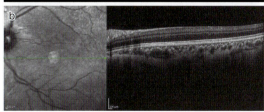

[図2] 黄斑低形成
a：眼振のため，眼底の観察はやや難しい．この症例では，黄斑部を血管が横切っている．b：この症例のOCT像では，中心窩の陥凹を認めない．

IV 患者への対応

小児例では屈折異常に対する眼鏡などの矯正は重要である．視力はさまざまであるため，低視力児にはロービジョンケアを，就学についても症例に応じた対応が必要である．無虹彩症を伴う場合は，緑内障の管理が重要である．遺伝学的検査の実施には，適切な遺伝カウンセリングが必要である．

文献
1) Kuht HJ, et al：Genotypic and phenotypic spectrum of foveal hypoplasia：a multicenter study. Ophthalmology 129：708-718, 2022

（堀田喜裕）

③先天網膜ひだ（先天鎌状網膜剝離）

I 疾患の特徴

先天鎌状網膜剝離（congenital falciform retinal detachment）は，伸展性に富む小児網膜において，増殖組織の強い収縮・牽引が生じて起こる牽引性網膜剝離である．弱い牽引では牽引乳頭となり，強い牽引では乳頭より周辺部に向かって網膜が折りたたまれ，先天網膜ひだ（congenital retinal fold）が形成される（図3）．鎌状網膜剝離は単一の疾患として起こるのではなく，未熟児網膜症（retinopathy of prematurity：ROP）や，家族性滲出性硝子体網膜症（familial exudative vitreoretinopathy：FEVR），Bloch-Sulzberger症候群（色素失調症），眼トキソカラ症などでみられる（図4）．ROPやFEVR，Bloch-Sulzberger症候群では周辺部の無血管領域（あるいは境界線）から発生した血管増殖組織が牽引の原因となる．一方，硝子体血管系遺残（persistent fetal vasculature：PFV）では硝子体血管の遺残組織による牽引が，眼トキソカラ症では瘢痕組織による牽引が原因となる．また，種々の全身異常，特に中枢神経系異常に伴い鎌状網膜剝離がみられることもある．

II 鑑別の要点

乳児では白色瞳孔や眼位異常を主訴に，幼児や学童期では視力低下や眼位異常などを訴えて受診することが多い．片眼性の場合には斜視や弱視として診断されている場合もあり，両眼の眼底検査を行う必要がある．ROPやFEVR，Bloch-Sulzberger症候群の多くは両眼性であり，PFVの多くは片眼性であることが重要な鑑別点である．また，未熟児の既往を聴取することが重要である．FEVRでは主に常染色体顕性遺伝，Bloch-Sulzberger症候群ではX染色体顕性遺伝であり，家族歴の聴取や遺伝子検査が必要となる．その他，視神経乳頭へ向かう放射状の網膜ひだでは朝

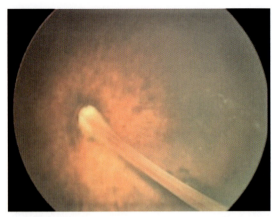

[図3] 家族性滲出性硝子体網膜症（FEVR）に伴う先天網膜ひだ（先天鎌状網膜剝離）
視神経乳頭から周辺部に向かって網膜ひだが観察される．

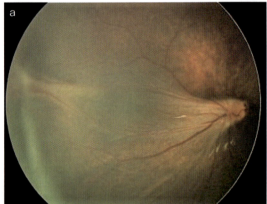

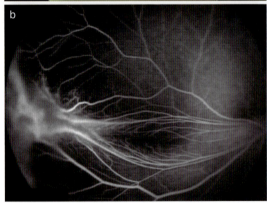

[図4] 家族性滲出性硝子体網膜症（FEVR）に伴う牽引乳頭，牽引性網膜剝離
a：耳側の増殖組織に網膜が牽引され，血管の直線化，牽引乳頭が観察される．b：蛍光眼底造影．耳側の増殖組織からの漏出，周囲の無灌流領域，また血管の多分岐・直線化が明瞭に観察される．

顔症候群などを鑑別する.

Ⅲ 治療

ROP や FEVR など，生後に形成された網膜ひだの場合は，早期の硝子体手術により増殖組織が除去されると，網膜ひだの伸展がみられることもあるが，先天鎌状網膜剥離の多くは網膜の異形成を伴っており，手術により網膜ひだを伸展させることは困難である．牽引性網膜剥離に網膜裂孔を伴う場合は，強膜内陥術や硝子体手術の適応となる．FEVR や PFV の後部型などで，黄斑部の牽引を伴う先天鎌状網膜剥離の場合には，視力予後は不良である．

Ⅳ 患者への対応

ROP や FEVR，PFV，Bloch-Sulzberger 症候群などでは網膜剥離が進行するため，適切な時期に手術加療を行うことが必要である．術後の弱視治療や，経過中に網膜剥離の再発や硝子体出血を認めることがあるため，定期的な経過観察が必要である．非進行性の先天網膜ひだは経過観察を行う．網膜ひだの根部は脆弱なため，外傷などで裂孔原性網膜剥離を併発することがあり，注意を要する．

（眞野福太郎・日下俊次）

④先天網膜色素上皮肥大

Ⅰ 疾患の特徴

先天網膜色素上皮肥大 (congenital hypertrophy of retinal pigment epithelium：CHRPE) は，眼底に境界鮮明で平坦円形～楕円形の暗灰色～黒色の色素斑を呈する（図5a）．検診で発見される頻度は，欧米では 1.2% とされている．片眼性，孤立性のものがほとんどである．病変部辺縁および内部に脱色素を伴うことがある．周辺部にみられることが多いが，まれに黄斑部（図5d）（1%）や視神経乳頭付近（1%）に観察されることがある．

組織学的には網膜色素上皮細胞の肥大であり，網膜外層が障害されるが，網膜内層や脈絡膜は障害されない．年齢とともにわずかに拡大することがある．自覚症状はなく，眼底検査などで偶然に発見されることが多いが，黄斑部に生じると視力が不良な場合がある．

Ⅱ 鑑別の要点

congenital grouped pigmentation of the retinal pigment epithelium では，CHRPE と類似した境界鮮明で扁平な色素斑が多発性にみられる．片眼性が多いが，両眼にみられることがある．組織学的所見および OCT 所見などから，CHRPE とは異なる病態と考えられている（図6）．家族性大腸腺腫症と関連した網膜色素性病変では，CHRPE に類似した色素斑が多発性，両眼性にみられるが，境界は不整を呈することが多い．脈絡膜悪性黒色腫は，網膜下の隆起性病変を呈し，周囲に網膜剥離を伴うことが多い．脈絡膜母斑は境界明瞭な黒色調の扁平な腫瘤で，OCT では脈絡膜内に高反射がみられるが，網膜構造は保たれている．

Ⅲ 治療

ほとんどの場合は経過観察のみでよい．

9. 網膜　1) 先天・発育異常

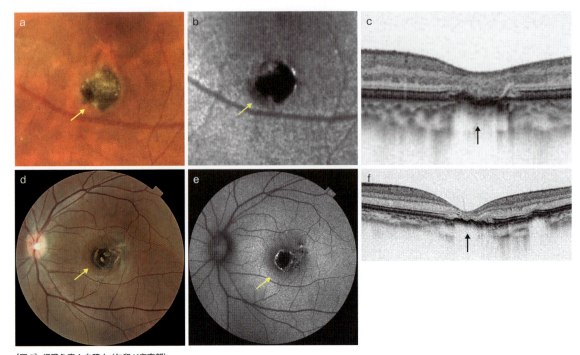

[図5] 網膜色素上皮肥大（矢印が病変部）
a：孤立性の網膜色素上皮肥大で，一部に脱色素を伴う．b：自然蛍光では，色素斑は均一な低蛍光，脱色素領域の一部は過蛍光を呈する．c：OCTでは，網膜外層障害と網膜色素上皮の反射亢進，脈絡膜の optical shadowing がみられる．d～f：黄斑部の網膜色素上皮肥大でも同様の所見があり，網膜色素上皮の肥厚がみられる．

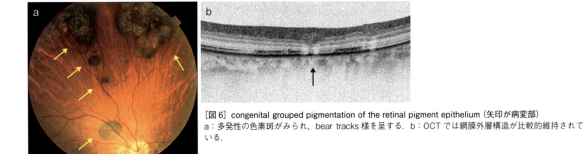

[図6] congenital grouped pigmentation of the retinal pigment epithelium（矢印が病変部）
a：多発性の色素斑がみられ，bear tracks 様を呈する．b：OCTでは網膜外層構造が比較的維持されている．

Ⅳ 患者への対応

　両眼性や多発例に CHRPE 様病変がみられるときは，家族性大腸腺腫症の随伴病変の可能性も考慮し，家族歴聴取や消化器内科などにコンサルトを行う．

（玉井一司）

⑤網膜色素線条 (Grönblad-Strandberg 症候群)

I 疾患の特徴

網膜色素線条 (angioid streaks) は，視神経乳頭を中心として，眼底に放射状に広がる暗赤色から灰白色の線条（梨子地眼底）を伴う疾患である（図7）．線条の原因は，弾性線維を含む Bruch 膜の変性や断裂，石灰化によるとされる．弾性線維性仮性黄色腫 (pseudoxanthoma elasticum：PXE) の眼所見として合併することが最も多く，その場合は Grönblad-Strandberg 症候群という．その他，骨 Paget 病，鎌状赤血球症，Ehlers-Danlos 症候群，鉛中毒，外傷などでも合併することがある．

通常は両眼性で男性に多く，40歳以上で健康診断などの際に偶然に発見されることも多い．線条が中心窩に及んだり，脈絡膜新生血管 (choroidal neovascularization：CNV) や黄斑出血が合併したりすると，視力低下や変視症，視野障害が生じる（図7c，d）．

II 鑑別の要点

その特徴的な線条所見から，鑑別は容易であり，眼底検査のみで診断が可能である．原因疾患の確定診断のために，皮膚科を主体とした全身検索が必要である．CNV などの眼合併症の検索は，フルオレセイン蛍光造影，インドシアニングリーン蛍光造影，OCT により行う．CNV は通常2型であり，網膜色素上皮より上層の病変として描出される．

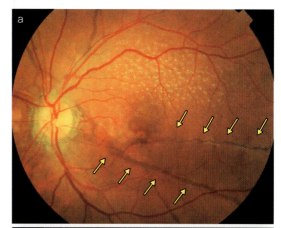
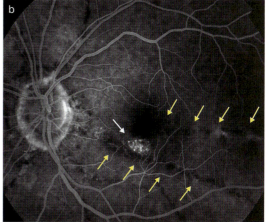
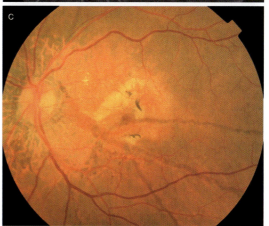
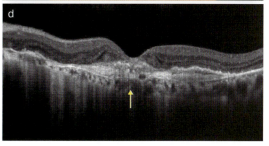

[図7] 網膜色素線条
a：初診時の眼底写真．視神経乳頭から放射状に広がる暗赤色の線条（矢印）がみられる．b：初診時のフルオレセイン蛍光造影．線条部は低蛍光を示す（黄矢頭）．中心窩のすぐ下の線条沿いに網膜色素上皮からの漏出が疑われる点上漏出がみられる（白矢印）．c：初診から10年後の眼底写真．乳頭を中心に網膜色素上皮萎縮が拡大している．d：10年後のOCT．黄斑部の網膜色素上皮下に線維組織が形成され，網膜外層萎縮もみられる（矢印）．

III 治療

網膜色素線条そのものに対する治療法はないが，合併症の早期発見のため，定期的な経過観察が望ましい．CNVや黄斑出血が生じ，中心窩下に及ぶ場合は，それに準じた治療を選択する．中心窩外のCNVはレーザー光凝固術の適応となるが，中心窩下や傍中心窩のものは暗点や視力低下をきたすため不可である．抗血管内皮増殖因子薬は保険適用外であるが，CNVの退縮，視機能維持には効果的である．

IV 患者への対応

網膜色素線条のみの場合には視機能低下は起こりにくいため，定期的な受診を勧める．線条は進行性であり，またCNVなどの合併症は早急の対応により悪化防止が可能であるため，自覚症状が出現した場合にも速やかに眼科を受診するよう説明する．PXEなどの全身疾患に伴うものの場合には，他科受診の重要性についても説明しておくのが望ましい．

弾性線維性仮性黄色腫診断基準 2012
(https://www.nichigan.or.jp/member/journal/guideline/detail.html?itemid=292&dispmid=909)

（山本　学）

⑥未熟児網膜症

I 疾患の特徴

未熟児網膜症（retinopathy of prematurity：ROP）は，早産児の未熟な網膜血管が高濃度の酸素に曝されることにより血管の内皮が破壊され，血管閉塞と新生血管の増殖をきたす疾患である．新生児医療の向上によりROPの発症率や治療率は低下したが，1990年より妊娠22週以上の出生児が生存可能となり，早産児が増加したため重症ROPの割合は上昇している．そのため，小児の失明原因の第1位となっている．

網膜血管は，胎生14週に視神経乳頭部から発生を開始し，最周辺部まで成長するのは妊娠満期頃である（浅層血管は胎生30週，深層血管は胎生38〜40週）．このことより，早産児は出生時にはまだ網膜血管は完成していない．特に，耳側の方は鼻側より視神経乳頭部からの距離が長いので，最周辺部まで血管が成長するのに時間がかかる．そのため，耳側の方がROPは起こりやすい．子宮内の胎児の網膜血管は，血管先端で血管内皮増殖因子（vascular endothelial growth factor：VEGF）を産生し，ゆっくりと成長する．早産児では，出生後に大きな酸素濃度の変化（低酸素状態から高酸素状態）に曝されることで網膜内のVEGF産生が減少し，網膜血管の進展が停止し，周辺部に無血管領域を形成する．その後，網膜の成長に伴い代謝が高まり，相対的低酸素状態になり，VEGFが過剰に産生され，新生血管を形成しROPが進行する．新生血管は硝子体腔で硝子体の線維構造に沿って成長し，周囲にコラーゲンなどからなる結合組織を産生する．この結合組織が収縮し，網膜を牽引し網膜剥離を起こすと，失明にまで至ることがある．

ROPの発生率と重症度は，在胎週数の短さや出生体重の低さに関係している．出生体重が1,300g未満ではROP発生率が高く，重症例は出生体重1,250g未満・在胎週数30週未満の早産児

[表1] 未熟児網膜症 (ROP) 国際分類の改訂 (2021年)

位置 (図8) (視神経乳頭を中心にして, 眼底を4つの領域zoneに分ける)	zone I：乳頭と中心窩の距離の2倍を半径とする範囲 (約30°) posterior zone II：zone IIのうちzone Iに接する2乳頭径幅の領域 zone II：乳頭から鼻側の鋸状縁までを半径とする範囲 (解剖学的赤道部を囲む) zone III：zone IIの外側すべて (耳側と上下の周辺網膜を含む)
病期	stage 1：扁平な灰白色の境界線demarcation lineが, 有血管帯と無血管帯を分ける. 網膜血管は境界線を越えない stage 2：境界線の体積が増え, 網膜面より前に立ち上がる (ridge) stage 3：ridgeに加えて, 網膜外への線維血管増殖がある stage 4：部分的な網膜剝離 (滲出性または牽引性) 　　4A：中心窩に剝離がない 　　4B：中心窩に剝離がある stage 5：全網膜剝離 　　5A：検眼鏡で視神経乳頭が見える 　　5B：検眼鏡で視神経乳頭が見えない (水晶体後部線維組織または網膜剝離漏斗の閉塞) 　　5C：5Bに加えて前眼部の変化がある (浅前房, 角膜・虹彩・水晶体癒着, 角膜混濁)
aggressive ROP	新生血管の急速で病的な進展と顕著なplus diseaseがあり, stage通りに進行せず重症化する

extent：病変の広がりを時刻で表す. 1周は12時間とする.
　　ROPの活動性を示す所見で, stageと関係なく追加する (zone I 内の所見で判定).
　　　plus disease：網膜血管の拡張・蛇行.
　　　preplus disease：網膜血管の拡張・蛇行があるがplus diseaseに達しないもの.
regression (退縮)：周辺部無血管領域の範囲を記載する.
reactivation (再燃)：治療後の, 新規ROP病変や網膜血管異常の出現. 以前とは違ったROPの活動性が増す.
後期合併症：晩期網膜剝離, 網膜分離, 周辺部無血管領域, 黄斑異常, 網膜血管異常 (分岐異常, 牽引, 網膜ひだ, 硝子体出血など), 緑内障.

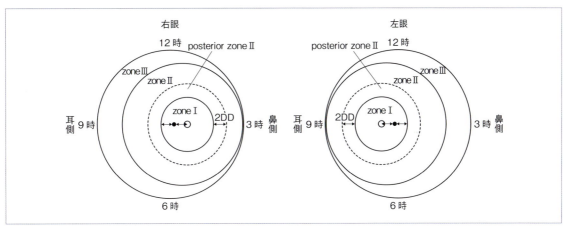

[図8] 未熟児網膜症 (ROP) 国際分類 (2021年) の病変位置 (zone定義)
DD：視神経乳頭径.

にほぼ限られる. ROPの発生には他の多くの因子も影響している. そのなかでも, 高濃度の酸素投与はROPを悪化させる大きな因子である. ほかに, 慢性肺疾患や頭蓋内出血などが関与しているといわれている. 2021年に, ROPの国際分類が改訂された. 重症度を表1および図8のように5段階に分け, さらに病変の部位, 範囲, 後期合併症 (後遺症) を記録することになっている.

II 鑑別の要点

家族性滲出性硝子体網膜症, 第一次硝子体過形成遺残, 網膜色素失調症, Coats病などがあるが, 在胎週数や出生体重などの既往歴から鑑別は容易である.

III 治療

下記の基準に達した場合に, 網膜凝固あるいは抗VEGF薬の硝子体内注射が施行される.

・plus diseaseを伴うzone IすべてのROP
・plus diseaseを伴わないzone I stage 3のROP
・plus diseaseを伴うzone II stage 2あるいは

stage 3 の ROP（図9）
・aggressive ROP

1 網膜凝固

　網膜凝固では無血管領域を広範囲に凝固する．光凝固と冷凍凝固がある．冷凍凝固は光凝固に比べ組織障害が強いため，現在ではあまり選択されていない．光凝固は，散瞳不良・著明な水晶体血管膜などによって網膜の視認性の悪い症例には実施できない．

2 抗VEGF薬の硝子体内注射

　2008年頃から，保険適用外であったが抗VEGF薬の硝子体内注射が治療の選択肢の一つとなっていた．2019年11月にはラニビズマブ（ルセンティス®）が，2022年9月にはアフリベルセプト（アイリーア®）が保険適用薬剤となった．眼感染の既往や増殖膜が広範囲に形成された症例は適応にならないが，網膜光凝固が実施できない網膜の視認性の悪い症例にも施行可能である．重症例では，網膜光凝固と抗VEGF薬の硝子体内注射の併用もされている．

3 網膜剝離に対する手術

　網膜剝離に進行した場合は硝子体手術などを行う．

IV 患者への対応

　ROPが進行すれば失明に至るため，適切な診断・治療が必要である．後期合併症があるため，定期的に眼底検査を施行することが重要である．

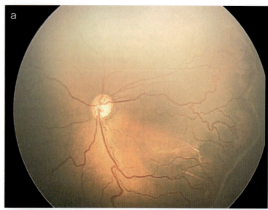
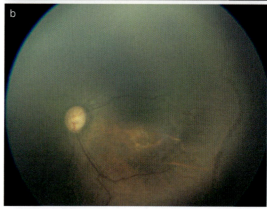

[図9] 未熟児網膜症（ROP）
在胎23週5日，587gで出生．ラニビズマブ硝子体内注射前後の右眼眼底変化．a：修正在胎35週3日．zone Ⅱ stage 2（＋）．網膜血管は蛇行しridgeを認める．b：硝子体内注射後5日．投与前にみられた網膜血管の拡張蛇行が改善している．（近畿大学病院眼科 日下俊次先生のご厚意による）

ガイドライン｜未熟児網膜症に対する抗VEGF療法の手引き（第2版）
〈https://www.nichigan.or.jp/member/journal/guideline/detail.html?itemid=628&dispmid=909〉

⑦眼白皮症

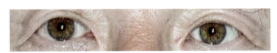

[図10] 眼白皮症
虹彩は青灰色である．皮膚は透き通るような色白で，頭髪と眉毛はもともと金髪であるが本症例は染めていた．

I 疾患の特徴

　先天的なメラニン合成の低下ないし消失により，白皮症（albinism）を呈する．皮膚や頭髪などの全身症状を伴う眼皮膚白皮症（oculocutaneous albinism）と，眼の症状のみの眼白皮症（ocular albinism）の2種類がある．眼皮膚白皮症は常染色体潜性遺伝で，眼白皮症はX連鎖潜性遺伝である．原因遺伝子は，症候型眼皮膚白皮症で13種類，非症候型眼皮膚白皮症で7種類，計20種類が知られている．
　虹彩や網膜色素上皮のメラニン色素の欠乏のため，虹彩が薄青色（図10）で脈絡膜の血管が透見される（図11）．しばしば黄斑低形成を伴い，OCTでは中心窩陥凹が欠損している（図12）．羞明，眼振，視力障害，斜視を認める．メラニン色素欠乏により，眼内への入光量が多く羞明をきたし，なかなか開瞼できないため，固視機能が発達せず眼振を伴い視力障害をきたす．また，大脳皮質，脳梁，視交叉での神経線維の交叉異常により良好な立体視が得られず，斜視も高頻度にみられる．

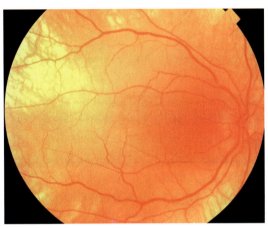

[図11] 眼白皮症の眼底
網膜血管の下に，通常は見えない脈絡膜血管がはっきりと観察できる．黄斑低形成を伴う．

II 鑑別の要点

　Waardenburg症候群が挙げられる．眼底の色素脱失を認めるが，黄斑低形成はみられない．虹彩異色症，前頭部の白髪，難聴，眼瞼・眉毛・鼻根部の奇形を主徴とする遺伝性疾患で，大多数は常染色体顕性遺伝であり，多くは限られた家系での発症である．

III 治療

　根治的な治療法はない．羞明に対しては遮光眼鏡を処方する．光の散乱を防ぐため，虹彩付きコンタクトレンズを装用させることもある．弱視治療のために屈折矯正が重要である．頭位異常のある眼振に対しては手術を行う．斜視に対しては整容目的で手術を行うこともある．

IV 患者への対応

　非進行性であるが重症度はさまざまであるので，症状にあわせて適切な治療を行っていく．眼振は成長すると目立たなくなる場合がある．

眼皮膚白皮症診療ガイドライン
(https://www.dermatol.or.jp/modules/guideline/index.php?content_id=2#%E3%81%8B)

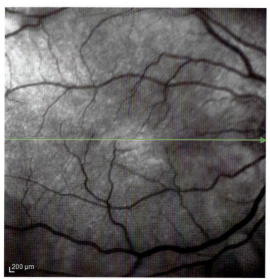
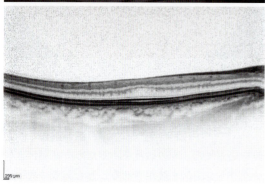

[図12] 眼白皮症の OCT
OCT では中心窩陥凹が欠損している．

⑧色素失調症 (Bloch-Sulzberger 症候群)

I 疾患の特徴

色素失調症（incontinentia pigmenti）（Bloch-Sulzberger 症候群）は，外胚葉由来組織に異常を生じる遺伝性疾患で，特徴的な水疱様皮疹や色素沈着などの皮膚病変（図13）をきたす母斑症の一つである．皮膚以外に，眼病変，歯牙異常，骨異常，中枢神経系異常などを呈する．X 染色体顕性遺伝形式をとり，患者のほとんどが女性で，男性の多くは胎生致死となる．Xq28 上の NF-κB essential modulator（NEMO）（別名 inhibitor of kappa light polypeptide gene enhancer in B-cells, kinase of gamma（IKBKG））遺伝子の異常が原因であり，外胚葉組織で異常なアポトーシスが誘発され，さまざまな臓器に障害が起こるとされる．

眼病変は約 30％でみられ，斜視，白内障，視神経の異常などがある．なかでも網膜の異常が問題である．網膜血管の閉塞（図14）が生後1年以内に出現し，その後は進行しないとされている．網膜血管の拡張や蛇行，網膜出血などを認める．重症例では無灌流領域に新生血管を認め，硝子体出血や牽引性網膜剝離が起こる．それにより，高度の視力障害や失明に至ることもある．重症度には左右差があることが多く，両眼が失明することは少ないといわれている．

II 鑑別の要点

網膜病変は未熟児網膜症に類似しており，家族性滲出性硝子体網膜症や第一次硝子体過形成遺残も鑑別に挙がるが，特徴的な皮膚病変があるので鑑別は容易である．

III 治療

斜視や白内障はそれぞれの治療を行う．網膜血管の閉塞があれば，網膜無灌流領域に光凝固あるいは冷凍凝固を行う．網膜剝離が生じた場合は硝子体手術の適応となる．

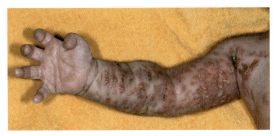

[図13] 色素失調症
上肢の炎症期．紅斑・水疱が列序性に多発している．一部は膿疱となり痂皮を形成している．

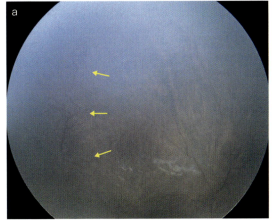

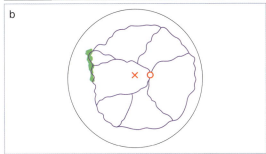

[図14] 色素失調症の眼底
右眼の眼底（左眼には網膜の血管異常や無灌流領域はない）．a：周辺部に網膜血管の蛇行（矢印）と無灌流領域がある．b：周辺部全周に網膜血管の蛇行と無灌流領域がある．特に耳側が広く，一部増殖膜も認める（緑色の領域はaの矢印の部位に一致）．

IV 患者への対応

　小児科や皮膚科で診断される機会が多い．乳児期に網膜病変が進行するため，できるだけ早期に診断し，定期的に眼底検査を施行することが重要である．

（谷原佑子）

2）遺伝性疾患

①網膜色素変性

I 疾患の特徴

1 概要

　網膜色素変性（retinitis pigmentosa）は，遺伝性網膜ジストロフィのなかで最も頻度が高い疾患群で，わが国の有病率は3,300〜8,000人あたり1人とされ，性差はない．網膜色素変性には現在確立された治療法はなく，指定難病の一つに認定されている．2019年の調査によると，網膜色素変性は日本人の中途失明の原因の第2位を占めている．

　病因は視細胞あるいは網膜色素上皮に関連する遺伝子の異常で，原因となる遺伝子は現在までに100種類以上が報告されている．網膜色素変性は，全身症状を伴わない非症候性網膜色素変性と，全身症状を伴う症候性網膜色素変性に分類される．遺伝形式としては常染色体潜性遺伝が最も多く（25〜30％），常染色体顕性遺伝（15〜17％），X連鎖性遺伝（0.5〜1.6％）と続く．遺伝歴を証明できない孤発例は半数程度を占める（49〜56％）．

2 症状と予後

　網膜色素変性では，まず視細胞の杆体が障害され，病期が進むと錐体の障害を合併する（杆体錐体ジストロフィ）．したがって，まず夜盲を自覚し，その後視野狭窄を自覚する．夜盲の発症は幼少時から中年以降とさまざまで，視野狭窄の進行スピードには個人差がある．病末期には錐体障害を合併するために羞明を自覚し，視力が低下して失明に至ることがある．ただし，失明率は不明である．色覚異常は3型色覚を呈することが多い（16-2）-「①後天色覚異常」参照）．

3 臨床所見

　典型的な網膜色素変性（定型網膜色素変性）の臨床症状および臨床所見は左右眼で対称的で，その進行も左右眼で類似している．眼底では，網膜血管は狭細化（狭小化）し，網膜の中間周辺部か

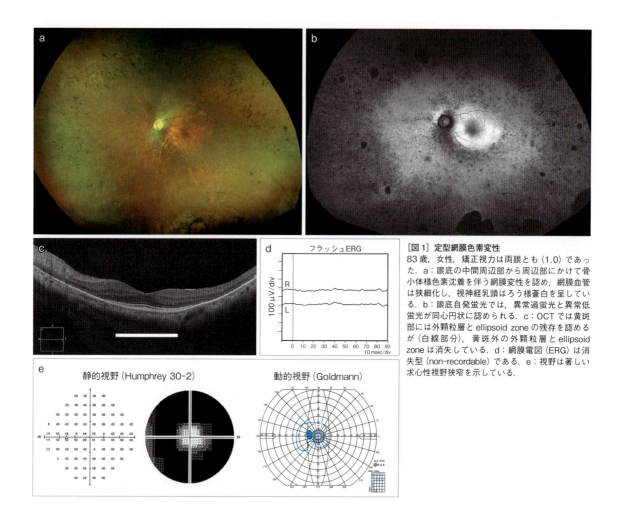

[図1] 定型網膜色素変性
83歳，女性，矯正視力は両眼とも(1.0)であった．a：眼底の中間周辺部から周辺部にかけて骨小体様色素沈着を伴う網膜変性を認め，網膜血管は狭細化し，視神経乳頭はろう様蒼白を呈している．b：眼底自発蛍光では，異常過蛍光と異常低蛍光が同心円状に認められる．c：OCTでは黄斑部には外顆粒層とellipsoid zoneの残存を認めるが（白線部分），黄斑外の外顆粒層とellipsoid zoneは消失している．d：網膜電図（ERG）は消失型（non-recordable）である．e：視野は著しい求心性視野狭窄を示している．

ら周辺部にかけて骨小体様色素沈着を伴う変性が認められる（図1a）．網膜変性は次第に拡大して病末期には黄斑部に及び，視神経乳頭はろう様蒼白となる．視野狭窄のパターンはいくつかあるが，多くは最終的に求心性視野狭窄となる（図1e）．網膜電図（electroretinogram：ERG）検査では病初期から減弱し，消失型（non-recordable）となる（図1d）．眼底自発蛍光では，網膜色素上皮の異常を鋭敏に捉えて異常低蛍光や過蛍光を呈し（図1b，2b，3b，4b），網膜色素変性の認定基準に採用されている．OCTでは，黄斑外の網膜外層（外顆粒層とellipsoid zone）が消失し（図1c，2c），進行すると黄斑部を含めてびまん性に網膜外層が消失する．

4 非定型網膜色素変性

非典型的な網膜色素変性（非定型網膜色素変性）には，無色素性網膜色素変性（図2），片眼性網膜色素変性，区画性網膜色素変性（図3），中心型・傍中心型網膜色素変性（図4），色素性傍静脈周囲網脈絡膜萎縮，白点状網膜症などが含まれる．

5 併発症

網膜色素変性では，白内障や黄斑疾患（黄斑浮腫，黄斑前膜，黄斑円孔など）を併発することがある（図5，6）．まれに，Coats病様の滲出性変化を呈することがある．白内障は，核白内障に加えて水晶体の前極や後極に混濁を生じることがあり，視力障害の原因となる（図5）．また，Zinn小帯が脆弱になりやすく，水晶体や眼内レンズの

①網膜色素変性

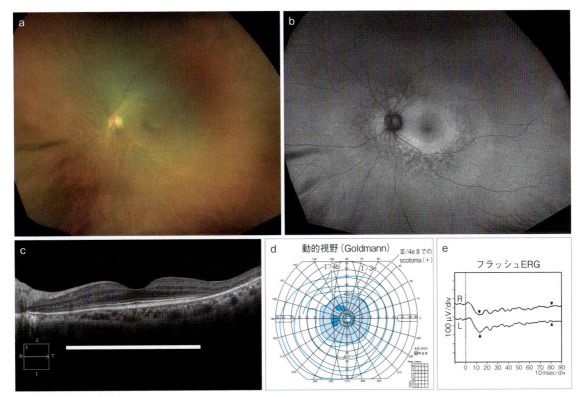

[図2] 無色素性網膜色素変性
32歳，女性，矯正視力は両眼とも（1.2）であった．a：眼底では，中間周辺部に淡い網膜変性を認めるが色素沈着は認められない．b：眼底自発蛍光では変性部はやや低蛍光で，血管アーケードの内側は過蛍光である．c：OCTでは黄斑部の比較的広い範囲に外顆粒層と ellipsoid zone の残存を認めるが（白線部分），それ以外の外顆粒層は菲薄化し，ellipsoid zone は消失している．d：視野は輪状暗点を示している．e：網膜電図（ERG）は減弱型（subnormal）である．

脱臼を起こすほか，閉塞隅角緑内障発作を起こすことがある．

6 眼外症状（症候性網膜色素変性）

症候性網膜色素変性で最も頻度が高いものは，難聴を合併する Usher 症候群である．その他，網膜色素変性を合併しうる主な症候群を表1に示した．

II 鑑別の要点

鑑別疾患としては，①他の遺伝性網膜ジストロフィ，②炎症性疾患を含む非遺伝性網膜ジストロフィ，③薬物による網膜変性などが挙げられる．主な鑑別ポイントを表2に示した．

III 治療

網膜色素変性に対する有効な治療方法は確立されていない．暗順応改善薬，循環改善薬，ビタミン剤の投与が行われるが，効果は不明である．緑内障点眼薬であるウノプロストンやニルバジピンは，網膜循環の改善や神経保護作用などを期待して用いられるが，保険適用ではない．喫煙，ストレス，紫外線や短波長光を含む強い光が進行のリスクである可能性が指摘されているが，医学的根拠はない．

網膜色素変性の併発症に対してはそれに応じた治療を行う．白内障に対しては手術治療を行うが，術中は Zinn 小帯断裂に注意が必要で，術後は移植した眼内レンズが脱臼する可能性がある．また，白内障手術前の黄斑部 OCT 所見から術後視力をある程度予測できる．一般的に，術前のOCT 画像で黄斑部の ellipsoid zone が消失しているケースの視力予後は不良である．

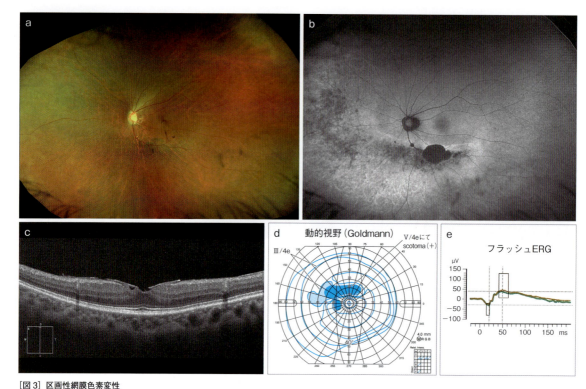

[図3] 区画性網膜色素変性
68歳,女性.夜盲や視野狭窄の自覚症状はなく,矯正視力は両眼とも(1.2)であった.a:眼底では視神経乳頭の下方から鼻側にかけて網膜変性を認める.b:aと同部位の眼底自発蛍光は異常過蛍光や異常低蛍光を呈している.c:後極部のOCT画像では黄斑前膜を認めたが,網膜外層には異常を認めない.d:視野検査では上方のBjerrum領域に暗点を認める.e:網膜電図(ERG)は正常範囲であった(ERG図中の長方形が正常範囲).

黄斑浮腫に対しては,ステロイド薬のTenon囊下または硝子体内注射を行う.その他,炭酸脱水酵素阻害薬の投与(内服,点眼)が有効という報告があるが,保険適用でない.なお,網膜色素変性患者に対する黄斑手術は,有効であるという報告がある反面,術後に黄斑萎縮をきたした症例の報告もある.

IV 患者への対応

網膜色素変性には有効な治療法がないので,福祉関係(視覚身体障害,障害年金,介護関連,指定難病など)への対応やロービジョンケアが中心となる.夜盲や視野狭窄による事故の可能性があるので,自転車や自動車の運転を中止させる.白杖は早めに使用させた方がよい場合がある.初めて網膜色素変性と診断された場合には,その病名告知は慎重に行う.最初は病気を受け入れられないこともあるので,比較的頻繁に診察して検査を行い,病状の進行は非常に遅いことを理解させる.遺伝形式については家族歴を聴取して判定し,遺伝カウンセリングが必要な場合には専門家や遺伝カウンセラーとともに行う.

 網膜色素変性診療ガイドライン
(https://www.nichigan.or.jp/member/journal/guideline/detail.html?itemid=306&dispmid=909)

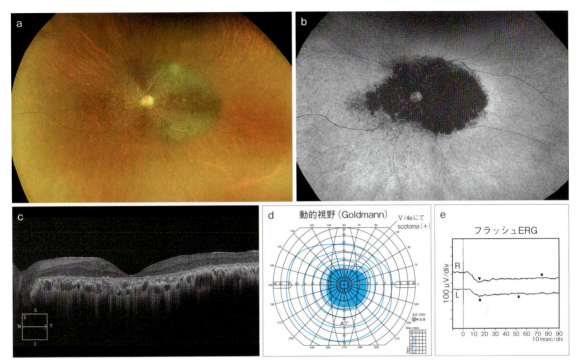

[図4] 中心型網膜色素変性
49歳, 男性. 検査時の左眼視力は 0.01（矯正不能）であった. a：眼底の後極部に網膜変性を認める. b：変性部の眼底自発蛍光は異常低蛍光を示している. c：OCT画像では外顆粒層とellipsoid zoneは消失している. d：視野検査では大きな中心暗点を認めた. e：網膜電図（ERG）は減弱型（subnormal）であった. 本症例はX連鎖性遺伝で, *RP2*遺伝子に変異を認めた.

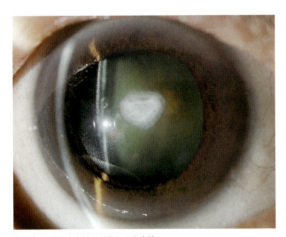

[図5] 網膜色素変性に併発した白内障
64歳, 男性. 眼底には黄斑部に及ぶびまん性の網膜変性を認め, 矯正視力は両眼とも手動弁（矯正不能）であった. 水晶体には核白内障に加えて前極に強い混濁を認める.

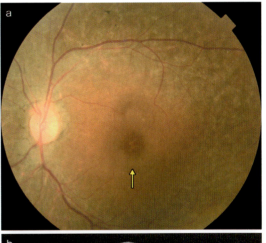

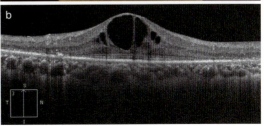

[図6] 網膜色素変性に併発した囊胞様黄斑浮腫（CME）
78歳, 男性. a：眼底の中間周辺部に網膜変性があり, 黄斑部には囊胞様変化を認めた（矢印）. b：OCTでは黄斑部に囊胞様変化を認め, CMEと診断した. 左眼の矯正視力は（0.05）であった.

9. 網膜　2)遺伝性疾患

[表1] 網膜色素変性を合併しうる主な症候群

症候群	特徴		遺伝形式
Usher症候群(タイプ1, 2, 3)		難聴，前庭機能障害	AR, XR
Bardet-Biedl症候群	線毛病	肥満，精神遅滞，性器発育不全，指趾の奇形	AR
Joubert症候群(有馬症候群)		小脳虫部欠損，精神遅滞，腎障害	AD, AR, XR
Senior-Løken症候群		腎障害，(精神遅滞)	AR
Alström(-Hallgren)症候群		難聴，肥満，2型糖尿病	AR
Hurler症候群	ライソゾーム病	ムコ多糖症Ⅰ型の最重症型. 進行性角膜実質混濁，ガーゴイル顔貌，精神遅滞，低身長，肝脾腫	AR
Scheie症候群		ムコ多糖症Ⅰ型の軽症型. 知能はほぼ正常	AR
Hunter症候群		ムコ多糖症Ⅱ型. ガーゴイル顔貌，精神遅滞，肝脾腫	XR
Sanfilippo症候群		ムコ多糖症Ⅲ型. 精神運動遅滞，難聴	AR
神経セロイドリポフスチン症(Batten病)		白内障，精神遅滞，けいれん，歩行障害	AR
Kearns-Sayre症候群	ミトコンドリア病. 両眼性進行性外眼筋萎縮，眼瞼下垂，難聴，ミオパチー，心伝導障害		ミトコンドリア遺伝
Refsum病	ペルオキシソーム病. 小脳失調，多発性ニューロパチー. 成人型と乳児型があり，乳児型は予後不良		AR
Alagille症候群	後部胎生環，肝障害(乳児黄疸)，腎障害		AD
無βリポ蛋白血症	消化器症状(脂肪便)，進行性歩行失調		AR
Cockayne症候群	早老症，白内障，光線過敏症，発達遅滞，難聴		AR
パントテン酸キナーゼ関連神経変性症	運動失調(錐体外路症状)，知的退行，けいれん発作		AR
Rud症候群	精神遅滞，魚鱗癬		XR?

AD：常染色体顕性遺伝，AR：常染色体潜性遺伝，XR：X連鎖性遺伝.

[表2] 網膜色素変性(RP)の鑑別疾患とその要点

分類	疾患名など	鑑別ポイント	備考
他の遺伝性網膜ジストロフィ	コロイデレミア	眼底所見，X連鎖性遺伝，保因者の眼底異常	進行期の眼底はRP様となるので，厳密な鑑別には遺伝子検索が必要
	脳回状脈絡網膜萎縮	高オルニチン血症	
	クリスタリン網膜症	眼底所見	
	S-錐体強調症候群(Goldmann-Favre症候群)	ERG所見，黄斑部/周辺部網膜分離	
	Stargardt病/黄色斑眼底	眼底所見，フルオレセイン蛍光造影所見	
	先天網膜分離症	黄斑部/周辺部網膜分離，ERG所見	
	Leber先天黒内障	1歳までの発症	RPと原因遺伝子がオーバーラップしている
非遺伝性網膜ジストロフィ	ぶどう膜炎/網膜色素上皮症の瘢痕(梅毒，風疹，トキソプラズマ，ヘルペスウイルス，サルコイドーシス，VKH，眼内悪性リンパ腫など)	血液検査を含む全身検索を行う	孤発性RPとの鑑別が困難なことがある
	癌/腫瘍関連網膜症	両眼性，進行が速い 腫瘍の存在	
	自己免疫網膜症	両眼性，進行が速い	
	急性帯状潜在性網膜外層症(AZOOR)	急性に発症し，初期には片眼性で眼底所見に乏しい	
薬物	クロロキン，ヒドロキシクロロキン，クロルプロマジンなど	服用歴を聴取	—

ERG：網膜電図，VKH：Vogt-小柳-原田病.

(國吉一樹)

②先天停在性夜盲

I 疾患の特徴

先天停在性夜盲（congenital stationary night blindness：CSNB）とは，生来の夜盲があり，かつ非進行性（停在性）の網膜疾患の総称である．CSNBは，眼底が正常なもの（狭義のCSNBという）と，眼底が異常なもの（小口病など）とに分類される．狭義のCSNBは，さらに完全型と不全型に分類される．ここでは狭義のCSNBについて解説する．

CSNBは遺伝性の網膜疾患である．完全型CSNBの原因遺伝子として GRM6, TRPM1, GPR179, LRIT3, NYX が知られている．完全型CSNBでは，杆体視細胞は光を受け取ることはできるが，その情報がON型双極細胞に伝達されないために強い夜盲となる．不全型CSNBの原因遺伝子としては，CACNA1F と CABP4 が知られている．不全型CSNBの患者では，杆体視細胞から双極細胞への伝達が障害されるが，完全な遮断ではないので夜盲の程度は軽い．

症状は完全型と不全型で異なる．完全型CSNBの症状は，夜盲，低視力（0.2〜0.7程度）および強度近視である．不全型CSNBでは夜盲の訴えは少なく，低視力（0.2〜0.7程度）が主な症状と

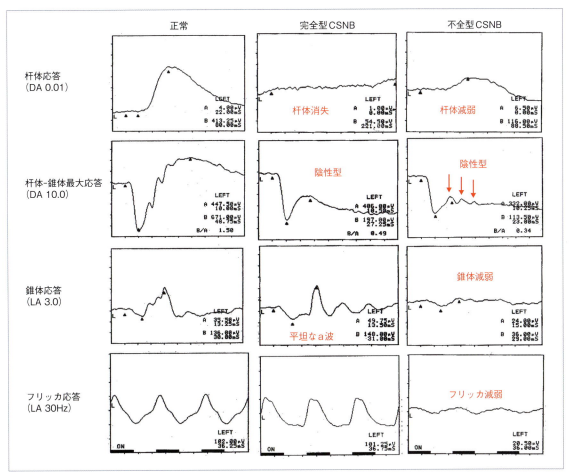

[図7] 先天停在性夜盲（CSNB）の網膜電図（ERG）
完全型も不全型も，暗順応後に強い刺激でERGを記録すると，a波の振幅は正常で，b波の振幅がa波より小さい「陰性型」波形が得られ（矢印），これにより診断できる．完全型では杆体応答が消失する．不全型CSNBでは，律動様小波が少し残存し，錐体応答やフリッカ応答も減弱する．

なる.

CSNBは眼底検査やOCTでは正常であるため,診断には網膜電図(electroretinogram：ERG)検査が重要である(**図7**).完全型も不全型も,暗順応後に強い刺激でERGを記録すると,a波の振幅は正常でb波の振幅がa波より小さい「陰性型」波形が得られ,これにより診断できる.完全型は杆体応答が消失するが,不全型では少し残存している.

Ⅱ 鑑別の要点

完全型CSNBは,夜盲を呈する疾患群(網膜色素変性,癌関連網膜症,ビタミンA欠乏症による夜盲)との鑑別が重要である.不全型CSNBは低視力が主な症状であり,弱視や心因性視力障害との鑑別が必要になる.いずれもERGを記録することで鑑別できる.

Ⅲ 治療

本症に対する治療法はない.完全型CSNBは夜盲が強いので,暗所での活動に気をつけるよう指導する.不全型CSNBは軽度の低視力のみであるので,社会生活にほとんど支障をきたさない.

Ⅳ 患者への対応

幼少期は矯正視力が0.5以下であっても,青年期には0.7以上となり運転免許が取得できることが多いので,眼鏡を処方して経過観察を行う.

③小口病

Ⅰ 疾患の特徴

小口病(Oguchi disease)は,1907年に小口忠太によって発見された金箔様の眼底反射で有名な疾患である.生後より重度の夜盲を呈する.眼科を初めて受診する年齢はさまざまであるが,幼少時に夜盲を主訴に受診することが多い.遺伝形式は常染色体潜性遺伝であり,原因遺伝子として*SAG*と*GRK1*の2つが知られている.この2つの遺伝子は視細胞が光を受けた後の回復過程に関与しており,これらの遺伝子に異常があることにより暗順応が著しく遅延する.日本では*SAG*の異常(特にc.924delA変異)による小口病が多い.

生来の強い夜盲と眼底の金箔様反射(**図8**)から,診断は比較的容易である.長時間の暗順応後に眼底の色調が正常に戻る「水尾-中村現象」も診断に役立つ.一般的に錐体機能は良好で,視力,視野,色覚は正常に保たれることが多い.小口病は停在性の夜盲であると考えられていたが,成人以降に網膜変性や黄斑変性を伴う症例が存在することがわかってきた.そのため,青年期以降に網膜色素変性に類似した眼底所見を示す小口病もあることを知っておくべきである.網膜電図(electroretinogram：ERG)も診断に有用である(**図9**).杆体応答は消失し,杆体-錐体最大応答は陰性型を示すが,a波の振幅も減弱している.錐体応答やフリッカ応答は正常である.

Ⅱ 鑑別の要点

夜盲を呈する疾患群(網膜色素変性,癌関連網膜症,ビタミンA欠乏症による夜盲,白点状眼底)との鑑別が重要である.診断に有用な金箔様反射は,中年期以降に目立たなくなることが多いので,ERGや遺伝子検査が重要になる.

Ⅲ 治療

本症に対する治療法はない.

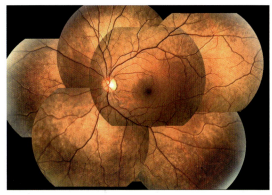

[図8] 小口病の眼底
剝げた金箔状の眼底を示す．この色調は，長時間の暗順応後に正常に戻る（水尾-中村現象）．

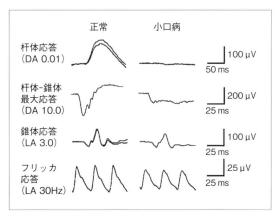

[図9] 小口病の網膜電図（ERG）
杆体応答は消失し，杆体-錐体最大応答は陰性型を示すが，a波の振幅も減弱している．錐体応答やフリッカ応答は正常である．

IV 患者への対応

夜盲が強いので，暗所での活動に気をつけるよう指導する．中年期以降に網膜変性や黄斑変性を伴うことがあるので，長期的な経過観察を行い，視機能の状況に応じて適切な生活指導を行う．

〈近藤峰生〉

④S-錐体強調症候群（Goldmann-Favre 症候群）

I 疾患の特徴

S-錐体強調症候群（enhanced S-cone syndrome：ESCS）は，1989年に報告されたまれな遺伝性網膜ジストロフィであり，青色光に高い感度をもち，網膜電図（electroretinogram：ERG）検査で特異な波形のフラッシュERGを特徴とする．一方，Goldmann-Favre症候群（Goldmann-Favre syndrome：GFS）は1958年に報告されたが，のちにGFSも青色光に高い感度を示すことが報告され，以来，両者（ESCS/GFS）は同じ疾患とされている．

典型的なESCS/GFSの眼底は，黄斑部に網膜分離があり，血管アーケード付近から網膜周辺部にかけて網膜変性を認め（図10a〜c），周辺部に網膜分離を認めることがある．遺伝形式は常染色体潜性遺伝で，原因遺伝子はNR2E3である．分化異常により視細胞のほとんどがS-錐体となっている．症状は，生来の完全な夜盲，進行性の視力低下と視野狭窄である．診断は，特徴的なERG所見による．つまり，潜時が延びて振幅が大きく特徴的な異常波形のフラッシュERGである（図10fの31歳時のフラッシュERG）．しかし，このフラッシュERGは病末期には減弱する（図10fの61歳時のフラッシュERG）．杆体応答は消失型で，錐体応答とフリッカ応答は減弱する．

II 鑑別の要点

症状や眼底，視野所見（図10a〜e）は定型網膜色素変性に類似するが，網膜色素変性のERGは消失型であるのに対して，ESCS/GFSのフラッシュERGは振幅が大きな異常波形を示すので鑑別可能である．ただし，病末期の眼底は非特異的網膜変性となりERGは消失型となるので，その場合の鑑別は遺伝子検索によるほかない．

III 治療

確立された治療方法はなく，網膜色素変性と同

9. 網膜　2) 遺伝性疾患

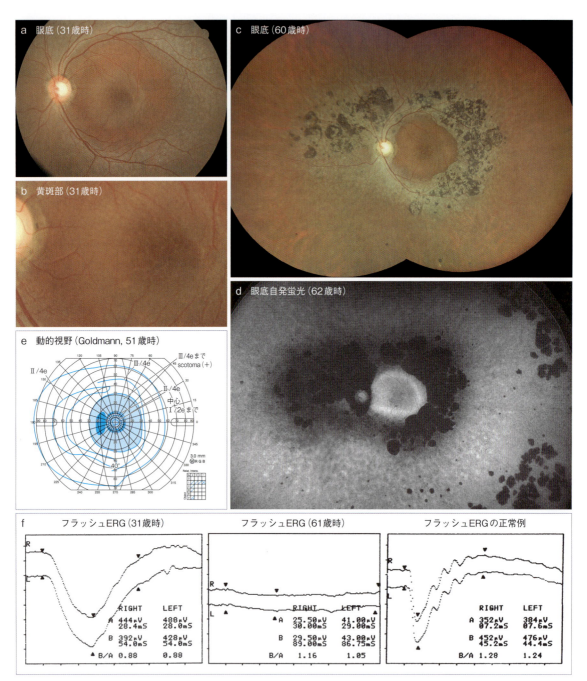

[図10] 青錐体強調症候群の典型例とその長期経過
a～c：眼底所見は定型網膜色素変性に類似する．黄斑部に網膜分離を認めるが，中年以降は不明瞭となる．d：眼底自発蛍光．e：視野は輪状暗点を呈している．f：網膜電図（ERG）検査では，フラッシュ ERG で a 波の潜時が非常に長く延びて振幅が大きくなり，特徴的な異常波形を示す．

様に扱う．

IV 患者への対応

常染色体潜性遺伝の網膜色素変性と同様に扱う．血族結婚を避ければ，子孫へ遺伝する確率は非常に低い．

（國吉一樹）

⑤白点状眼底，白点状網膜症

Ⅰ 疾患の特徴

白点状眼底（fundus albipunctatus）および白点状網膜症（retinitis punctata albescens）は，いずれも網膜周辺部に白斑および白点が散在して観察される常染色体潜性遺伝の網膜ジストロフィである．visual cycle の異常により暗順応が遅延するため，夜盲や，全視野網膜電図（electroretinogram：ERG）における杆体反応の消失がみられる．

白点状眼底においては若年時から夜盲を訴えるものの，通常は視力，視野ともに異常がみられない．若年時に出現する白斑は，黄斑部を除く網膜周辺部にびまん性に観察され，成長とともに境界明瞭な白点へと変化していく（図 11a, b）．高齢期には白点は消失するか，非常に不明瞭になることが多い（図 11c, d）．夜盲および ERG の杆体反応は，長時間暗順応（約 3 時間）によって改善する（図 12）．従来は先天停在性夜盲の一種として分類されていたが，長期的には約半数近くの症例において中年以降に錐体機能不全および黄斑変性を生じることがわかっている．一部の患者では黄斑変性に伴って視力が低下することがあるが，一般的には視機能予後の良好な疾患と考えてよい．原因遺伝子としては，網膜色素上皮細胞における visual cycle 関連遺伝子のうち，特に retinol dehydrogenase 5 遺伝子（*RDH5*）が大多数を占めるが，retinaldehyde binding protein 1 遺伝子（*RLBP1*）や，retinal pigment epithelium 65 kDa protein 遺伝子（*RPE65*）の関与も報告されている．

一方，白点状網膜症は網膜周辺部に白斑〜白点がみられるだけでなく，網膜色素変性のような視野狭窄，周辺部網膜変性が若年時から進行していく疾患群とされ，白点状眼底と比べて重症で，かつ非常にまれな疾患である（図 13）．かつてこの疾患に用いられていた白点状網膜炎という名称はぶどう膜炎のような炎症性疾患を想起させるが，特に網膜に炎症がみられるわけではない．また，定型網膜色素変性とは異なり，超長時間暗順応（24

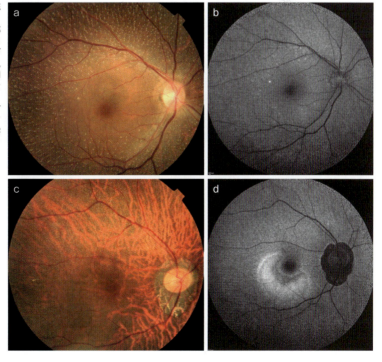

[図 11] 白点状眼底（*RDH5* 関連網膜症）の眼底写真と眼底自発蛍光
a，b：37 歳，男性．眼底写真（a）では，黄斑部よりも周囲に明瞭な白点が散在している．眼底自発蛍光（b）では，白点部に一致した淡い過蛍光が観察され，また全体的に低蛍光を呈している．c，d：60 歳，女性．眼底写真（c）では，a，b と同様に白点が散在しているが，色調はかなり色あせて不明瞭となっている．眼底自発蛍光（d）では，黄斑部周囲に三日月状の過蛍光がみられる．OCTで観察すると，同部位では視細胞萎縮が進行していた．これは中年以降の白点状眼底において観察される進行性の黄斑変性である．

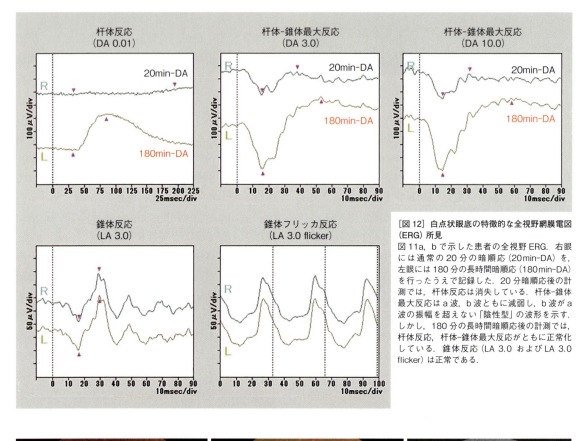

[図12] 白点状眼底の特徴的な全視野網膜電図（ERG）所見
図11a, bで示した患者の全視野ERG. 右眼には通常の20分の暗順応（20min-DA）を, 左眼には180分の長時間暗順応（180min-DA）を行ったうえで記録した. 20分順応後の計測では, 杆体反応は消失している. 杆体-錐体最大反応はa波, b波ともに減弱し, b波がa波の振幅を超えない「陰性型」の波形を示す. しかし, 180分の長時間暗順応後の計測では, 杆体反応, 杆体-錐体最大反応がともに正常化している. 錐体反応（LA 3.0 およびLA 3.0 flicker）は正常である.

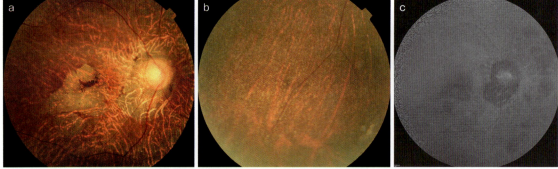

[図13] 白点状網膜症（*RLBP1*関連網膜症）の眼底写真と眼底自発蛍光
45歳, 男性. a, b：後極部（a）および下方（b）の眼底写真. 黄斑部, 視神経乳頭周囲, および視神経乳頭鼻側に強い萎縮を認める. 網膜周辺部には色あせた色調の白点が散在している. c：眼底自発蛍光. 全体的に低蛍光を示し, 特に萎縮領域において自発蛍光が消失している.

時間）によって夜盲の自覚，およびERGの杆体反応が改善するという特徴がある．関連遺伝子として*RLBP1*が知られており，まれではあるがrhodopsin（*RHO*），peripherin 2（*PRPH2*）遺伝子などの関与も報告されている．特にスウェーデンのボスニア湾地方で発見された症例についてはBothnia dystrophyと呼ばれており，報告例が多い．Bothnia dystrophyの症例は*RLBP1*遺伝子にR234Wアミノ酸置換をホモ接合体で有しており，周辺部の網膜変性が進行するとともに，黄斑部に円形の萎縮病変が出現することが特徴的である．

⑤白点状眼底，白点状網膜症

[表3] 白点状眼底と白点状網膜症の鑑別

	自覚症状	白点の形状	黄斑変性	発生頻度	主な原因遺伝子
白点状眼底	若年期からの夜盲 夜盲は重度ではなく，数時間の暗順応で改善する	境界明瞭な白斑～白点 高齢期には不明瞭化する	約半数の症例で，中年以降に黄斑変性が生じるが，視力は長期間保たれることが多い	正確な頻度は不明 まれな疾患で，遺伝性網膜疾患の専門外来でも新たに診断される患者は年に1例程度	*RDH5* 常染色体潜性遺伝
白点状網膜症	若年期からの夜盲，視野狭窄，視力低下 夜盲は数時間の暗順応では改善しない	白点状眼底に比べると白点はやや不明瞭 成長期の段階で既に萎縮傾向がみられる	多くの症例で若年期から黄斑変性が生じ，視力が低下する	白点状眼底に比べても，さらにまれな疾患 日本人での報告例は非常に少ない	*RLBP1* 常染色体潜性遺伝

Ⅱ 鑑別の要点

　眼底の広範囲に白点・白斑がみられる網膜疾患は「flecked retina syndrome」と呼ばれ，白点状眼底，白点状網膜症，benign familial flecked retina，多発ドルーゼン，Stargardt病，ビタミンA欠乏症などとの鑑別が必要である．これらのうち白点状眼底および白点状網膜症は，若年時から夜盲を自覚するのが特徴である．特に白点状眼底については，数時間暗所にいることで夜盲が改善することが問診によって明らかになる（**表3**）．一方，benign familial flecked retina は白点状眼底と非常によく似た白点が網膜の広範囲にみられる疾患であるが，夜盲や全視野 ERG における異常がみられない良性の病態であり，報告例はきわめて少ない．なお，定型網膜色素変性においても若年期には網膜周辺部に淡い白斑が観察されることがあるが，これらの白斑は成長とともに消失して網膜萎縮に移行していく．また，*RPE65* 遺伝子および lecithin retinol acyltransferase 遺伝子（*LRAT*）を原因とする Leber 先天黒内障の小児でも，眼底に明瞭な白点が観察されることがある．さらに白点状眼底と見誤られることがある疾患として，萎縮型加齢黄斑変性の最重症型とされる「trickling geographic atrophy」（眼底自発蛍光において後極部に大型の斑状低蛍光所見を呈するタイプ）が挙げられる．これは中高年以降に発症し，夜盲の出現とともに網膜周辺部にびまん性の白斑がみられる後天性疾患で，進行すると黄斑萎縮により重篤な視力障害に至る．

Ⅲ 治療

　白点状眼底および白点状網膜症に対する有効な治療は確立されていない．なお，*RLBP1* 遺伝子異常による白点状網膜症に対しては，遺伝子補充治療の臨床治験が国外において現在行われている．

Ⅳ 患者への対応

　根本的な治療法がないため，患者のニーズに応じたロービジョンケアが中心となる．白点状眼底については，特に若年期には夜盲の自覚は軽度であり，健常者とほとんど変わらない生活を送っている症例が多い．中年以降に黄斑変性が進行し，夜盲に加えて羞明や視力低下の症状が増悪した際には，症状に応じてロービジョンケアを行う．一方，白点状網膜症については周辺視野異常に加えて中心視野異常を生じることが多いため，学童期から視力障害，視野障害の程度に応じた丁寧な学習支援とロービジョンケアを必要とする．

⑥ Leber 先天黒内障

I 疾患の特徴

　Leber 先天黒内障（Leber congenital amaurosis）（Leber 先天盲）は，通常生後1年以内に重篤な視力障害をきたすまれな網膜ジストロフィである．1869年にドイツの Theodor Leber によって最初に報告された．遺伝学的には早期発症型の網膜色素変性や錐体杆体ジストロフィと重複する症例が多く，厳密な区別は難しいが，特に生後早期から視機能が低下している症例を Leber 先天黒内障と呼んでいる．

　代表的な原因遺伝子として，*RPE65*，*RDH12*，*CRB1*，*GUCY2D*，*RPGRIP1*，*CEP290*，*CRX*，*LRAT* など20種類ほどが挙げられ，大部分が常染色体潜性遺伝である．visual cycle（レチノイドサイクル），視細胞の発生・構造維持，光シグナル伝達，線毛細胞における物質輸送など，原因遺伝子によって網膜の障害部位は多岐にわたる．

II 鑑別の要点

　生後からの固視不良，感覚欠如型眼振を特徴とする．重篤な視力障害がある場合は，指で眼瞼を押さえつける行動（oculo-digital sign）が特徴的とされる．出生後から網膜変性が進行するため，視力不良，夜盲，視野異常，羞明などが早期からみられる．強度遠視を伴う症例が多く，白内障，円錐角膜の合併がみられることがある．なかには，難聴，腎障害，てんかん等，全身疾患を伴う症例もある．

　生後に固視不良，眼振，oculo-digital sign などがみられた場合は，本疾患を疑う．原因遺伝子の種類が多いため，眼底所見は多彩である．網膜反射がやや弱い程度で明らかな変性がみられないものから，黄斑部に強い萎縮病変がみられるもの，進行により周辺部に色素沈着を伴う網膜変性がみられるものなどがある（図14a）．一般に，発症の初期には明瞭な変性病変がみられないことも多

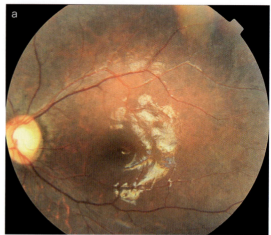

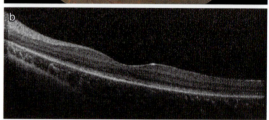

[図14] Leber 先天黒内障（*RPE65*関連網膜症）の眼底写真（a）とOCT（b）
11歳，女児．生後より眼振，追視不良がみられる．全視野網膜電図（ERG）の反応は消失していた．本症例のOCTでは視細胞層が著明に萎縮しているものの，網膜色素上皮層は比較的温存されている（b）．そのため，視機能が不良であるにもかかわらず，後極部の眼底色調は正常に近い（a）．（三重大学 近藤峰生先生のご厚意による）

い．全視野網膜電図（electroretinogram：ERG）は，早期から杆体反応，錐体反応ともに消失，あるいはきわめて減弱している．OCTでは変性領域における視細胞層の萎縮がみられる（図14b）．特に乳幼児期には眼振のため眼底検査や網膜機能検査が困難な場合が多く，全身麻酔下で屈折検査，眼底検査，OCT，全視野 ERG を含めた精密な眼科検査が必要になることがある．

　なお，同様に乳幼児期から固視不良，眼振，羞明，視力不良がみられる疾患として，杆体1色覚の重症例との鑑別が必要となる．杆体1色覚では，錐体機能が消失しているものの，杆体機能は成人後も正常に保たれる．検眼鏡所見はほぼ正常であり，成長に伴い網膜周辺部の変性所見が進行することはない．視力が比較的良好な症例もみられるが，中心窩の視細胞萎縮は徐々に進行するため視力は徐々に低下する傾向にある．

Ⅲ　治療

　Leber 先天黒内障に対してこれまで有効な治療はないとされていたが，2017 年に *RPE65* 関連網膜症（**図 14**）に対する遺伝子補充治療薬が米国食品医薬品局（Food and Drug Administration：FDA）に承認され，有効性が確認されている．また，2021 年にはわが国においても同治療薬の治験が開始された．RPE65 は網膜色素上皮におけるvisual cycle に関連する蛋白であり，本治療は人工的に作製した *RPE65* 遺伝子をアデノ随伴ウイルスをベクターとして網膜下に注入し，網膜色素上皮細胞において正常な RPE65 蛋白を発現させるというものである．その他の原因遺伝子に対しても，遺伝子補充治療，遺伝子編集治療，メッセンジャー RNA（mRNA）修飾治療であるアンチセンスオリゴヌクレオチド等の開発・治験が積極的に行われている．

Ⅳ　患者への対応

　原因遺伝子によっては早期治療が有効である可能性があるため，乳幼児期に視力不良が生じる患者に対しては，早期に眼科検査および遺伝学的検査による正確な診断，原因検索を行うことが望ましい．ただし，現状ではすべての患者が治療の対象となるわけではないため，他の先天疾患と同様に早期に正確な診断を行うと同時に，適切な眼鏡装用を含めたロービジョンケア，就学支援などを綿密に行う必要がある．

⑦色素性傍静脈網脈絡膜萎縮

Ⅰ　疾患の特徴

　色素性傍静脈網脈絡膜萎縮（pigmented paravenous retinochoroidal atrophy）は，血管アーケードの網膜静脈に沿って骨小体様色素沈着を伴う網脈絡膜萎縮がみられる疾患である．主として検眼鏡所見のみに基づいた疾患分類であり，遺伝性疾患および炎症性疾患などの多くの病態や発症要因を含むため，便宜上の分類としての意味合いが大きい．

　ほとんどの症例は孤発性であり，主な病変部位は網膜色素上皮で二次的に脈絡膜萎縮をきたすとされるが，詳しい病態は不明である．炎症性，感染性，遺伝性を含むさまざまな原因によって形態学的に類似した疾患が混在すると考えられている．結核，梅毒，Behçet 病，Vogt-小柳-原田病，麻疹，風疹に伴うことが報告されており，炎症性疾患に伴う後天的な反応の可能性がある．一方で，最近の遺伝学的研究により，常染色体潜性遺伝の網膜ジストロフィに関連する crumbs homolog 1 遺伝子（*CRB1*），あるいは常染色体顕性遺伝の網膜色素変性に関連する hexokinase 1 遺伝子（*HK1*）が発症に関与しているとの報告がある．本疾患と診断された症例のなかには非定型網膜色素変性が含まれている可能性があるため，患者の家族歴についても聴取する必要がある．

Ⅱ　鑑別の要点

　定型網膜色素変性と異なり，夜盲などの自覚がないため，健診などを機に偶発的に発見されることが多い．原因によってはぶどう膜炎を伴うことがある．非定型網膜色素変性や炎症性疾患に伴う症例が混在する可能性があり，家族歴や既往歴などの詳細な問診が必要となる．炎症性疾患などが疑われる場合は，必要に応じて梅毒や結核を含む血清学的検査，胸部 X 線検査などの全身検査を行う．視力は良好であることが多い．視野は網脈

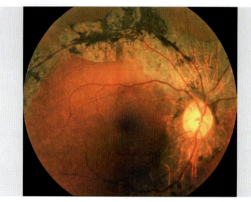

[図15] 色素性傍静脈網脈絡膜萎縮の眼底写真
網膜静脈の走行に沿って色素を伴う網脈絡膜萎縮がみられるが、その周囲の網膜は正常である．

絡膜萎縮に一致したMariotte盲点の拡大，弓状暗点，輪状暗点，放射状の暗点などを呈するため多彩である．眼底には，左右対称性に網膜静脈に沿った骨小体様色素沈着を伴う網脈絡膜萎縮が存在する（図15）．ほとんどの場合に乳頭周囲に網脈絡膜萎縮がみられるが，視神経乳頭は正常である．眼底自発蛍光では，網脈絡膜萎縮に一致した低蛍光または蛍光消失と，病変部周囲の過蛍光を呈する．重症度に応じてフルオレセイン蛍光造影ではwindow defectや脈絡膜毛細血管の萎縮を認め，インドシアニングリーン蛍光造影では低蛍光を示す．全視野網膜電図では，網脈絡膜萎縮の範囲に応じて正常または軽度の振幅低下がみられる．鑑別診断として，前述の各種炎症性疾患のほか，網膜色素変性，網膜色素線条，地図状脈絡膜炎などが挙げられる．

III 治療

有効な治療法はない．ぶどう膜炎を伴う場合は，症状に応じてステロイド点眼薬などにより炎症の鎮静化を図る．

IV 患者への対応

通常は非進行性であり，進行するとしても緩徐である．自覚症状に乏しい症例の場合は，半年〜1年程度の間隔で視野検査，眼底検査を行い，進行の有無を確認する必要がある．

〔角田和繁〕

⑧卵黄状黄斑ジストロフィ（Best病）

I 疾患の特徴

卵黄状黄斑ジストロフィ（vitelliform macular dystrophy）（Best病（Best disease））は，浸透率の低い常染色体顕性遺伝形式をとる疾患で，BEST1遺伝子の変異が原因であることが明らかになっている．BEST1遺伝子は，bestrophin 1と呼ばれる網膜色素上皮細胞に存在するカルシウム依存性塩素イオンチャネルタンパク質をコードする．本遺伝子の異常により，リポフスチンや老廃物が神経網膜下に蓄積する．臨床的には，卵黄状と表現される特徴的な神経網膜下沈着物を認める．日本での正確な有病率は報告されていないものの，米国ではおよそ7万人あたり1人と報告されている．

本疾患は基本的には両眼性の疾患である．学童期に発症することが多いが，視機能障害が比較的軽微で，眼底検査を受けて初めて見つかることもある．中年までは比較的良好な視機能を維持することが多いが，黄斑部が萎縮すると視力は低下する．

卵黄期では，眼底に黄色斑を認める（図16a）．黄色斑部には沈着物に一致した強い自発蛍光を認める（図16b）．フルオレセイン蛍光造影では，黄色斑部位はブロックによる低蛍光，萎縮部位はwindow defectによる過蛍光になる．OCTでは，ellipsoid zoneが部分的に途絶し，神経網膜と網膜色素上皮の間に無定型物質の沈着が認められる（図16c〜e）．ellipsoid zoneの部分的な途絶は発症前期から認められる．偽蓄膿期には，眼底に半月状のニボーを示す黄色斑を認め，OCTでは神経網膜下に低反射域と高反射沈着物を認める．沈着物の減少に伴い，黄色斑が散在する炒り卵期を経て，沈着物が消失する．萎縮期では，OCTで中心窩およびその近傍の網膜外層が菲薄化し，ellipsoid zoneが消失，網膜色素上皮細胞の反応性の増殖がみられる．眼底自発蛍光では萎縮部位

[図16] 卵黄状黄斑ジストロフィ
20歳代，男性．左眼矯正視力1.2．a：黄斑部に黄色斑を認める．b：眼底自発蛍光では黄色斑部位に一致した過蛍光を認める．c〜e：OCTでは神経網膜下に中〜高反射沈着物を認める．本症例では網膜内に浮腫を認める（d：垂直断，e：水平断）．

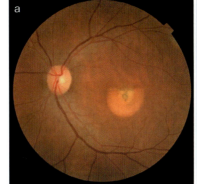
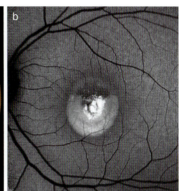
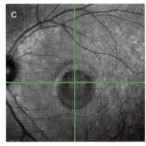
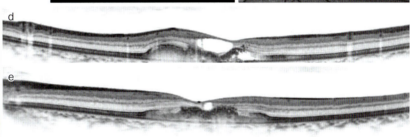

に一致した低蛍光を示す．眼球電図（electrooculogram：EOG）では，light peak/dark trough比が低下する．EOGの異常は発症前あるいは保因者でもみられる．

II 鑑別の要点

卵黄期および偽蓄膿期では，黄色斑ならびにその部位に特徴的な過蛍光を認め，診断に迷うことは少ない．萎縮期に入った時期の症例では他の黄斑ジストロフィや萎縮型加齢黄斑変性との鑑別が困難なこともある．

III 治療

有効な治療法はない．脈絡膜新生血管が生じ，網膜下出血や網膜下液を生じることがある．脈絡膜新生血管には抗血管内皮増殖因子（vascular endothelial growth factor：VEGF）薬投与が有効である．

IV 患者への対応

原因に対する根本的治療法はないものの，脈絡膜新生血管発生のチェックなど，定期的な経過観察は必要である．視機能低下例には，症例に応じて残存視機能を有効に利用できるようなロービジョンケアが望まれる．必要に応じて遺伝カウンセリングを行う．

黄斑ジストロフィの診断ガイドライン
（https://www.nichigan.or.jp/member/journal/guideline/detail.html?itemid=313&dispmid=909）

⑨ 成人発症型卵黄状黄斑ジストロフィ

I 疾患の特徴

成人発症型卵黄状黄斑ジストロフィ（adult-onset foveomacular vitelliform dystrophy）は，多くは40～50歳代に発症し，卵黄状黄斑ジストロフィに酷似した眼底黄色斑を特徴とする疾患である．卵黄状黄斑ジストロフィと比べて病巣が小さいことが多く，片眼性の症例もあるとされる．視機能障害は軽微であることも多いが，症例により異なる．浸透率の低い常染色体顕性遺伝とされ，PRPH2遺伝子や，卵黄状黄斑ジストロフィの原因遺伝子であるBEST1遺伝子の変異が報告されている．PRPH2変異例では，パターンジストロフィに伴う黄斑所見であることもある．遺伝的要因をもたない病変はacquired vitelliform lesionとして区別する動きがある．

卵黄状黄斑ジストロフィと同様に，眼底に自発蛍光を発する黄色斑を認める（図17a, b, e, f）．OCTでは，ellipsoid zone が部分的に途絶し，神経網膜と網膜色素上皮の間に無定型物質の沈着物が認められる（図17c, d, g, h）．経過とともに沈着物は減少し，網膜外層が菲薄化する（図18）．眼球電図（electrooculogram：EOG）は正常範囲のことが多いが，light peak/dark trough 比が低下している症例もある．

II 鑑別の要点

黄色斑，ならびにその部位に特徴的な過蛍光を呈する神経網膜下沈着物を認める場合には，診断に迷うことは少ない．新生血管型（滲出型）加齢黄斑変性は，主に網膜色素上皮下に液体貯留が認められることから鑑別する．ただし，acquired vitelliform lesion では，網膜色素上皮下にも液体貯留を認めることもあると報告されており，注意

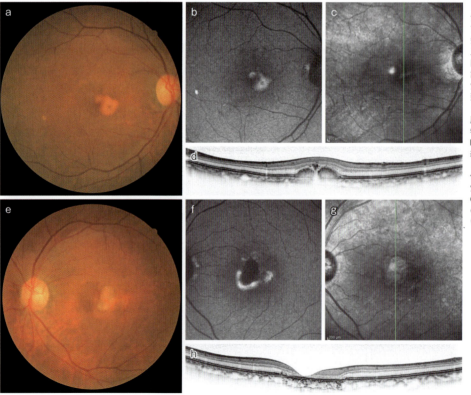

[図17] 成人発症型卵黄状黄斑ジストロフィ
70歳代，女性．右眼矯正視力1.0，左眼矯正視力0.1．a～d：右眼．黄斑部に黄色斑を認める（a）．眼底自発蛍光では黄色斑部に一致した過蛍光を認める（b）．OCTでは神経網膜下に中～高反射沈着物を認める（d）．e～h：左眼．黄斑部に萎縮を認める（e）．眼底自発蛍光では萎縮部は低蛍光，その周囲に過蛍光を認める（f）．OCTでは中心窩近傍の網膜外層が消失している（h）．

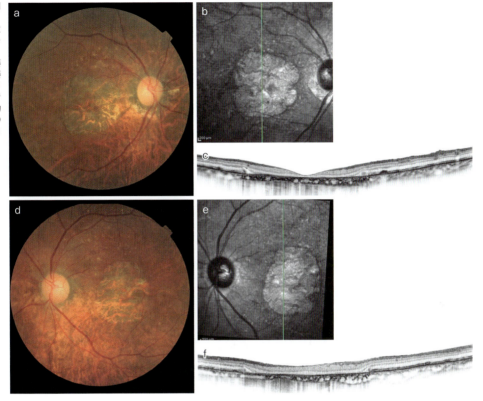

[図18] 図17の症例の16年後
右眼矯正視力0.6, 左眼矯正視力0.1. a～c：右眼, d～f：左眼. 両眼ともに黄斑部は萎縮している (a, d). 萎縮範囲は16年前より拡大している. OCTでは神経網膜下の沈着物が消失し, 網膜外層の非薄化 (c), 消失 (f) を認める.

が必要である．パターンジストロフィを伴ったり，軟性ドルーゼンを伴ったりすることもある．沈着物が消失し，萎縮をきたした症例では，他の黄斑ジストロフィや萎縮型加齢黄斑変性との鑑別が困難なこともある．

III 治療

原因に対する有効な治療法はない．脈絡膜新生血管が生じ，網膜下出血や網膜下液を生じることがある．脈絡膜新生血管には抗血管内皮増殖因子（vascular endothelial growth factor：VEGF）薬投与が有効である．

IV 患者への対応

脈絡膜新生血管発生のチェックなど，定期的な経過観察が必要である．視機能低下例には，症例に応じて残存視機能を有効に利用できるようなロービジョンケアが望まれる．

 ガイドライン　黄斑ジストロフィの診断ガイドライン
〈https://www.nichigan.or.jp/member/journal/guideline/detail.html?itemid=313&dispmid=909〉

（池田華子）

⑩ 錐体ジストロフィ

I 疾患の特徴

　網膜全体の錐体機能が進行性に低下する遺伝性の網膜疾患であり，欧米における発症頻度は3〜4万人あたり1人程度といわれている．錐体機能のみが主に障害されるものを錐体ジストロフィ（cone dystrophy）といい，錐体機能に続いて杆体機能も低下していくものを錐体杆体ジストロフィと呼んで分類しているが，実際の臨床では両者を厳密に区別するのは難しい．発症時期は小児期から中年期まで幅広く，視力低下，羞明，色覚異常，中心暗点などの症状を自覚し，両眼性に進行する．特に羞明の訴えは，初期から本症に特徴的な症状である．眼底所見で両眼黄斑部の萎縮所見，標的黄斑症（bull's eye maculopathy）（図19）を認めることが多いものの，後極部全体の変性をみるものや，検眼鏡所見に乏しい症例も多い．全視野網膜電図（electroretinogram：ERG）で錐体応答が杆体応答よりも減弱しているのが特徴である（図19d）．常染色体顕性，常染色体潜性，X染色体潜性など多彩な遺伝形式をとり，*GUCA1A*，*GUCA1B*，*GUCY2D*，*CRX*，*ABCA4* など，多くの原因遺伝子が報告されている．

II 鑑別の要点

　全視野ERG所見以外にも，眼底自発蛍光検査やOCTで黄斑部の視細胞層や網膜色素上皮層の萎縮所見がないかどうかも，重要な観察ポイントである（「黄斑ジストロフィの診断ガイドライン」の診断基準を参照）．

III 治療

　現時点では原因遺伝子への有効な治療法は確立されていないため，対症療法が中心となる．

IV 患者への対応

　個々の患者の視力や視野障害および羞明の程度にあわせた対症的ケアを行う．また，遺伝形式によっては必要に応じて遺伝カウンセリングを行う．

ガイドライン　黄斑ジストロフィの診断ガイドライン
（https://www.nichigan.or.jp/member/journal/guideline/detail.html?itemid=313&dispmid=909）

（本田　茂）

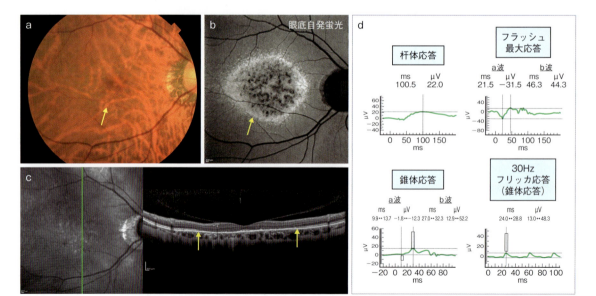

[図19] 錐体ジストロフィ
48歳，男性，10年前から両眼の視力低下を自覚．a，b：両眼に同様の所見（標的黄斑症，矢印）を認めた．c：OCTでは黄斑部の網膜外層萎縮（2つの矢印間）を認める．d：全視野網膜電図（ERG）では杆体応答に比べて錐体応答の減弱が大きい．

⑪三宅病（オカルト黄斑ジストロフィ）

I 疾患の特徴

三宅病（Miyake disease）は，眼底検査や蛍光眼底造影は正常であるが，両眼の黄斑機能が徐々に低下する黄斑ジストロフィである．1989年に三宅養三により初めて報告された．広い意味ではオカルト黄斑ジストロフィ（occult macular dystrophy：OMD）とも呼ばれる．典型的な症例は常染色体顕性遺伝を示し，その原因遺伝子として *RP1L1* が知られている．しかし，実際の臨床の場では，典型的な三宅病の臨床所見を示しながらも家系内に発端者以外に罹患者がなく，*RP1L1* 遺伝子にも異常が検出されないこともある．

症状は，緩徐な両眼性の視力低下である．軽い羞明，色覚異常，中心視野異常を訴える患者もみられる．発症年齢はさまざまであるが，10〜40歳の間が多い．診断に重要な検査は，網膜電図（electroretinogram：ERG）とOCTである．全視野 ERG は正常であるが，黄斑部局所 ERG あるいは多局所 ERG を記録すると，黄斑部の応答が強く低下していることから確定診断できる（図20）．OCT も診断に有用であり，黄斑部の視細胞層（特に中心窩付近）において ellipsoid zone が不鮮明な所見がみられる（図21）．

II 鑑別の要点

眼底が正常であるので，視神経・頭蓋内疾患や心因性視覚障害との鑑別が重要である．ERG と OCT が重要で，遺伝子検査も役立つ．眼底が正常な錐体ジストロフィとの鑑別も重要である．眼底が正常な錐体ジストロフィでは，全視野 ERG の錐体応答が強い減弱を示す．

III 治療

現時点では本症に対する治療法はない．

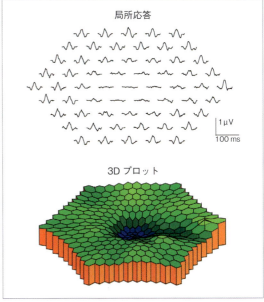

[図20] 三宅病の多局所網膜電図（ERG）
黄斑部の局所応答は減弱しているが，周辺部の応答は保たれている．

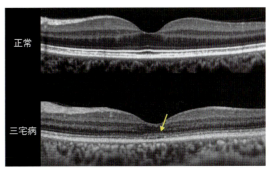

[図21] 三宅病の OCT
正常の OCT と比較すると，三宅病の OCT では ellipsoid zone が不明瞭になっている（矢印）．

IV 患者への対応

本症で最終的に両眼の視力が0.1以下になることは比較的まれであり，日常生活に重度の支障をきたすことは少ない．視力低下の程度に応じて適切なロービジョンケアを行う．

 ガイドライン　黄斑ジストロフィの診断ガイドライン
（https://www.nichigan.or.jp/member/journal/guideline/detail.html?itemid=313&dispmid=909）

（近藤峰生）

⑫ Stargardt病，黄色斑眼底

I 疾患の特徴

　Stargardt病（Stargardt disease）（黄色斑眼底（fundus flavimaculatus））は，小児期から青年期に発症する黄斑部の網脈絡膜萎縮を生じる黄斑ジストロフィである．両眼性の視力低下，中心視野障害，羞明，色覚異常などの症状がみられる．早期発症例は進行が速く，小児期の発症は予後が悪い．眼底は，黄斑部に beaten-metal 様の反射を示す網膜萎縮と，その周囲に黄色斑（fleck）を伴う典型例のほかに（図22a, b），黄斑部から周辺部網膜まで萎縮する症例もあり，進行例では網膜色素変性との鑑別が困難になる．病因遺伝子は *ABCA4* 遺伝子で常染色体潜性遺伝形式をとり，最も頻度の高い遺伝性網膜疾患の一つである．網膜色素変性と診断されている症例のなかには，*ABCA4* 遺伝子変異をもつ例も一定数含まれる．

II 鑑別の要点

　網膜電図は病期によりさまざまである．フルオレセイン蛍光造影では，黄斑部の window defect による過蛍光と，網膜色素上皮に沈着したリポフスチンによって生じる dark choroid と称される背景蛍光の低下が特徴的である．また，眼底自発蛍光では黄斑部が低蛍光となり，黄色斑に一致した過蛍光，視神経周囲の温存所見（peripapillary sparing）が特徴的な所見であり，診断に有用である．OCT では黄斑部の ellipsoid zone の消失がみられ，進行すると網膜の菲薄化が顕著になる（図22d, e）．

III 治療

　現時点で有効な治療法は確立されていないため，対症療法が中心となる．Stargardt病の病因遺伝子である *ABCA4* がコードする ABCA4蛋白質は，visual cycle において重要な役目を担っており，この蛋白質の機能障害により，視細胞や網膜色素上皮細胞に障害が生じると考えられてい

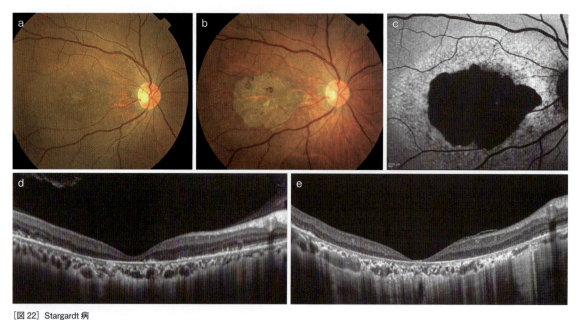

[図22] Stargardt病
a：48歳時の眼底写真．黄斑部の網膜の萎縮と周囲に多数の黄色斑を認める．視力は0.1．b：65歳時の眼底写真．網膜萎縮が拡大している．視力は0.04．c：65歳時の眼底自発蛍光．黄斑部の網膜萎縮に一致した低蛍光と，黄色斑に一致した過蛍光を認める．d：55歳時のOCT．黄斑部のellipsoid zone を含めた網膜外層の消失と網膜の菲薄化を認める．e：65歳時のOCT．網膜（特に中心窩周囲）の菲薄化がさらに進行している．

る．そのため，visual cycle に不可欠な酵素であるRPE65蛋白質の機能を阻害する薬剤や，網膜色素上皮細胞にビタミンAを輸送する役目を担うRBP4蛋白質を阻害する薬剤などにより，visual cycle を抑制し，病気の進行抑制効果を検討する第Ⅲ相治験（NCT03772665，NCT05244304）が実施されている．また，正常な *ABCA4* 遺伝子を補充する遺伝子治療の治験（第Ⅰ，Ⅱa 相治験）が海外で実施された．

Ⅳ 患者への対応

個々の患者の視力や視野障害の程度などの症状に応じたロービジョンケア等が中心となる．また，遺伝カウンセリングも必要に応じて行う．黄斑ジストロフィとして指定難病（301）であり，患者への情報提供も重要である．

ガイドライン　黄斑ジストロフィの診断ガイドライン
(https://www.nichigan.or.jp/member/journal/guideline/detail.html?itemid=313&dispmid=909)

⑬クリスタリン網膜症（Bietti crystalline retinopathy）

Ⅰ 疾患の特徴

クリスタリン網膜症（Bietti crystalline retinopathy）は，後極部網膜に閃輝性の結晶であるクリスタリン顆粒の沈着を多数認める遺伝性網膜疾患で（図23）[1]，角膜輪部への沈着も認められることがある．顆粒の沈着により，網膜色素上皮や脈絡膜毛細血管の萎縮が生じ，進行性の網膜変性となる．20～30歳代に夜盲の症状から始まることが多く，緩徐に進行しながら中心付近の視野障害や色覚異常が生じ，最終的には高度な視力低下となることも多い．予後は症例によってさまざまであるが，60歳前後で視力や視野が急激に悪化する症例がある．病因遺伝子は *CYP4V2* で常染色体潜性遺伝形式をとり，日本や韓国を含む東アジアは欧米と比べて頻度が高いとされている．

Ⅱ 鑑別の要点

網膜電図所見は網膜変性の程度に応じてさまざまであるが，杆体・錐体ともに振幅の低下が認められる．眼底自発蛍光（fundus autofluorescence：FAF）は特徴的な所見を示す．近赤外光FAFでは顆粒が明瞭に観察でき，短波長FAFでは網膜色素上皮細胞の萎縮を反映した斑状の低蛍光が，初期は後極付近に観察でき，病気の進行とともに周辺に広がっていく（図23b, c）[1]．OCTではクリスタリン顆粒が高輝度な点として網膜色素上皮層の表面や内部に観察され，ellipsoid zone の消失などの網膜外層構造の変化と脈絡膜血管の萎縮が観察される（図23d）[1]．また，outer retinal tubulation という網膜外層にある管状構造は，他の網膜変性疾患でも認められる所見であるが，本疾患に比較的特徴的な所見とされている．

Ⅲ 治療

現時点で有効な治療法は確立されていないため，対症療法が中心となる．正常な *CYP4V2* 遺

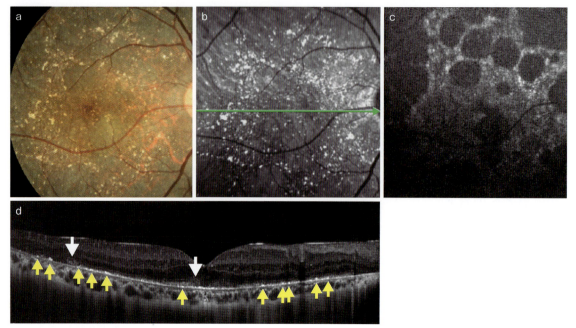

[図23] クリスタリン網膜症
a：眼底写真．クリスタリン顆粒の沈着を多数認める．b：同患者の近赤外光眼底自発蛍光（FAF）．クリスタリン顆粒が明瞭に観察される．c：同患者の短波長 FAF．網膜色素上皮細胞の萎縮を反映した斑状の低蛍光が観察される．d：b の緑矢印の部分の OCT．クリスタリン顆粒が高輝度な点として網膜色素上皮層の表面や内部に観察される（黄矢印）．また，ellipsoid zone の消失や，outer retinal tubulation という網膜外層にある管状構造（白矢印）が観察される．（文献 1）より）

伝子を補充する遺伝子治療の治験（第 I 相治験）が中国で実施されている．

IV 患者への対応

個々の患者の視力や視野障害の程度などの症状に応じたロービジョンケア等が中心となる．また，遺伝カウンセリングも必要に応じて行う．

文献
1) Murakami Y, et al：Genotype and long-term clinical course of bietti crystalline dystrophy in Korean and Japanese patients. Ophthalmol Retina 5：1269-1279, 2021

（池田康博）

⑭先天網膜分離症（X連鎖性若年網膜分離症）

I 疾患の特徴

先天網膜分離症（X-linked retinoschisis：XLRS）は，X連鎖性若年網膜分離症とも呼ばれ，網膜間細胞接着に関与するX染色体にある*RS1*遺伝子の変異により生じる遺伝性網膜疾患である．網膜のさまざまな層間に分離が生じて視力低下などの視機能低下が生じる．幼少時から学童期にかけて両眼の視力低下を主訴に眼科を受診することが多く，X連鎖潜性遺伝を示し，男性に多い．黄斑部は萎縮病巣を生じることがあるなど，緩やかに視力低下が進行するリスクがあるため経過観察が必要である．

II 鑑別の要点

黄斑部にみられる車軸様変化（図24a），網膜OCTで明瞭に検出可能な網膜分離（図24b）が特徴的であり，全視野網膜電図のフラッシュ最大応答で陰性型を呈することも診断に有用である（図24c）．約半数で周辺部の網膜分離がみられ，耳下側を中心に胞状を呈する場合もあり，裂孔原性網膜剝離との鑑別が重要となる（図25）．小口病のように網膜周辺部に金箔様反射がみられることがあるが（図25），高齢者では消失することが多い．眼底自発蛍光では車軸様変化に一致した花弁状過蛍光など，さまざまな異常蛍光を示す．

III 治療

現時点では明確な根本的治療法はないが，遺伝子治療の臨床試験が海外で行われている．また，合併症として網膜外層孔やそれに伴う裂孔原性網膜剝離を生じた場合には，網膜光凝固術や強膜内陥術などを行う．

IV 患者への対応

網膜分離により緩やかに視覚障害が進行する可能性があるため，経過観察が必要である（図26）．網膜外層孔により網膜剝離が生じることがあり，急激な視野欠損・視力障害が生じる場合には医療機関へ受診することが望ましい．

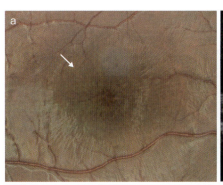
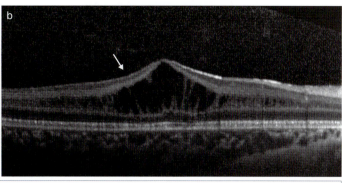
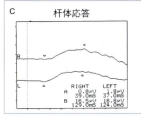
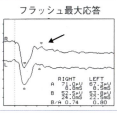
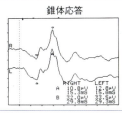
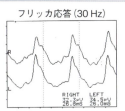

[図24] 先天網膜分離症（XLRS）
7歳，男児，*RS1*遺伝子変異あり，就学時健診の視力不良で受診．黄斑部に車軸様変化を認め（a，矢印），網膜OCTで明瞭に網膜分離所見を認める（b，矢印）．全視野網膜電図（ERG）のフラッシュ最大応答で，b波振幅がa波振幅を下回る陰性型のERGを認めた（c，矢印）．

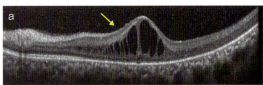
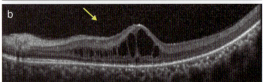

[図25] 先天網膜分離症（XLRS）の胞状の網膜分離の広角眼底カメラ画像
27歳，男性，*RS1*遺伝子変異あり，3歳児健診で内斜視の指摘があり受診した．一見すると網膜剥離と思えるような耳下側の大きな inner break を伴う胞状の網膜分離がある（黄矢印）．20年以上にわたる経過観察において著明な悪化傾向はない．周辺部には金箔様反射もみられる（白矢印）．

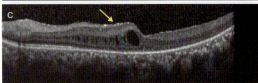
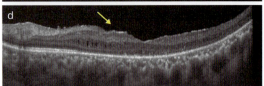

[図26] 先天網膜分離症（XLRS）の網膜分離が軽減する経過
XLRS患者（*RS1*遺伝子変異あり，男性）の48歳（a），49歳（b），50歳（c），51歳（d）時の左眼の網膜OCT（水平断）所見を示す．矢印で示すように網膜分離所見は軽減した．51歳時にも外層の萎縮がみられ，視覚障害の悪化を訴えている．

黄斑ジストロフィの診断ガイドライン
(https://www.nichigan.or.jp/member/journal/guideline/detail.html?itemid=313&dispmid=909)

⑮家族性滲出性硝子体網膜症

I 疾患の特徴

家族性滲出性硝子体網膜症（familial exudative vitreoretinopathy：FEVR）は，網膜血管の形成異常を本態とする遺伝性の網膜硝子体異常であり，未熟児の既往がないにもかかわらず未熟児網膜症と類似の眼所見を示す場合がある．網膜周辺部の無血管領域と変性，網膜血管成長先端部での多分岐・異常吻合などの血管走行異常，有血管領域と無血管領域の境界の線維血管増殖組織，およびその収縮・牽引に伴う網膜ひだ・牽引網膜，線維血管増殖組織のさらなる悪化による網膜全剥離，前房消失，角膜混濁，胎内から高度障害が生じていた場合の小眼球などのさまざまな眼所見を示す（図27）．典型例では全身症状はないが，精神遅滞，リンパ浮腫，小頭症，骨粗鬆症を伴う報告もある．斜視や白色瞳孔で乳幼児期に，裂孔原性網膜剥離（rhegmatogenous retinal detachment：RRD）や斜視などで学童期以降に発見されることが多い．

家族性のものは多くが常染色体顕性遺伝であり，報告されている原因遺伝子のうち*FZD4*，*LRP5*，*NDP*の変異が見つかる場合があるが検出頻度は高くなく，原因遺伝子不明の孤発例も少なくない．多くは胎内で疾患の活動期が終了しているが，出生後も活動性が続く症例や成長期に再燃する症例もあり，若年のRRDの基礎疾患となりうるため，定期的な経過観察が必要である．

II 鑑別の要点

眼底所見による鑑別疾患を表4にまとめた．乳幼児期からRRDとなり白色瞳孔を示す場合には，ほかに先天白内障や網膜芽細胞腫，Coats病も鑑別に挙がる．

III 治療

出生時にまだ活動性がある場合や再燃の場合には，

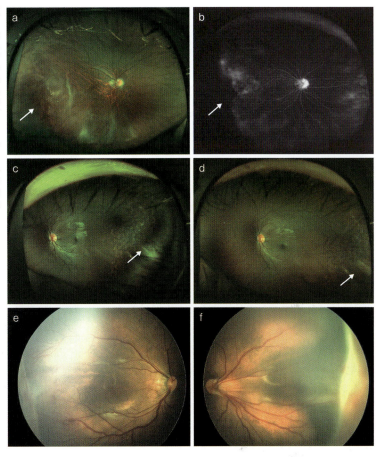

[図27] さまざまな家族性滲出性硝子体網膜症（FEVR）の眼底所見

a, b：29歳，女性，右眼の広角眼底カメラ画像（a）と蛍光眼底造影像（b）．耳側にV字型の無血管領域の彎入（矢印），および無血管領域と有血管領域の境界部位に多発する変性巣がみられ，硝子体との癒着も疑われる．c, d：3歳，女児，左眼の広角眼底カメラ画像．左眼網膜周辺部に線維血管増殖組織が疑われ，光凝固術を行った．術後6カ月（c）から10カ月（d）にかけて，増殖組織が器質化していく様子が確認された（矢印）．e, f：母親が妊娠初期にトキソプラズマ抗体陽性であったため，出生直後にスクリーニング眼底検査が行われ，診断に至った生後10日の男児の眼底像．右眼は周辺部の増殖膜形成がみられ（c），左眼は牽引乳頭，鎌状網膜剝離（d），水晶体後面に及ぶ増殖膜形成がある．全身麻酔下で右眼に網膜光凝固術，左眼にベバシズマブ硝子体内注射，網膜光凝固術，輪状締結術を行った．

[表4] 家族性滲出性硝子体網膜症（FEVR）の鑑別診断

FEVRの病像	鑑別疾患	鑑別のポイント
網膜血管異常	未熟児網膜症 色素失調症	未熟児網膜症は出生週数・酸素投与などの出生時の状況を問診することで鑑別は可能である 色素失調症は類似の血管異常を示すことがあるが，新生児から乳幼児期には皮膚症状が鑑別に有用である．ただし4～5歳以降で皮膚症状が退縮すると鑑別困難な場合がある．X染色体顕性遺伝を示し，女児に多いため性別も鑑別に有用である
牽引乳頭，鎌状網膜剝離	瘢痕期2度，3度の未熟児網膜症 第一次硝子体過形成遺残	未熟児網膜症は上記の通りである FEVRは網膜血管の形成不全を，第一次硝子体過形成遺残は硝子体血管の遺残を手がかりに鑑別する

無血管領域に対して網膜光凝固術を行う．網膜裂孔やRRDが生じた場合には，網膜光凝固術，冷凍凝固術，硝子体手術，強膜内陥術などが必要となる．

Ⅳ 患者への対応

家族性であることが多いため，家系調査を行い無症状患者の早期発見，および必要に応じてRRD等の予防治療を行うことが重要である．家族内や罹患者の左右でも多彩な病像を示すため正確な予後予測は難しいが，10歳代後半まで再燃する可能性があり，特に2歳前の再燃は活動性が高いので注意を要する．RRDや白内障，緑内障などの晩期合併症は学童期や青年期に多いが，成人でも起こりうるため経過観察が必要となる．

ガイドライン　家族性滲出性硝子体網膜症の診療の手引き
（https://www.nichigan.or.jp/member/journal/guideline/detail.html?itemid=308&dispmid=909）

（小南太郎・西口康二）

⑯ Stickler 症候群, Wagner 病

Stickler 症候群

I 疾患の特徴

Stickler 症候群 (Stickler syndrome) は, 小児に裂孔原性網膜剥離を起こす代表的な硝子体ジストロフィである. II型コラーゲンを主体とするコラーゲン異常によって生じ, 関節変性や難聴, 口蓋裂, 顔面中央の低形成などの全身症状を呈する. 多くの症例は常染色体顕性(優性)遺伝であり, 特異な硝子体変化によって1型(膜状)と2型(線維・ビーズ状)に分類される. 1型は最も頻度が高く, COL2A1 遺伝子変異によって起こる. COL2A1 遺伝子のエクソン2に変異を生じた場合には全身症状がみられず, 眼限局型と呼ばれる. 2型は COL11A1 遺伝子の変異によって起こる. ほかに常染色体潜性(劣性)遺伝を示す COL9A1, COL9A2, COL9A3 遺伝子変異が知られている. 特徴的な眼所見として, 網膜剥離とともに強度近視がみられる. 壮年期に白内障や緑内障を呈する症例もある. 1型の膜状硝子体は細隙灯顕微鏡で容易に観察でき, 水晶体のすぐ後面にみられる (図28a)[1]. 眼底所見では硝子体ベールとともに網膜血管周囲の色素性の変性 (傍血管網膜変性) も特徴的であり (図28b)[1], 眼底自発蛍光検査では過蛍光あるいは低蛍光所見を示す (図28c)[1]. OCT では軽症の黄斑低形成 (網膜内層遺残) を示すが (図28d)[1], 視力に及ぼす影響は軽微である. 裂孔原性網膜剥離は, Stickler 症候群の 60% 以上に発生する. 好発時期は小児期であり, 平均年齢は 10 歳代前半である.

II 鑑別の要点

網膜剥離や硝子体ベール, 網膜変性などを呈する疾患と鑑別を要する疾患として, Wagner 病 (表5)[2,3], 家族性滲出性硝子体網膜症, 常染色体優性硝子体網脈絡膜症がある. これらの疾患には

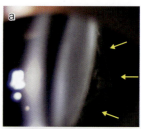

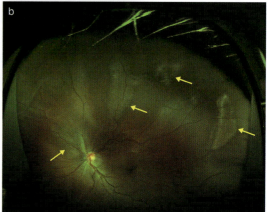

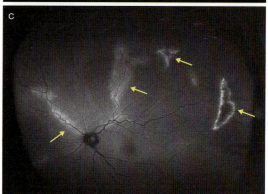

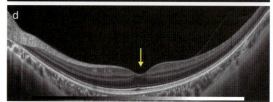

[図28] Stickler 症候群
14歳, 男児, −4.5Dの近視を認める. a:細隙灯顕微鏡. 特徴的な膜状 (1型) 硝子体所見 (矢印) を示す. b:広角眼底撮影では網膜血管に沿った色素変性 (傍血管網膜変性, 矢印) を認める. c:眼底自発蛍光では傍血管網膜変性がより明瞭である (矢印). d:黄斑は低形成 (網膜内層遺残) を示すが, 本症例では軽微である (矢印). (文献1より)

全身症状はみられない.

III 治療

網膜剥離は, 硝子体の変性のために胞状網膜剥

離になりやすい．網膜は脆弱で巨大裂孔網膜剥離を呈する症例も多い．硝子体と網膜の癒着も強く，硝子体手術が必要なことが多い．

IV 患者への対応

Stickler 症候群は高頻度に網膜剥離を生じ，欧米では周辺部網膜に全周冷凍凝固や光凝固による予防的治療が推奨されている．日本人での予防に関するガイドラインはないが，網膜剥離の発症頻度が高い時期を念頭に置いて定期的な検査を行うのが望ましい．両眼性に網膜剥離を起こす危険性も高く，非剥離眼の定期観察も重要である．全身症状は見逃されやすく，整形外科や耳鼻科での専門的な検査につなぐ必要がある．遺伝子異常が検出される頻度も高く，遺伝相談も重要である．

[表5] Stickler 症候群と Wagner 病の鑑別

	Stickler 症候群	Wagner 病
遺伝形式*	AD（AR）	AD
遺伝子*	*COL2A1*，（*COL11A1*，*COL9A1*，*COL9A2*，*COL9A3*）	*VCAN*
屈折値	強度近視	近視
前眼部	白内障	白内障
硝子体*	膜状，網膜前ベール，（線維・ビーズ状）	空虚，網膜前ベール
視神経	正常	萎縮・乳頭逆位
黄斑	低形成	初期正常
眼底所見	傍血管色素変性，格子状変性，網膜剥離	傍血管色素変性，鞘状血管，進行性脈絡膜萎縮，網膜剥離
網膜機能	通常正常であるが加齢によりERGの振幅減弱	夜盲，進行性にERGの振幅減弱
全身異常	関節炎，口蓋裂，難聴，顔面低形成**	なし

*（　）内は頻度の低いもの．**眼限局型では全身異常は示さない．
AD：常染色体顕性遺伝，AR：常染色体潜性遺伝，ERG：網膜電図．
（文献2, 3）より作成）

Wagner病

I 疾患の特徴

Wagner 病（Wagner disease）は，*VCAN* 遺伝子の異常によって起こる常染色体顕性遺伝の硝子体ジストロフィである．全身異常はみられないが，眼底所見が Stickler 症候群と類似するため，眼限局型の Stickler 症候群と同一視されてきた（表5）[2,3]．原因遺伝子が異なるため，現在は Stickler 症候群とは異なる疾患であると考えられている．眼所見としては近視がみられるが，強度近視の症例は多くない．若年性に白内障を生じ，外斜視（偽斜視），視力低下，夜盲，視野狭窄がみられる．硝子体の液化による「空虚」所見が特徴である．網膜所見は多彩であり，網脈絡膜変性だけでなく硝子体の索状組織，網膜前膜や周辺部の無血管性の輪状の硝子体変性を呈する．牽引性網膜剥離や滲出斑，網膜格子状変性，裂孔原性網膜剥離を呈する症例もある．視神経乳頭の血管走行逆位も特徴的である．網膜色素上皮と脈絡毛細血管板の萎縮が進行するタイプもある．高齢者では，網膜電図で杆体・錐体系とも振幅の減弱がみられる．

II 鑑別の要点

網膜変性を示す症例では，網膜色素変性やコロイデレミアとの鑑別が必要である．Stickler 症候群でも高度の脈絡膜萎縮を呈することがあり，臨床像から Wagner 病と Stickler 症候群を区別することは困難であるとの意見もある．遺伝子検査では *VCAN* 遺伝子のエクソン8のスプライシング異常が見つかる．

III 治療

網膜剥離は手術の適応となる．

IV 患者への対応

視野狭窄が進行するが，視力は比較的保たれる．網膜剥離を念頭に置いた経過観察とともに，網膜変性の進行による視野狭窄に注意する．

文献
1) 近藤寛之：Stickler 症候群．眼底疾患パーフェクトアトラス，飯田知弘ほか編，文光堂，150-151，2017
2) Edwards AO：Clinical features of the congenital vitreoretinopathies. Eye（Lond）22：1233-1242, 2008
3) 近藤寛之：網膜硝子体変性．眼科臨床エキスパート 網膜変性疾患診療のすべて，村上　晶ほか編，医学書院，352-357，2016

（近藤寛之）

⑰家族性ドルーゼン（Malattia Leventinese）

I　疾患の特徴

家族性ドルーゼンは，常染色体顕性遺伝形式をとる黄斑ジストロフィの一つである．欧名は，Malattia Leventinese，Doyne honeycomb retinal dystrophy，familial drusen である．発症年齢は30〜40歳代で，黄斑部に黄白色のドルーゼンが認められ，それが徐々に融合し増加していく．円形のドルーゼンが蜂の巣状にみられることがある．進行すると，色素沈着，advanced AMD（加齢黄斑変性，age-related macular degeneration）でみられる黄斑新生血管を生じることがある[1]（図29）．OCT 所見として，網膜色素上皮下に融合したドルーゼンがみられる（図29d）．全視野刺激網膜電図（electroretinogram：ERG）では，杆体応答は保たれる一方，錐体応答が軽度に減弱する．多局所 ERG の応答密度は軽度に減弱する[1]．病初期では，視力障害はないものの変視症を訴える場合がある．日本ではきわめてまれな疾患である．発症に性差はないが，常染色体顕性遺伝のため家族歴を聴取し，血縁者の眼科検査を行うことが鍵となる．EFEMP1 遺伝子の p.R345W 変異が唯一の原因として報告されている[1,2]．

II　鑑別の要点

黄斑部のドルーゼンは，高齢者で観察される intermediate AMD でみられ，advanced AMD の危険因子である．一方，家族性ドルーゼンにおけるドルーゼンは30歳代で観察され，発症年齢が若年である．黄斑部から細かなドルーゼンが放射状に広がっていく所見や，色素沈着がみられ，

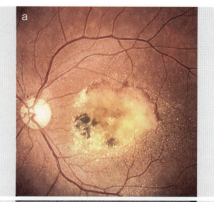
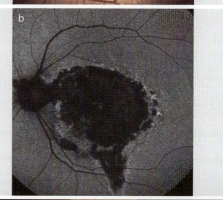
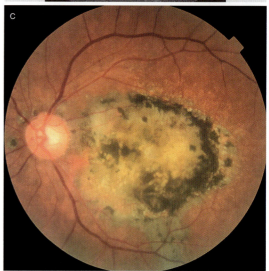
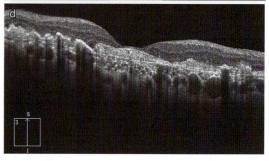

[図29] *EFEMP1* 変異（p.R345W）を認めた家族性ドルーゼン
43歳，女性．a：左眼に2型黄斑新生血管を発症し，視力は低下した．黄斑部下方に色素沈着を認める．b：57歳時の眼底自発蛍光で，黄斑部の自発蛍光は消失している．c：61歳時の視力は（0.1）で，黄斑部に瘢痕病巣がみられ，色素沈着の範囲は拡大している．d：61歳時の左眼 OCT（垂直断）では，中心窩に瘢痕化した高反射病変，その周囲に融合したドルーゼンを認める．

視神経乳頭周囲にもドルーゼンが出現することがある．家族内発症がみられれば診断に近づく．眼底検査（図29a～c）やOCT（図29d）で無数のドルーゼンや融合したドルーゼンが確認できれば，他の黄斑ジストロフィは除外できる．遺伝学的検査が確定診断につながる[1,2]．

III 治療

ドルーゼン形成に抑制的な作用を有する治療法は確立されていない．他の黄斑ジストロフィと同様に遮光眼鏡作製を勧める．また，黄斑新生血管が生じた場合には，抗血管内皮増殖因子（vascular endothelial growth factor：VEGF）薬の硝子体内注射の有効性が報告されている．

IV 患者への対応

定期的な視力検査，眼底検査ならびにOCT，OTC angiography（OCTA）が重要である．特にOCTAは，黄斑新生血管の検出に役立つ．必要に応じて血縁者の眼科検査を行う．

文献
1) Takeuchi T, et al：A novel haplotype with the R345W mutation in the EFEMP1 gene associated with autosomal dominant drusen in a Japanese family. Invest Ophthalmol Vis Sci 51：1643-1650, 2010
2) Enomoto N, et al：The second Japanese family with Malattia Leventinese/Doyne honeycomb retinal dystrophy. Doc Ophthalmol 144：67-75, 2022

（林　孝彰）

⑱ Usher 症候群

I 疾患の特徴

Usher症候群（Usher syndrome）では，網膜色素変性症に感音性難聴が合併する．視覚障害の初発症状としては夜盲が多く，その後徐々に視野狭窄が進行する場合が多い．耳鼻科領域では，両側の感音性難聴，めまいなどの蝸牛前庭症状が生じる（図30）．臨床検査所見としては網膜色素変性症に特徴的な眼底所見（図31），網膜電位異常，蛍光眼底造影所見，OCT所見がみられ，耳鼻科領域では純音聴力閾値検査（気導，骨導）の閾値

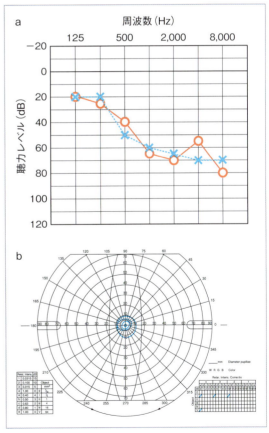

［図30］Usher症候群タイプ2
61歳，男性，*USH2A*遺伝子変異．a：オージオグラム（気導聴力）．高音優位の感音性難聴をきたしている．b：視野（右）．視野狭窄が認められ，左もほぼ対称であった．

上昇が認められる．疾患は症状と発症時期により次の3タイプに分類されている．遺伝形式としては，いずれも常染色体潜性遺伝である．

タイプ1：10歳前後より網膜色素変性症による症状が出現し，進行する．先天性に重度の感音性難聴を生じる．前庭機能障害も生じ，平衡感覚の発達の遅延がみられる．原因遺伝子として，*MYO7A*, *USH1C*, *CDH23*, *PCDH15*, *USH1G*, *CIB2* が同定されている．

タイプ2：思春期以降に網膜色素変性症を発症する．先天的に高音障害型の感音性難聴が生じるが，前庭機能障害はみられない場合が多い．原因遺伝子として，*USH2A*, *GPR98*, *DFNB31* が同定されている．

タイプ3：思春期以降に網膜色素変性症を発症する．難聴は小児期後期から青年期にかけて発症し，徐々に進行する．前庭機能障害の有無や発症時期はさまざまである．原因遺伝子として *CLRN1* が同定されている．

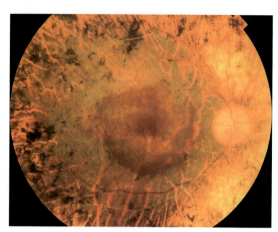

[図31] Usher症候群の眼底写真
67歳，男性．典型的な網膜色素変性症の所見を示す．

II 鑑別の要点

網膜色素変性症に難聴が合併する疾患は本疾患の頻度が最も高いが，本疾患以外にもRefsum病（魚鱗癬，末梢神経障害，小脳失調を合併），Alström症候群（肥満，2型糖尿病，拡張型心筋症を合併），Cockayne症候群（光線過敏，早老様顔貌，精神運動遅滞などを合併）等が知られており，症候や身体診察から鑑別可能である．難聴に関しては，伝音難聴，中枢神経系疾患，auditory neuropathyの除外も必要である．本疾患では遺伝学的検査が保険適用となっており，臨床症状やその他の検査で診断がつかない場合に限り，厚生労働大臣が定める施設基準に適合するものとして届出のある施設で行われれば算定可能である．

III 治療

現時点で治療方法は存在せず，対症療法のみとなる．

IV 患者への対応

視覚・聴覚の重複障害であり，進行すると社会生活の制限やQOLの低下が大きいため，適切にロービジョンケアや各種社会支援に結びつける必要がある．診療の際には耳鼻咽喉科・小児科とも連携し，遺伝子検査を行う際には遺伝カウンセリングを十分に行うことが望ましい．

 網膜色素変性診療ガイドライン
(https://www.nichigan.or.jp/member/journal/guideline/detail.html?itemid=306&dispmid=909)

（高山理和・堀田喜裕）

3) 血管閉塞疾患
①網膜中心動脈閉塞症

I 疾患の特徴

網膜中心動脈閉塞症（central retinal artery occlusion：CRAO）は，網膜動脈本幹が閉塞する疾患であり，突然の高度視力低下が特徴である．塞栓や血栓，血管の狭細化などが網膜動脈閉塞の原因となり，高齢者に起こりやすく，糖尿病，高血圧などの生活習慣病，心臓弁膜症や不整脈などの心疾患を合併することが多い．若年者では，抗リン脂質抗体症候群や血管炎に合併することがある．

片眼の重篤な視覚障害を突然発症することが特徴であり，患者は症状が出現した時間をはっきり自覚することが多い．ときに数分間続く突然の見えにくさ（一過性黒内障）が先行することがある．後極部を中心に網膜白濁がみられ，これは網膜動脈によって栄養されている網膜内層が虚血壊死，細胞膨化に至るためである．中心窩では，脈絡膜循環によって栄養されている網膜外層しか存在しないために網膜白濁は生じず，ゆえに周囲の網膜白濁の中に正常の赤い色調が浮かび上がってみえるcherry-red spot（桜実紅斑）を呈するようになる（図1）．網膜動脈は狭細化し，多数の微小血柱がゆっくりと流れる数珠状血流（beading）あるいは分節状血流（fragmentation）と呼ばれる所見がみられる．フルオレセイン蛍光造影検査では，網膜動脈の充盈遅延または欠損が特徴であり，腕網膜循環時間および網膜内循環時間の著しい延長がみられる．OCTでは網膜白濁部位に一致した網膜内層の高反射化と肥厚がみられ，網膜外層は測定光ブロックの影響で反射が低下する．発症から約1ヵ月で眼底の網膜白濁は消失し，網膜動静脈の狭細化や白線化，視神経萎縮を呈するようになり，OCTでは著しい網膜内層の菲薄化がみられるようになる．

II 鑑別の要点

視神経乳頭と黄斑の血液循環が脈絡膜循環由来

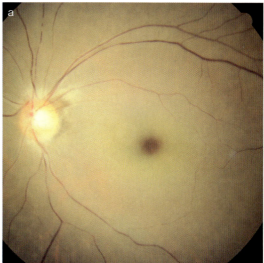
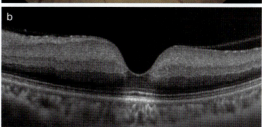
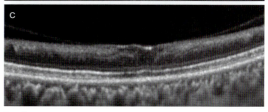

[図1] 網膜中心動脈閉塞症（CRAO）
a：後極部の網膜白濁と桜実紅斑がみられる．b：OCTでは中心窩は正常であるが，周囲の網膜内層は高反射化を呈している．c：1年後には著しい網膜内層の菲薄化がみられる．

の毛様網膜動脈によって担われている例が正常でも約20％で存在し，その場合にはCRAOを生じても視神経乳頭と黄斑間は虚血を免れ，視力がある程度保持される（図2）．複数の先天代謝異常で眼底にcherry-red spotを呈するが，それらは急激な視力低下をきたすことはなく，年齢や問診などから容易に鑑別可能である．

III 治療

実験では，サル眼で網膜循環が100分以上停止すると不可逆的な神経節細胞死や神経線維の萎縮，変性が生じることが知られている．問診およ

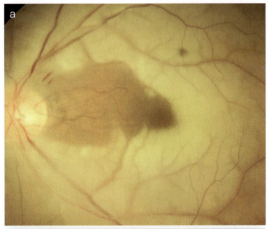
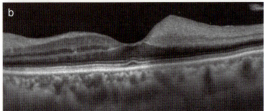
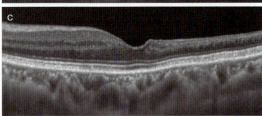

[図2] 網膜中心動脈閉塞症（CRAO）の毛様網膜動脈開存例
a, b：毛様網膜動脈が存在するために乳頭黄斑間は虚血を免れている．
c：1年後，中心窩耳側の網膜内層の菲薄化は著明であるが，視力は(0.9)と良好である．

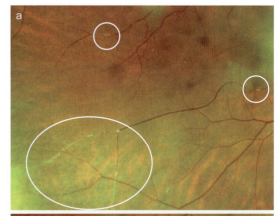
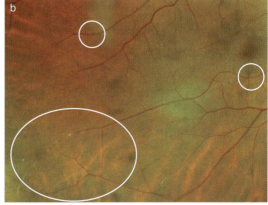

[図3] 網膜中心動脈閉塞症（CRAO）の眼球マッサージ前後の眼底写真
a：血管外科でのカテーテル治療翌日に網膜動脈閉塞症を発症した．
b：眼球マッサージの施行30分後，塞栓子が末梢に移動している（円内）．

び眼底所見で診断がつき次第，速やかに処置を開始する．一刻も早く眼球マッサージと眼圧下降を行うことが基本となる．そのほかに血管拡張薬投与，高圧酸素療法，血栓溶解薬投与などの治療法が報告されているが，明確なエビデンスは示されておらず，リスクを勘案して行う必要がある．

眼球マッサージ：十数秒圧迫し，その後急に除圧し，これを繰り返す．眼瞼の上から指で圧迫を行う方法や，接眼レンズ越しに眼底を観察しながら眼球マッサージを行う方法がある（図3）．接眼レンズ越しに眼球マッサージを行うことで，圧迫によって動脈血流が途絶し，解除すると網膜血流が増加する様子や，ときに塞栓の移動も観察できる．眼底を観察しながら治療を行うことで，持続的な過度の圧迫による網膜動脈閉塞の悪化を避けられるという利点もある．

前房穿刺，アセタゾラミド静注，マンニトール点滴：眼圧下降によって網膜動脈血流が増加することが期待できる．

IV 患者への対応

緊急の処置を要する疾患であり，問診などでCRAOが疑われる場合には早急に診断し，治療を開始する必要がある．しかし，視力予後が非常に厳しい疾患であり，早期に治療介入ができても視力改善が得られない症例が多く，患者および家族に十分な説明が必要である．脳梗塞や僚眼の網膜動脈閉塞症の発症予防のために頸動脈プラークや心臓弁膜症，不整脈などの精査を行い，他科と連携し全身管理を行うことが重要となる．

②網膜動脈分枝閉塞症

I 疾患の特徴

網膜動脈分枝閉塞症（branch retinal artery occlusion：BRAO）は，網膜動脈が網膜内で分岐した後に閉塞する疾患である．黄斑に虚血が及べば急激な視力低下を自覚するが，黄斑が障害されなければ視力低下はみられず，閉塞領域の突然の視野欠損を自覚する．発症機序は網膜中心動脈閉塞症と同様で，塞栓や血栓，血管の狭細化などが原因となる．網膜動脈の分岐部で閉塞することが多く，網膜白濁部の起始部に塞栓を認めることがある（図4）．

II 鑑別の要点，治療，患者への対応

9-3)-「①網膜中心動脈閉塞症」を参照．BRAOでは黄斑が障害されていなければ視力予後は比較的良好であり，侵襲的な治療までは行わないという選択肢もある．その場合でも，眼球マッサージに関しては非侵襲的かつ外来で即座に実施できる簡便な治療法であるため，診断がつき次第，積極的に実施するのが望ましい．また，脳梗塞や他の部位での網膜動脈閉塞症の発症予防の観点から，頸動脈プラークや心臓弁膜症，不整脈などの精査を速やかに行い，他科と連携して積極的な全身管理を行うことが重要となる．

（長谷川泰司）

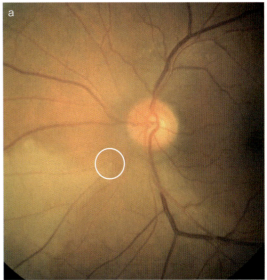
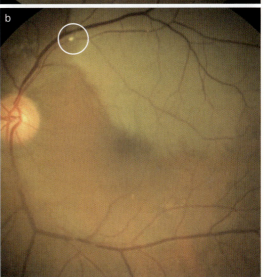

[図4] 数カ月以内に別々の網膜動脈分枝閉塞症（BRAO）を発症した症例　下鼻側の動脈閉塞を発症し（a），その4カ月後に上耳側アーケード血管のBRAOを発症した（b）．いずれも網膜動脈の分岐部に塞栓が認められる（円内）．

③網膜中心静脈閉塞症

I 疾患の特徴

　網膜中心静脈閉塞症（central retinal vein occlusion：CRVO）は，一般には60歳以上の高齢者に発症し，高血圧，糖尿病などがリスクファクターとなる．遠視，緑内障を伴った眼で発症のリスクが高い．片眼性に生じることが多いが，時期をずらして僚眼に発症することもある．若年者の場合には，膠原病などの全身疾患が背景にあることも多い．篩状板の後方での網膜中心静脈の循環障害によって生じると推定されている．

　急激に発症した片眼性の視力低下を自覚することが多い．特に，朝起きて気づくことが多い．散在性の斑状網膜出血をメインとする切迫型CRVOでは，見えにくい箇所がまだらにあることに気づく場合もある．急性期の眼底では，網膜主幹静脈の拡張蛇行，眼底全体に広がる斑状・刷毛状網膜出血が特徴的である．乳頭腫脹を伴うこともある．網膜虚血が強いと，軟性白斑，網膜の白濁（retinal whitening）がみられる．慢性期には出血は吸収されるが，静脈の蛇行はある程度残ることが多い．急性期には，フルオレセイン蛍光造影を行い，広範な無灌流領域を伴う虚血型CRVOと，伴っていない非虚血型CRVOに鑑別することが必要である（図5）．虚血型CRVOでは虹彩や隅角に新生血管が形成され，血管新生緑内障の発症リスクがある．

　視機能の観点では，黄斑浮腫と黄斑虚血が重要である．黄斑浮腫の評価にはOCTが必須である．OCTでは中心窩のcystoid space，外網状層，内顆粒層を中心としたcystoid space，網膜の肥厚を認め，中心窩下に漿液性網膜剥離を伴っていることが多い．黄斑虚血の判定はフルオレセイン蛍光造影，OCT angiographyが有効であるが，OCTでもある程度推測することは可能である（図6）．

　眼底全体に出血を伴ったCRVOのほかに，上

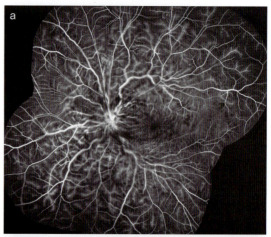
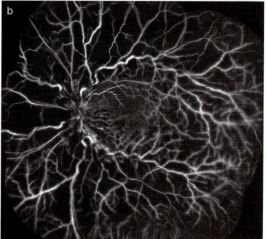

［図5］網膜中心静脈閉塞症（CRVO）のフルオレセイン蛍光造影
a：非虚血型CRVO．無灌流領域はほとんど認められない．b：虚血型CRVO．血管アーケード外に広範な無灌流領域を伴っている．

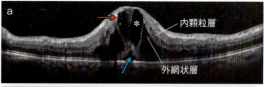
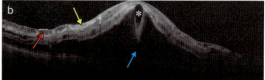

［図6］網膜中心静脈閉塞症（CRVO）に伴う黄斑浮腫のOCT
a：非虚血型CRVO．中心窩のcystoid space（＊），外網状層，内顆粒層を中心としたcystoid space，網膜の肥厚を認め，中心窩下に漿液性網膜剥離を伴っている（青矢印）．赤矢印：cystoid space内の出血．b：虚血型CRVO．高輝度な網膜内層（黄矢印），空隙を伴った網膜神経線維層（赤矢印），丈の高い漿液性網膜剥離（青矢印）が虚血型CRVOの特徴である．＊：cystoid space．

③網膜中心静脈閉塞症

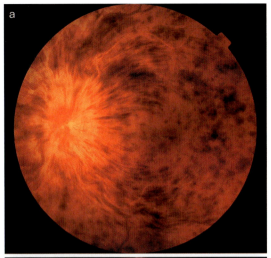

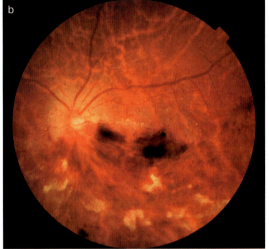

[図7] 網膜中心静脈閉塞症（CRVO）の眼底写真
a：CRVO．眼底全体に出血を伴っている．b：半側CRVO．下方の半側だけに出血を伴っている．

方もしくは下方の半側だけに眼底所見がみられる半側CRVOもある（図7）．

II 鑑別の要点

網膜主幹静脈の拡張蛇行，眼底全体の網膜出血を伴った急性期のCRVOでは，診断に迷うことはない．出血が吸収された後の慢性期CRVOと先天性の網膜静脈の蛇行との鑑別は，難しいこともある（図8）．

III 治療

CRVOに伴う合併症としては，血管新生緑内

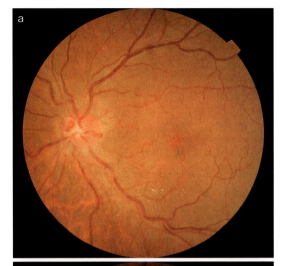

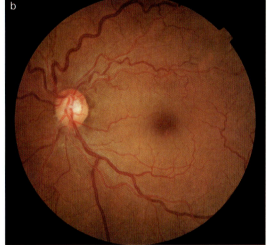

[図8] 網膜中心静脈閉塞症（CRVO）との鑑別を要する先天性の網膜静脈の蛇行
a：陳旧性CRVO．残存する網膜主幹静脈の蛇行は，網膜面に対して垂直方向にも認める．視神経乳頭上に脈絡膜血管とのシャント血管を認める．b：先天性の網膜静脈の蛇行．網膜主幹静脈の蛇行は網膜面に対して平行である．

[表1] 網膜中心静脈閉塞症（CRVO）の合併症と治療

合併症	予防・治療
黄斑浮腫	抗VEGF薬の硝子体内注射，硝子体手術，トリアムシノロン後部Tenon囊下注射
黄斑虚血	なし
血管新生緑内障	汎網膜光凝固，抗VEGF薬の硝子体内注射，眼圧下降薬，緑内障手術
硝子体出血	硝子体手術

VEGF：血管内皮増殖因子．

障，黄斑浮腫，黄斑虚血が重要である（表1）．血管新生緑内障を予防するために，虚血型CRVO

に対しては汎網膜光凝固を施行する．抗血管内皮増殖因子（vascular endothelial growth factor：VEGF）治療が登場するまでは，血管新生緑内障は発症から3カ月をピークに1年以内に発症することが多かった．しかし，抗VEGF治療を行っていると，慢性期にも血管新生緑内障が発症することがあるので，汎網膜光凝固を忘れずに施行する必要がある．非虚血型CRVOに対しては原則的には汎網膜光凝固は不要であるが，非虚血型から虚血型に移行する症例もあるので，注意が必要である．既に血管新生緑内障を発症している場合には，眼圧のコントロールを行いながら汎網膜光凝固を施行する．抗VEGF薬を用いて，一時的に新生血管を退縮させることもある．

黄斑浮腫に対しては，抗VEGF薬の硝子体内注射が第一選択である．導入期に1〜3回投与した後，黄斑浮腫が再燃したときに投与を行う*pro re nata*（PRN）レジメンでの投与が一般的である．CRVOに伴う黄斑浮腫は再燃することが多い．繰り返し投与を必要とする場合も多く，再燃を繰り返すと徐々に視力が低下することが多い．トリアムシノロンの後部Tenon嚢下注射，硝子体手術を行うこともある．

高度な黄斑虚血を伴うと視機能は大きく低下することが多いが，有効な治療法はない．

Ⅳ 患者への対応

若年者の場合には，内科的な全身検索を依頼する．僚眼の発症を予防するためにも，高血圧などの内科的なコントロールをきちんと行うように指導する．

④網膜静脈分枝閉塞症

Ⅰ 疾患の特徴

網膜静脈分枝閉塞症（branch retinal vein occlusion：BRVO）は，一般には60歳以上の高齢者に発症し，高血圧，脂質異常症，糖尿病などがリスクファクターとなる．通常，片眼性に生じることが多いが，時期をずらして同一眼の別の箇所で生じることも，僚眼に発症することもある．大部分は動静脈交差部で生じるが，視神経乳頭の辺縁で生じることもある．屈曲した静脈内に生じた乱流により傷害を受けた血管内皮表面に血栓が形成され，循環が障害されることが原因と考えられている．

急激に発症した片眼性の視力低下を自覚することが多い．しかし，血管アーケード外のBRVOでは自覚症状がないこともあるが，中心窩下に網膜剥離が及ぶと，軽度の見えにくさを自覚することもある．急性期の眼底では，網膜主幹静脈の拡張蛇行，障害部位の斑状・刷毛状の網膜出血が特徴的である．網膜虚血が強いと，軟性白斑，網膜の白濁（retinal whitening）がみられる．発症から時間が経過すると硬性白斑が目立ってくることもある．慢性期には出血は吸収され，毛細血管瘤やシャント血管が形成されたり，網膜静脈が白線化することもある．フルオレセイン蛍光造影を行い，広範な無灌流領域を伴う虚血型BRVOと，伴っていない非虚血型BRVOに鑑別する（**図9**）．虚血型BRVOでは慢性期に網膜新生血管を発症するリスクがあるので，出血が吸収されてから無灌流領域に網膜光凝固を施行する．

視機能の観点では，黄斑浮腫が重要である．黄斑浮腫の評価にはOCTが必須である．OCTでは中心窩のcystoid space，外網状層，内顆粒層を中心としたcystoid space，網膜の肥厚を認め，中心窩下に漿液性網膜剥離を伴っていることが多い（**図10**）．黄斑虚血は視力への影響は少なく，むしろ黄斑虚血がある方が黄斑浮腫は消退しやす

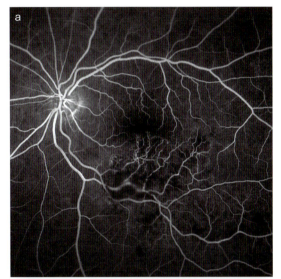

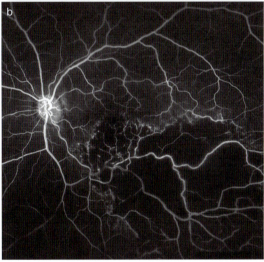

[図9] 網膜静脈分枝閉塞症（BRVO）のフルオレセイン蛍光造影
a：非虚血型 BRVO．無灌流領域はほとんど認められない．b：虚血型 BRVO．血管アーケード外に広範な無灌流領域を伴っている．

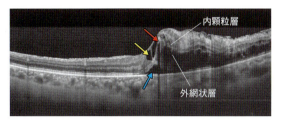

[図10] 網膜静脈分枝閉塞症（BRVO）に伴う急性期黄斑浮腫の OCT
中心窩の cystoid space（黄矢印），外網状層，内顆粒層を中心とした cystoid space，網膜の肥厚を認め，中心窩下に漿液性網膜剥離（青矢印）を伴っている．赤矢印：cystoid space 内の出血．

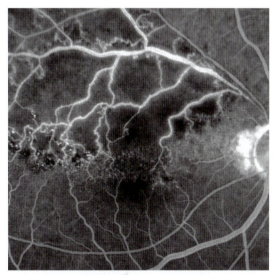

[図11] 網膜静脈分枝閉塞症（BRVO）に伴う黄斑虚血
黄斑虚血は視力への影響は少なく，むしろ黄斑虚血がある方が黄斑浮腫は消退しやすい．

いといわれている（図11）．
　病変が後極部に限局した macular BRVO（MVO），後極部から周辺部にかけて広く病変が広がる major BRVO に分類することが多い（図12）．

II 鑑別の要点

　刷毛状・斑状の網膜出血を伴った急性期の BRVO では，診断に迷うことはない．出血が吸収された後の慢性期 macular BRVO で，毛細血管瘤が目立つ場合は，黄斑部毛細血管拡張症（macular telangiectasia：MacTel）1型，ポリープ状脈絡膜症との鑑別が難しいことがある．

III 治療

　BRVO に伴う合併症としては，急性期の黄斑浮腫，慢性期の網膜新生血管，硝子体出血，網膜剥離が重要である（表2）．黄斑浮腫に対しては，抗血管内皮増殖因子（vascular endothelial growth factor：VEGF）薬の硝子体内注射が第一選択である．導入期に1回投与した後，黄斑浮腫が再燃したときに投与を行う *pro re nata*（PRN）レジメンでの投与が一般的である．繰り返し投与が必要となる場合も多く，再燃を繰り返すと徐々に視力が低下することもある．格子状光凝固，トリアム

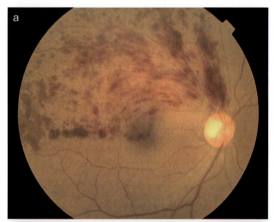

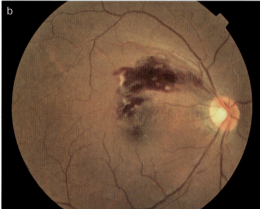

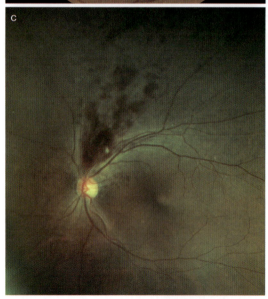

[図12] 網膜静脈分枝閉塞症（BRVO）の眼底写真
a：major BRVO．後極部から周辺部にかけて広く病変が広がっている．
b：macular BRVO．病変が後極部に限局している．c：血管アーケード外のBRVO．病変が血管アーケード外に限局している．自覚症状がないこともあるが，中心窩下に網膜剥離が及ぶと軽度の見えにくさを自覚する．

[表2] 網膜静脈分枝閉塞症（BRVO）の合併症と治療

時期	合併症	予防・治療
急性期	黄斑浮腫	抗VEGF薬の硝子体内注射，格子状光凝固，硝子体手術，トリアムシノロン後部Tenon嚢下注射
慢性期	網膜新生血管	無灌流領域の網膜光凝固
	硝子体出血	硝子体手術
	網膜剥離	硝子体手術
	中心窩下へ硬性白斑の沈着	経過観察，硝子体手術

VEGF：血管内皮増殖因子．

シノロンの後部Tenon嚢下注射，硝子体手術を行うこともある．

網膜新生血管，硝子体出血を予防するために，虚血型BRVOでは無灌流領域に対して網膜光凝固を施行することもある．網膜新生血管は慢性期の合併症であるので，網膜光凝固は急性期に濃厚な網膜出血を伴っている状態で施行する必要はなく，出血が吸収されてから施行する．また，非虚血型BRVOでは原則的には網膜光凝固は不要である．網膜新生血管，硝子体出血を伴っている例では，新生血管の退縮を目指して無灌流領域に網膜光凝固を施行する．硝子体出血が高度な場合には硝子体手術を施行する．硝子体の牽引が強い場合には，無灌流領域に裂孔が生じ，網膜剥離を伴うこともある．

IV 患者への対応

僚眼の発症を予防するためにも，高血圧などの内科的なコントロールをきちんと行うように指導する．

（辻川明孝）

⑤放射線網膜症

[表3] 放射線網膜症の発症に影響する因子

放射線照射方法：治療方法 　　　　　総線量 　　　　　照射領域　照射スケジュール，1回あたりの照射線 　　　　　　　量など
全身疾患：糖尿病，高血圧，心血管病変，膠原病，貧血，免疫不全 　　　　など
全身化学療法の併用
妊娠

Ⅰ 疾患の特徴

放射線は，急速に分裂する細胞の DNA の損傷と，フリーラジカル産生による細胞傷害を引き起こす．眼球，眼窩や頭頸部の腫瘍性病変，甲状腺眼症などの治療に応用されている．局所プラーク放射線治療，外照射治療，陽子線治療，ヘリウムイオン粒子線治療，ガンマナイフ放射線療法などがある．

放射線は正常網膜にも作用し，急性，慢性の網膜血管閉塞を生じて放射線網膜症（radiation retinopathy）を引き起こす．多くは緩徐に網膜毛細血管閉塞が進行するが，進行例では網膜新生血管や血管新生緑内障，視神経萎縮を合併する．網膜の耐容線量は 45Gy とされているが，糖尿病などの基礎疾患がある場合や化学療法中では，より低い放射線量でも発症する（**表3**）．眼底所見は，糖尿病網膜症ときわめて類似する（**図13a**）．網膜毛細血管瘤，散在性の網膜出血，網膜毛細血管の拡張および閉塞，網膜神経線維層の虚血性腫脹（軟性白斑），網膜浮腫，硬性白斑，血管周囲の鞘形成がみられる．広範な毛細血管閉塞を伴うと，網膜新生血管，乳頭上新生血管に伴う増殖網膜症を合併する．末期には，ゴースト血管，広範な網膜動脈閉塞，網脈絡膜萎縮，視神経萎縮，虹彩新生血管による血管新生緑内障をきたす．

Ⅱ 鑑別の要点

問診により放射線治療などの被曝の有無を確認する．眼底検査，フルオレセイン蛍光造影（**図13b**），OCT を用いたマルチモーダルイメージングによる眼底所見と，全身状態などを踏まえて総合的に診断する．鑑別すべき疾患として，糖尿病網膜症，高血圧網膜症，網膜動脈閉塞症や網膜静脈閉塞症，網膜毛細血管拡張症，膠原病や骨髄移植後の網膜症がある．また，高度の貧血，白血病，後天性免疫不全症候群，免疫不全に伴う日和見感染などが眼底所見を修飾する．

Ⅲ 治療

確立された治療法はなく，放射線治療時の予防が第一である．発症した場合は糖尿病網膜症と同様の治療を行うが，網膜虚血性変化は治療にかかわらず進行する．血管新生，血管新生緑内障に対しては，汎網膜光凝固がある程度の効果がある．視力に影響する黄斑浮腫に対しては，光凝固，トリアムシノロン Tenon 囊下注射，抗血管内皮増殖因子（vascular endothelial growth factor：VEGF）薬の硝子体内注射（保険適用外）が浮腫の軽減に効果があるが，継続的な加療が必要である．

Ⅳ 患者への対応

放射線治療後数カ月〜10年以上の経過で発症，進行するので，定期的な眼底検査を行う．非侵襲的に繰り返し検査できる眼底写真の画像解析や OCT angiography（**図13c, d**）により，早期からの放射線網膜症の検出が可能である．糖尿病，高血圧，化学療法，貧血などの全身因子が進行に影響するので，他科と連携して管理することが必要である．

9. 網膜　3）血管閉塞疾患

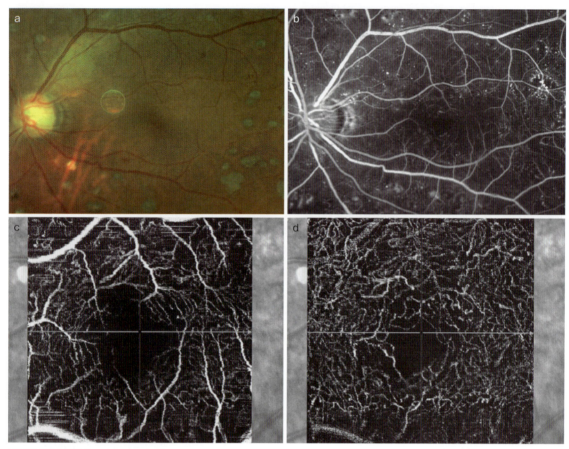

[図13] 放射線網膜症
a：眼底写真．b：フルオレセイン蛍光造影．c：OCT angiography，表層毛細血管網．d：OCT angiography，深層毛細血管網．

（河野剛也）

⑥眼虚血症候群

I 疾患の特徴

眼虚血症候群（ocular ischemic syndrome）は，内頸動脈の狭窄が原因で網膜中心動脈への血流が慢性的に障害されて発症する虚血性の眼疾患である．典型例としては，高齢の患者にステロイド薬に抵抗する虹彩炎が生じ，眼圧が上昇する．虹彩ルベオーシスを伴うことが多い．眼底所見は中間周辺部の斑状・点状の網膜出血を主体とする．他の虚血性疾患を除外して本性を疑い，内頸動脈の精査に進むことになる．

II 鑑別の要点

蛍光眼底造影では，網膜内循環時間（乳頭上の網膜動脈充填開始から同部位の網膜静脈充填開始にかかる時間で正常は10秒）が延長する．網膜静脈閉塞症でも同様の所見を認めるが程度は軽く，静脈の怒張や蛇行は本症では認められない．網膜中心動脈閉塞症にみられる動脈の閉塞や，網膜内層の浮腫はみられない．ただし，本症と病態が似ており，片方を発症した後にもう片方を合併することがあるので注意が必要である．確定診断は，内頸動脈の狭窄を証明することである．脳血管造影検査は感度が高く確実であるが，血管内カテーテルを用いるため侵襲が大きい．感度は低いが侵襲の小さい造影CTやMR angiography（MRA），頸動脈超音波検査で代用されることが多い（図14a，b）．

III 治療

内頸動脈の狭窄が高度であれば，血管内カテーテルを用いたステント留置の適応になる（図14c）．また，全身治療として生活習慣の改善，危険因子の治療，抗血小板療法があり，眼科外の主治医との連携が重要である．眼に関しては対症療法が行われる．虚血網膜に対して汎網膜光凝固を行い，血管新生緑内障の進行を抑える．眼圧上昇に関しては血管新生緑内障の治療に準ずる．最終的な視力は網膜虚血の程度に左右され，幅が広い．

IV 患者への対応

危険因子はアテローム性動脈硬化であり，脂質異常症や高血圧，糖尿病，喫煙，高齢の患者は罹患しやすい．また，僚眼への再発予防が重要である．内頸動脈以外の部位にアテローム性動脈閉塞を生じることがあり，生命予後も悪い．

〔中野裕貴〕

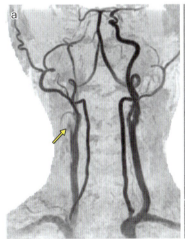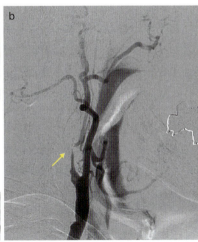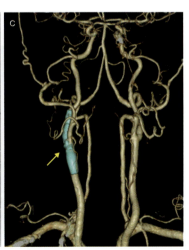

[図14] 右眼虚血症候群，右内頸動脈高度狭窄
a：単純MR angiography（MRA）．内頸動脈分岐直後（矢印）の末梢は描出されていない．b：カテーテル治療時のdigital subtraction angiography（DSA）像．内頸動脈分岐直後（矢印）が高度に狭窄している．c：血管内ステント留置後の造影CTによる血管再構成像（矢印）．内頸動脈の狭窄が治療されている．

⑦Purtscher 外傷性網膜症

I 疾患の特徴

Purtscher 外傷性網膜症（Purtscher traumatic retinopathy）は，直接の眼球打撲なく，骨折，体幹の圧迫性外傷，交通外傷後に突然の視力低下と特徴的眼底所見を呈する疾患である．両眼性が多いが片眼発症もある．急性膵炎，腎不全，血栓性血小板減少性紫斑病などの自己免疫疾患，妊娠など，外傷以外でも類似の眼底変化がみられることがある（Purtscher 様網膜症）．病因として，脂肪塞栓，白血球凝集などによる細動脈前毛細血管閉塞が考えられている．1～2 カ月の経過でほぼ正常眼底となるが，重症例では色素異常がみられたり，白斑部で網膜内層が肥厚し，時間経過とともに菲薄化することがある．

II 鑑別の要点

外傷歴と特徴的眼底所見から診断する．通常は受傷数時間～数日後に突然の視力低下，中心暗点，傍中心暗点を生じるが，周辺視野は保たれる．眼底は乳頭から後極部に軟性白斑，網膜出血，乳頭腫脹がみられ，約 50％で特徴的な網膜内層の白濁（Purtscher flecken）がみられる（図 15a, b）．これは網膜血管（通常は細動脈，場合によっては細静脈付近まで達する）の両側に 50 μm 程度の透明帯が存在し，軟性白斑と異なり境界が不明瞭で血管の表層に位置する．急性期の OCT では，Purtscher flecken および軟性白斑の部位に高反射所見を認め（図 15c, d），黄斑浮腫や網膜肥厚を伴うことがある．フルオレセイン蛍光造影では網膜循環障害や軟性白斑に一致した網膜毛細血管閉塞がみられ，インドシアニングリーン蛍光造影では脈絡膜の循環障害がみられることがある．網膜静脈閉塞症や糖尿病網膜症との鑑別を要する．

III 治療

無治療でも数カ月以内に軽快することが多いが，黄斑虚血や乳頭腫脹，脈絡膜低灌流，網膜毛細血管無灌流などが重度の場合には，視神経萎縮や網膜萎縮を残し予後不良である．ステロイド療法，抗血小板薬治療，線溶療法などが行われることもあるが，効果は不明である．黄斑浮腫を伴う症例では抗血管内皮増殖因子薬が有効であるとする報告もある．

IV 患者への対応

有効な治療法はないが，自然治癒が多いことを説明する．シートベルトなどを着用し，交通事故による傷害を防ぐことが重要である．

（居　明香）

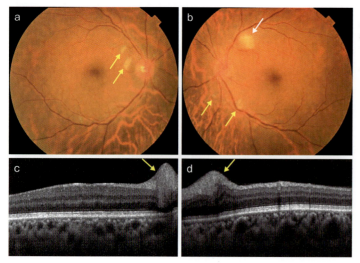

[図15] Purtscher 外傷性網膜症
58 歳，男性．交通外傷受傷後 19 日目の両眼底所見．
a, b：乳頭近傍に軟性白斑（黄矢印），左眼は血管表層の境界不明瞭な網膜白濁（Purtscher flecken）（白矢印）を認める．c, d：OCT では軟性白斑と Purtscher flecken の部位に網膜内層の高反射所見（黄矢印）を認める．

4) 血管異常

①Coats 病

I 症例の特徴

　Coats 病（Coats disease）は，1908 年に Coats によって初めて報告された疾患で，網膜内および網膜下の滲出性変化を伴う網膜毛細血管拡張と毛細血管瘤を特徴とする．その後，Leber が広範な網膜下滲出を有さず網膜毛細血管拡張および毛細血管瘤を有する疾患を報告し，Leber 粟粒血管腫症と命名された．現在，Leber 粟粒血管腫症は Coats 病の早期型，非進行型と考えられている．

　Coats 病は一般に片眼性であり，乳幼児や 10 歳代の若年男性（女性の 3 倍）に好発する．原因不明であり，遺伝性について報告はあるが，基本的には関連はないと考えられている．病態は，網膜血管のびまん性構造異常による網膜血管の拡張と透過性亢進による網膜下への滲出物の貯留である．眼底所見は，コレステロールを含む黄白色の網膜内・網膜下滲出物の存在が特徴であり，その程度や範囲は症例により異なる（図1）．滲出性網膜剥離を合併していることもある．低年齢児では滲出性変化が高度で，滲出性網膜剥離を伴う頻度が高い．若年者ほど重篤例が多く，網膜下に大量の脂質成分が蓄積して網膜下増殖膜や脈絡膜新生血管を合併することもある．進行すると網膜全剥離となり，白色瞳孔を呈する．全身疾患は認めない．

　黄斑部に影響する網膜症の程度により，さまざまな視力障害が出現する．黄白色の滲出物が後極に及ぶと，視力低下を自覚する．乳幼児で発症した場合は多くが白色瞳孔や斜視で発見され，年長児および学童期では視力低下を自覚，もしくは健診で視力低下を指摘されて受診する．眼底検査では，周辺部網膜血管異常（拡張，蛇行，血管瘤）および黄白色の滲出物を認め，進行例は滲出性網膜剥離に至り，白色瞳孔を呈する．蛍光眼底造影で，特有の網膜血管異常（動静脈吻合，毛細血管の拡張や血管瘤）と透過性亢進による蛍光漏出，

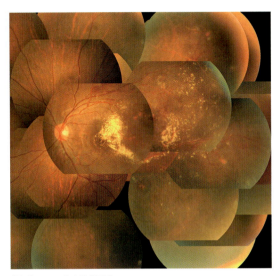

[図1] Coats 病の眼底写真
12歳，男児，矯正視力 (0.8)，耳側網膜に黄白色の滲出物と網膜出血を伴った異常血管を認める．レーザー光凝固が奏効した．

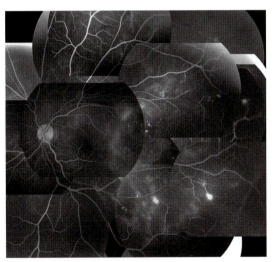

[図2] Coats 病のフルオレセイン蛍光造影
耳側網膜に異常血管からの蛍光漏出を認める．同部位にレーザー光凝固を行った．

周辺部無血管領域が観察される（図2）．小児例では，特に広角眼底カメラや RetCam，OCT angiography が有用である．

II 鑑別の要点

　鑑別すべき疾患として，Eales 病，Leber 粟粒血管腫症，von Hippel-Lindau 病，網膜海綿状血管腫などがある（表1）．乳幼児で白色瞳孔を呈

[表1] Coats 病, Leber 粟粒血管腫症, Eales 病の鑑別診断

	Coats病	Leber 粟粒血管腫症	Eales病
好発年齢	乳幼児〜10歳代	20歳代〜	20〜40歳代
性差	男性	男性	男性
片眼性・両眼性	片眼性	片眼性	両眼性
眼底所見	網膜血管異常(血管拡張, 血管瘤, 血管吻合) 軽度〜重度の黄白色の網膜内・網膜下滲出	網膜血管異常(血管拡張, 血管瘤, 血管吻合) 軽度の網膜内・網膜下滲出物	網膜血管異常(血管拡張, 血管瘤, 血管吻合) 網膜静脈白鞘化 網膜新生血管, 硝子体出血
治療	異常血管に対するレーザー光凝固, 冷凍凝固	異常血管に対するレーザー光凝固	無血管領域へのレーザー光凝固 血管炎に対するステロイド治療

する場合は, 網膜芽細胞腫との鑑別のため, CT や超音波検査が必須である. その他, 白色瞳孔の鑑別疾患として, 未熟児網膜症, 第一次硝子体過形成遺残, 家族性滲出性硝子体網膜症などがある. Coats 病と同時に発症する他の疾患としては, 網膜色素変性症, Turner 症候群, Hallermann-Streiff 症候群などが報告されている.

Ⅲ 治療

症例の進行程度により治療は異なる. 網膜毛細血管拡張のみの場合には, 経過観察となる. それ以外では治療が必要である. 治療は早期に開始すべきであり, 基本的には透過性が亢進した異常血管およびその周辺に対してレーザー光凝固を行う. 1回の治療で効果が不十分な場合には, 繰り返し凝固治療を施行する. 広範な網膜下滲出や網膜剥離のため, レーザー光凝固では凝固斑が得られない場合は, 冷凍凝固を選択する. 冷凍凝固は, 副作用を最小限にするために1回の治療で2象限以下の領域を選択的に行い, 毛様体も避けるのが望ましい. 低年齢児では全身麻酔下ですべての異常血管を凝固破壊する必要がある.

抗血管内皮増殖因子 (vascular endothelial growth factor:VEGF) 薬の硝子体内注射は, 単独またはレーザー光凝固, 冷凍凝固との併用により, 網膜下液や黄斑部の滲出を抑制する効果があると報告されている. Coats 病では眼内 VEGF 濃度が有意に高く, 抗 VEGF 薬の硝子体内注射により低下することが知られている. しかし, 牽引性網膜剥離の出現や, 小児における抗 VEGF 薬注射の長期的な影響についてはまだ明らかになっていないことを考慮する必要がある.

高度な網膜剥離, 裂孔原性網膜剥離, 網膜前に線維増殖を生じて牽引性網膜剥離や硝子体出血を伴う症例では, 硝子体手術, 場合によっては強膜内陥術(強膜バックリング)を選択する. 未治療例や治療無効例では網膜全剥離, 血管新生緑内障へと進行することが多い. 血管新生緑内障や閉塞隅角緑内障を生じた症例では, 眼球摘出術が必要となることがある.

Ⅳ 患者への対応

解剖学的にはほとんどの症例(76%)が治療後に安定または改善するが, 少数例(8%)は徐々に悪化する. 約20%が血管新生緑内障などのため眼球摘出術を必要としたという報告がある. 滲出性網膜剥離の高度な例や血管新生緑内障を発症した症例は難治であり, 視力予後は不良である. そのため, できるだけ早く治療を行うことが大切である. 黄斑部における滲出液が長期にわたると, 中心窩に広範な網膜下線維化が生じるため, 滲出液の消失後も視力の改善は限定的となる. 視力予後不良因子として, 滲出性変化の位置(赤道部より後極, 上方), びまん性, 治療後の網膜下液の残存などが挙げられている.

②Eales 病

Ⅰ 疾患の特徴

Eales 病（Eales disease）は，網膜周辺部に発症する特発性の閉塞性血管周囲炎で，周辺部網膜の無血管領域，網膜新生血管の形成，再発性硝子体出血を引き起こす．この名称は，Henry Eales が鼻出血と便秘を伴う再発性硝子体出血の若い男性の症例について報告したことに由来する．通常は両眼性に発症し，20〜40 歳の男性に好発する．

多発する末梢の炎症性網膜静脈分枝閉塞として始まり，網膜静脈の白鞘化が最も一般的な臨床所見である．この時点では，ほとんどの患者が無症状である．網膜静脈閉塞に伴い，側副血行路，微小血管瘤，微小血管の吻合や走行異常などが認められる．最終的に網膜新生血管が形成され，硝子体出血を生じる．硝子体出血による突然の片眼の視力低下や飛蚊症が典型的な症状である．硝子体出血はしばしば繰り返される．陳旧例では増殖膜や牽引性網膜剥離，黄斑前膜を合併することもある．

蛍光眼底造影検査では，網膜新生血管による旺盛な蛍光漏出，周辺部網膜の無血管領域，その境界に微小血管瘤，微小血管吻合などを認める．活動期の血管は血管壁の染色および漏出として描出される．硝子体出血で眼底が透見困難な場合は，超音波検査を行って手術適応について検討する．Eales 病における炎症性血管閉塞の発症機序として，結核および結核アレルギーと関連すると考えられていたが，原因は不明である．

基本的には除外診断となり，周辺部網膜の無血管領域，網膜静脈の白鞘化，網膜新生血管，硝子体出血などの眼底所見で疑い，結核以外に血管閉塞や血管炎をきたす明らかな原因疾患が全身疾患を含めて存在しない場合に診断される．

Ⅱ 鑑別の要点

鑑別疾患として，網膜静脈閉塞症，糖尿病網膜症，若年成人でみられる疾患として，Coats 病，家族性滲出性硝子体網膜症，鎌状赤血球症などがある．その他，網膜血管炎や網膜血管閉塞をきたす全身疾患が挙げられる．

Ⅲ 治療

無血管領域にレーザー光凝固を行う．活動性血管炎を認めた場合は，副腎皮質ステロイド薬による治療を行う．片眼性の症例では，トリアムシノロン 40mg/mL の Tenon 嚢下注射および硝子体内注射が有効である．血管炎が両側性または重症の場合，あるいはステロイド薬局所治療の効果が不十分な場合は，ステロイド薬の全身投与を検討する．再発性あるいは持続性の硝子体出血，黄斑前膜，牽引性網膜剥離の合併では，硝子体手術を行う．結核を有する症例では内科医と相談のうえ，抗結核療法を検討する．

抗血管内皮増殖因子（vascular endothelial growth factor：VEGF）薬が新生血管の治療や硝子体手術の補助薬として使用されることがある．しかし，硝子体出血や牽引性網膜剥離を有する症例では，網膜剥離の発症および増悪を生じる可能性があるため，適応について十分に検討する必要がある．

Ⅳ 患者への対応

良好な視力を維持する症例が多いが，黄斑前膜や硝子体出血を合併すると視力は低下する．さらに増殖膜による牽引性網膜剥離や血管新生緑内障をきたした場合には，重篤な視力低下に至ることもある．

（三木明子）

③黄斑部毛細血管拡張症，Leber 粟粒血管腫症

I 疾患の特徴

黄斑部毛細血管拡張症（macular telangiectasia：MacTel）は，1型（血管瘤型）（図3），2型（傍中心窩型）（図4），3型（閉塞型）に分類される．1型は片眼性がほとんどであり，男性が90％を占め，平均発症年齢は40歳前後である．中心窩周囲に血管異常がみられ，黄斑浮腫により視力低下をきたす．フルオレセイン蛍光造影（fluorescein angiography：FA）では，拡張した傍中心窩毛細血管および毛細血管瘤が明らかとなり，囊胞様黄斑浮腫の所見を示す．OCTでも網膜肥厚および囊胞様変化がみられる．同様に毛細血管拡張および毛細血管瘤がみられる Coats 病や Leber 粟粒血管腫症（図5）と同じスペクトラム上にあると考えられている．

2型はほぼ全例が両眼性であり，頻度に性差はみられず，平均発症年齢は約55歳である．近年では病態の起源は Müller 細胞の異常であり，毛細血管拡張は二次的な変化と考えられている．2型では1型と異なり検眼鏡所見が乏しいことも多く，病初期の診断はやや難しい．FAでは毛細血管拡張および同部位からの淡い蛍光漏出を認める．病期の進行とともに黄斑部網膜の透明性低下，クリスタリン様物質，網膜表層の色素沈着など，2型に特徴的な所見がみられるようになる．拡張した毛細血管は網膜外層へと侵入し，最終的に網膜下で新生血管を形成する．OCTは特異的な所見を示すため診断的意義が高く，網膜肥厚を伴わない内外層の萎縮性変化がみられる．

3型は血管拡張よりも血管閉塞を主体とし，頻度もまれであることから，分類から除外することが提案されている．

II 鑑別の要点

1型の鑑別診断では網膜静脈分枝閉塞症，糖尿病網膜症，放射線網膜症などが挙げられる．2型でも糖尿病網膜症，網膜静脈分枝閉塞症，放射線網膜症などとの鑑別が必要であるが，OCTが有用であり，網膜肥厚のない萎縮性変化が特徴的である．タモキシフェン網膜症は2型とよく似た所見を呈するため，投薬歴の確認も重要である．中心窩に囊胞様変化を示す場合は特発性黄斑円孔との鑑別が必要であり，実際に2型でも全層黄斑円

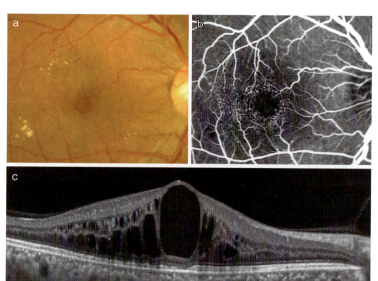

［図3］黄斑部毛細血管拡張症（MacTel）1型
a：眼底写真で中心窩周囲に毛細血管瘤と硬性白斑を認める．b：フルオレセイン蛍光造影（FA）では著明な毛細血管拡張と多数の毛細血管瘤を認める．c：OCTでは高度の網膜肥厚と囊胞様変化がみられる．

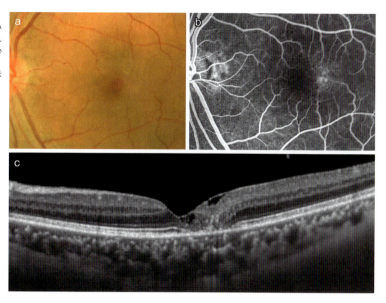

[図4] 黄斑部毛細血管拡張症（MacTel）2型
a：眼底写真では毛細血管の変化は明らかでないが，中心窩上耳側にクリスタリン様物質がみられる．b：フルオレセイン蛍光造影（FA）では中心窩耳側に毛細血管拡張と淡い蛍光漏出を認める．c：OCT では萎縮性嚢胞と ellipsoid zone の消失がみられる．

孔の所見を示すことがある．網膜下新生血管を伴う症例では加齢黄斑変性との鑑別が必要であるが，ドルーゼンや網膜色素上皮剝離は通常は伴わない．

III 治療

1型では網膜光凝固による血管瘤の直接凝固が基本である．2型では網膜光凝固は無効であり，現在は臨床で使用できる有効な治療は存在しない．新生血管を伴う場合には抗血管内皮増殖因子（vascular endothelial growth factor：VEGF）薬の硝子体内注射の報告はあるが，現状では適応外使用であり，十分なエビデンスは得られていない．

IV 患者への対応

1型では無治療でも黄斑浮腫が消失する例があり，段階的に視力低下がみられる場合に治療を考慮する．2型では現時点で有効な治療法はないが，進行は概して緩やかであり，視力が0.1以下となるのはまれであることを説明する．網膜下新生血管を伴うと急激な視力低下が起こりうるため，注意が必要である．

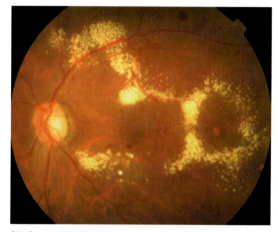

[図5] Leber 粟粒血管腫症
眼底後極部を中心に，多数の毛細血管瘤と著明な硬性白斑の沈着がみられる．現在は黄斑部毛細血管拡張症（MacTel）1型と同じスペクトラム上の疾患と考えられている．

 ガイドライン 黄斑部毛細血管拡張症2型診療ガイドライン（第1版）
（https://www.nichigan.or.jp/member/journal/guideline/detail.html?itemid=501&dispmid=909）

（古泉英貴）

④網膜細動脈瘤

I 疾患の特徴

網膜細動脈瘤（retinal arteriolar macroaneurysm）は，網膜動脈の第3分枝以内に発症し，動脈に瘤状の拡張を生じる疾患である．動脈瘤が存在するのみでは自覚症状は乏しいか，ないことが多い．動脈瘤破裂では網膜下や網膜内，内境界膜下/網膜前出血，硝子体出血など，眼底のあらゆるレベルで出血性病変が生じる可能性があり，黄斑部に及べば急激な視力低下が引き起こされる（図6）．出血を伴わないものでも，動脈瘤から黄斑部にかかる網膜内浮腫や網膜下液が生じると，中心暗点や変視症として自覚する．網膜細動脈瘤は60〜80歳以上の高齢者や女性に多く，高血圧，動脈硬化，脂質異常症，心疾患のような全身疾患を伴うことも多い．これらはまた網膜細動脈瘤のリスク因子ともなる．

II 鑑別の要点

網膜細動脈瘤は，検眼鏡で網膜動脈の走行上に黄白色〜橙色の血管隆起性病変がみられれば診断は容易であるが，出血の状態により，ときに鑑別

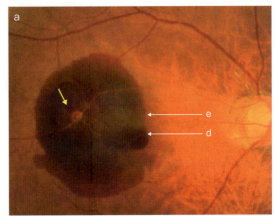

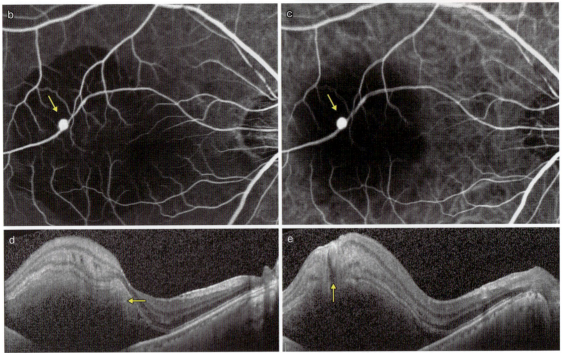

[図6] 網膜細動脈瘤
a：眼底写真．中心窩を含む網膜下出血がみられる．網膜動脈沿いに細動脈瘤が橙色の瘤状病変としてみられる（黄矢印）．b, c：フルオレセイン蛍光造影（b），インドシアニングリーン（c）蛍光造影．両者とも細動脈瘤部に過蛍光がみられる（矢印）．網膜より前の出血がないため，描出は明瞭である．d, e：aの白矢印の部分のOCT．dでは中心窩下に網膜下出血による高輝度病変がみられ（矢印），その外方は信号強度の低下による低輝度病変となっている．eでは網膜内に動脈瘤が描出されている（矢印）．

は困難となる．滲出液に伴って，硬性白斑が動脈瘤を中心に輪状にみられる場合もある．網膜細動脈瘤では，眼底のどのレベルでも出血が起こるため，出血性病変を伴う加齢黄斑変性や網膜静脈閉塞症，糖尿病網膜症に伴う毛細血管瘤などの眼底疾患との鑑別が必要である．表層性の出血などで動脈瘤が被覆されていると検眼鏡では評価が難しくなるため，フルオレセインまたはインドシアニングリーン蛍光造影が鑑別に有用となる（**図 6b, c**）．特に出血成分が強い場合は，励起波長の長いインドシアニングリーン蛍光造影が動脈瘤の描出に優れている．

Ⅲ　治療

　出血や硬性白斑などの滲出性病変を伴っていなければ，眼科局所の治療は不要であり，高血圧などのリスク因子の改善に努める．滲出性病変を伴っている場合は，出血拡大の予防にレーザー光凝固術が適応となる．過凝固による神経網膜障害を避けるため，1 回の治療で鎮静化を求めるのではなく，網膜が淡い白濁を呈する程度にとどめておき，効果不十分な場合に追加していく方がよい．出血が黄斑部に及んだり，硝子体出血を生じたりした場合は，ガス注入による血腫移動や硝子体手術の適応となる．

Ⅳ　患者への対応

　細動脈瘤のみであれば経過観察で自然退縮する例も多いため，高血圧などの全身管理を努めるよう勧める．出血が黄斑部に及ぶ場合，特に網膜下出血を生じている場合は視力予後不良であり，治療を行っても改善が難しい可能性があることを十分に説明しておく．

（山本　学）

5）糖尿病網膜症
①糖尿病網膜症

Ⅰ　疾患の特徴

　「糖尿病網膜症診療ガイドライン（第 1 版）」（以下 ガイドライン）においては，糖尿病網膜症（diabetic retinopathy：DR）とは，「糖尿病に起因した特徴的眼底所見を呈する病態で，基本的には網膜における細小血管障害に起因する種々の変化が生じる」とされている[1]．根本的な原因が持続した高血糖とシンプルであるにもかかわらず，病態が複雑であること，全身的要素が関与すること，経過が長いことから，各症例が示す病状やそれに対する分類や治療も多彩なものとなっている．後天性失明原因としては緑内障，網膜色素変性症に次いで第 3 位であるが，働き盛りの中高年では最も多く，社会的に重要な疾患である．DR 診療の目的は，早期に診断し，適切な治療を適切な時期に行うことで，quality of vision（QOV）ひいては quality of life（QOL）を維持することである．

　血管異常は，周皮細胞の脱落や血管内皮細胞の増殖を伴った毛細血管瘤の発生に始まり，血管構造が不安定化して透過性が亢進し，漏出，微細な出血をきたすようになる．さらに，血管閉塞による虚血が進行すると血管新生が生じ，重症化リスクが一気に上昇する．新生血管の特徴は，網膜から硝子体方向に向かって生じることであり，新生血管が破綻すれば硝子体出血が起こり，急激な視力低下に陥る．新生血管を足場として増殖膜が形成されると牽引性網膜剝離を引き起こし，失明の危機となる．

　DR の分類は国際重症度分類，改変 Davis 分類，新福田分類など複数あるが，新生血管の発生をもって増殖期とする点で共通である．DR 進行の初期においては血管透過性亢進による漏出や出血が起こるが，血管閉塞による虚血の進行とともに増殖期に向かっていく．DR の進行度を評価するうえでも，毛細血管瘤，点状または斑状出血，硬性白斑，軟性白斑，静脈数珠状拡張，網膜内細小

血管異常（intraretinal microvascular abnormalities：IRMA）などを念頭に観察する必要がある．硝子体出血や糖尿病黄斑浮腫が起こらないうちは患者は視力障害を自覚しにくく，そのために治療介入が遅れてしまう場合もある．自覚症状がなくても眼科への定期通院が望ましく，内科専門医との連携が求められることも本疾患の特徴といえる．

Ⅱ　鑑別の要点

　患者が糖尿病を有すること，および特徴的な眼底所見から，診断は比較的容易である．ただし，DR の程度に左右差があり，片眼のみの閉塞性病変であれば網膜静脈分枝閉塞症と診断されるケースもある．そのほかにも高血圧眼底など，眼底に出血，白斑をきたす疾患が鑑別対象となるが，診断は眼底写真だけでなく，複数の検査所見を組み合わせて総合的に行う必要がある．また，糖尿病患者の視覚障害は DR だけが原因ではないことが注意点である．比較的若年から白内障，特に皮質混濁と後嚢下混濁が起こりやすく，内眼手術後では角膜上皮障害もきたしやすい．DR 以外にも視力低下の原因となる病変がないかどうか，留意する必要がある．眼底の虚血性変化が強いときには血管新生緑内障がないか，眼圧に注意し，瞳孔縁や隅角の詳細な観察を怠らないようにする．

　DR の進行過程の評価においては，新生血管の発生を見逃してはならない．最近は，OCT angiography により造影剤を使用しなくても虚血領域やその周囲の異常血管の検出が容易になったので，日常臨床において活用すべきである．また，近年は無散瞳でも広角眼底撮影が可能となっているが，画角の広がりによりむしろ点状出血などといった微細な所見を見落とすことがないように注意する（**図 1**）．

Ⅲ　治療

　治療は DR の状態に応じて異なる．

1　網膜所見がない場合

　眼科的な治療介入はなく，内科的に高血糖の是正を行う．特に早期からの厳格な血糖コントロールによって，その後長期間にわたって DR 進展に対する予防効果が認められる現象があり，metabolic memory や legacy effect と呼ばれている．糖尿病と診断されたら，必ず眼科を定期受診すること，全身状態を良好に保つことで糖尿病眼合併症の発症および進行を抑えられることを，内科と連携して患者に理解してもらうことが重要である．DR の発症リスクは年率約 3〜4％といわれている．高血糖だけでなく，高血圧，脂質，腎機能の管理も併せて介入することで DR の予防効果は高まるとされており，内科専門医と連携をとって管理することが望ましい．

2　軽症ないし中等症非増殖糖尿病網膜症

　増殖期に陥らせないことを目標とする．2 型糖尿病では，年率 2.1％で重症非増殖糖尿病網膜症（nonproliferative diabetic retinopathy：NPDR）もしくは増殖糖尿病網膜症（proliferative diabetic retinopathy：PDR）に進行することが報告されている．さらに，重症 NPDR は 1 年以内に半数が PDR に進行するといわれる．また，進行とともに糖尿病黄斑浮腫（diabetic macular edema：DME）の発症も増えてくるので，OCT によるモニタリングが重要である．無灌流領域が 3 象限以上に存在すれば汎網膜光凝固（panretinal photocoagulation：PRP）が推奨されるが，わが国では限局した無灌流領域に対して選択的網膜光凝固を行うことで，PDR への進行リスクを抑制できると報告されている[2]．

3　増殖糖尿病網膜症

　新生血管が認められれば，PRP の適応である．しかし，PRP 後の炎症性サイトカインの惹起や血流の変化により，黄斑浮腫が発生もしくは悪化することもある．炎症や凝固時の疼痛を抑えるという点では，超短時間照射（0.02 秒程度）によるパターン照射を用いた PRP は有効である[3]．ただし，パターンスキャンレーザーでは凝固斑が経時的に縮小し，従来と比較して 2 倍以上のショット数が必要である．PRP 後の黄斑浮腫の悪化を抑制するには，トリアムシノロンの Tenon 嚢下注射による前処置も有効である．PRP が行えない硝子体出血や，黄斑部を含め網膜の牽引を認める症例は，硝子体手術の適応となる．抗血管内皮

①糖尿病網膜症

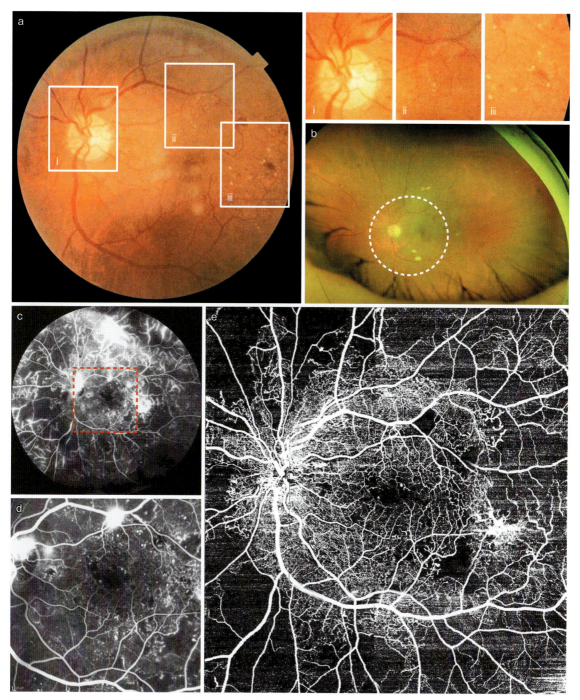

[図1] 糖尿病網膜症 (DR) の眼底撮影, フルオレセイン蛍光造影 (FA), OCT angiography (OCTA)
a：従来の画角では後極部のみの観察となるが，病変を発見しやすい (i〜iii：白枠領域の拡大図). b：広角撮影は従来の画角 (円内) よりも広範囲の観察が可能であるが，微細な所見を見落とさないように注意が必要である. c, d：FA においては広角 (c), 従来画角 (d) いずれにおいても新生血管は旺盛な過蛍光を伴い，検出は容易である (d は c の赤枠領域にあたる). e：OCTA では漏出は検出できないが，虚血領域のコントラストは良好である.

397

増殖因子（vascular endothelial growth factor：VEGF）薬の継続的注射をPRPの代替とする治療は，現在のわが国では保険診療として認められていない．硝子体出血と虹彩新生血管を併発する症例では，速やかに硝子体手術と術中PRPを検討すべきである．近年は広角眼底観察システムを用いた極小切開硝子体手術の発展により，硝子体手術がより安全で低侵襲に行えるようになった．

IV 患者への対応

糖尿病患者においては，突然の硝子体出血などを契機として糖尿病眼合併症の怖さを自覚するケースも少なくない．血糖コントロールが不良であることも多いので，内科との連携を強め，血糖状態を徐々に改善させていく努力も必要である．重症化したPDRをきたした糖尿病患者では，病識が乏しい場合も多い．DRの進行過程のうち現在はどの段階で，今後どのような悪化が予想されるか，詳細に説明する必要がある．広範囲に虚血が広がっていても，PRPの施行後に硝子体出血が起こって視力が低下すれば，眼科医に対して不信感を抱かれてしまう場合もある．硝子体出血が繰り返されたり，血管新生緑内障に移行して失明の危機に陥ったりすることもあるので，病状と治療内容の説明は綿密に行い，良好な信頼関係を築くことが求められる．

DRの管理，治療において，内科と眼科のそれぞれにおいて定期検査を継続させるために，糖尿病眼手帳もしくは糖尿病連携手帳は有効なアイテムである（図2）．DRの進行度に応じて，推奨される眼科への受診間隔は異なる．ただし，ガイドラインに記載された受診間隔（表1）[1]は目安であり，個々の症例で調整すべきである．手帳を介して，眼科医と内科医だけでなく患者とも情報を共有し，病状を理解させ，治療に前向きに取り組んでもらうことが重要である．

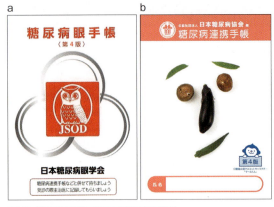

[図2] 糖尿病眼手帳と糖尿病連携手帳の表紙
a：日本糖尿病眼学会「糖尿病眼手帳」．b：JADEC（公益社団法人日本糖尿病協会）．

[表1] 推奨される眼科診察間隔

Davis 分類（対応する国際重症度分類）	受診間隔
糖尿病（網膜症なし）	1回/1年
単純糖尿病網膜症 （軽症～中等症非増殖糖尿病網膜症）	1回/6か月
増殖前糖尿病網膜症 （重症非増殖糖尿病網膜症）	1回/2か月
増殖糖尿病網膜症 （増殖糖尿病網膜症）	1回/1か月

（文献1）より）

文献

1) 日本糖尿病眼学会診療ガイドライン委員会：糖尿病網膜症診療ガイドライン（第1版），日眼会誌 124，955-981，2020
2) Japanese Society of Ophthalmic Diabetology, Subcommittee on the Study of Diabetic Retinopathy Treatment：Multicenter randomized clinical trial of retinal photocoagulation for preproliferative diabetic retinopathy. Jpn J Ophthalmol 56：52-59, 2012
3) Yamada Y, et al：Posterior subtenon infusion of triamcinolone acetonide as adjunctive treatment to panretinal photocoagulation using pattern scan laser for diabetic retinopathy. Jpn J Ophthalmol 62：686-692, 2018

 ガイドライン　糖尿病網膜症診療ガイドライン（第1版）
（https://www.nichigan.or.jp/member/journal/guideline/detail.html?itemid=324&dispmid=909）

（髙村佳弘）

②糖尿病黄斑浮腫

I 疾患の特徴

糖尿病黄斑浮腫（diabetic macular edema）は，糖尿病網膜症の軽症非増殖糖尿病網膜症から増殖糖尿病網膜症まですべての病期で生じうるため，糖尿病網膜症による視力低下の原因の大半を占める．牽引性網膜剝離のように視力を完全に失う原因にはならないが，社会的失明（欧米では矯正視力 0.1 未満をこのように定義する）の原因となりうる．

糖尿病のある患者で，白内障がなく，非増殖糖尿病網膜症の場合は，黄斑浮腫があることをまず疑うべきである．黄斑部に硬性白斑が 1 つでもあれば，眼底所見から黄斑浮腫と判定できる（図 3a）．網膜血管には正常では血液脳関門があり，生理的漏出が厳格にコントロールされている．病的に糖尿病により漏出した血漿蛋白や脂質の沈殿物である硬性白斑は，漏出の存在とその結果としての浮腫の存在を示す所見である．OCT の厚みマップを撮影すれば，硬性白斑の集簇と一致して局所的に浮腫が存在することが確認できる（図 3b）．通常の OCT 断層像で，中心窩への浮腫の進展の有無を確認する．

II 鑑別の要点

糖尿病があること，硬性白斑をはじめとする糖尿病網膜症の特徴的な眼底所見，OCT 所見から網膜肥厚の確認が容易であるので，糖尿病黄斑浮腫は診断に迷うことは少ない．

III 治療

糖尿病黄斑浮腫は多くの研究結果をもとに，OCT の厚みマップで中心窩の直径 1 mm の網膜の厚みを計測して，300 μm を超えている場合に診断されることが多い（近年は 320 μm 以上とされることもある）．浮腫が遷延すると視細胞が破壊され，浮腫を吸収させても視力は改善しない

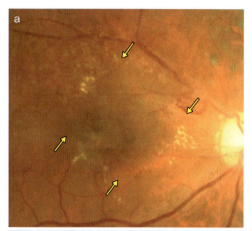

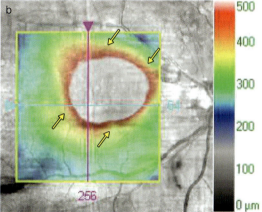

[図 3] 糖尿病黄斑浮腫
糖尿病黄斑浮腫の存在を示唆する輪状硬性白斑．a：糖尿病黄斑浮腫症例の眼底写真．硬性白斑が黄斑部に存在する（矢印）．硬性白斑は，網膜血管から漏出した血漿（浮腫液）の蛋白や脂質が沈殿して黄白色に見えているものである．視力良好でも黄斑に硬性白斑があれば，視力をおびやかす浮腫の存在を示唆する．b：黄斑厚みマップ．眼底写真に重ねて，網膜肥厚を白色（500 μm 以上）で描出している（矢印）．硬性白斑は，黄斑浮腫領域の縁に並んで存在することがわかる．輪状硬性白斑は，網膜血管から漏出した血漿の蛋白や脂質が，漏出点から等距離に沈殿して黄白色に見えている．

が，発症早期であれば視力は回復する．

1 抗血管内皮増殖因子薬の硝子体内注射

現在は，抗血管内皮増殖因子（vascular endothelial growth factor：VEGF）薬の硝子体内注射が糖尿病黄斑浮腫の第一選択治療である．主な抗 VEGF 薬には以下のようなものがあり，添付文書に記載されている用法用量も以下の通りである．

アフリベルセプト（アイリーア®）：アフリベルセプト（遺伝子組換え）として 2 mg（0.05 mL）を 1 カ月ごとに 1 回，連続 5 回硝子体内注射する．

その後は，通常 2 カ月ごとに 1 回硝子体内注射する．なお，症状により投与間隔を適宜調節するが，1 カ月以上あける．

ラニビズマブ（ルセンティス®）：ラニビズマブ（遺伝子組換え）として 1 回あたり 0.5 mg（0.05 mL）を硝子体内注射する．投与間隔は 1 カ月以上あける．

ブロルシズマブ（ベオビュ®）：ブロルシズマブ（遺伝子組換え）として 6 mg（0.05 mL）を 6 週ごとに 1 回，通常は連続 5 回（導入期）硝子体内注射するが，症状により投与回数を適宜減じる．その後の維持期においては，通常 12 週ごとに 1 回硝子体内注射する．なお，症状により投与間隔を適宜調節するが，8 週以上あける．

ファリシマブ（バビースモ®）：ファリシマブ（遺伝子組換え）として 6.0 mg（0.05 mL）を 4 週ごとに 1 回，通常は連続 4 回硝子体内注射するが，症状により投与回数を適宜減じる．その後は投与間隔を徐々に延長し，通常 16 週ごとに 1 回硝子体内注射する．なお，症状により投与間隔を適宜調節するが，4 週以上あける．

ラニビズマブ（ラニビズマブ BS）：ラニビズマブ（遺伝子組換え）（ラニビズマブ後続 1）として 1 回あたり 0.5 mg（0.05 mL）を硝子体内注射する．投与間隔は 1 カ月以上あける．

抗 VEGF 薬の硝子体内注射の効果は著明であり，添付文書通り，もしくは多くの臨床研究の結果に基づくと，硝子体内注射は初年度で 7〜9 回必要である．そして，これが施行可能であれば，大半の症例で黄斑浮腫は有効に治療される．ルセンティス® では導入期の定義がないが，通常 3 回程度の毎月投与が必要で，そこから適宜投与間隔を延長していくことが推奨されている．導入期の後も硝子体内注射の効果は大半の症例で 1〜2 カ月しか持続しない．その結果，上記のような添付文書の記載となり，年間 7〜9 回の抗 VEGF 薬硝子体内注射が必要となる．しかし，現実には糖尿病黄斑浮腫は勤労世代の患者が多い．そのため，内科や他疾患でも通院が必要な糖尿病患者が，原則として毎月の眼科通院が必要となる抗 VEGF 薬治療の継続が困難なこと，およびその高い薬価

により，抗 VEGF 薬で救われる患者数が限られる現状となっている．

1) 抗 VEGF 薬の実臨床での使われ方

以下の記載には臨床的なエビデンスはなく，参考にとどめてほしい．

①現在わが国で最も使われている抗 VEGF 薬はアイリーア® であり，実臨床では 3 回程度の毎月の硝子体内注射（導入期）後に 1 カ月ずつ投与間隔を延長し，原則として浮腫がない状態を維持する treat and extend 法が推奨されている．投与間隔を延長していく過程で例えば 3 カ月の投与間隔では黄斑浮腫の再発がなく，投与間隔を 4 カ月に延ばしたところ黄斑浮腫が再発したとする．この場合には投与間隔を 3 カ月として黄斑浮腫がない状態を維持し，良好な視力を保つとともに，遷延する黄斑浮腫で視細胞が破壊されることを防ぐ．黄斑浮腫の再発を繰り返すことで視細胞が障害され，長い年月を経ると視力が低下し，抗 VEGF 薬の投与回数を増やして浮腫を吸収させても視力が回復しなくなるので，注意を要する．

②例えばアイリーア® で投与間隔を 2 カ月以上に延ばせない場合は，患者の経済的および通院の負担によりドロップアウトすることが多い．したがって，薬剤の変更を考慮する．それぞれの薬剤には少しずつ異なる作用機序があるため，個々の症例において奏効する抗 VEGF 薬は異なる．ベオビュ® は奏効することが多いが，症例によっては眼内に炎症が生じることがあるので注意を要する．

③どの抗 VEGF 薬を最初に投与するかは，個々の眼科医に委ねられる．その際，アイリーア® は現在最も使われている抗 VEGF 薬であるが，全身の循環血液内の VEGF 抑制作用が最も強いと考えられ，特に投与間隔が短い場合や両眼投与症例では，心筋梗塞や脳梗塞の既往があれば，スイッチングを考えることも一つの方法である．バビースモ® とルセンティス® はその合併症が最も確率が低い薬であるという評価が一般的である．薬剤費を重視する場合は，ラニビズマブ BS が選択肢となる．

2) 副反応

硝子体内注射後の眼内感染症：数千回に 1 回程

度の発症率と考えられている．硝子体内注射後に飛蚊症が増える，霧視が出現するなどの視力低下がみられたら，すぐに眼科を受診するように伝えておくことが大切である．

眼内炎症：ベオビュ®硝子体内注射後に1〜4%に発症するとされている（感染性ではない）．この眼内炎症は，まれに網膜の閉塞性血管炎を伴うので，視力低下がみられたら眼科をすぐに受診するように伝えておくことが大切である．

どちらの合併症も主症状は霧視であるが，眼内感染症はすぐに硝子体手術および抗菌薬投与を行うことが視力を失わないための鍵となる．その一方で，眼内炎症はステロイド薬の投与が奏効する．感染症は1日のうちに数時間単位で前房蓄膿が増えていくなど，進行が速い．まずは感染症を考えて検査を進め，これが否定されたら，硝子体の炎症および網膜の血管炎にはステロイド薬のTenon囊下注射，血管炎が黄斑に迫っている場合はステロイド薬の全身投与も考慮する．

2 硝子体手術

従来，わが国では硝子体手術が糖尿病黄斑浮腫の第一選択治療であった．その効果の確実性では抗VEGF薬に届かないが，効果が現れればその後に追加治療が不要であるため，患者の経済的および通院の負担を抗VEGF薬と比して大きく軽減できる．特に黄斑牽引（**図4a**）もしくは黄斑前膜（**図4b**）がある糖尿病黄斑浮腫では，抗VEGF薬の効果が限定的であることが多く，この場合は硝子体手術を考慮すべきである．

硝子体手術を行うと，抗VEGF薬のクリアランスが早くなり，硝子体手術の効果が現れなかった場合にさらに抗VEGF薬の投与回数が増えてしまうといわれている．しかし，これについては臨床研究により硝子体手術眼でも抗VEGF薬の投与回数は増えないことが報告されている．理論的に硝子体切除後のクリアランスは，分子量が18〜34 kDaのVEGFの方が，150 kDaのIgG抗体を改変してつくられた抗VEGF薬よりも影響を受けやすく，クリアランスが早くなると考えられる．

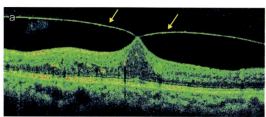
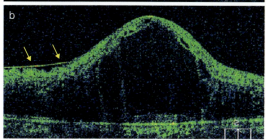

[図4] 糖尿病黄斑浮腫
a：硝子体の牽引（矢印）による黄斑浮腫．b：黄斑前膜も牽引による黄斑浮腫の原因となる（矢印）．

IV 患者への対応

抗VEGF薬の硝子体内注射は対症療法であり，1回注射したらそれで終了できる治療でないこと，年間7〜9回の注射が必要となることは，最初に明確に説明する．投与回数が多くなってくると，その負担のために患者が抗VEGF薬硝子体内注射の継続をためらうようになる．再診を突然キャンセルすることもあるが，点眼を指示している場合は，これを忘れたことを理由に抗VEGF薬硝子体内注射を延期したいと希望する患者も多い．患者が迷っていることを察知して，必要性をよく説明して納得してもらわないと，長期の受診中断につながる．患者は，いよいよ悪くなったらまた受診しよう，あるいは運転免許証の更新で必要になったらまた硝子体内注射をすればよいと考えるようである．黄斑浮腫は遷延すると視細胞が破壊され，浮腫が引いても視力が出なくなるので，中断は視力を失うことにつながる可能性があることを明確に伝える必要がある．

血糖コントロール，さらに血管を障害するもう一つの因子として高血圧のコントロールなど，内科的な治療の徹底も低コストの予防法・治療法であることを患者に伝えるべきである．

〔村田敏規〕

6）網膜硝子体界面病変

①黄斑前膜

I 疾患の特徴

黄斑前膜（黄斑上膜）（epimacular membrane）は，黄斑部の表面に膜が形成されて，それが収縮することで網膜の表面に皺襞が形成される（図1〜3）．発生頻度は4％前後，好発年齢は50〜60歳とされているが，症状がなくても人間ドックでよく検出される疾患である．初期は無症状であるが，進行すると視力低下と変視症が出現する．特発性黄斑前膜の多くは，後部硝子体剝離に伴い，黄斑部周囲に残存した後部硝子体皮質が収縮して生じることが多い．しばしば後部硝子体が部分的に剝離せず硝子体牽引となっている場合や，黄斑部前に大きな液化腔となり，液化腔の後壁である後部硝子体皮質が後部硝子体剝離を伴わずに収縮するタイプがある．続発性黄斑前膜は，網膜静脈

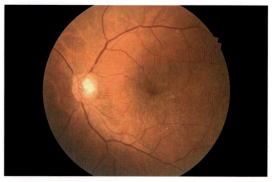

[図1] 黄斑前膜の眼底写真
黄斑前膜による網膜皺襞と視神経乳頭陥凹がみられる．

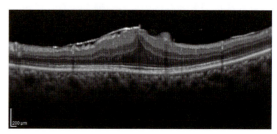

[図2] 黄斑前膜のOCT
縦断層像では黄斑前膜と網膜内層に皺襞がみられる．

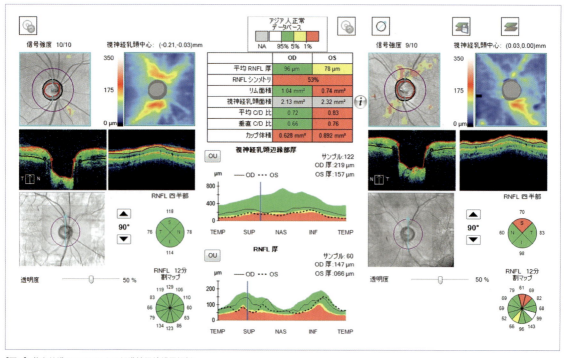

[図3] 黄斑前膜のOCTによる網膜神経線維層解析
緑内障の併発が疑われる．

閉塞，糖尿病網膜症，網膜裂孔やぶどう膜炎などで生じる．

診断には，視力検査のほかに M-CHARTS® などでの変視症の計測が必要であり，眼底検査で黄斑前膜の程度を判定する（**図1**）．OCT による網膜の断層像から，黄斑前膜の性状と網膜への影響を検査する（**図2**）．

Ⅱ 鑑別の要点

しばしば緑内障を併発しているため，網膜神経線維層解析も行う（**図3**）．黄斑前膜の原因として網膜裂孔が併発していることがあり，その場合は網膜色素上皮細胞の修飾を受けるため自覚症状が強い．また，網膜剝離の手術後に生じる黄斑前膜は増殖硝子体網膜症の前駆状態であることがあり，さらなる網膜剝離を生じる前の早めの手術治療が必要である．

Ⅲ 治療

治療としては経過観察か硝子体手術になる．硝子体手術後に後発する白内障の進行を防ぐため，予防的に白内障手術も施行される．手術を行って視力が回復しても変視症は残存する．手術前の視力が良好で網膜への障害が少ない方が術後の変視症も少ないとされる．

Ⅳ 患者への対応

矯正視力が 0.7 以下に低下した場合や，それ以上の視力であっても変視症が強い場合は，手術治療が勧められる．50〜60歳以上であると手術後に白内障が出現する割合が高く，同時に白内障手術を行うことが勧められる．術後視力は一般的に術前視力に依存するため，術後視力が不良である場合には治療を勧めない．緑内障併発眼であれば術後に視野障害を生じる可能性があり，慎重に説明する．

（井上　真）

②黄斑円孔

Ⅰ 疾患の特徴

黄斑円孔（macular hole）は，黄斑部網膜に全層の円孔が生じる疾患である．中高年に多く発症し，男性より女性が多い．主な自覚症状は中心暗点と変視症である．進行すると 0.1 程度まで視力が低下する．原因から特発性と続発性に分類される．特発性黄斑円孔は，硝子体皮質の収縮によって網膜に接線方向の牽引がかかり黄斑部に裂隙を生じ，それが拡大して黄斑円孔が形成されると考えられている．続発性黄斑円孔は外傷，強度近視，ぶどう膜炎に続発する例などがある．

有用かつ簡便な検査として，Watzke-Allen 試験が挙げられる．眼底を細隙灯顕微鏡で観察しながら，細隙光が中心窩を通るように眼底に投影する．黄斑円孔に照射すると細隙光が歪んだり，途切れて自覚される．OCT は黄斑部の網膜構造を詳細に評価できるため，黄斑円孔の診断にきわめて有用である．特発性黄斑円孔においては Gass の分類（**図4**）が広く用いられる．硝子体牽引の進行に伴い，Stage 1A（中心窩内層の囊胞），Stage 1B（中心窩外層の網膜間隙），Stage 2（中心窩内層に裂隙が入り弁状に挙上），Stage 3（全層黄斑円孔，偽円孔蓋を認める），Stage 4（後部硝子体剝離が完全に生じる）へと進行する．一般に Stage 2 以降が手術適応となる．

Ⅱ 鑑別の要点

分層黄斑円孔，黄斑偽円孔，囊胞様黄斑浮腫などが挙げられる．自覚症状としては，いずれも黄斑円孔に比べて視力が比較的保たれ，Watzke-Allen 試験が陰性である点が特徴である．これらの疾患では網膜全層の円孔をきたすことはないため，OCT を用いれば鑑別は難しくない．

Ⅲ 治療

特発性黄斑円孔については，Stage 2 以降の症

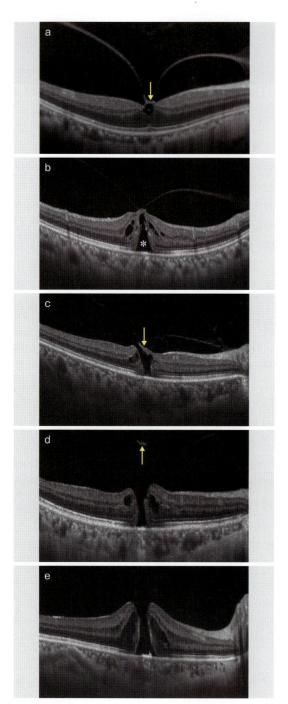

[図4] 黄斑円孔の病期分類
a：Stage 1A. 後部硝子体皮質が中心窩のみで接着しており（矢印），中心窩周囲では剥離している．中心窩に囊胞を認めるが，視細胞層の離開はない．b：Stage 1B. 後部硝子体剥離に伴い中心窩の内壁が挙上され，視細胞層の離開（＊）を生じている．c：Stage 2. 全層黄斑円孔が形成されている．黄斑円孔の蓋にあたる網膜内層の一部が挙上されて弁状になっている（矢印）．円孔縁には囊胞様腔がみられる．d：Stage 3. 後部硝子体皮質（矢印）が遊離し，後部硝子体皮質の中心窩への牽引がなくなっている．後部硝子体剥離は完成していない．円孔縁には囊胞様腔がみられる．e：Stage 4. 後部硝子体剥離が完成した黄斑円孔．

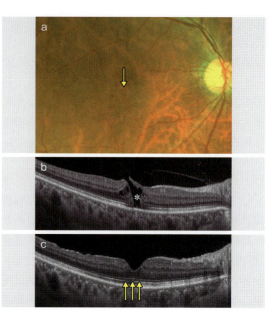

[図5] 特発性黄斑円孔
63歳，女性，右眼歪視を自覚，視力 0.3．a：初診時眼底写真．右眼黄斑部に黄斑円孔を認める（矢印）．b：初診時 OCT．Stage 2 の黄斑円孔を認める（＊）．c：硝子体切除＋内境界膜剥離＋ガスタンポナーデを施行した．術1カ月後，OCT では円孔の閉鎖，ellipsoid zone（矢印）の回復を認める．視力 0.9．

例が硝子体手術の適応である．すなわち硝子体切除を行い，黄斑部の内境界膜を剥離し，液ガス置換を行う（図5）．ガスとしては六フッ化硫黄（SF_6）などの長期滞留ガスを用いる．術後にガスが円孔に接するように伏臥位を維持する．特発性黄斑円孔ではこの術式により 90％以上の症例で円孔が閉鎖する．一方，円孔径の大きな黄斑円孔，長期間経過した黄斑円孔，外傷・強度近視・ぶどう膜炎に伴う続発性黄斑円孔などは難治性黄斑円孔といわれ，円孔の閉鎖率が低いことが知られている．これらの症例に対しては，内境界膜翻転法，内境界膜自家移植などの術式が有効であると報告されている．

IV 患者への対応

円孔を閉鎖させるために，術後にうつむき姿勢を維持する必要があることを術前に説明しておく．難治性黄斑円孔に関しては，内境界膜翻転法や内境界膜自家移植によって円孔が閉鎖したとしても，視力の改善は限定的であることを術前に十分説明しておく．

③分層黄斑円孔

I 疾患の特徴

分層黄斑円孔（lamellar macular hole）は，1976年にGassによって報告された疾患概念である．細隙灯顕微鏡検査により黄斑円孔様にみえるが，全層黄斑円孔ではない黄斑部の病変であり，当初は囊胞様黄斑浮腫に起因する病態と考えられていた．OCTの進歩に伴い，中心窩の微細な形態異常を的確に診断することが可能となり，従来の分層黄斑円孔にはいくつかの病型が存在することがわかってきた．一方で，各病型の定義については不明瞭な点があり，診断基準の確立が望まれていた．2020年に，国際的な網膜専門家のグループが，OCT所見に基づく分層黄斑円孔の新たな診断基準を提唱した（表1）[1]．この診断基準では，分層黄斑円孔は①分層黄斑円孔（狭義），②黄斑前膜による中心窩分離，③黄斑偽円孔の3つに分類されることになった．

分層黄斑円孔（狭義）については，OCT所見で網膜前の増殖組織（epiretinal proliferation（EP）），中心窩外層の隆起（foveal bump），ellipsoid zoneの途絶を認める症例が多い（図6）．病因は不明であるが後部硝子体剝離後に生じる例，囊胞様黄斑浮腫，加齢黄斑変性に続発して生じる例がある．OCTを用いた検討によって，分層黄斑円孔の病態には網膜牽引がほとんど関与していないことが示唆されている．黄斑前膜による中心窩分離，黄斑偽円孔は，OCT所見では黄斑前膜が存在することが特徴である．黄斑前膜によって黄斑部が牽引され，形態異常をきたす．

1 macular microhole

macular microholeとは，中心窩に小さな円孔様の赤色点が認められる病態であり，1988年に最初に報告された．OCTでは中心窩に限局したellipsoid zoneの欠損が認められるのが特徴である（図7）．原因として硝子体黄斑牽引症候群などが挙げられる．自然治癒する症例も報告されているが，

[表1] 2020年に提唱された分層黄斑円孔（狭義），黄斑前膜による中心窩分離，黄斑偽円孔の定義

	分層黄斑円孔（狭義）	黄斑前膜による中心窩分離	黄斑偽円孔
必須項目	不整な中心窩形状 中心窩の空洞（網膜面と円孔縁がなす角＜90°） 中心窩組織の欠損	黄斑前膜 Henle線維層での網膜分離（網膜面と網膜分層縁がなす角≧90°）	中心窩を避ける黄斑前膜 急峻な中心窩形状（網膜面と円孔縁がなす角≒90°） 網膜厚の増加
参考項目	epiretinal proliferation（EP） 中心窩外層の隆起 ellipsoid zoneの途絶	内顆粒層の微小囊胞 網膜厚の増加 網膜皺襞	内顆粒層の微小囊胞 正常中心網膜厚

（文献1）より作成）

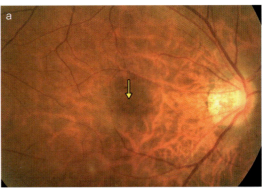

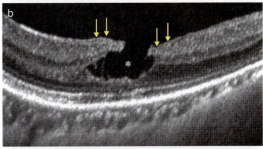

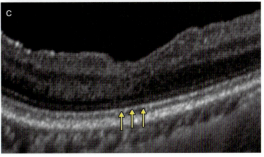

[図6] 分層黄斑円孔
65歳，男性，右眼視力低下，歪視を自覚，右眼視力0.7．a：初診時眼底写真．分層黄斑円孔（矢印）を認める．b：初診時OCT．分層黄斑円孔（＊），網膜前の増殖組織（epiretinal proliferation（EP），矢印）を認める．c：硝子体切除とEP埋め込みを行った．術後10カ月のOCTでは黄斑形態は改善し，ellipsoid zone（矢印）の回復を認めた．右眼矯正視力1.0に改善した．

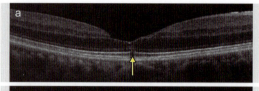
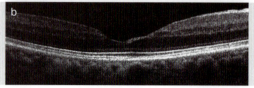

[図7] macular microhole
75歳，女性．a：初診時OCT．右眼矯正視力 0.15．右眼黄斑部に網膜外層の裂隙を認める（矢印）．b：初診1年後のOCT．経過観察により網膜外層の裂隙は消失し，自覚症状は改善した．右眼矯正視力 0.7．

全層黄斑円孔に進行すれば硝子体手術を行う．

II 鑑別の要点

病型の鑑別については表1を参照されたい．黄斑円孔（特に全層円孔に至っていない Stage 1）とは，OCTの硝子体牽引の有無で鑑別できる．

III 治療

分層黄斑円孔の多くは長期間にわたり視力が低下しないため，治療は行わず経過を観察することが多い．視力低下，中心窩形態異常が増悪する症例は硝子体手術の適応になるが，明確な手術適応の基準は定まっていない．分層黄斑円孔（狭義）では，EPを中心窩の組織間隙に埋め込むことにより（図6c），網膜形態や視機能が改善した症例が報告されている．黄斑前膜による中心窩分離，黄斑偽円孔については，黄斑前膜と同様に硝子体手術および黄斑前膜剝離が選択されることが多い．

IV 患者への対応

中心視力が良好であっても，歪視や不同視，立体視の低下などを自覚する患者も多い．そのため，患者の視機能を多面的に評価し，手術適応を考えることが重要である．

文献
1) Hubschman JP, et al：Optical coherence tomography-based consensus definition for lamellar macular hole. Br J Ophthalmol 104：1741-1747, 2020

④硝子体黄斑牽引症候群

I 疾患の特徴

後部硝子体皮質前ポケットの後壁である硝子体皮質は，黄斑部と視神経乳頭で接着している．硝子体黄斑牽引症候群（vitreomacular traction syndrome：VMTS）とは，中心窩または黄斑一帯に硝子体皮質が接着した状態で，その周囲に後部硝子体剝離が起こり，黄斑に慢性的に牽引がかかることで，網膜剝離，網膜分離，囊胞様変化などをきたした状態である（図8）．症状としては，網膜への持続的な牽引により網膜の構造的な変化が生じることで，視力低下や変視症をきたす．

II 鑑別の要点

VMTSの診断は，前置レンズと細隙灯顕微鏡を用いた眼底検査やOCTにより，硝子体皮質が黄斑部の網膜を牽引している状態を観察することで容易に行える．OCTを用いれば，牽引の程度や範囲，また網膜の層構造の変化の状態まで詳細な観察が可能である．視力検査やAmslerチャートなどで歪視の程度を調べることで，視機能への影響を判断する．

III 治療

VMTSは，黄斑部の癒着が軽微な場合には，自然経過で後部硝子体剝離が黄斑部にもうまく起こって自然治癒する症例もある．自然に解除された症例は視力が良好であるとの報告もあることから，自覚症状のないものについてはしばらく経過観察でよい．しかし，VMTSでは硝子体と黄斑との癒着が強い症例が多いことから，自然経過中に次第に牽引が強くなり，囊胞腔の拡大あるいは網膜剝離を生じ（図9），視力が著しく低下する症例もある．さらに牽引が強くなり，網膜組織の形態的変化が生じると，重篤な視力低下を引き起こし，その回復は難しい．したがって，歪視や視力低下などの自覚症状を生じているものや癒着範

（塩出雄亮・森實祐基）

④硝子体黄斑牽引症候群

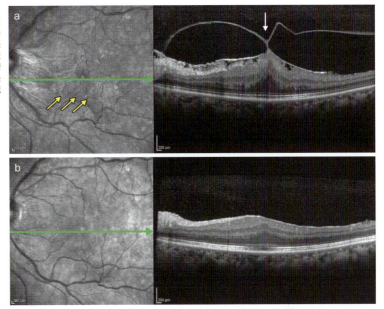

[図8] 硝子体黄斑牽引症候群（VMTS）のOCT
64歳，男性，数カ月前から左眼の視力低下を自覚し，視力は0.6であった．a：硝子体手術前の近赤外画像では黄斑部網膜の皺襞がみられ（黄矢印），Bスキャン画像では硝子体皮質による黄斑部への牽引がみられる（白矢印）．b：硝子体手術後1年の近赤外画像では黄斑部網膜の皺襞が消失し，Bスキャン画像では網膜の形態が改善し，視力は1.0と向上した．

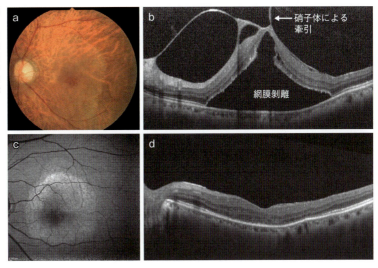

[図9] 硝子体黄斑牽引症候群（VMTS）による牽引で網膜剥離を呈した症例
72歳，男性，半年前から左眼の視力低下を自覚していた．a，b：左眼では黄斑部に網膜剥離を生じている．c：眼底自発蛍光では網膜剥離部位に一致して過蛍光所見がみられ，視力は0.09であった．d：硝子体手術後2年で黄斑部の網膜下液は消失しているが，中心窩網膜外層の状態が不良であり，視力は0.2にとどまっていた．

囲が広範囲なもの，さらに牽引の強い症例では，黄斑部における牽引を解除する目的で積極的に硝子体手術を検討する．

Ⅳ 患者への対応

硝子体手術による網膜内層と外層の回復をOCTで観察すると，術後少なくとも12カ月にわたってゆっくりと起こり，視力予後とよく相関する．したがって，手術を行っても視機能の回復には時間が必要なこと，歪視はある程度残存すること，また網膜の形態が完全に元の状態に戻らない場合もあることを術前に十分に説明し，術後もOCT画像を示しながら経過観察を行う．

（岩瀬　剛）

7) 網膜色素上皮・網膜外層疾患
① 急性帯状潜在性網膜外層症（AZOOR）

I 疾患の特徴

急性帯状潜在性網膜外層症（acute zonal occult outer retinopathy：AZOOR）は，Donald Gass により報告された疾患である．光視症や暗点を訴えるが，検眼鏡の眼底所見に乏しいことが特徴である．若年女性，近視眼に多い．約半数が片眼性の発症であるが，長期経過では7割以上が両眼性となる．網膜電図（electroretinogram：ERG）の研究結果から，網膜色素上皮と視細胞に異常が存在するとされる．自己免疫異常やウイルス感染が原因ではないかと考えられている．急性特発性盲点拡大症候群（acute idiopathic blind spot enlargement syndrome：AIBSES），多発消失性白点症候群（multiple evanescent white dot syndrome：MEWDS），急性黄斑神経網膜症（acute macular neuroretinopathy：AMN），acute anular outer retinopathy（AAOR）では，所見が重複することがあり，一連の疾患群と考えられている．

眼底所見は乏しい一方で，マルチモーダルイメージングでは特徴的な所見を検出することができる．OCT では，急性期から ellipsoid zone，interdigitation zone の消失がみられる．慢性期には外顆粒層の菲薄化，網膜色素上皮細胞層の萎縮がみられる．多局所 ERG では，罹患領域に一致した振幅の低下がみられる．全視野 ERG は振幅の低下を示す．視野検査では，典型的には Mariotte 盲点に連続した中心暗点または傍中心暗点がみられる．眼底自発蛍光は，急性期では罹患領域の過蛍光を認める例がある（図1）．長期的には罹患領域の低蛍光とその辺縁の過蛍光が観察され，長期の進行状況を観察するのに有用である．フルオレセイン蛍光造影では，視神経乳頭の軽微な過蛍光がみられることがある．

II 鑑別の要点

OCT で光視症と視野障害に一致する部位に網膜外層障害が認められる場合は，比較的容易に診断にたどりつくことができる．OCT で網膜外層障害をきたす疾患としては，癌関連網膜症や梅毒などがあり，病歴の聴取が大切である．類縁疾患である MEWDS は視機能障害をほとんど残さず回復するのに対し，AZOOR では視野障害の残存や長期にわたる進行例があるので鑑別が必要である．MEWDS は，フルオレセイン蛍光造影での早期からの過蛍光斑，インドシアニングリーン蛍光造影での低蛍光斑により鑑別することができる．ほかに，類縁疾患である点状脈絡膜内層症（punctate inner choroidopathy：PIC）や，急性後部多発性小斑状色素上皮症（acute posterior multifocal placoid pigment epitheliopathy：APMPPE）等の鑑別が必要である．

III 治療

確立された治療法はない．重症例では，ステロイド薬投与や免疫抑制薬が投与されることもある．

IV 患者への対応

現在は有効性が示された治療法はないが，視野障害は約6割で改善することを説明する．重症例では，ステロイド薬投与や免疫抑制薬投与の選択肢があることを説明する．

 ガイドライン 急性帯状潜在性網膜外層症（AZOOR）の診断ガイドライン
（https://www.nichigan.or.jp/member/journal/guideline/detail.html?itemid=314&dispmid=909）

（石龍鉄樹）

①急性帯状潜在性網膜外層症（AZOOR）

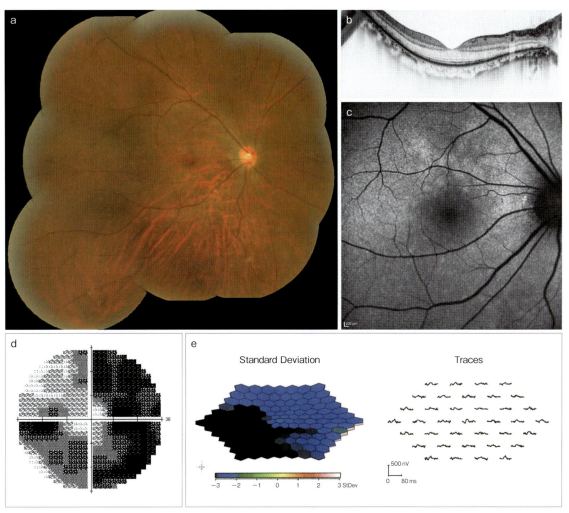

[図1] 急性帯状潜在性網膜外層症（AZOOR）
36歳，男性，右眼．光視症を訴え受診．a：眼底に異常所見はみられない．b：OCT画像．視神経乳頭，黄斑，耳側網膜のellipsoid zoneが消失または不明瞭となっている．c：眼底自発蛍光．視神経乳頭から黄斑上方にかけて，蛍光輝度の上昇を認める．d：30°Humphrey視野．視神経乳頭近傍から広がる網膜感度低下がみられる．e：多局所網膜電図（ERG）．この症例では後極全体に振幅低下がみられる．

409

②多発消失性白点症候群（MEWDS）

I 疾患の特徴

多発消失性白点症候群（multiple evanescent white dot syndrome：MEWDS）は，発症早期に黄斑部から赤道部にかけて多数の白斑を認める疾患である．20〜30歳の近視の女性に好発し，ほとんどが片眼性である．自覚症状は片眼の急激な視力低下や光視症で，視野障害（視野検査ではMariotte盲点拡大あるいは中心暗点）をきたす（図2e）．前駆症状として，眼症状出現の1〜2週前に感冒様症状を伴う場合がある．一過性で，短期間で症状が徐々に改善することが多い．眼底所見は，黄斑部から赤道部にかけての網膜深層や網膜色素上皮のレベルに，境界やや不明瞭な1/5〜1/2乳頭径の淡い白斑が複数散在する（図2a）．白斑は早期に自然消失するため，症状出現後，時間が経過してからの受診では，白斑を既に認めないこともある（図3）．前部硝子体の細胞や，軽度な視神経乳頭の発赤，浮腫を認めることもある．OCTでは，白斑を確認できない部位のellipsoid zoneが不明瞭となるが（図2d），数週間後の経過で回復し，症状の出現から改善までellipsoid zoneの回復過程の所見は一致することが多い（図3d, e）．フルオレセイン蛍光造影検査では，早期には白斑に一致した過蛍光，後期には視神経乳頭からのstainingによる過蛍光を認める（図2b）．インドシアニングリーン蛍光造影検査では，後極部から周辺部網膜にかけて散在する低蛍光を認め（図2c），後期により明瞭となる．MEWDSの寛解後に，点状脈絡膜内層症（punctate inner choroidopathy：PIC）の発症や脈絡膜新生血管を合併することがある（9-7)-「③点状脈絡膜内層症（PIC）」の図6参照）．

II 鑑別の要点

眼底後極部に白斑病変が散在する疾患は，白点症候群（white dot syndrome）としてまとめられているが（表1），特にPIC，急性後部多発性斑状色素上皮症（acute posterior multifocal placoid pigment epitheliopathy：APMPPE）との鑑別が

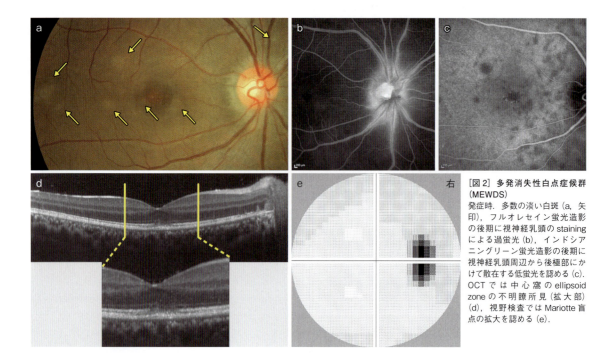

[図2] 多発消失性白点症候群（MEWDS）
発症時．多数の淡い白斑（a，矢印），フルオレセイン蛍光造影の後期に視神経乳頭のstainingによる過蛍光（b），インドシアニングリーン蛍光造影の後期に視神経乳頭周辺から後極部にかけて散在する低蛍光を認める（c）．OCTでは中心窩のellipsoid zoneの不明瞭所見（拡大部）（d），視野検査ではMariotte盲点の拡大を認める（e）．

②多発消失性白点症候群（MEWDS）

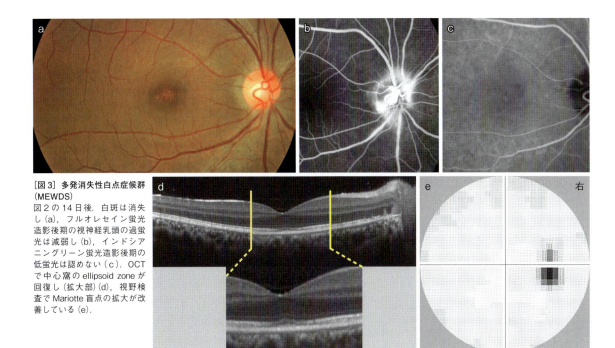

[図3] 多発消失性白点症候群（MEWDS）
図2の14日後．白斑は消失し（a），フルオレセイン蛍光造影後期の視神経乳頭の過蛍光は減弱し（b），インドシアニングリーン蛍光造影後期の低蛍光は認めない（c）．OCTで中心窩のellipsoid zoneが回復し（拡大部）（d），視野検査でMariotte盲点の拡大が改善している（e）．

重要である（表2）．それ以外の鑑別疾患にサルコイドーシス，眼内リンパ腫，梅毒性ぶどう膜炎のacute syphilitic posterior placoid chorioretinitis（ASPPC）などがある[1]．

[表1] 白点症候群

- 多発消失性白点症候群（MEWDS）
- 急性後部多発性斑状色素上皮症（APMPPE）
- 点状脈絡膜内層症（PIC）
- multifocal choroiditis and panuveitis
- 地図状脈絡膜炎（serpiginous choroiditis）
- 急性帯状潜在性網膜外層症（AZOOR）
- 散弾状脈絡網膜症（炎）

[表2] 多発消失性白点症候群（MEWDS），点状脈絡膜内層症（PIC），急性後部多発性斑状色素上皮症（APMPPE）の鑑別

	MEWDS	PIC	APMPPE
年齢	20〜30歳	40歳以下	40歳以下
性別	女性に多い	女性に多い	性差なし
片眼・両眼	片眼	両眼（活動期に左右差あり）	両眼
初期自覚症状	Mariotte盲点拡大や中心暗点	中心視力の低下，霧視，光視症	急激な中心視力の低下，光視症
前駆症状	感冒様症状	なし	感冒様症状
経過	急激に発症し一過性	一過性であるが，再発寛解を繰り返す	急激に発症し一過性
白斑の大きさ	複数の境界やや不明瞭な1/5〜1/2乳頭径の淡い白斑	複数の50〜300μm径の小型の黄白色病巣	複数の1乳頭径以下の大きさの黄白色病巣
白斑の経過	数日で消失	色素性瘢痕となる	数週間で消失
発症時黄斑部OCT所見	黄白色病巣が存在しない部位のellipsoid zoneが不明瞭	黄白色病巣は網膜色素上皮上に結節に伴う高反射所見を呈する	黄白色病巣は網膜外層の高反射所見を呈し，ellipsoid zone，interdigitation zoneは脱落
脈絡膜新生血管の合併	まれ	あり	なし
治療	経過観察	経過観察とするが，脈絡膜新生血管に対しては抗VEGF薬硝子体内注射	経過観察
予後	経過良好	経過良好であるが，脈絡膜新生血管の合併や寛解期の瘢痕病巣が中心窩に存在すれば不可逆性の視力低下となる	比較的経過良好

VEGF：血管内皮増殖因子．

III 治療

自然に回復するので特別な治療は必要ない．数週間の経過で自覚症状，視力，眼底所見および視野異常が徐々に改善し，正常な眼底に戻ることが多い．脈絡膜新生血管を合併した場合は，抗血管内皮増殖因子（vascular endothelial growth factor：VEGF）薬の硝子体内注射を行う．

IV 患者への対応

自然寛解することが多いと説明するが，新たな自覚症状が出現した際は合併症の確認のため早急に受診することを勧める．

文献
1) Azar G, et al：Acute syphilitic posterior placoid chorioretinopathy presenting as atypical multiple evanescent white dot syndrome. Eur J Ophthalmol 31：NP141-NP144, 2021

ぶどう膜炎診療ガイドライン
（https://www.jois-hp.com/ガイドライン）

③点状脈絡膜内層症（PIC）

I 疾患の特徴

点状脈絡膜内層症（punctate inner choroidopathy：PIC）は，中等度近視の40歳以下の若年成人の女性に多く，眼底後極部を中心に網膜色素上皮から脈絡膜内層のレベルに複数の黄白色病巣を認める疾患である．非感染性の炎症疾患とされているが，原因は不明である．自覚症状としては中心視力の低下，霧視あるいは光視症などがあり，活動期には両眼性のことが多いが，症状と所見には左右差がみられる．緩徐に発症し，一過性であるが，再発寛解を繰り返す．

眼底所見は，後極部の小型の黄白色病巣が複数個認められる（図4a）．OCTでは，黄白色病巣に一致して網膜色素上皮上に結節状の高反射所見を呈する（図4b）．この高反射病巣の部位は外網状層および網膜色素上皮を穿破し，やがて消失し色素性瘢痕となるが（図5c），ellipsoid zoneと網膜色素上皮の欠損とその直下の脈絡膜は高反射となり（図5b），網膜色素上皮欠損部へ網膜が引き込まれるような所見を示す[1]（図5d）．脈絡膜新生血管を合併することがある（図4e〜h）．

II 鑑別の要点

眼底後極部に白斑病変が散在する白点症候群（white dot syndrome）との鑑別が必要である．PICは炎症所見がなく，1個の白斑が小型であることで鑑別できるものも多いが，多発消失性白点症候群（multiple evanescent white dot syndrome：MEWDS）からのちにPICの所見が出現するなど（図6），時期により診断が異なる症例もある．それ以外に，強度近視にみられるFuchs斑，眼トキソプラズマ症，眼結核（脈絡膜結核），その他の感染性脈絡膜炎などを鑑別する．

III 治療

特に治療を行わなくても寛解期には色素性瘢痕

③点状脈絡膜内層症 (PIC)

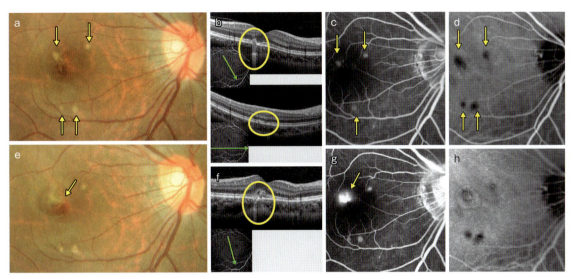

[図4] 点状脈絡膜内層症 (PIC)
a～d：発症時．黄斑部に複数の小型の黄白色病巣がみられ (a，矢印)，OCT で黄白色病巣に一致した網膜色素上皮上に，結節状の高反射所見と ellipsoid zone の不整所見を呈する (b，円内)．フルオレセイン蛍光造影の後期に黄白色病巣に一致した過蛍光 (c，矢印)，インドシアニングリーン蛍光造影の後期に病巣周囲を含んだ脈絡毛細血管板の循環障害に伴う低蛍光を認める (d，矢印)．e～h：50日後．黄斑部に出血を伴う脈絡膜新生血管 (e，矢印)，OCT で高反射部位と漿液性網膜剥離を認め (f，円内)，フルオレセイン蛍光造影の後期に旺盛な漏出を伴う classic CNV の所見を認める (g，矢印)．h：インドシアニングリーン蛍光造影の後期．

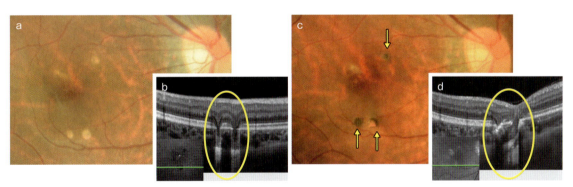

[図5] 点状脈絡膜内層症 (PIC)
a，b：図4a～d の7カ月後．高反射病巣の部位は外網状層および網膜色素上皮を穿破し，ellipsoid zone と網膜色素上皮の欠損とその直下の脈絡膜は高反射となっている (b，円内)．b，c：図4a～d の10年後．色素性瘢痕となるが (c，矢印)，その網膜色素上皮欠損部へ網膜が引き込まれるような所見を示す (d，円内)．

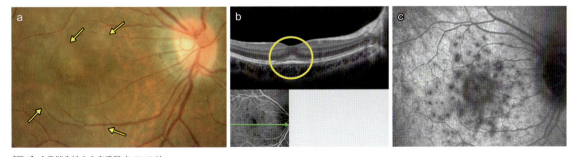

[図6] 多発消失性白点症候群 (MEWDS)
図4の点状脈絡膜内層症 (PIC) 発症2カ月前に多発消失性白点症候群 (MEWDS) を発症していた．大型の白色病巣 (a，矢印) と，OCT で中心窩の ellipsoid zone の不明瞭所見 (b，円内)，インドシアニングリーン蛍光造影で散在する低蛍光を認める (c)．

413

へと変化していくが，中心窩付近に活動性が高い病巣が生じている場合は，トリアムシノロンの後部Tenon囊下注射あるいはステロイド薬の内服を行うことを検討する．脈絡膜新生血管を合併した場合は，抗血管内皮増殖因子（vascular endothelial growth factor：VEGF）薬の硝子体内注射を行う．

Ⅳ 患者への対応

瘢痕病巣が中心窩に存在すれば不可逆性の視力低下となることや，寛解期に合併する脈絡膜新生血管の早期発見，早期治療が重要であるため，定期診察，自覚症状の変化の際の早急な受診の必要性を説明する．

文献
1) Zhang X, et al：Spectral-domain optical coherence tomographic finding at each stage of punctate inner choroidopathy. Ophthalmology 120：2678-2683, 2013

ガイドライン

ぶどう膜炎診療ガイドライン
(https://www.jois-hp.com/ガイドライン)

④急性後部多発性斑状色素上皮症（APMPPE）

Ⅰ 疾患の特徴

急性後部多発性斑状色素上皮症（acute posterior multifocal placoid pigment epitheliopathy：APMPPE）は，40歳以下の若年成人に多く，眼底後極部に播種性に黄白色病巣を認める疾患である．非感染性の炎症疾患とされているが原因は不明であり，眼症状が発症する前に感冒様症状がみられることが多く，ウイルスとの関連も示唆されている．自覚症状としては急激な中心視力の低下，光視症などがあり，両眼性のことが多いが，症状と所見には左右差がみられる．

眼底所見は，急性期には眼底の後極部を中心に，網膜色素上皮層レベルに複数の黄白色（クリーム色）の病巣がみられる（図7a）．数週間で寛解期になると，急性期にみられる病巣が消失し，軽度な色素沈着を伴うまだらな網脈絡膜萎縮に変化する．フルオレセイン蛍光造影検査では，急性期にみられる灰白色病巣が造影早期に低蛍光，後期に過蛍光を示す（逆転現象）（図7b, c）．インドシアニングリーン蛍光造影検査では，造影早期，後期ともに低蛍光を示す（図7e, f）．OCTでは，黄白色病巣は網膜外層の高反射所見として認められ，ellipsoid zone, interdigitation zoneは脱落している（図7d）．

Ⅱ 鑑別の要点

眼底後極部に白斑病変が散在する白点症候群（white dot syndrome）との鑑別が必要である．また，乳頭炎やぶどう膜炎の所見を伴うこともあり，Vogt-小柳-原田病，感染性ぶどう膜炎などを鑑別する．限局性の脈絡膜細動脈の閉塞が病因であり，地図状脈絡膜炎との鑑別を要する．

Ⅲ 治療

特に治療を行わなくても，視力は自然に回復する．

④急性後部多発性斑状色素上皮症（APMPPE）

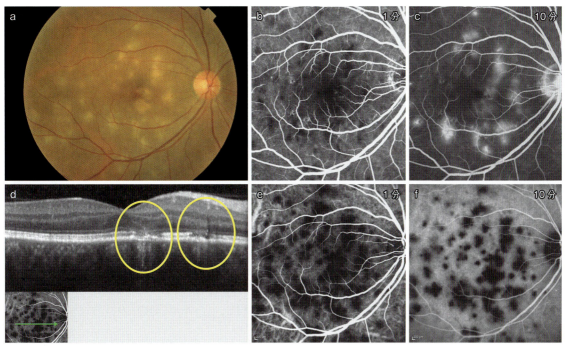

[図7] 急性後部多発性斑状色素上皮症（APMPPE）
眼底の後極部に複数の黄白色（クリーム色）の病巣を認める（a）．フルオレセイン蛍光造影では，黄白色病巣部位は早期に低蛍光（c），後期に過蛍光を示す（d）（逆転現象）．インドシアニングリーン蛍光造影では造影早期，後期ともに低蛍光を示す（f，g）．OCTでは，黄白色病巣は網膜外層の高反射所見として認められ，ellipsoid zone, interdigitation zoneは脱落している（d, 円内）．

Ⅳ 患者への対応

一過性で視力は自然に回復する症例も多いが，広範囲に色素沈着を伴う萎縮病巣により視力低下を伴う場合もあることを説明する．

 ぶどう膜炎診療ガイドライン
（https://www.jois-hp.com/ガイドライン）

（森　隆三郎）

415

⑤急性網膜色素上皮炎

I 疾患の特徴

急性網膜色素上皮炎（acute retinal pigment epitheliitis）は，比較的まれな疾患で，原因不明の網膜色素上皮の急性炎症と考えられている．若年者の片眼に急性に霧視や変視症，視力低下などを生じて発症することが多い．眼底の黄斑部網膜深層に多数の小さく淡い滲出斑が散在し，滲出斑の中央は灰白色で周囲に黄白色の輪状斑を伴い（図8a），白点症候群（white dot syndrome）の一つと考えられている．フルオレセイン蛍光造影では滲出斑の中心部は低蛍光を，周囲の黄白色輪は明るい過蛍光を示し，インドシアニングリーン蛍光造影では滲出斑は低蛍光を示す（図8c, d）．OCTでは，病巣部の網膜色素上皮は内部の充実性反射を伴う不整隆起を示し，interdigitation zone と ellipsoid zone は不鮮明になることが多い（図8b）．基本的に経過は良好で，特に加療を行わずとも病巣は瘢痕を残さずに数週間で消失することが多い．ときに軽い瘢痕を残すこともある（図9）．

II 鑑別の要点

白点症候群に属する疾患が鑑別に挙げられる（表3）．そのなかでも急性後部多発性斑状色素上皮症（acute posterior multifocal placoid pigment epitheliopathy：APMPPE）や，多発消失性白点症候群（multiple evanescent white dot syndrome：MEWDS），acute idiopathic maculopathy（AIM）などが重要である．これらの疾患については前後の項目を参照．

III 治療

自然経過で回復することが多い．

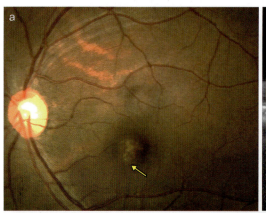
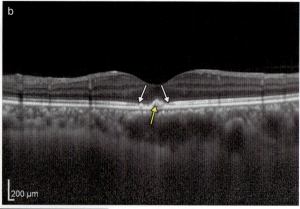
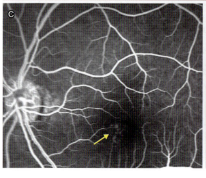
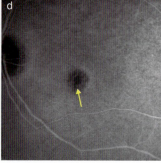

[図8] 急性網膜色素上皮炎の発症時
32歳，女性，左眼の矯正視力は（0.4）．a：眼底には境界不鮮明な灰白色滲出斑を認める（矢印）．b：OCT，水平断．内部の充実性反射を伴う網膜色素上皮の不整隆起を示す（黄矢印）．interdigitation zone と ellipsoid zone は不鮮明である（白矢印）．c：フルオレセイン蛍光造影（中期）．病巣中央はやや低蛍光を示し，周囲は過蛍光を示す（矢印）．d：インドシアニングリーン蛍光造影（晩期）．病巣は終始低蛍光を示す（矢印）．

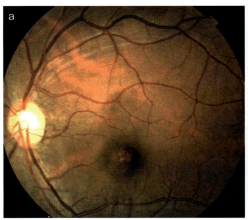
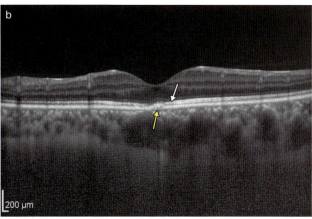

[図9] 急性網膜色素上皮炎の初診時から1カ月後
図8と同一症例．左眼の矯正視力は(1.0)．a：眼底の灰白色病巣は消失し，網膜色素上皮の変性のみになっている．b：OCT，水平断．病巣部の網膜色素上皮障害部は瘢痕になり（黄矢印），ellipsoid zone はほぼ回復している（白矢印）．

[表3] 鑑別が必要な疾患

疾患	特徴	予後・治療
急性網膜色素上皮炎	・若年，片眼性が多く原因不明 ・黄斑部網膜深層に多数の淡い滲出斑が散在，滲出斑中央は灰白色で周囲に黄白色の輪状斑を伴う ・FAでは滲出斑中心部は低蛍光で周囲の黄白色輪は過蛍光 ・IAでは滲出斑は低蛍光 ・OCTでは網膜色素上皮は内部の充実性反射を伴う不整隆起，interdigitation zone と ellipsoid zone は不鮮明	・良好 ・自然治癒
acute idiopathic maculopathy (AIM)	・若年〜成人にみられ，片眼性が多い ・感冒様症状が先行することが多い ・黄斑部に灰白色や黄色の滲出を伴う網膜色素上皮の肥厚や漿液性網膜剥離，網膜内出血 ・OCTでは網膜色素上皮障害，ellipsoid zone や interdigitation zone の消失，外境界膜の不鮮明化	・良好 ・自然治癒

FA：フルオレセイン蛍光造影，IA：インドシアニングリーン蛍光造影．
上記以外に，多発消失性白点症候群（MEWDS），点状脈絡膜内層症（PIC），急性後部多発性斑状色素上皮症（APMPPE）との鑑別も重要である．これらの疾患については，9-7)-「②多発消失性白点症候群（MEWDS）」，「③点状脈絡膜内層症（PIC）」，「④急性後部多発性斑状色素上皮症（APMPPE）」参照．

IV 患者への対応

視力低下や変視症などの症状から不安感を強く感じる患者もいるので，自然経過で回復して視力予後は良好な場合が多いことを説明しておく．

⑥ acute idiopathic maculopathy (AIM)

I 疾患の特徴

acute idiopathic maculopathy (AIM) は，健常な若年や成人で急激な視力低下や中心暗点，変視症などで発症する疾患で，片側性で発症することが多く，unilateral acute idiopathic maculopathy (UAIM) と呼ばれることもある．感冒様症状が先行することが多く，何らかの感染が原因と考えられている．急性期には，黄斑部に灰白色や黄色の滲出を伴う網膜色素上皮の肥厚や漿液性網膜剝離，網膜内出血を認めるが（図10），数週間から数カ月で自然寛解し，視力予後は良好なことが多い（図11）．回復期になると黄斑病変部は標的黄斑（bull's eye）を呈する．

II 鑑別の要点

急性期には，OCTや眼底自発蛍光などで網膜色素上皮の障害，ellipsoid zone や interdigitation zone の消失，外境界膜の不鮮明化などの所見を認めるが（図10b, e），回復するにつれて所見が改善を認めることが多い点が（図11b, c），他の黄斑変性疾患と異なる点である．また，感染，特にコクサッキーウイルスによる感冒様症状が先行した症例の報告が多いが，感冒様症状を認めずに発症する症例もある．

III 治療

自然経過で回復することが多く，積極的加療を行わない場合が多い．ステロイド薬の投与を行うこともある．

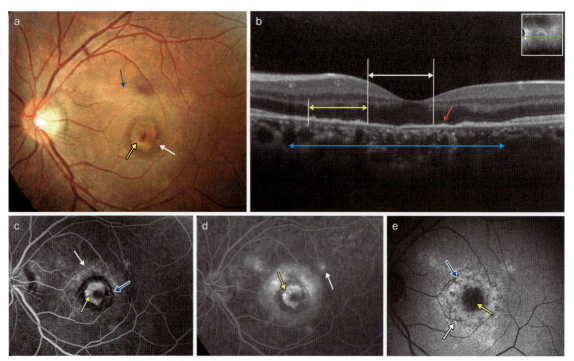

[図10] acute idiopathic maculopathy (AIM) の急性発症時
30歳，女性，1週間前から左眼の視力低下を自覚，左眼矯正視力（0.2）．a：眼底には黄斑部に境界鮮明な網膜色素上皮（RPE）の1乳頭径大の色素脱失病巣（黄矢印）と，その周囲に褐色輪（白矢印）を認める．青矢印は網膜外層の2乳頭径大の白濁．b：OCT，水平断．病巣部のRPEの不整（黄矢印）と扁平化（白矢印）を認め，ellipsoid zone や interdigitation zone の消失（青矢印）を認める．赤矢印は不明瞭な外境界膜（ELM）．c, d：フルオレセイン蛍光造影．早期では病巣部のRPE障害領域は顆粒状の過蛍光を示し（c，黄矢印：window defect による過蛍光，白矢印：周囲の淡い過蛍光，青矢印：輪状低蛍光），造影後期になると蛍光輝度はやや増強するが，漏出はない（d，黄矢印：過蛍光がやや増強，白矢印：周囲の病巣）．e：眼底自発蛍光では，病巣部の中央は低蛍光であるが（黄矢印），全体的には顆粒状（白矢印）あるいは斑状（青矢印）の高蛍光を示す．

⑥acute idiopathic maculopathy (AIM)

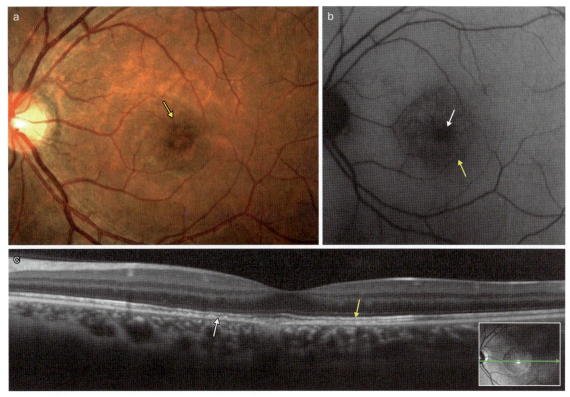

[図11] acute idiopathic maculopathy (AIM) の初診時から4カ月後
図10と同一症例. a：黄斑部の病巣は色素むらを残すものの（矢印），眼底所見は改善した．b：眼底自発蛍光では，病巣の蛍光輝度は減弱した（黄矢印）．自発低蛍光は残存している（白矢印）．c：OCT，水平断．ellipsoid zoneは回復し（黄矢印），interdigitation zoneも分節状にほぼ回復している（白矢印）．

IV 患者への対応

　原因は不明で積極的な治療法もないことから，不安感を強く感じる患者もいるので，自然回復して視力予後の良好な症例が多いことを説明しておく．

（永井由巳）

419

⑦ acute macular neuroretinopathy（AMN），paracentral acute middle maculopathy（PAMM）

I 疾患の特徴

acute macular neuroretinopathy（AMN）は，急性の一過性，永続性の傍中心暗点，視力低下をきたす疾患で，中心窩周囲に楔状または花弁状の赤褐色斑や橙色斑がみられる．1975年にBosらにより1つの疾患群として報告された．前駆症状として半数の症例で感冒様症状を伴い，女性に多く，20～40歳代に好発する．経口避妊薬，アドレナリン投与，貧血，血小板減少，低血圧，ショック，ウイルス感染やワクチン後に発症することが報告されている．

paracentral acute middle maculopathy（PAMM）は，2013年に初めてSarrafらにより報告された病態で，中心窩周囲にAMNに類似した網膜白濁病巣がみられ，OCTでは内顆粒層に帯状の高反射部として描出される．当初はAMNの亜型と考えられたが，その後の検討で異なる病態と理解されている．原因疾患として，特発性もあるが，網膜中心静脈閉塞症，網膜動脈閉塞症，糖尿病網膜症，高血圧網膜症，鎌状赤血球網膜症，Purtscher外傷性網膜症など，さまざまな網膜血管病変に伴ってみられる．

網膜毛細血管網は，表層毛細血管網（superficial capillary plexus：SCP），中間層毛細血管網（intermediate capillary plexus：ICP），深層毛細血管網（deep capillary plexus：DCP）で形成されている．特にDCPの灌流域はSCPに比べて酸素分圧が低く，虚血の影響を受けやすい．PAMM病巣は，SCPの網膜内層虚血による軟性白斑と比較して，より深層の灰色かつ境界不鮮明な病巣で，内顆粒層を栄養するICPおよびDCPの虚血により生じる．AMNの病巣部位は，PAMMより深層の外網状層を中心とする網膜外層であり，DCPの虚血によると考えられている．

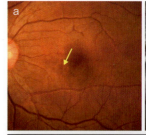
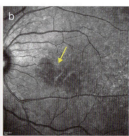
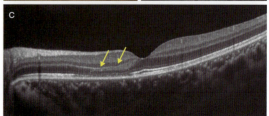
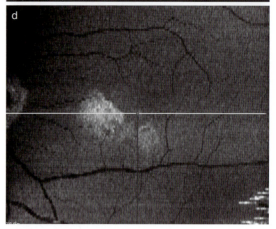

[図12] acute macular neuroretinopathy（AMN）
a：眼底写真．b：近赤外画像．c：OCT断層像．d：OCT en face画像（外網状層での断面）．矢印：AMN病巣部．

II 鑑別の要点

AMN，PAMMの網膜白濁病巣の検出には，近赤外画像が有用である．病巣部の局在の同定にはOCTの断層像が必要であり，平面的な範囲の検出にはen face画像が有用である（図12，13）．AMN，PAMM病巣ともに，ICPおよびDCPレベルでの虚血であるため，フルオレセイン蛍光造影では異常を捉えにくい．

III 治療

AMN，PAMMとも確立された治療法はない．

⑧散弾状脈絡網膜症

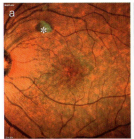
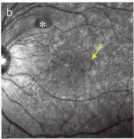
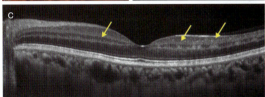
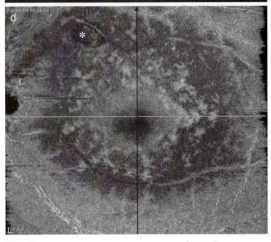

[図13] paracentral acute middle maculopathy（PAMM）
a：マルチカラー眼底写真．b：近赤外画像．c：OCT断層像．d：OCT en face画像（外網状層での断面）．矢印：PAMM病巣部，＊：軟性白斑．

Ⅰ 疾患の特徴

　散弾状脈絡網膜症（birdshot chorioretinopathy）は，両眼底に滲出斑が多発するまれな慢性脈絡網膜炎である．寛解期に，特徴的な散弾銃痕に似た瘢痕病巣（脱色素斑）になることから名づけられた．中高年の白色人種に好発し，平均年齢は約50歳である．女性にやや多い．ヒト白血球型抗原（human leukocyte antigen：HLA）-A29が高率に陽性となることから，本症の病態に強く関与すると考えられる．しかし，日本人はこのlocusをもたないので患者の報告は少ない．患者は両眼の霧視や飛蚊症を自覚する．前房や硝子体の炎症は軽度である．眼底には，1/4～1/2乳頭径の乳白色滲出斑が両眼の後極部および赤道から周辺部にかけ左右対称性に多発し（図14a），一部は放射状の配列を呈する．滲出斑は次第に色素沈着を伴わない脱色素斑となり，散弾銃痕様を呈する（図14b）．滲出斑は，フルオレセイン蛍光造影では初期に低～過蛍光，後期で過蛍光を，インドシアニングリーン蛍光造影では初期から低蛍光を示す．OCTでは滲出斑部に一致してellipsoid zoneが欠損し，OCT angiographyでは脈絡膜Haller層レベルで血流が低下する．合併症として，視神経乳頭腫脹や嚢胞様黄斑浮腫，網膜下新生血管を生じることがある．

Ⅱ 鑑別の要点

　上述の特徴的な眼底と蛍光眼底造影所見の特徴を満たし，かつ他疾患が否定できたときに初めて診断できる．サルコイドーシスは本疾患に似た眼底像を示すことがあるので，豚脂様角膜後面沈着物，隅角結節を伴う前房炎症所見の有無や，胸部X線検査などを含め精査する．ほかに急性後部多発性斑状色素上皮症，多巣性脈絡膜炎などの白点症候群や，梅毒，結核などの感染性網脈絡膜炎が鑑別に挙がる．

Ⅳ 患者への対応

　網膜白濁病巣は時間経過とともに消失するが，傍中心暗点の症状はさまざまな程度で残存する．白濁病巣の消失後に受診した場合には，内顆粒層から外顆粒層にかけての萎縮が痕跡的にみられ，多発消失性白点症候群や急性帯状潜在性網膜外層症との鑑別が困難な場合もある．PAMMは，病名というよりも，網膜虚血により生じる内顆粒層レベルの病変を表す所見であり，高血圧，糖尿病，膠原病などの原因疾患の検索と加療を内科と連携して行う．

（河野剛也）

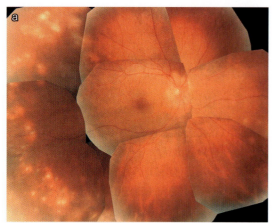

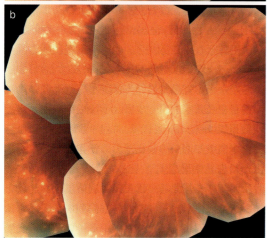

[図14] 散弾状脈絡網膜症の眼底写真（右眼）
a：初診時．黄白色の滲出斑が赤道部から周辺部にかけてほぼ全周に多発し、一部は放射状に配列している．視神経乳頭腫脹を伴っている．
b：ステロイド薬内服治療後．滲出斑は色素沈着を伴わない脱色素斑となり、特徴的な散弾銃痕様を呈した．

III 治療

一般的に，ステロイド薬の全身投与（プレドニゾロン0.5～1mg/kg/日）を行う．再発時には免疫抑制薬の併用を考慮する．また，トシリズマブなどの生物学的製剤の有効性が報告されている．

IV 患者への対応

多くの症例で再発し慢性の経過をたどることから，長期的に経過を観察する必要がある．炎症の活動性が強い症例では，黄斑浮腫の遷延などにより視力予後が不良になることがあるので，その旨を説明する．

（齋藤　航）

⑨自己免疫網膜症（癌関連網膜症）

I 疾患の特徴

自己免疫網膜症（autoimmune retinopathy）は，自己免疫機序によって網膜に傷害を生じる非常に珍しい疾患である．症状は急性もしくは亜急性に進行する夜盲，光視症，視野狭窄である．腫瘍に関連して生じるもの（paraneoplastic retinopathy（PR））と，そうでないもの（nonparaneoplastic autoimmune retinopathy（npAIR））があるが，PRのなかで視細胞死を生じるものを癌関連網膜症（cancer-associated retinopathy：CAR），主に悪性黒色腫患者において双極細胞の機能障害を生じるものを悪性黒色腫関連網膜症（melanoma-associated retinopathy：MAR）と呼ぶ．自己抗体によるものであるため，両眼に発症することが多い．CARやnpAIRの場合は網膜色素変性様に求心性の視野狭窄を呈することが多く，進行すると失明することもある．

II 鑑別の要点

CARやnpAIRの眼底に特徴的な所見はないが（図15a），OCTでは網膜色素変性と似た網膜外層の異常がみられることが多く，ellipsoid zoneに途絶や外顆粒層の菲薄化がみられることが診断のポイントになる（図15b）．診断に最も有用な検査は網膜電図（electroretinogram：ERG）である．CARでは広範な視細胞傷害によりERGの著しい振幅低下をきたす（図15c）．一方，MARではフラッシュERGのb波がa波より小さい陰性型と呼ばれる波形を示す（図16a）．MARは形態の異常をきたさないため，画像診断は困難である．自己免疫網膜症の診断では，血清中に自己抗体の存在を証明する必要があるが，リカバリンやTRPM1（図16b）などの一部の蛋白に対する抗体以外は，同定方法は定まっていない．

⑨自己免疫網膜症（癌関連網膜症）

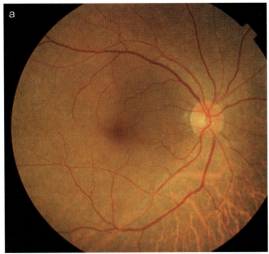

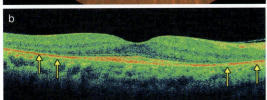

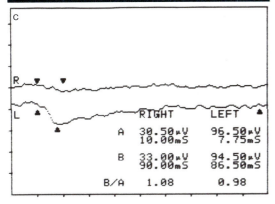

[図15] 癌関連網膜症（CAR）
進行性の夜盲を訴えて受診した患者．両眼矯正視力1.0．a：眼底に明らかな異常はみられない．b：OCTでellipsoid zoneが中心窩付近にしかみられず，周辺部の網膜外層が菲薄化している（矢印）．c：網膜電図（ERG）では，暗順応下のフラッシュERGで両眼とも著しい振幅の低下を認める．

Ⅲ 治療

眼症状が初発の場合もあるので，CARやMAR

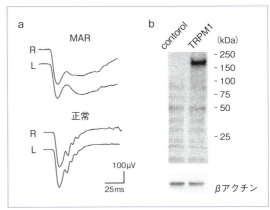

[図16] TRPM1に対する自己抗体が検出された悪性黒色腫関連網膜症（MAR）
急な夜盲とまぶしさを訴えて受診した患者．眼底もOCTも明らかな異常はみられなかった．矯正視力は右1.0，左0.8．a：網膜電図（ERG）．暗順応下のフラッシュERGで両眼とも陰性型であることからMARと診断された．b：患者初診時の血清を用いたウエスタンブロット．TRPM1が発現しているレーンでは200kDa付近にバンドが検出されるが，TRPM1を発現していないレーンではバンドがなく，血清中の抗TRPM1抗体の存在を示している．

を疑った場合は全身検査で癌を発見することが大切である．治療は，悪性腫瘍の治療が優先されるが，腫瘍に対する治療により必ずしも眼症状が改善されるわけではなく，進行することも多い．

Ⅳ 患者への対応

癌の治療中に発症した症例では，しばしば癌が再発したり増悪したときに起こるので，癌の治療を行っている科で速やかに精査をしてもらい，必要があれば追加の治療をしてもらう．眼症状が初発の場合は，早期に全身検査を行い癌の精査を行う．眼症状が現れてから数年後に癌が発症することもあるため，癌が見つからなかった場合でも全身に変化がないかをチェックする必要がある．自己免疫網膜症は進行が速く，両眼性のことが多いため，ロービジョンケアが必要になる例も多く，患者の心のケアも大切になる．

（上野真治）

8）加齢黄斑変性
①ドルーゼン

I 疾患の特徴

加齢黄斑変性（age-related macular degeneration：AMD）に先行する病変の一つであり，網膜色素上皮（retinal pigment epithelium：RPE）下の加齢性の沈着物である．小型（直径63μm未満）で境界明瞭な「硬性ドルーゼン」，中型（63μm以上）または大型（125μm以上）で境界不明瞭な「軟性ドルーゼン」は，しばしば融合して網膜色素上皮剝離（retinal pigment epithelial detachment：PED）となる．軟性ドルーゼンを認める眼は，AMD前駆病変と診断される[1]．その他，小〜中型で集簇するが融合しない「cuticular drusen」，軟性ドルーゼンが多発する眼で併発する網状（reticular）なびまん性沈着物と例外的に網膜下の沈着物「subretinal drusenoid deposits」，脈絡膜肥厚（pachychoroid）を認める眼に生じるサイズや形状が不整な沈着物「pachydrusen」などがある（図1）．

II 鑑別の要点

血液成分の滲出部位に生じる硬性白斑は，黄白色で不定形であり，滲出の境界に生じやすいのでしばしば輪状の配列をとる．OCTで網膜下や網膜内に hyper-reflective foci として観察できる．

III 治療

AMDの前駆病変を認めた時点で，AMD発症予防として禁煙や抗酸化サプリメント摂取が推奨されている（ガイドライン「加齢黄斑変性の治療指針」参照）．ビタミンC・E，亜鉛，ルテイン，ゼアキサンチンを含むものが最も予防効果が高いことが，AREDS2研究で実証されている[2,3]．厳密には，日本の基準ではAMD前駆病変に含まれる中型ドルーゼンが中心窩から2乳頭径以内に20個未満であれば（AREDS研究におけるカテゴリー2），新生血管型（滲出型）または萎縮型（国際分類に従って中心窩を含む地図状萎縮に限る）AMDの5年発症率は1.3%にとどまるが，中型20個以上または大型が1個以上，または中心窩外の地図状萎縮があれば（カテゴリー3），18%と急上昇し，片眼が既に新生血管型または萎縮型AMDの場合の僚眼（カテゴリー4）においては

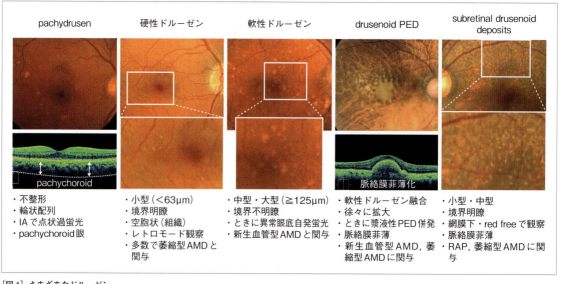

[図1] さまざまなドルーゼン
PED：網膜色素上皮剝離，IA：インドシアニングリーン蛍光造影，AMD：加齢黄斑変性，RAP：網膜内血管腫状増殖．

43%と高頻度となる[2]．カテゴリー3および4において，抗酸化サプリメント摂取は5年発症率を25%の症例で抑制する効果が期待できる[2,3]．

Ⅳ 患者への対応

抗酸化サプリメントはカテゴリーによらず推奨した方がよいが，エビデンスに基づくなら，前述のカテゴリー3および4に対しては治療指針にも盛り込まれているため推奨する．サプリメントに抵抗感のある人には，「サプリメントもさまざまですが，このサプリメントは大規模臨床研究で効果が実証されており医薬品に近いものです」と説明すると，禁煙ができないような人でもむしろ摂取してもらえることが多い．味覚異常や胃腸障害などがあれば無理して摂取せず，代わりに緑黄色野菜の摂取を勧めるとよい．ルテインのみとかブルーベリーなどを自主的に摂取している人には，眼底所見が悪化傾向にある場合は厳密な組み合わせの商品を推奨する．

文献
1) 髙橋寛二ほか：加齢黄斑変性の分類と診断基準．日眼会誌 112：1076-1084，2008
2) Age-Related Eye Disease Study Research Group：A randomized, placebo-controlled, clinical trial of high-dose supplementation with vitamins C and E, beta carotene, and zinc for age-related macular degeneration and vision loss：AREDS report No. 8. Arch Ophthalmol 119：1417-1436, 2001
3) Age-Related Eye Disease Study 2 Research Group：Lutein＋zeaxanthin and omega-3 fatty acids for age-related macular degeneration：the Age-Related Eye Disease Study 2（AREDS2）randomized clinical trial. JAMA 309：2005-2015, 2013

ガイドライン
加齢黄斑変性の治療指針
（https://www.nichigan.or.jp/member/journal/guideline/detail.html?itemid=291&dispmid=909）

②網膜色素上皮剥離・裂孔

Ⅰ 疾患の特徴

網膜色素上皮剥離（retinal pigment epithelial detachment：PED）は，剥離した網膜色素上皮（retinal pigment epithelium：RPE）下の内容物によって分類され（図2），漿液性PEDは加齢黄斑変性（age-related macular degeneration：AMD）の前駆病変として血管新生を伴わない時期からしばしば出現する．軟性ドルーゼン（直径63μm以上で境界不明瞭）は，組織学的には一部は漿液性PEDを伴っている．軟性ドルーゼンはしばしば融合し，drusenoid PEDの状態となり，ときに漿液性PEDに移行する．細隙灯顕微鏡のスリット光を照射すると内部が光る所見（ランタン現象）は，漿液性PEDの特徴である．漿液性PEDは，1型黄斑新生血管（macular neovascularization：MNV），pachychoroid neovasculopathy（PNV）とポリープ状脈絡膜血管症（polypoidal choroidal vasculopathy：PCV），および網膜内血管腫状増殖（retinal angiomatous proliferation：RAP）（3型MNV）の滲出圧が関与して生じる．1型MNVおよびPCVは，ときに出血を伴い，出血性PEDと漿液性PEDの内部に血液のニボーが観察されるものがある．1型MNVなどの線維血管膜を伴うものは線維血管性PEDと呼ばれ，しばしば線維血管膜の収縮に伴い網膜色素上皮裂孔（retinal pigment epithelial tear）が生じる（図3）．

Ⅱ 鑑別の要点

漿液性PEDは，前述の細隙灯顕微鏡検査でのランタン現象と，OCTで内部が硝子体腔と同じ低輝度信号になることから診断は容易である．しかし，MNVを伴うかどうかで無血管性（non-vascularized）と血管性（vascularized）に大別され，前者は前駆病変であるが後者は新生血管型（滲出型）AMDであり，治療の必要性や反応がや

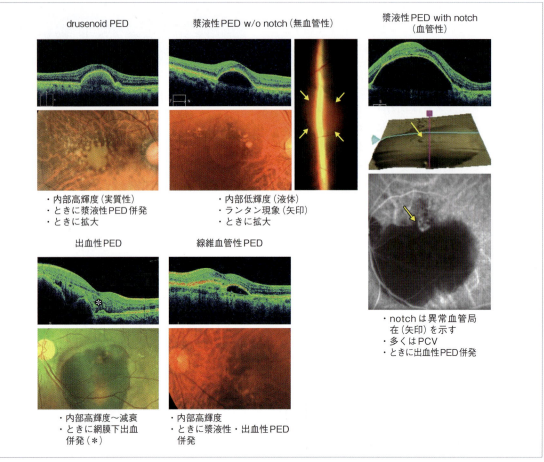

[図2] さまざまな網膜色素上皮剝離（PED）
w/o：with or without，PCV：ポリープ状脈絡膜血管症．

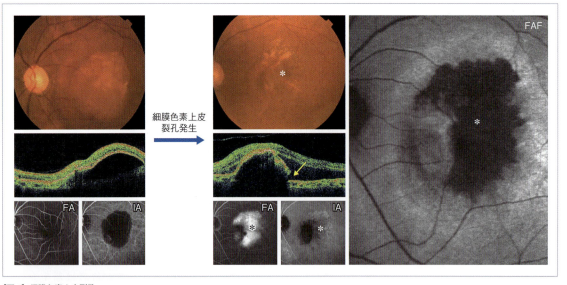

[図3] 網膜色素上皮裂孔
黄矢印：網膜色素上皮裂孔，＊：網膜色素上皮欠失部位，FA：フルオレセイン蛍光造影，IA：インドシアニングリーン蛍光造影，FAF：眼底自発蛍光．

や異なるため，鑑別が重要である．血管性の場合は，PED の境界に notch を認めることが多く，その部分に PCV のポリープや1型 MNV を認めたり，PNV の異常血管網を認めたりする（**図2**）．OCT では RPE と Bruch 膜に挟まれた実質性の間隙として観察できる．RAP においては，眼底に集簇する軟性ドルーゼンの内部の網膜内の小出血，OCT での網膜内液，PED の中央に3型 MNV の外方への侵入部位を示唆する RPE の亀裂がみられることが特徴的である．OCT angiography の B スキャンで血流信号を確認することで確定診断できる．インドシアニングリーン蛍光造影（indocyanine green angiography：IA）でも描出されるが，出血などで遮断されて判別できない場合がある．ただ出血を伴う場合は，血管新生を伴うと考えてよい．出血は眼底検査で暗赤色病変として観察されるか，OCT で高輝度であるが観察光が減衰する占拠性病変として観察できる（**図2**）．

網膜色素上皮裂孔は，眼底検査で注意すれば境界明瞭な萎縮として同定できるが，眼底自発蛍光検査が有用で，RPE 内に蓄積するリポフスチン由来の背景蛍光が裂孔部位で欠失するため，境界明瞭な低蛍光領域として観察できる（**図3**）．ただし，網膜下出血なども蛍光遮断により低蛍光領域として観察されるため，眼底検査とのすり合わせが重要である．

Ⅲ 治療

無血管性の漿液性 PED は，30歳代以降に沈着する RPE 下の脂質に関連した接着障害によるもので，抗血管内皮増殖因子（vascular endothelial growth factor：VEGF）療法に抵抗することが多く，むしろ治療後に PED が拡大する症例もある．PED のみでは基本的に視力低下はないので，原則として経過観察する．IA で過蛍光となる症例では，中心性漿液性脈絡網膜症（central serous chorioretinopathy：CSC）と同様に光線力学的療法（photodynamic therapy：PDT）が有効である[1]．血管性の PED は，PCV と PNV の場合は PDT が有効であることが多いが，PED 内部は IA でも蛍光遮断で観察できない場合が多く，PDT の照射範囲は注意深く決定する．1型 MNV を伴う線維血管性 PED の場合は，抗 VEGF 療法後にときに網膜色素上皮裂孔を生じるため（**図3**），視力が良い症例や網膜色素上皮裂孔が生じた場合に黄斑部が含まれると予測される症例などでは，急激な視力低下の可能性を十分に説明して治療方針を決定する．

Ⅳ 患者への対応

PED は，それ自体は視力に影響しにくいが，治療に抵抗しやすく，PED の拡大や MNV の発生・増大，滲出性変化や出血の可能性など，病状悪化のリスクを抱えた状態で，治療によりむしろ悪化することもあるため，治療方針の決定には慎重であるべきである．悪化傾向を認めた際などは，自然経過より治療介入の方が予後が良くなる確率が高いと説明し，納得してもらえる場合に治療を決断する．網膜色素上皮裂孔を生じると視力改善の見込みがなくなる場合も多いが，その発生を契機に鎮静化に向かう場合もあり，難しい病態であることを理解してもらい，視力を保つ可能性が残されている場合には集中的に抗 VEGF 療法を継続する．

文献
1) Goto S, et al：Reduced-fluence photodynamic therapy for subfoveal serous pigment epithelial detachment with choroidal vascular hyperpermeability. Am J Ophthalmol 154：865-871.e1, 2012

③萎縮型加齢黄斑変性

I 疾患の特徴

加齢黄斑変性（age-related macular degeneration：AMD）の前駆病変，特に軟性ドルーゼンや網膜下ドルーゼン様沈着物（subretinal drusenoid deposits）を認める眼では，黄斑新生血管（macular neovascularization：MNV）を伴う新生血管型 AMD（neovascular AMD）（滲出型 AMD）が発症する場合と，MNV を伴わずに緩徐に視機能の低下に至る萎縮型 AMD（atrophic AMD）が発生する場合がある．視細胞や網膜色素上皮（retinal pigment epithelium：RPE）の萎縮が進行し，視細胞/RPE/脈絡膜毛細血管が完全に萎縮した境界明瞭な地図状萎縮を生じると，萎縮型 AMD と診断される（ガイドライン「萎縮型加齢黄斑変性の診断基準」参照）（図4）．

II 鑑別の要点

萎縮型 AMD の鑑別疾患として，先天性・遺伝性の変性疾患，標的黄斑症，病的近視，慢性中心性漿液性脈絡網膜症，網膜色素上皮裂孔などが考えられる（図5）．錐体ジストロフィ，Stargardt 病，malattia leventinese，Best 病，黄斑部毛細血管拡張症（macular telangiectasia：MacTel）2 型，ヒドロキシクロロキン網膜症などの可能性を考えて診断する．現在のところ，新生血管型 AMD の病態末期に生じる黄斑萎縮とは区別して診断を行うが，両眼に集簇性の軟性ドルーゼンを認める眼において片眼網膜内血管腫状増殖（retinal angiomatous proliferation：RAP）を発症した場合は，両眼とも萎縮の進行を同程度に認めることが多く，病態としては重複しているものと考える．

III 治療

現在は治療法はなく，発症や増悪の予防として禁煙，抗酸化サプリメント（ビタミンC・E，亜

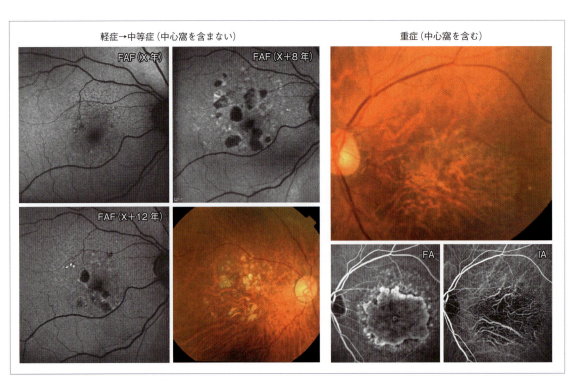

[図4] 萎縮型加齢黄斑変性（AMD）・地図状萎縮
FAF：眼底自発蛍光，FA：フルオレセイン蛍光造影，IA：インドシアニングリーン蛍光造影．

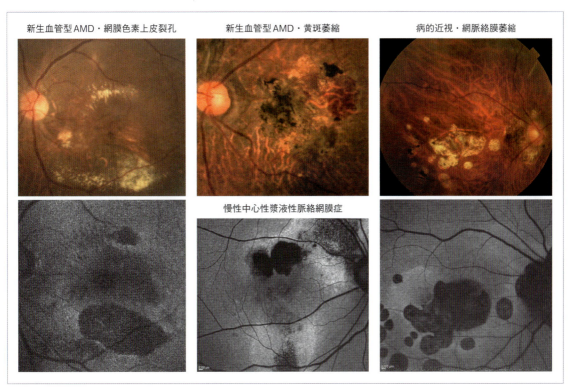

[図5] 萎縮型加齢黄斑変性（AMD）と鑑別を要する疾患

鉛，ルテイン，ゼアキサンチンを含むもの）か緑黄色野菜の摂取，遮光などの生活指導を行う．視力低下は緩徐であるが，視力が低下する以前から黄斑部の網膜感度の低下を進行性に認め，中心窩外の地図状萎縮が出現し，拡大して黄斑部を含むようになるため，視力が低下する頃には中心視野10°前後の比較暗点を認める場合が多い．両眼とも視力低下する頃にはQOLの低下が顕著となり，拡大読書器を導入するなどのロービジョンケアで対応するが，高齢者では補装具の使用が困難な場合もある．

Ⅳ 患者への対応

視力低下が緩徐であり，患者が受診するタイミングが遅い場合と，開業医に受診したとしても治療法がないため紹介されない場合があり，受診する頃にはロービジョンケアの対象になることも少なくない．高齢者で，かつ家族の付き添いを要する場合も多く，生活指導では抗酸化サプリメント摂取の継続の指示のほか，治療法がない現状で過剰な心配をあおることのないように，家族へも説明し理解と協力を得ることも大切である．今後，補体阻害薬やその他の新薬，遺伝子治療，再生医療，人工視覚などの新しい治療法が開発される可能性もあり，患者には前向きに生活を送るように促す．

 ガイドライン 萎縮型加齢黄斑変性の診断基準
（https://www.nichigan.or.jp/member/journal/guideline/detail.html?itemid=301&dispmid=909）

（安川　力）

④新生血管型加齢黄斑変性

Ⅰ　疾患の特徴

　加齢黄斑変性（age-related macular degeneration：AMD）のうち，黄斑部網膜下に新生血管とそれに伴う出血や滲出を生じるものを新生血管型AMD（neovascular AMD）といい，萎縮型AMD（atrophic AMD）とは区別される．50歳以上と定義されているが，50歳未満でも発症することがある．久山町研究によると[1]，2009年時点でのAMDの有病率は1.3％で，その9年前の調査結果（0.87％）と比較し，2倍以上に増加していた．その多くが新生血管型AMDで，男性が女性の約3倍となっている．男性が優位で比較的若年でみられることが，アジア人のAMDの特徴である．高齢になるほど両眼発症の割合が高くなり，喫煙は発症・進行の危険因子であることが知られている．なお，新生血管型AMDでみられる新生血管は，従来脈絡膜新生血管（choroidal neovascularization：CNV）と呼ばれてきたが，脈絡膜由来に限らないことから近年は黄斑新生血管（macular neovascularization：MNV）への用語変更が提案されている[2]．

　MNVは1〜3型に分類されており，1型は網膜色素上皮下にとどまるもの，2型は網膜色素上皮より上に伸展するもの，3型は網膜内の新生血管と吻合するものである．日本では，新生血管型AMDの特殊型としてポリープ状脈絡膜血管症（polypoidal choroidal vasculopathy：PCV），網膜内血管腫状増殖（retinal angiomatous proliferation：RAP）が分類されている[3]が，PCVは1型MNVの亜型であり，RAPは3型MNVに相当する．近年は，1型MNVで脈絡膜肥厚（pachychoroid）を伴うものをpachychoroid neovasculopathy（PNV）として別に分類することもある[4]．

Ⅱ　鑑別の要点

　初期には変視症で気づくことが多いが，進行すると中心暗点を生じて視力低下をきたす．眼底検査で黄斑下に出血がみられれば診断は容易であるが，網膜下液のみ，あるいは網膜色素上皮剝離のみの所見であれば，中心性漿液性脈絡網膜症との区別が難しいこともある．ただ実際には，中心性漿液性脈絡網膜症との疾患連続性も指摘されている[5,6]．PCVでは，ポリープ状に拡張した血管が橙赤色の隆起病変として観察されることがあり，しばしば網膜下や網膜色素上皮下の出血を伴う．RAPは両眼に生じることが多く，ドルーゼンに合併して小さな網膜内の出血がみられる．

　OCT，OCT angiography，眼底自発蛍光，フルオレセイン蛍光造影，インドシアニングリーン蛍光造影が，本症の診断の助けとなる．

　鑑別を要する疾患としては，黄斑部に滲出性変化，すなわち網膜下液，網膜浮腫，網膜色素上皮剝離，網膜下出血をきたす疾患が挙げられる．**表1**に診断・鑑別の要点を示した．

Ⅲ　治療

　滲出性変化を伴うMNVは治療適応となる．通常，抗血管内皮増殖因子（vascular endothelial growth factor：VEGF）薬の硝子体内注射を選択し，MNVの拡大と滲出性変化の抑制を図る．中心窩の視細胞障害が少ない段階で治療介入した方が，より良好な視力が期待できる[7]．抗VEGF治療は導入期と維持期に分けられ，導入期には毎月薬剤を投与して視力改善を図り，維持期には病状に応じて治療間隔を設定しながら視力維持を目指す．滲出性変化の再燃を繰り返すと不可逆的な視力低下に至ることから，できるだけ再燃の頻度を減らせるような治療レジメン（treat and extendなど）を計画する．しかしながら，費用や通院の負担から治療脱落が生じることもあり，長期の視力維持は難しい．

　効果の延長や増強を期待して，新たな抗VEGF薬が上市されている．費用負担の軽減目的でバイオ後続品も導入されてきている．2024年5月時点で使用できる薬剤とその特徴を**表2**に示す．治療効果がみられない場合には，別の薬剤へのスイッチを検討する．

[表1] 新生血管型加齢黄斑変性の各病型ならびに鑑別疾患の特徴

		眼底所見	OCT	蛍光眼底造影	備考
新生血管型AMDのサブタイプ	1型MNV	・平坦なRPEの隆起	・平坦なRPEの隆起(double layer sign)	・FAで淡い漏出 ・IAで淡い粒状・網状の過蛍光	・OCTAがMNVの検出に有用
	1型MNVでポリープ状病巣あり⇒ポリープ状脈絡膜血管症(PCV)	・ポリープ状病巣は橙赤色隆起病変として観察 ・網膜下・RPE下出血を生じやすい	・ポリープ状病巣は急峻なRPEの隆起，異常血管網は平坦なRPEの隆起(double layer sign) ・脈絡膜肥厚を呈することがある	・FAでびまん性の過蛍光 ・IAでポリープ状病巣に一致する瘤状の過蛍光	・抗VEGF療法とPDTとの併用治療が有効なこともある
	1型MNVでパキコロイド所見あり⇒ pachychoroid neovasculopathy (PNV)	・中心性漿液性脈絡網膜症と類似	・丈の低い網膜下液 ・平坦なRPEの隆起	・FAで淡い漏出 ・IAで淡い粒状・網状の過蛍光，ときに脈絡膜血管透過性亢進	・OCTAがMNVの検出に有用 ・中心性漿液性脈絡網膜症を既往にもつことが多い ・PDTの有用性の報告あり
	2型MNV	・網膜下の灰白色隆起物 ・周囲に出血やフィブリン析出を伴うことがある	・RPEを越えて網膜下に伸展した中〜高輝度の構造物(subretinal hyperreflective material)	・FAでは造影早期から境界鮮明なMNVが描出され，後期には旺盛な蛍光漏出 ・IA早期で網目状のMNV，後期には過蛍光領域	・早期に治療を開始して中心窩視細胞への障害を減らすことが望ましい
	3型MNV⇒網膜血管腫状増殖(RAP)	・鮮やかな点状の網膜内出血とPED ・軟性ドルーゼン，reticular pseudodrusen(僚眼にもみられる)	・出血部に一致したMNV病巣とその周囲に網膜浮腫，PED	・IAで新生血管に一致した過蛍光(hot spot) ・病巣に連続する網膜血管の異常走行	・しばしば両眼性 ・抗VEGF薬によく反応するも再発しやすい
鑑別を要する代表疾患	中心性漿液性脈絡網膜症	・網膜下液，ときに網膜下にフィブリン滲出を伴う ・遷延例では垂直方向に帯状に広がる色素上皮の変性(descending tract)	・比較的大量の網膜下液 ・FAでの蛍光漏出点近傍にRPEの不整やPED ・脈絡膜中大血管の拡張による脈絡膜肥厚	・FAで蛍光漏出点，遷延すると漏出の程度は弱くなる ・IAでは，FAでの蛍光漏出点に一致した過蛍光と周囲の脈絡膜血管透過性亢進所見	・眼底自発蛍光で遷延する網膜剥離を示唆する過蛍光がみられる ・OCTAで新生血管が描出されればPNV
	ドルーゼン様PED	・軟性ドルーゼンを伴うPED ・一部に茶褐色の色素むら	・PED内部に一様な高輝度信号を認める ・ときにPEDの直上に網膜剥離，網膜内への高輝度物質の迷入	・FAでは色素上皮剥離と同様の一様な過蛍光と点状の低蛍光のむら	・PEDが潰れると，黄斑萎縮をきたす
	網膜色素線条	・視神経乳頭辺縁の萎縮病巣とヒトデ状に広がる線条が特徴 ・脈絡膜新生血管が乳頭黄斑間の線条に沿って生じやすい ・黄斑耳側は梨子地状変化	・線条部分に一致したRPEの不整 ・脈絡膜新生血管はRPE上に伸展しやすい	・FAで線条部は過蛍光，脈絡膜新生血管があれば蛍光漏出 ・IA後期で線条部は蛍光異常	・眼底自発蛍光で線条に一致した低蛍光
	網膜細動脈瘤	・網膜動脈に沿った赤い瘤状病変 ・周囲に強い滲出や輪状硬性白斑 ・破裂すると網膜下出血をきたすが同時に網膜内や網膜前出血を伴う	・網膜内の細動脈瘤に一致した楕円形の病巣 ・瘤周囲は網膜内浮腫 ・網膜下出血例では網膜全層にわたる出血，ときに内境界膜下出血	・IAで細動脈瘤が過蛍光を示すため，PCVのポリープ状病巣に間違われやすい	・網膜光凝固術による瘤への直接凝固が必要なこともある
	近視性脈絡膜血管新生	・中等度以上の近視 ・比較的サイズが小さい2型脈絡膜新生血管 ・周囲に出血を伴わないことも多い ・茶褐色のFuchs斑としてみられることもある	・RPE上に新生血管に一致した隆起 ・活動性は周囲の網膜下液と網膜浮腫で判断	・FAで新生血管から漏出	・点状脈絡膜内層症(PIC)を合併することがある ・近視性の網膜分離を伴うと，新生血管の活動性の判断が難しい
	網膜静脈分枝閉塞症	・陳旧例で網膜血管異常が生じた結果，黄斑部に出血，網膜下液や硬性白斑を呈する	・垂直方向のOCTで，中心窩の上下どちらかの偏在する網膜浮腫	・静脈閉塞部位の確認 ・側副血行路が血管瘤様になるとIAで描出される	・滲出を伴う網膜異常血管には網膜光凝固術

MNV：黄斑新生血管，RPE：網膜色素上皮，FA：フルオレセイン蛍光造影，IA：インドシアニングリーン蛍光造影，OCTA：OCT angiography，VEGF：血管内皮増殖因子，PDT：光線力学的療法，PED：漿液性網膜色素上皮剥離.

[表2] 各種抗血管内皮増殖因子（VEGF）薬

薬剤名	ラニビズマブ	アフリベルセプト（2mg/8mg）	ブロルシズマブ	ファリシマブ
作用機序	抗VEGF-A	抗VEGF-A・PlGF・VEGF-B	抗VEGF-A	抗VEGF-A・Ang-2
質量	約48kDa	約115kDa	約26kDa	約149kDa
維持期の投与間隔（最短投与間隔）	（4週）	8週（4週）/16週（8週）	12週（8週）	16週（8週）

PlGF：胎盤増殖因子，Ang-2：アンジオポエチン2．

なお，脈絡膜が厚いPCVやPNVの症例では，光感受性物質ビスダインを用いた光線力学的療法（photodynamic therapy：PDT）も治療選択肢の一つとなり，抗VEGF薬の投与回数を減らすことが期待できる．多量の黄斑下出血がみられる症例では，血腫移動術を検討する．

IV 患者への対応

放置すると高度に視力・視野が損なわれる疾患であること，両眼に発症する可能性があることを説明し，長期フォローアップの必要性を理解してもらうことが大切である．喫煙者には禁煙を勧める．

文献
1) Yasuda M, et al：Nine-year incidence and risk factors for age-related macular degeneration in a defined Japanese population the Hisayama study. Ophthalmology 116：2135-2140, 2009
2) Spaide RF, et al：Consensus nomenclature for reporting neovascular age-related macular degeneration data：Consensus on Neovascular Age-Related Macular Degeneration Nomenclature Study Group. Ophthalmology 127：616-636, 2020
3) 髙橋寛二ほか：加齢黄斑変性の分類と診断基準．日眼会誌 112：1076-1084，2008
4) Miyake M, et al：Pachychoroid neovasculopathy and age-related macular degeneration. Sci Rep 5：16204, 2015
5) Yamashiro K, et al：Hypothetical pathogenesis of age-related macular degeneration and pachychoroid diseases derived from their genetic characteristics. Jpn J Ophthalmol 64：555-567, 2020
6) Yanagi Y：Pachychoroid disease：a new perspective on exudative maculopathy. Jpn J Ophthalmol 64：323-337, 2020
7) Yamashiro K, et al：Visual acuity outcomes of anti-VEGF treatment for neovascular age-related macular degeneration in clinical trials. Jpn J Ophthalmol 65：741-760, 2021

ガイドライン

新生血管型加齢黄斑変性の診療ガイドライン
（https://www.nichigan.or.jp/member/journal/guideline/detail.html?itemid=757&dispmid=909）

黄斑疾患に対する硝子体内注射ガイドライン
（https://www.nichigan.or.jp/member/journal/guideline/detail.html?itemid=302&dispmid=909）

加齢黄斑変性の治療指針
（https://www.nichigan.or.jp/member/journal/guideline/detail.html?itemid=291&dispmid=909）

加齢黄斑変性症に対する光線力学的療法のガイドライン
（https://www.nichigan.or.jp/member/journal/guideline/detail.html?itemid=278&dispmid=909）

（五味　文）

⑤pachychoroid 関連疾患

I pachychoroid の特徴

OCT の機能向上によって，脈絡膜外層血管の拡張を伴う脈絡膜肥厚の存在が明らかとなった．そして，2013 年に Freund らによって pachychoroid（「pachy」は「thick」という意味の接頭語）と命名され，新しい疾患概念として提唱された．pachychoroid は男性に多く，正視や遠視眼に合併しやすい．病態についてはいまだ完全には解明されていないが，脈絡膜静脈である渦静脈のうっ滞が関与すると考えられている．また，アジア人の加齢黄斑変性の発症に関与することが示唆され，注目を集めている．現在のところ，pachychoroid の診断基準は確立されていないが，特徴として以下のような所見が挙げられている．

①眼底紋理の減弱：脈絡膜が肥厚すると，脈絡膜血管が透見困難になることが多い．

②病的に拡張した脈絡膜外層血管：OCT の B モード像で脈絡膜外層（Haller 層）血管の拡張と脈絡毛細血管板，Sattler 層の菲薄化がみられる．また，OCT en face 像（水平断面像）で脈絡膜外層の拡張した脈絡膜血管，いわゆる pachyvessel を観察することができる．これらの拡張した脈絡膜外層血管は脈絡膜静脈（渦静脈）である．インドシアニングリーン蛍光造影（indocyanine green angiography：IA）では，渦静脈膨大部まで拡張した脈絡膜血管がみられる．

③局所的な脈絡膜血管透過性亢進：IA の中期から後期にかけて，局所的な脈絡膜血管からの透過性亢進所見がみられることが多い．

II pachychoroid 関連疾患の特徴

これまでにさまざまな pachychoroid に起因した疾患が報告されており，これらの疾患を pachychoroid 関連疾患（pachychoroid spectrum disease）と呼んでいる．以下に，それぞれの疾患の特徴と pachychoroid に関連するドルーゼンについて解説する．

1 中心性漿液性脈絡網膜症

中心性漿液性脈絡網膜症（central serous chorioretinopathy：CSC）では，pachychoroid に伴う網膜色素上皮障害によって外血液網膜関門の破綻が起こり，網膜下腔に漿液が漏出して漿液性網膜剝離が形成される．

2 pachychoroid pigment epitheliopathy (PPE)

pachychoroid に網膜色素上皮異常が合併するが，CSC のような網膜下液を伴わず，CSC の既往もない．

3 pachychoroid neovasculopathy (PNV)

OCT で pachyvessel 上に扁平で不整な網膜色素上皮剝離がみられ，網膜色素上皮剝離下に脈絡膜新生血管を合併する．PNV における新生血管の検出には OCT angiography が有用である（図6)[1]．

4 ポリープ状脈絡膜血管症

ポリープ状脈絡膜血管症（polypoidal choroidal vasculopathy：PCV）における branching neovascular network とポリープ状病巣は，OCT では double layer sign と網膜色素上皮の急峻な隆起として描出される．double layer sign は pachyvessel 上にみられることが多く，PNV でみられる扁平で不整な網膜色素上皮剝離と同じ所見と考えられる．

5 focal choroidal excavation (FCE)

脈絡膜の菲薄化をきたすような眼疾患がないにもかかわらず，局所的な脈絡膜陥凹がみられる．pachychoroid を伴うことが多い．

6 peripapillary pachychoroid syndrome (PPS)

視神経乳頭周囲に pachychoroid がみられ，黄斑部鼻側を中心とした網膜色素上皮異常と網膜下液や網膜内液がみられる．

7 pachychoroid geographic atrophy (PGA)

pachychoroid に起因する網膜色素上皮萎縮・欠損と，それに伴う網膜萎縮がみられる．

8 pachychoroid-associated drusen (pachydrusen)

一般的に径が 125 μm 以上の黄白色の網膜色素上皮下沈着物で，黄斑に集簇することなく単独または散在してみられ，軟性ドルーゼンや reticular

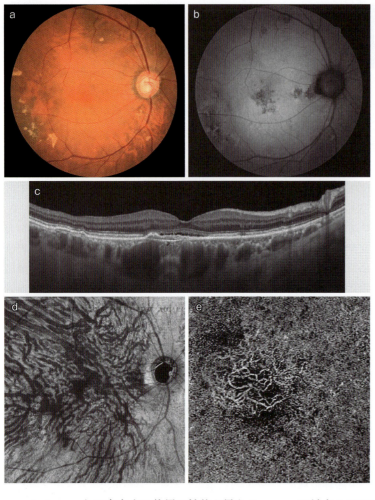

[図6] pachychoroid neovasculopathy（PNV）
68歳，男性，右視力（0.8×+2.5D＝−1.75D Ax 85°）．a：眼底写真．一部の拡張した脈絡膜血管が透見され，黄斑部周囲に pachydrusen が散見される．b：眼底自発蛍光．網膜色素上皮異常を反映して後極一帯に低蛍光と過蛍光が混在してみられる．c：OCT（Bモード像，12mm，水平断）．拡張した脈絡膜外層血管（渦静脈）を伴う脈絡膜肥厚がみられ，局所的に脈絡膜内層の菲薄化が観察される．中心窩下に扁平な網膜色素上皮剥離がみられ，丈の低い漿液性網膜剥離を伴っている．中心窩下脈絡膜厚は465μmである．d：OCT（en face像，12mm×12mm）．脈絡膜深層の拡張した渦静脈（pachyvessel）が上方優位にみられる．また，上方と下方の渦静脈の間に吻合血管がみられ，水平分水嶺が消失している．e：OCT angiography（en face像，3mm×3mm，網膜外層−脈絡毛細血管板）．剥離した網膜色素上皮と Bruch 膜の間に脈絡膜新生血管網が検出される．脈絡膜新生血管は拡張した渦静脈の上に存在する．（文献1）より改変）

pseudodrusen とは存在する位置や性状が異なる．

Ⅲ pachychoroid 関連疾患の治療

一般的に，滲出性変化をきたさない pachychoroid 関連疾患は治療の対象にならないが，滲出性変化をきたす CSC，PNV，PCV，PPS は治療が必要になることが多い．CSC では，フルオレセイン蛍光造影で検出される蛍光漏出点に対する網膜光凝固術が行われる．また，保険適用外であるがベルテポルフィン半量，または照射エネルギー半量の光線力学的療法（photodynamic therapy：PDT）の有効性も報告されている．PNV や PCV では，抗血管内皮増殖因子（vascular endothelial growth factor：VEGF）薬硝子体内注射，または抗 VEGF 薬硝子体内注射併用 PDT の有効性が報告されている．また，保険適用外であるが PPS に対する PDT の有効性も報告されはじめている．以上のように，pachychoroid 関連疾患に対する PDT の有効性が多く報告されている．PDT を施行することによって，pachychoroid の重要な所見である脈絡膜肥厚や IA でみられる脈絡膜血管透過性亢進が改善する．

Ⅳ 患者への対応

PPE や CSC から PNV，さらに PCV に進展していく可能性が示唆されているため，長期的な経過観察が必要となる．脈絡膜新生血管からの滲出がみられる場合は，可及的速やかな治療が望ましい．

文献
1) Matsumoto H, et al：Remodeling of macular vortex veins in pachychoroid neovasculopathy. Sci Rep 9：14689, 2019

（松本英孝）

⑥中心性漿液性脈絡網膜症

I 疾患の特徴

中心性漿液性脈絡網膜症（central serous chorioretinopathy：CSC）は，典型例では黄斑部に同心円状に漿液性網膜剝離（serous retinal detachment：SRD）を生じる疾患である（図7a）．変視症や中心暗点，小視症などを主訴とすることが多いが，初期にはある程度視力は保たれ，自覚症状に乏しいこともある．壮年期の男性に好発し，ストレスやA型パーソナリティ，ステロイド薬の使用などが発症の危険因子である．その病態については，脈絡膜循環異常に伴う網膜色素上皮障害が生じ，外血液網膜関門の破綻が生じることで網膜下に漿液成分が漏出し発症すると考えられているが，いまだ完全には解明されていない．

代表的な検査所見として，OCTでは黄斑部にSRDと内部の網膜色素上皮不整や小さな網膜色素上皮剝離がみられ，ときにフィブリンの析出を伴う．時間が経過したものは，視細胞外節の伸長（図7c）や高輝度のプレシピテートの沈着がみられる．脈絡膜の肥厚も重要である．フルオレセイン蛍光造影（fluorescein angiography：FA）検査では，早期の点状蛍光漏出が次第に拡大し，後期に貯留し（図7b），円形増大型と吹上型に分けられる．インドシアニングリーン蛍光造影（indocyanine green angiography：IA）検査では，脈絡膜血管の拡張，充盈遅延，中〜後期の脈絡膜血管透過性亢進所見がみられる．

CSCは，黄斑部に限局したSRDを生じる典型CSC，SRDが遷延化した慢性CSC，および劇症型の胞状網膜剝離（bullous retinal detachment）（わが国では多発性後極部網膜色素上皮症（multifocal posterior pigment epitheliopathy：MPPE））に分類される．近年では，CSCを含む脈絡膜肥厚（pachychoroid）と血管拡張（pachyvessel）に起因する疾患群をpachychoroid関連疾患（pachychoroid spectrum disease：PSD）と定義する考え方が提唱されており，今後CSCの分類や疾患概念

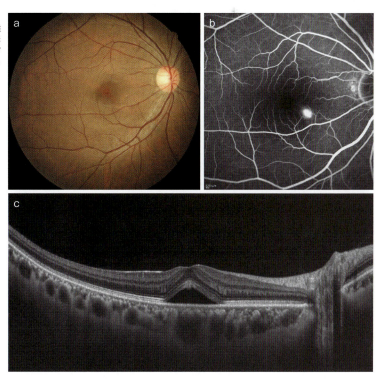

[図7] 中心性漿液性脈絡網膜症（CSC）
a：黄斑部に円形で境界明瞭な漿液性網膜剝離（SRD）がみられる．b：フルオレセイン蛍光造影（FA）の後期に中心窩下鼻側の旺盛な蛍光漏出がみられる．c：OCTでは視細胞外節の伸長を伴うSRDと脈絡膜肥厚を認める．

9. 網膜 8）加齢黄斑変性

は変遷していく可能性もある．

Ⅱ 鑑別の要点

CSC を疑ったときは，マルチモーダルイメージングを用いた解析が必要である．特に脈絡膜の肥厚を伴っていないか，黄斑新生血管（macular neovascularization：MNV）を合併していないかという点は重要なチェックポイントである．

Ⅲ 治療

一般的には予後良好で，初発例では3～4カ月程度で自然吸収が期待できるため，経過観察が基本である．補助的に内服薬を処方することもあるが，有効とされる薬物療法はない．ステロイド薬使用の場合は，可能であれば中止を検討してもらうが，全身疾患との兼ね合いもあり，他科との連携が必須である．4～6カ月が経過してもSRDが遷延している場合や，再発例，矯正視力が良好でも症状が強く患者が希望する場合は，網膜光凝固を検討する．網膜光凝固はFAで蛍光漏出点が存在し，かつ中心窩無血管域（foveal avascular zone：FAZ）の外にある例が適応となる．漏出点がFAZ内に存在する場合や，慢性CSCでびまん性漏出が多発する例などでは，網膜光凝固は不可である．このようなケースでは，保険適用外ではあるが，光線力学的療法（photodynamic therapy：PDT）の有効性も報告されており，専門病院への紹介を考慮する．

Ⅳ 患者への対応

リスクにストレスとの関係性があり，上記の治療方針に加え，交友関係や職場環境などを問診，傾聴し，精神的および肉体的休養を促す．

（橋谷　臨・丸子一朗）

⑦特発性脈絡膜血管新生

Ⅰ 疾患の特徴

一般に50歳以下の若年者で，ドルーゼンや網膜色素上皮異常のような加齢性変化，強度近視，網膜色素線条，ぶどう膜炎，外傷などのような眼底異常を伴わず，Gass分類で2型脈絡膜新生血管（choroidal neovascularization：CNV）が発生する疾患を，特発性脈絡膜血管新生（idiopathic choroidal neovascularization：ICNV）という．通常は片眼性であるが，まれに両眼性もある．自覚症状は視力低下，変視症，中心暗点で，加齢黄斑変性などの黄斑疾患と同様である．黄斑部に比較的小型で円形の黄白色隆起性病変がみられ，これは網膜色素上皮細胞層の上に存在する（図8a）．また，その周囲には漿液性網膜剥離やフィブリン，硬性白斑，網膜下出血のような滲出性病変を伴う．病因は網膜色素上皮や脈絡膜レベルでの局所的炎症が考えられている．

Ⅱ 鑑別の要点

前述のように，2型CNVの原因となる他の眼底疾患がないことが前提で，除外診断となる．ICNVの診断および活動性を評価するためには，フルオレセイン蛍光造影（fluorescein angiography：FA）とインドシアニングリーン蛍光造影（indocyanine green angiography：IA）が必要となるが，近年はOCT，OCT angiography（OCTA）が有用である．FAでは造影早期にCNVに一致した過蛍光（図8c），後期に過蛍光拡大がみられ，IAではCNVの周囲に輪状低蛍光（dark rim）がみられることがある（図8d）．OCTでは網膜下に隆起性病変がみられ，活動期には境界不鮮明になる（図8b）．OCTAでは網膜下にCNVが明瞭に描出される．

Ⅲ 治療

CNVは中心窩下で瘢痕形成が起こると視力低

⑦特発性脈絡膜血管新生

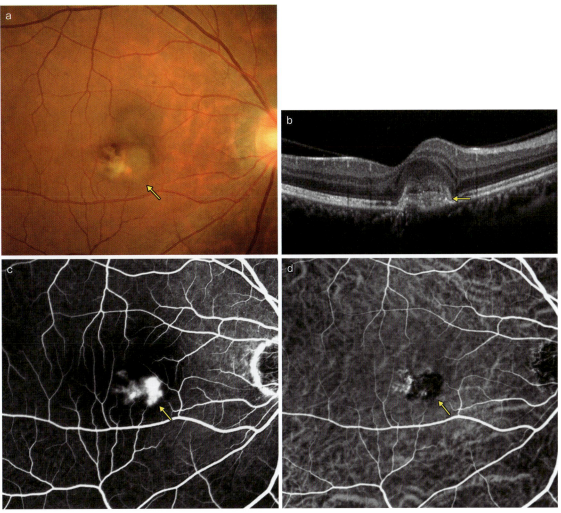

[図8] 特発性脈絡膜新生血管（ICNV）
a：眼底写真．中心窩に灰白色の円形病変がみられる（矢印）．b：中心窩のOCT．中心窩下に境界不鮮明な隆起性病変がみられる（矢印）．その上には網膜下液を認める．c：フルオレセイン蛍光造影（FA）．脈絡膜新生血管（CNV）部より，造影早期に旺盛な蛍光漏出を認める（矢印）．d：インドシアニングリーン蛍光造影（IA）．造影早期では，CNVが明瞭にみられる（矢印）．

下をきたすため，積極的治療を考慮してもよい．レーザー光凝固は，CNVが中心窩外であれば適応となる．また，局所炎症が原因と考えられているので，ステロイド薬のTenon囊下注射や硝子体内注射が行われてきた．近年は加齢黄斑変性などと同様に抗血管内皮増殖因子（vascular endothelial growth factor：VEGF）薬の硝子体内注射も有効であるが，保険適用外である．手術療法としては新生血管抜去や黄斑移動術があるが，神経網膜への侵襲が最も大きく現在では選択の場は少ない．

Ⅳ 患者への対応

自然退縮傾向にあるCNVの場合は，慎重な経過観察のうえ，急激な視力低下を自覚したときは早めに受診するよう説明しておく．積極的な治療を望む場合には，抗VEGF薬などは保険適用外となる旨を説明し，治療法を選択する．

（山本　学）

9）網膜剝離と関連疾患
①裂孔原性網膜剝離

I 疾患の特徴

　網膜剝離（retinal detachment）は，神経網膜が網膜色素上皮層から剝がれることにより生じる．特に網膜孔から液化硝子体が流れ込むものを，裂孔原性網膜剝離（rhegmatogenous retinal detachment：RRD）と呼ぶ．発症頻度は年間0.01〜0.015％（人口1万人あたり1〜1.5人）と報告されている．網膜孔の分類として，硝子体による牽引や強い外力を原因とするものを網膜裂孔（図1），網膜の菲薄化や萎縮によるものを網膜円孔と呼び，なかでも格子状変性内の萎縮性変化で生じた円孔を萎縮円孔と呼ぶ（図2）．発症年齢は中高年者と若年者の二峰性とされていたが，近年わが国で行われたJapan-Retinal Detachment（J-RD）Registryでは，50歳代をピークとする一峰性と報告された．また，同報告においては萎縮円孔に伴うRRDは若年者のみでなく全年齢に生じ，裂孔に伴うものは中高年者に多く認められる傾向にあった．一般に，裂孔に伴うものは進行が速く，剝離範囲に相当する視野が障害され，中心窩に及ぶと視力が低下する．放置すると網膜表層，網膜下に増殖性変化をきたす増殖硝子体網膜症に進展し，失明に至る危険性が高い．

II 鑑別の要点

　前置レンズを用いた眼底検査，強膜圧迫子を用いた網膜最周辺部および毛様体の精査などにより，裂孔の把握に努めることが大切である．また，剝離範囲と網膜裂孔の位置にはある程度の関連性があり，裂孔の位置を予測してから網膜を精査する．眼底の観察が困難な場合でも，Bモード超音波検査で視神経から立ち上がる高輝度の膜様反射を認めた場合や，網膜電図で消失型を認めた場合にはRRDを疑う．細隙灯顕微鏡検査で前房内や前部硝子体に浮遊する網膜色素上皮細胞を認めることも特徴的である．また，強度近視の症例

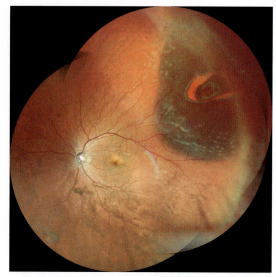

[図1] 網膜裂孔による裂孔原性網膜剝離（RRD）
耳上側に生じたRRD．硝子体牽引により網膜が引き裂かれた孔であり，網膜フラップの形状は馬蹄形を呈することが多い．

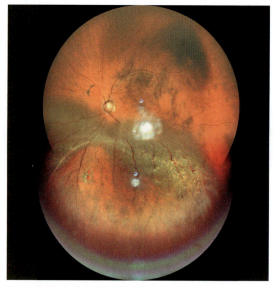

[図2] 萎縮円孔による裂孔原性網膜剝離（RRD）
下方の萎縮円孔を原因とするRRD．裂孔は連なって2つ認められる．

ではアーケード血管沿いや網脈絡膜萎縮巣上に網膜孔を認めることがあるため，同部位のOCTが推奨される．さらに，裂孔は1つとは限らないため，発見された裂孔の位置と剝離範囲の関係が合致しない場合には，他の裂孔の存在も疑う必要がある．

III 治療

強膜内陥術（強膜バックリング），硝子体手術，および両者の併用が主に行われている．適応が限られるが，症例によっては気体網膜復位術（pneumatic retinopexy）が行われる場合もある．低侵襲硝子体手術と広角眼底観察システムの普及により，硝子体手術が選択される頻度が増加傾向にある．前述の J-RD Registry では，全症例の 76％が硝子体手術で治療されており，その 99.4％が低侵襲硝子体手術であった（後部硝子体剥離のない若年者の萎縮円孔による網膜剥離や，巨大裂孔や増殖硝子体網膜症など，適応となる術式がほぼ決まっているものを除く）．初回復位率は強膜内陥術93.1％，硝子体手術単独 91.8％と報告されている．

IV 患者への対応

RRD は早期手術を行わなければ失明に至ることを十分に説明する必要がある．特に，患者に負担を強いる体位保持の重要性について理解してもらうことが肝要である．また，一般に網膜裂孔は症候性の場合にレーザー光凝固術の対象とされるが，網膜剥離の 10％が両眼性，また約 20％が家族内に発症する傾向があることから，無症候性であっても網膜剥離を僚眼に認めた場合や家族歴のある場合は，レーザー光凝固術の施行を検討する．

（宮瀬太志・坂口裕和）

②周辺網膜変性

I 疾患の特徴

周辺網膜変性（peripheral retinal degeneration）は，赤道部から周辺部にかけての網膜が菲薄化し変性している病変であり，格子状変性のタイプが最も多い（図 3a）．ほかに敷石状変性，囊胞様変性もあり，さまざまな形態を呈する．通常は，鋸状縁に対して平行に円周方向に境界明瞭で楕円形または帯状の病変を認めるが，子午線方向に広がるものや，網膜血管周囲に認めることもある．網膜変性巣内または近傍に萎縮円孔や網膜裂孔を生じることがあり，裂孔原性網膜剥離（rhegmatogenous retinal detachment：RRD）に至ることがあるため（図 3b），よく眼底を精査し，これを回避または早期治療することが大切である．

周辺網膜変性の頻度は約 10％であり，そのうち両眼性は約 30％といわれ，遺伝性硝子体網膜変性疾患ではより高確率で見つかる．近視眼に多いとされるが，約 20％は正視眼や遠視眼でも認める．RRD に至るのは，周辺網膜変性のある眼の約 10％といわれているが，原因として萎縮円孔と網膜裂孔がある．萎縮円孔は若年者での扁平網膜剥離の主因であり，近視眼でしばしば認め，網膜変性巣内の網膜菲薄化により生じる円孔で，網膜下液を伴うこともある．しかし，後部硝子体剥離（posterior vitreous detachment：PVD）がないため，網膜剥離の進行は緩徐で症状が顕在化するのに時間を要することが多い．網膜裂孔は，50歳前後で PVD に伴い強い牽引がかかり，網膜変性の両端や後極側が裂けることによる．これは，変性の辺縁部が硝子体と強固に癒着しているためである．網膜剥離への進展率は 10 年で約 1％と高くはないが，症状を伴う網膜裂孔を放置すると，その約 40％は裂孔原性網膜剥離に至るといわれる．

光視症を伴わない飛蚊症や 1 つだけの飛蚊症に比べて，光視症を伴う飛蚊症は約 4 倍，複数の飛

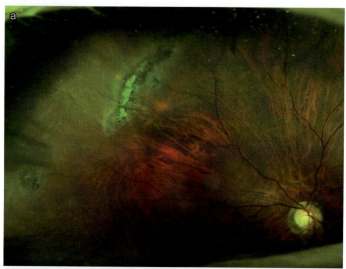

[図3] 周辺網膜変性
50歳代, 男性. a: 右眼上耳側には, 色素沈着を伴う網膜格子状変性を複数認める. 強度近視眼であり, 左眼に裂孔原性網膜剥離をきたしているため, 右眼の網膜変性に対しては予防的なレーザー光凝固を予定している. b: aの僚眼. 左眼鼻側, 耳側にも網膜格子状変性に由来する裂孔を複数認め, 裂孔原性網膜剥離をきたしている. 硝子体手術を行い, 網膜復位を得た.

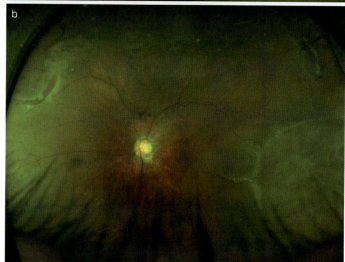

蚊症は約6倍の網膜裂孔のリスクがあるとの報告もある. 飛蚊症や光視症を自覚した患者でPVDがあれば, その約15％に網膜裂孔を認め, その際に視力低下の自覚があれば網膜裂孔を5倍認めやすく, 細隙灯顕微鏡で硝子体内に色素細胞を認めなければ網膜裂孔の発見率は約20％に低下するといわれる. 裂孔原性網膜剥離は年間10,000人あたり1人に発症するといわれるが, その有病率は0.3％との報告もある.

II 鑑別の要点

周辺網膜変性の診断は容易であるが, 家族性滲出性硝子体網膜症, 近視性網脈絡膜萎縮は鑑別しておきたい. レーザー光凝固後瘢痕巣も, 鑑別は比較的容易であるが, 古い瘢痕はわかりにくいこともあり, 病歴聴取が重要である.

III 治療

1 治療方針の立て方

治療の基本は, 予防的レーザー光凝固であるが, 明確な基準がない. 格子状変性に光凝固を行っても, 約5％にRRDが生じるといわれ, 予防的レーザー光凝固の効果には議論がある. しかし, 一般的には飛蚊症や光視症の自覚症状を伴う

格子状変性，裂孔を伴う格子状変性，網膜剝離眼の僚眼にある格子状変性には，予防的レーザー光凝固を行うことが多い．PVD が進行中でいまだ変性部に強い牽引があり，既に限局性網膜剝離がある場合は，光凝固を行っても網膜剝離の進行を止められず，むしろ多発裂孔を生じて難治性網膜剝離に移行する可能性があるため注意する．その際は，強膜内陥術を行うが，硝子体出血や広範囲の網膜剝離を合併した症例では硝子体手術が行われる．進行し全剝離から増殖硝子体網膜症に至っている場合は，視力予後は不良である．

2 治療法の実際

1）レーザー光凝固

極大散瞳し点眼麻酔を行い，倒像広角レンズや Goldmann 三面鏡を用いて行う．凝固条件は，緑色や黄色の波長，300 μm のスポットサイズで 0.2 秒，200 mW を基本とする．

2）強膜内陥術

若年の扁平網膜剝離であれば強膜内陥術が第一選択である．すべての牽引や裂孔を術前に同定・把握する．裂孔を正確に冷凍凝固し，シリコーンスポンジを 5-0 吸収糸で U 字型にマットレス縫合により縫着する．状況により網膜下液の除去を行うが，排液に際しては網膜下出血や網膜陥頓に注意する．

3）硝子体手術

小切開硝子体手術，シャンデリア照明，広角眼底観察システムを組み合わせ，網膜全体を俯瞰しながら行うのが最良である．眼内光凝固は網膜裂孔の周囲に 2 列で施行し，六フッ化硫黄（SF_6）ガスを 20％に希釈したものを灌流し終了する．

Ⅳ 患者への対応

周辺網膜変性を発見した場合には，半年に 1 回を目安に眼底検査を勧める．網膜変性巣内に円孔がある場合は網膜剝離のリスクがあるため，より頻繁に定期的な眼底検査で対応することが多い．飛蚊症や光視症が増えたら網膜剝離の前駆症状の可能性があるため，早期受診するよう患者に話しておく．

（國方彦志）

③増殖硝子体網膜症

Ⅰ 疾患の特徴

増殖硝子体網膜症（proliferative vitreoretinopathy：PVR）は，Retina Society Terminology Committee（1983 年）によって，裂孔原性網膜剝離（rhegmatogenous retinal detachment：RRD）に続発する重篤な合併症を表現するために提唱された用語である．その病態には，RRD に伴う視細胞死，網膜内グリア細胞（Müller 細胞，アストロサイト，ミクログリア），形質転換した遊離網膜色素上皮細胞，マクロファージの遊走および増殖，さらには，破綻した血液網膜関門や上記の各種細胞から供給される種々の炎症性サイトカインなどが複雑に関与している．結果として，網膜下，網膜内，網膜表面，そして網膜硝子体界面に，弾性および収縮力をもつ「増殖変化」が生じ，網膜および硝子体の可動性が低下し，網膜剝離が維持され，難治 RRD が形成される（図 4）．病態の進行過程については，PVR の grade 分類を確認するとよく理解できる（表 1，2）．当初は，RRD に続発する病態の一つを表現する用語であったが，現在では穿孔性眼外傷，巨大裂孔網膜剝離，また広範囲の網膜切開を要する各種の内眼手術後などにも同様の病態が発症することが知ら

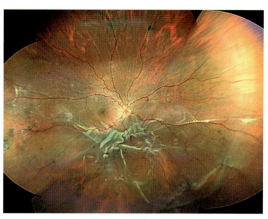

[図 4] 典型増殖硝子体網膜症（PVR）(grade C)

れている．

Ⅱ 治療

PVR 治療においては，まず「いかに PVR を発症させないか」，「いかに PVR を重症化させないか」を考えることが重要である．**表3**に PVR 発症に関する周術期リスク因子を列挙する．RRD 治療は，これらの周術期リスク因子を念頭に置きつつ進めることが重要である．

一般に，RRD の初回網膜復位率は 90〜95％と高率である．一方で，非復位例の多くには PVR の発症が関与している．そのため，PVR は全網膜剥離の 5〜10％に発症することになる．これまで，PVR に対する薬物を用いた保存治療の可能性については多く研究されているが，実臨床において普及するには至っていない．そのため，PVR が発症した場合は外科治療を用いた解剖学的網膜復位が唯一の治療となる．外科治療は，経毛様体扁平部硝子体切除術（pars plana vitrectomy：PPV），強膜内陥術（強膜バックリング），網膜切開もしくは網膜切除，水晶体摘出，増殖膜剥離，内境界膜剥離，網膜光凝固，網膜冷凍凝固，硝子体腔内ガスタンポナーデ，硝子体腔内シリコーンオイルタンポナーデなどを症例に応じて組み合わせて施行する．しかし，網膜復位率は 60〜80％と報告されており，治療成績は解剖学的にも機能的にも満足できるものではないのが現状である．

Ⅲ 患者への対応

多くの場合，加療対象は初回手術で網膜復位を得られなかった症例であるため，適切に対応し，医師と患者間のトラブルを避けることが重要である．PVR は難治性疾患であり，複数回の手術を要する場合も少なくないことや，網膜復位を得られたとしても満足できる視機能を温存できない場合も多いこと，とはいえ放置すれば高率に失明に至るため，原則的には積極加療の適応となることを十分に説明する必要がある．

（今井尚徳）

[表1] 増殖硝子体網膜症（PVR）新分類表

grade A	硝子体の混濁，硝子体内の色素塊，下方網膜面上の色素塊
grade B	網膜表層の皺襞，網膜の可動性低下，血管の蛇行，翻転し不規則な網膜裂孔縁，硝子体の可動性減少
grade C CP1-12	網膜全層の皺襞形成 赤道部より後方の網膜全層の局所性，びまん性，あるいは円周性の網膜固定皺襞（病変部位を時計の時刻に例えて表す），網膜下索
CA1-12	赤道部より前方の網膜全層の局所性，びまん性，あるいは円周性の網膜固定皺襞（病変部位を時計の時刻に例えて表す），網膜下索，硝子体基底部の前方偏位，硝子体腔中の索状物形成

[表2] 増殖硝子体網膜症（PVR）grade C の収縮型別区分

type	位置	特徴
限局性	後方	硝子体基底部より後方の皺襞
びまん性	後方	硝子体基底部より後方の癒合した皺襞，視神経乳頭が透見できない場合もある
網膜下	後方/前方	網膜下増殖，視神経乳頭周囲の輪状網膜下索，線状索状物，虫食い状増殖膜
円周性	前方	硝子体基底部後縁に沿った収縮，周辺部網膜の伸展，後極部網膜の子午線皺襞
前方偏位	前方	増殖組織による硝子体基底部の前方偏位，周辺部網膜の凹み，毛様体突起の牽引あるいは増殖膜による被覆，虹彩陥凹

[表3] 増殖硝子体網膜症（PVR）発症の周術期リスク因子

術前因子	穿孔性眼外傷，遷延性眼内炎症の既往，感染性網膜炎の既往，低眼圧，裂孔の大きさ，裂孔の数，網膜剥離範囲，硝子体出血を伴う網膜剥離，無水晶体眼，内眼手術既往，脈絡膜剥離既往，grade A もしくは grade B の PVR の存在など
術中因子	硝子体出血，網膜下出血，裂孔閉鎖困難例，脈絡膜剥離，硝子体腔への色素散布，過剰な冷凍凝固，過剰な網膜光凝固など
術後因子	遷延性術後眼炎症，遷延性硝子体出血，脈絡膜剥離，複数回の手術，網膜裂孔への硝子体牽引の残存，不適切な裂孔閉鎖など

④後天網膜分離症

I 疾患の特徴

後天網膜分離症（acquired retinoschisis）は，遺伝的な要因がない高齢者において，網膜が外網状層と内顆粒層の間で分離をきたす疾患である．神経網膜の囊胞様変性が拡大したものと考えられている．強度近視に伴う網膜分離は，黄斑分離症と呼ばれ，眼軸伸長による黄斑層構造の離開であり，異なる病態と考えられる．後天網膜分離症のほとんどの例は眼底検査により偶発的に発見され，網膜剝離との鑑別が問題となる．まれに周辺部視野障害を訴え受診することがある．

検査所見としては，眼底周辺部に網膜剝離に似た扁平胞状の網膜の隆起がみられる．表面は平滑で，watered silk appearance と呼ばれる（図5）．網膜表面には黄白色の小さな点状病巣がみられる．分離部では網膜色素上皮は萎縮している．一般的には眼底下耳側にみられることが多い．網膜剝離とは異なり，裂孔や硝子体内の色素細胞はみられない．OCT では，分離した網膜外層が網膜色素上皮側に描出される（図6，7）．網膜を圧迫しても，網膜剝離とは異なり下液が圧迫部位の網膜下に残存する．視野検査を行うと網膜分離範囲は絶対暗点となっている（図8）．

II 鑑別の要点

臨床的には，陳旧性網膜剝離との鑑別が問題となる．網膜分離症ではレーザー光凝固により分離した網膜外層の白濁がみられることや，分離範囲と健常部位の間に網膜色素上皮細胞増殖に伴う色素沈着がみられないことで鑑別する．

III 治療

通常は経過観察とし，網膜分離が広がることは少ない．網膜外層に円形の裂孔が形成され，周囲に剝離が広がることがあるが，網膜分離範囲を越えることはない．さらに網膜内層の裂孔を合併すると，裂孔原性網膜剝離となることがある．この場合は硝子体切除が必要となる．網膜分離症予防に対する境界部または剝離範囲内のレーザー光凝固については，有効性は確認されていない．

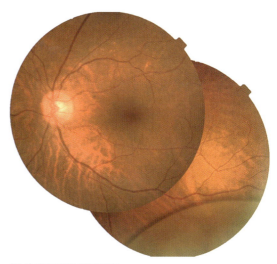

［図5］後天網膜分離症の眼底
下耳側に網膜の隆起を認める．表面は平滑である．

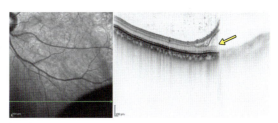

［図6］後天網膜分離症の起始部の spectral domain (SD)-OCT
網膜外層で分離が生じている（矢印）．

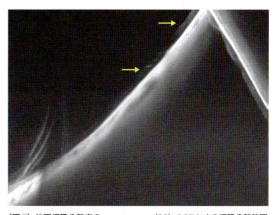

［図7］後天網膜分離症の swept source (SS)-OCT による網膜分離範囲
網膜外層が残存しており（矢印），網膜剝離ではないことが確認できる．

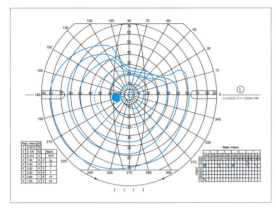

[図8] 図7と同一症例のGoldmann視野計計測結果
左眼下耳側の分離に一致して急峻な感度低下がみられる.

Ⅳ 患者への対応

進行して視力障害をきたすことは少ないこと, 網膜剥離への進展の可能性があるため定期的経過観察が必要であることを伝える.

⑤ 低眼圧黄斑症

Ⅰ 疾患の特徴

低眼圧黄斑症(hypotony maculopathy)は, 低眼圧に伴う黄斑障害である. 低眼圧に伴う眼球の変形, 網脈絡膜の循環障害により, 黄斑部に嚢胞様黄斑変性や網脈絡膜皺襞が生じる. また, 低眼圧による角膜浮腫, 乱視, 視神経乳頭腫脹, 網膜血管の拡張蛇行, 脈絡膜剥離を伴うこともある. 患者は変視症や遠視化に伴う症状を訴えるが, 無症状のこともある. 多くは緑内障手術, 外傷による脈絡膜剥離に合併して発症する. 一般的に低眼圧は眼圧の平均値より3標準偏差以下となる6～7mmHg未満と定義されており, これより低下すると低眼圧黄斑症が出現することが多い.

Ⅱ 鑑別の要点

眼圧測定で低眼圧, 細隙灯顕微鏡で浅前房, 眼底検査で特徴的な網脈絡膜皺襞, 黄斑浮腫が観察されれば, 本疾患が強く疑われる(図9). 眼底のOCTはこれらの所見の観察, 記録に有用である(図10). 微細な皺襞や網膜内液を見逃さないためには, radial scanを撮影するとよい. 緑内障手術後や外傷の場合は病因の推定が容易であるが, ぶどう膜炎などによる毛様体機能低下の場合は低眼圧の原因究明が難しい例もある. 超音波生体顕微鏡や前眼部OCTによる毛様体剥離の所見は, 低眼圧の原因の特定に有用である. フルオレセイン蛍光造影では, 嚢胞様黄斑浮腫は過蛍光となり, 網脈絡膜皺襞は低蛍光の縞模様にみえる.

Ⅲ 治療

緑内障手術後では, ほとんどの場合に過剰濾過が原因となるので, 濾過量を抑制するために追加縫合やblock sutureを行う. 慢性期のブレブからの漏出が原因となる例では, 自己血結膜下注射を選択することもある. 外傷で隅角開離がみられる場合は, 開離部分にレーザー照射を試みる. 毛

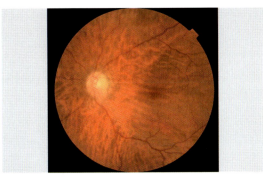

[図9] 緑内障手術後に生じた低眼圧黄斑症
眼圧は2mmHg. 黄斑部に水平方向に走る皺襞がみられる.

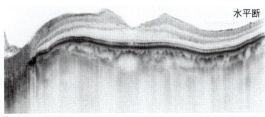

水平断

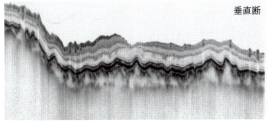

垂直断

[図10] 低眼圧黄斑症のOCT
皺襞は垂直断の方が著明である.

様体剝離が生じている場合は，毛様体の縫合や長いループの眼内レンズの毛様溝固定を試みた報告がある．ぶどう膜炎に合併する場合は，毛様体の消炎を図る目的でステロイド薬投与が選択となることもある．

　緑内障眼では，マイトマイシンCなどの代謝阻害薬を使用すると術後低眼圧が生じやすいといわれている．結膜，Tenon囊が薄い症例，高齢者などでは，考慮して使用する必要がある．

IV 患者への対応

　低眼圧黄斑症の原因が眼圧低下であることを説明し，その原因除去に向けた治療法を説明することが大切である．

（石龍鉄樹）

10) 強度近視と関連疾患

①近視性網脈絡膜萎縮，単純性黄斑出血

I 疾患の特徴

　近視の進行に伴って眼軸が延長するため，網膜や脈絡膜は引き伸ばされて萎縮をきたすことがある．これを近視性網脈絡膜萎縮（myopic chorioretinal atrophy）という．強度近視眼の網脈絡膜萎縮の程度は，5つのカテゴリーに分類されている（表1）．カテゴリー0やカテゴリー1では視機能に大きな影響を与えることは少ないが，カテゴリー2～4では視力低下や中心暗点，傍中心暗点などをきたすことが多い．なお，網脈絡膜萎縮は必ずしもカテゴリー0から1，2，3，4の順に進行するわけではない．

　神経網膜と脈絡膜の間に存在するBruch膜が伸展によって断裂すると，lacquer crackが生じると考えられている．このlacquer crackが視機能障害の原因となることはほぼないが，lacquer crackから網膜内に出血をきたした場合には暗点を自覚することがある．このような脈絡膜新生血管を伴わない強度近視眼における黄斑部の網膜出血を，単純性黄斑出血（simple macular hemorrhage）と呼ぶ．

II 鑑別の要点

　網脈絡膜萎縮をきたすと，その奥に存在する強膜が白く透けて見えるようになるため，眼底所見から網脈絡膜萎縮を診断するのは比較的容易である（図1）．OCTでも網膜や脈絡膜が菲薄化していることが確認できる．また，カテゴリー3およ

[表1] 強度近視眼の網脈絡膜萎縮のカテゴリー分類

カテゴリー0	no myopic retinopathy lesions	近視性黄斑症なし
カテゴリー1	tessellated fundus	紋理眼底
カテゴリー2	diffuse chorioretinal atrophy	びまん性網脈絡膜萎縮
カテゴリー3	patchy chorioretinal atrophy	斑状網脈絡膜萎縮
カテゴリー4	macular atrophy	黄斑萎縮

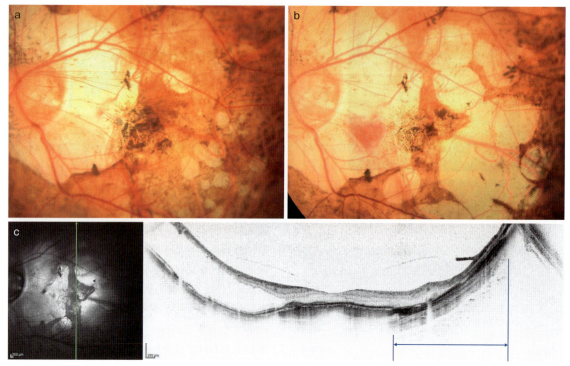

[図1] 近視性網脈絡膜萎縮の眼底像および網膜OCT像
diffuse chorioretinal atrophy（diffuse CRA）と patchy CRA を認める（a）．6年後には patchy CRA が拡大しており（b），網膜OCT像では patchy CRA 部位の強膜が鮮明に観察できる（c，青矢印）．

びカテゴリー4では萎縮部位の奥（OCT画像では下側）の強膜が強信号になるため，鮮明に観察できるようになる．

単純性黄斑出血は脈絡膜新生血管による網膜出血との鑑別が重要である．OCT angiography で脈絡膜新生血管の有無を確認できる症例もあるが，脈絡膜新生血管の存在を完全に否定できない場合には，フルオレセイン蛍光造影検査が必須である（図2）．出血の量が多い場合には，フルオレセイン蛍光造影検査でも脈絡膜新生血管の存在を完全に否定できないことがあるため，引き続き慎重に経過観察を続けることも重要である．

III 治療

近視性網脈絡膜萎縮に対しては，現時点で有効な治療方法はない．単純性黄斑出血は自然に消退することが多いため，脈絡膜新生血管の出現に注意しながら経過観察をする．

IV 患者への対応

近視性網脈絡膜萎縮に対しては予防方法もなく，徐々に進行することが多い．網脈絡膜萎縮が拡大すると自覚的にも暗点が拡大するため，進行に関して強い不安をもつ患者が多い．進行は比較的緩やかで，萎縮が黄斑部を越えて拡大することはまれであることを説明する必要がある．

単純性黄斑出血は自然軽快することが多いが，経過観察中に自覚症状が悪化した場合には，脈絡膜新生血管の出現とそれに対する抗血管内皮増殖因子（vascular endothelial growth factor：VEGF）治療を考慮する必要があるため，すぐに来院するように説明しておくことが重要である．

〈政岡未紗・山城健児〉

[図2] 単純性黄斑出血の眼底像，網膜 OCT 像，蛍光眼底造影像
眼底写真では中心窩の耳上側に出血が認められる (a)．網膜 OCT 像では網膜下に出血が存在することが確認できる (b)．フルオレセイン蛍光造影検査では出血部に異常所見はなく (c)，インドシアニングリーン蛍光造影検査でも新生血管を疑わせるような所見はない (d)．lacquer crack からの出血と考えられる (b, d)．

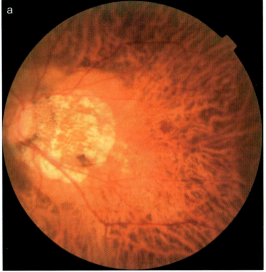
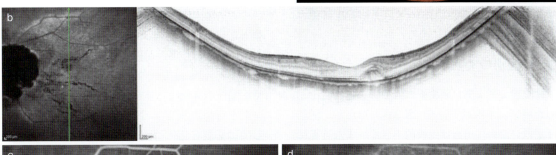
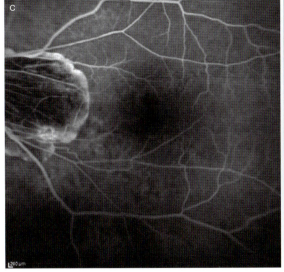
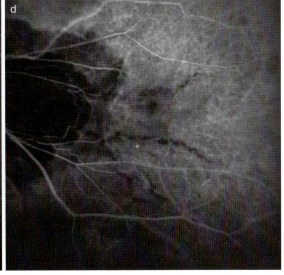

②近視性脈絡膜血管新生

I 疾患の特徴

近視性脈絡膜血管新生（myopic choroidal neo-vascularization：近視性CNV）の発生頻度は，病的近視眼の10％前後であり，約1/3が半年間の間隔を経て僚眼にも発症する．近視性CNVは，退縮後にFuchs斑と呼ばれる色素沈着を伴う瘢痕病巣となり，その周囲には広範な網脈絡膜萎縮が形成され，その後拡大する．そのため，比較的急速に高度な中心視野障害をきたす．無治療の自然経過では，10年以内に95％以上が黄斑部障害から矯正視力0.1以下に至る．

II 鑑別の要点

検眼鏡で黄斑部に網膜下出血や灰白色病変を認めた場合に本疾患を疑う（図3a）．ただし，活動性が低いために出血は比較的小さく，また近視による紋理眼底が背景にあることで，検眼鏡では同定困難な場合も多い．そのため，診断にはフルオレセイン蛍光造影（fluorescein angiography：FA）と眼底三次元画像解析（OCT）による画像検査が有用である．近視性CNVはFAで蛍光漏出を認めるが（図3b, c），その程度は一般的に加齢黄斑変性に比べると控えめである．OCTでは，網膜色素上皮上に広がる中〜高輝度の隆起性病変として描出される（図3d）．活動期にはCNV周囲の網膜下出血や網膜浮腫に伴う網膜厚の増加，囊胞様浮腫，網膜下液，フィブリン形成などの滲出性変化を伴う．活動性が低下すると，網膜色素上皮の囲い込みから境界明瞭となる（図4c）．再発時にはこの囲い込みが一部不鮮明となるため，患者の自覚症状悪化の訴えをもとにOCTを行うことで，漏出が少ない症例でも鋭敏に再発を捉えることが可能である．

なお，OCT angiographyは近視性CNVの同定と診断において優れているが（図3e），瘢痕化した症例でも血流シグナルを認めるため（図4d），活動性の評価には適していない．治療の適応判定およびその効果判定という観点からは，やはりFAとOCTが主要な検査となる．なお，インドシアニングリーン蛍光造影（indocyanine green angiography：IA）は，活動期には所見はないが，瘢痕期にはCNVの位置にdark rimを認めることがある（図4b）．

鑑別疾患としては，近視眼でCNVと同様に黄斑部の出血をきたす単純出血が最も重要である．

III 治療

近視性CNVに対する治療は，抗血管内皮増殖因子（vascular endothelial growth factor：VEGF）薬の硝子体内注射である．半数以上が再投与を必要としないため，導入期の注射は1回のみである．その後は，再燃が確認された場合に再投与を行う *pro re nata* 方式をとる．治療後の経過観察や活動性の評価には主にOCTによるスクリーニングを行い，OCTによる判断が難しい症例に関しては必要に応じてFAを撮影するのが望ましい．

治療後のフォローアップ中の通院間隔は，鎮静化を確認した後3カ月までは毎月，その後は2〜3カ月ごとの検査が推奨されている．そして1年間再発がなければさらに受診間隔を延ばしていく．

IV 患者への対応

近視性CNVは，初期治療が奏効したとしても改善した視力が永続的に維持できるとは限らず，網脈絡膜萎縮の発生および拡大により視機能低下が進行していく．したがって，治療を開始する際には，視機能低下を防ぐため治療が必要ではあるものの，その維持が難しい可能性もあらかじめ説明するようにしている．そうでなければ，治療後の視力低下をきたした場合に患者の信頼を失うことになりかねないからである．

（大西由花）

②近視性脈絡膜血管新生

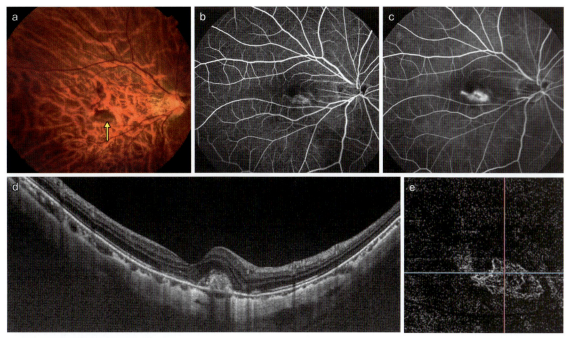

[図3] 活動期近視性脈絡膜新生血管（近視性 CNV）
a：黄斑部に灰白色の新生血管を認める（矢印）．b, c：フルオレセイン蛍光造影（FA）早期および後期画像．近視性 CNV 部からの蛍光漏出を認める．d：OCT．網膜色素上皮上に CNV を示唆する境界不明瞭な隆起性病変を認める．e：OCT angiography における網膜外層画像．CNV 部に一致して血流シグナルを認める．

[図4] 図3の症例で抗血管内皮増殖因子（VEGF）薬硝子体内注射後3カ月の鎮静化した近視性脈絡膜新生血管（近視性 CNV）
a：フルオレセイン蛍光造影（FA）後期画像．図3cのような蛍光漏出は認めず，staining のみを認める．b：インドシアニングリーン蛍光造影（IA）後期画像．近視性 CNV 部を取り囲むように dark rim を認める（矢印）．c：OCT では，鎮静化した CNV の境界は高輝度ラインに覆われている．d：OCT angiography における網膜外層画像．CNV 鎮静化後も内部に血流シグナルを認める．

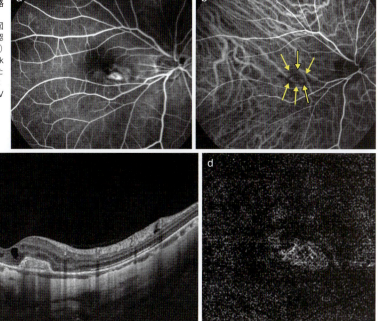

449

③近視性牽引黄斑

I 疾患の特徴

病的近視では，眼軸延長により後方に延長した強膜に応じて網膜が伸びた状態になっており，そのため，生理的に比較的硬い組織である内境界膜や網膜血管が網膜を前方に牽引した状態となっている．この状態に黄斑前膜や硝子体の牽引がかかることで，網膜が正常形態を維持できなくなり，黄斑分離や黄斑剝離，黄斑円孔，あるいは黄斑円孔網膜剝離が発症する．このような状態の黄斑を，近視性牽引黄斑（myopic traction maculopathy）という（図5）．

II 鑑別の要点

病的近視眼の眼底では網膜色素上皮が萎縮気味となっているため，脈絡膜の模様が目立つ．そのため，検眼鏡では微細な網膜所見は捉えにくい．特に近視性牽引黄斑の初期病変は，多くの場合で網膜分離のみの微細なものであり，また病態の進行もμm単位であるため，検眼鏡ではこれらの検出はほぼ不可能である．したがって，近視性牽引黄斑の病態評価にはOCTが必須である（図5b）．症状としては，進行すれば視力低下や変視症が起こるが，初期は視力正常で症状も全くないことが多いため，早期発見するには病的近視眼においてはスクリーニング的にOCTを行う必要がある．

近視性牽引黄斑の発症には前述の内境界膜，網膜血管，黄斑前膜，硝子体牽引のほかに，長眼軸長，後部ぶどう腫の強い彎曲などが関与しており，本症はこれらの総和として発症する．眼軸が比較的短くても発症することがあるため，屈折値や眼軸長だけではリスク評価はできない．

III 治療

内科的な治療法はなく，外科的手術のみである．近視性牽引黄斑には黄斑分離や黄斑剝離，あるいは黄斑円孔網膜剝離などの段階がある．この

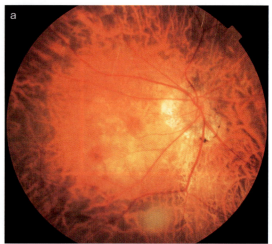

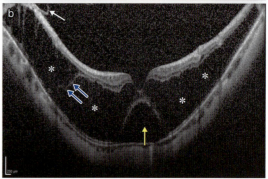

[図5] 近視性牽引黄斑
a：眼底写真．病的近視の検眼鏡検査では脈絡膜紋理が目立つため網膜所見はかなり判別しにくい．特に脈絡膜萎縮気味の部位は白色調となり，さらに網膜所見の判別は困難である．ただし，網膜分離や網膜剝離の丈が高くなると，検眼鏡でも網膜表面が次第に浮いてきていることが判別できる．b：OCT．網膜分離（＊），黄斑剝離（黄矢印），硝子体の付着（白矢印）がみられる．網膜分離は縦の柱状の所見（青矢印）がみられることで網膜剝離と鑑別できるが，白内障などでわかりにくいこともしばしばある．黄斑剝離がある症例では，比較的短期間で剝離が拡大することがあり注意が必要である．

うち黄斑円孔網膜剝離と黄斑円孔は直接的に失明に至る病態であり，絶対的な手術適応である．黄斑剝離は，当初は視力低下がわずかで自覚症状に乏しい例が多いが，一般に進行することが多く，さらなる視機能低下を起こすことも多いため，手術適応としてよいと考える．一方で，黄斑剝離のない黄斑分離は直接的な視機能低下とはならない病態であるため経過観察とすることが多いが，経過観察で黄斑分離が進行してくるケース，あるいは黄斑分離が高度であるケースも手術適応としてよいと考える．

Ⅳ 患者への対応

近年は手術時の内境界膜（internal limiting membrane：ILM）の処置法に技術的な進歩があり（fovea-sparing ILM peeling，inverted ILM flap technique など），黄斑円孔が残存する合併症が起こるリスクは低下したが，病的近視の ILM は薄く処置が難しいこともあり，黄斑円孔が術後も残存するリスクはある．近視性牽引黄斑の軽症例の手術では一般的に合併症発生率は低いものの，もともとの視機能低下量が小さいために術後経過良好例でも視機能改善量は小さい．また，病的近視では緑内障合併例がしばしばみられ，ILM 剝離で視野障害が増悪することもある．手術にあたってはこれらの特性，合併症について十分なインフォームドコンセントを行うことが望ましい．

（伊藤逸毅）

④黄斑円孔網膜剝離

Ⅰ 疾患の特徴

黄斑円孔網膜剝離（macular hole retinal detachment：MHRD）は，6 D 以上，もしくは眼軸長 26.5 mm 以上の強度近視に生じる比較的まれな裂孔原性網膜剝離である．高齢者の女性に多いことが知られている．後部ぶどう腫がみられるような眼に多い．MHRD は，黄斑円孔周囲の網膜が軽度剝離している状態から，後部ぶどう腫内に限局した剝離，さらには網膜全剝離へと進行する．網膜全剝離となった場合は，眼圧が低下し，脈絡膜剝離を伴うことがある．近視性網脈絡膜萎縮を背景にもつ症例が多く，もともとの視力が黄斑萎縮のために不良である場合は，周辺に剝離が進行するまで自覚症状が乏しいことがある．

Ⅱ 鑑別の要点

網膜剝離が後極に限局している場合には，検眼鏡で黄斑円孔と周囲の網膜剝離を診断することは容易である（図6）．また，円孔周囲の網膜がわずかに剝離しているような場合は，診断にはOCT が非常に有用である．網膜全剝離の場合には，黄斑円孔が原因なのか，あるいは周辺に裂孔が存在するのか判断に迷うことがある．仰臥位で強膜圧迫を行いながら最周辺の網膜裂孔の有無を検索する．網膜下液が多い場合は，座位では胞状になった網膜のため，黄斑円孔が観察しにくいことがある．仰臥位にすると黄斑円孔を見つけやすい．

Ⅲ 治療

MHRD の治療は，硝子体手術が第一選択である．黄斑円孔周囲がわずかに剝離しているような症例を除き，なるべく早期の手術が望ましい．高齢者が多く，既に白内障手術を受けている症例が多いが，白内障があれば水晶体再建術と眼内レンズ挿入を同時に行う．長眼軸長のため，無水晶体

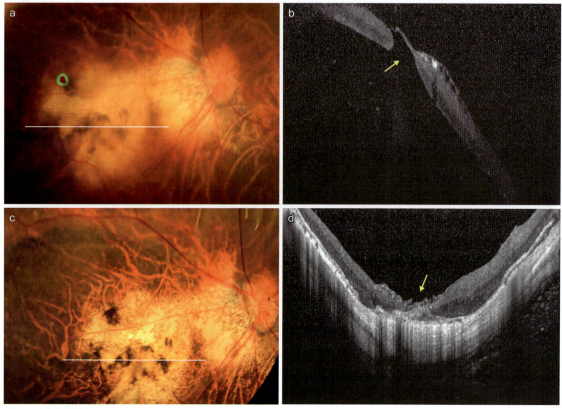

[図6] 黄斑円孔網膜剝離（MHRD）
76歳，女性，視力0.01，眼軸長は28.15mm．a：後部ぶどう腫内に広がるMHRDを認める．b：OCTでは黄斑円孔が観察される（矢印）．c：硝子体手術後．網膜は復位している．黄斑には広範囲の網脈絡膜萎縮がみられ，視力は0.02にとどまった．d：OCTでも黄斑円孔の閉鎖が確認される．中心窩の網膜層構造は観察できない（矢印）．

でも正視近くになることもあるが，ガス注入に伴う角膜内皮細胞減少を抑えるためにも眼内レンズを挿入しておく方がよい．一見すると後部硝子体剝離が生じているようでも，後部硝子体皮質が網膜上に1枚残っていることが多く，トリアムシノロンを用いて確実に除去する．内境界膜を染色し，翻転内境界膜フラップで円孔を閉鎖し，膨張性ガスでタンポナーデを行う．術後は伏臥位を指示する．

IV 患者への対応

術後は伏臥位を一定期間とる必要があり，術前によく説明しておく．MHRDは難治性の網膜剝離の一つであり，再発することもあるので，急激な視力低下を自覚した際にはすぐに連絡するように伝えておく．また，近視性網脈絡膜萎縮が術後数年かけて徐々に進行し，中心視力の低下につながることがある．

⑤dome-shaped macula

I 疾患の特徴

dome-shaped macula（DSM）は，黄斑部が内方に向かってドーム状に隆起した状態を指す．強度近視眼にみられることが多く，2割程度の症例でみられるともいわれている．隆起は肥厚した強膜によるものであることがOCTで観察され，垂直方向よりも黄斑を含む水平方向に広がるものが多い（図7）．DSMの2割程度で黄斑新生血管（macular neovascularization：MNV）を合併するとの報告があるが，MNVを伴わない漿液性網膜剥離を生じることもある．少量の漿液性網膜剥離のみで，ほとんど視力低下をきたさないものから，中心窩下にMNVを生じて視力が大きく低下するものまである．漿液性網膜剥離の発症機序については，強膜の隆起により脈絡膜が大きく変形し，機械的圧迫によって脈絡膜循環障害が生じるためと推測されているが，正確な病態は不明である．DSMに生じるMNVは，近視性MNVと同様に，2型MNVが多い．近視性牽引黄斑との関係でいえば，DSMのある症例では黄斑の隆起した部分で網膜分離がみられず，隆起のない部分で網膜分離を生じるという症例が存在する．DSMの隆起が黄斑にかかる牽引を減弱し，網膜分離の進行から黄斑を守る形になっていると考えられている．

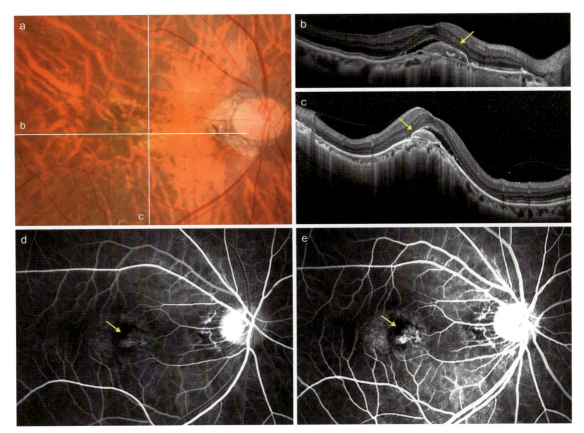

[図7] dome-shaped macula（DSM）
80歳，男性，視力0.7，屈折は-6.5D．a：中心窩下に灰白色病変を認める．b：OCT，水平断．黄斑新生血管（MNV）（矢印）と漿液性網膜剥離を軽度認める．c：OCT，垂直断．ドーム状に内方に突出した強膜とMNV（矢印）が観察される．d：フルオレセイン蛍光造影（FA）では初期からMNV（矢印）による過蛍光がみられる．e：FA後期ではMNV（矢印）は軽度の蛍光漏出を示している．

Ⅱ　鑑別の要点

　黄斑部に隆起がみられる疾患としては，DSMのほかに下方後部ぶどう腫（inferior posterior staphyloma：IPS）がある．後部ぶどう腫の辺縁部，眼球壁の曲面が大きく変わる部分がちょうど黄斑にかかることがある．IPSではMNVがみられることがあり，またMNVを伴わない漿液性網膜剥離が生じることもあり，DSMに類似した病態と考えられている．鑑別のポイントは，IPSでは視神経および黄斑を含む後部ぶどう腫が下方に向かってみられることが挙げられる．強度近視に限らずIPSがみられることはあり，単純に近視には結び付けられない．

Ⅲ　治療

　DSMにみられる漿液性網膜剥離は治療抵抗性である．抗血管内皮増殖因子（vascular endothelial growth factor：VEGF）薬，光線力学療法などが試みられることがあるが，効果はあまり期待できない．視力は比較的良好に保たれることが多く，基本的に経過観察を行うが，長期間を経て網脈絡膜萎縮が進行する．MNVに対しては抗VEGF薬の硝子体内注射が第一選択となる．一般的にMNVの活動性は高くないことが多く，投与スケジュールとしては1＋PRNで鎮静化を得られることが多い．もともと強度近視眼に生じることが多いので，抗VEGF薬を頻回投与することは網脈絡膜萎縮の進行が危惧される．

Ⅳ　患者への対応

　漿液性網膜剥離の患者に対しては，現時点では有効な治療がないが，急激に悪化することもないので，その他の合併症が生じないか慎重に経過をみることを説明する．MNVの症例では，抗VEGF薬により疾患の活動性を抑えるが，再燃することもあり，追加投与が必要となる場合があること，長期的に網脈絡膜萎縮により視力が低下する場合もあることを説明する．

（馬場隆之）

⑥peripapillary intrachoroidal cavitation

Ⅰ　疾患の特徴

　peripapillary intrachoroidal cavitation（ICC）は，強度近視眼の通常視神経乳頭下方に形成される黄色〜赤橙色の網膜色素上皮下，脈絡膜内の洞様病変であり，当初はperipapillary detachment in pathologic myopia（PDPM）と呼ばれていた．強度近視眼ではまれな所見ではなく，4.9〜16.9%にみられる．大きなICCのケースではときに視神経乳頭側で硝子体腔とつながることがあり，その場合はその部位に弓状暗点が発症する．まれに，ICC部位から漿液性網膜剥離を発症する例もある．

Ⅱ　鑑別の要点

　検眼鏡では強度近視眼の視神経乳頭周囲，通常は視神経乳頭下方に三日月型の黄色〜赤橙色の所見として検出される（**図8a**）．しかし，大きさはさまざまであり，小さなICCのケースでは検眼鏡では検出されずにOCTで偶然見つかるケースも多く，その検出にはOCTが必須である．OCTでは視神経乳頭縁の網膜色素上皮下，脈絡膜腔の空隙として描出される（**図8b**）．

Ⅲ　治療

　ICCは基本的に短期の経過観察下では変化が乏しく，視機能にもほとんどの場合で影響がない所見である．また，ICCを消失させる治療法は現在のところ存在しない．

Ⅳ　患者への対応

　ICC自体は視機能への影響はないため，基本的に経過観察でよい．しかし，長期的な予後は不明であることと，ICCが発症するような強度近視眼では他の近視性合併症が発症する場合も多いことから，長期的な注意が必要である．

（伊藤逸毅）

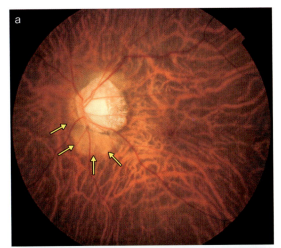

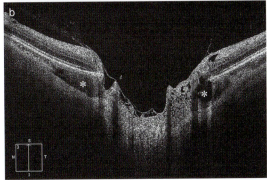

[図8] peripapillary intrachoroidal cavitation (ICC)
a：眼底写真．視神経乳頭下方に視神経乳頭に接した三日月形，黄色調の所見がみられる（矢印）．b：OCT画像．視神経乳頭縁，網膜色素上皮下に洞様病変を認める（＊）．この症例では視神経乳頭の下方から鼻側，上方へと広がっている．

11）腫瘍性疾患

①網膜芽細胞腫

I 疾患の特徴

　網膜芽細胞腫（retinoblastoma）は乳幼児の網膜に生じる悪性腫瘍であり，約17,000出生に1人の割合で生じ，人種差・性差はなく，わが国では年間70～80人の新規発症がある．3歳までに89％が診断されている．片側性が67％，両側性が33％であり，6.7％が家族歴を有している．白色瞳孔（図1）や猫目現象，斜視などを契機に発見される．原因遺伝子は第13番染色体の*RB1*遺伝子であり，生殖細胞系列の変異を有すると両側性・遺伝性になる．先進国では生命予後良好な疾患であり，5年生存率は95％以上が期待される．

II 鑑別の要点

　小児の眼底で，石灰化を伴う黄白色隆起病変（図2）を認めた場合は，まず網膜芽細胞腫を考える．白色瞳孔の場合には，Coats病，胎生血管遺残（第一次硝子体過形成遺残），未熟児網膜症など，網膜剝離を呈する疾患群を鑑別する．眼底所見に加え，超音波検査（図3）で実質性腫瘤の有無を確認する．MRI（図4）は，腫瘍の広がりや，網膜剝離の状態がわかりやすく診断に有用である．また，網膜芽細胞腫で認められるのは剝離網膜や腫瘍であり，胎生血管遺残で認められるのは線維血管膜であることから，一度みたことがあれば鑑別は難しくない．眼底の黄白色隆起病変を

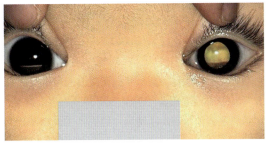

[図1] 白色瞳孔
左眼の瞳孔領が黄白色に光ってみえる．暗室でわかりやすい．

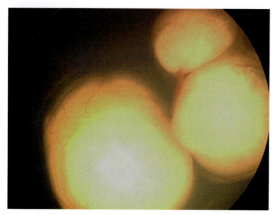

[図2] 網膜芽細胞腫の眼底
黄白色のドーム状隆起病変が複数あり，腫瘍周囲に網膜剥離を伴っている．腫瘍表面には微細な腫瘍血管の増生を認める．

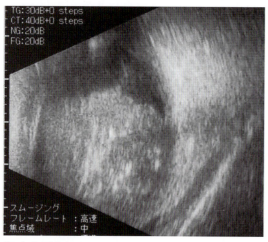

[図3] 網膜芽細胞腫の超音波像
眼球内を満たすような充実性腫瘤があり，内部に反射の強い石灰化が散在している．

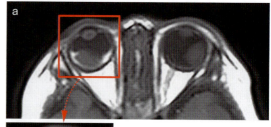
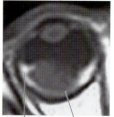

網膜下液　腫瘍

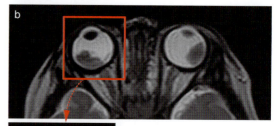
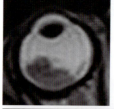

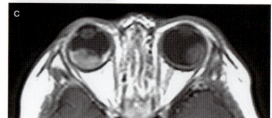

[図4] 網膜芽細胞腫のMRI像
T1強調画像（a），T2強調画像（b）で脳実質と同様の信号を呈し，造影T1強調画像で造影効果を示す（c）．網膜下液は蛋白濃度が高いため，T1強調画像で硝子体腔と異なる信号を示す．

みた場合は，星状膠細胞過誤腫との鑑別を要することがある．いずれも石灰化を伴うが，過誤腫は魚卵様で黄色調であり，増大しないことが多く，OCTで網膜神経線維層の肥厚であることから鑑別が可能である．

III 治療

眼内初期病変は，レーザー光凝固，冷凍凝固などで治療可能である．多くの症例は大きな腫瘍，網膜剥離および網膜下播種，硝子体播種などを伴う眼内進行期で発見されるため，初期化学療法を行い，腫瘍縮小後に局所治療，動注化学療法，化学療法薬の硝子体内注射などを併用して眼球温存を目指す．緑内障併発，眼内の大量出血など，合併症を伴う進行期病変の場合は眼球摘出が原則であり，病理検査で転移の危険因子（眼球外浸潤，視神経浸潤，脈絡膜浸潤など）が同定された場合は，転移予防のために後療法を行う．眼球摘出後

の眼窩再発や遠隔転移を生じた場合は，幹細胞移植救援を併用した大量化学療法，放射線治療，化学療法薬の髄腔内投与など，集学的治療を行う．

IV 患者への対応

悪性腫瘍であるが，適切な治療により生命予後は良好であること，予測される視力予後や眼球温存率などを適切に伝え，症例ごとの治療目標を設定することが重要である．また，眼球温存治療は眼底検査によって活動性を評価するしかなく，寛解後の経過観察は非常に重要であり，定期的な眼底検査も温存治療の一環であることを説明する．

遺伝学的検査は保険適用になっているが，遺伝子の情報は治療に直結するものではなく，多くの場合は同胞の発病の予測が目的となるため，まずは治療を優先し，一段落した時点で検討することが望ましい．検査と並行して遺伝カウンセリングを行うことが重要であり，施設内の遺伝診療部門と連携を図るとよい．

ガイドライン

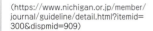
網膜芽細胞腫の診断基準と治療基準
(https://www.nichigan.or.jp/member/journal/guideline/detail.html?itemid=300&dispmid=909)

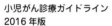
小児がん診療ガイドライン
2016年版
(https://www.jspho.org/journal/guideline.html)

②網膜血管腫

I 疾患の特徴

臨床的に血管腫という場合には，多くは血管奇形を意味する．すなわち，特定の細胞が自律性に増殖した状態（真の腫瘍）ではなく，血管構造が腫瘤を形成している状態である．血管奇形には動静脈奇形，静脈奇形，リンパ管奇形，毛細血管奇形などがあるが，網膜に生じるものの代表は毛細血管奇形（毛細血管腫）であり，まれに静脈奇形（海綿状血管腫）や動静脈奇形（蔓状血管腫）がある．本項では主に網膜毛細血管奇形（毛細血管腫）について述べる．なお，本項では慣用的に用いられる表記として網膜血管腫（retinal hemangioma）を用いる．

網膜血管腫の典型例は，周辺部網膜に生じる赤色ドーム状隆起病変で，流入流出血管の拡張蛇行を伴う（図5）．血管からの漏出により周囲に滲出性変化を伴い，黄斑に及ぶと視機能障害を生じる．また，硝子体腔に蛋白が漏出することで網膜前膜を生じ，牽引性網膜剝離を生じることがある．視神経乳頭部に生じることもあり（図6），早期に視機能に影響する．

孤発性の場合と，von Hippel-Lindau（VHL）

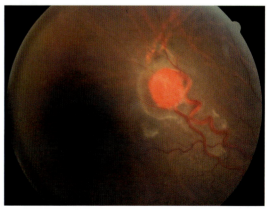

[図5] 網膜血管腫
赤道部に1.5乳頭径の橙赤色隆起病変があり，流入流出血管の拡張蛇行を伴い，周囲に限局性網膜剝離を伴う．

病の場合があり，多発している場合はVHL病を考えるべきである．VHL病は常染色体顕性遺伝を示す疾患であり，原因遺伝子は第3番染色体短腕の*VHL*遺伝子である．網膜血管腫以外に，中枢神経系血管芽腫，腎細胞癌，褐色細胞腫，膵腫瘍などが診断基準に含まれている．網膜血管腫の発病機序は，間質細胞において*VHL*の変異により低酸素誘導因子（hypoxia-inducible factor：HIF）が過剰発現状態になり，血管増生を促し結果的に血管腫を形成すると考えられている．

II 鑑別の要点

毛細血管腫と眼底血管増殖性腫瘍の鑑別が重要である（表1）．いずれも橙赤色ドーム状隆起病変であるが，毛細血管腫は流入流出血管の拡張蛇行を伴い，血管増殖性腫瘍は血管異常を伴わないことが重要である．いずれも多発することがあるが，後者は片側性で下方赤道部に生じることが多い．VHL病の家族歴がある場合や，網膜以外の腫瘍性病変を伴う場合はVHL病を第一に考える．海綿状血管腫と蔓状血管腫は，特異的な眼底所見で確定診断は容易である．Coats病は網膜の血管拡張と網膜剥離を示すが，腫瘍がないことと，血管瘤などの血管自体の変化を伴うことが特徴である．

III 治療

治療の目標は滲出性変化の制御による視機能温存である．腫瘍本体に対する光凝固，冷凍凝固（図7），光線力学的療法，放射線治療の有効性が報告されている．牽引性網膜剥離を生じた場合に

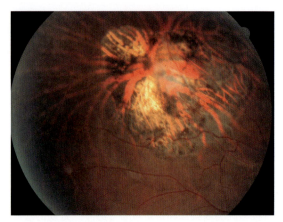

[図6] 網膜血管腫の治療後
図5と同一症例．他眼は増殖網膜症で失明したvon Hippel-Lindau（VHL）病であり，網膜冷凍凝固治療を行った．網脈絡膜萎縮を残し，腫瘍は瘢痕化した．

は硝子体手術を要する．傍視神経乳頭の病変に対しては，抗血管内皮増殖因子（vascular endothelial growth factor：VEGF）薬硝子体内注射，光線力学的療法，放射線治療の有効性の報告がある．いずれも症例報告レベルであり，個別に治療を検討する必要がある．

IV 患者への対応

網膜病変は視機能を考慮し治療判断を行う．VHL病の場合は多発性の可能性があり，定期的に両眼の網膜周辺部までの眼底検査を行う．全身疾患のサーベイランスも他科と連携し行う．VHL病の遺伝学的検査は可能であるが保険適用外であり，遺伝診療部門と連携する．

[表1] 網膜血管腫の鑑別診断

	網膜血管腫（網膜毛細血管腫）	眼底血管増殖性腫瘍	網膜海綿状血管腫	蔓状血管腫	Coats病
腫瘍の外見	ドーム状橙赤色隆起病変	ドーム状黄色～橙赤色隆起病変	ぶどうの房状	腫瘍なし	腫瘍なし
随伴所見	滲出，網膜剥離，流入出血管の拡張蛇行	滲出，網膜前膜，牽引性網膜剥離，流入流出血管の拡張なし	乏しい	蔓状血管	高度の滲出性変化，網膜血管拡張・毛細血管瘤
好発年齢・性差	10～40歳代	30歳以降	―	―	学童期，男児
側性	片側/両側	片側	片側	片側	片側
関連全身疾患	von Hippel-Lindau病	なし	網膜以外の海綿状血管腫	Wyburn-Mason症候群	なし

③網膜過誤腫

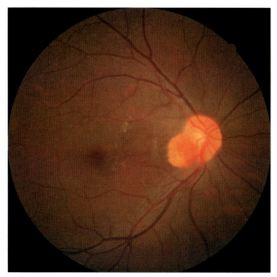

[図7] 視神経乳頭部に生じた網膜血管腫
橙色隆起病変で，周囲に薄く網膜下液を伴う．

ガイドライン

フォン・ヒッペル・リンドウ病診療の手引き（2024年版）
(https://www.nichigan.or.jp/member/journal/guideline/detail.html?itemid=716&dispmid=909)

Ⅰ 疾患の特徴

過誤腫とは，組織を構成する細胞の局所的な過形成であり，網膜過誤腫（retinal hamartoma）の場合は神経組織由来の星状膠細胞過誤腫（retinal astrocytic hamartoma）を意味することが多いが，網膜色素上皮過誤腫（hamartoma of the retinal pigment epithelium），網膜・網膜色素上皮過誤腫（hamartoma of the retina and retinal pigment epithelium）もまれに経験する．本項では網膜星状膠細胞過誤腫について述べる．

網膜過誤腫は網膜神経線維層に生じる腫瘍であり，平坦で白色半透明隆起病変の場合（図8）と，桑の実様と呼称される石灰化を伴う場合（図9）がある．孤立性の場合と，結節性硬化症に伴う病変の場合があり，多発性の場合は後者を考える．

Ⅱ 鑑別の要点

網膜芽細胞腫は，小さくても腫瘍表面の微細な腫瘍血管を伴い，蛍光漏出を伴い，腫瘍は増大するが，網膜過誤腫の場合は腫瘍血管を認めず，蛍光漏出は限定的で，腫瘍は増大しない．色調も網膜芽細胞腫は白色で，網膜過誤腫はやや黄色調を示すことが多い．

Ⅲ 治療

眼病変自体は増大することはまれであり，経過観察を行う．出血を繰り返したり増大する場合には，硝子体手術やレーザー治療を検討する．

Ⅳ 患者への対応

結節性硬化症は常染色体顕性遺伝で，精神遅滞，てんかん，顔面の皮脂腺腫を3主徴とする．頭蓋内病変，腎腫瘍の可能性を伝えて検査を行う．結節性硬化症の原因遺伝子は*TSC1*，*TSC2*が報告されているが保険適用はなく，遺伝子検査については遺伝診療部門と連携を図る．

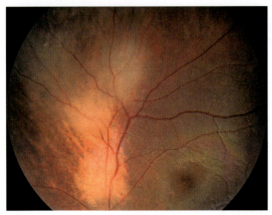

[図8] 多発する網膜星状膠細胞過誤腫
1〜2乳頭径の白色扁平隆起病変が多発している．腫瘍血管は明らかではない．

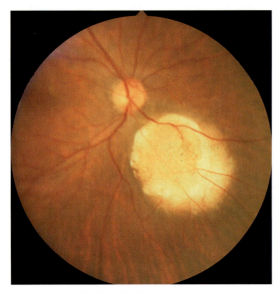

[図9] 孤立性網膜星状膠細胞過誤腫
黄白色隆起病変で，微細な血管を伴うが蛍光漏出はない．典型的な石灰化ではないが一部石灰化を疑う．

（鈴木茂伸）

④眼底血管増殖性腫瘍

I 疾患の特徴

1983年に，Shieldsらは網膜毛細血管腫または網膜偽腫瘍に似た後天性網膜血管腫として，vasoproliferative retinal tumors（VPRTs）を報告した[1]．VPRTsは下側または下象限に好発し，黄色ないしは黄白色の良性の腫瘤性病変であり，ときに網膜滲出性病変を伴い，硝子体黄斑牽引症候群や続発性の滲出性網膜剥離を合併することがあるとされていた（図10a〜d）．特発性が約70％であり，続発性としてCoats病，ぶどう膜炎を含む網膜疾患に続発するタイプがあるとされていたが，近年はこの腫瘍の限局性のものを限局性結節性グリオーシス（focal nodular gliosis：FNG），より広範かつ眼球内を占めるような発育を示すものを massive retinal gliosis として，本疾患がさまざまな発育バリエーションをもつ後天的なグリオーシスであることが理解されてきた．現在，世界保健機関（World Health Organization：WHO）分類第4版では，血管腫ではなくグリオーシスとして分類されている[2,3]（図11）．

II 鑑別の要点

眼内すべての腫瘍性病変が鑑別に挙がることになるが，本症例の多くは下方に限局し，かつ白色〜黄色調で，片眼性であることなどが鑑別の要点である．転移性脈絡膜腫瘍や多くの脈絡膜血管腫，脈絡膜骨腫などは後極に好発することと対比できるかもしれない．脈絡膜悪性黒色腫はもちろん鑑別に挙がるが，色調や超音波画像，臨床病勢などから鑑別は可能である．どうしても判断に迷う症例は，24時間 ^{123}I-IMP SPECT も有用であるが，画像上で腫瘍径が3mm以下の症例では感度が低い．

III 治療

無症状の場合は原則的に経過観察でよいが，受

④眼底血管増殖性腫瘍

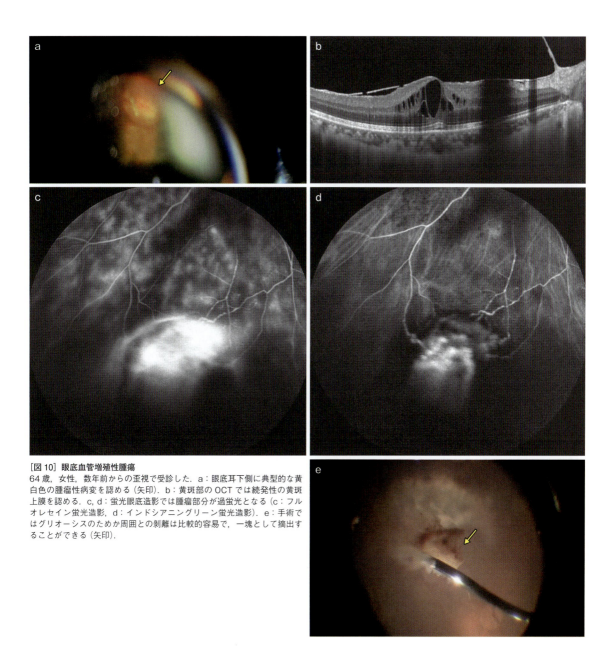

[図10] 眼底血管増殖性腫瘍
64歳，女性，数年前からの歪視で受診した．a：眼底耳下側に典型的な黄白色の腫瘤性病変を認める（矢印）．b：黄斑部のOCTでは続発性の黄斑上膜を認める．c, d：蛍光眼底造影では腫瘤部分が過蛍光となる（c：フルオレセイン蛍光造影，d：インドシアニングリーン蛍光造影）．e：手術ではグリオーシスのためか周囲との剥離は比較的容易で，一塊として摘出することができる（矢印）．

診契機は多くの場合に歪視や視力低下であり，続発性黄斑上膜や囊胞様黄斑浮腫などの黄斑疾患の合併が多い．レーザー光凝固や冷凍凝固を行ったという報告が多いが，眼内炎症の悪化や施行後の増殖硝子体網膜症の報告もあり，硝子体手術の選択をなすのであれば，腫瘍部分の核出を目指すのも良策である（図10e）．その場合は，術前に腫瘍周辺の網膜に予防的光凝固を行い，術中は灌流圧の調整やジアテルミー使用による出血のコントロールを行うことが完遂には肝要となる．

Ⅳ 患者への対応

悪性腫瘍ではなく，無症状の場合は経過観察でよい旨を説明する．また，多くの場合に，黄斑部の続発性の変化をコントロールできれば視力予後は基本的に良好であること，長期的な経過観察が

必要であることを，診断確定時に説明することも大切である．

文献
1) Shields JA, et al：Presumed acquired retinal hemangiomas. Ophthalmology 90：1292-1300, 1983
2) Grossniklaus HE, et al eds：WHO Classification of Tumours of the Eye, WHO Classification of Tumours, 4th ed, Vol 12, IARC Press, 2018
3) Jakobiec FA, et al：So-called massive retinal gliosis：A critical review and reappraisal. Surv Ophthalmol 61：339-356, 2016

（田上瑞記）

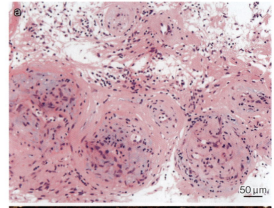

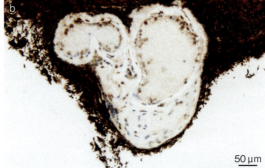

[図11] 眼底血管増殖性腫瘍の病理組織像
a：摘出組織標本のヘマトキシリン・エオジン（HE）染色．類上皮型の細胞が類円形の結節を形成している．b：グリア細胞のマーカーであるglial fibrillary acidic protein（GFAP）免疫染色．強陽性である．

10. 硝子体

1）先天・発育異常

①硝子体動脈遺残（Bergmeister 乳頭，Mittendorf 斑）

I 疾患の特徴

第一次硝子体過形成遺残とともに，胎児期の眼内血管組織の遺残は硝子体血管系遺残（persistent fetal vasculature（PFV）として1つの疾患群と捉えられる．Bergmeister 乳頭（Bergmeister papilla），Mittendorf 斑（Mittendorf dot）は軽症の PFV と考えられている（図1）．

II 鑑別の要点

Mittendorf 斑は水晶体後面の小さな白色混濁で，中心から 0.5 mm ほど鼻側に認められることが多い（図1b）．硝子体動脈の水晶体後面の遺残で，斑から視神経乳頭へ連なる索状物が観察されることもある．Mittendorf 斑に軽度の後囊下白内障や後部水晶体円錐を伴うことがあるが，通常視力を障害することはない．正常者の 0.7〜2％にみられるとされる．一方，硝子体動脈の視神経乳頭側の遺残は，乳頭上の半透明から白色の膜様組織として認められることがあり，Bergmeister 乳頭（先天乳頭上膜）と呼ばれる．

III 治療

通常は視機能を障害することはないが，緑内障や乳頭腫脹の鑑別を困難にすることがある．

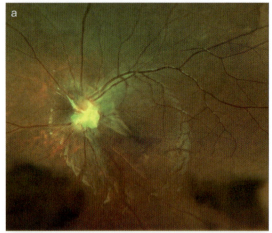
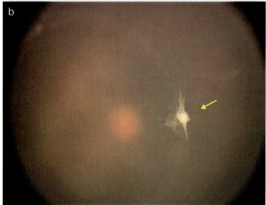

[図1] Bergmeister 乳頭
a：乳頭上に増殖膜が観察され，この症例では黄斑部を巻き込んでいたため手術加療を行った．b：前眼部写真（RetCam で撮影）．水晶体後面に Mittendorf 斑が観察され（矢印），硝子体血管系遺残（PFV）と一連の疾患群であることが示唆される．

②硝子体血管系遺残

I 疾患の特徴

　硝子体血管系は，視神経乳頭から発生する硝子体動脈と前方の水晶体血管膜からなり，胎生10週が最盛期で，以後は退縮する．この硝子体血管系が遺残することにより種々の病態を生じる．Reeseは，胎生初期の硝子体血管を含む第一次硝子体の先天異常として，第一次硝子体過形成遺残（persistent hyperplastic primary vitreous：PHPV）を疾患概念として提唱した．のちにGoldbergは，水晶体血管周囲の血管線維組織の遺残も含めて硝子体血管系遺残（persistent fetal vasculature：PFV）の名称を提唱し，現在はこの名称が広く受け入れられている．水晶体後面に広範囲の線維血管膜を伴う前部型と，網膜ひだを伴う後部型，どちらも認められる混合型に分類される．硝子体動脈の遺残と考えられているMittendorf斑やBergmeister乳頭も，一連の疾患群としてPFVに含まれる．

II 鑑別の要点

1 前部型

　水晶体後面の線維血管組織を主体としたタイプで，PFV全体の約25％を占める（図2）．水晶体後面の増殖膜のため白色瞳孔を呈し，斜視や小眼球（小角膜），白内障を合併することが多い．そのため，白色瞳孔を生じる疾患である先天白内障や網膜芽細胞腫，Coats病，未熟児網膜症との鑑別を要する．通常は遺伝子変異を伴わない孤発例が多く，片眼性である．しかし，両眼性の場合は家族性滲出性硝子体網膜症（familial exudative vitreoretinopathy：FEVR）で認められる遺伝子異常（FZD4，LRP5，TSPAN12，NDP）や染色体異常を伴う頻度が高く，遺伝学的な検索が必要である．また，水晶体後面の増殖膜の牽引により，毛様体突起の延長が観察されることもある（図3）．水晶体の前方偏位をきたすと，浅前房

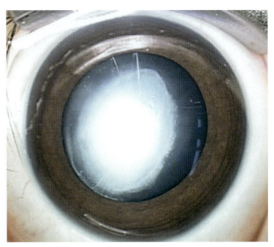

[図2] 前部型硝子体血管系遺残（PFV）
水晶体後面の広範囲に増殖組織が観察される．

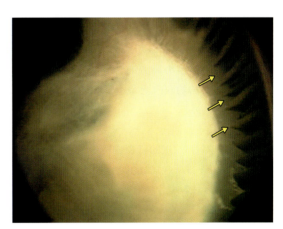

[図3] 前部型硝子体血管系遺残（PFV）に伴う毛様体突起の延長
増殖組織による牽引のため毛様体突起の延長が観察される．

や，二次的な隅角閉塞による緑内障を認めることもある．超音波検査で水晶体後面の索状物が観察され，CTで石灰化がないことが，網膜芽細胞腫との鑑別点として重要である．

2 後部型

　鎌状網膜剥離，網膜ひだを主体とするタイプで，PFV全体の約12％を占める（図4）．高度の視力障害，斜視，眼振などを主訴とする．硝子体内の増殖組織による牽引のため，網膜は周辺部に牽引され，鎌状網膜剥離となる．網膜ひだの中に遺残した硝子体動脈を巻き込んでいることが多い．増殖組織による黄斑部の牽引や，視神経低形成を認めることもある．網膜ひだを呈する他の疾

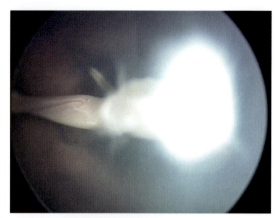

[図4] 混合型硝子体血管系遺残（PFV）
水晶体後面の増殖組織に加えて，後部型PFVにみられる網膜ひだを合併しており，混合型PFVである．

患として，FEVR，未熟児網膜症，眼トキソカラ症などと鑑別を要する．

3 混合型

前部型，後部型の両方の特徴を有するタイプで，PFV全体の約60％と最も高頻度でみられる．

III 治療

前部型PFV，二次的に白内障を伴う場合，また後部型PFVあるいは混合型PFVで黄斑部の牽引が認められる場合，遺残した硝子体動脈からの硝子体出血を認める場合などが手術の適応となる．術後に弱視治療が奏効する場合は良好な視力が期待できるが，後部型PFVあるいは混合型PFVで黄斑部の異常を伴う場合の視力予後は不良である．

IV 患者への説明

手術適応について保護者に十分な説明を行い，後部型PFVでは術後の視力が不良であることを伝える．また，通常は片眼性であり，弱視治療の際に健眼の遮閉が必要となる旨を説明する．

③硝子体囊胞

I 疾患の特徴

硝子体囊胞（vitreous cyst）は，硝子体腔に認められる半透明の囊胞であり，先天性のものと後天性のものに分類される．

II 鑑別の要点

先天性のものはMittendorf斑やBergmeister乳頭とともにみられることもあり，硝子体動脈系の遺残物として考えられている．後天性のものは外傷やぶどう膜炎を契機として二次的に形成されるもので，色素を伴う囊胞として観察される．

III 治療

通常は視機能を障害せず経過観察される．

（眞野福太郎・日下俊次）

2) 変性・加齢変化
①硝子体液化

I 疾患の特徴

硝子体は眼球内容の80%を占める組織であり，コラーゲンの三次元構造にヒアルロン酸が絡みつくことで大量の水分を保持するゲルからなっている．出生後の硝子体は，均質ゲルで構成されている．硝子体液化（vitreous liquefaction）は，その後の加齢変化でゲル構造の崩壊が起こり（図1），特にコラーゲン濃度の低い硝子体の中心部で顕著であるといわれている．液化は生後早期に始まり，加齢とともに硝子体液量が直線的に増加する．近視眼では，同年齢の正視眼と比較して液化が進行している．硝子体液化は，後部硝子体剥離の原因となりうる．

硝子体液化のメカニズムは正確にはわかっていないが，体内の他の部位のコラーゲンの老化プロセスと同様に，ペプチド鎖間に新たな共有結合が形成されるため，硝子体コラーゲンの見かけの分子量が加齢とともに増加すると考えられている．コラーゲン線維の束は，粗い線維性混濁として観察されるようになる．一方で，コラーゲン線維の断片化も生じているとの報告もある．

加齢変化に加えて，強度近視や網膜色素変性，ぶどう膜炎，糖尿病網膜症などでも液化が進む．アミノ基とグルコースの共有結合によるメイラード反応によって架橋され，終末糖化産物（advanced glycation end products：AGEs）を形成する．この過程は紫外線によって促進され，糖尿病患者では加速される．糖尿病患者の硝子体内グルコース濃度は健常者の2倍であり，Sebagらは硝子体内のコラーゲンが糖化によって架橋されることを報告している．

II 鑑別の要点

コラーゲンの遺伝子異常によるStickler症候群

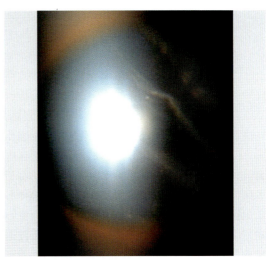

[図1] 硝子体液化の細隙灯顕微鏡像
前部硝子体ゲル内の液化と線維性混濁が観察される．

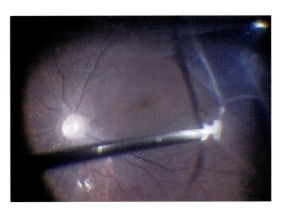

[図2] Stickler症候群に併発した裂孔原性網膜剥離の硝子体手術
14歳，男児．硝子体液化と線維性混濁が確認できる．

では，硝子体の変性や液化が生じ（図2），若年性網膜剥離を発症することがある．

III 治療

生理的な液化は加齢変化であり，治療の対象にはならない．

IV 患者への対応

硝子体液化に伴う飛蚊症は生理的なものであることを説明する．

②後部硝子体剝離

I 疾患の特徴

後部硝子体剝離（posterior vitreous detachment：PVD）を考えるうえでは，後部硝子体皮質前ポケットを理解する必要がある．このポケットは黄斑前方にあり，座位では舟形の液化腔である（図3）[1]．後壁は薄い硝子体皮質であり，中心窩では極端に薄いため網膜と接着していると同定できない．ポケットと Cloquet 管とは隔壁（septum）で遮られているが，その隔壁の上端に連絡路（connecting channel）がある．ポケットは出生時に存在するわけではなく，3歳頃より中心窩前方の扁平なスペースとして出現して，徐々に拡大して8歳頃になるとほぼ成人のサイズになる．Cloquet 管との連絡路は5歳頃から形成される（図4）[2]．

後部硝子体膜が網膜から離れることを PVD と

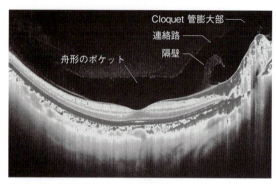

[図3] 後部硝子体皮質前ポケットの swept source-OCT (SS-OCT) B スキャン
（文献1）より改変）

いい，主に硝子体の液化が原因とされる．PVD は正視眼において40歳以降に起こりはじめるが，近視眼では比較的早期に起こる．黄斑の周辺に部分 PVD が生じ，中心窩の接着は保たれる状態，いわゆる perifoveal PVD に進展する（図5）．さらに中心窩と後部硝子体との接着が外れるも，視神経乳頭との接着は保たれた状態となる．視神経乳頭との接着が外れた状態になって完全 PVD

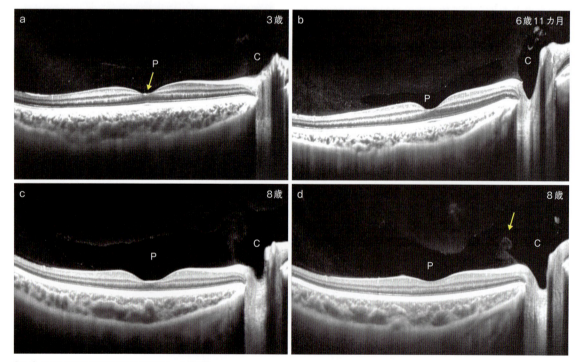

[図4] 小児における後部硝子体皮質前ポケットの発生
a：3歳．ポケット（P）は黄斑前の扁平なスペースである（矢印）．Cloquet 管（C）．b：6歳11カ月．ポケット（P）は扁平な舟形である．Cloquet 管（C）とは連絡路がない．c：8歳．d：c のやや上側．ポケット（P）が徐々に拡大し，Cloquet 管（C）との間に連絡路（矢印）ができている．（文献2）より改変）

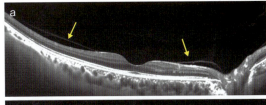
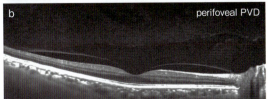
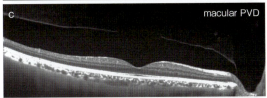
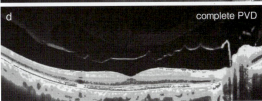

[図5] 後部硝子体剝離（PVD）の進展
a：黄斑の周辺に部分PVDが起こりはじめる（矢印）. b：perifoveal PVDが進展し，必ずこの過程を経る. c：中心窩の接着は離れ（macular PVD）. d：視神経乳頭での接着が外れて完全PVD（complete PVD）となる.

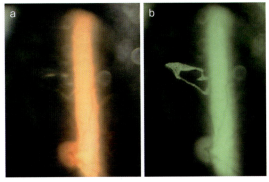

[図6] 前置レンズを用いた細隙灯顕微鏡による硝子体の観察
a：乳頭前方に輪状の混濁（Weiss ring）が観察される. b：強調画像.

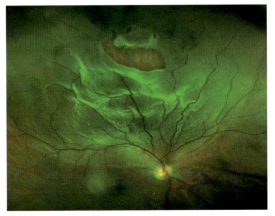

[図7] 裂孔原性網膜剝離
赤道部変性のふちに硝子体牽引による裂孔が生じ，網膜剝離へと進展している.

（complete PVD）となる. perifoveal PVDは黄斑円孔や硝子体黄斑牽引症候群の原因になりうるが，完全PVDへの進展中に生じる生理的な現象である. 検眼鏡では，視神経乳頭の前方に輪状の混濁（Weiss ring）を確認することができる（図6）.

II 鑑別の要点

完全PVDに至ると飛蚊症を自覚することが多く，多くの場合は生理的飛蚊症とされる. PVDは速やかに周辺まで進むが，糖尿病網膜症で生じる新生血管，増殖膜や網膜格子状変性と硝子体は強く癒着している. 前方への牽引の結果，硝子体出血，網膜裂孔，網膜剝離へと進展する可能性があり，症候性飛蚊症をきたす（図7）.

III 治療

後部硝子体剝離によって生じる黄斑円孔，裂孔原性網膜剝離，硝子体出血に対しては，硝子体手術を検討する.

IV 患者への対応

PVD直後の生理的飛蚊症は，数カ月後に減少する場合が多いことを説明する. 黄斑前膜ごとPVDが起こると日常生活に支障をきたすことがまれにあり，極小切開硝子体手術を行うことがある.

文献
1) Itakura H, et al：Observation of posterior precortical vitreous pocket using swept-source optical coherence tomography. Invest Ophthalmol Vis Sci 54：3102-3107, 2013
2) Li D, et al：Posterior precortical vitreous pockets and connecting channels in children on swept-source optical coherence tomography. Invest Ophthalmol Vis Sci 55：2412-2416, 2014

（秋山英雄）

③星状硝子体症

I 疾患の特徴

星状硝子体症（asteroid hyalosis）は，硝子体内でカルシウム脂質複合体が小球状に結晶化し，多数の黄白色の混濁を生じる状態であり，硝子体線維の変性疾患である（図8, 9）．一般に200人あたり1人の割合で，55歳以上の中高年でみられ，男性にやや多い傾向がある．網膜との癒着が強固で，後部硝子体剝離が生じにくい．飛蚊症を自覚せず，視力は良好なことが多い．糖尿病でもみられることがある．

II 鑑別の要点

1894年に，Bensonが初めて星状硝子体症を閃輝性融解（synchysis scintillans）と鑑別し，報告した．星状硝子体症では炎症性変化はみられず，眼球運動とともに星状体は動くが，静止により元の位置に戻る．一方，閃輝性融解では硝子体が液化しており，きらきらと輝くコレステロール結晶が下方に溜まる（表1）．

III 治療

星状硝子体症では通常は飛蚊症を自覚せず，視力障害は非常にまれで，手術による硝子体切除を行うことはほとんどない．

IV 患者への対応

星状硝子体症で飛蚊症や視力低下をきたすことはまれであることを伝える．硝子体混濁の程度が進行し視力低下がみられる場合は硝子体手術を行うが，基本的には経過観察でよい．

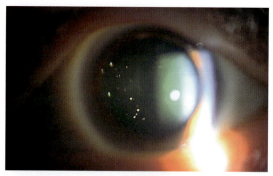

[図8] 星状硝子体症の前眼部細隙灯顕微鏡像
71歳，女性．星状硝子体症がみられる．

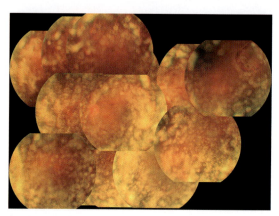

[図9] 星状硝子体症を伴う裂孔原性網膜剝離
76歳，男性．耳上側に裂孔がみられる．硝子体手術を施行した．

[表1] 星状硝子体症，閃輝性融解，アミロイドーシスの鑑別

	星状硝子体症	閃輝性融解	アミロイドーシス
病因	カルシウム脂質複合体	コレステロール結晶	アミロイド
特徴	炎症性変化はみられず，眼球運動とともに星状体は動くが，静止により元の位置に戻る	硝子体は液化．重力により，きらきらと輝くコレステロール結晶が下方に溜まる．炎症や出血などの原疾患がベースにある	網膜の細動脈壁に生じ，軟性白斑に似た混濁．その後硝子体内に沈着して「glass wool」混濁となる

④閃輝性融解

I 疾患の特徴

閃輝性融解(synchysis scintillans)は，硝子体腔内にコレステロール結晶の粒子が溜まっている状態である．硝子体は液化しており，黄白色のきらきらとした粒子は重力に伴って動き，硝子体腔の下方にとどまる．前房内にもみられる．好発年齢はなく，硝子体出血や前房出血，網膜剥離，慢性ぶどう膜炎，外傷，過熟白内障，Coats病など，炎症や出血，外傷で視機能障害を有する眼に続発する．

II 鑑別の要点

星状硝子体症(asteroid hyalosis)と異なり，混濁の本体はコレステロール結晶で，硝子体膠原線維への沈着はない．閃輝性融解では硝子体は液化しているため，重力によりきらきらと輝く結晶は下方に溜まる．また，炎症や出血などの原疾患がベースにある．星状硝子体症の粒子は，脂質，カルシウム，リンで構成されている．

III 治療

原疾患の検索および活動性のある炎症疾患に対する治療を行う．炎症による眼圧上昇がみられることもあり，緑内障にも注意する．

IV 患者への対応

閃輝性融解は一般的に非進行性で無症状であるため，治療は通常不要であるが，原疾患の検索を行うことが重要である．

⑤硝子体アミロイドーシス

I 疾患の特徴

アミロイドーシスは，アミロイドが全身臓器に沈着することにより機能障害をきたす疾患である．角膜や結膜，眼瞼，外眼筋，虹彩，水晶体，硝子体(図10)など，眼や眼付属器にも生じる．硝子体アミロイドーシス(vitreous amyloidosis)は，全身性アミロイドーシスに伴ってみられ，片眼性のこともあるが多くは両眼性である．アミロイドの沈着は網膜の細動脈壁に生じ，軟性白斑に似た混濁を呈する．その後，硝子体内に沈着して

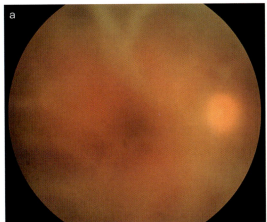

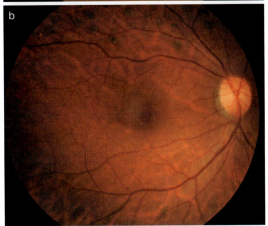

[図10] 硝子体アミロイドーシス
a：術前，b：術後．（熊本大学眼科 井上俊洋先生のご厚意による）

「glass wool」混濁となる.

II 鑑別の要点

閃輝性融解（synchysis scintillans）や星状硝子体症（asteroid hyalosis），サルコイドーシスや化膿性肉芽腫などの炎症性疾患，悪性リンパ腫などの悪性腫瘍が鑑別診断に挙げられる.

III 治療

眼科では視機能障害の有無により治療を行う.特にトランスサイレチン型アミロイドーシスでは硝子体混濁が高度で，視力低下を生じる.そのような場合には硝子体手術を行う.

IV 患者への対応

アミロイドーシスは眼や眼付属器にも生じるため，全身性アミロイドーシスに伴う眼病変のフォローアップが重要である.飛蚊症のみであれば経過観察とし，アミロイドーシスによる高度の硝子体混濁に伴う視力低下がみられれば硝子体手術を施行するが，残存硝子体にアミロイドが再度沈着することもある.

（喜田照代）

3）硝子体混濁・出血
①硝子体混濁

I 疾患の特徴

硝子体は本来は透明な組織であるが，加齢や疾患による影響で混濁をきたすことがある.硝子体混濁（vitreous opacity）は，原因により5型に分類され（表1），混濁の性状や程度によって視力障害や飛蚊症などの症状を引き起こす.

II 鑑別の要点

表1の通り，硝子体混濁は自覚がないもの，生理的変化によるもの，疾患に起因するものと多種多様である.したがって，硝子体混濁の原因を特定するうえで患者の現病歴や既往歴，家族歴などの問診は重要なポイントとなる.

診察は細隙灯顕微鏡，前置レンズ，接触式レンズを用いて行う.硝子体混濁は随伴所見として認めることがたびたびあるため，眼内の他組織の診察を入念に行う必要がある.結膜や強角膜などの前眼部の所見，角膜後面沈着物や前房中の炎症細胞の有無，隅角・虹彩所見（虹彩ルベオーシスや虹彩結節，虹彩後癒着）などの有無を評価する.眼底検査では，網膜出血や網膜血管炎，滲出性変化，網膜裂孔，眼内腫瘍などの有無について評価を行う.硝子体混濁については，混濁の性状や程

[表1] 硝子体混濁の分類

1. 先天性混濁
   第一次硝子体過形成遺残，硝子体動脈遺残，Bergmeister乳頭，硝子体囊腫など
2. 変性混濁
   硝子体液化，後部硝子体剝離，Wagner病，Stickler症候群，Ehlers-Danlos症候群，Marfan症候群，網膜色素変性，星状硝子体症，アミロイドーシスなど
3. 炎症性混濁
   感染性・非感染性ぶどう膜炎，術後眼内炎など
4. 出血性混濁
   糖尿病網膜症，網膜静脈閉塞症，網膜細動脈瘤，加齢黄斑変性，Eales病，未熟児網膜症，若年網膜分離症，Terson症候群，眼外傷，裂孔原性硝子体出血，眼内腫瘍など
5. 腫瘍性混濁
   悪性リンパ腫，網膜芽細胞腫など

度の把握を行う．また，炎症性混濁の際は硝子体のどの領域に混濁が強いのかも，鑑別を進めるうえで重要な情報である．診察で透見困難な場合は，超音波検査Ｂモードなどで評価を行う．一般的に，感染性眼内炎などは炎症の主座に近いほど混濁が強くなるため，混濁箇所の把握は検体採取の際にも役立つ．

III 治療

硝子体混濁の治療は，疾患により異なる．先天性混濁や変性混濁は，視力低下など症状がない場合は経過観察となる．炎症性混濁は原因の特定を行い，ステロイド薬の投与を検討する．感染性眼内炎などは，硝子体切除術や眼内洗浄などの手術が必要となる．腫瘍性混濁は確定診断の目的で硝子体手術を行う場合がある．出血性混濁は，10-3)-「②硝子体出血・駆逐性出血」を参照．

IV 患者への対応

硝子体混濁は，全身疾患の随伴症状として発症することがある．重篤な視機能の低下を起こす疾患や，命にかかわる疾患が影響していることがある．硝子体混濁を認めた際は迅速に精査を進め，必要に応じて他科と連携して精査，加療を行う．

②硝子体出血・駆逐性出血

I 疾患の特徴

硝子体出血（vitreous hemorrhage）は，出血性の硝子体混濁を引き起こし，その原因はさまざまである（10-3)-「①硝子体混濁」の表1参照）．症状は出血の程度で異なり，少量であれば飛蚊症や一時的な視力低下であるが，大量の出血の場合は高度な視力低下を引き起こす．

駆逐性出血（expulsive hemorrhage）は，長・短後毛様体動脈からの動脈性の出血であり，脈絡膜と強膜の間の脈絡膜上腔に出血が流入することで発症する．通常は内眼手術中や術後，眼外傷後に発生し，ごくまれに自然発生することもある．軽度な場合は限局した出血性の脈絡膜剥離を認め，重度な場合は眼内組織が創口より脱出する．

II 鑑別の要点

硝子体は無血管組織であり，硝子体出血は虹彩毛様体や網脈絡膜などの周辺組織からの波及で生じる．出血の早期は鮮血であるが，時間が経過するにつれ器質化して黄色，白色に変化する．眼底検査では，眼底が透見困難な場合が多い．したがって，糖尿病や高血圧などの基礎疾患の有無，または加齢黄斑変性や糖尿病網膜症，網膜細動脈瘤，網膜静脈閉塞症，外傷など，眼科既往歴の問診が診断の手助けとなる．多くの場合は出血が吸収されるまで慎重に経過観察するが，後部硝子体剥離に伴う網膜裂孔が原因で硝子体出血が生じることもあり，超音波検査で眼内の把握を行い，網膜剥離の除外が必要になる．また，網膜機能の確認や網膜障害部位の特定に color perception test，light projection test なども有用である．

駆逐性出血は，白内障手術，緑内障手術，硝子体手術を含む内眼手術の 0.29％で生じるといわれている．リスク因子には緑内障，無水晶体，術前の眼圧上昇，眼科手術や外傷の既往，強度近視などがある．術中の急激な眼圧の低下，術中高血

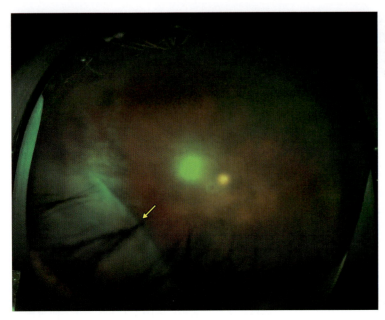

[図1] 駆逐性出血による隆起性脈絡膜病変
金属異物による角膜穿孔, 網膜剝離に対して, 強膜内陥術, 角膜移植術の既往がある患者. 前房内異物除去の手術中に駆逐性出血を発症した. 術後の眼底写真では, 駆逐性出血による隆起性脈絡膜病変 (矢印) を認める.

圧, 術中または術後早期に咳やくしゃみ等の Valsalva 様運動, 緊張といきみ等による胸腔内圧の上昇などがきっかけとなって発症する. 駆逐性出血を生じると, 疼痛を伴った硝子体圧の上昇, 急速な前房の消失を認める. 駆逐性出血を疑った場合は眼底検査を行い, 網膜に隆起所見がないか確認する (図1). 眼球構造のゆがみにより後眼部の評価ができない場合は, 超音波検査 B モードが駆逐性出血の診断や網膜剝離, 硝子体出血の除外にも役立つ. CT スキャンや MRI も, 出血部位や範囲を特定するのに有用である.

III 治療

裂孔原性網膜剝離や増殖糖尿病網膜症に伴う硝子体出血の場合は, 早期の硝子体手術が必要である. 一方, 出血は自然吸収されることがあるため, 緊急性がない場合は数カ月の慎重な経過観察を行う. 再出血を起こす場合や, 混濁が残存し視力へ影響を及ぼす場合は, 硝子体手術を検討する.

術中に駆逐性出血を認めた場合は, 眼球組織が眼外へ脱出することがあるため速やかに創口を閉鎖する. 駆逐性出血は, 発症後すぐに凝血するため, 線溶再活性化が起こる 7～14 日後に二期的手術を考慮する. 超音波検査で駆逐性出血の最も多い部位を評価し, 出血が排出されるまで強膜切開を行う. 無水晶体眼では, 前房から眼内灌流液を注入しながらゆっくりと血液を排出する. 裂孔原性網膜剝離, 硝子体出血などがある場合は, 血液を排出した後, 硝子体手術を実施する必要がある.

IV 患者への対応

硝子体出血は原因により治療介入の時期が異なるため, 注意深く診察を行う必要がある. 1 回の診察では網膜裂孔や網膜剝離などを見つけられない場合もあるので, こまめに診察し緊急性がないかどうかを確認する必要がある.

駆逐性出血は, 内眼手術の重篤な合併症の一つである. 2 象限以上に及ぶ出血は予後不良とされており, 失明や眼球ろうにつながる可能性がある. 患者や家族に対しては説明に加えて心理的サポートが必要となる.

(加藤喜大・春田雅俊)

4）炎症
①術後眼内炎

I 疾患の特徴

術後眼内炎（postoperative endophthalmitis）は，内眼手術の術後合併症として視機能低下に直結するため，予防，インフォームドコンセント，発症時の対応を含め，周術期に念頭に置くべき疾患である．白内障手術においては，2012〜2013年に行われたわが国初の前向き大規模疫学調査の結果，発症率（中毒性前眼部症候群（toxic anterior segment syndrome：TASS）を除く）は0.0245%，手術から眼内炎発症までの平均発症日数は15.2日，術後7日までの発症が13例中7例であったと報告されている[1]．術後眼内炎の起炎菌は患者自身の外眼部細菌叢に由来することが証明されており，機序としては①外眼部細菌叢からの前房内汚染，②後嚢破損やハイドロダイセクション時の過度の高眼圧などによる後房バリア破綻の2ステップを経て生じるものが大多数を占めるとされている．①の予防はヨード点眼による術前・術中の術野の消毒が有用である．

Endophthalmitis Vitrectomy Study（EVS）[2]では，主たる症状は視力低下94%，充血82%，眼痛74%，眼瞼腫脹35%とされている．眼内炎の診断において強調されている眼痛は，認められない症例が約1/4であったことにも注意が必要である．検眼鏡所見としては，毛様充血，前房内炎症細胞，前房内フィブリン析出，前房蓄膿，角膜浮腫，散瞳不良，硝子体混濁などが認められる（図1）．

II 鑑別の要点

典型的な眼内炎の経過をたどれば診断は容易であるが，感染性の眼内炎か非感染性の術後炎症かで迷う症例も存在する．弱毒菌でない限りは，術後眼内炎であれば時間単位で病状が急性増悪する．そのような場合は，抗菌薬を頻回に点眼しつつ，1日の間に複数回の診察ができるようにすることが望ましい．進行が認められる際は，後述の

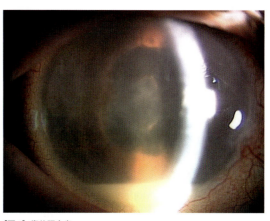

［図1］術後眼内炎
80歳，女性，白内障手術後3日目．Descemet膜皺襞を伴う角膜浮腫，前房蓄膿を伴う高度の前房炎症，眼内レンズ前面のフィブリン析出を認め，矯正視力は10cm/手動弁であった．緊急硝子体手術を施行し，Enterococcus faecalisが検出された．術後，矯正視力は1.0に回復した．

治療を躊躇なく行う．後眼部に炎症が及んでいるかは，フィブリン析出などで眼底が見にくい場合は超音波検査および網膜電図検査が有用である（(7-3)-②-「術後炎症」の表2を参照）．

III 治療

抗菌薬（バンコマイシンおよびセフタジジム）灌流下で硝子体手術を実施し，病巣の郭清を図るとともに，全身投与も含めた最大限の薬物投与を行い視機能を守ることがコンセンサスとなっている．

IV 患者への対応

内眼症手術の際は術前に術後眼内炎についてのインフォームドコンセントを行い，術後に眼痛，充血，視力低下などを自覚した際は至急受診するように事前に説明しておくことが重要である．実際に発症した場合には患者のストレスも高い状態になることから，視機能を守るための最大限の対応と患者への丁寧な説明が求められる．

文献
1) Inoue T, et al：Incidence of endophthalmitis and the perioperative practices of cataract surgery in Japan. Jpn J Ophthalmol 62：24-30, 2018
2) Endophthalmitis Vitrectomy Study Group：Results of the Endophthalmitis Vitrectomy Study. Arch Ophthalmol 113：1479-1496, 1995

②転移性眼内炎

I 疾患の特徴

転移性眼内炎(metastatic endophthalmitis)は、細菌や真菌などの病原体が他臓器から血行性に眼内に侵入し増殖することにより発症する疾患である。内因性眼内炎(endogenous endophthalmitis)ともいう。細菌性眼内炎(bacterial endophthalmitis)の起因菌としては、Gram陽性菌ではブドウ球菌とレンサ球菌が多く、Gram陰性菌では*Klebsiella pneumoniae*が多い。原病巣は肝膿瘍、尿路感染症、心内膜炎などが多い。初期には網膜に白色の浸潤病巣(Roth斑を呈することもある)と出血を伴う閉塞性網膜動脈炎を認め、進行すれば、硝子体、前房内に炎症をきたし、最後には全眼球炎に至る。急速に進行し、受診後数日で失明に至ることもある予後不良の疾患である(図2)。

真菌性眼内炎(fungal endophthalmitis)は、医療の高度化に伴って1980年代後半より増加している。危険因子として、悪性腫瘍の存在、大手術後(特に消化器手術後や心肺大血管手術後)、悪性血液疾患、臓器移植後、糖尿病、副腎皮質ステロイド薬使用、広域抗菌薬全身投与あるいは長期中心静脈栄養(intravenous hyperalimentation:IVH)などが挙げられる。症状の進行は緩徐であるため、病期に応じて所見が異なる。病期分類としては石橋分類(表1)がよく用いられる[1]。発病初期は、前房内と硝子体に軽度の炎症細胞の浸潤で始まり、眼底には病巣を認めない(Ⅰ期)。次いで類円形の散在性黄白色病巣が網膜に出現する(Ⅱ期)。進行すると黄白色病巣は網膜深層から内境界膜を突破し、硝子体内に浸潤し、硝子体混濁(塊状、数珠状)を形成する(Ⅲ期)(図3)。さらに進行すると、病巣の網膜への牽引により裂孔原性網膜剥離を生じたり、眼底が透見不能となる(Ⅳ期)。副腎皮質ステロイド薬が投与されることで所見がマスクされて診断が遅れ、予後不良となるケースも散見される。起炎菌としては*Candida*属が9割を占め、特に*C. albicans*が多い。

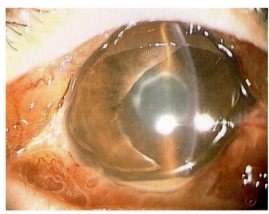

[図2] 細菌性眼内炎
71歳、女性。急激な視力低下・眼痛で受診。既往として胆管炎手術後(ステント留置)、糖尿病あり。結膜浮腫を伴う充血、角膜浮腫、前房蓄膿を伴う高度の前房炎症、水晶体前面のフィブリン析出を認め、矯正視力は10cm/手動弁であった。即日硝子体手術を行い、硝子体培養検査により*Klebsiella pneumoniae*が検出された。

[表1] 真菌性眼内炎の石橋分類

Ⅰ期	前房内と硝子体に炎症細胞が遊出
Ⅱ期	後極部に円形の黄色〜黄白色病変
Ⅲa期	Ⅱ期に加えて硝子体に軽度の限局性混濁
Ⅲb期	中等度以上の限局性の硝子体混濁
Ⅳ	Ⅲb期に加え網膜剥離もしくは眼底透見不能

(文献1) 石橋康久:内因性真菌性眼内炎の病期分類の提案. 臨眼 47: 845-849, 1993 より作成)

II 鑑別の要点

鑑別疾患としては、急性前部ぶどう膜炎(acute anterior uveitis:AAU)、Behçet病、眼内悪性リンパ腫などが挙げられる。特にAAUは、角膜浮腫、激しい前房内炎症、水晶体前面のフィブリン析出などにより後眼部が透見不良である場合に、鑑別が難しい。問診、全身検査、眼底検査、超音波検査、網膜電図検査などの情報をもとに鑑別する。鑑別点を表2に示す。細菌性眼内炎は時間単位で治療を急ぐ疾患である。速やかで適切な鑑別が必要である。転移性眼内炎を疑った際には、原病巣の検索のため胸腹部CTなどを行うとともに、抗菌薬・抗真菌薬の全身投与前に血液培養検体を少なくとも2セット提出しておくことを忘れてはならない。硝子体手術を行う際には、眼

内液の検鏡・培養検査を行う．薬剤感受性試験は，全身投与する抗菌薬・抗真菌薬の選定に大変重要であることはいうまでもない．真菌性眼内炎が疑われた場合には，β-D-グルカン測定は感度が高く，定量性もあり，培養検査よりも早く結果が出ることから，スクリーニング検査，補助診断として有用である．

III 治療

細菌性眼内炎の治療は，血液培養検体の提出後にすぐに広域抗菌薬の全身投与を開始し，患者の全身状態と治療環境が許す限り至急に抗菌薬の灌流下での硝子体手術を行うことである．どうしても手術までに時間を要する際には，その間に抗菌薬の硝子体内注射を行うことは有用である．起因菌は判明していないことが多いため，抗菌薬としては眼局所にはバンコマイシンとセフタジジムの2剤を併用して使用する．細菌性眼内炎においては，視力予後が良好な因子として，初診時の視力が指数弁より良好であること，硝子体手術の実施，診断後24時間以内の硝子体内注射の実施，病変が限局していることが挙げられている[2]．

真菌性眼内炎の治療は，抗真菌薬の全身投与が基本である．眼科初診の前から担当科において既に治療が開始されている場合には，眼科検査所見をみながら連携して治療にあたる．抗真菌薬の効果判定には，眼科検査所見の改善度が有用である．IVH症例などでは，可能であればカテーテ

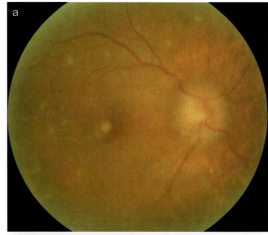

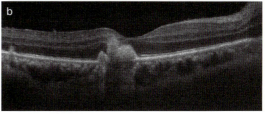

[図3] 真菌性眼内炎
67歳，男性，緩徐に進行する両眼視力低下で受診．既往として上咽頭癌術後，中心静脈栄養（IVH），糖尿病あり．両眼に網膜病巣，硝子体混濁を認め，矯正視力は両眼0.3であった．β-D-グルカン高値で，血液培養検査で3セット中1セットにCandida albicansが検出された．IVH抜去のうえ，ホスフルコナゾール点滴静注とフルコナゾール硝子体内注射を行い改善した．a：後極を中心に類円形の黄白色病変が散在している．b：病変が網膜深層から硝子体腔側へ突出している．

ルの抜去を検討すべきである．Candida属の感染の場合や，薬剤感受性が不明の場合は，第一選択薬のホスフルコナゾールまたはフルコナゾールの

[表2] 転移性眼内炎の鑑別診断

疾患	好発年齢	発症様式	全身症状・既往	血液所見	後眼部炎症
転移性眼内炎（細菌性）	高齢者	急激（時間・日単位で進行）	発熱などの全身症状，肝膿瘍，尿路感染症，心内膜炎，糖尿病	白血球数増多 CRP>5mg/dLであることが多い	びまん性硝子体混濁，網膜下膿瘍，網膜出血，白鞘化を伴う網膜動脈炎
転移性眼内炎（真菌性）	高齢者	比較的緩徐に推移（週単位で進行）	消化管手術後IVHなどでのカテーテルの長期間留置，悪性腫瘍，糖尿病	β-D-グルカン高値	硝子体腔側に突出した脈絡膜浸潤病巣，塊状の硝子体混濁
急性前部ぶどう膜炎	若年者	急激（日単位で進行）	腰痛（強直性脊椎炎）	CRP<5mg/dLであることが多い	軽微な硝子体混濁，黄斑浮腫
Behçet病	20〜40歳，30歳代がピーク	急激・自然寛解する	口腔内アフタ性潰瘍，皮膚症状（毛嚢炎様皮疹，結節性紅斑），外陰部潰瘍		網膜滲出斑，出血を伴う網膜静脈炎
眼内悪性リンパ腫	50〜70歳	緩徐	中枢神経系原発悪性リンパ腫を発症することが多い		ベール状硝子体混濁，網膜下滲出斑

CRP：C反応性蛋白，IVH：中心静脈栄養．

点滴静注を行い，1〜2週間経過観察して病変が改善しない場合には，真菌同定結果および薬剤感受性試験結果も考慮し，代替治療を検討する．ボリコナゾールやアムホテリシンBのリポソーム製剤が用いられる．それでも病変が拡大したり，黄斑部に及ぶおそれがある場合には，抗真菌薬の硝子体内注射や硝子体手術も検討する[3]．

Ⅳ　患者への対応

　転移性眼内炎の診断の際には，問診も重要な鍵を担っている．患者は全身状態が眼に影響を及ぼしているとは考えていないことが多く，自ら全身既往歴について話すことは少ない．診察医が念入りに既往歴を聴取し，他科と連携をとることが重要である．また，細菌性眼内炎では時間単位で急いで診断し治療する必要があるため，眼科検査，全身検査，抗菌薬投与，硝子体手術まで優先的によどみなく行う．ただし，弱毒菌でない限りは全力で治療しても予後はきわめて不良である．慌ただしいなかでも，患者および家族に対しては，病状・治療の説明とともに予後についてもしっかり説明することが求められる．

文献
1) 石橋康久：内因性真菌性眼内炎の病期分類の提案．臨眼 47：845-849, 1993
2) Danielescu C, et al：Endogenous endophthalmitis：a review of case series published between 2011 and 2020. J Ophthalmol 2020：8869590, 2020
3) Haseeb AA, et al：Fungal endophthalmitis：a comprehensive review. J Fungi (Basel) 7：996, 2021

（眞下　永）

11. 視神経・視路

1) 視神経先天異常
①視神経無形成

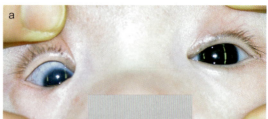

I 疾患の特徴

視神経無形成（optic nerve aplasia）は，視神経が先天的に欠損するまれな疾患であり，はっきりした頻度，性差，人種差は不明である．報告は片眼性が多い．他の眼異常を伴うことが多く，前眼部形成異常が主で，小眼球，小角膜，虹彩異常（虹彩コロボーマ，無虹彩症，虹彩低形成），水晶体異常（小水晶体，白内障など）等がみられる（図1a）．中枢神経系異常は両眼性のものに合併し，下垂体の低形成，髄膜脳瘤，脳梁欠損もみられる．視神経低形成との違いは，片眼性が多いことと眼異常が多いことである．

検眼鏡では視神経乳頭，網膜血管の欠損が特徴的で，神経節細胞も認められない．前眼部異常の影響で眼底観察は困難なこともある．光覚はなく，対光反射もない．片眼性では相対的瞳孔求心路障害 relative afferent pupillary defect（RAPD）陽性である．また，網膜電図（electroretinogram：ERG）も平坦型と報告されている．病理学的には，網膜は低形成，ロゼット形成が報告されており，強膜に視神経鞘の痕跡もみられる．基本的には非遺伝性であるが，*PAX6* や *OTX2* 遺伝子異常の報告もある．

II 鑑別の要点

眼底観察困難な場合や中枢神経系異常の検査のためにも，MRIは必要である．視神経の痕跡がMRIで検出される例もある（図1b, c）．

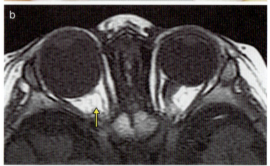

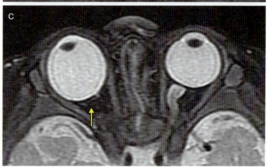

[図1] 視神経無形成
a：小角膜となっている．b, c：MRIでは視神経の痕跡が写るが（b），脂肪抑制画像では写らない（c）（矢印）．

III 治療

原疾患に対する治療はない．

IV 患者への対応

整容的な面での対応（義眼装用など）が必要なこともある．

②視神経低形成

Ⅰ 疾患の特徴

視神経低形成（optic nerve hypoplasia）とは，先天的な視神経の低形成で，視神経先天異常として先進国では小児失明原因としても主要な疾患とされる．その頻度は近年増えており，欧州では罹病率は10万人あたり110.9～17.3人，米国でも2,287出生に1人との報告もある．はっきりした性差はなく，両眼性が80%以上であるが，2/3は非対称性の障害を呈する．

視力視野障害を生じ，視力は光覚なし～正常で，基本的には非進行性であるが視力は変動することもある．検眼鏡では，①小さな視神経乳頭，② double-ring sign（図2），③網膜神経線維層（retinal nerve fiber layer：RNFL）欠損，④網膜血管の蛇行が特徴的である．①は，眼底写真から乳頭黄斑距離/乳頭径比（disc-to-macula distance/disc diameter ratio：DM/DD比）を測定するとよい（図3）．正常は2.6～2.7くらいで，3.0以上では小さめ，3.2以上，左右差0.4以上は異常と判断する．②は小さな視神経（内側の輪）の外側に正常な乳頭の大きさの輪があり，これは本来の乳頭篩状板と強膜の接合部で，ここから内側の輪までは感覚網膜と網膜色素上皮がある．この部分は軽度の色調異常を呈する．③は，検眼鏡所見およびOCTでRNFLや神経節細胞複合体（ganglion cell complex：GCC）が薄くなっている．

家族性や遺伝子異常はまれとされているが，さまざまな遺伝子異常（*HESX1*, *OTX2*, *SOX2*, *PROKR2*など）が報告されている．母体側のリスク因子としては，母親の低年齢，初産，妊娠中の低栄養，喫煙である．それ以外では，妊娠中のある種の薬物の使用，アルコール，ウイルス感染などが報告されているが，エビデンスは弱い．

眼合併症としては小眼球，無虹彩症，黄斑低形成，コロボーマなどが報告されている．問題となるのは，両眼性に多い中隔視神経形成異常症を含

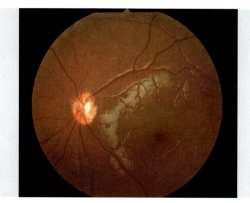

[図2] 視神経低形成の眼底
小さく萎縮した視神経とdouble-ring signがみられる．

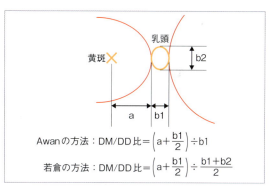

[図3] 乳頭黄斑距離/乳頭径比（DM/DD比）

めた全身異常の合併で，中枢神経系の異常は40数%にみられるとの報告もあり，発達障害，自閉スペクトラム症なども合併する．

Ⅱ 鑑別の要点

既に斜視，弱視，眼振，視神経萎縮などの診断を受けているものが多い．眼底の観察，可能なら眼底写真撮影，OCTを行う．全身異常のためにMRIおよび内分泌異常の検査は重要である．

Ⅲ 治療

原疾患に対する治療はない．片眼性，または両眼性で左右差がある例の健眼遮閉は勧められない．

Ⅳ 患者への対応

全身異常はある程度の年齢まで成長してからわかるものがあるので，小児科とも連携し，長期に経過をみる．

③ 中隔視神経形成異常症（de Morsier 症候群）

I 疾患の特徴

　中隔視神経形成異常症（septo-optic dysplasia：SOD）とは，基本的に①視神経低形成，②透明中隔，脳梁の欠損，③視床下部・下垂体異常の3徴のうち，2つ以上をもつものである（**図4**）．指定難病であり，その診断基準を**表1**[1]に示す．視覚障害のみで認定されるには，良好な方の矯正視力が0.3未満となる．日本での頻度は不明であるが，英国では1/10,000出生といわれている．また，日本でも視神経低形成の1/3強がSODとされる．弧発例が多いが，常染色体潜性・顕性遺伝の家族性の報告もある．SODにおける視神経低形成の合併は75～80％との報告もあるが，わが国での検討ではほとんどが視神経低形成を合併している．日本では3徴がそろったもの，眼症状と神経症状をもつものがそれぞれ約40％，眼症状と内分泌異常が約20％，眼症状がないものが2.5％との報告がある．

　中枢神経系異常としては裂脳症，水無脳症，全前脳胞症などもみられる．発達障害や知的障害もよく合併する．頻度の高い透明中隔欠損は，重症度とは直接関係しない．また，MRIが正常でも下垂体機能不全が生じることもある．内分泌異常がある場合には生後早期に発見されることもあるが，思春期になってゴナドトロピンの異常や成長の遅れなどで気づかれることもある．視床下部の異常から体温調節や睡眠サイクルの異常も生じる．視床下部の異常のマーカーである血中プロラクチン値の上昇がみられることがある．

II 鑑別の要点

　まずは視神経低形成を診断することが重要であるが，必ずしも容易ではない（11-1)-「②視神経低形成」参照）．小児科とも連携してMRIやCT，内分泌異常の検索を行う．内分泌異常の検索は1回だけでなく定期的に行うことが望ましい．

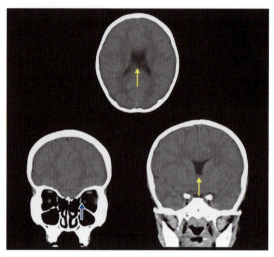

[図4] 中隔視神経形成異常症（SOD）のCT像
透明中隔欠損（黄矢印）と視神経低形成（青矢印）がみられる．

[表1] 中隔視神経形成異常症（de Morsier 症候群）の診断基準

I．主要臨床症状
1. 眼症状（眼振・視力障害・半盲・斜視・小眼球）
2. 下垂体機能低下症（成長ホルモン分泌不全性低身長，中枢性甲状腺機能低下症，二次性副腎皮質機能低下症，低ゴナドトロピン性性腺機能低下症，中枢性尿崩症）．ただし，ゴナドトロピン分泌亢進による思春期早発症状を認めることもある．

II．重要な検査所見
1. 眼底検査で視神経低形成を認める．
2. 頭部MRIで，正中脳構造の異常（透明中隔欠損，脳梁欠損，視交叉低形成）を認める．

III．その他の所見
1. 発達遅滞/知的障害

診断のカテゴリー
　I1かつII2，II1かつII2，又は，I2かつII2を満たす時，本症と診断する．
　I2の下垂体症状は初期には認められないことが多い．
　III1は正常から重度まで幅広い．

（文献1）より）

III 治療

　内分泌異常に対してはホルモン補充療法が必要となる．

IV 患者への対応

　小児科との連携が必須で，発達指導や障害に対する支援の紹介，内分泌検査を含め，長期にわたる観察が必要である．

文献
1) 厚生労働省：指定難病134 中隔視神経形成異常症/ドモルシア症候群 概要，診断基準等，https://www.mhlw.go.jp/stf/seisakunitsuite/bunya/0000079293.html（2023年5月閲覧）

（横山利幸）

④傾斜乳頭症候群・視神経部分低形成

I 疾患の特徴

傾斜乳頭では，視神経乳頭に上耳側の隆起および下鼻側の後方への偏位がみられる（図5a）．傾斜乳頭症候群（tilted disc syndrome）は，非遺伝性の視神経乳頭の異常で両側性である．下鼻側の視神経乳頭および網膜の後方への突出に伴う傾斜乳頭に加え，乱視，近視，網膜血管の逆位，コーヌス，網脈絡膜萎縮，両耳側半盲などを合併する．傾斜乳頭症候群による両耳側半盲は，視野の垂直経線を保持しない．また，脈絡膜新生血管，漿液性網膜剥離，ポリープ状脈絡膜血管症などの合併の報告がある（図5b）．傾斜乳頭症候群はX連鎖性若年網膜分離症に合併することがある．

視神経部分低形成（segmental optic nerve hypoplasia）は，下方視野欠損を呈する上方視神経部分低形成が多いが，実際にはあらゆる方向での視野欠損が起こりうる．片側にみられることも両側にみられることもある．上方視神経部分低形成の視神経乳頭所見の特徴は，（視野欠損に対応した）網膜神経線維層欠損，小乳頭，不完全double-ring sign，偽乳頭腫脹，乳頭陥凹拡大，網膜血管入口部上方偏位などである（図6a）．double-ring signは乳頭縁周囲に橙色の輪としてみられ，乳頭縁とあわせて二重の輪に見える．網膜神経線維層欠損は上方もしくは鼻上側にみられ，検眼鏡に加えてOCTを用いることでより容易に判別できる（図6b）．Mariotte盲点に向かう楔状視野欠損は，上方視神経部分低形成に特徴的な所見である（図6c）．

II 鑑別の要点

傾斜乳頭症候群は，視神経部分低形成のなかでも鼻側視神経部分低形成（図7）との鑑別を要する．また，上方部視神経低形成は緑内障性視神経症との鑑別を要する．Mariotte盲点に向かう楔状視野欠損は視神経部分低形成に特徴的な所見

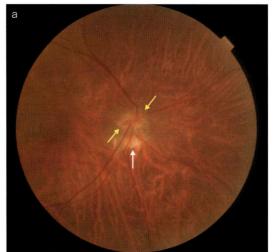

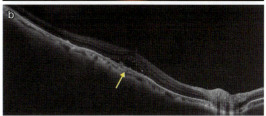

[図5] 漿液性網膜剥離を伴う傾斜乳頭症候群
a：眼底写真．視神経乳頭上耳側の隆起および下鼻側の後方への偏位がみられる（黄矢印）．コーヌスがみられる（白矢印）．b：OCT像．漿液性網膜剥離がみられる（矢印）．

であり，傾斜乳頭症候群および緑内障性視神経症との鑑別に役立つ．視神経乳頭所見からは視神経部分低形成と考えられても視野所見が正常な症例が存在し，このような症例は前視野緑内障との鑑別は困難である．

III 治療

傾斜乳頭症候群に脈絡膜新生血管，漿液性網膜剥離，ポリープ状脈絡膜血管症などを合併した場合は，抗血管内皮増殖因子（vascular endothelial growth factor：VEGF）薬の硝子体内注射などの治療を検討する．Kubotaらは未治療の傾斜乳頭症候群に合併した漿液性網膜剥離41症例48眼（抗VEGF薬もしくは光線力学療法，もしくはその両者を行った32眼，および無治療のまま経過観察した16眼）の長期的な視機能予後を解析し報告している[1]．漿液性網膜剥離が消失した群の最終視力は，消失しなかった群に比べて良好であっ

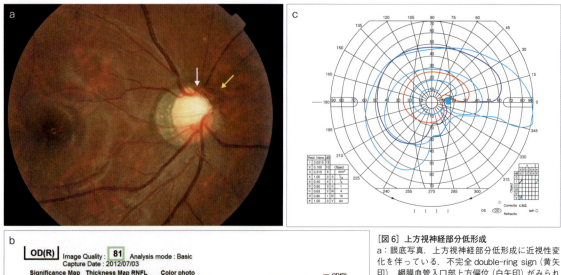

[図6] 上方視神経部分低形成
a：眼底写真．上方視神経部分低形成に近視性変化を伴っている．不完全 double-ring sign（黄矢印），網膜血管入口部上方偏位（白矢印）がみられる．b：OCT．上方の網膜神経線維層（RNFL）の菲薄化がみられる．c：Goldmann 視野．Mariotte 盲点に向かう楔状視野欠損がみられる．

たものの，治療には影響を受けなかった[1]．

IV 患者への対応

傾斜乳頭症候群，視神経部分低形成ともに経過観察を要する．特に上方視神経部分低形成と緑内障性視神経症との鑑別は重要で，両者の鑑別が困難な症例は存在するものの，不要な治療を行うことのないように注意する必要がある．

文献
1) Kubota F, et al：Tilted disc syndrome associated with serous retinal detachment：long-term prognosis. A retrospective multicenter survey. Am J Ophthalmol 207：313-318, 2019

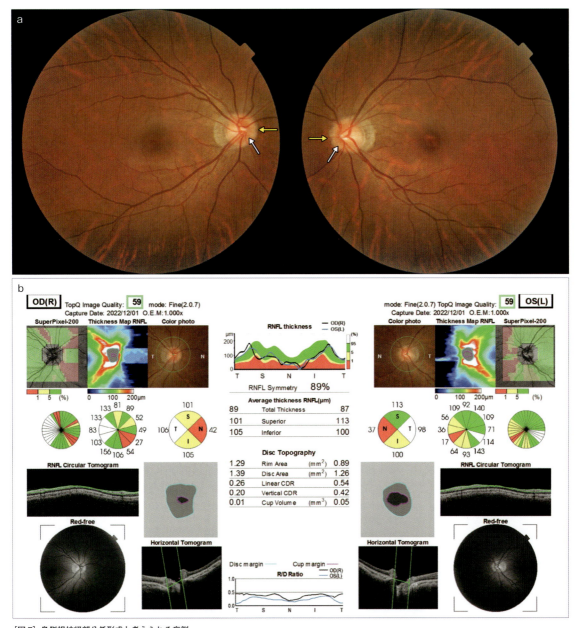

[図7] 鼻側視神経部分低形成と考えられる症例
a：眼底写真．不完全 double-ring sign および偽乳頭腫脹（黄矢印），網膜血管入口部鼻側偏位（白矢印）がみられる．b：OCT．鼻側の網膜神経線維層（RNFL）の菲薄化がみられる．

（植木智志）

⑤視神経乳頭小窩・視神経乳頭小窩黄斑症

I 疾患の特徴

視神経乳頭小窩（視神経乳頭ピット）(optic disc pit)は，乳頭内にみられる円形あるいは楕円形の陥凹を示す先天異常である．大きくていびつな形状の乳頭に存在することが多く，両眼性であることは少ないので，乳頭形に左右差があったら視神経乳頭小窩の存在を疑う．白色，あるいは灰白色，淡黄色，黒色の乳頭内の陥凹を呈する．乳頭内のどの位置にも存在しうるが，耳側縁にみられることが多い．大きさは，1/10乳頭径大から半乳頭径大以上のものまでさまざまである．通常は1つであるが，複数みられることもある．脈絡膜コロボーマを合併していることもある．フルオレセイン蛍光造影検査では，視神経乳頭小窩は早期に低蛍光，後期に過蛍光を示す（**図8**）[1]．大きな乳頭や脈絡膜コロボーマに合併することから，眼杯裂閉鎖不全が関与していると考えられている．通常，漿液性網膜剥離を合併しなければ視力は低下せず，自覚症状はない．約85％が片眼性で，性差がみられず，遺伝性も明らかでない．

視神経乳頭小窩の25〜75％の症例で漿液性黄斑剥離を合併し，変視症，視力低下や中心暗点などを自覚する．好発年齢は20〜40歳代である．視神経乳頭小窩に隣接する網膜に漿液性隆起が出現し，黄斑剥離に進行する．漿液性黄斑剥離の病態は，視神経乳頭小窩に連続する網膜分離から始まり，分離が黄斑部に及ぶと黄斑外層裂孔が続発し網膜外層が剥離（網膜剥離）していく症例が多いことがOCTの観察で判明している（**図8**）[1]．漿液性隆起の高さは低く，網膜分離から網膜剥離を合併した症例では，不整形の黄斑外層裂孔を伴うことが多く，黄斑部位で伏せた椀状の円形剥離とその周辺の浅い剥離との2段の隆起を呈している．網膜内に小さなプレシピテートがみられることもある．黄斑剥離が長期に及ぶと，黄斑が囊胞様変性，分層黄斑円孔，網膜色素上皮萎縮などを合併して，視力予後は不良になる．このように黄斑剥離などの黄斑異常を合併した病態を，視神経乳頭小窩黄斑症という．

II 鑑別の要点

乳頭の形態異常に連続する網膜分離や網膜剥離をきたす疾患の鑑別が必要となる（**表2**）．

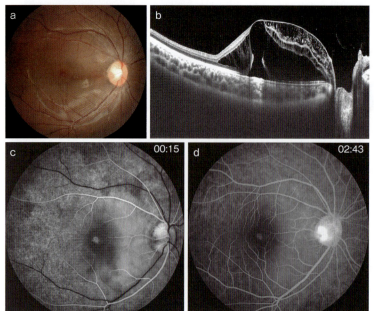

[図8] 視神経乳頭小窩黄斑症
15歳，女児，右眼視力 0.1（0.3×－0.5D＝Cyl－1.00D Ax130°）．a：乳頭耳側の視神経乳頭小窩とそれに連なる漿液性黄斑剥離がみられる．b：OCTで乳頭小窩と接する硝子体線維，篩状板の異常，それに連続する網膜分離，中心窩外層裂孔と中心窩剥離が確認される．c, d：フルオレセイン蛍光造影では，乳頭小窩は初期に低蛍光（c），後期に過蛍光と周辺へのわずかな蛍光漏出がみられる（d）．（文献1）より）

[表2] 乳頭に連続する網膜分離・網膜剥離をきたす疾患
- 緑内障
- 近視性牽引黄斑・黄斑円孔網膜剥離
- 硝子体黄斑牽引症候群
- stellate nonhereditary idiopathic foveomacular retinoschisis (SNIFR)
- 視神経乳頭周囲ぶどう腫
- 視神経乳頭コロボーマ
- 朝顔症候群
- 中心性漿液性脈絡網膜症

Ⅲ 治療

　視神経乳頭小窩に伴う網膜分離や剥離の進行経過，視力予後の程度はさまざまである．黄斑に剥離が及ぶと，変視症と視力低下を自覚する．軽度な場合は自然復位例もあり，経過観察しながらOCT所見や視力低下が進行する場合に治療を検討する．長期的には，黄斑剥離例の80％以上が視力0.1以下になる．

　従来は乳頭縁の網膜光凝固が施行されたが，復位成績や視力予後は安定しなかった．後部硝子体剥離（posterior vitreous detachment：PVD）が生じて自然復位した症例もあり，硝子体牽引が網膜剥離発生の契機になっていることが推測され，近年は硝子体手術でのPVD作製で良好な成績が報告されている．硝子体手術効果を判定するうえで注意すべきことは，網膜分離の改善や黄斑復位には時間がかかり，完全復位には術後数カ月～約1年の経過を要することである．難治例には，網膜光凝固併用や乳頭周囲内境界膜を視神経乳頭小窩に翻転被覆する方法の併用が検討される．

Ⅳ 患者への対応

　OCT所見を示して病態を伝え，経過観察や硝子体手術の意義を説明する．病態が進行する場合は，手術効果の判定には時間を要し経過観察が重要であることを説明し，同意された症例で手術を検討する．

文献
1) 平形明人：乳頭小窩（ピット）・乳頭小窩（ピット）黄斑症候群．眼疾患アトラスシリーズ 第2巻 後眼部アトラス，近藤峰生ほか編，大鹿哲郎監，総合医学社，350-352，2019

（平形明人）

⑥朝顔症候群・巨大乳頭

Ⅰ 疾患の特徴

　朝顔症候群（morning glory syndrome）は，視神経乳頭を含む後眼部の漏斗状の陥凹で，検眼鏡では視神経乳頭は大きく，陥凹内の視神経乳頭周囲には網脈絡膜の色素異常がみられ，視神経乳頭上をグリア組織が覆っている．視神経乳頭上の血管は多く，急峻に屈曲した後に直線状に走行する（図9, 10）．黄斑が陥凹に巻き込まれている症例も存在する．片側がほとんどで，女児に多い．漿液性網膜剥離を合併することがある（図10）．経蝶形骨洞脳瘤，もやもや病などの頭蓋内血管形成不全を合併していることがある．

　巨大乳頭（megalopapilla）は，視神経乳頭の形態は正常であるが乳頭径が大きい．通常，両側にみられる．乳頭の面積は2.5mm^{2}以上とされている（図11）．Lee らは，巨大乳頭50眼と正常乳頭80眼の視神経乳頭形態を解析し報告している[1]．両群のrim areaとrim volumeに統計学的有意差はなく，平均乳頭周囲網膜神経線維層厚については巨大乳頭群で統計学的有意に高かった[1]．

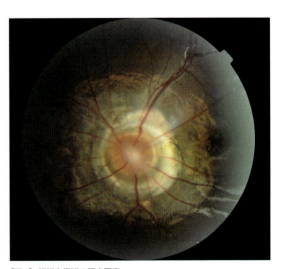

[図9] 朝顔症候群の眼底写真
視神経乳頭は大きく，視神経乳頭上をグリア組織が覆っている．視神経乳頭上の血管は多く，急峻に屈曲した後に直線状に走行する．黄斑が陥凹に巻き込まれている．

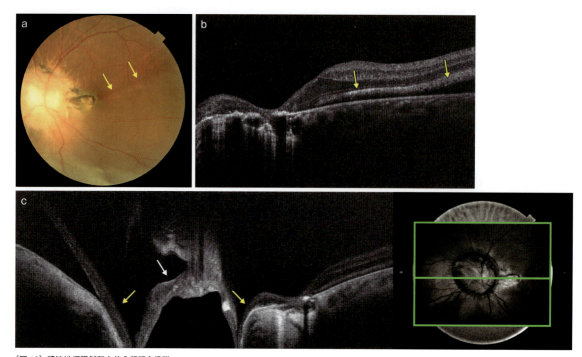

[図10] 漿液性網膜剥離を伴う朝顔症候群
a：眼底写真．視神経乳頭は大きく，視神経乳頭上をグリア組織が覆っている．網膜剥離がみられる（矢印）．b：OCT像．網膜剥離がみられる（矢印）．
c：OCT像．漏斗状の陥凹がみられる（黄矢印）．視神経乳頭上をグリア組織が覆っている（白矢印）．

II 鑑別の要点

朝顔症候群は，視神経乳頭コロボーマとの鑑別を要する．視神経乳頭コロボーマでは乳頭径は大きくなく，視神経乳頭上のグリア組織もみられない．巨大乳頭は，朝顔症候群との鑑別を要するが，朝顔症候群に特徴的な所見である視神経乳頭周囲の色素異常・視神経乳頭上のグリア組織・血管の異常をもたないため，鑑別は容易である．また，巨大乳頭は緑内障性視神経症との鑑別を要するが，巨大乳頭ではrimのノッチングはみられない．

III 治療

朝顔症候群に漿液性網膜剥離を合併した場合は，硝子体手術などを検討する．

IV 患者への対応

朝顔症候群，巨大乳頭ともに経過観察を要する．朝顔症候群では，経蝶形骨洞脳瘤，もやもや病などの合併がないか，経過観察中に頭部MRI

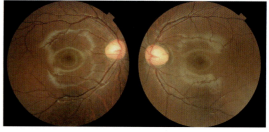

[図11] 巨大乳頭の眼底写真
乳頭径が大きい．OCTによる乳頭面積は右眼2.45mm^2，左眼3.14mm^{2}であった．rimのノッチングはみられない．

およびMR angiography（MRA）を撮像する必要がある．巨大乳頭と緑内障性視神経症との鑑別は重要で，不要な治療を行うことのないように注意する必要がある．

文献
1) Lee HS, et al：Megalopapilla in children：a spectral domain optical coherence tomography analysis. Acta Ophthalmol 93：e301-e305, 2015

（植木智志）

2）視神経乳頭腫脹

①うっ血乳頭

I 疾患の特徴

1 臨床所見・検査

　うっ血乳頭（papilledema）は，頭蓋内圧上昇に起因する乳頭腫脹で，原則として両眼性である．自覚症状は，頭蓋内圧上昇に起因する頭痛，頸部から肩にかけての痛み，外転神経麻痺に伴う複視，乳頭腫脹に起因する一過性黒内障などがある．視力低下は通常は生じず，視野はMariotte盲点の拡大をきたす．眼球運動障害は外転神経麻痺による外転制限が多い．眼底所見は乳頭腫脹がみられる．頭蓋内圧上昇に起因するものであることから，確定診断には頭蓋内圧測定が必要であるが，髄液検査により脳ヘルニアを生じるおそれもあるため，髄液検査の前に必ず頭部画像検査が必要である．頭部MRIで頭蓋内占拠性病変がなく，髄液検査で頭蓋内圧上昇が確認され，性状に異常がなければ，pseudotumor cerebri syndromeとしてその他の原因の検索が必要となる．原因がみられなければ特発性頭蓋内圧亢進症と診断する．

2 画像検査

　大きな頭蓋内占拠病変（図1）から生じている可能性や，同時に脳幹部のヘルニアが起こっている可能性があるため，その日のうちに緊急で頭部画像診断をすべきである．視神経と脳の単純撮像に，造影を加えて，MR venography（MRV）も依頼する．造影を推奨する理由は，視神経異常，頭蓋内占拠病変，水頭症，髄膜炎での髄膜のエンハンスメント（図2）などのわずかな異常は，造影をしなければ見逃してしまう可能性があるからである．
　MR angiography（MRA），MRVは，動静脈奇形（図3）や静脈洞の血栓を証明できる（図4）．これは，緊急に入院のうえ，抗凝固薬を投与する必要があることがあり，重要である．頭部CTは，重篤な頭蓋内病変がないことを確定できる理想的な検査ではない．CTのみでは小さな病変は

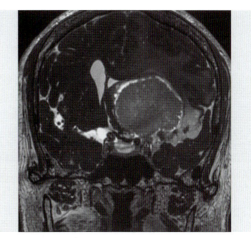

［図1］うっ血乳頭の原因となった頭蓋内腫瘍のMRI像

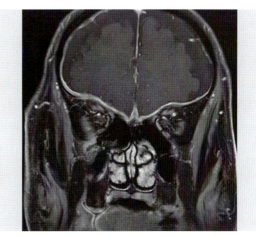

［図2］肥厚性硬膜炎のMRI像

見逃してしまうこともあるし，静脈洞血栓症は検出できない（CT venographyでは検出できる）．したがって，CTが正常であっても緊急MRIとMRVをなるべく早期に撮像すべきである．

II 鑑別の要点

　まずは，真のうっ血乳頭と偽うっ血乳頭（図5）の2つを鑑別しなければならない．そのためには，表1に示す偽うっ血乳頭の特徴をチェックすることが大切である．合致すれば偽うっ血乳頭で，治療の必要はなく，経過観察でよい．真のうっ血乳頭であれば，頭蓋内圧が上昇する原因を考慮しながら鑑別を進めていく．

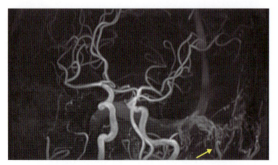
[図3] 動静脈奇形のMRI像
矢印が動静脈奇形部.

頭蓋内静脈圧の上昇：静脈洞血栓症（図4），動静脈奇形が多い（図3）．
くも膜顆粒の機能低下：髄膜炎（図2），くも膜下出血．
薬剤性，全身疾患など：ビタミンAやそれを含むサプリメント，テトラサイクリン系，ステロイド薬，シクロスポリン，経口避妊薬，重症な呼吸器疾患（睡眠時無呼吸症候群を含む），腎不全，重篤な貧血，内分泌疾患（甲状腺機能亢進・低下症），Addison病），鉛中毒．

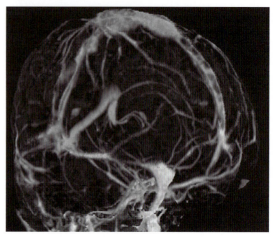
[図4] 静脈洞血栓症のMRI像

III 治療

治療は原疾患の治療に準ずる．特発性頭蓋内圧亢進症は，肥満があれば体重減量プログラムを紹介する．内服治療として，アセタゾラミドを1,000mg，分2で投与する．効果が十分でなければ，視神経鞘開窓術や脳室腹腔シャント術を施行する．

IV 患者への対応

うっ血乳頭は背景に危険な疾患が隠れている可能性があるので，早急な画像診断が必要であるが，過度に心配させないように注意することが大切である．

文献

1) Pane A, et al：Swollen disc/s, normal vision. The Neuro-Ophthalmology Survival Guide, Pane A, et al eds, Mosby Elsevier, 113-157, 2007
2) Friedman DI：Papilledema. Walsh and Hoyt's Clinical Neuro-Ophthalmology, 6th ed, Miller NR, et al eds, Lippincott Williams & Wilkins, 237-293, 2004

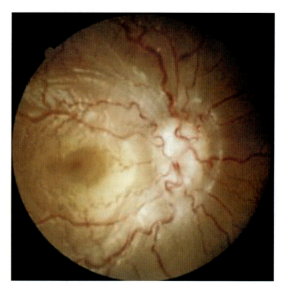
[図5] 偽うっ血乳頭の乳頭写真

[表1] 偽うっ血乳頭の特徴

病歴	霧視の自覚なし 一過性視覚喪失なし 耳鳴りなし
検査	視力：低下なし 色覚：異常なし 検眼鏡：乳頭中心陥凹が小さいか，ない 　　　　乳頭周囲の神経線維が混濁しておらず，網膜血管を見にくくしていない 　　　　乳頭が発赤していない 　　　　乳頭が隆起しているが，辺縁を越えない 　　　　乳頭周囲の光の反射が明るくてregular 視野：両眼ともに正常
その他	蛍光眼底造影検査：真のうっ血乳頭では蛍光色素の漏出がみられる 超音波検査：乳頭ドルーゼンが明らかになることがある

②乳頭腫脹

[表2] 乳頭腫脹をきたす疾患

視神経炎	浸潤性視神経症
視神経周囲炎	うっ血乳頭
虚血性視神経症	偽うっ血乳頭
感染性視神経炎	悪性高血圧
サルコイドーシス視神経炎	糖尿病乳頭症
Leber遺伝性視神経症	視神経乳頭血管炎
圧迫視神経症	

I 疾患の特徴

1 臨床所見・検査

乳頭腫脹（optic disc swelling）は，文字通り視神経乳頭が腫脹している（乳頭の辺縁が明瞭でなくなっている）状態である．視神経乳頭が腫脹する疾患は多種多様である（表2）．

乳頭が腫れているときは，視力が低下しているか正常かで分けて考える．視力が低下していれば，急性発症か慢性発症かで鑑別診断が決まる．急性発症の場合は典型的視神経炎，虚血性視神経症，感染性視神経炎，サルコイドーシス視神経炎，Leber遺伝性視神経症，重症な急性うっ血乳頭による視神経症が挙げられる．慢性発症の場合は圧迫視神経症，浸潤性視神経症，サルコイドーシス視神経炎，慢性うっ血乳頭による視神経症が挙げられる．視力が低下していなければ，うっ血乳頭をまず考える．

重篤な高血圧では，まれに乳頭腫脹が引き起こされる（図6）．そしてその場合には，網膜出血や軟性白斑などの高血圧網膜症の他の特徴を併せ持つ．しかし，血圧上昇は乳頭腫脹の原因であることを必ずしも示唆しない．脳腫瘍や静脈洞血栓症に合併しただけの場合や，頭蓋内圧の上昇が続発性に血圧を上昇させている場合もある（Cushing反射）．したがって，重篤な高血圧があっても他の検査が必要である．

感染性視神経炎，視神経周囲炎，または髄膜炎は，体温上昇がみられることがあるため体温測定が必要である．尿糖は糖尿病を示し，血尿は血管炎を示すことがあるため，尿検査が必要である．血算，電解質，肝機能，赤血球沈降速度，C反応性蛋白（C-reactive protein：CRP），凝固系，胸部X線検査，CTも行う．これらは，乳頭腫脹の原因を明らかにするほか，治療前のベースラインとしても必要である．白血球数は感染や白血病で増加する可能性があり，貧血や重症な電解質異常（診断されていない腎不全）は特発性頭蓋内圧亢進症に関連している可能性がある．赤血球沈降速度，CRPは，感染，がん，血管炎で上昇する可能性がある．アンジオテンシン変換酵素（angio-

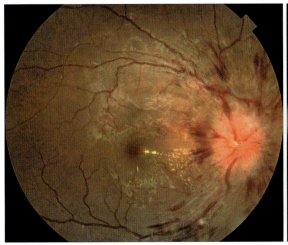
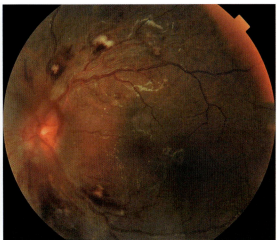

[図6] 高血圧による乳頭腫脹の眼底写真

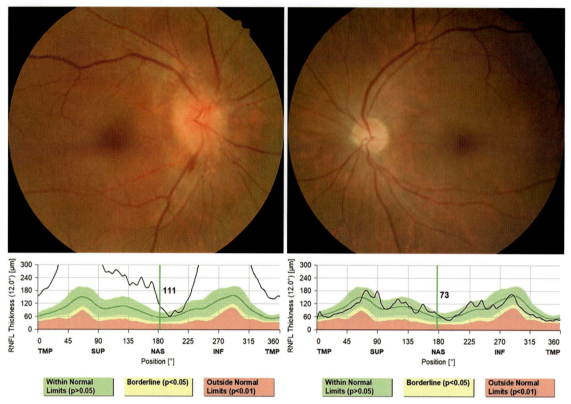

[図7] 視神経乳頭血管炎（右眼）の眼底写真

tensin converting enzyme：ACE）はサルコイドーシスで上昇することがあり，サルコイドーシスは頭蓋内圧上昇のまれな原因となる．抗核抗体は全身性エリテマトーデスで上昇し，頭蓋内圧上昇の原因となる．視神経周囲炎の原因として，血清梅毒，ネコひっかき病，眼トキソプラズマ症なども検査すべきである．静脈洞の血栓があれば，凝固系の検査（抗リン脂質抗体含む）を行う．Leber遺伝性視神経症が疑われれば，ミトコンドリア遺伝子検査を行う．髄液検査は，髄液圧，髄液性状（蛋白，グルコース，オリゴクローナルバンド），細菌検査（鏡検，細胞数，培養検査），細胞診（悪性細胞の有無）をチェックする．また，髄液を採取した後にすぐ血液でグルコースとオリゴクローナルバンドをチェックするとよい（髄液との比較のため）．

2　画像検査

頭部MRI（禁忌でなければ造影MRIも），MR angiography（MRA），MR venography（MRV）

を行う．うっ血乳頭が疑われれば，緊急で依頼する．造影MRIを推奨する理由は，視神経周囲炎などを見逃してしまう可能性があるからである．胸部X線検査やCTは結核やサルコイドーシスの診断に重要である．

II　鑑別の要点

乳頭腫脹の検眼鏡所見から前述の疾患を鑑別し診断することはできない．例外として，Leber遺伝性視神経症では，蛍光眼底造影検査で腫脹している乳頭から造影剤の漏出がみられないことが大きなヒントとなる．したがって，上記のように詳細な病歴，血圧，体温，尿検査，全身神経学的検査，画像検査を行い，前述の疾患の特徴に合致するかどうか一つずつチェックするしかない．

すべての原因が否定され，健康な若年の女性に多い乳頭腫脹であれば，最終的にbig blind spot syndrome，視神経乳頭血管炎と診断できる（図7）．通常は片眼性で，視力は良好，視野はMariotte

盲点の拡大を示す（図8）．

III 治療

それぞれの原疾患に準ずる．視神経乳頭血管炎は，経過観察で自然改善することが多い（図9）．

IV 患者への対応

乳頭腫脹の原因は多種多様であるので，粘り強い診断加療が必要であることを説明し，理解してもらう．

文献
1) Trobe JD, et al：Optic neuropathies. Clinical Decisions in Neuro-Ophthalmology, 3rd ed, Burde RM, et al eds, Mosby, 27-59, 2002
2) Miller NR：The Big Blind Spot Syndrome：Unilateral optic disc edema without visual loss or increased intracranial pressure. Neuro-Ophthalmology Update, Smith JL eds, Masson, 163-169, 1977

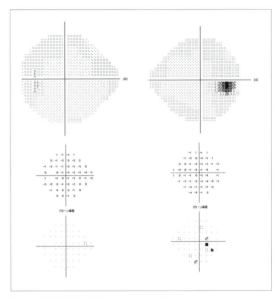
［図8］視神経乳頭血管炎のHumphrey視野
右眼のMariotte盲点の拡大を認める．

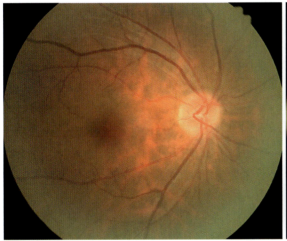
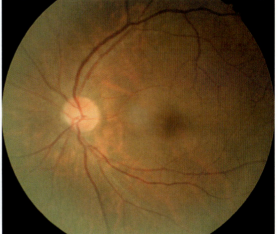
［図9］視神経乳頭血管炎の自然改善後の眼底写真
右眼の腫脹は自然に改善している．

（中馬秀樹）

TOPICS

宇宙飛行に伴う乳頭腫脹

1 疾患の特徴

本項では，宇宙飛行士の7割に認められる乳頭腫脹（optic disc swelling）について取り上げる．宇宙飛行に伴う乳頭腫脹，脈絡膜ひだ，眼球後部平坦化，遠視化などは，2017年よりspace flight-associated neuro-ocular syndrome（SANS）と総称されている．以前まで，宇宙飛行に伴う乳頭腫脹は，頭蓋内圧亢進が原因と考えられていたため，visual impairment and intracranial pressure（VIIP）と呼ばれ，総称が異なっていたが，のちの研究によって頭蓋内圧亢進が主たる原因ではないということがわかり，現在のSANSという総称になっている．これまでのところ，生命やミッションを脅かすような症例は存在していない．その他のSANSの頻度としては，脈絡膜ひだ・眼球後部平坦化は2割，遠視化は1.5割と報告されている．

2 鑑別の要点

特発性頭蓋内圧亢進症などにおいても乳頭腫脹が認められるが，特発性頭蓋内圧亢進症の一般的な症状である複視，拍動性の耳鳴りはSANSでは伴わない．SANSでは，視神経乳頭の中心陥凹が多くは保たれているが，まれに保たれていない症例もある．ただ，頭蓋内圧亢進を原因として生じる乳頭腫脹をうっ血乳頭と呼ぶが，うっ血乳頭では乳頭部位のBruch膜が硝子体側へ押し出されるように腫脹しているのに対し，SANSでは乳頭部位のBruch膜の多くが脳側へ引っ張られている．また，ごくまれにSANSでは暗点がみられることがある．

3 治療

現時点では，SANSの治療として遠心装置や下半身陰圧装置などの試みがなされているが，決定的な治療法にはなっていない．長期滞在になればなるほど，宇宙での乳頭腫脹の出現が報告されているため，微小重力にさらされる場合は，発症を防ぐには短期滞在が望ましいが，火星への往復などの長期滞在となると予想できない変化が起こる可能性がある．

4 患者への対応

現在，日本の職業宇宙飛行士は主に海外において眼の検査や診断がなされているため，日本の眼科医が職業宇宙飛行士を診察する機会は滅多にないが，民間の宇宙旅行が盛んになれば，日本の眼科医も本症を診療する機会が増えるかもしれない．帰還後180日以内に多くのSANSの徴候が軽快することが知られている．少なくとも半年は経過観察をすることが望ましいが，1年を超えて徴候が持続する症例もあるため，注意深い観察が必要である．

（篠島亜里）

3）視神経炎
①乳頭炎・球後視神経炎

I 疾患の特徴

乳頭炎（papillitis）は乳頭腫脹をきたす疾患であり（図1），球後視神経炎（retrobulbar optic neuritis）は視神経の炎症を起こすにもかかわらず乳頭腫脹を認めない疾患である．乳頭炎と球後視神経炎を併せて，視神経炎（optic neuritis）と表現することが多く，どちらも視神経の脱髄が原因とされている．乳頭炎と球後視神経炎は，検眼鏡では大きな違いがみられるが，どちらの疾患も片眼から始まる急激な視力障害，眼球運動痛（半数でみられる），中心暗点や盲中心暗点といった視野障害，限界フリッカ値（critical flicker fusion frequency：CFF）の低下，相対的瞳孔求心路障害（relative afferent pupillary defect：RAPD）陽性，頭部/眼窩MRIの脂肪抑制画像において視神経に沿った高信号（図2）および造影剤を使用した場合は造影効果陽性が特徴的である．OCTでは，初期に乳頭炎で乳頭周囲網膜神経線維層厚の肥厚がみられるが，球後視神経炎では正常である．一方，発症3カ月後では乳頭炎，球後視神経炎ともにOCTで乳頭周囲網膜神経線維層厚の菲薄化がみられる．

わが国における視神経炎の有病率は人口10万人あたり1〜2人と，まれな疾患である．近年行われた視神経炎の全国調査によると，好発年齢は47.5歳で女性にやや多くみられる．また，諸外国では視神経炎は多発性硬化症の一型とされることが多いが，わが国では視神経炎全体における多発性硬化症の割合は4％に過ぎない．乳頭炎，球後視神経炎ともに9割以上はステロイド薬の大量点滴療法が効果的であり，視力は速やかに回復する．しかし，どちらも一定の割合で再発する．乳頭炎の再発時には，僚眼発症の場合は乳頭炎の形をとるが，同一眼の発症では球後視神経炎の形をとることが多い．

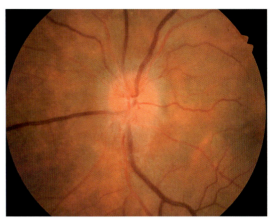

[図1] 乳頭炎の眼底像
左眼．視神経乳頭の辺縁は不整で，発赤腫脹している．

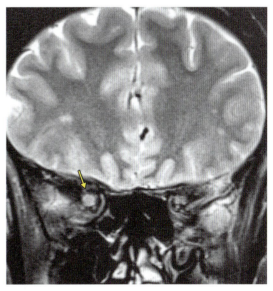

[図2] 視神経炎の頭部/眼窩MRIの脂肪抑制T2強調画像
右眼の視神経に沿って高信号である（矢印）．

II 鑑別の要点

乳頭炎と球後視神経炎の鑑別については表1に示す．

III 治療

乳頭炎，球後視神経炎ともに，視力低下が軽度の場合は投薬せずに経過観察することが多いが，急激な視力低下をきたした場合はステロイドパルス療法（メチルプレドニゾロン1,000 mg，点滴静

[表1] 乳頭炎と球後視神経炎の鑑別の要点

		乳頭炎	球後視神経炎
検眼鏡所見		乳頭腫脹（図1）	視神経乳頭に異常がみられない
眼症状		眼球運動痛，急激な視力障害	眼球運動痛，急激な視力障害
RAPD		陽性	陽性
CFF		著明な低下	著明な低下
視野障害		中心暗点，盲中心暗点など	中心暗点，盲中心暗点など
MRIの特徴		視神経に沿った高信号（図2）	視神経に沿った高信号（図2）
OCT所見	発症初期	乳頭周囲網膜神経線維層厚の肥厚	異常がみられない
	発症3カ月後	乳頭周囲網膜神経線維層厚の菲薄化	乳頭周囲網膜神経線維層厚の菲薄化
急性期治療		ステロイドパルス療法	ステロイドパルス療法

RAPD：相対的瞳孔求心路障害，CFF：限界フリッカ値．

注，3〜5日間）を行う．一般的に，初回からステロイド薬内服療法のみでは視神経炎の再発率が高いとされる．視力回復に至らない場合は，3〜4日あけて再度ステロイドパルス療法（セカンドパルス療法）を行う．アクアポリン4（aquaporin 4：AQP4）抗体や，ミエリンオリゴデンドロサイト糖蛋白（myelin oligodendrocyte glycoprotein：MOG）抗体が陽性で，ステロイドパルス療法で視力改善効果が得られない場合は，血漿交換療法や免疫グロブリン大量療法を行う．ステロイドパルス療法の後療法は，プレドニゾロン0.5mg/kg/日から始め，1〜2カ月で終了するように投薬を計画する．ステロイド薬投与の副作用として，緑内障，白内障，胃潰瘍，不眠，高血糖，高血圧，骨粗鬆症，便秘，体幹性肥満などが

あるため，その対症療法を適宜行う．

Ⅳ 患者への対応

乳頭炎，球後視神経炎ともに眼痛に伴う急激な視力低下をきたすため，比較的早期に来院することが多い．ステロイド薬の点滴加療により多くは視力改善に至るが，10％前後にステロイド抵抗性の視神経炎が存在することを話しておく必要がある．治療後に視力が改善しても，数カ月後に視神経障害が再発する可能性があり，さらには手足のしびれや温痛覚低下，脱力感など，多発性硬化症としての症状が起こるかもしれないことを患者や家族に伝える必要がある．

（毛塚剛司）

②再発性中枢神経系炎症性脱髄疾患による視神経炎

I 疾患の特徴

視神経は，網膜神経節細胞の軸索が集まり，それを支持するアストロサイトや血管，さらに視神経を取り囲む視神経鞘と，その形成に関与するオリゴデンドロサイトで構成されている．視神経疾患では，それら視神経の構成要素が種々の原因で障害され視機能低下を生じる．視神経疾患の原因を表2に列挙する．視神経疾患は視神経炎と視神経症とに大別され，さらに視神経炎は，脱髄性，感染性，自己免疫性，肉芽腫性疾患に分類される．厳密には，視神経脊髄炎スペクトラム障害（neuromyelitis optica spectrum disorder：NMOSD）のアクアポリン4（aquaporin 4：AQP4）抗体陽性視神経炎とミエリンオリゴデンドロサイト糖蛋白（myelin oligodendrocyte glycoprotein：MOG）抗体陽性視神経炎も自己免疫性であるが，これらは再発性中枢神経系炎症性脱髄疾患（recurrent inflammatory demyelinating diseases of the central nervous system）による視神経炎（以下 脱髄性視神経炎）として扱い，主に全身性エリテマトーデス，Sjögren症候群などの膠原病による血管炎，それに伴う虚血が原因の視神経炎を自己免疫性に分類した．

一般に，脱髄性視神経炎は主に治療に対する反応から典型的視神経炎と非典型的視神経炎に区別される[1]（表3）．前者は，重症度はさまざまであるが発症後数週間以内に回復が始まるという臨床的特徴をもち，多発性硬化症とそれに関連した特発性視神経炎[2]（表4）が含まれる．一方，非典型的視神経炎は治療抵抗性かつ易再発性であり，主にNMOSDが原因である視神経炎でAQP4抗体陽性視神経炎，MOG抗体陽性視神経炎が中心となる．

1 臨床所見・検査

ほとんどの脱髄性視神経炎では，視力低下に前後して眼球運動時痛もしくは眼窩痛を自覚する．

[表2] 視神経疾患の原因

1. 視神経炎
   a. 再発性中枢神経系炎症性脱髄疾患（狭義の脱髄性視神経炎）
      多発性硬化症
      NMOSD：AQP4体陽性視神経炎，MOG抗体陽性視神経炎
      特発性視神経炎
   b. 感染性疾患
      ウイルス感染：水痘帯状疱疹ウイルス，サイトメガロウイルスほか
      細菌感染：結核，梅毒，*Bartonella henselae*（ネコひっかき病）ほか
      その他の感染：真菌，トキソプラズマほか
      ワクチン接種：インフルエンザワクチン，DPT 3種混合ワクチンほか
   c. 自己免疫性疾患
      全身性エリテマトーデス，Sjögren症候群ほか
   d. 肉芽腫性疾患
      サルコイドーシスほか
2. 視神経症
   a. 虚血（動脈炎性，非動脈炎性）
   b. 圧迫・浸潤性（腫瘍，鼻性，甲状腺眼症ほか）
   c. 遺伝性（Leber遺伝性視神経症，常染色体優性遺伝性視神経症）
   d. 外傷性（視神経管骨折ほか）
   e. 中毒性（エタンブトールほか）
   f. 栄養障害性（タバコアルコール弱視，Korsakoff症候群ほか）

NMOSD：視神経脊髄炎スペクトラム障害，AQP4：アクアポリン4，MOG：ミエリンオリゴデンドロサイト糖蛋白．

[表3] 視神経炎の分類

	典型的視神経炎	非典型的視神経炎
特徴	眼球運動時痛を伴い，亜急性（数時間～数日）に視力低下をきたし，重症度はさまざまであるが数週間以内に回復が始まる	典型的視神経炎の臨床的特徴が当てはまらない視神経炎．数週間以内に回復が始まらない
主な疾患	多発性硬化症に関連した視神経炎 多発性硬化症と同じ免疫学的機序で発症したと考えられる特発性視神経炎	視神経脊髄炎（NMOSD）に関連した視神経炎 サルコイドーシス，膠原病や血管炎に関連した視神経炎

NMOSD：視神経脊髄炎スペクトラム障害．

[表4] 特発性視神経炎

・片眼性が多く，眼球運動時痛を伴い，急激であるが多くの場合に視力低下は重篤でない原因不明の球後視神経炎または乳頭炎
・視神経の脱髄が推定され，多発性硬化症の初発もしくは部分症である場合がある
・診断は視神経障害を起こす他の原因を除外する必要がある

対光反射は，ほぼすべての症例で減弱もしくは欠如し，片眼性の場合は相対的瞳孔求心路障害（relative afferent pupillary defect：RAPD）が陽性となる．そのほか中心フリッカ値は低下するが，本検査は長期のステロイド薬治療による白内障との鑑別にも役立つ．

脱髄性視神経炎では末梢血の一般血液検査（血

算，肝腎機能，炎症反応など），AQP4抗体（可能であればcell-based assay法が推奨されるが，ELISA法のみ保険適用），MOG抗体（保険未適用）の確認，また抗SS-A抗体・抗SS-B抗体や抗核抗体などの自己抗体，ステロイド薬の大量投与，免疫抑制薬治療を考慮して感染症も確認する．さらに，髄液のオリゴクローナルバンド（多発性硬化症で上昇することが多く，NMOSDでは上昇しないことが多い），ミエリン塩基性蛋白を確認し，多発性硬化症の可能性を調べる．

2 画像検査

MRIは必須の検査である．眼窩MRIの冠状断で，視神経の腫脹や萎縮，炎症による輝度亢進を確認する．脂肪抑制T2強調画像，STIR画像では萎縮視神経の輝度が亢進してみえ，視神経炎の活動性判定が困難なことが多く，アレルギーや極度の腎機能障害がなければ原則ガドリニウム造影T1強調画像撮影を行う（**図3**）．また，急性期の客観的治療判定や非発作期の萎縮の進行確認にも有効であるため，OCTを記録する．

II 鑑別の要点，治療

多発性硬化症を含む特発性視神経炎，AQP4抗体陽性視神経炎，MOG抗体陽性視神経炎の特徴を**表5**にまとめる[3]．

1 特発性視神経炎

脱髄性視神経炎のなかで頻度は最も高く，7割以上を占める．多くは視力低下に前後して眼球運動時痛を伴う．亜急性（数時間〜数日）の視力低下をきたし，数週間以内に回復が始まる．わが国の報告では，治療前視力の中央値は0.06で，治療後は69％の症例で視力0.3以上，56％の症例で視力0.6以上に回復し，米国でも1年後の視力は1.0以上が69％，0.5以上が93％，0.1以下が3％と視機能回復は良好である．治療はほとんどの症例でステロイドパルス療法が著効する．しかし，メコバラミン点滴静注と比較して有意に視力の回復が速いものの，1年後以降の視力回復の程度に両者で差はなかったとの報告をみる．米国ではステロイドパルス療法で特発性視神経炎から多発性硬化症への移行が有意に減少するとの報告を

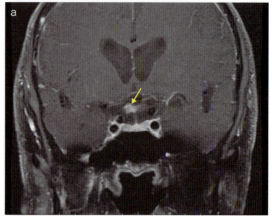
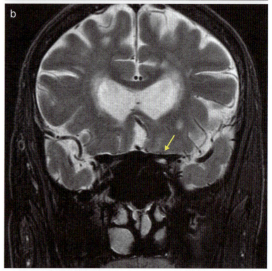

[図3] **AQP4抗体陽性視神経炎**
76歳，男性．左眼は20年前に繰り返す視神経炎発作で失明．今回は右眼の視神経炎発作．a：ガドリニウム造影T1強調画像で視交叉部右視神経の輝度が亢進（矢印）してみえる．b：脂肪抑制T2強調画像では萎縮した左視神経の髄液輝度が亢進してみえる（矢印）．

みるが，わが国ではそもそも多発性硬化症の頻度が高くなく検討はない．一方，ステロイド薬単独内服治療は効果がみられないだけでなく，5年間における再発率を2倍程度に上昇させることが示されており，使用には注意が必要である．

2 AQP4抗体陽性視神経炎

AQP4は細胞内外の水の交換を司る水チャネル分子であり，中枢神経系ではアストロサイトの足突起に豊富に存在し，血液脳関門の機能維持に重要な役割を担っている．AQP4抗体は補体の活性化などの機序を介して主にアストロサイトを障害

②再発性中枢神経系炎症性脱髄疾患による視神経炎

[表5] 各疾患の特徴

	特発性視神経炎 （多発性硬化症を含む）	AQP4抗体陽性視神経炎	MOG抗体陽性視神経炎
自己抗体	特になし	AQP4抗体	MOG抗体
難治性視神経炎に占める割合	77%（多発性硬化症確定疑い8%を含む）	12%	10%
好発年齢（中央値）	ほぼ全年齢層で発症（47.5歳）	多くは50歳以上（52.5歳）	30歳、50歳の二峰性ピーク（47.0歳）
性差（女性の割合）	やや女性優位（64%）	女性優位（81%）	優位性なし（54%）
laterality（片側性，両側性）	ほぼ片眼性	しばしば両側性	ときに両側性
発作時の眼球運動時痛	半数弱に認められる（46%）	半数強に認められる（53%）	高率に合併（77%）
発作時の視野障害	多くは中心暗点	多彩．全視野欠損，中心暗点，水平半盲，耳側・鼻側半盲	全視野欠損，もしくは多くは中心暗点
MRI画像の特徴	眼窩長1/2以下のことが多い	眼窩長1/2を超える長大病変 視交叉近傍病変 球後視神経炎型が多い	眼窩長1/2程度の病変が多い 眼窩前部病変（乳頭型）が多い
併発症状・所見	特発性視神経炎では視神経炎単独発症	重篤な脊髄炎，延髄最後野症状を合併することがある	視神経炎単独発症が多い
関連疾患		Sjögren症候群 関節リウマチなどの膠原病を合併しやすい	小児ではADEM患者中の陽性者が多い
急性期治療	ステロイドパルス療法 免疫グロブリン大量療法 血漿交換（まれ）	ステロイドパルス療法 血漿交換 免疫グロブリン大量療法	ステロイドパルス療法 免疫グロブリン大量療法 血漿交換（まれ）
治療反応	良好	不良	多くは非常に良好
初発時の視力回復の程度	小数視力0.8程度（中央値）まで回復	小数視力0.4程度（中央値）まで回復 20%は指数弁以下となる	小数視力1.0程度（中央値）まで回復
再発予防治療	インターフェロン ベータ フィンゴリモド ナタリズマブ	ステロイド薬内服 免疫抑制薬（アザチオプリン*ほか） 生物学的製剤（サトラリズマブ，イネビリズマブ，エクリズマブ，ラブリズマブ，リツキシマブ）	ステロイド薬内服 免疫抑制薬（アザチオプリン*ほか）
再発	多発性硬化症は1年に1回程度の再発	しばしば再発（2年間で3回以上）	視神経炎は高頻度に再発
非発作時の視機能低下	二次進行（非発作期に徐々に視機能が低下）することがある	発作のたびに視機能が悪化	多くは維持されるが，ときに発作のたびに悪化

*保険適用外．AQP4：アクアポリン4，MOG：ミエリンオリゴデンドロサイト糖蛋白，ADEM：acute disseminated encephalomyelitis．（文献3）より作成）

し，血液脳関門の破綻や透過性亢進をきたし，最終的に視神経の脱髄が生じる．高齢女性に好発するが，小児を含めた全年齢に発症する可能性がある．難治で両眼の失明や重篤な脊髄炎，延髄最後野症状が出現し，易再発性でもある．なお，他の原因が除外できればAQP4抗体陽性視神経炎はNMOSDと診断できる．

3 MOG抗体陽性視神経炎

MOGはグリア細胞の一種であるオリゴデンドロサイトの細胞膜上に発現する膜貫通型蛋白で，中枢神経系の髄鞘構成蛋白のなかでその占める割合は0.05%に過ぎないが，抗原性は最も高い．MOG抗体陽性例において，中枢神経系炎症性脱髄疾患のなかで視神経炎が最も頻度が高いこと，

さらにMOG抗体は小児視神経炎の原因となるacute disseminated encephalomyelitis（ADEM）で高頻度に検出されることが示された．発作時の症状，所見は激烈で，MRIでも90%以上で視神経の強い腫脹を，80%以上で視神経の蛇行を，70〜80%で眼窩内視神経周囲軟部組織の強い造影効果を認める．病変部位に関しては，視神経前部，眼窩内に認めることが多く，視交叉に達する可能性は低いとされている．ステロイドパルス療法に対する反応は良好で，多くの症例で血漿交換を必要としない．その一方で高頻度に再発し，それをいかに抑えるかが課題である．

Ⅲ 患者への対応

脱髄性視神経炎は，自然回復するものから，治療に反応せず両眼失明に至るものまでさまざまである．まずは視神経疾患のなかから脱髄性視神経炎を診断し，さらにそのなかで典型的なのか非典型的なのかを診断することが重要となる．一般に，予後を規定する因子は年齢，MRIによる病変の長さ，自己抗体の有無，乳頭腫脹の有無であり，高齢のAQP4抗体陽性症例では病変が長大で，乳頭腫脹のない球後視神経炎は視機能予後が悪い．

現在，脱髄性視神経炎は従来のステロイドパルス療法以外にも血漿交換，免疫グロブリン大量療法，生物製剤を用いるなど，急性期治療，再発予防治療の選択肢が大きく広がった．一方で治療中の全身管理が難しく，さらにかかりうる治療費は莫大となる．NMOSDは指定難病（告示番号13 多発性硬化症/視神経脊髄炎）のため，医療費助成を受けることも非常に重要であり，他科との連携，さらにソーシャルワーカーを含め院内多職種との連携が重要である．

文献

1) Toosy AT, et al：Optic neuritis. Lancet Neurol 13：83-99, 2014
2) 若倉雅登ほか：我が国における視神経炎の頻度と治療の現況について．日眼会誌 99：93-97, 1995
3) Ishikawa H, et al：Epidemiologic and clinical characteristics of optic neuritis in Japan. Ophthalmology 126：1385-1398, 2019

（石川　均）

③視神経網膜炎・視神経周囲炎

Ⅰ 疾患の特徴

1 視神経網膜炎

視神経網膜炎（neuroretinitis）とは，視神経乳頭の発赤腫脹とぶどう膜炎，網膜出血，網脈絡膜炎，漿液性網膜剥離，星芒状硬性白斑など，視神経と網膜に炎症性変化が現れる病態である（図4）．原因としては，感染性（梅毒，ネコひっかき病，イヌ回虫症，ウイルス，寄生虫感染）やVogt-小柳-原田病との関連があるとされる．症状としては視力低下，視野欠損，色覚異常などをきたす．

2 視神経周囲炎

視神経周囲炎（optic perineuritis）は，視神経軸索ではなく視神経鞘（optic nerve sheath）が主体の炎症とされる．視神経前方に炎症が起こった場合は視神経乳頭部にも炎症を起こしていることが多く，また視神経鞘は眼窩内では強膜と連続しているため強膜炎を合併したり，頭蓋内では硬膜と連絡しているため肥厚性硬膜炎の合併も報告されている．原因としては，抗好中球細胞質抗体（anti-neutrophil cytoplasmic antibody：ANCA）関連血管炎，梅毒，IgG4関連疾患のほか，サルコイドーシス，Behçet病などがある．

Ⅱ 鑑別の要点

1 視神経網膜炎

視神経炎では網膜に炎症性変化はみられない．しかし，視神経乳頭の検眼鏡所見だけでは視神経炎と視神経網膜炎の鑑別は困難である．眼窩MRIを施行すると，視神経網膜炎は視神経乳頭部付近の炎症であるため視神経炎の所見を呈しないことから鑑別できる．

2 視神経周囲炎

視神経周囲炎の眼窩MRIでは，STIR画像および造影T1強調画像で視神経周囲がリング状に高信号を呈する（図5）．ミエリンオリゴデンド

③視神経網膜炎・視神経周囲炎

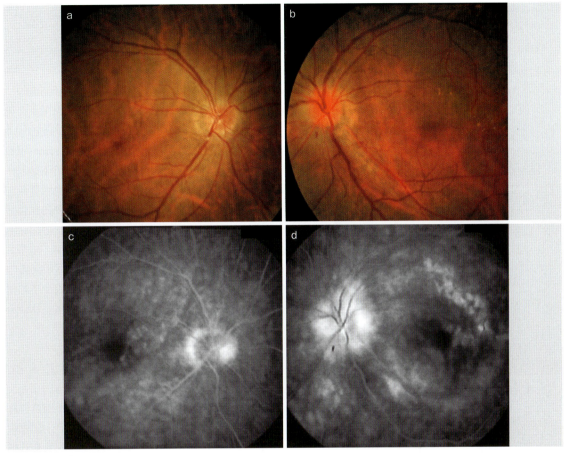

[図4] 視神経網膜炎
a, b：眼底写真．両眼視神経乳頭の発赤腫脹，左眼乳頭出血および黄斑部硬性白斑がみられる．c, d：蛍光眼底造影．視神経乳頭からの蛍光色素の漏出，および網膜血管からも漏出がみられる．

ロサイト糖蛋白（myelin oligodendrocyte glycoprotein：MOG）抗体陽性視神経炎では，視神経周囲炎を合併する場合があることが報告されており，鑑別を必ず考える必要がある．また，視神経鞘髄膜腫の初期は視神経周囲炎様MRI像を呈するが，炎症性変化ではないので急激な症状の悪化がなく，視神経周囲炎とは臨床経過が異なる．そのほか頭蓋内圧亢進の場合は，視神経周囲のくも膜下腔が拡大し，MRIのSTIR画像冠状断で視神経周囲がリング状に高信号を呈するため，視神経周囲炎と誤診されている場合がある（頭蓋内圧亢進の場合は視神経周囲のくも膜下腔が拡大するが，炎症ではないので造影MRIでは視神経周囲は造影されないため鑑別は可能である）．

III 治療

　原因によって治療は異なるが，非感染性の病態では視神経炎と同様にステロイド薬投与が行われる．視神経網膜炎ではステロイド薬の点眼，局所投与，内服，点滴（パルス療法）が併用されるが，視神経周囲炎ではステロイド薬の内服や点滴（パルス療法）が行われる．投与量については明確な基準はなく，炎症の程度や視機能によって異なると考えられる．また，病態によっては再発を繰り返す場合もあり，ステロイド薬の低用量投与による維持療法や他の免疫抑制薬の併用が行われることもある．感染性の場合は，感染の要因によって選択される抗菌薬が異なり，またステロイド薬の併用についても病期や感染の種類によって異なる

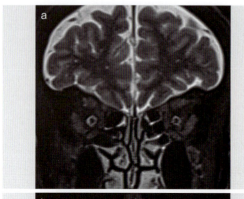
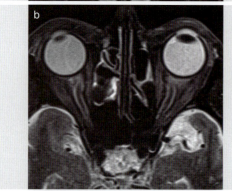
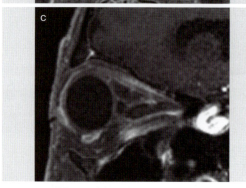

[図5] 視神経周囲炎のMRI像
a：STIR画像，冠状断．視神経周囲がリング状に高信号を呈する．b：STIR画像，水平断．c：造影T1強調画像でも視神経周囲が高信号を呈する．

と考えられる．

IV 患者への対応

視神経網膜炎および視神経周囲炎では，重篤な視機能障害を起こす場合がある．この病態を起こしうる原因疾患を鑑別し，治療を行っていく旨を説明することが重要である．

（山上明子）

4）視神経症

①虚血性視神経症

虚血性視神経症（ischemic optic neuropathy：ION）は，虚血が生じた部位により前部虚血性視神経症（anterior ischemic optic neuropathy：AION）と，後部虚血性視神経症（posterior ischemic optic neuropathy：PION）に分けられる．AIONでは，短後毛様体動脈分枝の一過性低灌流もしくは閉塞による血流障害が生じ，乳頭腫脹を認める．PIONでは，軟膜毛細血管叢に血流障害が生じ，発症早期には乳頭腫脹を認めず，のちに視神経萎縮となる．IONは，原因により巨細胞性血管炎に伴う動脈炎性と，血管性素因や小乳頭などの構造的リスクにより生じる非動脈炎性に分けられる．

I 疾患の特徴

1 臨床所見・検査

AIONの急性期では，軸索流の阻害や間質浮腫が生じるため乳頭腫脹が起こり（図1a），篩状板部で軸索が圧迫を受けるコンパートメント症候群が二次的に起こる．その後，網膜神経節細胞障害が起こり，約2カ月で視神経乳頭は蒼白となる．乳頭腫脹とともに線状出血や火炎状出血を伴う場合や，乳頭周囲に網膜ひだ，網膜内浮腫，中心窩網膜下液を生じる場合もある．血流障害は，短後毛様動脈の分枝における分水嶺の位置に関連することが知られており，乳頭血流が区域性に障害を受けることから，下方水平半盲に代表される区画性視野障害が生じることが多い（図1b）．PIONの診断は，特異的所見に乏しいため他の視神経疾患を除外したうえで行われる．PIONはまれであり，非動脈炎性でのPIONを証明することは困難な場合も少なくない．

2 画像検査

AIONでは，フルオレセイン蛍光造影検査で乳頭充盈時間の遅延，区域性の早期低蛍光，後期過蛍光を認める．眼窩MRIは，AIONでは異常所見を認めず，PIONでは球後視神経周囲の軟膜動

脈の造影効果を認める場合がある．

3 特徴のまとめ

IONは卒中型パターンで発症し，無痛性に視力，視野障害を生じる．区域性血流障害に一致して水平半盲に代表される区画性視野障害を認める．非動脈炎性AIONでは，生活習慣病，睡眠時無呼吸症候群，片頭痛，内頸動脈狭窄などの血管性リスクや，小乳頭（small cupless disc）による構造的リスクを認めることが多い．動脈炎性AIONでは，持続する発熱，体重減少，頭痛，側頭部痛，顎跛行（jaw claudication）症状や血液検査での赤血球沈降速度亢進，C反応性蛋白（C-reactive protein：CRP）上昇を認める（**表1**）．

Ⅱ 鑑別の要点

動脈炎性AIONと非動脈炎性AIONの鑑別のポイントを表1に示す．巨細胞性動脈炎，リウマチ性多発筋痛症の症状を見逃さないことが重要となる．頭痛や，側頭部痛，特に浅側頭動脈部の圧痛，顎跛行，筋痛，赤血球沈降速度亢進，CRP上昇がないかを確認する．当てはまる所見が一つでもある場合には動脈炎性AIONを疑い，確定診断には主に浅側頭動脈の動脈生検を行う．病理学的には，内膜の線維性肥厚に伴う内腔狭小，内弾性板の破壊，多核巨細胞の浸潤を認めることで診断される．

Ⅲ 治療

1 非動脈炎性AION

機能改善や僚眼への発症予防に明らかに有効な治療法は確立されていない．

2 動脈炎性AION

メチルプレドニゾロン1gパルス療法を3～5日間施行後，プレドニゾロン1mg/kgより内服ステロイド薬を漸減する．同時にアスピリン内服を併用することが推奨されている．減量は赤血球沈降速度の値をモニタリングしながら行うのが望ましい．巨細胞性動脈炎やリウマチ性多発筋痛症による他の全身症状が治療の強度と関連するため，ステロイド薬の投与量は膠原病内科と連携しながら調整する必要がある．ステロイド薬投与を

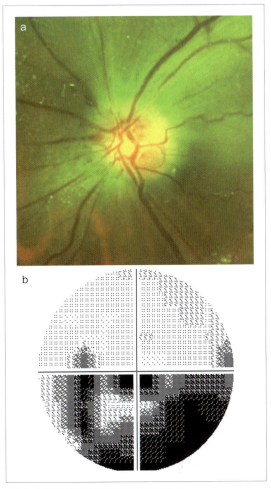

[図1] 左非動脈炎性前部虚血性視神経症（AION）
50歳代，男性．a：乳頭上方を中心とした乳頭腫脹，および一部に出血も認める．b：視野障害は水平半盲様を呈している．

行っても罹患眼の視機能予後はきわめて不良であり，治療後も13％程度に障害の進行がみられる．しかし，導入が早期の症例ほど視機能改善が得られるとの報告もあり，ステロイド薬治療は可及的速やかに行うのが望ましい．亜急性期から慢性期には，僚眼への発症予防のために維持内服を継続していく必要がある．

Ⅳ 患者への対応

動脈炎性AIONの場合は，僚眼への発症予防が重要となるため，膠原病内科と連携し治療にあたることを説明する．非動脈炎性AIONの場合は，有効な治療法がないこと，全身的な背景（生

11. 視神経・視路　4) 視神経症

[表1] 前部虚血性視神経症（AION）の病因別特徴

	動脈炎性	非動脈炎性
年齢	平均75歳	平均60歳
性別	女性＞男性	女性＝男性
随伴症状	頭痛，顎跛行，関節痛，体重減少，一過性黒内障	なし
視機能障害	高度障害	視力：たいてい0.2以上　下方水平半盲が最も多い
眼底所見	蒼白，びまん性腫脹　網膜虚血，軟性白斑	区域性腫脹　small cupless disc は「disc at risk」
ESR，CRP	上昇	正常
全身疾患	巨細胞性動脈炎，リウマチ性多発筋痛症	糖尿病，高血圧，脂質異常症，睡眠時無呼吸症候群，片頭痛，内頸動脈閉塞
予後	無治療では半数例で僚眼に発症	5年間で15〜25％が僚眼に発症

ESR：赤血球沈降速度，CRP：C反応性蛋白.

活習慣病，睡眠時無呼吸症候群，片頭痛など）があればその治療を行う必要があることを説明する.

文献
1) Arnold AC : Ischemic optic neuropathies. Walsh and Hoyt's Clinical Neuro-Ophthalmology : The Essentials, 2nd ed, Miller NR, et al eds, Lippincott Williams & Wilkins, 162-175, 2008
2) Liu GT, et al : Ischemic optic neuropathy. Neuro-Ophthalmology : Diagnosis and Management, 2nd ed, Saunders Elsevier, 151-163, 2010
3) Hayreh SS : Ophthalmic manifestations of giant cell arteritis. Ischemic Optic Neuropathies, Springer, 199-226, 2011

（前久保知行）

②圧迫視神経症・鼻性視神経症

I　疾患の特徴

圧迫視神経症（compressive optic neuropathy）は，視神経疾患のうち，眼窩，副鼻腔，海綿静脈洞の病変が視神経を圧迫，または浸潤することにより障害するものを指す．原因となる代表的な疾患を表2に示す．片側または両側の視力，視野障害を示し，直接対光反射の低下や，中心フリッカ値の低下など，視神経障害を示す所見がある．原因疾患により，慢性〜亜急性の経過をたどるものと，急性経過をとるものがある．視神経乳頭所見は，前者では多くは萎縮，後者では腫脹，正常，蒼白とさまざまである．機械的制限による眼球運動障害を合併したり，病変の部位によっては，視神経が障害されるのみならず眼運動神経，三叉神経も障害され，複合神経麻痺を呈したりすることもある．

鼻性視神経症（rhinogenous optic neuropathy）は，鼻腔，副鼻腔の腫瘍や，感染性あるいは非感染性の炎症性疾患によって視神経障害をきたす疾患の総称である．なかでも細菌性副鼻腔炎，浸潤性副鼻腔真菌症によるものは緊急疾患である．

II　鑑別の要点

画像診断がきわめて重要である（図2〜4）．眼球突出や眼球運動障害を合併しているかどうか，経過が急性か慢性かによって，部位や原因疾患を推測していくが，画像検査に優るものはない．確定診断につながる各種検査は各疾患の項に譲る．

鼻性視神経症では，MRIよりもCTの方が副鼻腔と眼窩先端部の所見がとりやすい．浸潤性副鼻腔真菌症の診断では，視神経管に接する篩骨洞や後部蝶形骨洞の骨破壊像および粘膜肥厚を見逃さないことが重要である．高齢男性に多いが，必ずしも免疫機能低下者とは限らず，血中β-D-グルカンも上昇するとは限らないので注意が必要である．

[表2] 圧迫視神経症の原因疾患

部位		代表的疾患
眼窩 頭蓋内	炎症	甲状腺眼症，特発性眼窩炎症（眼窩筋炎含む），IgG4関連眼疾患，ANCA関連血管炎，サルコイドーシス，肥厚性硬膜炎
	視神経腫瘍	視神経鞘髄膜腫，視神経膠腫
	眼窩腫瘍	眼窩原発（リンパ腫，良性腫瘍，悪性腫瘍），転移性腫瘍
	頭蓋内腫瘍	下垂体腫瘍，鞍結節髄膜腫，頭蓋内視神経膠腫，頭蓋咽頭腫，転移性腫瘍
	血管系	動脈瘤，血管奇形
	その他	線維性骨異形成症，閉塞性水頭症，血管内コイル，神経線維腫症，Paget病
鼻腔 副鼻腔	粘液嚢胞，膿性嚢胞	
	副鼻腔炎，浸潤性副鼻腔真菌症	
	副鼻腔腫瘍	

ANCA：抗好中球細胞質抗体．

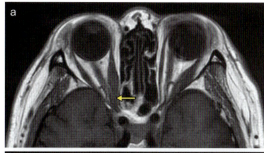

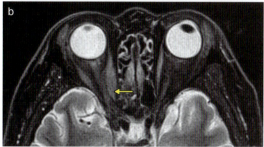

[図3] 特発性眼窩筋炎
56歳，男性．3年前から左外直筋腫大による眼痛と複視で発症し，左外直筋，左下直筋に再燃を繰り返していたが，右内直筋に再燃した際は視力が0.05に低下した．a：眼窩MRIのT1強調画像，水平断，b：STIR画像，冠状断では，右眼窩深部において腫大した内直筋（矢印）が視神経を圧迫している．

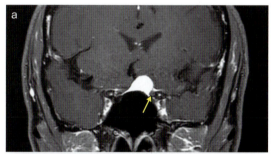

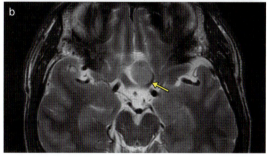

[図2] 視神経管部に進展した髄膜腫
49歳，男性．a：ガドリニウム造影脂肪抑制T1強調画像，冠状断．強く造影される左鞍結節髄膜腫が視神経管へ進展し，左視神経を圧迫している（矢印）．視神経自体は造影されない．b：脂肪抑制T2強調画像，水平断．円形の髄膜腫が視交叉の手前で左視神経を圧排している（矢印）．

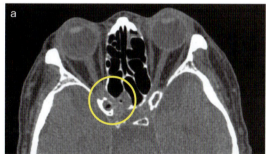

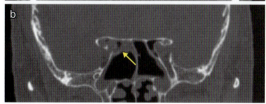

[図4] 浸潤性副鼻腔真菌症
74歳，男性．6週間前から頭痛と強い右眼深部痛，20日前から徐々に右眼の視力が低下した．a：眼窩CT腹部条件画像，水平断．右視神経管に接する蝶形骨洞に骨溶解を伴う粘膜肥厚を認める（円内）．b：骨条件画像，冠状断も同様の所見である（矢印）．

III 治療

　原因疾患に応じた治療が必要であるが，通常は緊急性が低い疾患であっても，視神経の障害が始まっていれば治療開始を急ぐべきである．脳動脈瘤や浸潤性副鼻腔真菌症など，ときに生命予後にかかわる疾患も含まれるので，専門科，専門施設と迅速に連携しなければならない．

（曽我部由香）

11. 視神経・視路　4) 視神経症

③Leber 遺伝性視神経症

Ⅰ　疾患の特徴

Leber 遺伝性視神経症（Leber hereditary optic neuropathy：LHON）は，ミトコンドリア遺伝子の点変異を原因とする急性ないし亜急性の視神経症であり，2015 年に難病に指定され，認定基準（表3）[1] が提示されている疾患である．治療法は確立されていない．日本では 2019 年に疫学調査が行われ，年間新規発症者は 69 人（男性 62 人，女性 7 人），総患者数は 2,491 人，有病率は 1：50,000 程度と推計された．この有病率は諸外国の報告とおおむね同等である．

1　臨床所見

本疾患は若年男性を中心に発症し，治療法は確立されていない．典型的には片眼の急速な視力低下と中心視野欠損をきたしたのち，数週間～数カ月の期間をおいて他眼にも同様の症状がみられる．矯正視力は（0.1）未満となることが多い．まれに自然回復例がみられる．また，片眼の視力低下と中心暗点（図5a）から発症するが，相対的瞳孔求心路障害（relative afferent pupillary defect：RAPD）は基本的には検出されない．

2　検査

発症初期には視神経乳頭の充血と視神経周囲の毛細血管拡張・蛇行（telangiectasia）（図5b）を認めるが，蛍光眼底造影検査では異常所見は検出されない（図5c）．頭蓋内 MRI でも視路に異常所見を認めないことが通常である（図5d）．視神経乳頭は発症後数カ月をかけて徐々に萎縮する（図5e）．血液検査ではミトコンドリア遺伝子の点変異を認め，90％以上の症例は m.3460，m.11778，m.14484 での塩基置換を認める．

Ⅱ　鑑別の要点，治療

既往歴や生活歴の聴取をはじめ，血液検査や画像検査，蛍光眼底造影検査などにより，他の視神経疾患（視神経炎や各種視神経症）を除外する必

[表3] Leber 遺伝性視神経症（LHON）認定基準

＜主要項目＞
1）主徴候
　①急性～亜急性，両眼性，無痛性の視力低下と中心暗点を認める．両眼同時発症の場合もあるが，通常は片眼に発症し，数週から数か月を経て，対側眼にも発症する．
　②急性期に視神経乳頭の発赤・腫脹，視神経乳頭近傍毛細血管拡張蛇行，網膜神経線維腫大，視神経乳頭近傍出血などの検眼鏡的異常所見のうち1つ以上を認める．
　③慢性期に乳頭黄斑線維束を中心とした，さまざまな程度の視神経萎縮を呈する．
2）検査所見
　①特定の塩基対におけるミトコンドリア遺伝子ミスセンス変異を認める．
　②急性期には眼窩部 computed tomography（CT）/magnetic resonance imaging（MRI）で球後視神経に異常を認めない．
　③急性期のフルオレセイン蛍光眼底造影検査で，拡張蛇行した視神経乳頭近傍毛細血管からの蛍光色素漏出がない．

＜診断＞
確定例（definite LHON）：主要項目1）の①と②もしくは①と③を満たし，かつ2）の①～③のすべてを満たす．
確実例（probable LHON）：主要項目1）の①もしくは③を満たし，かつ2）の①と②を満たす．
疑い例（possible LHON）：主要項目1）の①もしくは③と2）の②と③を満たし，詳細な家族歴で母系遺伝が明らかであるが，ミトコンドリア遺伝子変異を検出できないもの．
保因者（LHON carrier）：確定例，確実例，または疑い例の患者を母系血縁として有し，主要項目2）の①に該当する視機能無徴候者．または，視神経炎や圧迫性視神経症など視機能障害を呈する他疾患で発症する患者のうち2）の①を満たすもの．この場合，2）の②に反してもよい．

（文献 1）より抜粋）

要がある．これは LHON として指定難病の医療費助成を申請する際にも求められる（表4）．ミトコンドリア遺伝子の異常が検出された症例であっても，病歴・生活歴・視機能の経過を中心とした問診や基本的な診察を怠ってはならない．特に栄養障害性視神経症は，治療可能なものがありながら見落としがちであり，かつ LHON 患者あるいは保因者は血中ビタミン B_{12} 濃度が低下すると報告されている．

LHON には確立された治療法はない．細胞のエネルギー代謝改善作用を期待した idebenone 内服，残存した神経細胞を活性化させる目的の経角膜・経皮膚電気刺激，正常なミトコンドリア遺伝子を導入し，視機能を維持および改善を期待する遺伝子治療などが試みられ，一定の効果があることが報告されているものの，十分に視機能を回復させるには至っていない．また，日本では idebenone が内服薬として承認されておらず，電気刺激治療や遺伝子治療は研究段階にあるため，ビタミンＢ群，ビタミンＣ，コエンザイム Q10 といっ

③Leber遺伝性視神経症

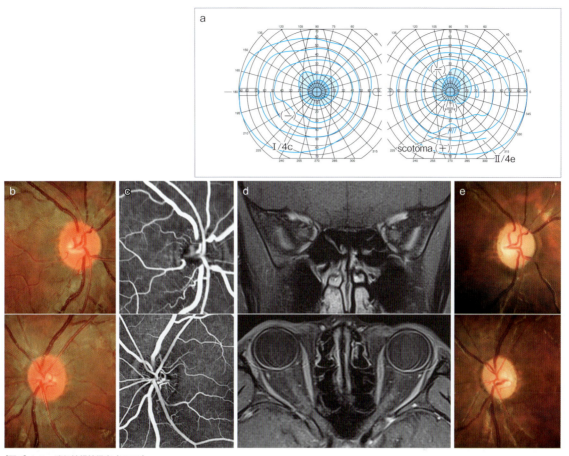

[図5] Leber遺伝性視神経症（LHON）
a：Goldmann視野検査結果（b〜eとは別の患者）．典型的な中心暗点を呈している．b：眼底写真（上が右眼，下が左眼）．発症直後の視神経乳頭は軽度の発赤を呈し，乳頭周囲の毛細血管の拡張蛇行を示している．c：フルオレセイン蛍光造影像（上が右眼，下が左眼）．視神経からの造影剤の漏出は認めない．d：発症時の眼窩部造影MRI像（上が冠状断，下が水平断）．視神経に造影効果は認めない．e：発症から約1年後の眼底写真（上が右眼冠状断，下が左眼矢状断）．視神経乳頭は萎縮している．

たサプリメントの内服を行っているのが実状である．

III 患者への対応

若年者を中心に突然視力低下をきたす疾患で，視力を十分回復させうる治療法がないことから，他の治療できる疾患を確実に除外し，LHONと診断した後にも他の疾患の合併がないかどうか，常に注意して診療する．母系遺伝の様式をとることから，女性の患者・保因者は子に発症リスクが

[表4] Leber遺伝性視神経症（LHON）の難病認定の際に求められる除外疾患

特発性視神経炎	中毒性・栄養障害性視神経症
脱髄性視神経炎	外傷性視神経症
視神経脊髄炎	他の遺伝性視神経症
虚血性視神経症	黄斑ジストロフィ
圧迫視神経症	非器質性視覚障害

あり，希望があれば遺伝カウンセリングを案内する．

文献
1) 中村 誠ほか：Leber遺伝性視神経症認定基準．日眼会誌 119：339-346, 2015

④常染色体優性視神経萎縮

I 疾患の特徴

常染色体優性視神経萎縮（autosomal dominant optic atrophy：ADOA）は，常染色体優性（顕性）遺伝する視神経症で視力低下と中心暗点を特徴とする．Leber遺伝性視神経症（Leber hereditary optic neuropathy：LHON）と異なり，症状は軽度であることが多く，かつ視機能が低下する場合でも非常に緩徐であり，日常生活に支障をきたさずに生涯を終える症例も数多く含まれていると考えられる．

1 臨床所見

本疾患では性差は認めない．矯正視力は(0.1)〜(1.0)の範囲に入るものが多い．小児期から視機能低下が生じているが，自覚がなく，検診などで指摘される場合もある．

2 検査

視神経乳頭は耳側が蒼白化しており，OCTでも菲薄化が検出される（図6）．視野は中心暗点となるが，ごく軽度の症例では視野もほぼ正常なことがある．blue-on-yellow検査では，感度低下がよく検出される．色覚検査で3型2色覚を呈することもある．また，同胞・両親にも原因不明の軽度視力低下があり，同様の眼底・検査所見を呈していることがある．ADOAの主要な原因遺伝子は，第3番染色体（3q28-q29）の*OPA1*遺伝子であるが，検査は普及していない．ごくまれではあるが，筋力低下，神経失調症状などの全身症状を合併する症例がある（ADOA-plus）．

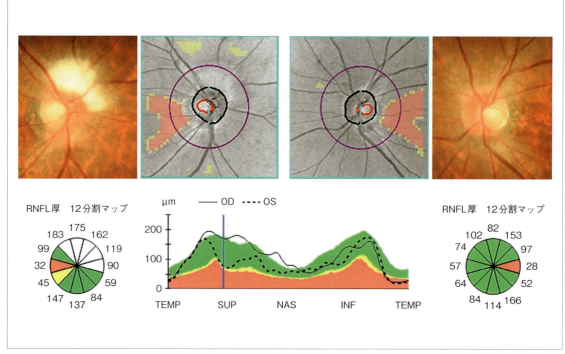

[図6] 常染色体優性視神経萎縮（ADOA）の眼底所見
視神経乳頭は耳側で蒼白化しており，OCTでも菲薄化を示している．矯正視力は右眼(0.6)，左眼(0.5)とある程度は保たれている．RNFL：網膜神経線維層，OD：右眼，OS：左眼，TEMP：耳側，SUP：上側，NAS：鼻側，INF：下側．

Ⅱ 鑑別の要点，治療

　前述のような経過から，病歴・家族歴の聴取により本疾患の推測は比較的容易である．栄養障害性視神経症，中毒性視神経症などは鑑別の必要があり，薬物摂取歴，生活歴，職歴などの聴取は重要である．LHON と同じく確立された治療法がないため，患者の希望があればビタミンＢやビタミンＣ等のサプリメントを処方し，経過観察を行う．

Ⅲ 患者への対応

　確立された治療法はないこと，緩徐な視機能低下をきたす場合があることから，定期的な通院を勧める．ADOA-plus の場合は，関連診療科と連携して診療を行う．

（上田香織）

⑤その他の視神経症

Ⅰ 疾患の特徴

1 薬剤性・中毒性視神経症

　薬剤性視神経症（drug-induced optic neuropathy），中毒性視神経症（toxic optic neuropathy）をきたす薬剤および化学物質を，それぞれ**表5，6**に示す．薬剤性視神経症のうちエタンブトールによるものは，結核のほか近年増加傾向にある非結核性抗酸菌症に使用されており，しばしば遭遇する．高齢者に使用されることが多く，視神経乳頭は初期には異常をきたさないため，白内障による視力低下としばしば誤診されてしまう可能性がある．その他，抗腫瘍薬や近年使用される分子標的薬，生物学的製剤などでも網膜症や視神経症を発症する可能性があり，患者の薬剤使用状況に注意を払う必要がある．

2 栄養障害（欠乏）性視神経症

　ビタミン B_{12}，B_1，B_6 欠乏で栄養障害性視神経症（nutritional optic neuropathy）をきたす可能性がある．胃切除後や消化器疾患による吸収障害，過度の飲酒・喫煙に伴う極端な栄養障害で発症する．

3 放射線視神経症

　放射線視神経症（radiation optic neuropathy）は，放射線治療後3週間～3年以内に発症することが多い．近年は，放射線治療の進歩により発症頻度は減少していると考えられる．

4 腫瘍随伴症候群による視神経症

　腫瘍随伴症候群（paraneoplastic syndrome）は，腫瘍細胞が分泌するホルモンやサイトカイン，腫瘍に対する免疫応答で引き起こされる症状であり，視神経症を発症することがある．

5 ワクチン接種後の視神経炎，急性散在性脳脊髄炎，自己免疫性視神経炎

　ワクチン接種後には，視神経炎や急性散在性脳脊髄炎（acute disseminated encephalomyelitis：ADEM），自己免疫性視神経炎をきたすことがあ

る．ワクチンの接種歴の確認が重要である．

II 鑑別の要点

通常の視神経疾患の診断と同様に眼窩MRI（可能なら造影）を行い，炎症性病変や占拠性病変の有無を精査し，血液検査で動脈炎性虚血性視神経症などをきたすような変化がないか確認する．また，投薬歴（過去にさかのぼって）や職業，生活状況，ワクチン接種歴，既往歴を詳しく聴取する．投薬歴については患者自身が投薬内容を把握していないことが多く，お薬手帳などを使用して確認する．症状は両眼性が多いが，左右差がある場合もある．初期には視神経所見は正常で，MRIでも異常はみられないことが多く，非器質的（心因性）視覚障害と誤診してしまう可能性もあるので注意を要する．

III 治療

薬剤性の場合は，原因となる薬剤を中止すると数カ月～1年の経過で徐々に軽快することが多い（図7）．しかし，発見が遅れ視神経が萎縮してしまうと視機能は回復しない場合がある．栄養障害性視神経症では食事指導を行い，ビタミン剤を投与する．放射線視神経症では治療は確立されていない．腫瘍随伴症候群による視神経症では悪性腫瘍の治療を強化する．ワクチン接種後の視神経炎，ADEMや自己免疫性視神経炎では，視神経炎治療と同様に治療を行っていく．

IV 患者への対応

薬剤性視神経症では，早期に薬剤を中断すると視機能の回復が期待できる．日頃から眼科以外の投薬歴に注意を払う必要があり，日々開発される新薬の副作用についても注意を払う必要がある．

[表5] 視神経症をきたす薬剤

抗結核薬	エタンブトール，イソニアジド
抗菌薬	クロラムフェニコール，ストレプトマイシン，エリスロマイシン，リネゾリド，メトロニダゾール
抗不整脈	アミオダロン
抗腫瘍薬	シスプラチン，カルボプラチン，パクリタキセル，フルオロウラシル，ビンクリスチン
分子標的薬	イマチニブ，ダサチニブ，スニチニブ，ベバシズマブ，パゾパニブ
免疫チェックポイント阻害薬	ニボルマブ，ペムブロリズマブ，イピリムマブ，アテゾリズマブ，デュルバルマブ
免疫抑制薬	シクロスポリン，タクロリムス
抗ウイルス薬	インターフェロン アルファ
抗エストロゲン薬	タモキシフェン
炎症性腸疾患治療薬	メサラジン
抗パーキンソン治療薬	アマンタジン
向精神薬	クロルプロマジン
排卵誘発薬	クロミフェン
鎮痛薬	エルカトニン
TNF-α阻害薬	インフリキシマブ
抗リウマチ薬	ペニシラミン
勃起不全治療薬	シルデナフィル

TNF：腫瘍壊死因子．

[表6] 視神経症をきたす化学物質

二硫化炭素	メタノール
一酸化炭素	スチレン
四塩化炭素	酢酸メチル
ジニトロクロロベンゼン	臭化メチル
エチレン	タリウム
エチレングリコール	タバコ
ヨードホルム	キニーネ
トルエン	

ガイドライン エタンブトール（EB）による視神経障害に関する見解
(https://www.nichigan.or.jp/news/detail.html?itemid=489&dispmid=1050&TabModule1051=0)

（山上明子）

⑤その他の視神経症

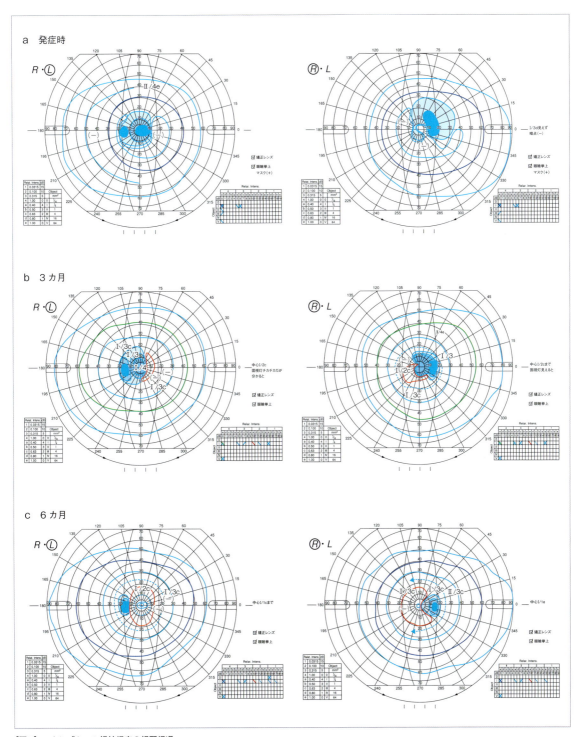

[図7] エタンブトール視神経症の視野経過
エタンブトール視神経症では薬剤中止後一過性に視野障害が進行することもあるが，その後緩徐に回復傾向を示す．薬剤中止後6カ月〜1年程度かけて徐々に回復する可能性がある．

5）視神経萎縮

①視神経萎縮
（単性視神経萎縮・炎性視神経萎縮・網膜性視神経萎縮・緑内障性視神経萎縮）

I 疾患の特徴

視神経は，約120万本の網膜神経節細胞（retinal ganglion cell：RGC）の軸索からなる．視神経萎縮（optic atrophy）は，種々の原因によりRGCの細胞体あるいはその軸索が障害された結果，軸索の変性と機能消失をきたしたものをいう．眼底所見としては，網膜神経線維の脱落と視神経乳頭の蒼白化がみられる．

II 鑑別の要点

RGCの軸索は，網膜内では網膜神経線維層を走行し，視神経乳頭に集まり，篩状板を通過し視神経となる．視神経は，視神経管を通り眼窩内から脳内に入り，視交叉，視索を経て外側膝状体に至る．視神経萎縮は，この網膜から外側膝状体までの視路のいずれの部位が障害されても起こりうる．視神経萎縮の原因は多岐にわたり，障害部位（網膜内，視神経乳頭部，眼窩内，脳内）や視神経乳頭の外見（単性萎縮，炎性萎縮）によって原因疾患を鑑別する．また，遺伝性，家族性の視神経萎縮（Leber遺伝性視神経症，常染色体優性視神経萎縮など）もある．

1 単性視神経萎縮

単性視神経萎縮（simple optic atrophy）は，乳頭腫脹を伴わない視神経障害後にみられ，視神経乳頭の境界は鮮明で，乳頭全体が陶器様白色調を呈する（図1，2）．網膜中心動脈閉塞症などの広範囲かつ高度の網膜病変では，RGC障害により順行性の単性視神経萎縮を呈する．また，球後視神経炎，外傷性視神経症，鼻性視神経症，球後の視神経圧迫病変，脊髄癆性視神経萎縮などでは，逆行性の単性視神経萎縮を呈する．

2 炎性視神経萎縮

炎性視神経萎縮（postinflammatory optic atrophy）は，乳頭腫脹を伴う視神経障害後にみられ，乳頭境界は不鮮明で，乳頭全体が蒼白となる（図3）．うっ血乳頭の萎縮期，視神経乳頭炎後，視神経網膜炎後，視神経髄膜腫などでみられ，経過とともに単性萎縮に移行する．

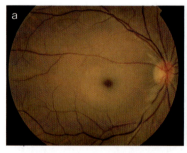
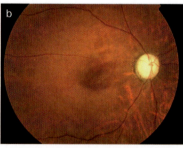

[図1] 単性視神経萎縮
網膜中心動脈閉塞症の症例．a：急性期．びまん性の網膜浮腫とcherry-red spot（桜実紅斑）を認める．b：半年後．視神経乳頭は境界鮮明で全体に陶器様白色調を呈する．

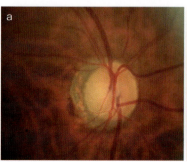
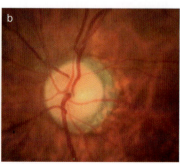

[図2] 単性視神経萎縮
神経梅毒の症例．乳頭は境界鮮明で蒼白化を認める．a：右眼，b：左眼．

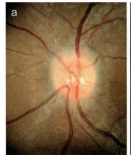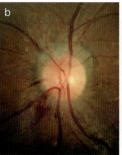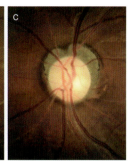

[図3] 炎性視神経萎縮
左視神経炎の症例. a：急性期. 乳頭の発赤腫脹を認める. b：2週間後. 乳頭腫脹が依然としてみられ, 出血も認めるが, 乳頭耳側は色調が蒼白化してきている. 乳頭境界は不鮮明で, 炎性萎縮の状態. c：4カ月後. 乳頭境界は鮮明で単性萎縮に移行している.

3 網膜性視神経萎縮

網膜性視神経萎縮（consecutive optic atrophy secondary to retinal disease）は，網膜色素変性症などの広範囲の網膜障害により RGC が重度に障害されて生じる．乳頭境界はやや不鮮明で黄色調を呈する（図4）.

4 緑内障性視神経萎縮

緑内障性視神経萎縮（glaucomatous optic atrophy）は，緑内障によるもので，乳頭の境界は鮮明で大きな視神経乳頭陥凹と辺縁（rim）の菲薄化を伴う．陥凹部は蒼白となり，乳頭上の血管は鼻側へ偏位する（図5）.

Ⅲ 治療

視神経萎縮は，さまざまな原因による視神経障害の終末像である．現時点では失われた RGC の機能を回復させる治療法はなく，原因疾患に対する治療が行われる．

Ⅳ 患者への対応

視神経萎縮を呈する眼の視機能はさまざまであるが，高度の視力障害，視野障害を伴うことが多い．個々の患者にあわせて，身体障害認定の申請やロービジョンケアなどを行う．

（坂本麻里）

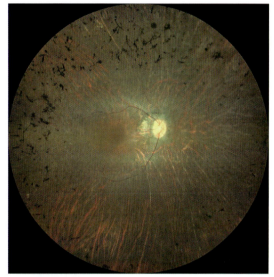

[図4] 網膜性視神経萎縮
網膜色素変性症の症例．乳頭境界はやや不鮮明で，黄色調を呈する．

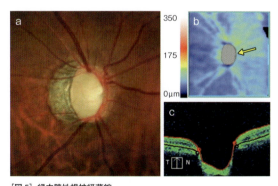

[図5] 緑内障性視神経萎縮
緑内障の症例．a：視神経乳頭は陥凹拡大と辺縁（rim）の菲薄化を認める．陥凹部は蒼白化し，血管は鼻側に偏位している．b：OCT の乳頭周囲網膜神経線維層の厚みマップ．神経線維の脱落と辺縁（rim）の菲薄化（矢印）を認める．c：OCT 乳頭 B スキャン．深い陥凹を認める．

6) 視神経腫瘍
① 視神経乳頭ドルーゼン

Ⅰ 疾患の特徴

　篩状板前部ないしは無髄神経線維部に石灰化を伴う硝子様構造物を，視神経乳頭ドルーゼン（optic disc drusen：ODD）という．乳頭に透明の球状物として見える可視型（図1）と，本体は見えず「乳頭が密集拡大した（crowded）」ように見える埋没型（偽うっ血乳頭）（図2）がある．小児は両眼性埋没型が多く，enhanced depth imaging（EDI）-OCTでないと捉えられない．思春期にカルシウム沈着が著明になり，大きさや数が増えて表層に突出するにつれ，検眼鏡ないし超音波検査で観察できる可視型になる．北欧の小児の前向き研究により，小さな強膜管に認められるEDI-OCT画像の前篩状板高輝度線（preraminar hyperreflective lines）がODDの前駆病変と考えられている．ただし，成人のODDのOCT画像では強膜管径はむしろ「大きく」，Bruch膜開口部が加齢やODDの拡大に伴い広がると考えられている．また，高輝度線はうっ血乳頭のような後天性乳頭腫脹では線のままで，ODDとなることはない．

　視神経乳頭の構造異常や何らかの機転で軸索流が篩状板前部で渋滞し，密集したミトコンドリアが変性・石灰化し間質へと突出して，細胞外液中の豊富なカルシウムイオンが付着し病巣が形成される軸索変性症と考えられている．年齢とともに増大したODDが周囲の軸索や血流を圧迫して視野障害をきたし，鼻側階段，弓状欠損，盲点拡大がみられることが知られている．診断は，国際多施設ODD研究協議会（Optic Disc Drusen Studies（ODDS）Consortium）の，視神経乳頭径を6放射状スキャンによってEDI-OCTで高密度（Bスキャン間隔＜30 μm）サンプリングした篩状板前部の高解像度横断像に基づく診断基準（図3）が推奨[1]されている．乳頭周囲高反射類円形塊状構造物（peripapillary hyperreflective ovoid mass-like structures：PHOMS）（図3）は，隆起した乳

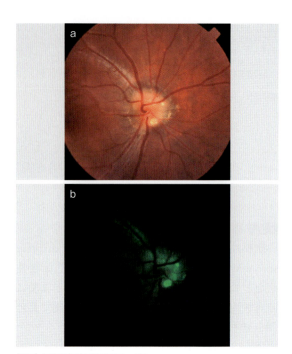

[図1] 可視型視神経乳頭ドルーゼン
a：視神経乳頭辺縁，鼻側に「結晶状」の硝子様構造物が複数隆起している．視神経乳頭は耳側に傾き，鼻側が隆起し先天形成異常を認める．網膜中心静脈の上方は3分岐し，鼻側にループし網膜血管の構造異常を伴う．b：眼底自発蛍光（FAF）像．蛍光眼底撮影モードで観察すると，視神経乳頭ドルーゼン（ODD）の蓄積したミトコンドリアのカルシウムやポルフィリンを反映し明るく蛍光を発する．走査レーザー検眼鏡を用いた緑色光FAFが最も高感度で，青色光FAFや近赤外線反射像はODDの部位や大きさの描出に優れている．

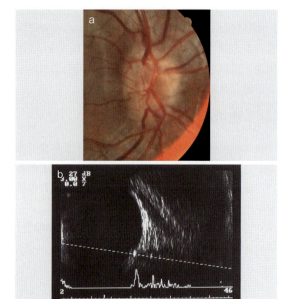

[図2] 埋没型視神経乳頭ドルーゼン（偽うっ血乳頭）
a：視神経乳頭は陥凹なく隆起し，鼻側辺縁は貝殻状にでこぼことし，乳頭を出た血管は内臓逆位型に鼻側に向かっている．b：超音波像で高輝度の反射を認める．CTでも石灰化像を認める．

頭に認められる非特異的なOCT所見で，ODDとは異なり病理学的に石灰沈着などはなく，乳頭周囲にドーナツ状に伸展，突出した神経軸索の局所的な膨隆である．

ODDに伴う前部虚血性視神経症（anterior ischemic optic neuropathy：AION）は，重篤な視力障害が生じる合併症で，通常の非動脈炎性AIONより全身循環系のリスクのない若年層に生じ，PHOMSの合併が多く，ODDは独立した発症危険因子と考えられている．一方，網膜血管閉塞症は全身的な循環系の危険因子をもつ若年者ODDとの合併が知られている．

II 鑑別の要点

ODDは，網膜色素変性症や網膜色素線条に合併することがある．眼症自発蛍光（図1b），超音波検査（図2b）や，必要に応じてCTの石灰化像で診断できるが，後部強膜平坦化や視神経鞘拡大像が認められる場合はうっ血乳頭を疑う．検眼鏡で脈絡膜ひだや乳頭周囲の皺襞形成を認め，OCTで本来後方へV字形を呈する乳頭周囲網膜色素上皮（retinal pigment epithelium：RPE）/Bruch膜層が硝子体側へ逆U字形に突出している場合は，うっ血乳頭を疑う．鑑別すべき病態には，慢性萎縮性うっ血乳頭の屈折体がある．うっ血乳頭は，フルオレセイン蛍光造影で血管からの蛍光色素漏出を認める．小児では特発性頭蓋内圧亢進症の10〜15%にODDが合併することが知られており，網膜神経線維層（retinal nerve fiver layer：RNFL）の混濁腫脹が疑われれば，常にうっ血乳頭を除外する．

III 治療

ODDそれ自体は治療の適応にはならない．視野障害やOCTのRNFL菲薄化例で高眼圧を示す患者においては，眼圧下降薬の有効性が知られている．眼圧正常例に正常眼圧緑内障に準じた治療を適用するかどうかは議論がある．進行速度に応じて，年齢，視野欠損，OCTでのRNFL菲薄化度，ODDの密度などをもとに患者それぞれに個

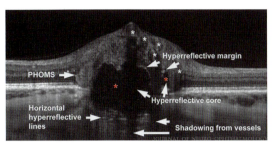

[図3] 視神経乳頭ドルーゼン（ODD）の診断はEDI-OCT（国際多施設ODD研究協議会診断基準）
ODDは必ず篩状板の上にあり，低信号のcoreをもち，しばしば高反射縁を上方に著明に認める．ときに小さなODDの塊を伴う．水平高反射像は初期ODDを示唆するが，ODDと診断しない．本例のように深い場合は篩状板も考えられる．また，乳頭を囲む乳頭周囲高反射類円形塊状構造物（PHOMS）もODDではない．PHOMSは乳頭周囲神経軸索がODDの圧迫によって篩状板前方に隆起したもので，ODDの70%に認められ，眼底自発蛍光（FAF）像で低反射，近赤外線反射像で高反射を示す．白★：血管，赤★：ODD．（文献1）より）

別化して，患者の同意と希望に応じ加療を考慮する．まれであるが，脈絡膜新生血管合併例には抗血管内皮増殖因子（vascular endothelial growth factor：VEGF）薬の硝子体内注射，レーザー光凝固術や光線力学的療法を考慮する．

IV 患者への対応

ODDは無症状で視力低下をきたすことなく良性の経過をとるが，視野障害（87%）を認めることがある点について説明する．成人の視野障害の進行速度は緩徐（静的自動視野測定の平均偏差（mean deviation：MD）変化率は−0.23dB/年）で，原発開放隅角緑内障（−0.21〜−0.80dB/年）に近いが，10%あまりの例で中等度（−0.5〜−1dB/年）から急速（＞−1dB/年）な進行がみられる．一般に認められた治療法はないが，高眼圧例は眼圧下降薬の適応である．乳頭腫脹が疑わしい場合は，うっ血乳頭の精査が必要になることを理解させる．

文献
1) Malmqvist L, et al：The Optic Disc Drusen Studies Consortium recommendations for diagnosis of optic disc drusen using optical coherence tomography. J Neuroophthalmol 38：299-307, 2018

〈柏井　聡〉

②視神経乳頭黒色細胞腫

I　疾患の特徴

　黒色細胞腫（melanocytoma）は，母斑の亜系であり，先天性で非遺伝性の疾患である．視神経に発生するものは視神経乳頭部全体もしくは部分的に存在し，黒褐色の良性腫瘍である．人種間の差はない．自覚症状としては多くは無症状であり，人間ドックや他症状による眼底検査の際に偶然発見されることが多いが，視力・視野障害の訴えは約20％に認められる．

II　臨床所見・検査

　黒褐色の隆起性病変であり，境界は明瞭もしくは羽毛状のものがある（**図4**）．乳頭腫脹や網膜浮腫，限局性網膜下液，網膜滲出斑，網膜血管の出血や閉塞，硝子体出血が起こりうる．硝子体播種が起こることもある．まれに悪性転化を起こして急速に増大し，悪性黒色腫となることがある．

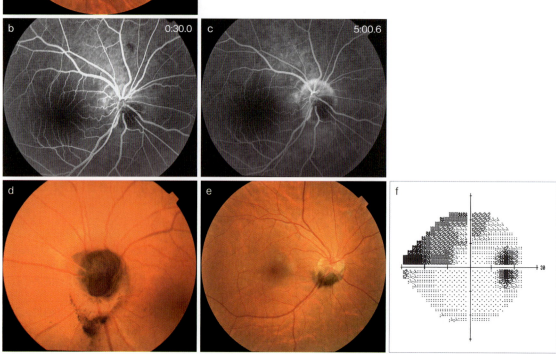

[図4]　**視神経乳頭黒色細胞腫**
52歳，女性，人間ドックの眼底検査で右視神経乳頭部に異常を指摘された．a：視神経乳頭下方に黒褐色腫瘤を認め，乳頭上部は腫脹を認める．b, c：フルオレセイン蛍光造影では，初期（b）から後期（c）にかけて低蛍光であり，腫瘍内異常血管は認めない．d～f：a～cとは異なる症例．視神経乳頭を覆い，硝子体播種も一部認める症例（d）や，羽毛状に伸び上方視野障害をきたす症例（e, f）もある．

自然経過としては，10年間で約30％の症例に腫瘍増大傾向と，約20％の症例に視力・視野障害を生じる．視野欠損が起こる機序は，腫瘍による直接圧迫ではなく，残存乳頭の腫脹による視野欠損もしくは腫瘍の壊死や炎症に伴う変化と考えられており，腫瘍の逆側に視野欠損を生じる．

Ⅲ 画像検査

フルオレセイン蛍光造影検査およびインドシアニングリーン蛍光造影検査では，初期から後期にかけて低蛍光であり，腫瘍内異常血管は認めない．MRIでは，メラニン色素が豊富であるためT1強調画像で高信号，T2強調画像で低信号を呈するが，非常に小さいため画像に写らない場合もある．また，腫瘍が視神経乳頭篩状板を越えていないかのチェックができることもある．視野検査では，Mariotte盲点の拡大や視野欠損，求心性狭窄を呈する．

Ⅳ 治療，患者への対応

1年に1～2回の視力，視野，眼底検査を行うが，客観的評価として眼底写真による変化を追うことが重要である．積極的な治療法はないが，視野障害に対する緑内障点眼治療の報告や本疾患に伴う脈絡膜新生血管に対しての抗血管内皮増殖因子（vascular endothelial growth factor：VEGF）薬の硝子体内注射や光線力学的療法による治療報告がある．また，急速増大があれば悪性黒色腫への悪性転化を考慮する．

③視神経乳頭毛細血管腫

Ⅰ 疾患の特徴

網膜毛細血管腫（capillary hemangioma）（網膜血管芽腫）は，血管性網膜腫瘍の一つであり，周辺部網膜や視神経乳頭に発生することが多い．全身疾患のない孤発性のもの（約40～50％）と，von Hippel-Lindau（VHL）病（約40％）やMarshall症候群，Stickler症候群に伴うものがある．VHL病に伴うものは，平均18歳の若年で見つかることが多く，孤発性のものは平均36歳という報告がある．

Ⅱ 臨床所見・検査

典型例は1～数個の赤橙色の球形腫瘍であり，周囲に黄色滲出性変化や網膜硝子体牽引性変化をもたらす．滲出性病変はCoats病類似の網膜内や網膜下変化を呈する（図5a）．栄養・導出血管があり，硝子体出血や牽引性網膜剝離をきたすこともある．自然退縮はほぼない．フルオレセイン蛍光造影検査では，初期から過蛍光であり，硝子体内への色素漏出が認められることがある（図5b，c）．CTやMRIでVHL病に伴う中枢神経系病変の有無を確認する．

Ⅲ 治療，患者への対応

視神経乳頭という部位から，症状出現や悪化までには時間はかかるが，視力や視野を維持しながらの治療は困難である．約60％は経過5年で小数視力0.5以下になるという報告がある．症状が現れるまでは経過観察となることが多い．

通常のレーザー光凝固治療は，治療後の合併症のため施行が困難なこともあるが，複数回の低出力での施行やダイオードレーザーがよいという報告がある．径瞳孔温熱療法は効果が乏しい．β遮断薬であるプロプラノロール（インデラル®）内服で，滲出性変化の軽快や腫瘍サイズおよび腫瘍数が維持されることがある．これは，プロプラノ

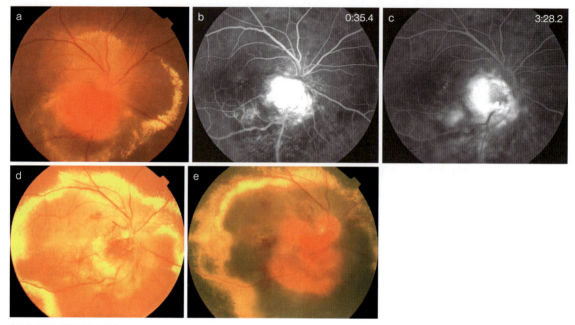

[図5] 視神経乳頭毛細血管腫
58歳，女性，右眼の霧視を自覚し，近医での網膜静脈分枝閉塞症の診断で紹介受診した．a：矯正視力は0.1で，視神経乳頭下方に赤橙色腫瘍，周囲に黄色滲出性変化を認める．b，c：フルオレセイン蛍光造影では，初期 (b)，後期 (c) ともに過蛍光であった．d：抗血管内皮増殖因子 (VEGF) 薬の硝子体内注射をするも不変であり，総線量20Gy (10分割) での放射線治療4カ月後では，滲出性変化は増えたが，病変部の色調は消退傾向にある．e：その後，光線力学的療法を2回追加して病変部は平坦化し萎縮した．

ロールによる抗血管新生作用，血管収縮，カスパーゼ経路によるアポトーシス促進効果が推測されている．光線力学的療法は，100J/cm² では血管閉塞や視神経症が起こる可能性があり，加齢黄斑変性に対するプロトコールが有効であったとの報告がある．抗血管内皮増殖因子（vascular endothelial growth factor：VEGF）薬の複数回の硝子体内注射による治療は，滲出性変化の改善は若干期待できるが活動性は不変である報告が多く，効果は限定的であるため，レーザー治療などとの併用療法がよい．比較的成熟した血管組織である毛細血管腫には単独では効果が少ないようである．放射線治療は総線量20Gyで縮小効果が認められることがある（図5d, e）．VHL病の全身的な治療として，米国では低酸素誘導因子2α（hypoxia-inducible factor-2α：HIF-2α）阻害薬が承認されているが，日本では未承認である．

（尾山徳秀）

④視神経膠腫

視神経腫瘍は発育が緩徐のことが多い．視神経乳頭の浮腫や蒼白化，網膜ひだを起こすことがある．しかし，顕著な変化を示さない場合も多く，発見が遅れることがある．乳頭毛様短絡血管を呈する場合には，一過性の亜急性の視力・視野障害を生じることがある．視交叉まで進展し健眼の視機能低下を生じる前に治療を行うことが重要である．

I 疾患の特徴

視神経膠腫（optic nerve glioma）は，約75％が10歳以下で発症するとされる．発生部位は25％が視神経，40〜75％が視交叉および視交叉後方との報告がある．良性が多いが，成人発生で急速に進行する悪性のものもある．緩徐に進行する視力・視野障害が一般的であるが，眼球突出や眼振などを呈することもある．神経線維腫症Ⅰ型（neurofibromatosis type 1：NF1）に合併することもある（わが国での合併率は7〜8％）．カフェオレ斑と呼ばれる皮膚病変や皮下神経線維腫，虹彩小結節を伴う場合には，NF1への合併を考える．

II 鑑別の要点

MRIでは，病変部位の腫脹に加えてT1強調画

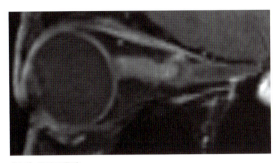

[図6] 視神経膠腫
MRI．T1強調画像．視神経の屈曲所見が認められる．（名古屋大学医学部眼科 太田 光先生のご厚意による）

像で低〜等信号，T2強調画像で等〜高信号を呈し，ガドリニウム造影で造影効果を示すことが多い．視神経本体が腫大していることや，視神経の屈曲像（図6）がポイントである．

III 治療

化学療法を行うが，良性のことも多いので，視神経本体の病変であれば経過観察を行う場合もある．高齢者の悪性腫瘍であれば，眼球摘出や眼球温存視神経切断などを行うことがある．近年，経鼻的手術も施行されている．

IV 患者への対応

視神経膠腫は，視神経炎との鑑別，悪性度の判断などに難しい点がある．脳神経外科医，小児科医との視機能の評価を含め，密な連携が必要となる．

⑤視神経鞘髄膜腫

Ⅰ 疾患の特徴

視神経鞘髄膜腫（optic nerve sheath meningioma）の発症は，中年の女性が多い．通常は片側性で進行は緩徐である．数年以上の経過で進行が確認されることが多い．ときに眼窩痛を起こすこともある．

Ⅱ 鑑別の要点

画像診断が重要である．造影を行えば高吸収係数の視神経鞘の内部に低吸収係数の正常視神経が描出される tram-track sign（図7）が特徴的である．

Ⅲ 治療

定位放射線治療（stereotactic radiation therapy：SRT）や強度変調放射線治療（intensity-modulated radiation therapy：IMRT）などが挙げられるが，近年は IMRT が主流になってきている．視機能の障害が重症化していなければ，視力や視野の改善が見込める．

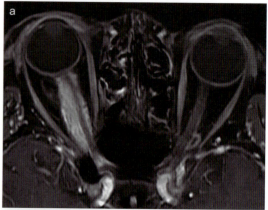
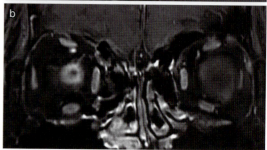
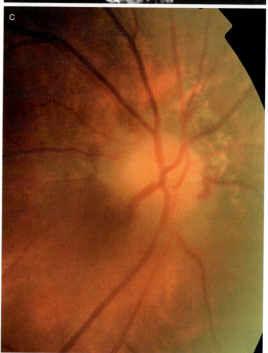

[図7] 視神経鞘髄膜腫
a, b：MRI．造影T1強調画像で典型的な tram-track sign が認められる．
c：乳頭腫脹と血管の怒張蛇行所見．

⑥がんによる視神経障害

I 疾患の特徴

白血病や髄膜癌腫症（meningeal carcinomatosis）など，がんの視神経への浸潤に伴い，視神経障害がみられることがある．白血病では急激な視力低下を起こすことが多いが，髄膜癌腫症では発症が緩徐な場合もあり，眼底所見も顕著な異常を示さず（図8），診断に苦慮することが多い．

II 鑑別の要点

白血病によるものは視神経乳頭網膜所見を随伴することも多く，血液検査で容易に診断ができる．白血病に先行して眼の所見がみられることはきわめてまれである．髄膜癌腫症では，画像検査で異常像（視神経輪状造影や頭蓋内髄膜造影所見）が描出されないこともある．そのため，髄液検査が必要であり，また自己免疫機序による癌関連視神経症の否定も大切である．

III 治療

原因疾患の治療が最優先になる．眼科的には特に有効な治療はない．

IV 患者への対応

髄膜癌腫症の場合は，余命との関係もあり，主科担当医とともに十分な説明を行うことが重要である．

（柏木広哉）

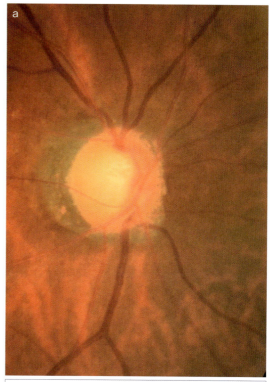

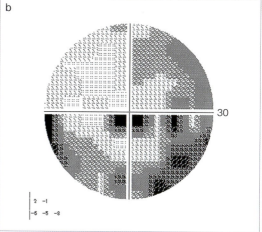

[図8] 癌性髄膜播種による視神経症
a：視神経乳頭には耳側蒼白化が認められる（視力0.7）．b：Humphrey視野検査で視野異常が認められる．

7) 視路・視中枢疾患
①視交叉障害・視索障害・外側膝状体障害・視放線/視中枢障害

[表1] 視交叉〜視中枢病変の眼科所見と MRI 撮像法の比較

	視野所見	視神経乳頭所見	MRI撮像法
視交叉	両耳側半盲 連合暗点	帯状萎縮	冠状断、T1/T2強調画像
視索	非調和性同名半盲	半盲性萎縮	水平断、FLAIR画像
外側膝状体	楔状同名半盲 上下扇状の視野欠損	―	水平断、FLAIRまたは拡散強調画像
視放線	上同名性1/4盲 下同名性1/4盲	―	水平断、FLAIRまたは拡散強調画像
視中枢	調和性同名半盲 黄斑回避 耳側半月	―	水平断、FLAIRまたは拡散強調画像

I 疾患の特徴

視交叉から後方の視路病変では、両眼性の視覚障害が特徴である。視交叉障害の原因としては、下垂体腫瘍を主とするトルコ鞍近傍腫瘍が最多であり、次いで内頸動脈、前交通動脈由来の脳動脈瘤が挙げられる。視索では下垂体腫瘍の後方進展、髄膜腫、視床出血などが多く、外側膝状体から視中枢までの原因疾患としては脳腫瘍のほかに急性期脳梗塞が多い。

II 鑑別の要点

鑑別のための重要な検査は、視野検査とMRIによる頭部画像検査である。視野所見から視路の障害部位を導き出し、MRIにおいて病変を探し出すことが重要である（表1）。

視交叉病変：視野の特徴は、両耳側半盲または連合暗点である。連合暗点は視交叉前部の障害で起こり、同側の中心暗点と対側の上耳側欠損が特徴である（図1）。眼底検査では、交叉線維の障害により視神経乳頭の帯状萎縮を認める。MRIの撮像法としては冠状断が最良な撮影角度であり、視交叉と隣接する病変との関係が明確にわかる。

視索病変：視交叉における半交叉後の交叉線維と非交叉線維の配列は、視索において90°内方回旋するため、両側の神経線維が不均等に障害されやすく、非調和性同名半盲になりやすい。また、対側の相対的瞳孔求心路障害（relative afferent pupillary defect：RAPD）が陽性になるのが特徴である。眼底検査では、同側の視神経乳頭陥凹拡大と対側の帯状萎縮を認める（半盲性萎縮）。MRIの撮像法としては、FLAIR画像の水平断が病変を捉えやすい。

外側膝状体病変：外側膝状体の栄養血管は、内側角および外側角は前脈絡叢動脈、中心部は外側後脈絡叢動脈であるため、前者が閉塞すると上下の視野が区画的に欠損する上下扇状の視野欠損（quadruple sectoranopia）を、後者が閉塞すると楔状同名半盲を示す（図2）。外側膝状体から視中枢までは、後大脳動脈領域の梗塞が多いため、MRI拡散強調画像の水平断が診断に有用である。

視放線病変/視中枢病変：視放線病変では、網膜下方線維は側頭葉から、上方線維は頭頂葉から視中枢に投射されるため、同名性1/4盲になりやすい。視中枢病変では、視野は調和性同名半盲で、視野の中心部ほど視中枢後端が障害される（図3）。黄斑回避、耳側半月などの視野所見を伴

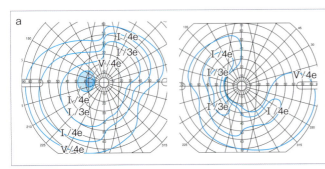
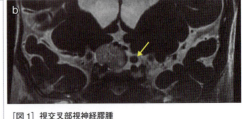

[図1] 視交叉部視神経膠腫
a：動的視野検査では右連合暗点を認める。b：MRIのT2強調画像、冠状断では、右視交叉前部に腫瘤陰影を認める（矢印は左視交叉前部）。

①視交叉障害・視索障害・外側膝状体障害・視放線/視中枢障害

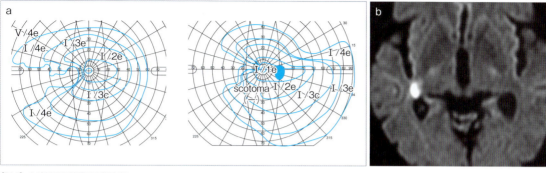

[図2] 右外側後脈絡叢動脈閉塞症
a：動的視野検査では非調和性の左楔状同名半盲を示す．b：MRIの拡散強調画像において，右外側膝状体に急性期脳梗塞を示す高信号域を認める．

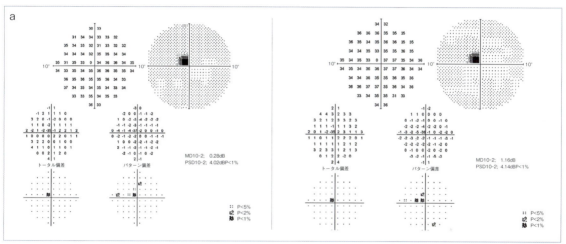

[図3] 右後頭葉梗塞
a：Humphrey 10-2 静的視野検査では，中心左上2°に調和性同名半盲がみられる．b：MRIの拡散強調画像では，右視中枢最後端（矢印）を含めた後大脳動脈領域の急性期脳梗塞を認める．

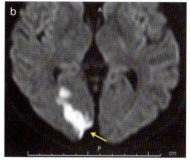

うこともある．

III 治療

治療は脳神経内科，脳神経外科が主体となる．しかし，治療前後における眼科的な評価は不可欠であり，長期的なケアが必要な場合も多い．

IV 患者への対応

同名半盲患者では，視野に入るまで物を認識できないため，視力障害とは異なった危険を伴う．したがって，日常生活における事故防止のための注意点を説明し，QOLを低下させないためのアドバイスが必要である．

（橋本雅人）

②高次視覚情報処理機構障害

(visual snow 症候群, Charles Bonnet 症候群, 不思議の国のアリス症候群, Anton 症候群, Bálint 症候群)

I 疾患の特徴

外界から得られる光情報は，眼球へ入力されたのち，その大部分が外側膝状体を経由し大脳皮質後頭葉の一次視覚野に到達し，その後大脳皮質で段階的・階層的情報処理を受け，視覚情報として知覚される．大脳皮質における視覚情報処理システムは，主に頭頂葉が関与する背側経路（視覚対象物の動き，空間・奥行き，動作への視覚的誘導など）と，側頭葉が関与する腹側経路（色覚，形態覚，視覚対象物の認知など）からなる大きな枠組みが提唱されている（図4）．眼球自体に器質的異常は認めなくとも，大脳皮質での情報処理過程に異常があれば視覚障害を生じうる．障害される大脳皮質の部位によっても異なる症状が表出する．本項では，visual snow 症候群，Charles Bonnet 症候群，不思議の国のアリス症候群，Anton 症候群，Bálint 症候群について述べる．

II 鑑別の要点，治療

1 visual snow 症候群（降雪視症候群）

visual snow 症候群（visual snow syndrome）は，視野全体にテレビ画面のノイズあるいは砂嵐のような小さな点がちらつく自覚症状から名づけられた．視界砂嵐症候群とも呼ばれる．2014年という比較的近年に診断基準が提言された．視野全体に動的，持続性のある小さな点が3カ月以上見えることに加え，反復視または視覚保続・内視現象の亢進・羞明・夜盲のうち2つ以上が認められること，典型的な片頭痛の前兆ではないこと，他の疾患を除外できることが基準とされている．もともとは片頭痛患者の視覚陽性症状としてこの症候群が報告されたこともあり，片頭痛の合併も多い．性差はほとんどなく，若年者に多い疾患である．MRIや核医学検査では，一致した見解は得られていないものの，腹側視覚経路の関与が示唆されている．確立された治療法はいまだないものの，抗てんかん薬であるラモトリギン（ラミクタール®）で効果が認められたとの報告がある．遮光眼鏡の処方で自覚症状が緩和されることがある．

2 Charles Bonnet 症候群

Charles Bonnet 症候群（Charles Bonnet syndrome）では，神経学的・精神学的異常を認めないが，視路の障害により幻視を訴える．患者はこの幻視が現実のものではないと認識していることが多い．通常は両眼性に視機能低下した高齢者に多く認められるものの，外側膝状体以降の視路病変では，0.4以上の視力があったにもかかわらずCharles Bonnet 症候群が認められたとの報告も

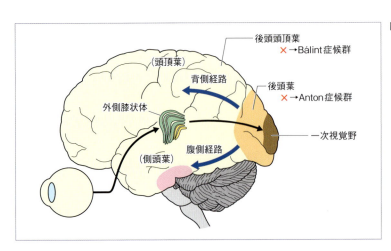

[図4] 大脳皮質における視覚情報処理システム

ある．Charles Bonnet が視機能低下とともに幻視を訴えた祖父について記載したことから名づけられた．病態は不明であるが，求心性の視覚入力が低下することで後頭葉の脱抑制が生じ，内因性の視覚情報が知覚されるというメカニズムが考えられている．網膜剝離や硝子体混濁などの器質的眼疾患だけでなく，片頭痛の前兆，統合失調症，薬物摂取，Lewy 小体型認知症などが鑑別に挙がる．多くの場合は日常生活に支障をきたすほどの幻視ではない．白内障など，視機能改善が可能な場合には，原疾患の治療が必要である．ロービジョンに対する補助具なども有効とされている．非定型抗精神病薬，コリンエステラーゼ阻害薬，抗てんかん薬などを用いた薬剤治療も試みられている．

3 不思議の国のアリス症候群

不思議の国のアリス症候群（Alice in Wonderland syndrome）は，Lewis Carroll の文学作品「不思議の国のアリス」に由来するまれな視覚障害である．自身の身体像の奇妙な変形という錯覚，視覚対象物の誤認，時間感覚の錯覚を特徴とし，自覚症状は短期間で消退することが多い．片頭痛を合併することが多く，男性にやや多い．若年者によく認められる疾患ではあるが，システマティックレビューによると，8割が18歳以下でその平均年齢は9歳，一方で19歳以上の2割を占めるグループでは平均年齢が40歳であり成人でも認められる．18歳以下のグループでは脳炎（Epstein-Barr ウイルスを原因とする脳炎が約68％）の関与が2割以上を占めており，19歳以上のグループでは中枢神経系病変の関与が2割弱に認められている．中枢神経系が関与する疾患との鑑別が重要で，陽性所見を認める確率は低いものの，その関与が疑われる場合には血液検査，脳波検査，脳 MRI の施行が推奨される．病態は不明であるが，大脳皮質視覚野の関連が示唆されている．自然軽快傾向が強い疾患ではあるが，原疾患が明らかな場合にはその治療を，また片頭痛やてんかんを有する場合には再発が多いためその加療

が必要である．

4 Anton 症候群

Anton 症候群（Anton syndrome）では，盲を自覚せず，あたかも見えているかのようにふるまい，盲を指摘されると否定する．自身の症状を正確に認識できない病態失認を呈するまれな病態である．盲および聾の病態失認の症例を報告したAnton に由来している．見当識異常，健忘症状を伴う．両側の後頭葉障害に起因することがほとんどである（**図4**）．原因としては脳血管障害が多く，posterior reversible encephalopathy syndrome（PRES）による Anton 症候群の報告もある．CT，MRI などの画像検査で両側の広範な後頭葉障害が考えられるものの，視覚障害の訴えがない場合に，本疾患を疑う．

5 Bálint 症候群

Bálint 症候群（Bálint syndrome）は，精神性注視麻痺（視線を随意的に動かせない），視覚性運動失調（視覚と手との協調運動が障害される），視覚性注意障害（同時に複数の視覚対象物を認知できない）を3徴候とするまれな病態である．Bálint により報告された．両側性の頭頂後頭葉移行部の障害（**図4**）と考えられている．脳血管障害，脳腫瘍，脳炎などに起因するとの報告がある．

III 患者への対応

器質性変化が乏しい visual snow 症候群，Charles Bonnet 症候群，不思議の国のアリス症候群は，「見えないはずのものが見える」，「普段とは異なって見える」という視覚異常を訴えて眼科を受診することが多い．患者の話を否定することなく，これらの病態では視覚異常が出現しうることを説明し，現時点での診断名，病態，見通しなどを伝えると安心することがほとんどである．大脳皮質の器質的異常を伴う Anton 症候群，Bálint 症候群では，脳神経内科医と協力し対応する必要がある．

（澤村裕正）

12. 緑内障

1) 原発緑内障

①原発開放隅角緑内障・正常眼圧緑内障

Ⅰ 疾患の特徴

原発開放隅角緑内障（広義）（眼圧が正常範囲より高い原発開放隅角緑内障［primary open angle glaucoma］と正常眼圧緑内障［normal tension glaucoma］を包括）の重要な特徴として，視神経乳頭陥凹の拡大，rim の菲薄化，網膜神経線維層欠損などの構造的変化（図1a, b），および構造的変化と対応した機能的変化（図1c）が慢性の経過で進行し，自覚症状に乏しいことが多い点が挙げられる．

Ⅱ 鑑別の要点

原発開放隅角緑内障（広義）の診断のためには，各所見を総合して判断する必要があり，隅角所見を確認するとともに，続発緑内障の可能性（例えばステロイド薬の使用歴，落屑物質の沈着など）を除外できているかに留意する．加えて緑内障以外に視神経症を生じる疾患，特に臨床経過が類似している視神経以降の視路の腫瘍を除外できているかにも注意が必要である．網膜神経節細胞の軸索は上下の境界を保って視神経乳頭へ入り，緑内障性視神経症では視神経乳頭において弓状線維の障害が生じやすいため，上下で非対称の構造・機能的変化を認めることが多い（図1）．垂直経線で境界される視野障害など，緑内障性視野障害の特徴に合わない視野障害が示唆される場合は，頭部 MRI を検討する必要がある．

Ⅲ 治療

眼圧，隅角，眼底，視野などのベースラインデータを把握し，病期，眼圧，年齢，視神経障害による構造・機能的変化の進行ペース，危険因子，他眼の視機能などから目標眼圧を設定し，治療を行う．この目標眼圧は経過観察中の構造・機能的変化の再評価により，必要に応じて修正して

いく．基本的に眼圧下降点眼薬から開始し，必要最小限の薬剤で最大の効果を得ることを目指す．多剤を要する場合は，レーザー線維柱帯形成術，観血的手術も検討する．正常眼圧緑内障であっても，眼圧下降が視神経障害進行の抑制に有効であると考えられている．視神経乳頭出血を認めた場合には，視野障害の進行が懸念されるため，治療強化について検討する．レーザー線維柱帯形成術は，観血的手術に強い抵抗感がある患者でも比較的受け入れやすいというメリットがある．眼圧下降点眼薬（特に3剤併用後）やレーザー線維柱帯形成術によって十分に眼圧が下降しない，あるいは視神経障害が進行する場合，副作用やアドヒアランス不良により十分な点眼を行えない場合などに，観血的手術を考慮する．

医療の進歩による平均寿命の延伸により，人生100年時代が到来しつつあるなか，近年 minimally invasive glaucoma surgery（MIGS）と呼ばれる低侵襲な緑内障手術を行い，より早期の介入が行われるようになってきた．房水流出路再建術の線維柱帯切除術と比較してのメリットとして，視機能に影響する合併症が少ない点などが挙げられる．一方，線維柱帯切除術の大きなメリットとしては優れた眼圧下降効果が挙げられる．例えば眼圧下降点眼薬を使用し，眼圧が 10 mmHg 台前半であるけれども視神経障害が進行する場合は，中心角膜厚，眼圧日内変動などの評価，睡眠時無呼吸症候群などの全身性の進行因子の確認を行い，さらなる眼圧下降が望まれる場合に線維柱帯切除術を考慮する（「緑内障診療ガイドライン（第5版）」参照）．チューブシャント手術（プレートのあるもの）については，線維柱帯切除術が不成功に終わったか，不成功に終わると予想されるときなどに検討する．

Ⅳ 患者への対応

まずは患者の原発開放隅角緑内障（広義）への認識，理解を確認する．基本的に急性緑内障発作のような急性の経過ではないとはいえ，進行し失明する可能性がある疾患と診断されることによる患者の心理的側面に留意する．患者の視野検査，

①原発開放隅角緑内障・正常眼圧緑内障

[図1] 原発開放隅角緑内障（広義）患者の検査所見
a, b：OCT. rim, 網膜神経線維層の菲薄化, 耳側縫線で境界される菲薄化などの構造的変化を認める. c：視野. aとbの構造的変化に対応した上下で非対称の機能的変化が生じている. OD：右眼, TEMP：耳側, SUP：上側, NAS：鼻側, INF：下側.

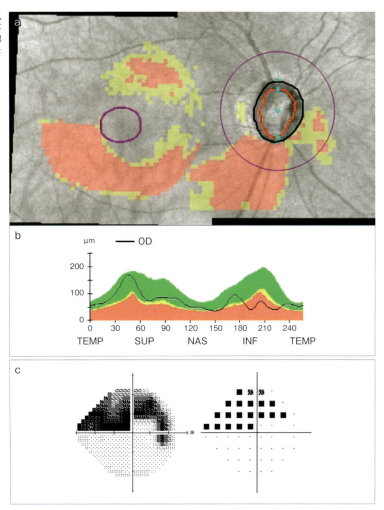

眼底検査結果などを供覧しながら，病期，進行のペース，平均余命などから考えられる今後の見通しを説明することが重要である．

治療の選択に際して，治療目的は生涯にわたり患者の視覚の質（quality of vision：QOV）と生活の質（quality of life：QOL）を維持することであり，いったん進行した視神経障害は非可逆的であること，眼圧下降により進行のペースを遅らせることが可能であることなど，必要に応じて理解を促す．さらに上記の目標眼圧設定時に考慮する点，患者の自覚症状，視野障害部位，治療のベネフィットとリスクなどに加え，生活の忙しさ，家族のサポート，住所，利用可能な交通手段などの

社会的背景を把握し，治療継続の実現性を考え，患者・家族と共同で治療方針を検討したい．慢性に経過し，自覚症状に乏しい原発開放隅角緑内障（広義）の患者において，点眼アドヒアランスの維持，外来受診の継続など，患者の治療に対する積極性を保つためには，患者・家族との信頼関係の構築と維持が非常に重要である．

緑内障診療ガイドライン（第5版）
(https://www.ryokunaisho.jp/guidelines/index.php)

（瀧原祐史）

②高眼圧症

I 疾患の特徴

高眼圧症（ocular hypertension：OHT）は，眼圧値が正常範囲を超えているものの緑内障性視神経症が機能的にも構造的にも検出されない，すなわち視野検査だけでなく神経乳頭やOCTにも異常を認めない状態のことである．統計的な正常眼圧の上限値として，欧米では21 mmHgが用いられており，これを基準とした場合，40歳以上の日本人におけるOHTの有病率は0.8％であることが多治見スタディで報告されている．なお，多治見スタディの正常眼の眼圧分布によって算出される40歳以上の日本人の上限値（平均＋2×標準偏差）は約20 mmHgであり，臨床においてこの値を用いることにも一理あるといえる．眼圧上昇が緑内障発症の危険因子であることは過去の研究により明らかにされているが，これらの上限値が正常眼と緑内障眼を区別するための境界値ではないことを念頭に置き診療にあたるべきである．

米国で行われた無作為化比較試験であるOcular Hypertension Treatment Study（OHTS）では，OHTのうち無治療を選択された経過観察群は，5年の経過観察期間で9.5％が原発開放隅角緑内障（primary open angle glaucoma：POAG）に移行した．一方，点眼治療が行われた群は4.4％であり，眼圧下降治療によって発症が予防されることが示されている．

II 鑑別の要点

鑑別疾患には高眼圧を呈するすべての病態が挙げられ，緑内障性視神経症を認めない点を除いてはPOAGに準じた除外診断となる．前房や隅角の異常所見の確認だけでなく，副腎皮質ステロイド薬などの薬剤投与歴，過去の外傷既往についての問診も必要である．また，中心角膜厚はいかなる眼圧測定法にも影響を及ぼすことが知られており，これが厚い場合は真の眼圧値より高く計測さ

[表1] 高眼圧症（OHT）から原発開放隅角緑内障（POAG）を発症する危険因子

高齢
高眼圧
垂直C/D比が大きい
pattern standard deviationが大きい
中心角膜厚が薄い
乳頭出血

C/D比：陥凹乳頭径比．

れる．現時点では補正する方法はないが，POAG発症リスクを見積もる際には参考にすべきである．

III 治療

OHTからPOAGに移行する割合はさほど高いものではないことから，全症例に対して治療介入することは，患者の負担，医療経済的な観点から考えて過剰である．したがって，POAGへの移行リスクが高い症例に限り治療を開始すべきである．代表的な危険因子を表1に示したが，「緑内障診療ガイドライン（第5版）」において設定されたクリニカルクエスチョン「CQ1 高眼圧症の治療を始める基準は？」に詳細がまとめられている．OHTSの第II相試験では，経過観察群に対しても治療が開始され，治療開始を遅らせることがその後の経過に与える影響についての検討がなされた．その結果，危険因子を有しない低リスク患者においては，POAGの発症率と発症後の視野障害進行速度に対する影響はごくわずかであり，このような症例では治療を急ぐメリットは少ないとしている．

治療を開始すべき明確な基準は今のところ存在しないが，眼圧を軸とした場合には，次のような考え方が有用である．常に24 mmHg以下であれば，まず経過観察を行い，視野やOCTに変化がみられた時点で治療を開始する．24 mmHgを超えることがあれば，検査間隔を短め（3～6カ月ごと）に設定し経過観察するか，他のリスク要因が存在するならば治療を開始する．30 mmHg以上であれば，基本的に治療を行う．そのほか，片眼に既に視野障害がある場合も，better eyeの視機

能を温存する目的で治療を開始してよいと考えられる．

OHTから，視野異常が検出されず乳頭やOCTなど構造にのみ異常を認める状態，いわゆる前視野緑内障に移行した段階で治療開始すべきかに関しては，いまだコンセンサスが確立されていない．しかし，進行性かつ眼圧が高いという危険因子を有している点では将来視野障害をきたす可能性が高く，治療を開始しても問題ないと考える．

治療が必要と判断された場合は，POAGに準じて開始する．点眼治療の第一選択薬として用いられるプロスタノイドFP受容体作動薬は，全身副作用がなく強い眼圧下降効果をもつ一方，長期の使用による色素沈着や睫毛多毛など整容面での副作用が問題となる．このようなデメリットが治療効果を上回ると考えられる患者には，選択的プロスタノイドEP2受容体作動薬であるオミデネパグやβ遮断薬，炭酸脱水酵素阻害薬の選択も考慮する．近年，OHTならびにPOAGに対する初期治療としての選択的レーザー線維柱帯形成術の有用性が報告されており，今後選択肢の一つとなる可能性がある．

IV 患者への対応

診察時点における眼圧と視神経などの状態から予想される将来の緑内障発症のリスクについて説明する．無治療で経過観察する場合においても，緑内障を発症した場合に生じる視野障害は不可逆性のものであり，治療開始の時期を逃さないためにも定期的な通院が必要であることを伝える．

ガイドライン
緑内障診療ガイドライン（第5版）
（https://www.ryokunaisho.jp/guidelines/index.php）

（栂野哲哉）

③原発閉塞隅角病
（原発閉塞隅角症，瞳孔ブロック緑内障，プラトー虹彩緑内障）

I 疾患の特徴

原発閉塞隅角病（primary angle closure disease：PACD）は，原発性の閉塞隅角を有するもので，緑内障性視神経症（glaucomatous optic neuropathy：GON）を伴う原発閉塞隅角緑内障（primary angle closure glaucoma：PACG）や，その前駆病変である原発閉塞隅角症（primary angle closure：PAC），および原発閉塞隅角症疑い（primary angle closure suspect：PACS）を含めた包括的な概念である（表2）．

原発閉塞隅角緑内障（PACG）：原因がなく遺伝的背景や加齢による前眼部形態の変化などで惹起される（原発）閉塞隅角により眼圧上昇をきたし，かつ既にGONを生じている疾患である．わが国の眼科疫学調査として行われた多治見スタディや久米島スタディでは，PACGの有病率はそれぞれ0.6％[1]，2.2％[2]と報告されている．

原発閉塞隅角症（PAC）：原発閉塞隅角によって眼圧上昇，もしくは周辺虹彩前癒着（peripheral anterior synechia：PAS）を生じているが，GONを伴わない状態である．

原発閉塞隅角症疑い（PACS）：原発性の機能的閉塞隅角のみを認めるもので，眼圧上昇や器質的なPASを認めず，かつGONも生じていない状態である．

1 臨床所見・検査

PACDは，女性に多く，加齢とともに有病率が上昇することが特徴である．原発開放隅角緑内障と同様に自覚症状に乏しく，久米島スタディではおよそ7割のPACG患者は診断を受けておらず，無症状であったとされる[2]．急性原発閉塞隅角症（acute primary angle closure：APAC）を発症すると，マイナー発作では頭重感や霧視の症状をきたすが，典型的な症状としては視力低下，

光視症，眼痛や頭痛，嘔吐などをきたす．

PACDは両眼性で，遠視眼が多く，浅前房，短眼軸長を呈する．特に前房深度が2mmより浅くなると，緑内障発作の可能性が高い[3]とされる．前眼部OCTを用いた検討では，APAC発症の危険因子のなかで中心前房深度（central anterior chamber depth：ACD）の関連性が最も高く，発作眼では1.63mm，その僚眼では1.91mmであった[4]と報告されている．

閉塞隅角の診断は，隅角鏡検査や超音波生体顕微鏡（ultrasound biomicroscope：UBM）や前眼部OCTといった画像検査を用いる．対光反射による縮瞳を抑えた第1眼位における静的隅角鏡検査において，線維柱帯色素帯より後方が見えない，または画像検査における虹彩線維柱帯接触（iridotrabecular contact：ITC）が3象限以上で存在する場合に，閉塞隅角と定義される．

2 発症機序

閉塞隅角の発症機序は，①相対的瞳孔ブロック（relative pupillary block），②プラトー虹彩（plateau iris），③水晶体因子，④水晶体後方因子（毛様体因子）に分類される．単一の因子ではなく，これらが複合的に関連していることが多い．

相対的瞳孔ブロック：瞳孔縁で水晶体が虹彩を前方に圧迫する力で，後房から前房への房水の流れがブロックされ，前房と後房の圧較差が生じ，虹彩が前方に膨隆することで隅角が閉塞する．瞳孔ブロック緑内障では，この閉塞隅角機序に緑内障性視神経症を伴う（図2）．

プラトー虹彩：毛様体突起の前方回旋や虹彩根部の形状・厚みなどにより，周辺虹彩が前方に圧迫されることで隅角が閉塞する．この閉塞機序に緑内障性視神経症を併発すると，プラトー虹彩緑内障となる（図3）．

水晶体因子：加齢に伴う水晶体の膨化などにより，水晶体が直接虹彩を全周的に後方から圧排して隅角が閉塞する（図4）．

水晶体後方因子：毛様体ブロックや，脈絡膜容積の増大などが関与して，水晶体を前方に圧迫する力が働き，間接的に水晶体が虹彩を圧排して隅角が閉塞する（図5, 6）．

[表2] 原発閉塞隅角病（PACD）の診断

	原発閉塞隅角症疑い（PACS）	原発閉塞隅角症（PAC）	原発閉塞隅角緑内障（PACG）
3象限以上のITC	○	○	○
眼圧上昇	−	○または−*	△
周辺虹彩前癒着	−	○または−*	△
緑内障性視神経症	−	−	○

＊PACでは，眼圧上昇もしくは周辺虹彩前癒着を呈する．ITC：虹彩線維柱帯接触．

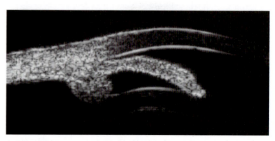

[図2] 瞳孔ブロックの超音波生体顕微鏡（UBM）像
虹彩と水晶体の接触が強まり，虹彩は前房と後房の圧較差に応じて前方に膨隆し，隅角を狭小化，閉塞する．

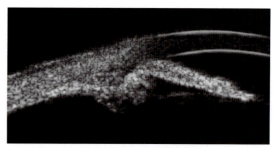

[図3] プラトー虹彩の超音波生体顕微鏡（UBM）像
散瞳時に虹彩厚が増大することで，周辺前房深度の減少をきたし，閉塞隅角を生じる．

II 鑑別の要点

まずは前房深度の左右差の確認が必要である．原発性であれば基本的に前房深度に左右差はないが，その差が大きい場合には続発性の閉塞隅角をきたす疾患を考慮する．原因となる全身疾患，既往歴として薬剤の使用，外傷の聴取が必要である．また，併発する所見として水晶体の偏位，炎症，新生血管の有無を確認することが重要となる（表3）．

水晶体亜脱臼：前房深度の左右差を認める．また，中心前房深度が1mmにも満たない極端な浅

③原発閉塞隅角病

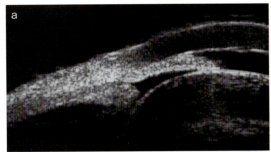

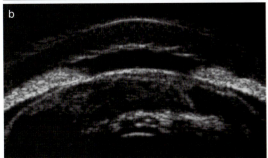

[図4] 水晶体膨化の超音波生体顕微鏡（UBM）像
a：水晶体膨隆による閉塞隅角を生じる．瞳孔ブロックでみられる虹彩の前方への膨隆は認めない．b：水晶体厚の増大に伴う中心前房深度の狭細化を認める．

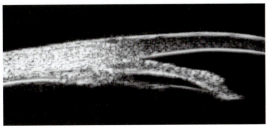

[図5] 悪性緑内障の超音波生体顕微鏡（UBM）像
毛様体の平坦化と毛様体突起の前方回旋を生じる．軽度の毛様体脈絡膜剥離を認めており，硝子体側からの圧排による毛様体ブロックをきたし，閉塞隅角を生じる．

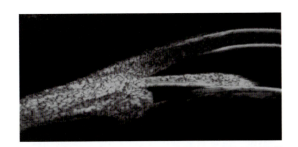

[図6] 急性緑内障発作後の毛様体脈絡膜剥離の超音波生体顕微鏡（UBM）像
網脈絡膜剥離は毛様体突起の前方回旋，浅前房化をもたらし，隅角を閉塞させる．原発閉塞隅角眼で観察されることがあり，急性発作後には高頻度で生じる．

[表3] 原発閉塞隅角病（PACD）と続発閉塞隅角（緑内障）の鑑別

	PACD	水晶体亜脱臼	続発閉塞隅角緑内障
左右差	なし	あり	あり
屈折値	正視〜遠視	近視	—

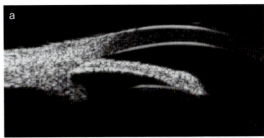

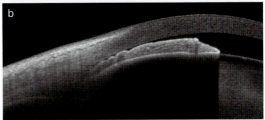

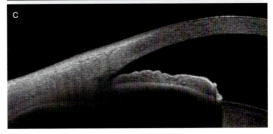

[図7] 水晶体亜脱臼
a：超音波生体顕微鏡（UBM）像．毛様体突起と水晶体前面までの距離が離れており，またその連続性が確認できない．b：右眼（亜脱臼眼），c：左眼（僚眼）の前眼部OCT像．亜脱臼眼は極度の浅前房で，前房深度の左右差が著明である．

前房を認める．落屑物質の沈着や水晶体動揺を認めることがある（図7）．

ぶどう膜炎：前房内に炎症を認め，虹彩後癒着を生じ，膨隆虹彩（iris bombe）所見（図8）や毛様体脈絡膜剥離（図9）を生じ，硝子体の前方偏位から閉塞隅角をきたすことがある．両眼性，または片眼性の場合もある．

Ⅲ 治療

1 外科治療の選択

閉塞隅角の発症機序により有効な外科治療が異なるが，水晶体摘出術はおおむね有効であることが多い（表4）．PACDの外科治療は，主に以下

533

の通りである.

1) レーザー虹彩切開術
レーザー虹彩切開術（laser iridotomy）は，瞳孔ブロックに対し有効である．不透明な角膜では，レーザー照射による水疱性角膜症を発症するリスクが高いため，外科的虹彩切除を選択する．

2) レーザー周辺虹彩形成術
レーザー周辺虹彩形成術（laser peripheral iridoplasty：LPI）は，虹彩根部を収縮させることで虹彩根部と隅角の距離を拡大，すなわち隅角を開大する．プラトー虹彩に有効とされる．

3) 水晶体摘出術
角膜内皮細胞数の減少，Zinn 小帯が脆弱など，手術難度が高いことが多い．

2 外科治療の適応

1) 原発閉塞隅角緑内障（PACG）
隅角形態の改善，眼圧コントロール，追加治療の必要性などを考慮すると，水晶体の混濁の有無にかかわらず水晶体摘出術は強く推奨される．また，慢性的な高眼圧を呈し，PAS を広範囲に形成している場合には，LPI は無効な場合が多い．そのため，水晶体摘出術に隅角癒着解離術を併施する．術後に点眼加療でも十分な眼圧下降が得られない場合は，線維柱帯切除術を行う．

2) 原発閉塞隅角症（PAC）
PACG と同様に，水晶体摘出術は強く推奨される．

3) 原発閉塞隅角症疑い（PACS）
必ずしも PAC へ進行（APAC の発症，PAS の形成）するわけではないため，全例に対して治療を行うことは推奨されない．しかしながら，APAC 発症のリスクが高い APAC 僚眼では，積極的な治療介入が推奨される．また，定期的な散瞳検査が必要，あるいは遠方のため通院が不可能など，社会的な理由がある場合には手術の適応と考えてよい．

3 薬物治療

外科治療後も遷延する高眼圧や，急性緑内障発作時に行われる．

1) 残余緑内障
瞳孔ブロック解除後にも遷延する高眼圧に対し

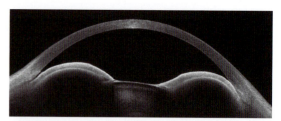

［図8］サルコイドーシスによる膨隆虹彩の前眼部 OCT 像
水晶体前面と虹彩の癒着がみられ，虹彩が前彎している．虹彩線維柱帯接触（ITC）を認める．

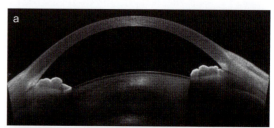

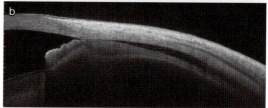

［図9］Vogt-小柳-原田病の前眼部 OCT 像
a：中心断層像では閉塞隅角を認める．b：円蓋部に毛様体脈絡膜剥離を認める．

［表4］閉塞機序による外科治療の有効性

	レーザー虹彩切開術	水晶体摘出術
相対的瞳孔ブロック	○	○
プラトー虹彩	○	○
水晶体因子	△	○
水晶体後方因子	×	△

ては，開放隅角緑内障に準じて眼圧下降薬を使用する．

2) 急性緑内障発作
高浸透圧薬：全身的な投与で高眼圧を一時的に鎮静化させる．循環器系への負担による心不全，腎不全，電解質異常に注意が必要である．D-マンニトールは，20％マンニトール溶液 300～500 mL を 30～60 分で点滴静注する．グリセリンは，1回 300～500 mL を 30～60 分で点滴静注する．

縮瞳薬：瞳孔括約筋に作用して周辺虹彩を瞳孔中心へと牽引し，隅角を開大させる．特にプラトー虹彩機序では有効であることがある．過剰投与による瞳孔ブロックの増強や毛様痛，全身移行による悪心，発汗などに注意が必要である．1%または2%ピロカルピンは，1時間ごとに2〜3回点眼する．

消炎薬：ステロイド薬点眼で炎症を鎮静化する．ベタメタゾンは1日4回点眼する．

IV 患者への対応

PACDは，加齢とともに自然経過でPACS，PAC，PACGと移行していくことも報告されているため，年1〜2回の定期的な検査が重要であることを伝える．PACGやAPACの発症のリスクが高いPACD眼の場合には，より積極的に外科治療を勧める．しかしながら，PACSやPACでは自覚症状がないため，治療必要性の理解が得られない場合も多い．治療を行う際には病態を十分に説明し，治療の必要性を納得してもらわなければならない．閉塞隅角が広範囲の場合には，うつ伏せ・うつむき姿勢により眼圧上昇をきたす可能性が高い．緑内障発作の症状時には眼科を受診するように説明しておくことも重要である．

文献

1) Yamamoto T, et al：The Tajimi Study report 2：prevalence of primary angle closure and secondary glaucoma in a Japanese population. Ophthalmology 112：1661-1669, 2005
2) Sawaguchi S, et al：Prevalence of primary angle closure and primary angle-closure glaucoma in a southwestern rural population of Japan：the Kumejima Study. Ophthalmology 119：1134-1142, 2012
3) Yoshimizu S, et al：Comparison of pretreatment measurement of anterior segment parameters in eyes with acute and chronic primary angle closure. Jpn J Ophthalmol 63：151-157, 2019
4) Sng CCA, et al：Pretreatment anterior segment imaging during acute primary angle closure：insights into angle closure mechanisms in the acute phase. Ophthalmology 121：119-125, 2014

ガイドライン
緑内障診療ガイドライン（第5版）
(https://www.ryokunaisho.jp/guidelines/index.php)

④混合型緑内障

I 疾患の特徴

混合型緑内障（mixed glaucoma）は，原発閉塞隅角緑内障（primary angle closure glaucoma：PACG）と原発開放隅角緑内障（primary open angle glaucoma：POAG）が複合的に存在する状態である[1]．現時点では過去の隅角の状態が推測できず，PACGまたはPOAGの病型診断が困難な状態を形式的に判断する病名であり，POAGやPACGと並列に考えるべき状態ではない．「緑内障診療ガイドライン（第5版）」にはこの用語の詳説はない[2]．

現在では，相対的瞳孔ブロックやプラトー虹彩による閉塞隅角が解除されたのちも，眼圧上昇が遷延している状態として，残余緑内障（residual glaucoma）と記載されている．なお，通常は緑内障性視神経症（glaucomatous optic neuropathy：GON）の有無については不問である（図10）．

II 鑑別の要点

外科治療がされていない僚眼に浅前房，閉塞隅角を認め，眼科における既往歴，続発緑内障を疑う炎症や落屑などの併発所見の有無を確認する．原発閉塞隅角症，原発閉塞隅角緑内障の診断と同様に，隅角の評価が重要になる（図11, 12）．ぶどう膜炎の既往や，ステロイド薬の使用歴，レーザー治療歴の聴取，また白内障手術後であれば短眼軸長の確認が必要となる．

III 治療

明らかな原因がなく，閉塞隅角が解除されていないならば，原発閉塞隅角病と同様に外科治療を優先する．その後に遷延している眼圧上昇に関しては，原発開放隅角緑内障に準じて房水産生抑制，房水流出促進を目的とした薬物治療を行う．薬物治療によっても眼圧コントロールが困難な場合は，房水流出路再建術（隅角癒着解離術，線維

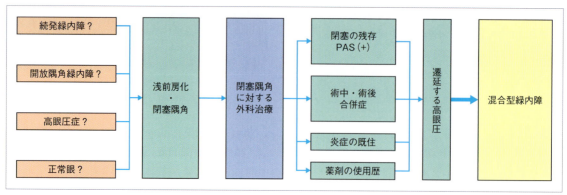

[図10] 混合型緑内障の診断に至るまでの想定される経過
PAS：周辺虹彩後癒着.

柱帯切開術）や線維柱帯切除術を行う.

1 流出路再建術

周辺虹彩前癒着の範囲が50％以上と広範囲である場合に行う. 基本的には原発閉塞隅角病眼に対する有効性が高く，続発緑内障では低いとされている.

2 線維柱帯切除術

薬物治療で眼圧コントロールが難しい症例や，流出路再建術が施行困難，または有効でない症例に対して行う. 手術に際して，狭隅角眼では前房消失，悪性緑内障などの合併症が少なくないことに留意する必要がある. 炎症既往眼では房水産生が低下していることがあり，術後低眼圧に注意が必要である.

IV 患者への対応

周辺虹彩前癒着が広範囲な場合には，眼圧上昇が起こる可能性を念頭に置き，緑内障性視神経症の有無，または緑内障の病期に応じて定期的な受診が必要であることを説明する.

文献
1) Hyams SW, et al：Mixed glaucoma. Br J Ophthalmol 61：105-106, 1977
2) 日本緑内障学会緑内障診療ガイドライン作成委員会：緑内障診療ガイドライン（第5版）. 日眼会誌 126：85-177, 2022

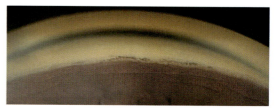

[図11] 混合型緑内障の隅角写真
広範囲に周辺虹彩前癒着を認める. 原発閉塞隅角緑内障（PACG）と白内障に対し, 隅角癒着解離術と白内障手術の同時手術の既往がある症例. 緑内障点眼薬の使用で眼圧は 20mmHg 以下にコントロールされている.

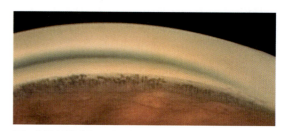

[図12] 混合型緑内障の隅角写真
線維柱帯への色素沈着と，一部に周辺虹彩前癒着を認める. 13年前にレーザー虹彩切開術を施行されている.

 ガイドライン

緑内障診療ガイドライン（第5版）
(https://www.ryokunaisho.jp/guidelines/index.php)

（新垣淑邦）

2) 続発緑内障
①ぶどう膜炎性緑内障

[表1] ぶどう膜炎性緑内障の治療

薬物治療		ぶどう膜炎治療＋緑内障点眼薬
	（慎重使用）	・プロスタノイド受容体関連薬 ・炭酸脱水酵素阻害薬
	（非推奨）	・副交感神経作動薬
手術治療	開放隅角	線維柱帯切開術眼内法 濾過手術： ・線維柱帯切除術 ・チューブシャント手術（Ahmed®緑内障バルブ、Baerveldt®緑内障インプラント）
	閉塞隅角	濾過手術：線維柱帯切除術、チューブシャント手術
	瞳孔ブロック	観血的周辺虹彩切除術、白内障手術、（レーザー虹彩切開術）
	禁忌：iStent inject® W、Ex-PRESS®ミニシャント 禁忌（炎症活動期）、慎重適応（非活動期）：プリザーフロ®マイクロシャント	

Ⅰ 疾患の特徴

ぶどう膜炎性緑内障（uveitic glaucoma）は、眼内の炎症に関連した眼圧上昇により発症する。急性発症と慢性発症がある。隅角の機能的閉塞、機械的閉塞、瞳孔ブロックのいずれか、または複合的機序により、隅角形態は閉塞と開放のどちらもとりうる。炎症や網膜循環障害により、血管新生緑内障をきたすことがある。眼内炎症は視野、視神経乳頭、網膜神経線維層厚に影響するため、炎症鎮静期に信頼性のある検査所見を得る。ぶどう膜炎に伴う高眼圧は、原発開放隅角緑内障より著しい高眼圧となり、高確率で緑内障性視野障害をきたし進行も速いため、視野や視神経乳頭所見が正常でも治療介入が望ましい。

Ⅱ 鑑別の要点

ぶどう膜炎の原因疾患の鑑別を第一に行う。緑内障性視野障害と網膜障害などによる視野障害の鑑別が難しい場合がある。ステロイド薬による眼圧上昇を鑑別する。Vogt-小柳-原田病における浅前房および閉塞隅角緑内障との鑑別を要する。

Ⅲ 治療

ぶどう膜炎治療と並行して緑内障点眼薬を使用する（表1）。以下の点眼薬は使用時に注意する。プロスタノイド受容体関連薬は黄斑浮腫、炎症の再燃のリスクがあり、角膜ヘルペスの再発や悪化の可能性もある。炭酸脱水酵素阻害薬は、角膜内皮細胞減少症例で角膜内皮機能不全を助長することがある。副交感神経作動薬は炎症惹起、虹彩後癒着を促進し瞳孔ブロックのリスクや眼底検査が困難となるため、使用を避けるべきである。

点眼で眼圧下降が得られない場合は、緑内障手術を行う（表1）。可能な限り炎症が鎮静された状態で行う。炎症活動期の手術では消炎治療の強化を検討する。開放隅角には線維柱帯切開術眼内法、濾過手術を、閉塞隅角には濾過手術を行う。隅角癒着解離術は通常行わない。チューブシャント手術は線維柱帯切除術より予後が良い。眼内ステント挿入は禁忌であるが、プリザーフロ®マイクロシャントは炎症の非活動時には慎重適応である。瞳孔ブロック解除には観血的周辺虹彩切除術、白内障手術を行う。レーザー虹彩切開術は高確率で再閉塞するため、観血的手術が望ましい。選択的レーザー線維柱帯形成術は原則として行わない。レーザー隅角形成術（レーザー周辺虹彩形成術）は行わない。マイクロパルス経強膜毛様体光凝固は、禁忌ではないが炎症の増悪に注意する。

Ⅳ 患者への対応

ぶどう膜炎原疾患の特性を踏まえ、炎症と眼圧のコントロールを行う。

ガイドライン
緑内障診療ガイドライン（第5版）
(https://www.ryokunaisho.jp/guidelines/index.php)

（髙橋枝里）

②水晶体起因性緑内障

I 疾患の特徴

「緑内障診療ガイドライン（第5版）」では，水晶体起因性緑内障（lens-induced glaucoma）を含めた続発緑内障は，開放隅角，閉塞隅角に分類されている．水晶体に関連する続発緑内障の原因として「水晶体物質」，「膨隆水晶体」，「水晶体脱臼」などが記載されているが，具体的な病態としては，開放隅角の場合は水晶体融解性緑内障（図1），水晶体小片緑内障，水晶体過敏性緑内障，閉塞隅角の場合は膨隆水晶体による緑内障，水晶体脱臼による緑内障（図2），水晶体形態異常による緑内障が挙げられる．一般に急激な眼痛，充血，前房炎症などを伴った眼圧上昇を呈することが多いが，亜急性の経過をたどる症例も認める．各病態の特徴を表2に示す．

II 鑑別の要点

細隙灯顕微鏡による前房や水晶体の状態，また隅角鏡，前眼部OCT等を用いて隅角の閉塞の有無，表2のような水晶体起因性の眼圧上昇の原因を確認する．閉塞隅角の場合には水晶体以外の原因の閉塞がないか，開放隅角の場合には隅角鏡検査などにより線維柱帯に他の房水流出抵抗をき

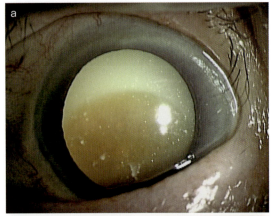
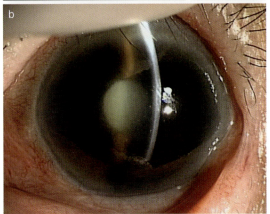

[図1] 水晶体融解性緑内障
a：水晶体皮質が液化し，核が沈降したMorgagni白内障（眼圧20mmHg）．b：手術希望せず5日後に再度受診した際に，水晶体融解性緑内障による角膜浮腫，結膜充血，前房炎症を認める（眼圧52mmHg）．

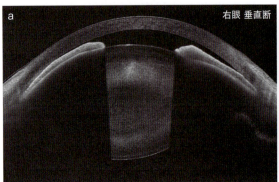
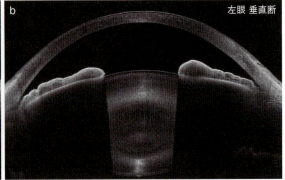

[図2] 水晶体亜脱臼による閉塞隅角緑内障
右眼の眼痛，視力低下で受診．瞳孔縁に落屑物質を認め，前眼部OCTで水晶体脱臼，閉塞隅角（a）を認める．核の中心の位置の左右差（a, b）から，前下方へ脱臼していることがわかる．

[表2] 水晶体起因性緑内障の病態別の特徴

開放隅角	水晶体融解性緑内障	過熟白内障の水晶体嚢から漏出した水晶体蛋白や，それを貪食したマクロファージが線維柱帯を閉塞
	水晶体小片緑内障	白内障手術後やヤグ（YAG）レーザーによる後嚢切開術後に，水晶体小片が線維柱帯を閉塞
	水晶体過敏性緑内障	外傷や手術後などの水晶体蛋白へのⅢ型アレルギーの関与による肉芽腫性炎症を原因とした眼圧上昇
閉塞隅角	膨隆水晶体による緑内障	水晶体の膨化や，落屑症候群・外傷などを原因としたZinn小帯脆弱化による水晶体の前方への（亜）脱臼，球状水晶体などの形態異常による隅角閉塞
	水晶体脱臼による緑内障	
	水晶体形態異常による緑内障	

たす所見（落屑物質，新生血管，ぶどう膜炎など）がないか確認する．

Ⅲ 治療，患者への対応

「緑内障診療ガイドライン（第5版）」では，緑内障治療の原則として「治療できる原因があれば原因治療」を行うと記載されている．水晶体による閉塞隅角緑内障，水晶体融解性緑内障では手術での水晶体摘出が必要であり，水晶体小片緑内障や水晶体過敏性緑内障では眼圧下降薬，消炎薬などの薬物治療に反応しなければ手術加療での水晶体摘出が必要であることを説明する．また，陳旧例では水晶体摘出術施行後も周辺虹彩前癒着や線維柱帯機能低下による眼圧コントロール不良が持続する場合があり，追加の緑内障手術が必要となる可能性についても説明する．

ガイドライン
緑内障診療ガイドライン（第5版）
(https://www.ryokunaisho.jp/guidelines/index.php)

（吉水　聡）

③落屑緑内障

Ⅰ 疾患の特徴

落屑緑内障（exfoliation glaucoma）は，前房内に落屑物質を伴う緑内障である．狭義の開放隅角緑内障と比較して急峻な高眼圧と視野障害の進行を認めることと，落屑緑内障が独立した視野障害の進行のリスクであることから，確実な診断が求められる緑内障病型の一つである．

Ⅱ 鑑別の要点

落屑緑内障は瞳孔縁，前嚢中央（central disc），周辺部（peripheral band）に認める灰白色の落屑物質を観察することで容易に診断できる（図3）．しかし，初期にはこれらの所見を認めず，隅角のみに特徴的な色素沈着（Sampaolesi線）（図4）を認めることがあるため，診断にあたって隅角の観察が重要である．

Ⅲ 治療

狭義の開放隅角緑内障と同様に，点眼加療で視野障害が進行しない程度まで眼圧下降を目指す．十分な眼圧下降が得られない場合は，選択的レーザー隅角形成術，線維柱帯切開術を検討する．近年普及している低侵襲緑内障手術（minimally invasive glaucoma surgery：MIGS）は，線維柱帯切開術眼外法と同等の効果が得られ，結膜操作がなく追加手術に影響しないため，積極的に検討をしてよいと考える．MIGSと同時に白内障手術を施行することも多いが，散瞳不良，Zinn小帯脆弱を伴う場合が多いことから，十分な注意が必要である．前述の手術加療で眼圧下降が得られない場合は，濾過手術，チューブシャント手術を検討する．

Ⅳ 患者への対応

急峻な眼圧上昇はもちろん，眼圧が維持されていても視野障害が進行することがあり，特に注意

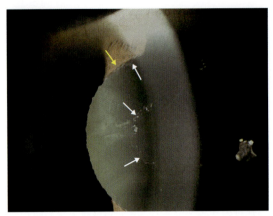

[図3] 落屑緑内障の前眼部
瞳孔縁（黄矢印），水晶体前嚢表面（白矢印）に落屑物質を認める．

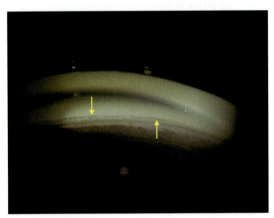

[図4] 落屑緑内障の隅角
隅角にSampaolesi線を認める（矢印）．

が必要な緑内障であるため，定期的な眼圧検査と視野検査の必要性を啓発し，継続的な緑内障診療を行うことが重要である．日常生活での制限は特に必要としない．

 緑内障診療ガイドライン（第5版）
（https://www.ryokunaisho.jp/guidelines/index.php）

（石川慎一郎）

④ステロイド緑内障

I 疾患の特徴

　前眼部や隅角に眼圧上昇をきたすような他の疾患を疑う所見がなく，ステロイド薬投与歴があり，眼圧上昇がみられる場合に，ステロイドレスポンダー（ステロイドに反応して眼圧が挙がる症例）であることを疑う．ステロイド薬投与を中止しても隅角線維柱帯に不可逆性の変化が生じていて眼圧下降せず，緑内障性視神経症をきたす病態を，ステロイド緑内障（steroid-induced glaucoma）という．ステロイド薬の投薬経路としては点眼が最も一般的で3/4を占め，硝子体内注射，結膜下注射，Tenon嚢下注射などの眼周囲投与がある．点眼では，ステロイド薬の投与期間，投与量，投与回数の多い症例ほど眼圧は上昇しやすいと考えられている（表3）[1]．硝子体内注射では，デキサメタゾンと比較してトリアムシノロンは眼圧上昇頻度が高く，遷延することが報告されており，前眼部に近い部位に投与された場合に眼圧上昇リスクが高い．開放隅角緑内障，強度近視，若年者，1型糖尿病，外傷後緑内障（隅角離開後）にステロイドレスポンダーが多いと報告されている．眼周囲以外でも皮膚への塗布，点鼻，吸入などあらゆる投与経路で眼圧上昇をきたすことがあるほか，内因性副腎皮質ステロイドが過剰に増加するCushing症候群などの内分泌疾患でもみられる．

　ステロイドレスポンダーを見つける検査として，ステロイド負荷試験がある．代表的な方法と

[表3] 点眼ステロイド薬による眼圧上昇

点眼ステロイド薬	眼圧上昇幅 （mmHg）	投与期間 週	投与回数	眼圧上昇割合 （%）
デキサメタゾン	9～22	3～12	1日4回	45.8
プレドニゾロン	2.5～12	2.5～12	1日4回	44
フルオロメトロン	2.9～6	5～6	1日4回	0～88.3
ベタメタゾン	5～16	4～6	1日4回	13

（文献1）より）

しては，0.1％ベタメタゾン点眼液を1日4回で6週間，もしくは0.1％デキサメタゾンを1日3回で4週間点眼し，①眼圧31mmHgを超える，もしくはベースラインから15mmHg以上の眼圧上昇がみられる場合をハイレスポンダー，②眼圧20～31mmHg，あるいはベースラインから6～15mmHgの上昇をモデレートレスポンダー，③眼圧20mmHg未満，あるいはベースラインから6mmHg未満の上昇をノンレスポンダーとするのが一般的である．この試験が陰性であっても，ステロイド薬の投与によって眼圧上昇をきたすかもしれないという留意が必要である．

Ⅱ 鑑別の要点

病態生理学的には，ステロイド薬の投与によって線維柱帯に細胞外マトリックスが異常沈着し，線維柱帯流出路の房水流出抵抗が増大することが眼圧上昇に影響していると考えられている．しかし，特徴的な臨床所見はないため，原発開放隅角緑内障，落屑緑内障，ぶどう膜炎による緑内障，外傷緑内障などとの鑑別が必要である．自覚症状は特に初期例では少なく，顕著な視野障害を生じるまで気がつかない例もあり，ステロイド薬使用歴を確実に把握し，定期的な眼圧検査を行うことが重要である．

Ⅲ 治療

原疾患に対してのステロイド薬が中止可能な場合は，中止して数週間は眼圧測定を継続する．原疾患に対してステロイド薬が中止不可能な場合は，できるだけステロイド薬の投与量を漸減し，眼圧コントロールを行う．

1 薬物療法

ステロイド薬の中止・漸減後も眼圧上昇が遷延し，緑内障性変化が出現しているといった場合は，眼圧下降治療を原発開放隅角緑内障に準じて行う．基本的にはFP受容体作動薬を選択してよいが，眼炎症性疾患の場合は症例に応じて留意が必要である．

2 手術療法

ステロイド緑内障では線維柱帯切開術が有効で

あるという報告が多数あり，近年は流出路再建術の低侵襲緑内障手術が発展していることからも，多くの場合に第一選択の術式となりうる．流出路再建術が無効または効果不十分の場合は，濾過手術を検討する．

Ⅳ 患者への対応

眼圧上昇がみられ，ステロイド薬が投与されている場合には，まずステロイド緑内障を疑うが，あらゆる強度・濃度・投与方法のステロイド薬で生じうるため，除外診断が重要である．また，前述のように内分泌疾患による内因性副腎皮質ステロイド過剰でも眼圧上昇をきたす場合があるので，病歴聴取の際には留意する．患者への丁寧な問診が必須であると同時に，他科からのステロイド薬処方の場合は，医療情報の共有を密にする必要がある．

原疾患に対してのステロイド薬の休止が可能であれば速やかに休止し，完全な中止が難しい場合は減量や作用がより弱いステロイド薬に変更を検討することになるが，ステロイド応答性には個人差があり，眼圧の経過を慎重に観察し対応していかなければならないことを，患者によく説明しておく必要がある．初期は可逆性であることが多く，眼圧は1～4週間で正常化するとされているが，長期投与例では隅角機能の不可逆性変化をきたしており，眼圧が正常化しない場合もある．また，硝子体内注射では眼圧上昇が9～12カ月持続する場合もある．若年症例や，長期間のステロイド薬使用が避けられない症例もあるため，高眼圧症例で眼圧の正常化を待つ間に緑内障性視神経症を生じてしまう可能性が高い場合や，視野障害の進行が危惧される場合は，症例に応じた細やかな配慮と適切な対応が重要である．

文献
1) Roberti G, et al：Steroid-induced glaucoma：Epidemiology, pathophysiology, and clinical management. Surv Ophthalmol 65：458-472, 2020

（本庄　恵）

⑤ 無水晶体緑内障

I 疾患の特徴

無水晶体緑内障（aphakic glaucoma）は，先天白内障手術後の無水晶体眼である小児において，視力を脅かす重篤な合併症である（図5）。発生率は15〜45％と報告されており，小角膜症例や生後1年以内に水晶体摘出術を受けた乳児で発生率が高いとされ，ほとんどの症例は開放隅角緑内障であり，経過が長期になるほど発症率が上昇すると報告されている．無水晶体緑内障の病態生理学的メカニズムは，術後の慢性炎症や残存水晶体物質による線維柱帯細胞の構造的・機能的変化が示唆されているが，いまだに不明である．線維柱帯の色素沈着や周辺虹彩前癒着，虹彩後癒着が認められる症例もある．

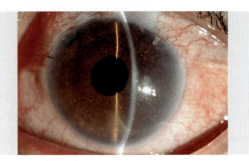

[図5] 先天白内障手術後の無水晶体緑内障
小児期に水晶体摘出術を施行しており，30歳代で眼圧が上昇したため濾過手術や濾過胞再建術を複数回施行した．

II 鑑別の要点

小児では，視野などの自覚的検査や眼圧測定，隅角鏡を用いた隅角検査などは困難な場合が多く，詳細な他覚的所見を得るためには全身麻酔下での検査も検討する必要がある．角膜径の拡大，角膜浮腫，眼軸長の延長による近視化などの高眼圧を疑う所見に注意する．

1 水晶体摘出術後早期〜中期

術後1週間以内の高眼圧は，粘弾性物質や水晶体皮質の残存，前房出血，炎症などに起因することが多い．術後の強い炎症やフィブリン析出反応に伴い，虹彩後癒着による瞳孔ブロックや周辺虹彩前癒着を形成して，急性緑内障発作を発症することがある．まれに，毛様体前方回旋や硝子体腔内への房水異常流入などによって悪性緑内障を生じる場合がある．また，ステロイドレスポンダー症例では術後のステロイド薬使用で眼圧上昇が惹起される．

2 水晶体摘出術後晩期

隅角検査で閉塞/開放隅角の診断を行う．緑内障の発症・進行の有無は原発緑内障の経過観察に準じて行う．無水晶体眼では中心角膜厚が厚いため[1]，見かけの高眼圧になっている場合もある．

III 治療

眼圧上昇の原因がはっきりしている場合は，その除去を考える．瞳孔ブロックには，レーザー周辺虹彩切開術や周辺虹彩切除術を行う．悪性緑内障には，ヤグ（YAG）レーザーあるいは手術的前部硝子体膜切開術や水晶体囊切開術を選択する．

開放隅角緑内障の場合の薬物治療は，原発開放隅角緑内障に準じて行うが，乳幼児・小児における安全性および効果については確立されておらず，注意が必要である．手術療法は原発先天緑内障または原発開放隅角緑内障に準じるが，無水晶体眼の手術成績は不良で，最終的にはチューブシャント手術が必要になることがある．

IV 患者への対応

小児の場合は，羞明，流涙，霧視などの症状があれば眼科受診をするように説明する．無水晶体眼では10年以上経過した後に緑内障を発症することもあるため，生涯にわたって経過観察が必要であることを説明する．

文献
1) Tai TY, et al：Central corneal thickness and corneal diameter in patients with childhood glaucoma. J Glaucoma 15：524-528, 2006

 緑内障診療ガイドライン（第5版）
（https://www.ryokunaisho.jp/guidelines/index.php）

（齋藤雄太）

⑥血管新生緑内障

Ⅰ 疾患の特徴

血管新生緑内障（neovascular glaucoma：NVG）では，隅角に新生血管や増殖組織が生じることで房水流出が妨げられ，眼圧が上昇する．糖尿病網膜症，網膜中心静脈閉塞症，眼虚血症候群など，広範囲に網膜虚血を生じる疾患が背景にあり，虚血網膜から産生される血管内皮増殖因子（vascular endothelial growth factor：VEGF）が病態増悪因子となる．進行度によって，第Ⅰ期（前緑内障期），第Ⅱ期（開放隅角期），第Ⅲ期（閉塞隅角期）の3期に分類される（**表4，図6**）．眼圧は第Ⅱ期から上昇し，著明な高眼圧をきたすこともある．他の緑内障と比較して進行が速く，眼圧コントロールも効きにくいため，適切な治療時期を逃すと失明に至る難治緑内障である．

Ⅱ 鑑別の要点

早期の時点では，原発開放隅角緑内障との鑑別が重要となる．虹彩や隅角に新生血管がないかどうかを確認するのが重要な観察ポイントとなるが（**図7a, b**），特に瞳孔縁の新生血管は見逃しやす

[表4] 血管新生緑内障（NVG）の病期分類

	新生血管（瞳孔縁・隅角）	眼圧上昇	虹彩前癒着
第Ⅰ期（前緑内障期）	あり	なし	なし
第Ⅱ期（開放隅角期）	あり	あり	なし
第Ⅲ期（閉塞隅角期）	あり	あり	あり

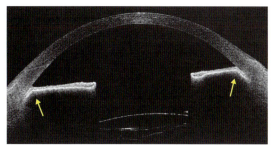

[図6] 血管新生緑内障（NVG）の第Ⅲ期の前眼部OCT
虹彩前癒着による隅角の閉塞がはっきり捉えられる（矢印）．

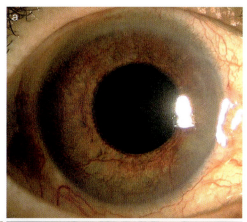

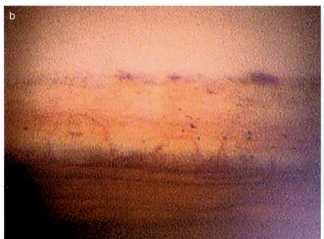
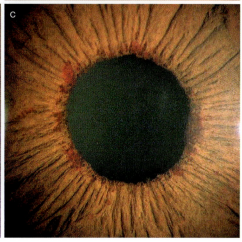

[図7] 血管新生緑内障（NVG）の隅角および虹彩の新生血管
a：旺盛な虹彩新生血管．b：隅角新生血管．無散瞳の状態で観察する．c：瞳孔縁に生じた虹彩新生血管．注意深く観察しないと見逃すことがある．

いため注意深く所見をとる（図7c）．血管新生緑内障発症のリスクのある眼に対しては，眼圧が上昇していなくても定期的に隅角検査を行い，第Ⅰ期の段階を捉えることが重要となる．

Ⅲ 治療

眼圧下降治療と併せて，網膜虚血病態の鎮静化を目的とする汎網膜光凝固術（panretinal photocoagulation：PRP）を行う．眼圧下降にはまず点眼液を用いるが，単剤では十分な眼圧下降効果が得られず，複数の点眼液を必要とする症例が多い．NVGに対するPRPでは，早急かつ最周辺部まで密に照射する．第Ⅰ～Ⅱ期では，PRPや抗VEGF薬（一般名アフリベルセプト，商品名アイリーア®）の硝子体内注射により，虹彩・隅角新生血管が退縮し，眼圧下降効果が得られる場合がある．第Ⅲ期になると，眼圧下降には濾過手術（線維柱帯切除術，チューブシャント手術）または毛様体光凝固術が必要になる．

Ⅳ 患者への対応

予後不良の重篤な疾患であり，早期の治療介入が残存視機能の維持につながることを伝え，速やかに治療を開始する．コントロール不良な生活習慣病を背景にもつ患者も多く，全身管理についての指導も行う．

緑内障診療ガイドライン（第5版）
（https://www.ryokunaisho.jp/guidelines/index.php）

（小島　祥）

⑦眼内腫瘍続発緑内障

Ⅰ 疾患の特徴

続発緑内障の原因の一つに眼内腫瘍がある．片眼性で薬物治療への反応性が乏しい．腫瘍が眼球の前方に位置した場合は，虹彩が押し上げられて閉塞隅角機序で緑内障を発症する．それ以外の場合は，腫瘍細胞が線維柱帯を被覆するために眼圧が上昇する．眼内悪性腫瘍で一番多いのは転移性悪性腫瘍である．肺癌（6～6.7％）と乳癌（37～9.7％）が脈絡膜に転移しやすい．後極に転移することが多い．緑内障になりやすいのは前方への転移である．ときにルベオーシス，前房出血を伴う．

1 悪性黒色腫

前眼部の悪性黒色腫は，多様な形態をとり，片眼性の続発緑内障が発症することがある．虹彩周辺部に沿って輪状に腫瘍細胞が増殖することもある．毛様体の悪性黒色腫は慢性のぶどう膜炎の形態をとることもある．脈絡膜の悪性黒色腫もさまざまな形態をとる．隆起性病変に小円形の黄色色素，網膜剥離を伴えば悪性を疑う．悪性黒色腫が緑内障を呈した場合は生命予後が良くない．

鑑別として，色素性母斑（ほくろ），黒色細胞腫（母斑と悪性黒色腫の中間病変）が挙げられる．良性の場合は小さくやや盛り上がり，どちらかというとフラットで孤立性である．腫瘍の厚みが3mmを超えた場合は悪性とみなして治療する．

2 白血病

急性あるいは慢性白血病で死亡した人の病理解剖では，28％の人の眼内に白血病細胞の浸潤があった．眼に白血病関連所見がある小児の5年生存率は，眼に所見がない小児よりも悪い．眼圧上昇機序は，前房出血，前房の細胞蓄積である．

3 網膜芽細胞腫

眼圧上昇は17～23％に生じる．腫瘍から分泌される血管内皮増殖因子（vascular endothelial growth factor：VEGF）を原因とするルベオーシ

スが，眼圧上昇の原因となることが多い（図8）．
閉塞隅角機序による緑内障もある．鑑別疾患として，偽性神経膠腫，Coats病，胎生血管系遺残が挙げられる．

II 鑑別の要点

　眼内病変は通常生検を行わず，臨床的に診断をつける．虹彩根部の隆起がある場合は，隅角が閉塞されて眼圧が上昇する．超音波生体顕微鏡検査が診断に有用である（図9）．

III 治療

　毛様体や脈絡膜の悪性黒色腫が緑内障を併発する時点では，腫瘍は大きくなりすぎて局所治療の適応にならない．眼球摘出の適応になる．放射線治療は有効性と安全性のバランスが確認されていない．
　緑内障を生じた場合には，治療は薬物に限定すべきであり，濾過手術は推奨できない．濾過手術が転移を促したという報告がある．薬物で緑内障を制御できないときは，毛様体光凝固を行う．

IV 患者への対応

　緑内障が併発すると転移して死亡する確率が高くなる．房水を介して転移する．毛様体悪性黒色腫と緑内障が併発すると2.5年以内に死亡する確率が高い．虹彩悪性黒色腫は他の腫瘍よりも予後が良い．高齢で虹彩根部に腫瘍があり，眼圧上昇があると転移しやすい．腫瘍の増大を悪性の診断に使うことができる．写真を撮影して増大の有無を確認すべきであるが，有効性は乏しい．

（木内良明）

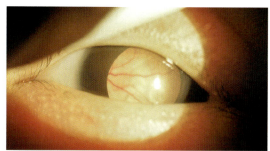
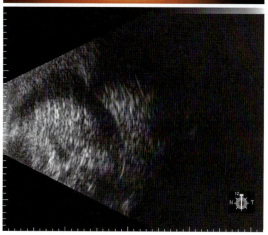

[図8] 網膜芽細胞腫
1歳2カ月齢．腫瘍が眼内に充満している．ルベオーシスを伴い，眼圧は51mmHgであった．

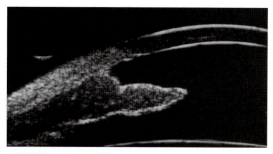

[図9] 虹彩腫瘍
14歳3カ月齢．虹彩内に腫瘍があり，腫瘍を含んだ虹彩が隅角を閉塞している．病理検査ではSchwann細胞腫であった．眼圧は34mmHgであった．

⑧ aqueous misdirection（悪性緑内障）

I 疾患の特徴

閉塞隅角緑内障眼の術後に浅前房かつ高眼圧を呈する状態は，難治性であったために悪性緑内障（malignant glaucoma）と命名されたが，現在ではaqueous misdirection（硝子体腔内への房水異常流入）と呼ばれる．典型例は，原発閉塞隅角緑内障眼に対する濾過手術後に，瞳孔ブロックがないにもかかわらず前房深度が浅くなり，高眼圧を呈する状態である．著しい浅前房や高眼圧による角膜浮腫のために視力低下をきたす．通常は術後早期合併症として発生するが，線維柱帯切除術後やチューブシャント手術後が多い．TVT studyでは，線維柱帯切除術群の1.0％，Baerveldt® 緑内障インプラント（前房内挿入）群の2.8％に生じていた．水晶体嚢外摘出術や全層角膜移植術などの術後の報告例もある．狭隅角に関連して，女性，遠視，プラトー虹彩，小眼球症などが危険因子であり，落屑緑内障や未熟児網膜症の症例報告もある．病態としては，毛様体ブロックにより硝子体腔内に房水が貯留するために水晶体（眼内レンズ）および虹彩が前方移動し，浅前房と隅角閉塞をきたすと考えられている．術後炎症や手術侵襲による毛様体の浮腫・前方回旋，前部硝子体の偏位などが誘因となる．典型例では急性の高眼圧症状を呈するが，慢性例では眼圧変動が大きく，間欠的に高眼圧となる場合もある．超音波生体顕微鏡では，特徴的な毛様体の前方回旋と扁平化がみられる（図10）．

II 鑑別の要点

浅前房かつ高眼圧を呈する状態として，瞳孔ブロック，毛様体浮腫（Vogt-小柳-原田病など），水晶体亜脱臼，脈絡膜外腔出血などがある．周辺虹彩切除・切開術後の開存孔や，虹彩形状（膨隆虹彩（iris bombe）状ではなく周辺から中央まで一様な浅前房）によって，瞳孔ブロックと鑑別す

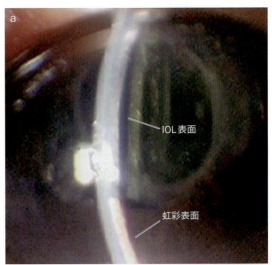
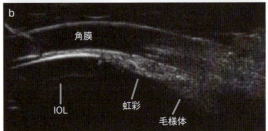
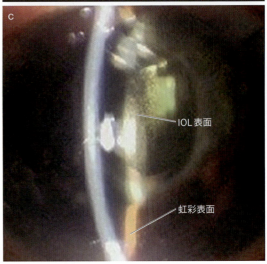

[図10] 悪性緑内障
73歳，女性．a：前眼部写真．小眼球症による続発閉塞隅角緑内障に対するチューブシャント手術の2日後，前房がほぼ消失し高眼圧となった．b：超音波生体顕微鏡では，毛様体の前方回旋と扁平化，前房消失が確認できる．c：硝子体切除術後．前房深度が深くなり，眼圧は下降した．IOL：眼内レンズ．

る．超音波生体顕微鏡は瞳孔ブロック，Zinn小帯の脆弱・断裂および水晶体の偏位，毛様体浮腫・剥離の有無などが確認できるので有用である．

Ⅲ　治療

　房水産生抑制，アトロピンによる毛様体弛緩と水晶体後方移動，高浸透圧薬点滴による硝子体容積減少により，毛様体ブロックの解消を図る．改善しない場合には，前房への房水流出路確保のために硝子体切除術によって介在する前部硝子体膜を切除する．眼内レンズ挿入眼では，ヤグ（YAG）レーザーによる後嚢・前部硝子体膜切開により改善する場合がある．

Ⅳ　患者への対応

　再発（特に硝子体未切除の場合）の可能性や，僚眼にも発症しやすいことを説明しておく．

（東出朋巳）

⑨虹彩角膜内皮症候群（ICE 症候群）

（進行性虹彩萎縮，Chandler 症候群，Cogan-Reese 症候群）

Ⅰ　疾患の特徴

　虹彩角膜内皮症候群（iridocorneal endothelial syndrome：ICE 症候群）[1] は，角膜内皮細胞の増殖と機能異常に基づく一連の病変と考えられている．異常な角膜内皮細胞が膜様組織を産生し，角膜内面から隅角や虹彩にかけて増殖，収縮することで，進行性に周辺虹彩前癒着，隅角閉塞，瞳孔偏位，虹彩孔形成，ぶどう膜外反，虹彩結節，角膜浮腫などが生じる．周辺虹彩前癒着の進行により，46～88％に緑内障を発症する．遺伝性はなく，通常は片眼性で，若年から中年期に発症し，女性に多い傾向がある．房水の PCR 検査で単純ヘルペスウイルス（herpes simplex virus：HSV）が高率に検出されたなどの報告はあるが，発症原因は不明である．臨床上の特徴によって，進行性虹彩萎縮（**図 11**），Chandler 症候群，Cogan-Reese 症候群の 3 タイプに分かれる（**表 5**）．

　高倍率での細隙灯顕微鏡による角膜内皮検査では，hammered silver あるいは beaten bronze appearance と呼ばれる角膜後面の微小なさざ波様凹凸所見が認められる．スペキュラマイクロスコープは診断に有効で，ICE 症候群の角膜内皮細胞は，正常内皮細胞とは異なり明暗反転しており，しばしば明るい中央のスポットと明るい周辺ゾーンをもつ dark area の所見で捉えられる（**図 12**）．これらは正常内皮細胞より大きく，細胞密度は進行性に減少する．

　進行性虹彩萎縮：進行性の虹彩萎縮および牽引による瞳孔偏位，虹彩孔形成などの虹彩変化が強い．周辺虹彩はしばしば Schwalbe 線を越えて前方に付着し，隅角を閉塞する（**図 13**）．

　Chandler 症候群：角膜内皮機能障害が強いため，軽度の眼圧上昇でも角膜浮腫が生じることが特徴であるが，虹彩の変化は軽度である．

Cogan-Reese症候群：虹彩母斑症候群とも呼ばれ，虹彩の色素を伴った結節病変（平坦な虹彩色素斑や有茎性虹彩結節など）が特徴的であるが，同時に角膜浮腫や進行性の虹彩変化を認めることが多い．

II 鑑別の要点

非遺伝性，片眼性に，特徴的な虹彩病変や角膜異常所見を認める場合は，本性を疑う．スペキュラマイクロスコープで，特徴的な形状の異常角膜内皮細胞や細胞数の減少を確認する．さらに眼圧が上昇している場合は，隅角検査で周辺虹彩前癒着を確認し，本症に伴う続発緑内障を診断する．

鑑別すべき疾患とその特徴を以下に挙げる．後部多形性角膜ジストロフィは両眼性で，家族歴をもつ（常染色体顕性遺伝）．Axenfeld-Rieger症候群は先天性，両眼性で，スペキュラマイクロスコープでICE症候群様の細胞は認めない．虹彩分離症は高齢者に多く，隅角所見で鑑別できる．Cogan-Reese症候群では，虹彩母斑，腫瘍との鑑別が必要なことがある．von Recklinghausen病は両眼性でより扁平な母斑を認め，サルコイドーシスでは通常は炎症所見を伴う．悪性黒色腫では内皮の異常や隅角閉塞を認めない．

III 治療

病因に対する確実な治療法はいまだなく，併発する緑内障と角膜浮腫に対する治療が主体となる．緑内障治療薬で眼圧コントロールを行うが，隅角閉塞が進行し，60〜80％でコントロール不良となる．緑内障手術としては，線維柱帯切除術，チューブシャント手術が行われる（図14）．しか

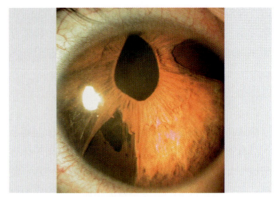

[図11] 進行性虹彩萎縮の前眼部写真
瞳孔偏位，虹彩萎縮，虹彩孔形成，角膜浮腫を認める．

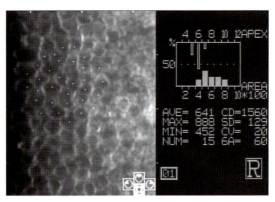

[図12] 虹彩角膜内皮症候群（ICE症候群）のスペキュラマイクロスコープによる角膜内皮細胞（患眼）
角膜内皮細胞減少がみられ，正常とは逆で白い境界で囲まれた黒い細胞が撮影される．

し，流出路が増殖組織で覆われてしまい，数年で濾過胞が機能しなくなることがある．

角膜浮腫に対しては，生理食塩水の点眼，角膜移植として全層角膜移植術（penetrating keratoplasty：PKP），Descemet膜剝離角膜内皮移植術（Descemet stripping automated endothelial ker-

[表5] 虹彩角膜内皮症候群（ICE）症候群の臨床的特徴

		進行性虹彩萎縮	Chandler症候群	Cogan-Reese症候群
基本所見		瞳孔偏位，虹彩萎縮，虹彩欠損，ぶどう膜外反	虹彩萎縮，角膜浮腫	有茎性虹彩結節，色素斑
角膜	内皮異常	+	++	+
	浮腫	晩期に出現	早期から出現	伴うことが多い
虹彩	萎縮	著明	わずか	伴うことが多い
	結節	晩期に出現	晩期に出現	早期から出現
	前癒着	+	+	+
緑内障		+	+	+

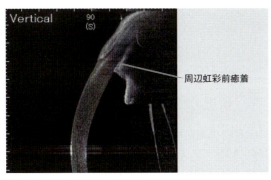

[図13] 前眼部 OCT による隅角所見
隅角を覆う異常な角膜内皮と，コラーゲン様層状組織とそれに伴う周辺虹彩前癒着が認められる．

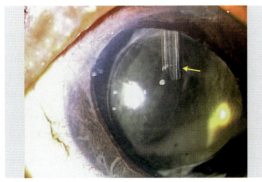

[図14] 進行性虹彩萎縮の緑内障手術後の前眼部写真
図13と同一症例．高い位置に虹彩癒着を認めたため，Ahmed® 緑内障バルブのチューブを虹彩の下に留置した（矢印）．瞳孔偏位，ぶどう膜外反，虹彩萎縮，周辺虹彩前癒着を認める．

atoplasty：DSAEK），深部層状角膜移植（deep anterior lamellar keratoplasty：DALK），Descemet 膜角膜内皮移植術（Descemet membrane endothelial keratoplasty：DMEK）などの報告があるが，異常な角膜細胞をすべて取り除くことはできず，また緑内障のコントロールも必要なため，一般に成績は不良である．

Ⅳ 患者への対応

個々の患者の角膜と緑内障の進行程度にあわせた治療を継続していく必要がある．

文献
1) Sacchetti M, et al：Diagnosis and management of iridocorneal endothelial syndrome. Biomed Res Int 2015：763093, 2015

（石田恭子）

⑩Schwartz 症候群

Ⅰ 疾患の特徴

1973 年に Schwartz が高眼圧を伴う裂孔原性網膜剥離を報告し，Phelps がこの型の網膜剥離を Schwartz 症候群（Schwartz syndrome）と命名した[1,2]．網膜周辺部裂孔や毛様体裂孔を伴い，前房内の細胞やフレア，高眼圧を認め，網膜復位とともに眼圧は正常化する．前房内の細胞は，剥離部の網膜から移行してきた視細胞外節を多数含んでおり，炎症性ではないためステロイド薬などの抗炎症薬は無効である．線維柱帯からの房水流出が視細胞外節に妨げられることで，眼圧が上昇すると考えられている．Schwartz 症候群は，毛様体上皮裂孔による毛様体上皮剥離が網膜剥離に進展した場合や，硝子体基底部の断裂を伴う裂孔原性網膜剥離で生じ，前部硝子体が剥離網膜下液と房水の関門になっている場合は生じない（図15）．

Ⅱ 鑑別の要点

前房内に細胞が浮遊する点で，ぶどう膜炎続発緑内障が鑑別に挙がるが，ステロイド薬などの抗炎症薬への反応性が異なる（表6）．高眼圧の症例においても，眼底検査を周辺部まで行う必要がある．また，潜在的な原発開放隅角緑内障に網膜

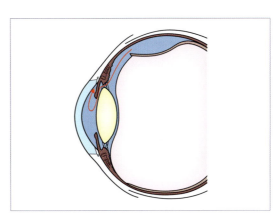

[図15] Schwartz 症候群の発症機序
前部硝子体による剥離網膜下液と房水の関門が破綻している場合に，網膜下から線維柱帯まで視細胞外節が移行することで眼圧が上昇する．

[表6] Schwartz 症候群との鑑別を要する疾患

	特徴	治療
Schwartz症候群	網膜周辺部裂孔や毛様体裂孔に伴う網膜剥離を認める 前房に細胞浮遊を認める 隅角は開放型	抗炎症薬は無効 網膜復位によって眼圧下降
ぶどう膜炎続発緑内障	前房に細胞浮遊を認める 隅角は開放ないし閉塞 隅角結節や前房蓄膿を認めることがある	抗炎症薬が眼圧下降に有効
網膜剥離を併発した原発開放隅角緑内障	通常，前房に細胞浮遊は認めない 隅角は開放型 多くの場合，僚眼にも緑内障を認める	網膜復位後も高眼圧が持続

剥離を併発する症例も鑑別に挙がる．この場合は反対眼にも緑内障を生じていることが多いため，僚眼の眼圧検査，眼底検査が重要である．

Ⅲ 治療

　強膜内陥術（強膜バックリング）や硝子体手術によって裂孔閉鎖が得られれば，通常は前房内遊走細胞は消失し，眼圧は正常化する．本症が疑われる場合には網膜剥離の治療を優先し，必要に応じて房水産生抑制作用を有するチモロールやドルゾラミドなどの点眼薬，アセタゾラミドの内服薬による眼圧下降治療を併用する．ただし，薬物治療による眼圧下降効果は限定的である．

Ⅳ 患者への対応

　裂孔原性網膜剥離は緊急性が高いため，網膜剥離の治療を優先する必要がある．本症を疑う場合には，網膜復位によって眼圧が正常化する可能性が高いが，他の緑内障を合併している場合などは高眼圧が持続する可能性がある．今後，緑内障治療を継続する必要がある可能性，将来緑内障手術を要する可能性があることについても説明しておくことが望ましい．

文献
1) Schwartz A：Chronic open-angle glaucoma secondary to rhegmatogenous retinal detachment. Am J Ophthalmol 75：205-211, 1973
2) Phelps CD, et al：Glaucoma and retinal detachment. Arch Ophthalmol 95：418-422, 1977

（赤木忠道）

⑪アミロイド緑内障

Ⅰ 疾患の特徴

　全身にアミロイド沈着をきたす疾患として，遺伝性ATTRアミロイドーシスがある．常染色体顕性遺伝で20〜30歳代で発症することが多く，肝臓，網膜色素上皮細胞などで産生される異型トランスサイレチンにより，眼を含む各種臓器（末梢神経，自律神経，心臓など）に沈着し，臓器障害を引き起こす．

　眼ではこのアミロイド沈着がドライアイ，結膜血管異常，瞳孔異常，瞳孔縁・水晶体表面へのアミロイド沈着，硝子体混濁，アミロイドアンギオパチー，アミロイド緑内障などの原因となる（図16，17）．アミロイド緑内障が起こる機序はいまだ十分に解明されていないが，眼内で産生されるアミロイド物質が房水流出路に沈着し，房水流出抵抗が増大することで眼圧上昇が生じるためではないかと考えられている．

Ⅱ 鑑別の要点

　アミロイド緑内障と類似している疾患として落屑緑内障があり，落屑物質がアミロイド緑内障と同様に瞳孔縁・水晶体表面へ沈着する所見を認め，眼圧上昇も伴う．眼の所見では瞳孔異常や硝子体混濁があるかどうか，全身では神経内科的な症状があるかどうか，また孤発例の報告もあるが家族歴の聴取も鑑別に重要となってくる．

Ⅲ 治療

　治療方針としては，開放隅角緑内障のそれに準ずる．初めは点眼加療を行うが，眼圧コントロール不良で手術加療となることが多い．線維柱帯切除術の術後成績が不良との報告があり，近年は線維柱帯切開術，チューブシャント手術の長期成績について検討が進められている．

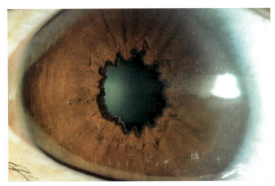

[図16] 遺伝性ATTRアミロイドーシスにおける瞳孔縁のアミロイド沈着，瞳孔異常

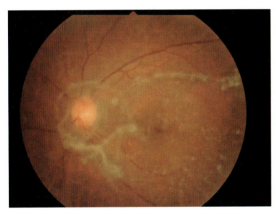

[図17] 遺伝性ATTRアミロイドーシスにおける硝子体混濁

IV 患者への対応

　前述の落屑緑内障との鑑別方法によりアミロイド緑内障が疑われる場合は，内科との連携が重要である．近年，遺伝性ATTRアミロイドーシスの治療法として，肝移植以外にトランスサイレチン四量体安定化薬，small interfering RNA (siRNA) 製剤が使用され，患者の生命予後が飛躍的に延伸している．しかし，眼では網膜色素上皮細胞によりトランスサイレチンが産生され，全身治療とは独立して眼アミロイドーシスが進行するため，定期的な眼科フォローアップが必要である．また，遺伝性のものが多いため，それに伴うケアも必要である．

（渡邉隆弘・瀧原祐史）

⑫色素性緑内障

I 疾患の特徴

　学童期から虹彩色素が眼内に散布される例があり，色素散乱症候群（pigment dispersion syndrome）と呼ばれる．散布された色素が隅角を障害し，眼圧が上昇して緑内障性視神経萎縮を生じると，色素性緑内障（pigmentary glaucoma）となる．しかし，成人になるにつれ色素散布は減少し，眼圧が下降してくるため，成人では正常眼圧緑内障と見分けがつきにくくなる．色素性緑内障の古典的3主徴は，中間部虹彩菲薄化による線状の徹照，角膜後面の色素沈着，線維柱帯への過度な色素沈着であるが，古典的といわれているようにこの3主徴がすべてそろうことはあまりない．特にアジア人は虹彩が厚く色素が濃いので，中間部虹彩の線状徹照は生じにくいが，虹彩前面の色素脱は逆に欧米人よりわかりやすい．そのため，アジア人の色素性緑内障の3主徴は，「Sampaolesi 線（Schwalbe 線前方への色素沈着）を含む隅角色素沈着」，「虹彩後彎」，「中間部虹彩の色素脱」が適している[1]（図18）．開放隅角緑内障で隅角に色素沈着がある場合は，中間部虹彩の色素脱と虹彩後彎があれば色素性緑内障と診断する．

　日本人では非常にまれであると考えられていたが，色素性緑内障のリスクファクターが若年，近視，男性であり[2]，日本人では近視が若年世代ほど増加していることから，色素性緑内障も増加している．中間部虹彩の色素脱と虹彩後彎は細隙灯顕微鏡で確認し，加えて眼圧測定と眼底検査で色素性緑内障のスクリーニングを行う．

1 色素散布のメカニズム

　色素散乱症候群で色素が散布されるメカニズムは，虹彩の動揺である．瞬目で眼球が上転して上眼瞼が角膜を押すことで，前房容積が一瞬減少し，すぐに戻ることで，ちょうど前房がスポイトのような機能を発揮する．この前房のスポイト機能により，後房から前房に一瞬で大量の房水が移

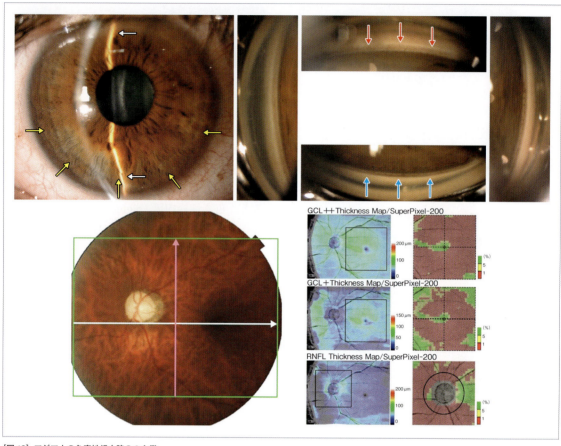

[図18] アジア人の色素性緑内障の3主徴
中間部虹彩の色素脱（黄矢印），虹彩後彎（白矢印），隅角色素沈着（赤矢印，青矢印）がアジア人での3主徴である．隅角色素沈着が下方（赤矢印）より上方（青矢印）が強い pigment reversal sign がみられる．視神経萎縮が高度で末期の緑内障である．

動し，一時的に後房圧より前房圧が高くなって虹彩は後方に彎曲する．前後房の圧差が閉塞隅角緑内障とは逆になることから，この現象を「逆瞳孔ブロック」と呼ぶ．ただし，房水は後房から流れてくるために虹彩は平坦になったり，後彎したりを繰り返す．この虹彩の動揺はジョギングなどの運動によっても生じるとされており，ちょうど布の両端をつかんで前後に振るとほこりが舞うように，虹彩の前面と後面の両方から色素が散布されると考えられている[3]．

この仕組みから考えると，近視眼および男性は眼球が大きいので，角膜が薄く前房が深くなる傾向があり，前房スポイト機能が大きくなる．さらに，若年者は角膜が軟らかく瞬目で角膜が凹みやすいことに加えて，水晶体および虹彩も軟らかく

虹彩が動揺しやすいことから，若年，近視，男性という色素性緑内障のリスクファクターが説明できる[4]．しかし，加齢とともに角膜と水晶体が硬くなるため，虹彩は徐々に動揺しなくなり，色素散布が減少し，隅角の色素も吸収され，眼圧も症例によっては下降して，一見すると正常眼圧緑内障のような臨床像を呈する．色素吸収期に限られるが，下方から色素が吸収されるため，下方よりも上方の色素沈着が強くなり「pigment reversal sign」と呼ばれる（図18）．しかし，Schwalbe線前方への色素沈着である Sampaolesi 線は吸収されにくく残存し，虹彩前面の色素脱と虹彩後彎も残存しやすいため，成人になっても色素性緑内障の診断は可能である．そもそも開放隅角緑内障の診断基準では隅角は正常，つまり色素沈着はほと

んどないはずであり，さらに隅角の色素はどこからきたのかと考えると，虹彩・毛様体以外には考えにくい．すなわち，隅角に色素沈着を生じている眼では色素散布を生じていることになる．

Ⅱ 鑑別の要点

色素性緑内障以外で隅角色素沈着を生じる緑内障としては，落屑緑内障，ぶどう膜炎性緑内障，閉塞隅角緑内障，水晶体動揺または眼内レンズ振盪がある．落屑緑内障では，落屑物質が虹彩と水晶体の間に付着して，虹彩後面の色素が散布される．ぶどう膜炎性緑内障では，特にヘルペスぶどう膜炎性の場合に虹彩での炎症が強く，虹彩の前後面から散布される．閉塞隅角緑内障は前房圧より後房圧が高くなる瞳孔ブロックにより虹彩が前彎したり動揺したりするので，やはり前後面から色素散布を生じる．水晶体動揺または眼内レンズ振盪では，虹彩に水晶体や眼内レンズが当たるため，後面から色素散布を生じる．色素性緑内障との鑑別は，落屑緑内障では落屑物質，ぶどう膜炎性緑内障では白色角膜後面沈着物と虹彩および隅角の結節，閉塞隅角緑内障では虹彩の前彎，水晶体動揺または眼内レンズ振盪では水晶体または眼内レンズ自体の動揺を見逃さないことが重要である．

色素性緑内障で視神経の脆弱性がない眼では，若年時の眼圧が高いときには緑内障性視神経萎縮が進行するが，眼圧が下降する成人になると進行しにくくなる．進行が非常に遅い正常眼圧緑内障で，中間部虹彩の色素脱，虹彩後彎，Sampaolesi 線を認める眼がこれにあたると考えている．

Ⅲ 治療

色素性緑内障は 45 歳以上では開放隅角緑内障と同様の治療を行うが，特に色素散布される若年時に有効なレーザー治療が 2 つある．レーザー虹彩切開術は逆瞳孔ブロックを抑制し，さらなる色素散布を防止する．虹彩切開の効果があるのは，45 歳以下で明らかに虹彩根部に凹みがみられる場合で，眼圧は下降しないが，さらに上昇するのを防ぐ[2]．虹彩切開すると逆瞳孔ブロックを生じているので，閉塞隅角の場合とは逆にレーザーで飛び散った色素が後方に引き込まれる所見を認める．色素散乱症候群は珍しくなく，眼圧が上昇しない眼の方が多いので，眼圧が正常範囲を超えていなければレーザー虹彩切開術をする必要はない．レーザー線維柱帯形成術は，隅角がワイドオープンで，隅角色素沈着がある場合は成人でも有効である．

Ⅳ 患者への対応

色素散乱症候群は 10 歳頃から発症するので，隅角検査が難しい場合もある．また，中間部虹彩の色素脱と虹彩後彎は近視眼では頻繁に遭遇する．全員に隅角検査を行うのではなく，まずは眼圧上昇と緑内障性視神経萎縮がないかをチェックして，あれば隅角検査まで行う．両者ともなければ，30 歳以降では色素散布が徐々に減少するので定期的にチェックする必要はないが，色素散布が明らかな小児の場合はさらに眼圧が上昇する可能性があるので，長期休みごとに眼圧測定を行った方がよい．

文献
1) Yamashita T, et al：Characteristics of pigmentary glaucoma in Japanese individuals. PLoS One 17：e0268864, 2022
2) Shaarawy TM, et al eds：Glaucoma：Volume 1 Medical Diagnosis and Therapy, Saunders Elsevier, 2009
3) 山下高明：近視と緑内障. 新篇眼科プラクティス 1 スッキリわかる緑内障の検査と診断，稲谷 大ほか編，文光堂，24-25, 2022
4) 山下高明：近視と緑内障. あたらしい眼科 34：1399-1403, 2017

（山下高明）

3) 小児緑内障
①原発小児緑内障

I 疾患の特徴

原発小児緑内障（primary congenital glaucoma）は，隅角の発達異常を原因とする病態である．**表1**に診断基準を示す．眼圧測定値は，麻酔，病型，角膜の状態にも影響を受ける．角膜径，Haab線（**図1**），陥凹乳頭径比（cup-to-disc ratio：C/D比）など，眼圧以外の因子で病状を評価することも必要である．

II 鑑別の要点

羞明，流涙，眼瞼けいれんが代表的な症状とされる．乳幼児では睫毛内反を伴うことが多い．睫毛内反は，上記の代表的な症状を伴いやすい．また，角膜径が拡大した小児緑内障眼では睫毛内反を伴うことが多い．

眼圧上昇が高度になると，角膜混濁を生じる．小児の角膜混濁は，鉗子分娩に伴う出産時の角膜外傷，角膜ジストロフィ（遺伝性先天角膜内皮ジストロフィ，遺伝性先天角膜実質ジストロフィなど），全身代謝異常に合併する角膜混濁（ムコ多糖症，ムコリピドーシス，ガングリオシドーシスなど）にも生じる．

III 治療

薬物治療で十分な効果が得られる例がまれであること，隅角手術が有効であることから，手術治療が第一選択である．診断から手術までの間に少しでも眼圧を下げる目的で薬物治療を行う価値はある．

隅角切開術や線維柱帯切開術（trabeculotomy）が行われる．小児緑内障に対して線維柱帯切除術（trabeculectomy）と線維柱帯切開術を併用する医療施設もある．併用手術群と線維柱帯切開術単独群の成績には差がなかったと報告されている．成人と異なり，小児緑内障においては線維柱帯切開術の切開範囲が広いほど眼圧下降効果が大き

[表1] 原発小児緑内障の診断基準

- 21mmHg以上の眼圧
- C/D比の経時的な増大，左右差が0.2以上
- Haab線の出現，大きな角膜径（新生児で11mm以上，1歳未満で12mm以上，13mm以上あれば年齢に関係なく異常とみなす）
- 近視性変化
- 緑内障性の視野障害

C/D比：陥凹乳頭径比．

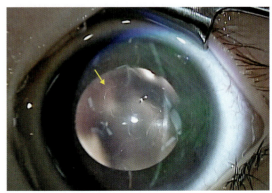

[図1] 原発小児緑内障の角膜所見
1歳2カ月齢．Haab線（矢印）がある．角膜横径は13.5mmである．

い．線維柱帯切開術が不成功につながる因子として，3カ月以内の早期手術，大きな角膜径（14mm以上），長い眼軸長（24mm以上），受診の遅れが挙げられている．角膜や眼球の形態異常が強い症例は，成績不良につながるということである．近年は，成人の緑内障に対して線維柱帯切開術眼内法が頻用される．小児の線維柱帯に色素沈着はほとんどない．虹彩も高位付着する例があり，隅角鏡で観察しても線維柱帯を同定できない症例が多い（**図2**）．小児緑内障に対しては，線維柱帯切開術眼内法は容易ではない．隅角手術が無効であった場合の次の治療手段として，線維柱帯切除術，チューブシャント手術などが選択される．それぞれ一長一短があり，十分な経験がある医療施設での治療が望ましい．

IV 患者への対応

角膜，眼球の変形があるため，屈折異常を伴う．患児の視機能は発達途上であるために弱視治療が大切である．

②若年開放隅角緑内障

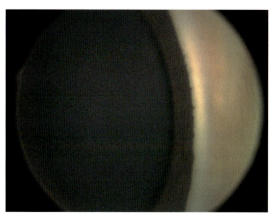

[図2] 原発先天緑内障の隅角所見
虹彩突起がある．毛様体帯が見えない．線維柱帯を同定できない．

 緑内障診療ガイドライン（第5版）
(https://www.ryokunaisho.jp/guidelines/index.php)

（木内良明）

Ⅰ 疾患の特徴

若年開放隅角緑内障（juvenile open angle glaucoma）は，常染色体顕性遺伝で発症年齢が4歳以降40歳未満，正常な隅角外見をもち，全身疾患や眼徴候がないのが特徴の原発開放隅角緑内障のまれなサブセットである．線維柱帯発育不全に由来する房水流出減少が，眼圧上昇の原因であると考えられている．有病率は4〜20歳において10万人あたり0.38〜2人であり，小児緑内障の4％を占める．原発開放隅角緑内障と比較して眼圧上昇や変動が激しく，急速に進行する傾向があるが，通常は無症状のため，診断時年齢はさまざまである．リスク因子には，男性，近視，重篤な眼圧上昇，黒色人種，顕著な虹彩突起，ミオシリン遺伝子変異がある．

Ⅱ 鑑別の要点

原発開放隅角緑内障と同様に，眼圧，中心角膜厚，前房隅角，視神経乳頭，視野を評価する（図3）．鑑別すべき疾患には，他の開放隅角緑内障，遅発性の原発先天緑内障，ステロイド緑内障，外傷緑内障，ぶどう膜炎性緑内障などの続発緑内障が含まれる．原発先天緑内障にみられる巨大角膜，Descemet膜破裂（Haab線），前眼部形成異常などは，若年開放隅角緑内障では認められない．

Ⅲ 治療

原則的に原発開放隅角緑内障の治療に準じて薬物治療から開始するが，しばしば眼圧コントロールのために外科的治療が必要となる．外科的治療としては，線維柱帯切除術が一般的であるが，緑内障ドレナージインプラントや隅角手術も有効である．

Ⅳ 患者への対応

高率に遺伝するため，緑内障家族歴を詳細に聴

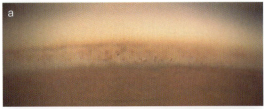

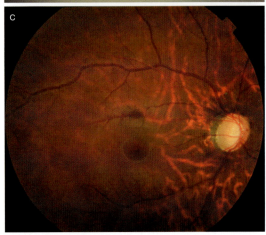

[図3] 若年開放隅角緑内障
18歳，男性，薬物治療による眼圧コントロール不良で紹介受診．前眼部細隙灯顕微鏡所見では，右眼角膜，虹彩に明らかな異常は認めなかった．隅角鏡検査では，右眼隅角開大度は Shaffer 分類 grade 4，色素沈着は Scheie 分類 grade 0（下方隅角 grade I）であり，下方隅角に軽度の虹彩突起を認めた（a：下方隅角，b：上方隅角）．眼底所見では，右眼の陥凹乳頭径比（C/D）比は水平 0.9，垂直 0.9 と，視神経乳頭陥凹の同心円状拡大を認めた（c）．Humphrey 自動視野検査計 30-2 プログラムの測定結果では，眼底所見に一致して末期緑内障性視野障害を認めた．

取するとともに，リスク因子についての説明を行う．そのうえで，眼圧管理に加えて屈折・視力検査，視野検査などの視機能管理を長期的に行う．

 緑内障診療ガイドライン（第 5 版）
（https://www.ryokunaisho.jp/guidelines/index.php）

（松尾将人・澤田　明）

③先天眼形成異常に関連した緑内障

I 疾患の特徴

　全身所見との関連が明らかではない先天眼形成異常に関連した続発小児緑内障の代表例としては，Axenfeld 異常，Rieger 異常，Peters 異常，ぶどう膜外反，虹彩形成不全，無虹彩症，第一次硝子体過形成遺残，眼皮膚メラノーシス（太田母斑），後部多形性角膜ジストロフィ，小眼球，小角膜，水晶体偏位などに伴うものが含まれる（図4）．Axenfeld 異常，Rieger 異常は，常染色体顕性遺伝が多く，後部胎生環（posterior embryotoxon）に周辺虹彩が一部付着している．Peters 異常は，角膜中央部の内皮の欠損や虹彩前癒着，白内障を特徴とする．無虹彩症では，虹彩低形成に黄斑低形成を伴うことがある．前眼部形成異常は全般に緑内障を合併しやすく，学童期から思春期の発症が多いとされるが，あらゆる年齢で起こるため，前眼部形成異常が診断された時期から長期的に眼圧管理を行う．Axenfeld-Rieger 症候群では歯牙異常，顔面骨異常，臍異常，下垂体病変といった全身異常，Peters plus 症候群では口唇裂・口蓋裂，成長障害，発達遅滞，心奇形の合併，無虹彩症では WAGR 症候群に伴う Wilms 腫瘍に関して，小児科での全身精査を要する．

II 鑑別の要点

　特徴的な前眼部所見から診断するが，前眼部異常による角膜性状の変化が眼圧測定値に影響を与えるため，緑内障の合併については眼圧のみならず角膜径の拡大や浮腫，Haab 線の有無，前房の深化や眼軸長の伸長など，眼球の拡大が生じているかどうかをみて総合的に判断する．眼底が透見できる場合には，小児では成人と異なり陥凹乳頭径比（cup-to-disc ratio：C/D 比）0.3 以上で緑内障を疑う．

③先天眼形成異常に関連した緑内障

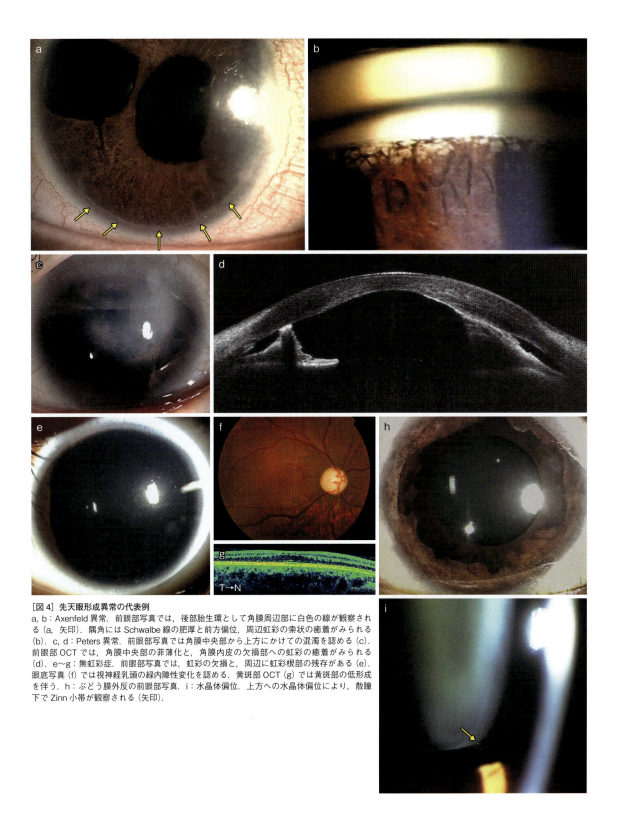

[図4] 先天眼形成異常の代表例
a, b：Axenfeld 異常．前眼部写真では，後部胎生環として角膜周辺部に白色の線が観察される（a，矢印）．隅角には Schwalbe 線の肥厚と前方偏位，周辺虹彩の索状の癒着がみられる（b）．c, d：Peters 異常．前眼部写真では角膜中央部から上方にかけての混濁を認める（c）．前眼部 OCT では，角膜中央部の菲薄化と，角膜内皮の欠損部への虹彩の癒着がみられる（d）．e～g：無虹彩症．前眼部写真では，虹彩の欠損と，周辺に虹彩根部の残存がある（e）．眼底写真（f）では視神経乳頭の緑内障性変化を認める．黄斑部 OCT（g）では黄斑部の低形成を伴う．h：ぶどう膜外反の前眼部写真．i：水晶体偏位．上方への水晶体偏位により，散瞳下で Zinn 小帯が観察される（矢印）．

III 治療

治療は原発小児緑内障に準じ，低年齢の発症では手術加療を第一選択にし，学童期以降ではまずは点眼治療を試み，眼圧コントロールが得られない場合は手術加療となる．隅角の開放の程度や虹彩前癒着の範囲によるが，まずは隅角手術を選択し，無効な場合は線維柱帯切除術やロングチューブシャント手術を行う．手術予後は原発小児緑内障に比べて悪く，Peters異常では良好な術後眼圧が得られる症例は1/3程度で，角膜異常により実用的な視力の獲得は困難とされる．無虹彩症では遮光眼鏡や整容的コンタクトレンズの処方を検討する．また，症例全般において緑内障治療とともに早期から弱視治療やロービジョンケアも行う．

IV 患者への対応

緑内障について定期的な眼圧管理が必要なことと，原発小児緑内障に比べて治療成績が下がるため複数回の手術加療を要する場合があり，実用的な視力の獲得が難しい可能性があることを伝える．早期から屈折矯正などの弱視治療やロービジョンケア，時期に応じて教育相談を勧める．また，遺伝形式によっては遺伝カウンセリングなども行う．

前眼部形成異常の診療ガイドライン
(https://www.nichigan.or.jp/member/journal/guideline/detail.html?itemid=417dispmid=909)

緑内障診療ガイドライン（第5版）
(https://www.ryokunaisho.jp/guidelines/index.php)

（中西裕子）

④先天全身疾患に関連した緑内障

Sturge-Weber症候群

I 疾患の特徴

Sturge-Weber症候群（Sturge-Weber syndrome）は，頭蓋内軟膜血管腫，顔面ポートワイン斑（毛細血管奇形），緑内障を特徴とする神経皮膚症候群の一つであるが，すべてがそろう必要はない．年間50,000～100,000出生あたり1人の発症率と推定され，性差はない．遺伝形式は明らかになっていないが，2013年に*GNAQ*遺伝子の変異が報告されたために，何らかの遺伝子異常が推定されている．

脈絡膜の血管腫（20～70％），緑内障（30～70％）を合併し，多くの例では血管腫と同側に生じ，片側性である．緑内障は，その60％は乳児期に発症するが，40％はそれ以降の成人期から生涯にわたり発症する．眼圧上昇の機序は，原発隅角形成異常，Schlemm管萎縮，上強膜静脈圧上昇，周辺虹彩前癒着，脈絡膜血管腫関連の菲薄化血管壁の透過性亢進が考えられている．

II 治療

先天性または乳幼児期発症の緑内障であれば線維柱帯切開術，隅角切開術を選択し，年長者では上強膜静脈圧上昇が原因として考えられるので薬物治療を選択する．術中出血しやすい傾向にあり，また脈絡膜血管腫を伴う場合は手術により脈絡膜出血や漿液性網膜剥離を生じることがある．

神経線維腫症I型
（von Recklinghausen病）

I 疾患の特徴

神経線維腫症I型（neurofibromatosis type 1）（von Recklinghausen病）は，カフェオレ斑や神

経線維腫を主徴とし，骨，眼神経系などの多彩な症候を示す全身性母斑病である．常染色体顕性遺伝で浸透率はほぼ100％，責任遺伝子は第17番染色体長腕に存在する．3,000人出生あたり1人の割合で起こる．

虹彩結節，視神経膠腫，眼瞼叢状神経線維腫，緑内障などを合併する．虹彩結節は乳幼児期ではみられないことも多く，年齢とともに増加する．緑内障は2～4％に合併し，片眼性が多く，眼瞼叢状神経線維腫と同側に生じることが多い．ぶどう膜外反を認める例があるが，その場合は緑内障をきたすことが多い．眼圧の上昇を伴わずに眼軸長の延長，眼球拡大がみられることがある．眼圧上昇の機序は，房水流出路への神経線維腫の浸潤，毛様体の肥厚による虹彩前癒着，隅角閉塞，隅角の形成異常などが考えられている．

Ⅱ 治療

緑内障は手術療法が主体となるが，予後は不良である．

Lowe症候群

Ⅰ 疾患の特徴

Lowe症候群（Lowe syndrome）は，眼脳腎症候群（oculocerebrorenal syndrome of Lowe）とも呼ばれ，眼症状，中枢神経系症状，腎症状の3主徴を呈するX染色体潜性遺伝疾患である．男児10万人あたり数人の発症とされるが，まれに女児例の報告もある．責任遺伝子OCRLが同定されている．

両側性の白内障はほぼ必発であり，緑内障も半数にみられ，その他，角膜変性，斜視，眼振，眼球陥凹などがみられる．緑内障は通常は乳児期に発症し，原因として原発隅角形成異常が考えられているが，早期に白内障手術を施行する例が多い

ため，原発性か続発性かは不明である．

Ⅱ 治療

緑内障は手術療法が中心となるが，隅角切開術の成績は悪く，早期の白内障手術が病態を複雑にしていると考えられる．

先天風疹症候群

Ⅰ 疾患の特徴

先天風疹症候群（congenital rubella syndrome）は，風疹ウイルスの胎内感染により先天異常を起こす感染症である．先天性心疾患，白内障，難聴が3主徴であるが，その他多彩な症状を呈する．

患児の約40％に眼合併症を生じ，白内障，色素性網膜症，緑内障，小眼球などがみられる．眼圧上昇の機序は線維柱帯形成不全が考えられているが，虹彩炎による続発性のこともある．

Ⅱ 治療

緑内障については眼圧上昇の機序，程度に応じた治療を行う．

結合組織異常・代謝異常

Marfan症候群，Weill-Marchesani症候群，ホモシスチン尿症は，水晶体偏位による瞳孔ブロックを生じて眼圧上昇を引き起こすが，Marfan症候群は開放隅角緑内障を発症することがある．自然瞳孔の状態では，水晶体の異常はわかりにくいことがある．緑内障の治療では，縮瞳薬ではなく散瞳薬を使用し，レーザー虹彩切開術や周辺虹彩切除術により瞳孔ブロックを解除する．水晶体偏位の状態，視機能によっては水晶体摘出術を行う．

（髙相道彦）

⑤後天要因による続発緑内障

I 疾患の特徴

出生時にはなく，生後に発症した後天要因によって発症した緑内障で，小児緑内障の診断基準を満たすものである．代表的な後天要因として，ぶどう膜炎，外傷（前房出血，隅角離開，水晶体偏位），ステロイド薬，腫瘍（良性・悪性，眼内・眼窩），未熟児網膜症などがある．stage 4〜5の未熟児網膜症では，治療から何年も経ってから緑内障を発症することがある．続発閉塞隅角緑内障（図5）が最も多く，その他の機序として硝子体手術後，血管新生緑内障，隅角発育異常などがある．小児ではステロイド薬に対する眼圧上昇が成人に比べ高頻度に生じ，しかも短期間のステロイド薬使用で眼圧が上昇する．小児のぶどう膜炎の原因として最も頻度が高いのが若年性特発性関節炎（41〜67%）である．

II 鑑別の要点

先天的な眼形成異常や全身疾患がないかどうかを確認する必要がある．

III 治療

手術治療では，線維柱帯切開術，線維柱帯切除術，ロングチューブシャント手術などが選択される．

未熟児網膜症：瞳孔ブロックに対してレーザー虹彩切開術，周辺虹彩切除術が行われる．閉塞隅角の機序に対しては水晶体再建術も有効である．

ステロイド緑内障：可能であれば，ステロイド薬の中止や免疫抑制薬への変更を考慮する．点眼でも眼圧が下がらない場合は，手術が必要になる．

ぶどう膜炎性緑内障：眼内の炎症コントロール

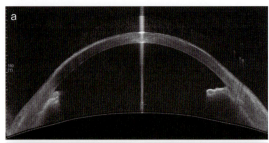
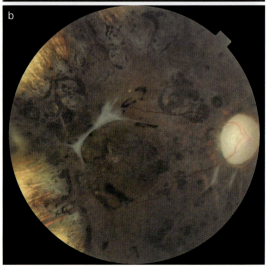

[図5] 未熟児網膜症による続発緑内障
a：未熟児網膜症の手術既往のある眼に生じた続発閉塞隅角緑内障の前眼部OCT．b：眼底．

と並行して，眼圧下降を試みる．点眼のみで眼圧がコントロールできる例はわずかであり，手術治療がしばしば必要になる．緑内障手術の合併症として，低眼圧に陥りやすい．

IV 患者への対応

全身疾患に対してステロイド薬が全身投与されている場合などは，小児科医との連携が必要になる．

緑内障診療ガイドライン（第5版）
(https://www.ryokunaisho.jp/guidelines/index.php)

（廣岡一行）

⑥白内障手術後の緑内障

Ⅰ 疾患の特徴

　先天・発達白内障手術後の眼圧上昇・緑内障は，術後早期に発症することもあれば，何年も経ってから発症することもある．発症頻度は小児白内障手術の3割程度と報告されている[1]．閉塞隅角機序と開放隅角機序のいずれでも眼圧は上昇するが，手術の影響による開放隅角機序が多いと報告されている[2]．より早期の白内障手術，小眼球や第一次硝子体過形成遺残の場合に発症の可能性が高いと考えられている．

Ⅱ 鑑別の要点

　鑑別が問題になることは少ないが，他の眼圧上昇要因は除外されるべきである．むしろ，眼圧上昇の早期発見が重要である．小児白内障手術後の患児は，一定の頻度で眼圧検査を含めた術後検査が適切に行われるべきである．水晶体・水晶体嚢の遺残がある場合は，閉塞隅角の発症にも注意を要する．小児緑内障では，視神経障害の定量評価は困難であり，視神経乳頭の正確なスケッチを記録しておくとよい（特に全身麻酔時）．

Ⅲ 治療

　点眼治療で眼圧がコントロール可能な場合もあるが，外科的治療が必要になることが多い．術式は，原発小児緑内障と同様に線維柱帯切開術がほぼすべての症例で第一選択となる[3]．原発小児緑内障と異なり，Haab線などによる角膜混濁がないことが多いので，開放隅角眼であれば眼内法の線維柱帯切開術を試みる．無水晶体眼であり前房出血が重症化しやすいが，全周切開の線維柱帯切開術が可能である．小児は術後評価が困難であり，短期間に複数回の手術をするのはデメリットが非常に大きいため，初回手術でなるべく広い範囲の線維柱帯を切開しておくことが望ましい．濾過手術既往眼でも線維柱帯切開術が有効なことが

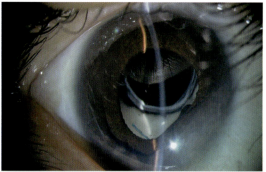
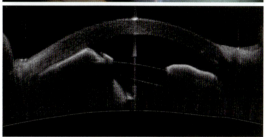

[図6] 毛様溝挿入眼内レンズ（IOL）の偏位例
線維柱帯切除術時にIOLを挿入されたが，Soemmerring輪の膨化によりIOLが前方かつ上方に偏位している．角膜内皮障害が進行傾向になり，Soemmerring輪の除去とIOL縫着術を行った．

少なくなく，検討に値する．
　閉塞隅角眼の場合は，閉塞原因の除去と隅角癒着解離術が有効と考えられ試みてもよいが，診断の不確実さを含め無効なことも多いと想定され，筆者は隅角癒着解離術でなく線維柱帯切開術（虹彩前癒着も解除される）を行っている．他の手術の場合も含め，Soemmerring輪のような水晶体遺残組織の増殖があれば，今後も増殖する可能性があり，開放隅角眼の場合でも増大する前に除去を検討する．毛様溝への眼内レンズ（intraocular lens：IOL）二次挿入は，Soemmerring輪の増大により後日IOL偏位を生じることがあり，IOL二次挿入のために意図的に前後嚢が残されている場合を除き，水晶体遺残組織を残すメリットはほぼない（図6）．
　流出路手術後の眼圧再上昇は，濾過手術で対応する．中学生程度であれば，線維柱帯切除術の術後管理が局所麻酔で可能なことがある．線維柱帯切除術は長期的な眼圧・角膜内皮の予後が比較的良いが，術後の屈折矯正に配慮する必要がある．濾過胞があるとコンタクトレンズによる屈折矯正

は難しく，IOLの縫着か強膜内固定の併施が有用である（**図7**）．逆に，両眼性の場合は術後に生じる不同視への対応を考慮する必要もある．強度遠視眼はQOLの低下が強いため，IOLの二次挿入は積極的に考慮するとよい．水晶体嚢の除去が完璧な症例では，手技も比較的容易である．

幼少例では，眼圧自己調整が可能で術後管理がほぼ不要なAhmed® 緑内障バルブを選択する．硝子体切除を十分に行い，角膜内皮から遠い後房か硝子体腔に挿入する．露出しない限り晩期合併症としての感染はなく，コンタクトレンズによる屈折矯正も可能である．近年，プリザーフロ® マイクロシャントが承認され，小児緑内障に使用可能である．前房内での容積が小さく，他のチューブシャント手術に比べて有利と想定されるが，ニードリングが困難な幼少児への適用は慎重に考える必要がある．

Ⅳ 患者への対応

薬物治療を行う場合は，治療へのアドヒアランスが非常に重要になるため，本人と保護者とに丁寧に説明を行う必要がある．遠方の患者で通院が困難な場合は，近隣に角膜上皮浮腫の有無や眼圧だけでも測定可能な施設があれば，より正確な管理が可能になる．成人後も眼圧が不安定になる場合などがあり，緑内障管理のみならず，屈折矯正や前後眼部の合併症を踏まえた眼科的管理が長期に可能な態勢を確立する必要がある．

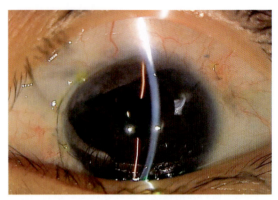

[図7] 線維柱帯切除術・眼内レンズ（IOL）縫着術同時手術施行眼
幼少期の両眼の白内障手術とその後の眼圧上昇に対する線維柱帯切開術後である．眼圧再上昇に対し，11時に線維柱帯切除術と2時8時にIOL縫着術を行った．

文献
1) Kim JA, et al：Incidence and risk factors for glaucoma development after bilateral congenital cataract surgery in microphthalmic eyes. Am J Ophthalmol 208：265-272, 2019
2) Asrani SG, et al：Glaucoma after congenital cataract surgery. Ophthalmology 102：863-867, 1995
3) Mendicino ME, et al：Long-term surgical and visual outcomes in primary congenital glaucoma：360 degrees trabeculotomy versus goniotomy. J AAPOS 4：205-210, 2000

 緑内障診療ガイドライン（第5版）
（https://www.ryokunaisho.jp/guidelines/index.php）

（芝　大介）

13. 屈折・調節

1）屈折異常

①遠視

I 疾患の特徴

遠視（hyperopia）は，幼小児期で強度の場合には弱視になりやすい．中等度の場合には，学童期では学習障害を生じやすく，成人では眼精疲労の原因になりやすい．中高年では老視の影響を受けやすく，放置されれば就業に支障を生じたり，高齢では無気力を引き起こしたりする．通常の屈折検査では遠方視力も近方視力も良好であることが多く，気づかれずに放置されていることも多い．

筆者らの診療施設で発行した処方箋の記録から，10年間隔で屈折値の割合を比較した（図1）．10年間隔で近視の割合が上昇している．若年者では近視度数の矯正用具処方の割合が高く，加齢とともに遠視度数の割合が高くなっている．特に中高齢者では，快適な矯正を提供するために遠視を矯正する眼鏡やコンタクトレンズの処方が必要である．

II 鑑別の要点

調節力が十分にある幼小児や若年者では，遠視が潜伏していても調節され，簡易な検査では近視として検出されることも少なくない（図2）．落ち着きのない行動や読書や学習に集中できないという訴えがあれば，遠視がないかどうかも精査すべきである．成人では，長時間の近方視作業後に眼の表面の違和感や眼の乾燥感を訴えることがあり，これも遠視の徴候である．

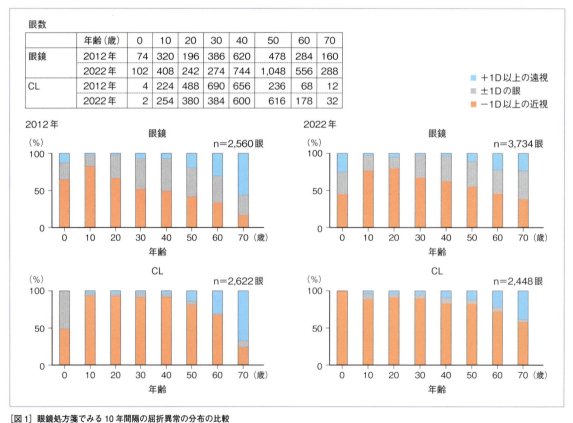

[図1] 眼鏡処方箋でみる10年間隔の屈折異常の分布の比較
2012年に比べて，2022年では全年齢で遠視の割合が上昇している．年齢ごとの屈折異常の割合は，年齢が高くなるほど近視は低下し，遠視は上昇している．コンタクトレンズ（CL）の処方箋でも同様の傾向を認める．

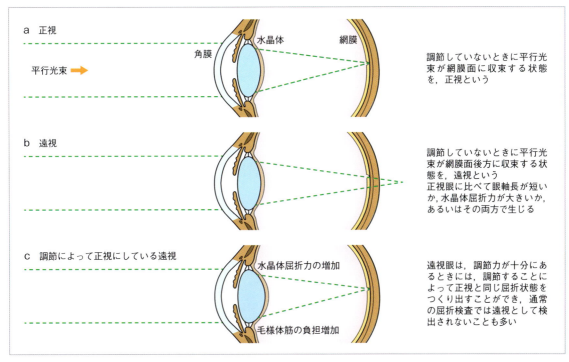

[図2] 遠視と正視

Ⅲ 治療

　幼小児期であれば，1％アトロピン点眼液を1週間程度使用して屈折検査を行い，遠視が検出されたら，弱視の予防のために安定した近方視ができる眼鏡を処方し，常用させる．強度遠視で眼鏡がどうしてもなじまない場合には，保護者の協力を得て，コンタクトレンズでの矯正を検討する．成人の場合には長期間の調節麻痺薬の使用は拒まれることが多いので，眼鏡で少しずつ遠視を矯正する．コンタクトレンズの使用が可能であれば，よりスムーズに遠視矯正を進めることが可能である．

Ⅳ 患者への対応

　遠視の矯正を行うのはそれほど容易ではない．まず，遠視がどのような眼なのかを十分に理解してもらう必要がある．一般には，遠視は遠くがよく見えて「良い目」だと思われている．しかし，実際には調節を行わなければ遠くさえもよく見えない大変な目である．良い目と思われているのは，十分な調節力がある若いときだけで，調節力が低下すれば近くはもちろんのこと遠くさえも見えにくい目である．スマートフォンが普及している昨今では，近くを見ずに過ごすことはできないので，ちまたで「スマホ老眼」と呼ばれるように，子どもでさえも遠視の存在が日常生活に不利益をもたらす．

　遠視を正しく理解してもらい，正しい眼鏡やコンタクトレンズで遠視を適切に矯正することを指導する．遠くをよく見えるようにするためではなく，長時間近方視を続けても安定して見え，かつ眼に疲れが生じないように矯正用具が必要であることをしっかりと伝え，実行させることが必要である．遠視は，快適な視力を維持するためには裸眼で過ごしてはならない眼であることを，十分にわかってもらう必要がある．

（梶田雅義）

②近視，乱視

I 疾患の特徴

正視（emmetropia）が網膜上に結像するのに対して（図3a），近視（myopia）とは無調節の状態で眼に入光した平行光線が，網膜より前方に焦点を結ぶ屈折状態である（図3b）．また，乱視（astigmatism）とは屈折力が経線方向によって一様でない状態であり，網膜上の1点に結像しない状態である（図3c）．最も屈折力が強い経線を強主経線，これと直行する最も弱い経線を弱主経線と呼ぶ．その間は屈折力が漸次的に移行している．強主経線方向での結像は，焦点ではなく前焦線となる．そして弱主経線方向での結像は，後焦線となる．これらの間は焦域をなし，最も面積が小さくなる位置が最小錯乱円となる．

II 鑑別の要点

オートレフラクトメータや検影法により，眼球全体の屈折状態を他覚的に評価できる．小児ではスポットビジョンスクリーナーでの測定が簡便であり，3歳児健診でも広く応用されるに至っている．小児や若年者では測定時に調節が入りやすく，近視を過大評価することが少なくない．したがって，オートレフラクトメータで得られた数値を鵜呑みにせず，必要に応じて調節麻痺下の屈折を測定する．調節麻痺薬としては1％シクロペントラートが用いられており，5分間隔で2回点眼し，30～60分後に屈折測定を行うのが一般的である．屈折矯正手術や白内障手術においては，全眼球での屈折だけでなく，角膜や水晶体などのパーツ（構成要素）ごとの屈折力を評価することも重要である．ケラトメータや角膜トポグラフィで角膜屈折力を測定し，全屈折から差し引くことで，水晶体の屈折力や乱視を概算することが可能である．また，波面センサーでも角膜収差と内部収差を分けて評価することが可能である．前眼部OCTやScheimpflug式解析装置を用いた前眼部

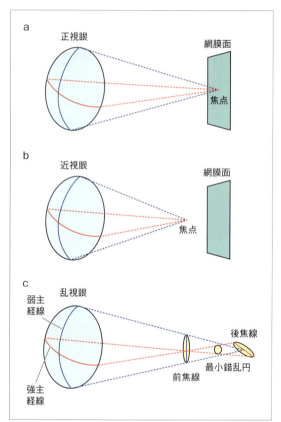

[図3] 正視・近視・乱視
a：正視眼の屈折．正視とは，無調節の状態で眼に入光した平行光線が，網膜上に焦点を結ぶ屈折状態である．b：近視眼の屈折．近視とは，無調節の状態で眼に入光した平行光線が，網膜より前方に焦点を結ぶ屈折状態である．c：乱視眼の屈折．乱視とは，屈折力が経線方向によって一様でなく，網膜上の1点に結像しない状態である．最も屈折力が強い経線を強主経線，これと直行する最も弱い経線を弱主経線と呼ぶ．その間は屈折力が漸次的に移行している．強主経線方向での結像は，焦点ではなく前焦線となる．そして弱主経線方向での結像は後焦線となる．これらの間は焦域をなし，最も面積が小さくなる位置が最小錯乱円である．

三次元解析では，角膜の前面と後面を分けて屈折力を評価することが可能となり，乱視も前面乱視と後面乱視に分けて算出可能となった．

近視は，程度に応じて，弱度近視，中等度近視，強度近視に分類される．等価球面度数（spherical equivalent：SE）（＝球面度数＋円柱度数÷2）の値をもとに，$-0.5D \geqq SE > -3.0D$ を弱度近視，$-3.0D \geqq SE > -6.0D$ を中等度近視，$-6.0D \geqq SE$ を強度近視に分けることができる．近視の程度に応じて，白内障，緑内障，網膜剥離，近視性黄斑変性症などの眼疾患を将来的に発症するリスクが高くなることが明らかとなっており[1]，小児

期・学童期から積極的に治療を開始して弱度〜中等度の近視にとどめることが国際的に推奨されるようになってきた.

乱視眼は，強主経線の軸方向により以下の3つに分類される.

直乱視：強主経線が垂直方向.

倒乱視：強主経線が水平方向.

斜乱視：強主経線が上記以外の斜め方向.

Ⅲ 治療

1 矯正用具による屈折矯正

マイナスレンズで近視を矯正することにより，焦点の位置を網膜上に移動させる.乱視に対しては円柱レンズで矯正を行う.眼鏡のほかコンタクトレンズ（contact lens：CL）での矯正も広く行われ，ハードCL，ソフトCL，オルソケラトロジー（orthokeratology：OK），強膜レンズなど，さまざまな種類のCLが使用されている.いずれも乱視眼に対応している.OKは積極的に角膜形状を変化させる治療であるため，安全性には十分に配慮すべきで，実施にあたってはガイドラインの順守が望まれる[2].

2 外科的治療

古くは放射状角膜切開術（radial keratotomy：RK）が行われていたが，近年ではエキシマレーザーを用いるレーザー角膜内切削形成術（laser *in situ* keratomileusis：LASIK），レーザー屈折矯正角膜切除術（photorefractive keratectomy：PRK），レーザー上皮下角膜切除術（laser-associated subepithelial keratectomy：LASEK），フェムトセカンドレーザーを用いる small incision lenticule extraction（SMILE），有水晶体眼内レンズ挿入術（phakic intraocular lens implantation）などが代表的な屈折矯正手術として施行されている.乱視矯正に特化した手術としては，乱視矯正角膜切開術（astigmatic keratotomy：AK），limbal relaxing incision（LRI）が挙げられる.各手術の詳細に関しては他の成書を参照されたい.また，実施に際しては最新の屈折矯正手術ガイドラインに沿って行うべきある[3].

Ⅳ 患者への対応

眼鏡やCLでの矯正が基本となる.完全矯正もしくはやや低矯正が推奨されており，過矯正は避けるべきである（近視が進みやすくなったり，眼精疲労の原因となるため）.円錐角膜などで不正乱視を有する場合は，眼鏡や通常の球面CLでは対応できないことが多く，多段階カーブハードCL，ピギーバック法，特殊デザインソフトCL，強膜レンズなどが用いられている.裸眼での視力向上を図る場合は，OKや各種屈折矯正手術を検討するが，種々の合併症があるため利点・欠点を十分に説明し，インフォームドコンセントを得たうえで加療する.

近年では，学童の近視進行抑制治療が行われるようになってきている.現状，わが国で承認された治療法はないが，OKや多焦点ソフトCL，低濃度アトロピン点眼の有効性が複数報告されている.また，1日2時間以上の屋外活動も推奨されている（13-1）-「TOPICS 学童近視抑制対策」参照）.

文献
1) Haarman AEG, et al：The complications of myopia：a review and meta-analysis. Invest Ophthalmol Vis Sci 61：49, 2020
2) 日本コンタクトレンズ学会オルソケラトロジーガイドライン委員会：オルソケラトロジーガイドライン（第2版）. 日眼会誌 121：936-938, 2017
3) 日本眼科学会屈折矯正委員会：屈折矯正手術のガイドライン（第8版）. 日眼会誌 128：135-138, 2024

（平岡孝浩）

TOPICS

学童近視抑制対策

1 環境要因の改善による近視進行抑制対策

近視との関連因子として，遺伝因子はもちろんあるが，現在最も関連性が高いのは屋外活動時間であると考えられている．スクリーンタイムなどの近業作業時間についても検討されているが，関連性は確定しておらず，近業作業が多くても屋外活動時間が長いと近視が進行しないとの報告もある．さまざまな統計より，1日2時間以上の屋外活動が推奨されており，直射日光でなく建物の陰や木陰であっても抑制効果があることがわかってきている．

2 薬理学的・光学的予防対策

現在行われている近視進行抑制治療は，国際的なスタンダード治療となっていても，日本で承認されている方法はなく，いずれも医師と患者間の同意に基づいての治療となる．International Myopia Institute（IMI）が提唱している治療法のなかから，多施設研究が行われた方法について抜粋して図4[1]にまとめた．

1）低濃度アトロピン点眼

いくつかのランダム化比較試験やメタ解析で有効性が示されており，現在使用されているのは，0.01〜0.05％の低濃度アトロピン点眼である．抑制効果のみならず羞明や調節麻痺作用といった副作用も，濃度依存性である．濃度0.05％では，屈折度で67％，眼軸長で52％の抑制効果が報告されているが，低年齢であるほど効果が低いと考えられている．発症予防効果，低年齢での使用の是非，他の治療との併用効果，無効症例の検討など，継続して研究が行われている．

2）眼鏡

累進屈折力レンズ眼鏡（+1.5D）については，

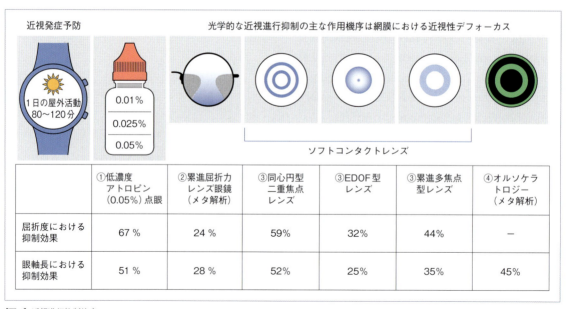

[図4] 近視進行抑制治療
治療効果は開始年齢，持続時間，人種，環境要因により異なる．EDOF：拡張焦点深度．（文献1）より改変）

メタ解析も行われ，進行抑制効果が認められているが，屈折度で24%，眼軸長で28%とやや効果の低い結果となっている．近年報告されている近視性デフォーカスを生じさせる特殊レンズは，50〜60%の有効性が報告されているが，多施設研究などの追試が望まれる．

3) 多焦点コンタクトレンズ

さまざまなデザインの多焦点コンタクトレンズについて研究が進められているが，デザインの違いについて一定の見解はない．同心円型二重焦点レンズ，拡張焦点深度（extended depth of focus：EDOF）型レンズ，累進多焦点型レンズなど，さまざまなソフトコンタクトレンズでの報告がある．屈折度で30〜60%，眼軸長で25〜50%の抑制効果が示されている．近視の進行する学童期での処方となるため，処方可能な症例に制限がある．

4) オルソケラトロジー

さまざまなランダム化比較試験やメタ解析も行われ，進行抑制効果が示されている．報告によって異なるが，30〜60%の抑制効果と考えられている．瞳孔径が大きい症例，低年齢での有効性が高いとの報告もある．中等度近視以上でオルソケラトロジーの適応範囲外の場合は，残った近視を眼鏡で矯正する partial reduction でも近視進行抑制効果が認められている．感染性角膜炎への注意が必要であり，適切な管理体制が大切である．

文献
1) International Myopia Institute：International Myopia Institute（IMI）による調査結果，2021，https://myopia institute.org/myopia-infographics/（2024年6月閲覧）

（中村　葉）

③不同視・不等像視

Ⅰ 疾患の特徴

不同視（anisometropia）とは，両眼の屈折値の差がおおむね2.00Dを超える状態をいう．両眼で異なる視性刺激を受けることによって，不等像視，眼位不同，調節障害などを生じ，小児では弱視が，成人では完全矯正による不等像視や眼精疲労による不快感が問題となる．

不等像視（aniseikonia）とは，両眼で1つの物体を見たときに，像の大きさや形などに左右差を感じる状態をいう．不同視に対する屈折矯正を眼鏡のみで行おうとした際に，左右でものの大きさが異なって見えてしまう事例が代表的である．レンズによる拡大率は，矯正しない状態で無限遠の物体を注視したときの網膜像の大きさと，レンズで矯正したときの網膜像の大きさの比で表される[1]．

Ⅱ 治療，患者への対応

不同視例では，屈折矯正の第一選択は眼鏡であるが，不等像視は感じ方の個人差が大きく，眼鏡レンズで1Dあたりの矯正量で1〜2.5%の像の大きさの変化が生じ，左右差が1Dでも眼鏡装用困難者が出現する一方，若年者では約4Dでも眼鏡装用が可能な場合もある[2]．眼鏡装用が困難な場合は，コンタクトレンズ（contact lens：CL）装用によって網膜像の変化を眼鏡よりも抑えられる（図5）[1]．ただし，軸性屈折異常眼ではCL装用によって不等像視が悪化しうるため注意を要する（図6）[1]．

文献
1) 日本コンタクトレンズ学会コンタクトレンズ診療ガイドライン編集委員会：コンタクトレンズ診療ガイドライン（第2版）．日眼会誌 118：557-591，2014
2) 保坂明郎：不同視の研究 1両眼視状態．日眼会誌 70：803-809，1966

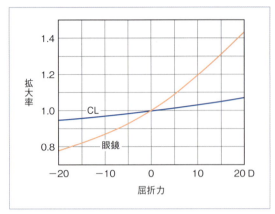

[図5] 屈折性屈折異常の像倍率
眼軸長に関係なく，角膜，水晶体などの屈折力の変化により生じた屈折異常を屈折性屈折異常といい，コンタクトレンズ（CL）装用時の方が眼鏡よりも像の変化が小さくて済む．（文献1）より）

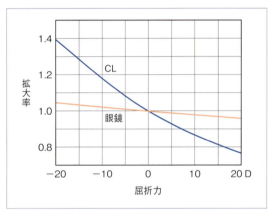

[図6] 軸性屈折異常の像倍率
正常より眼軸長が長い近視や短い遠視は軸性屈折異常といい，コンタクトレンズ（CL）装用時の方が眼鏡よりも像の変化が大きくなる．（文献1）より）

 ガイドライン　コンタクトレンズ診療ガイドライン（第2版）
（http://www.clgakkai.jp/general/guideline20140107.html）

（土至田　宏）

④屈折矯正手術後併発症

I 疾患の特徴

通常の眼科手術とは異なり，屈折矯正手術（refractive surgery）の希望者はもともと近視，遠視，乱視といった屈折異常以外に器質的な眼疾患を有しないことから，手術自体のハードルは高く，可能な限り術中・術後併発症の発症を予防することが重要となる．屈折矯正手術は，角膜屈折矯正手術（keratorefractive surgery）と有水晶体眼内レンズ挿入術（phakic intraocular lens implantation）に大別されるが，手術によって併発症は多岐にわたる（表1）．レーザー角膜内切削形成術（laser *in situ* keratomileusis：LASIK），レーザー屈折矯正角膜切除術（photorefractive keratectomy：PRK）といった角膜屈折矯正手術後の併発症としては，ハロー，グレア，不正乱視，ステロイド緑内障，角膜上皮下混濁，角膜拡張症，フラップ異常，diffuse lamellar keratitis，ドライアイ，角膜感染症などが挙げられる．有水晶体眼内レンズ挿入術後の併発症としては，眼圧上昇，角膜内皮障害，虹彩炎，瞳孔偏位，白内障，網膜剝離，眼内炎などが挙げられる．

II 鑑別の要点

多くの術後併発症の鑑別はさほど難しくないが，一部の症例においては通常の眼科検査では診断困難であり，角膜形状解析，波面センサー，前眼部OCTといった診断装置を必要とする．

III 治療

個々の併発症によって治療は異なるが，適切な対処を行うことで視機能の向上が得られる場合がほとんどである．とりわけLASIKを受けた世代が確実に高齢化しているが，実際に白内障手術における眼内レンズ度数計算や眼圧計測を正確に行うことは容易でない．特に，白内障や緑内障を合併する症例に対して適切な対応が望まれる．

[表1] 屈折矯正手術の術後併発症

1. LASIK・PRK
   ① 疼痛
   ② 角膜感染症
   ③ ハロー，グレア
   ④ 不正乱視
   ⑤ ステロイド緑内障
   ⑥ 角膜上皮下混濁（PRK，LASEK）
   ⑦ 角膜拡張症
   ⑧ フラップ異常（LASIK）
   ⑨ diffuse lamellar keratitis（LASIK）
   ⑩ ドライアイ
   ⑪ 残余屈折異常（低・過矯正，再近視化）
2. 有水晶体眼内レンズ挿入術
   ① 瞳孔ブロック
   ② 角膜内皮細胞密度低下
   ③ 白内障
   ④ 術後炎症
   ⑤ 瞳孔異常
   ⑥ 網膜剝離
   ⑦ 眼内炎
   ⑧ 残余屈折異常

正確な診断を行ったうえで適切な処置を行えば，視機能の向上が期待できる．LASIK：レーザー角膜内切削形成術，PRK：レーザー屈折矯正角膜切除術．

IV 患者への対応

通常，屈折矯正手術を受けた症例は，視機能（特に裸眼視力）に対する要求度が高い．一般的な眼科検査での術後併発症の診断が困難であれば，必要に応じて専門施設への紹介も考慮すべきである．

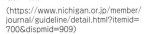

屈折矯正手術のガイドライン（第8版）
(https://www.nichigan.or.jp/member/journal/guideline/detail.html?itemid=700&dispmid=909)

（神谷和孝）

2）調節異常

① 調節（不全）麻痺，調節衰弱，調節緊張，調節けいれん

I 疾患の特徴

どこを見るともなくボーっと見ているときに眼のピントが合っている位置は，調節安静位と呼ばれており，調節安静位から遠方への調節は負の調節，近方への調節は正の調節と呼ばれている．負の調節は正の調節に比べれば微量である．見ようとする物体の距離に応じてピントを合わせる動作が調節機能であり，ピント合わせが正しくできなくなった状態が調節異常である．調節は，水晶体を円板状に牽引するZinn小帯を介して毛様体筋の収縮弛緩によって行われており，毛様体筋が収縮するとZinn小帯にかかる牽引力が減少し，水晶体が自らの弾性で厚みを増して屈折力を増加させ，ピントの位置が近方に移動する．したがって水晶体が屈折力を適切に増減することができない原因は，毛様体筋，水晶体，Zinn小帯のいずれか，あるいはそれらの組み合わせが考えられる．

II 鑑別の要点

調節機能の異常を検出するには，調節機能解析装置が有用である．

1 調節（不全）麻痺

調節（不全）麻痺（accommodative palsy）は，毛様体筋，水晶体，Zinn小帯のすべて，あるいはいずれかに異常が生じており，適切に調節力を発揮できない，あるいは調節できない状態である（図1）．

2 調節衰弱

調節衰弱（weakness of accommodation）は，毛様体筋の筋力低下によって十分な調節力が発揮できない状態である（図2）．実際に毛様体筋が収縮できないのか，被検者がピントを合わせようと努力をしていないのかを，調節機能解析で判別することは困難である．検査中にピントを合わせようと努力をしていない場合には，遠方がよく見

える矯正状態で，読書などの近方視に支障がないこと，あるいは読書用の眼鏡を装用したときに不快を訴えることである程度鑑別できる．

3 調節緊張

調節緊張（accommodative constriction）では，十分な調節力は発揮できるものの，毛様体筋の過剰な緊張によって易疲労感を訴える（図3）．低濃度の調節麻痺薬の点眼で緊張状態は消退する．

4 調節けいれん

調節けいれん（accommodative spasm）は，毛様体筋の異常な緊張状態によって適切な調節力を維持することができない状態で，不安定な視力と強い疲労感を訴える（図4）．低濃度の調節麻痺薬の点眼ではけいれん状態は消退しない．

III 治療

調節異常が生じている原因の除去と，適切な調節機能の回復と調整を目指す．調節機能が低下しているときには，遠方から近方までピントを合わせられるような矯正用具の処方と，調節機能改善薬の投与を行う．調節機能が異常に亢進している場合には，低濃度調節麻痺薬の投与と，調節にかかる毛様体筋の負担を減じるような累進屈折力レンズ眼鏡の処方を行う．

IV 患者への対応

調節（不全）麻痺では，適切な矯正用具を使用していないことが多い．矯正用具の使用が必要であるにもかかわらず，裸眼で過ごしている．調節機能改善薬の点眼と，適切な矯正用具の使用で改善する．調節衰弱では，中等度近視眼で，裸眼でスマートフォンなどを長時間見ている症例に多い．適切な眼鏡を常用することを勧めるだけで改善する．ときに，累進屈折力レンズ眼鏡やコンタクトレンズの使用を必要とする．調節緊張では，低濃度調節麻痺薬の点眼と，適切な累進屈折力レンズ眼鏡やコンタクトレンズの処方が奏効する．調節けいれんでは，低濃度麻痺薬の点眼と適切な眼鏡の使用を勧めるが，改善がみられない場合には精神科医によるカウンセリングが奏効することもある．

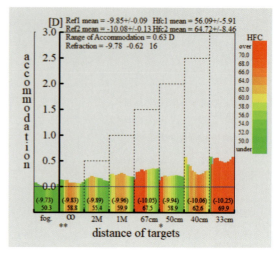

[図1] 調節（不全）麻痺
所持眼鏡で近くが見えにくいことを訴えた23歳女性の左眼 Fk-map. high frequency component（HFC）の変動から，調節しようとする努力が垣間みられるが，年齢相応の調節力が発揮できていない．

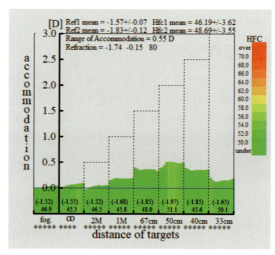

[図2] 調節衰弱
裸眼で近くが見えにくくなったことを訴えた37歳女性の右眼 Fk-map. high frequency component（HFC）値と調節反応量が低値である．調節に必要な毛様体筋の緊張も水晶体の変形も低下している．

②老視

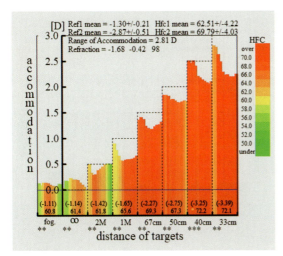

[図3] 調節緊張
視力の低下はないが眼の疲れを訴えた31歳女性の左眼Fk-map。視標呈示位置に適切にピント合わせが行われているが、いずれの視標に対してもhigh frequency component（HFC）値が高値である。調節を維持するために過剰な調節努力が生じている。

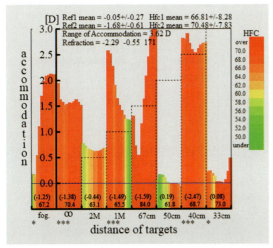

[図4] 調節けいれん
まぶしくて眼を開いているのがつらいと訴えた8歳女児の右眼Fk-map。毛様体筋には必要以上に強い収縮が生じている。調節を適切にコントロールできない状態に陥っている。

I 疾患の特徴

遠方が見えるように適切に矯正された状態で、読書や細かい近方視作業が不自由になった状態を、老視（presbyopia）と呼ぶ。一種の生理的老衰現象である。近視眼では裸眼にすると近方が見え、高齢になっても近方視には不自由はないので、老視にはならないと思われているが、眼鏡を外して近方視を行うようになること自体が老視の徴候である。反対に、裸眼で遠方がよく見える遠視眼では、遠方視で既に調節力を発揮しているため、若い年齢でも近方視に不自由を感じるようになる。そのため、遠視は老眼になりやすいと思われているが、遠方がよく見える眼でも適切に遠視を矯正する眼鏡やコンタクトレンズを使用していれば、老視を自覚する年齢にほとんど差はない。

スマートフォンの視距離は読書距離より近いため、近年は老視の自覚が低年齢化してきている。特に、中等度近視眼が裸眼で長時間のスマートフォン操作を行うことで、調節機能を使用しなくなり、これまで使用していた眼鏡を装用すると近方視に不自由が生じる。ちまたでいう「スマホ老眼」が増加している。

II 鑑別の要点

調節機能解析装置を用いても、老視と調節衰弱を判別することは困難である（図5, 6）。

III 治療

スマートフォンなどの携帯情報端末が普及する前であれば、近方視時に必要な老眼鏡を処方するだけでよかったが、遠方から近方まで、至る距離に情報端末が散在する現代では、老眼鏡の使用はかえって快適さを損ねるようになっている。適切な矯正度数の累進屈折力レンズ眼鏡の処方が望ましい。

573

Ⅳ 患者への対応

　老視であることを受け入れてもらわなければ適切な矯正は提供できないが，一般には「老視」という言葉に強い嫌悪感を抱く傾向がある．眼鏡でもコンタクトレンズでも，単焦点レンズと遠近両用レンズの間に，低加入度数のアシストレンズ，サポートレンズ，調節補助レンズなどのさまざまな呼び名を用いて，老眼という言葉を意識させないように累進屈折力レンズの導入を勧めている．累進屈折力レンズ眼鏡の使用では特有の歪視を自覚するが，加入度数が低いレンズでは違和感があまりない．この特有な歪視の感覚に慣れると，加入度数を上げても違和感がなく，快適に装用が可能になる．

　初めて使用する累進屈折力レンズの加入度数は，30歳未満であれば+0.75D，30～35歳であれば+1.00D，35～45歳であれば+1.25D，それ以上の年齢ならば+1.50Dで処方し，1～2カ月後に常用できるようになっていたら+0.75D程度ずつ加えて必要な加入度数に調整すると，違和感がなく必要な加入度数の眼鏡が使用できるようになる．

（梶田雅義）

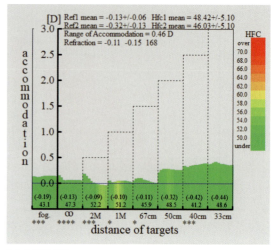

[図5] 調節衰弱
22歳女性の左眼Fk-map．所持眼鏡（右S-2.5D C-0.75D Ax180°，左S±0.00D C-0.75D Ax180°）を使用すると手元が見えにくくなったと訴えて来院した．眼鏡は常用していなかった．調節力が十分にある年齢で，調節する習慣を怠ったための調節衰弱と思われた．近年は長時間のスマートフォン使用者にこのような症例が多く，ちまたではスマホ老眼と呼ばれている．この症例では，所持眼鏡の常用を指導したところ，2週間後には快適に使用できるようになり症状も消退した．

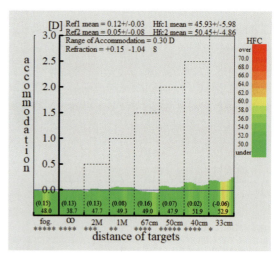

[図6] 老視
48歳女性の右眼Fk-map．近くが見えにくくなったと訴えて来院した．年齢相応の標準的なFk-mapであることを伝え，眼鏡を常用することを勧めた．遠用度数±0.00Dで+1.50D加入の累進屈折力レンズを処方したところ，1カ月後の来院時には快適に使用できていた．

14. 斜視・弱視・ロービジョン

1）斜視

①内斜視

I　内斜視の診断

　内斜視（esotropia：ET）とは，非固視眼が内方に向いている斜視の総称である．診断に際して最初に必要なのは，視力，屈折，器質的疾患を含めた眼科一般検査である．感覚性斜視（廃用性斜視）の多くは外斜視であるが，低年齢で起こった視力障害では内斜視となることが多い．視力検査は年齢相応の方法を用いるが，乳幼児で視力検査ができない場合でも，片眼ずつ遮閉して嫌悪反射の左右差をチェックする．小児の屈折検査では必ず調節麻痺薬を使用する．調節麻痺薬は，就学前ではアトロピン硫酸塩（以下　アトロピン）を，小学生以上ではシクロペントラート塩酸塩（以下　シクロペントラート）を用いる．中学生以上であっても，調節けいれんや近視眼鏡の過矯正が疑われる場合には，一度は調節麻痺下屈折検査を行う．そのうえで，前眼部から後眼部にかけての器質的異常の有無を調べる．

　内斜視の診断名は，①発症時期（先天性，後天性），②外転制限の有無（共同性，非共同性），③原因（特発性，屈折性調節性，続発性，医原性，外傷性など），④斜位の持続（恒常性，間欠性，周期性）などの組み合わせでつけられている．以下にそれぞれの診察のポイントを示す．

1　発症時期の確認

　生後6カ月以内に発症しているものを乳児内斜視あるいは先天内斜視といい，それ以降に発症したものを後天内斜視という．新生児では斜視の頻度が高く，生後4カ月以内の斜視の判断が難しいこと，斜視が自然に改善する可能性があることから，6カ月以前に確認したものを先天性と呼ぶことにしている．一方，外眼筋線維症やDuane症候群のように外眼筋や神経の異常のために眼球運動制限が起こる真の先天性の患者も含まれる．その場合でも，小児は顔回しをして物を見ることが多いため，保護者が眼位異常に気づくのは遅くな

ることが多い．したがって，先天性か後天性かの確認には，家族に生後6カ月以内に撮影された写真を見せてもらうことなどが必要である．

2　外転制限の有無

　外転制限の有無を確認するのは，乳幼児では容易ではない．こちらが示す固視目標を追視することが困難な場合がある．特に乳児内斜視では，交差固視といって，両眼を内転位に固定した状態で側方を内転している眼で追うことがある．また，眼振阻止症候群は，斜視の原因は眼振であるが，内転位に眼を固定すると眼振が減少することから，眼振は外転させたときにしかみられない．このように，外転制限をみるためには，片眼を手や遮閉具でしっかり遮閉した状態で，頭や体を反対方向に動かすときに眼球が反対方向に動く「人形の目現象」を確認するとよい．

3　内斜視の原因

　内斜視の原因を明らかにすることは，治療方針決定のために最も重要である．頻度の高い小児の内斜視には屈折性調節性内斜視がある．未矯正の遠視のために近方を明視しようとすると，内斜視が出現する．1歳半頃から5歳までに発症することが多く，発症初期には間欠性のことがある．また，急性内斜視として頭蓋内疾患を疑われることもある．乳幼児の後天内斜視をみたら，必ず調節麻痺薬を使って屈折検査を行う．乳児では＋3.00D以上，1歳以上なら＋1.50D以上の遠視があれば，屈折矯正を試みる．屈折矯正で眼位が完全に斜位になるなら純調節性内斜視，内斜視が残存するなら部分調節性内斜視と診断する．注意が必要なのは，1歳未満でも5歳以上でも調節性内斜視は発症しうるということで，乳児内斜視との鑑別が困難な場合がある．そのような場合には，遠視の程度が少なくても，屈折矯正を試してみるとよい．続発内斜視は，片眼の著しい視力障害（感覚性斜視）や自然経過によるもの，あるいは外斜視手術の過矯正，その他の眼科手術による合併症（強膜内陥術など）等の医原性，さらに外傷による外転神経麻痺，外直筋障害が挙げられる．また，近年は近視人口の増加とデジタルデバイスの長時間視聴が関連する急性後天共同性内斜視や

近視性開散不全型内斜視（遠見でより強い内斜視）が増加している．身体表現性障害（心因性）で急性内斜視になることがある．多くは調節けいれんを伴っている．

4 斜位の持続

内斜視は，外斜視に比較すると斜位を保つことは少ない．一方，遠見時と近見時で斜視角が異なるために遠見時のみ内斜視，あるいは逆に近見時のみ内斜視という状況になることがある．加齢に伴う後天内斜視は遠見内斜視，高調節性輻湊対調節比（accommodative convergence/accommodation ratio：AC/A 比）に代表される調節性内斜視は近見内斜視である．周期性内斜視はきわめてまれな内斜視で，多くは 48 時間周期で斜視と斜位を繰り返す．斜位のときにはどれだけ遮閉検査を行っても斜視になることはない．一方，発症初期には周期性がはっきりせず，間欠性内斜視あるいは急性内斜視と診断される．近年はデジタルデバイスの過剰使用に伴う内斜視が問題となっているが，屈折性調節性内斜視や頭蓋内疾患との鑑別が必要である．

II 偽内斜視

内斜視の検査は，他の斜視の検査と基本的には同じであるが，日本人の乳幼児は鼻根部が低く，内眼角贅皮のために内斜視のようにみえることがしばしばある．図1のように鼻根部を指でつまんで確認するとよい．しかし，近年の研究では，偽内斜視（pseudoesotropia）と診断された患者のうち 12～15％は，のちに真の内斜視であったと判明していることを忘れてはならない[1]．図2は，スポットビジョンスクリーナーで斜視の疑いとされた 1 歳児である．鼻根部をつまむと偽内斜視のようにもみえるが，瞳孔の反射をよくみると右内斜視であることがわかる．このように，偽内斜視と判断しても半年～1 年後に再検査を行うのが望ましい．

III 急性後天共同性内斜視

文字通り急性発症で眼球運動障害のない内斜視を指す．このうち，若年者にみられる特徴的なも

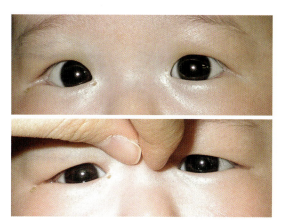

[図1] 偽内斜視

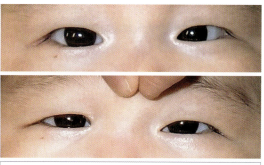

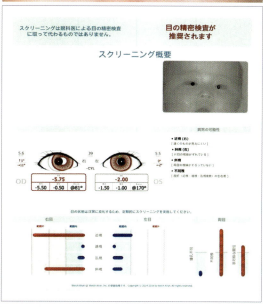

[図2] 真の内斜視

のを「急性後天共同性内斜視（acute acquired comitant esotropia）」と呼んでいる．古くから，①片眼の遮閉によって両眼視が妨げられたことがきっかけで起こるもの，②精神的，身体的ストレ

スによって引き起こされるもの，③近視に合併するものに分類されている．また，頭蓋内疾患によって引き起こされるもの，周期性内斜視なども含まれる．近年はスマートフォンに代表されるデジタルデバイスの過剰視聴によって急性内斜視が発症したという報告が散見されており，適切なデジタルデバイスの使用が求められる．一方で，デジタルデバイスの視聴時間は年々増加しており，デジタルデバイスの過剰視聴の定義は定まっていない．頭蓋内疾患のなかには眼球運動制限が明らかでない内斜視が含まれることも念頭に置き，慎重な対応が必要である．特に低年齢児では，携帯型のデジタル機器を視聴するときに，視距離が極端に短くなること，両眼視機能が脆弱なためいったん両眼視ができなくなると回復が困難になるおそれがあることから，保護者による適切な管理が求められる（図3）．

IV 内斜視の治療

1 屈折矯正

小児であっても成人であっても，適切な屈折矯正を行うことが必要である．5歳以下で発症する内斜視の原因としては，遠視性屈折調節性内斜視の頻度が最も高い．調節麻痺薬を使用したうえで，適切な眼鏡をできるだけ早期に装用させることが大切である．また，高 AC/A 比を伴う調節性内斜視では，二重焦点眼鏡を用いて近見時の内斜視を軽減することが可能である．問題は，小児では二重焦点を上手く使いこなせないこと，下方と上方の境目をはっきりつけると外見上の問題があることである．

一方，成人も含め中高生以上になると，近視の未矯正あるいは低矯正が目立つ．近視が低矯正のままで生活すると，遠方視が不明瞭のために日常生活で両眼視を維持することが困難である．また，遠方が不明瞭なのは，斜視のために見えにくいのか近視の低矯正なのかがわからず気づかないことが多い．さらに，焦点距離が近いことから，明視するためには対象物に近づく必要があり，それが輻湊過多を生み出し，内斜視の引き金になる可能性があると考えられている．近視進行予防

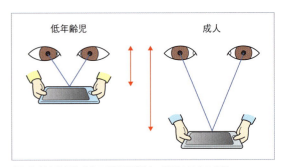

[図3] 低年齢児と成人の携帯型デジタル機器の見方の比較
低年齢児は手が短いため視距離（赤矢印）が短くなり，強い輻湊が必要である．成人は比較的長い距離で見ることが可能であるが，近視を矯正していないと極端に近い距離で視聴することになる．

は，将来の内斜視の予防にとっても重要である（図3）．

2 プリズム療法

複視のある内斜視に対して，最初に試みる治療である．プリズムには，Fresnel膜プリズムと組み込みプリズムがある．通常，眼鏡に組み込めるプリズム度数は5プリズムジオプトリー（△）程度が限度のため，それ以上の斜視に対しては膜プリズムを用いる．しかし，膜プリズムを貼ると見えにくくなるためにあまりプリズム度数の強いものは好まれない．測定された斜視角そのものをプリズム度数として処方するのではなく，患者が見やすくなる最小のプリズム度数を処方するのがコツである．小児では，斜視による弱視予防や治療，両眼視機能の保持のためにFresnel膜プリズムを用いることがある．

3 A型ボツリヌス毒素注射

A型ボツリヌス毒素注射が斜視治療に使えるようになった．内斜視に対しては内直筋に注射することになる．12歳以上しか適応でないため，乳幼児に用いることはできない．また，使用に際してはeラーニングを受けることが必要である．日本弱視斜視学会と日本神経眼科学会はガイドラインを示している[2]．外転神経麻痺の初期，小角度の内斜視，手術不適応者などが対象となる．特に，外転神経麻痺は自然寛解することがあるために，早期の手術は推奨できない．そこで，内直筋の拘縮を予防して自然治癒を促す目的で使用される．

4 斜視手術

内斜視の手術としては，内直筋減弱術，外直筋

②外斜視

I 疾患の特徴

外斜視（exotropia：XT）の有病率は1%以上でアジア人に多いとされるため、眼科の日常診療でよく経験する．表1に示すように，固視方向によって眼位が変化しない共同性外斜視と，変化する非共同性外斜視に大きく分類され，さまざまな疾患から外斜視が生じるが，ほとんどが間欠性外斜視である．急性発症した場合は複視を訴えるが，幼少時から外斜視がみられる場合は症状の自覚がほとんどない．

II 鑑別の要点

外斜視が共同性か非共同性か，急性発症か以前からあるのかで治療方針が異なってくる．臨床的によく経験するものから以下に挙げていく．間欠性外斜視は，複視，片眼つぶり，眼精疲労，調節不全，斜位近視，小視症などの症状を訴えることがある．非優位眼に抑制がかかっている場合には症状はないが，整容目的で眼科を受診する．遮閉試験で一時的にでも両眼視が可能かどうかで間欠性の判断をする．恒常性外斜視の場合は，2歳以

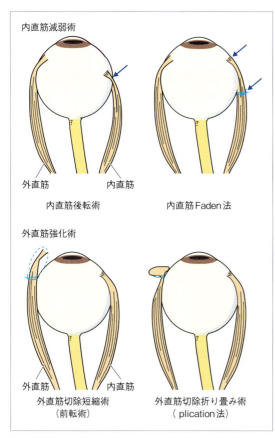

[図4] 内斜視の手術

強化術の単独あるいは両者の組み合わせ（図4），および重症の外転制限を伴う内斜視には筋移動術を行う．また，眼振阻止症候群のように斜視角が不安定な場合や，調節性内斜視のように近見時の斜視角が遠見時に比べて著しく大きい場合などには，Faden法（後部縫着法）が用いられる．屈折性調節性内斜視では，必ず屈折矯正をした眼位を目標として術量を決定する．裸眼のときに内斜視が残るのはやむを得ないことで，裸眼での斜視がなくなるように手術をすべきではない．

文献

1) Ryu WY, et al：Incidence of strabismus and amblyopia among children initially diagnosed with pseudostrabismus using the optum data set. Am J of Ophthalmol 211：98-104, 2020
2) 佐藤美保ほか：斜視に対するボツリヌス療法に関するガイドライン．日眼会誌 124：501-502, 2020

（佐藤美保）

[表1] 外斜視が生じる疾患

1. 共同性外斜視
   ・間欠性外斜視
   ・恒常性外斜視
   ・感覚性外斜視
   ・輻湊不全
2. 非共同性外斜視
   ・動眼神経麻痺（上下斜視，眼瞼下垂，散瞳）
   ・甲状腺眼症（眼球突出，眼位は朝が悪く時間経過で改善していく）
   ・重症筋無力症（眼瞼下垂，眼位は朝が良く時間経過で悪化していく）
   ・眼窩骨折（外傷歴，内壁骨折）
   ・眼窩筋炎
   ・特発性眼窩炎症
   ・全眼筋麻痺（Fisher症候群，Tolosa-Hunt症候群，Wernicke脳症）
   ・外眼筋ミオパチー（慢性進行性外眼筋麻痺，ミトコンドリア脳筋症，筋強直性ジストロフィ）
   ・Duane症候群（眼球後退）
   ・Crouzon症候群（頭蓋骨・顔面骨縫合の早期癒合による特徴的な顔貌）
   ・眼窩内腫瘍
3. 続発外斜視（外傷，術後）

下で発症したものは両眼視の発達が難しいため，治療しても立体視機能の獲得が困難である．片眼の視力不良例で生じる感覚性斜視は，2〜4歳以降は徐々に進行する外斜視となる．見た目は外斜視の容姿ではあるが，実際には眼位は正位で偽斜視であることもある．また，急に複視を訴えた場合は，動眼神経麻痺（内直筋麻痺）による麻痺性斜視の可能性があるため，まずは頭部MRIなどで頭蓋内病変の精査を行う．特に散瞳している場合は圧迫性病変を考え，頭痛が併発している場合は内頸動脈後交通動脈（internal carotid-posterior communicating artery：ICPC）分岐部動脈瘤の可能性もあり，緊急で脳外科へ紹介しなければならない．なお，精神疾患をもつ患者は外斜視が多い傾向にある．**表1**に挙げるような他の特徴が診断の一助となる．

外斜視の眼位検査は，基本的に完全矯正下で交代プリズム遮閉試験（alternate prism cover test：APCT）を行う．そのほかにも，眼球運動の共同性を評価するHess赤緑試験，Bagolini線条レンズなどを用いた両眼視機能検査，チトマスステレオテストなどを用いた立体視検査を行い，病態を把握する．非共同性の場合は，精査のため頭部MRIを行う．

Ⅲ　治療

外斜視の治療は，特に非共同性の場合は疾患によって異なり，それぞれの疾患の治療に準ずるが，一般的な対症療法はプリズム眼鏡，斜視手術である．ここでは最も多い間欠性外斜視の治療について述べる．

1　非観血的治療

プリズム眼鏡は，複視や眼精疲労の症状を緩和するために有用である．片眼につき5△程度なら組み込み型眼鏡，40△までならFresnel膜プリズムがあるが，プリズム度数が大きいほど見えにくい．他の方法については，優位眼の遮閉，または優位眼がない場合の交代遮閉，オーバーマイナスレンズ眼鏡（過矯正で調節性輻湊を促す方法）などがある．遮閉やオーバーマイナスレンズ眼鏡などの矯正効果は一時的なものに過ぎないため，最

終的に観血的治療となる可能性がある．

2　観血的治療

手術時期については，抑制の定着を避けるため早期介入がよいとする考え方や，成長するまで手術を遅らせるべきとする考え方，さらに，手術時の年齢は結果に影響しないという考え方もあり，結論は出されていない．術前などの正確な眼位検査は，「頑固な」融像（tenacious fusion）の影響により「真の眼位」を測定できていないため，プリズム順応検査（prism adaptation test：PAT）を行う．方法は，①完全矯正下APCTで測定した眼位のFresnel膜を非優位眼の眼鏡のレンズに貼り付け，②20〜30分後に再度APCTを行い，増加分のFresnel膜に貼り替える．②を繰り返し，最終的に落ち着いた眼位を「真の眼位」として術量決定に用いる．PATで測定すると，APCTのみの測定よりも眼位が大きくなる傾向がある．

手術は，両眼外直筋後転術（術量が少ない場合は片眼のみ），片眼前後転術（外直筋後転術＋内直筋短縮術）が行われる（**図5**）．両者の選択方法についても専門家の間でさまざまな考え方があるが，結論は出されていない．近見眼位で斜視角が大きい輻湊不全型外斜視に対しては，前後転術が選択される．また，内直筋短縮術は筋切除術とplication法（強膜と筋を縫い縮める方法）の2つが選択できるが，手術の結果に違いはないとされる．plication法は，血管の温存が可能，侵襲性が低い，lost muscle（切断筋が後方に引き込まれる）が生じない，短時間，過矯正に対し早期なら解除が可能という利点から近年選択されている方法であるが，結膜がしばらく隆起するという欠点もある．術量は，各専門施設でさまざまであるが，筆者らの施設の基本的な基準としては，若年者には遠見斜視角5△に対して前後転1mm，成人には7△に対して前後転1mm程度である．**表2**[1]に他施設での術量の一例を示すが，おおよそ同程度である．小〜中学生までは全身麻酔，それ以降では可能であれば局所麻酔で加療する．より正確に眼位を矯正する方法として調節糸法がある．

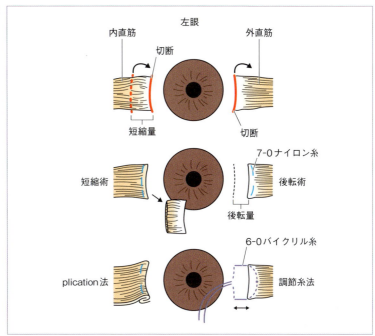

[図5] 外斜視の手術

3 術後の戻り

注意すべき点は，外斜視手術の術後に「戻り」が生じることである．戻りとは，術後しばらくすると眼球が徐々に外方へ偏位し，手術の矯正効果が減弱していくことである．戻りの量は若年者が大きく，高齢者になるほど小さい．1〜3カ月のうちに生じ，その後も少しずつ生じる．若年者では1〜4年の間におよそ20△の戻りが生じる．したがって，若年者では斜視手術後には過矯正になっている方が術後成績が良い．戻りがあるため，術後の経過観察期間は若年者で2〜4年，成人では1年以上が望ましい．

IV 患者への対応

外斜視の患者に対しては，まず病態を把握するために前述の検査を行う．外斜視になる病態によって治療の緊急性や方法が異なるため，鑑別が重要である．間欠性外斜視であれば治療は必須ではないため，患者の意向をよく聴くことが大切で

[表2] Wrightらの術量

眼位	両眼外直筋後転術	片眼前後転術	
	外直筋後転量	外直筋後転量	内直筋短縮量
15△	3.0mm	4.0mm	3.0mm
20△	4.0mm	5.0mm	4.0mm
25△	5.0mm	6.0mm	4.5mm
30△	5.5mm	6.5mm	5.0mm
35△	6.0mm	7.0mm	5.5mm
40△	6.5mm	7.5mm	6.0mm
50△		8.0mm	6.5mm

（文献1）より改変）

ある．患者によっては，そのまま経過観察することもある．また，診断や治療方法に苦慮する場合は積極的に斜視専門医に相談することを推奨する．

文献
1) Wright KW, et al eds：Pediatric Ophthalmology and Strabismus, 3rd ed, Oxford University Press, 2012

（濱﨑一郎）

③上下斜視・回旋斜視・A-V 型斜視

[表3] 上下直筋・斜筋の作用

	上下	回旋	水平
上直筋	上転	内方回旋	内転
下直筋	下転	外方回旋	内転
上斜筋	下転	内方回旋	外転
下斜筋	上転	外方回旋	外転

I 疾患の特徴

1 上下斜視，回旋斜視

　上下斜視（vertical strabismus），回旋斜視（cyclotropia）には，図6に示す状態がある．上下転，回旋に作用する筋には上下の直筋と斜筋があり，これらのアンバランスにより上下斜視が生じる．上下直筋と上下斜筋は上下方向への作用だけでなく，水平や回旋方向への作用（表3）にも関係しており，上下斜視は回旋斜視や水平斜視を伴うことが多い．また，上下直筋・斜筋の作用については，外眼筋の解剖を考えると理解しやすい．上下直筋は，外転時に眼球の向きと筋の走行が一致するため上下転作用が強まり，内転時には上下転作用が弱くなり，回旋作用が強くなる．上下斜筋では内転時に上下転作用が強くなり，外転時に回旋作用が強くなる（図7）．

2 A-V 型斜視

　上方視と下方視の斜視角が10△以上差があるものを，A-V 型斜視（A-V pattern strabismus syndrome）とする．上方視で開散，下方視で輻湊するものが V 型，上方視で輻湊，下方視で開散するものが A 型である．原因としては，外眼筋の過動・不全，解剖学的異常や神経支配の異常

が考えられる．上下筋の過動は，斜筋では内転時に上下偏位が強くなり，直筋では外転時に上下偏位が強くなる．通常は下斜筋過動と上斜筋過動が多く，下斜筋過動では内転時に上方偏位を，上斜筋過動では内転時に下方偏位を認める．原発性のものと，上下筋麻痺による続発性のものがある．

II 鑑別の要点

　上下斜視のうち，狭義の上下斜視はまれであり，大部分は交代性上斜位，上下筋過動，上下筋麻痺および機械的運動制限である．鑑別疾患を表4に示す．上下斜視の診断には，下記の検査が必要となる．後天性，眼球運動障害を伴うものは，頭蓋内や眼窩の画像検査や血液検査を行う．

1 9方向むき眼位検査

　共同性か非共同性か，外眼筋の麻痺や過動，A-V 型について知ることができる．フラッシュを使用して写真撮影を行うとわかりやすい．大型弱視鏡は9方向での水平，上下，回旋斜視角を測定でき，有用な検査である．Hess 赤緑試験では，眼球偏位があれば図は偏位方向にずれ，麻痺があ

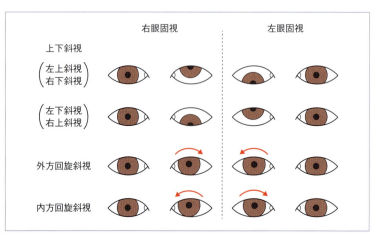

[図6] 上下斜視と回旋斜視
右眼固視での左上斜視と，左眼固視での右下斜視は同義である．回旋斜視には外方回旋斜視と内方回旋斜視がある．

③上下斜視・回旋斜視・A-V型斜視

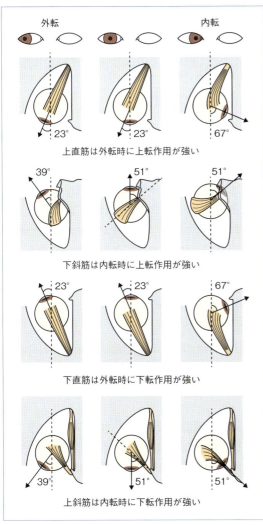

[図7] 外眼筋の作用
直筋の上下転作用は外転時に強くなり，斜筋は内転時に強くなる．上下直筋は内転作用，上下斜筋は外転作用がある．上の筋は内包回旋，下の筋は外方回旋に作用する．

[表4] 上下斜視の鑑別疾患

- 交代性上斜位
- 麻痺性斜視(滑車神経麻痺，動眼神経麻痺，両上転筋麻痺(double elevator palsy))
- 上下筋の過動症(下斜筋過動，上斜筋過動が多い)
- 筋原性斜視(甲状腺眼症，眼窩筋炎)
- 眼窩底骨折，腫瘍などによる機械的斜視

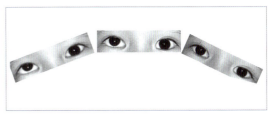

[図8] Bielschowsky 頭部傾斜試験
右上斜筋麻痺の症例．自然頭位では左に斜頸している．患側が右に頭部傾斜すると，右上斜視が悪化する．

ればその作用方向で図が狭くなる．

2 Bielschowsky 頭部傾斜試験，頭位異常検査

片眼性の上斜筋麻痺や交代性上斜位では，頭部傾斜がみられることがある．例えば，右上斜筋麻痺の症例は正面視では右上斜視となり，複視を自覚するため，左に頭部傾斜して眼位を補正している．患側に頭を傾けると上下斜視が悪化する(図8)．これは，右上斜筋麻痺のため，右に頭部傾斜すると右眼が内方回旋できず，内旋に関わる上直筋が代わりに作用するため右眼が上転してしまうからである．

上方視で複視が強く，下方視で消失する場合は顎上げの頭位を示し，上方視で消失する場合には顎下げの頭位を示す．V型外斜視では上方視で斜視角が大きくなるため，顎上げの頭位を示す．

3 回旋の検査

上下斜視の診断では，回旋斜視の有無が重要である．大型弱視鏡，cyclophorometer では，回旋斜視の測定が可能である．眼底写真でも回旋の有無が判断できる．

III 治療

1 プリズム眼鏡

小角度の上下斜視，眼鏡装用に抵抗がない症例には，プリズム眼鏡が有効である．回旋斜視についても，上下斜視の補正のみで複視が改善する可能性があるが，上下斜視の補正をしても回旋複視が改善しない場合には手術が必要となる．組み込み型のプリズムは片眼で5△程度が限界であり，それ以上になると Fresnel 膜プリズムとなる．

2 手術

複視や頭位異常を伴っている場合や，整容的な改善を希望している場合が手術適応となる．先天

583

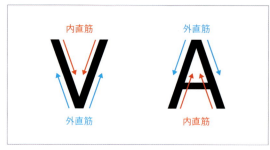

[図9] A-V型斜視における水平直筋移動
V型斜視では外直筋は上方，内直筋は下方へ移動する．A型斜視では外直筋は下方，内直筋は上方へ移動する．

性のものでは複視の訴えがないことがほとんどであるが，頭位異常があると骨格の左右差を生じる可能性があるため，学童期での手術加療が望ましい．上下斜視の手術では，必ず回旋斜視の有無も確認する．例えば，上斜筋麻痺では患眼の上斜視と外方回旋斜視を伴うことが多く，患眼の下斜筋減弱術，もしくは健眼の下直筋後転術を行う．外方回旋偏位の矯正では，下直筋の鼻側移動を併用することも有効である．回旋斜視が主である場合には，上斜筋前部前転術を行う．また，水平斜視の手術で過動を伴わないA-V型斜視については，直筋の上下移動を行う（図9）．

IV 患者への対応

複視は，患者によっては「ぼやける」，「かすむ」などと訴えることがある．特に小角度の上下斜視や回旋斜視では，斜視を疑って診察をしなければ見逃してしまう．また，患者が何を望んでいるのかによって治療方針を選択する必要があり，訴えをよく聴くことが診断，治療に重要である．

④交代性上斜位

I 疾患の特徴

交代性上斜位（dissociated vertical deviation：DVD）とは，一眼を遮閉すると遮閉眼が上転するもので，Heringの法則に従わない分離性眼球運動である．DVDの多くは，他の斜視に合併する二次的な上下斜視である（表5）．正常の両眼視をもつ人にみられることはまれで，両眼視不良のことが多い．DVDの病態としてdorsal light reflex（姿勢反射）が考えられている．両眼視が完成する前に何らかの視機能異常が引き起こした結果として生じると考えられている．

1 交代性上斜位の特徴

①Heringの法則に伴わない：通常であれば左上斜視＝右下斜視であるが，DVDでは非固視眼が上斜視となり，Heringの法則に矛盾する（図10）．

②両眼視機能異常や弱視，視力障害を伴うことが多い：正常な両眼視機能をもっていれば融像により眼位を保持できるが，斜視や視力不良により保持機能が損なわれるとDVDやA-V型斜視を生じると考えられる．

③斜視角に変動がある：水平斜視にDVDが合併する場合は，水平・上下斜視角が一定せず，手術の量定が困難であり，術後の過矯正や低矯正を生じる可能性がある．斜視角の変動が大きい場合は経過観察をし，手術の量定も慎重に行う必要が

[表5] 上下斜視の鑑別疾患

1. 一次的に生じる上下斜視
    ・上斜筋麻痺
    ・Brown症候群
    ・両上転筋麻痺（double elevator palsy）
    ・動眼神経麻痺
    ・Duane症候群
    ・斜偏位（skew deviation）
    ・重症筋無力症
    ・機械的運動制限
2. 二次的変化で生じる斜視
    ・交代性上斜位（DVD）
    ・下斜筋過動，V型斜視
    ・上斜筋過動，A型斜視

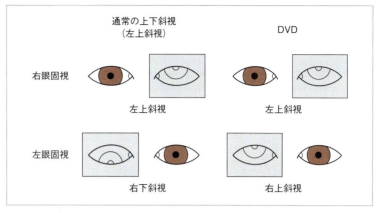

[図10] 通常の上下斜視と，交代性上斜位（DVD）における遮閉試験
通常の上下斜視では，例えば左上斜視では右眼固視で左眼が上転し，左眼固視で右眼が下転する．DVDでは右眼固視では左眼が上転し，左眼固視では右眼が上転する．

ある．
　④頭位異常や眼振を示すことがある
　⑤Bielschowsky現象：固視眼の眼前に徐々に濃い遮閉フィルタを入れていくと，遮閉して上転していたDVDが正位に戻り，フィルタを除去するとまた上転する現象である．
　⑥両眼性であることが多い
　⑦外方回旋を伴いながら上転し，内方回旋を伴いながら下転する

II　鑑別の要点

　水平斜視に合併する場合は，斜視角の変動が大きく，手術の量定などが問題になる．DVDの合併を見落とさないためには，変動が大きい場合には何度も診察をすること，DVDの存在を疑って診察することが必要である．
　上下斜視に合併した場合には，上斜筋麻痺など，他の上下斜視との鑑別に苦慮することが多い．上斜筋麻痺では上斜筋遅動，内転位で上下斜視増大，遮閉時にDVDのような上転がないことなどが鑑別となる．DVDは斜筋過動を伴っていることが多く，内転位で斜視角が大きい場合は下斜筋過動を，外転位で大きい場合は上斜筋過動を伴っている可能性がある．両者が合併していることがあり，鑑別が困難な場合も多い．

III　治療

　整容的に支障をきたす場合や，頭位異常をきたしている場合は，手術を行う．
　上直筋の大量後転術：6～10mmの大量後転を行う．左右差が大きい場合は片眼の手術を行い，左右差が小さい場合は両眼の手術を行う．
　下斜筋の前方移動術：下斜筋過動を伴っている場合は，下斜筋の前方移動術を行う．

IV　患者への対応

　DVDの程度に左右差がある場合は，片眼の手術を行うと他眼のDVDが顕在化する可能性がある．術前にこのことを説明し，再手術の可能性について伝えておく必要がある．

（畑　真由美）

⑤Duane 症候群・上斜筋腱鞘症候群（Brown 症候群）・先天外眼筋線維症

[表6] Duane 症候群，上斜筋腱鞘症候群，先天外眼筋線維症（CFEOM）の特徴

	Duane 症候群	上斜筋腱鞘症候群	CFEOM
眼球運動制限	外転制限（Ⅰ型）内転時の眼球後退	内上転制限	全方向制限，眼瞼下垂を伴う眼球は下転位で固定
病態	外転神経の欠損ないしは異形成動眼神経による外直筋への異常神経支配	上斜筋腱の伸展障害	眼球運動神経の形成不全による二次的な筋萎縮

Ⅰ 疾患の特徴

1 Duane 症候群

Duane 症候群（Duane syndrome）（眼球後退症候群）は先天性の病態で，眼球の水平方向への運動制限と，内転時の眼球後退による瞼裂狭小を特徴とし，女性にやや多い．患側の外転が制限されるⅠ型が7～8割を占める．内転が制限されるのがⅡ型，内外転ともに制限されるのがⅢ型である．内転時には，内直筋のみならず，異常神経支配による外直筋の収縮が同時に起こるため眼球後退をきたす．このとき，眼球後退と同時に外直筋が下方偏位をきたすと内転眼の上方移動（upshoot），また外直筋が上方偏位をきたすと内転眼の下方移動（downshoot）が観察されることがある．症例のほとんどは，代償頭位により正位となり両眼視機能を保っている．

2 上斜筋腱鞘症候群（Brown 症候群）

上斜筋腱鞘症候群（superior oblique tendon sheath syndrome）（Brown 症候群（Brown syndrome））は，眼球の内上転制限を特徴とする病態で，上斜筋腱の機械的な伸展障害に起因する．先天性と後天性があり，後天性には炎症性，外傷性，上斜筋短縮術後の医原性などが含まれる．

3 先天外眼筋線維症

先天外眼筋線維症（congenital fibrosis of the extraocular muscles：CFEOM）は，先天性かつ主に両側性で非進行性の眼球運動制限・眼瞼下垂を特徴とする．眼球は下転位で固定され，代償性の顎上げ頭位をとる．外眼筋支配神経の先天的な形成不全による外眼筋の線維化がその病態である．以前は general fibrosis syndrome と呼ばれていた．原因遺伝子が同定されており，病型はCFEOM1～3 に分類される．CFEOM1 は，常染色顕性遺伝性で両眼とも下転位で固定され，垂直方向へは強い制限があり，牽引試験は陽性であ

る．水平方向も制限がみられる．CFEOM2 は，常染色体潜性遺伝性でCFEOM1 よりさらに強い眼球運動制限と外斜視，および瞳孔異常（縮瞳と対光反射遅鈍）を伴う．CFEOM3 は，常染色体顕性遺伝性で前二者よりも眼球運動制限が軽度で，瞳孔異常は伴わず，眼瞼下垂は片側性の場合もある．

Ⅱ 鑑別の要点（表6）

1 Duane 症候群

検査協力が得られる年中ないし年長以降の児童では，眼球運動制限と眼球後退の確認は容易であり，診断に苦慮することはまれである．一方，乳幼児は協力が得られにくく，まれに合併する斜視や斜視弱視を見逃さないことが重要である．これについては，辛抱強く行動観察を行うことに尽きる．先天性の外転神経麻痺と顔面神経麻痺を合併する Möbius 症候群も鑑別が必要である．

2 上斜筋腱症候群（Brown 症候群）

同側の下斜筋麻痺との鑑別が重要となるが，牽引試験における抵抗の有無で鑑別可能である．また，下斜筋麻痺が A 型の共同性異常を示すのに対して，Brown 症候群は V 型の異常を示すことも鑑別点となる．

3 先天外眼筋線維症

ミトコンドリア脳筋症の一つである慢性進行性外眼筋麻痺（chronic progressive external ophthalmoplegia：CPEO）（Kearns-Sayre 症候群）は，幼児期発症で眼瞼下垂と眼球運動障害を伴い，CFEOM との鑑別疾患となる．CFEOM は支配神経の形成不全による二次的な筋萎縮である

が，CPEO はミトコンドリア機能異常に起因する筋自体の進行性萎縮がその病態である．

Ⅲ　治療

1　Duane 症候群

正位を保つための代償頭位が著しい場合や顕性斜視がある場合に，手術を行う．Ⅰ型ないしⅢ型の内斜視に対しては，患側内直筋の後転を行う．Ⅱ型の外斜視に対しては，眼球運動制限のない方の外直筋を後転する．upshoot, downshoot を伴う場合には，外直筋を付着部で Y 字状に裂いてそれぞれ上下方に縫着する Y-splitting を併用する．

2　上斜筋腱鞘症候群（Brown 症候群）

先天性，後天性ともに基本的には経過により改善がみられることが多いため，保存的観察を行う．十分な改善がみられない場合には，先天性では上斜筋麻痺に注意しながら上斜筋減弱術を行う．後天性で炎症を伴う場合にはステロイド薬局所注射，上斜筋短縮術後の場合には縫縮糸の減弱を行う．

3　先天外眼筋線維症

顎上げの代償頭位が著しい場合には，原因となる眼球の下転位改善のため下直筋の大量後転を行う．通常の術量では低矯正となるため，ときに調節糸法を併用する．

Ⅳ　患者への対応

後天性の Brown 症候群を除き，これらはすべて先天性であるため診断時には視機能の発達過程にあることが多い．小児診療の基本として，前述の治療に加えて，眼鏡矯正を含め視機能の発達を定期的に観察・評価する．

（吉田正樹）

⑥sagging eye syndrome・固定内斜視

Ⅰ　疾患の特徴

sagging eye syndrome（SES），固定内斜視（heavy eye syndrome：HES）ともに，眼窩プリーの一部である外直筋（lateral rectus muscle：LR）と上直筋（superior rectus muscle：SR）の LR-SR バンドが障害され，発症する疾患である．眼窩プリーは，眼球の赤道部後方で，眼球を取り囲むようにリング状に存在する支持靱帯である．外眼筋が強膜表面で位置ずれを起こさないように走行を安定させ，眼球運動の起点となる機能的起始部としての役割をもっている．コラーゲンが主成分である外直筋プリーと LR-SR バンドは加齢により変性し，外直筋プリーは下降し，LR-SR バンドは断裂する．成人発症の複視の 25〜33％が SES であり，年齢とともにその発症率は増加し，やや女性に多い疾患である[1]（図 11）．

一方，HES は，眼窩容積に対して眼球容積が相対的に大きいため，眼球が安定的に筋円錐内にとどまることができなくなり，眼球後部が上直筋と外直筋の間に脱臼するために発症する．この脱臼によって物理的に LR-SR バンドは引き伸ばされ，上直筋は鼻側に，外直筋は下方に偏位し，眼球が内下方に固定される．HES の多くは強度近視が原因で，HES の軽症例で眼球運動が維持されるものを強度近視性内斜視と呼ぶ（図 12）．

Ⅱ　鑑別の要点

表 7 に，SES，HES，後天共同性内斜視の鑑別点をまとめた．

Ⅲ　治療

SES も HES も，小角度の場合はプリズム眼鏡での治療が可能である．しかしながら，両疾患とも進行を認めることが多く，その際は斜視手術となる．SES は，内直筋弱化術（後転）もしくは外直筋強化術（前転）が選択となる．内直筋後転は

通常の手術より効果が減弱するため，ねらいの角度を倍にして手術計画を立てる．外直筋前転は通常通りの手術量で手術計画を立てる．SES の上下斜視の治療は，小角度であるためプリズム眼鏡を用いることが多いが，点眼麻酔下で患者の自覚を確認しながら手術をする術中調整法で治療を行うこともある．HES は，筋円錐外に脱臼している眼球の位置を修正する必要があるため，上直筋と外直筋の筋腹を結合する横山法が有効である．HES の軽症例である強度近視性内斜視も，斜視角が小さくても脱臼角が大きい場合は横山法が必要なことがある．

Ⅳ 患者への対応

SES の長期経過では，20％程度が再発している．そのため，治療によって複視が消失しても，再発の可能性があることは説明が必要である．HES に対し，侵襲が大きい横山法を施行せず，通常の斜視手術をした際も，さらに脱臼角が開大すると再発する可能性があることは説明が必要である．逆に，横山法後の再発は少ない．

文献
1) Goseki T, et al：Prevalence of sagging eye syndrome in adults with binocular diplopia. Am J Ophthalmol 209：55-61, 2020
2) Goseki T：Sagging eye syndrome. Jpn J Ophthalmol 65：448-453, 2021

（後関利明）

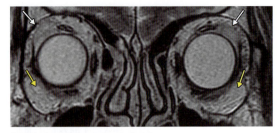

[図 11] sagging eye syndrome (SES)
眼窩 MRI，冠状断．外直筋（黄矢印）は下垂し，上方が耳側に傾斜している．LR-SR バンド（白矢印）は延長・断裂をきたしている．

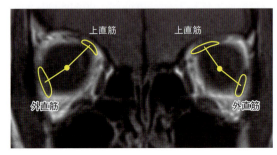

[図 12] 固定内斜視（HES）
眼窩 MRI，冠状断．上直筋は鼻側に，外直筋は下方に偏位している．上直筋中心-眼球中心-外直筋中心のなす角度が 120°以上と開大している．

[表 7] sagging eye syndrome (SES)，固定内斜視 (HES)，後天共同性内斜視の鑑別

	SES	HES	後天共同性内斜視
外直筋の位置	下方偏位	下方偏位	不変
上直筋の位置	不変	鼻側偏位	不変
LR-SR バンドの性状	延長・断裂・消失	延長・断裂・消失	不変
脱臼角（外直筋中心-眼球中心-上直筋中心の角度）	120°以下	120°以上	90°
眼球の位置	不変	上耳側に偏位	不変
屈折	いずれの屈折もあり	強度近視	近視の未矯正
眼位（水平）	遠見：内斜視 近見：斜位	大きな内斜視	共同性内斜視
眼位（垂直）	小角度（5Δ 程度）の上下斜視	脱臼に左右差があると上下斜視あり	なし
眼球運動	軽度上転障害	外転・上転障害	制限なし
顔貌	上眼瞼の凹み（sunken upper eyelid)	特記なし	特記なし

SES，HES の鑑別のためには MRI が必要である．

⑦先天眼振・眼性頭位異常

I 疾患の特徴

先天眼振（congenital nystagmus）には，以下の5種類がある．

1 乳児眼振（狭義の先天眼振）

発症初期は大きな水平の往復運動がみられ，生後6カ月頃から振子眼振に変わり，1歳頃から左右どちらかに引っ張られるような律動眼振がみられる．そして，律動眼振がみられると，眼振の揺れが最も弱くなる静止位が確立されてくる．

本人は静止位で見たときが最も見やすくなるため，静止位が正面にない場合には，静止位を正面に向ける頭位異常がみられるようになる．いわゆる眼性頭位異常である（図13）．また，静止位より右方向を見ると律動眼振の急速相（向き）は右向きに，左方向を見ると左向きにみられるのが乳児眼振の特徴である．輻湊により眼振が減弱する症例が約80％にみられる．

2 先天周期交代性眼振

最初は乳児眼振と同様の経過をたどり，3歳を過ぎた頃から静止位が一定の所にとどまらず，周期的に左右に移動するようになるのが特徴である．静止位が左右に移動するため，見やすい静止位にあわせて顔の向きを変える．ただし，左右の周期は一定ではなく，どちらかに長くとどまる症例も多いので，乳児眼振と誤診しないように気をつける必要がある．先天周期交代性眼振と乳児眼振とを併せて，乳児眼振症候群という．

3 潜伏眼振・顕性潜伏眼振

両眼で見ているときは眼振がみられないが，視力検査などで片眼を遮閉すると揺れるようになるのが潜伏眼振である．開放眼（固視眼）に向かう律動眼振が，両眼に惹起される．例えば，左眼遮閉をすると右向きの律動眼振がみられ，遮閉を右に変えると左向きの律動眼振に変わる．

顕性潜伏眼振は，斜視（先天内斜視，交代性上斜位など）や弱視がある場合に，遮閉なしでみ

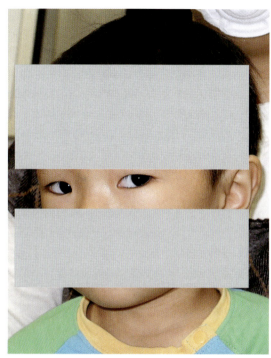

[図13] 乳児眼振の頭位異常
左方静止位の乳児眼振．顔を右に回して左眼使いで見る．

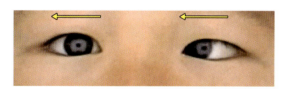

[図14] 顕性潜伏眼振
内斜視があり，右眼固視をしているため，右への律動眼振がみられる．

られる潜伏眼振である．斜視や弱視があると，遮閉なしの状態で，常にどちらかの眼が優先固視をしているために，その固視眼の方向に向かう律動眼振がみられる（図14）．

4 眼振阻止症候群

片眼が内転し，内斜視の状態で眼振を減弱させている病態である．内転眼で固視するため，顔を内転眼の方向に回して視標を見る．その内転眼を外転させると，外転方向に向かう律動眼振がみられる．

5 点頭発作

点頭発作（spasmus nutans）は，生後早期から3歳頃までにみられはじめる眼振で，振幅の小さ

な振子眼振を示すことが多く，その揺れは左右眼で同調性がない．異常頭位と頭部のうなずきを示すのが特徴である．純粋な点頭発作は小児期に自然に消失するので，そのまま経過をみてもよいが，視神経や視交叉部の神経膠腫などの中枢神経系病変による眼振でも同様の揺れ方を示すことがあるため，必ず頭部MRIによる精査をしておく必要がある．

Ⅱ　鑑別の要点

生理的眼振である終末位眼振と，病的眼振である黒内障性眼振は，先天眼振との鑑別を要する．

1　終末位眼振

極位側方視をしたときに，外転眼に数秒間みられる振幅の小さな律動眼振で，生理的にみられる．疲労時にも同様の眼振がみられることがあり，これは疲労眼振と呼ばれる．

2　黒内障性眼振

小眼球，先天白内障，1色覚，眼白皮症などの視力障害にみられる眼振で，振子眼振を示すことが多いが，まれに律動眼振もみられる．また，先天的な大脳皮質萎縮などでの視力障害のときにもみられるため，視性眼振ともいわれる．

Ⅲ　治療

現在の医学では先天眼振を止める有効な方法はない．そこで，治療方針としては，頭位異常が体幹の発達に支障をきたしたり，顔回しなどが気に

なったりしたら静止位移動術を考え，視力向上を期待したい場合などには眼振減弱術を行う．

1　（水平方向での）静止位移動術

①Anderson法：両眼のともむき筋（一眼の外直筋と他眼の内直筋）の後転を行う．

②後藤法：両眼のともむき筋の短縮を行う．

③Kestenbaum法：Anderson法と後藤法の組み合わせである．

2　眼振減弱術

①水平4直筋大量後転術：両眼の水平4直筋を8～10mmずつ後転する．筋の張力を弱めて眼振を減弱させる方法である．

②水平4直筋切腱再縫着術：両眼の水平4直筋を付着部から切離し，再びもとの付着部へ縫着する．外眼筋の自己受容器障害による中枢からのフィードバックで，筋収縮が減弱することを期待して行われる方法である．

Ⅳ　患者への対応

成長に伴って揺れ方が変わること，眼振を止める方法は現時点ではないことを伝える．また，静止位以外で見たり緊張したりすると眼振が強くなることがあるので，球技では不利になる可能性があることや，日常生活では特に自動車の運転などでは注意するように説明する．さらに，遺伝形式は明らかではないが家族発症もみられることを話しておくのがよい．

（林　孝雄）

2) 弱視

①弱視総論

I 機能弱視の原因別分類

　機能弱視（functional amblyopia）（以下 弱視）は，視覚感受性期間内に，両眼または片眼に何らかの原因があって視性刺激が遮断される状態が続いた際に発症する．感受性期間とは，外界からの刺激によって脳の神経回路が集中的につくられる期間のことを示す．弱視の原因は，①屈折異常，②斜視，③形態覚遮断に大別される．原因別に細分化すると，屈折異常弱視・経線弱視，不同視弱視，斜視弱視，微小斜視弱視，形態覚遮断弱視に分けられる（**表1**）．原因が1つではなく，いくつか合併している場合もあるが，斜視があれば斜視弱視の要素が強く，形態覚遮断の既往があれば形態覚遮断弱視の要素が強いと判断される．

　ヒトの視覚感受性期間（主に視力を想定）は，「出生直後は低く，以後次第に高くなり，1歳6カ月頃が最も高く，以後次第に減衰して8歳頃まで続く」とする見解が一般的である．立体視の感受性期間はより早期に存在すると考えられている．弱視治療は視覚感受性期間により制限されるため，早期発見・早期治療が大切である．しかしながら，8歳以上の症例においても弱視治療が奏効する可能性は十分にあり，視覚感受性期間のピークを過ぎた場合でも，これまで未治療である場合などでは弱視の治療を試みる選択は十分にありうる[1]．どの程度の視力低下を弱視と定義するかについては議論があるが，わが国においては矯正視力0.8以下を弱視とし，0.1以下は重度弱視，

0.2〜0.5は中等度弱視，0.6〜0.8は軽度弱視に分類されている．

II 弱視治療と患者への対応

　弱視の原因を取り除くこと，弱視眼を積極的に使用させることが原則である．治療が奏効しない場合は，器質的疾患を見逃している可能性があり，改めて注意深く鑑別する必要がある．弱視治療に際しては，現在の弱視治療の方法について患者（保護者）への説明と同意のもとで進めることが必要である．

　弱視治療は，屈折矯正と遮閉法（健眼の遮閉）が基本となる．遮閉法は，眼帯を用いる方法，健眼アトロピン点眼による方法，Bangerterフィルタによる方法が一般的である．遮閉法に用いる眼帯として，皮膚に直接貼る眼帯や，また皮膚に直接貼らずに眼鏡に被せる布タイプの遮閉具も市販されているため，患者の皮膚の状態，装用感，サイズ，外見上の好みなどを考慮して選定する．また，近年わが国ではタブレット型の弱視訓練器Occlu-pad®も実用されており，弱視治療法の選択肢が広がっている．

　弱視治療は，適応となる患者に対して治療法の選択肢について説明し，同意を得て治療法を選択する．いずれの治療法を選択した場合においても，患者の継続的な努力が不可欠であり，治療に対するアドヒアランスや治療効果を考慮して，治療法の追加，再選択を行う必要がある（**図1**）．弱視の治癒目標としては，視力の回復を根幹とし，立体視の回復程度を参考所見として判定することが必要である[2,3]．

文献
1) Holmes JM, et al：Treatment of amblyopia as a function

[表1] 弱視の原因別分類

	屈折異常弱視・経線弱視	不同視弱視	斜視弱視	微小斜視弱視	形態覚遮断弱視
主原因	屈折異常	屈折異常	斜視	斜視	形態覚遮断
患眼	両眼	片眼	片眼	片眼	両眼・片眼
顕性の眼位ずれ	なし	なし	あり	あり（10△未満）	なし・あり
固視の状態	中心固視	中心固視	偏心固視の場合もあり	偏心固視の場合もあり	偏心個視の場合もあり
治療の反応・予後	良好	良好	やや困難	やや困難	困難

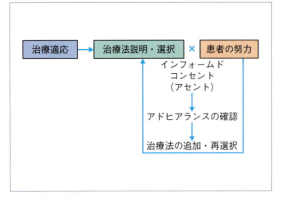

[図1] 弱視治療の考慮点
弱視治療に対する適応診断の後，治療法（屈折矯正，遮閉法，健眼アトロピン点眼，Bangerter フィルタ，Occlu-pad® など）について患者に説明を行い選択するが，どのような治療法を選択したとしても，患者および保護者の努力があって初めて治療効果が得られる．患者が努力を継続できているかどうか，アドヒアランスを確認し，必要に応じて治療法の追加，再選択を行いながら，弱視の治癒を目指していくことが求められる．

of age. Vis Neurosci 35：E015, 2018
2) 植村恭夫：斜視・弱視の診断および治癒基準．眼科 Mook 10 斜視・弱視，丸尾敏夫編，金原出版，1-11，1979
3) 粟屋 忍：弱視の治癒基準．眼科診療プラクティス 35 弱視診療の実際，丸尾敏夫ほか編，文光堂，44-45，1998

②屈折異常弱視・経線弱視

I 疾患の特徴

屈折異常弱視（ametropic amblyopia）は，中等度以上の屈折異常を原因とする両眼性の弱視である．屈折異常弱視のうち，乱視が原因であるものを経線弱視（meridional amblyopia）という．視覚感受性期間内に，屈折異常による網膜像のぼやけにより，正常な視覚発達に必要な視性刺激が不十分となり発症する弱視である．

屈折異常弱視は＋4.00〜＋5.00 D 以上の遠視，経線弱視は強度乱視に起因して発症することが多い．近視の場合は，未矯正の状態において遠点が眼前有限距離にあるため，弱視発症となりにくい．しかしながら，近方作業距離（30 cm より近方）より手前に遠点がある−5.0 D 以上の近視において，未矯正の状態が続けば弱視を発症する可能性がある．未矯正の遠視を有する小児においては，遠視度数を補完する調節により両眼網膜に鮮明な像を得ることができる場合は屈折異常弱視を発症しないが，調節努力によっても網膜に鮮明な像を得ることができない場合には屈折異常弱視を発症する．一方で，中等度以上の遠視があり，それを打ち消すように過大な調節を行った場合には，調節性輻湊が過剰に誘発され，調節性内斜視が発症する（図2）．

屈折異常弱視は中心固視で顕性の眼位ずれはなく，眼間抑制も生じにくいと考えられ，視力および両眼視機能の予後は良好である．しかしながら，10 D を超える強度遠視や強度近視の場合は，予後不良のこともあるとされている．

II 鑑別の要点

視力の向上がみられない場合には，黄斑形成不全などの器質的疾患を有している可能性があるため，OCT や，場合によっては電気生理学的検査を用いて鑑別することが重要である．

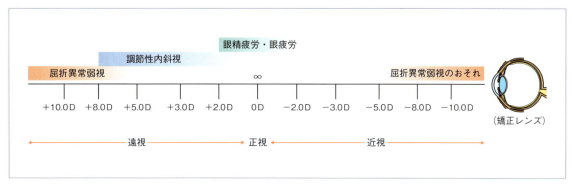

[図2] 屈折異常（両眼）の程度と症状

Ⅲ 治療

屈折異常の完全屈折矯正が原則であり，完全屈折矯正眼鏡を常用することが必要不可欠である．眼鏡処方時に，調節麻痺下の他覚的屈折検査を施行する必要がある．調節麻痺薬として，アトロピンもしくはシクロペントラートの点眼を用いる．弱視治療期間中は常に完全屈折矯正を保てるように屈折値の変化に応じた屈折矯正，眼鏡のフィッティングの確認を来院ごとに行う必要がある．

Ⅳ 患者への対応

屈折異常弱視の場合には，完全屈折矯正眼鏡を装用することで患者自身も視覚の質（quality of vision：QOV）の向上を感じることが多いため，眼鏡装用に協力的であることが多い．屈折度数を合わせるために，眼鏡およびレンズは定期的に交換する必要があることを保護者に説明し，理解してもらう必要がある．眼鏡の常用により視力は徐々に改善するため，治療開始時には焦ることなく，長期の経過観察が必要であることを説明し，3カ月，半年，1年と定期的に経過を追う必要があることを説明する．弱視の程度に左右差が生じた場合は，遮閉法を行うこともある（14-2)-「③不同視弱視」参照）．

14. 斜視・弱視・ロービジョン　2）弱視

③不同視弱視

Ⅰ　疾患の特徴

不同視弱視（anisometropic amblyopia）は，屈折異常に左右差があり，片眼に強度の屈折異常がある不同視を原因として，屈折異常が強い方の眼に生じる片眼性の弱視である．視覚感受性期間内に片眼の網膜像のぼやけが生じることが原因で，正常な視覚発達に必要な視性刺激が不十分となり発症する．特に＋2.00D以上の遠視性不同視においては，遠方視・近方視ともに遠視が弱い方の眼の遠視を調節（左右眼等量）により代償して使うため，遠視が強い方の眼は調節による代償が不十分で，鮮明な網膜像を得られないため，発症リスクが高い．近視性不同視は両眼とも明視域が眼前有限距離にあり，鮮明な網膜像を得る視距離があるため，弱視が発症しにくい．しかしながら，強度の近視性不同視は，近視が強い方の眼の遠点が近方作業距離より著しく近方にあるため，弱視を発症する可能性がある．

Ⅱ　鑑別の要点

微小斜視弱視との鑑別が重要である．特に，治療開始後の視力の向上などの治療への反応が乏しい場合は，微小斜視弱視の可能性を再度精査することが求められる．

Ⅲ　治療

1　屈折矯正

不同視弱視の原因である弱視眼の網膜像のぼやけを矯正する完全屈折矯正を第一に行う．完全屈折矯正に際し，調節麻痺下で両眼の屈折検査を行い，潜伏する遠視を見逃さないように注意する．軽度弱視においては完全屈折矯正眼鏡のみで治癒する可能性はあるが，中等度弱視，重度弱視では屈折矯正のみでの治療は困難であるため，遮閉法などの追加治療が必要である．

2　遮閉法（完全遮閉）

眼帯（アイパッチ）などを健眼に貼付して遮閉する．遮閉時間は2〜3時間/日から開始し，治療効果や治療方法に対するアドヒアランス，および患者の状態を考慮し，遮閉時間の増減を考慮する．副作用として，皮膚のかぶれ，遮閉弱視・遮閉斜視の危険性，社会的・精神的ストレスがあるため，遮閉法を長時間または長期間行う場合には，患者と保護者に十分な説明が必要である．治療に対するストレスは高いため，受診のたびに治療の必要性を説明し，また副作用の有無を確認し，治療を継続している場合は患者と保護者を励ますなどの配慮が重要である．

3　健眼アトロピン点眼による不完全遮閉

調節麻痺薬であるアトロピンを健眼に点眼することで，不完全遮閉による治療を行うことが可能である．調節麻痺作用により，特に近方作業時には弱視眼を優位に使用することを強いる．副作用として，発熱，顔面紅潮，心悸亢進などの全身症状，羞明などの眼局所症状がある．

4　Bangerter フィルタによる不完全遮閉

Bangerter フィルタは光拡散効果のある不透明なシートで，眼鏡レンズの裏に貼付することで不完全遮閉を行う治療法である．

5　Occlu-pad®（両眼開放）

弱視眼のみに画面が見えるように特殊加工されたタブレット端末と，専用の偏光眼鏡を使用することで，両眼開放下でゲームを用いた近見作業を行う弱視治療法である．遮閉具による治療が困難な症例にも受け入れられやすく，家庭では遮閉法，通院時に Occlu-pad® を併用するという活用も可能である．

Ⅳ　患者への対応

眼鏡装用による屈折矯正の重要性を理解してもらう必要がある．健眼の屈折異常が軽度である不同視弱視の場合，眼鏡装用により遠方が自覚的に見えにくくなることもあり，網膜に焦点が合った眼鏡を常用する重要性を説明する．遮閉法を行う場合は，指示された遮閉時間を守れるように，患者・保護者の生活を考慮して遮閉のタイミングや

③不同視弱視

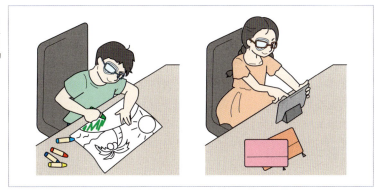

[図3] 遮閉時間の指示と検討
3〜5歳の小児に対して行う遮閉訓練（1日2時間）の一例．十分な睡眠時間を確保しながら，日々の生活のなかで生活力（食べる，着る，社会性の構築，読み書きなど）を学んでいる時期であり，そのなかで遮閉訓練に継続的に取り組むことは，患児と保護者にとってかなりの忍耐と努力が求められる．計画通りに遮閉訓練を実施できない場合でも，患児と保護者を励ますとともに，患児が主体的に行える近方作業などの訓練法について検討しつづけることが求められる．

[図4] 遮閉時の近見作業
遮閉訓練は，一定時間健眼遮閉することのみでよいが，視作業を行うことが，生活のなかで楽しみ（好きな絵本やゲームなど）をもって習慣化する目的としても，アドヒアランス確認の意味でも，効果的である．

時間を検討することが望ましい（**図3**）．遮閉時間を確保するためには，遮閉を行う行為を習慣化することが重要であり，日常生活における遠見作業時（TV視聴など），近見作業時（塗り絵，迷路，タブレット学習，携帯ゲームなど）に遮閉を取り入れることも有効である（**図4**）．

595

④斜視弱視

Ⅰ 疾患の特徴

斜視弱視（strabismic amblyopia）は，斜視によって斜視眼に抑制が生じることにより，使用されない期間が視覚感受性期間内に続くために発症する弱視である．斜視弱視を引き起こす斜視は，内斜視に多いが，交代視ができない外斜視や上下斜視などの場合もある．固視異常を伴う場合の視力および両眼視機能の予後は不良である．両眼視機能の獲得のためには，弱視治療（視力の向上を目的とする）の後に，屈折矯正のみで両眼単一視を得られない場合は，眼位矯正（斜視手術，プリズム眼鏡装用）が必要となることがある．

Ⅱ 鑑別の要点

器質的疾患および固視異常の有無を鑑別する．

Ⅲ 治療

1 屈折矯正

屈折異常の完全矯正により，視覚入力の正常化を図ることが第一選択である（14-2)-「②屈折異常弱視・経線弱視」参照）．

2 遮閉法

偏心固視がある場合は，固視訓練として健眼遮閉を実施し，中心固視を獲得した後に弱視治療として健眼遮閉を行う．中心固視を獲得しているが，健眼遮閉で改善しない場合は，アドヒアランスを考慮し，不完全遮閉（健眼アトロピン点眼など）への切り替えやその他（来院時の Occlu-pad® 使用など）の追加を検討する．斜視弱視の弱視治療は長期間（長時間）に及ぶことが多く，遮閉法の副作用の抑止に注意を払う必要がある（遮閉法については 14-2)-「③不同視弱視」参照）．

Ⅳ 患者への対応

弱視の原因である斜視への理解，および屈折矯正の重要性について理解してもらう必要がある．

⑤微小斜視弱視

Ⅰ 疾患の特徴

微小斜視弱視（microtropic amblyopia）は，眼位ずれの程度が小さい（10△以下）の斜視が一眼に固定されたことにより，斜視眼に抑制が生じ，使用されない期間が視覚感受性期間内に続くために発症する弱視である．微小斜視弱視を引き起こす斜視は，内斜視に多いが，上下斜視やまれに外斜視（融像力が不良な場合）に生じる可能性もある．固視異常を伴う場合の視力および両眼視機能の予後は不良である．両眼視機能の獲得のためには，弱視治療（視力の向上を目的とする）の後に，屈折矯正のみで両眼単一視を得られない場合は，眼位矯正が必要となることがある．

Ⅱ 鑑別の要点

不同視弱視との鑑別が重要である．微小斜視弱視は不同視弱視よりも治療に対する反応が悪い．

Ⅲ 治療

14-2)-「④斜視弱視」参照．

Ⅳ 患者への対応

14-2)-「③不同視弱視」参照．

⑥形態覚遮断弱視

Ⅰ 疾患の特徴

　形態覚遮断弱視（form vision deprivation amblyopia）は，乳幼児期に視性刺激が遮断されることにより生じた弱視である．視性刺激遮断の原因として，視覚感受性期間内の先天（小児）白内障，眼瞼下垂，角膜混濁，眼瞼血管腫，眼帯による遮閉などが挙げられる．視性刺激遮断が短期間であれば，弱視治療が奏効する可能性があるが，長期間であれば，長期間の治療を行っても視力予後は不良であることも少なくない．眼帯による遮閉弱視は，その危険性を知ることで予防できるため，保護者に対して事前に注意する必要がある．

Ⅱ 鑑別の要点

　器質的疾患との鑑別が重要である．原因となる疾患が取り除かれた後に，弱視の程度を評価することが可能となる．

Ⅲ 治療

1 原因疾患の除去
　白内障，眼瞼下垂などの早期手術を行う．

2 屈折矯正
　完全屈折矯正により視覚入力の正常化を図る．

3 遮閉法
　低年齢で発見された片眼性の形態覚遮断弱視においては，健眼遮閉を行えば視力改善につながる可能性はある．しかし，健眼遮閉を長期間行う必要性がある．

Ⅳ 患者への対応

　可能な限り早期に弱視の原因疾患の治療を行う必要性について理解してもらい，原因疾患の治療後の屈折矯正と遮閉法（適応を判断して行う）により経過観察することの重要性を説明する．

（半田知也）

3）ロービジョン

①視覚障害者用補装具

Ⅰ 用語の理解

　ロービジョンケアを提供するにあたり，用語を正確に理解することが眼科医に求められる（図1）．「補助具（aid）」を総称として，「視覚補助具（low vision aid）」，「補装具」，「日常生活用具」，「生活便利グッズ」など，当事者の日々の生活を助ける道具には多くの種類があり，それぞれに区分けがされているからである．種類によっては眼科医の意見書により区市町村役場から支給が受けられるものや，当事者が区市町村役場に直接申請することで支給が受けられるもの，支給はなく自費で購入するものがある．身の回りにあるもの，普通の店で販売しているいわゆる一般普及物を工夫して使う場合は，支給対象にならない（日本ロービジョン学会の「ロービジョン関連用語ガイドライン」[1]を参照）．

Ⅱ 補装具とは

　図1の理解からすると，補装具は「多くある補助具のなかのいくつか」であり，また「障害者の日常生活及び社会生活を総合的に支援するための法律」（障害者総合支援法）に規定されているものである．同法施行規則の規定を要約すると，障害の機能を補完，代替するもので，個々にカスタマイズされ，日常生活・就労・就学のために長く使えるものであり，利用するにあたり医師などの専門家の意見書や判定書が必要とある（表1）．

Ⅲ 視覚障害者の補装具とは

　視覚障害者の補装具として規定されているものは，視覚障害者用安全つえ，眼鏡，義眼の3種目である．視覚障害者用安全つえとは，いわゆる白杖である．白杖にも種類があり，足元の情報を察知する普通用，必要時のみ使う携帯用，足腰が不調なときに使う杖を白杖用にデザインした身体支持併用がある．白杖選定は眼科医では難しく，福

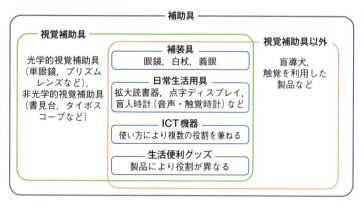

[図1] 補助具
補装具と日常生活用具は，障害者総合支援法に基づき厚生労働省が規定している．

祉施設などに勤務している歩行訓練士に意見を求めるとよい．眼鏡には，矯正用，遮光用，コンタクトレンズ，弱視用がある．遮光用に矯正度数を入れることは可能なので，それぞれを別に申請することは少ない．眼鏡は視能訓練士と眼科医の協力によって処方されることが多いので，意見を共有できるようにしておくとよい．義眼はレディメイドとオーダーメイドがあるが，近頃はオーターメイドが多く，見た目，装用感ともに品質が向上している．義眼専門業者に依頼することになるので，連絡先などを把握しておくとよい．

IV 意見書を作成する医師

補装具の意見書を作成できる眼科医は，「身体障害者福祉法」第15条にあたる指定医，もしくは視覚障害者用補装具適合判定医師研修会を受講修了した医師に限られるので，必要に応じて届け出が必要である．

V 患者への対応

適切な補装具を処方するためには，道具の特性，患者の視機能，患者が使用する場面，福祉制

[表1] 補装具の定義

障害者総合支援法第5条第25項
【厚生労働省で定める基準】 ・障害者等の身体機能を補完し，又は代替し，かつ，その身体への適合を図るように制作されたものであること ・障害者等の身体に装着することにより，その日常生活において又は就労若しくは就学のために，同一の製品につき長期間にわたり継続して使用されるものであること ・医師等による専門的な知識に基づく意見又は診断に基づき使用されることが必要とされるものであること 【厚生労働省の視覚障害者の補装具種目】 ・視覚障害者用安全つえ（普通用，携帯用，身体支持併用） ・眼鏡（矯正用，遮光用，コンタクトレンズ，弱視用） ・義眼（レディメイド，オーダーメイド）

補装具は障害者総合支援法施行規則で定められており，視覚障害者用は3種目である．

度の4点を理解することが必要である．眼科医1人では困難な処方でも，福祉施設を含め専門家を頼り，正確に手順を踏むことで，患者にとって有意義な補装具の処方を目指すことが重要である．

文献
1) 日本ロービジョン学会：ロービジョン関連用語ガイドライン，2016年3月改訂版，https://www.jslrr.org/low-vision/guideline（2024年3月閲覧）

（林　知茂）

②身体障害基準

②身体障害基準

身体障害者手帳は,「身体障害者福祉法」に基づき,患者からの申請により交付される.申請には身体障害者福祉法第15条の規定に基づく指定を受けた医師により作成された身体障害者診断書・意見書が必要であり,視覚障害では視力障害および視野障害の状況について記載される.

視力は矯正視力を用い,視力の良い方の眼の視力と,他方の眼の視力とで,等級表から等級を求める(表2).視野は,Goldmann型視野計または

自動視野計を用いて測定する.Goldmann型視野計の場合は,周辺視野はI/4視標,中心視野はI/2視標を用いた8方向の角度で評価する(表3).なお,I/4視標で周辺にも視野が存在するが,中心部の視野と連続していない場合は,中心部の視野のみで評価する.また,中心10°以内にI/4視標による視野がない場合は,周辺視野角度の総和を80°以下とみなし,中心10°以内にI/2視標による視野がない場合は,中心視野角度の総和を0°とみなす.自動視野計の場合,周辺視野は両眼開放Estermanテストで見えた測定点の数,中心視野は10-2プログラムにおいて感度が26dB以上の測定点の数で評価する(表3).

視力障害と視野障害の両方に該当する場合は,それぞれの指数を合算した合計指数に該当する視覚障害等級となる(表4).他の障害と視力障害および視野障害との重複でも,同じ合算をして身体障害等級が決定される.

(的場　亮・守本典子)

[表2] 視力障害の程度等級表

級	左右眼の矯正視力
1級	視力の良い方の眼の視力が0.01以下のもの
2級	1. 視力の良い方の眼の視力が0.02以上0.03以下のもの 2. 視力の良い方の眼の視力が0.04かつ他方の眼の視力が手動弁以下のもの
3級	1. 視力の良い方の眼の視力が0.04以上0.07以下のもの(2級の2に該当するものを除く) 2. 視力の良い方の眼の視力が0.08かつ他方の眼の視力が手動弁以下のもの
4級	視力の良い方の眼の視力が0.08以上0.1以下のもの(3級の2に該当するものを除く)
5級	視力の良い方の眼の視力が0.2かつ他方の眼の視力が0.02以下のもの
6級	視力の良い方の眼の視力が0.3以上0.6以下かつ他方の眼の視力が0.02以下のもの

手動弁は0,指数弁は0.01とみなし,視力0.125,0.15,0.2pは0.1とみなす.両眼を同時に使用できない複視の場合は,非優位眼の視力を0とみなす(日常生活で片眼を遮閉しなければならないような場合のみであり,顕性の眼位ずれがあっても両眼複視を自覚しない場合にはこれに該当しない).

[表4] 重複障害の合算表

障害等級	指数	合計指数	認定等級
1級	18	18以上	1級
2級	11	11〜17	2級
3級	7	7〜10	3級
4級	4	4〜6	4級
5級	2	2〜3	5級
6級	1	1	6級
7級	0.5		

例)視力障害3級,視野障害2級であれば,7+11=18で視覚障害1級となる.

[表3] 視野障害の程度等級表

	Goldmann型視野計		自動視野計	
	I/4視標	I/2視標	両眼開放Esterman視認点数	10-2プログラム 両眼中心視野視認点数
2級	周辺視野角度の総和が両眼とも80°以下	両眼中心視野角度28°以下	見えた測定点の数が70点以下	20点以下
3級		両眼中心視野角度56°以下		40点以下
4級		—		—
5級	両眼による視野が1/2以上欠損	—	見えた測定点の数が100点以下	—
		両眼中心視野角度56°以下	—	40点以下

1/2以上欠損は生理的限界を基準とし,厳格な面積の計算は不要.
両眼中心視野角度:(3×中心視野角度の総和が大きい方の眼の中心視野角度の総和+中心視野角度の総和が小さい方の眼の中心視野角度の総和)÷4.
両眼中心視野視認点数:(3×中心視野視認点数が多い方の眼の中心視野視認点数+中心視野視認点数が少ない方の眼の中心視野視認点数)÷4.
中心視野視認点数:10-2プログラムで感度が26dB以上の測定点の数.

15. 眼球運動・瞳孔

1)眼球運動異常

①神経原性眼球運動障害（核上性・核間性・一部核性）

注視麻痺

I 疾患の特徴

注視麻痺（gaze palsy）は，随意共同性眼球運動障害であり，原則として反射性眼球運動は保たれる．

対側一次視覚野に投射した両眼半視野の眼球運動関連視覚情報は，背側視覚路（middle temporal area（MT 野），medial superior temporal area（MST 野）など），頭頂連合野を経て，同側前頭皮質（前頭眼野，補足眼野，背外側前頭前野）に至り，対側視野への衝動性眼球運動（サッカード）指令（図1），滑動性追従眼球運動（パシュート）指令，非共同性眼球運動指令となる．片側大脳半球障害急性期には，両眼の障害側偏位と健常側半視野への注視麻痺が生じる．

前頭眼野のサッカード指令は，同側上丘で水平方向と垂直方向とに分離され，水平指令は対側橋に，垂直指令は同側向き回旋を伴い両側中脳に（図1），パシュート指令は背外側橋核，橋被蓋網様核などを経て小脳に投射され，各眼球運動信号がつくられる．これらの信号は脳幹部で統合され，対応した外眼筋神経核，外眼筋に至る．橋領域脳幹部障害では同側向き水平注視麻痺が，中脳領域脳幹部障害では垂直注視麻痺が生じる（15-1)-①-「水平注視麻痺」，「垂直（上下）注視麻痺」参照）．脳幹部では前庭核からの信号も統合されており，前庭動眼反射も障害されることが多い．

II 鑑別の要点

眼球運動障害の方向，前庭動眼反射の可否をみる．

III 治療

原因疾患に依存する．

眼球運動失行

I 疾患の特徴

眼球運動失行（oculomotor apraxia）は，1952年にCoganにより，先天共同性水平サッカード

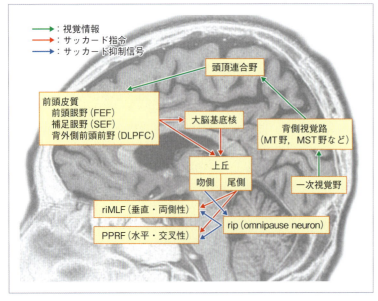

[図1] サッカードの中枢制御機構
MT 野：middle temporal area, MST 野：medial superior temporal area, riMLF：内側縦束吻側間質核, rip：縫線中位核, PPRF：傍正中橋網様体．

障害として報告された．水平頭部運動や瞬目を用いて水平視線移動を行うようになる生後4カ月頃以降に，周囲が障害に気づく場合が多い．水平眼振急速相障害を伴うことが多いが，垂直サッカードは障害されない．失調を伴う多数の遺伝性疾患に生じる類似眼症状の総称として用いられることが多いが，その機序，病因は不明である．臨床症状に即した病名として infantile-onset saccade initiation delay（ISID）も提唱されている．

後天眼球運動失行は，大脳皮質で生成され，脳幹部核上性眼球運動中枢や小脳へ投射する眼球運動指令障害によって生じる随意眼球運動障害であり，前述の先天性とは異なる疾患である．脳梗塞などによる急性両側性前頭葉障害，前頭・頭頂葉障害では，共同性，非共同性，向き（水平，垂直）を問わず，すべての随意眼球運動が生じなくなるが，脳幹部核上性眼球運動中枢，小脳が保たれているため，前庭動眼反射などの反射性眼球運動は保たれる．中大脳動脈・後大脳動脈分水嶺梗塞などで生じる両側頭頂葉・後頭葉移行部障害では，Bálint 症候群（精神性注視麻痺（随意視線移動障害），視覚失調（固視した対象を手でつかめない），同時失認（注視対象周辺の狭い視野以外の視覚刺激を無視））の部分症として，視覚を介した随意眼球運動が生じなくなる．

II 鑑別の要点

障害の方向，視覚以外での誘発眼球運動，前庭動眼反射の有無をみることが重要である．

III 治療

先天性では，成長に伴う症状改善が見込まれる．後天性では，原因疾患に依存する．

衝動性眼球運動障害・滑動性追従眼球運動障害

I 疾患の特徴

衝動性眼球運動（サッカード）（saccadic eye movement：SAC）の目的は，黄斑部を視覚対象

[表1] 脳幹部障害の眼球運動障害に基づく局在診断

障害の種類	障害対象	水平	垂直
最大速度の低下（スローサッカード）	burst neuron	同側橋：PPRF	両側中脳：riMLF
減速型緩徐相眼振	神経積分器	同側橋：PPH，MVN	中脳を含む脳幹部：INC，MLF，MVN
急速眼球運動混入	omnipause neuron	橋中央：rip	同左

PPRF：傍正中橋網様体，riMLF：内側縦束吻側間質核，PPH：舌下神経前位核，MVN：前庭神経内側核，INC：Cajal 間質核，MLF：内側縦束，rip：縫線中位核．

へ素早く正確に向けることであり，その障害には速度の低下（反応潜時延長，最大速度低下）と精度の低下（推尺異常）がある．さらに，SAC 後の眼位保持を担う神経積分器障害は減速型緩徐相眼振を生じる．また，SAC 抑制機構（図1）障害は，不要な SAC の頻発（急速眼球運動混入，saccadic intrusions）をきたしうる．

滑動性追従眼球運動（パシュート）（smooth pursuit eye movement：SP）は，空間を移動する対象物を黄斑で保持しつづけるために生じる．SP 障害は，視標速度に対する追跡運動の利得低下であり，滑らかな動きのみでは視標を黄斑部で捉えつづけられないため，SAC による補正が混入し，階段状追跡運動を呈する．

II 鑑別の要点

広範な大脳半球障害慢性期には，健側向きを主とする SAC の速度低下，潜時延長，精度低下が生じ，小脳障害では，推尺異常（過大，過小），神経積分器障害による眼振が生じる．脳幹部障害では，症状により局在診断が可能である（表1）．広範な大脳半球障害慢性期や前頭眼野片側障害では障害側向きに，小脳障害では障害部位に依存した向きの SP に利得低下が生じる．

III 治療

原因疾患に依存する．

（鈴木康夫）

水平注視麻痺

I 疾患の特徴

水平方向への共同性眼球運動は，高次中枢からの刺激が，脳幹の橋に存在する傍正中橋網様体（paramedian pontine reticular formation：PPRF）に伝わることで始まる（図2）．一側のPPRFの興奮は同側の外転神経核に伝わり，ここで2つの経路に分かれる．1つは，外転神経核内に局在する運動ニューロンの軸索として，外転神経を経て同側眼の外直筋に至る経路である．もう1つは，外転神経核内に局在する介在ニューロンの軸索として，対側の内側縦束（medial longitudinal fasciculus：MLF）を上行し，中脳の動眼神経内直筋亜核を介して，動眼神経から対側眼の内直筋に至る経路である（図3a）．

これらの経路のうち，PPRFまたは外転神経核が障害されると，両眼ともに患側への注視ができない状態となり，側方共同注視麻痺（lateral conjugate gaze palsy）と呼ばれる（図3b）．また，MLF（外転神経核とその対側の動眼神経核を連絡する線維）が障害されると，患側の内転制限が生じ，核間眼筋麻痺（internuclear ophthalmoplegia）もしくはMLF症候群と呼ばれる（図3c）．なお，PPRF，外転神経核，MLFは互いに近接しているため，これらが複合して障害されることも多く，病変部位のわずかな違いで多彩な眼球運動障害をきたす．一側のPPRF（または外転神経核）とMLFが同時に障害された場合は，患側眼の内転制限と外転制限，および健側眼の内転制限が生じ，one-and-a-half症候群と呼ばれる（図3d）．

これらの脳幹病変による水平注視麻痺（horizontal gaze palsy）の原因の多くは，血管障害（梗塞，出血）あるいは脱髄である．小児では脳幹部神経膠腫に注意を要する．核間眼筋麻痺では，若年者で両側性の場合は多発性硬化症，高齢者で片側性の場合は脳幹の血管障害が第一に疑われる．その他の原因として，頭部外傷や感染症などが報告されている．緊急性の高い原疾患が含まれるた

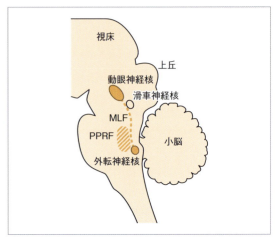

[図2] 水平眼球運動に関わる脳幹中枢
PPRF：傍正中橋網様体（黄斜線部），MLF：内側縦束（黄点線）．

め，頭部MRIによる速やかな原因検索を要する．

1 側方共同注視麻痺

脳幹病変を原因とする側方共同注視麻痺では，橋のPPRFまたは外転神経核の障害により，患側と同側に向かう水平性の衝動性眼球運動障害を生じる（図4）．病巣が外転神経核を含む場合は，水平性の滑動性追従眼球運動や前庭眼反射も障害される．また，顔面神経麻痺による兎眼や，外転神経麻痺による内斜視を伴うことがある．一方，大脳半球病変を原因とする側方共同注視麻痺では，患側の対側に向かう水平性の衝動性眼球運動障害を生じ，滑動性追従眼球運動や前庭眼反射は保たれるが，このような患者が眼科外来を受診することはまれである．側方共同注視麻痺の発症初期には，注視麻痺と反対側に眼球が偏位する共同偏視（conjugate deviation）がみられることがある．

2 核間眼筋麻痺（MLF症候群）

主症状として，①患側眼の内転制限，②健側眼の単眼眼振（解離性眼振），③輻湊時の内転は可能という3徴が挙げられる（図5）．内転制限の程度はさまざまで，軽症例や回復期では内転速度が減少するのみの場合もあり，両眼の衝動性眼球運動の相違を注意深く観察する必要がある．健側眼の単眼眼振は，健側眼の外転時（患側の対側を注視させたとき）にみられる注視方向に急速相を有する水平眼振であるが，常に起こるとは限ら

① 神経原性眼球運動障害（核上性・核間性・一部核性）

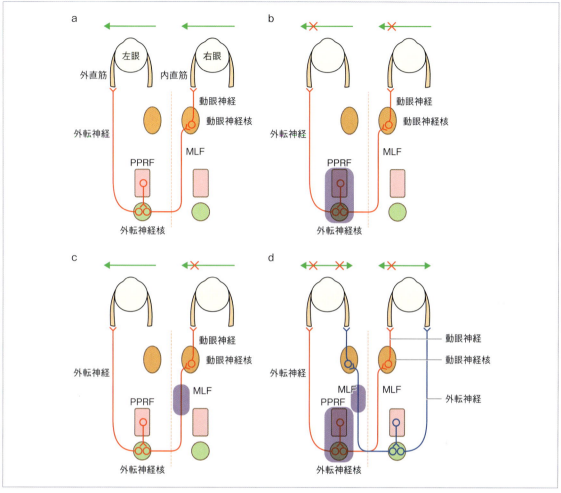

[図3] 障害部位と症状
紫色が障害部位を示す．a：水平眼球運動の神経経路（左方視を行うときの神経経路）．b：側方共同注視麻痺．一側の傍正中橋網様体（PPRF）もしくは外転神経核の障害で，障害側への注視麻痺が生じる．c：内側縦束（MLF）症候群．MLFの障害で，障害側の眼に内転制限が生じる．d：one-and-a-half症候群．一側のPPRF（または外転神経核）とMLFの障害で，健側の眼の外転のみが可能となる．

[図4] 脳幹部出血（中脳～橋背側）による両側性側方共同注視麻痺
51歳，女性．右方視時，左方視時ともに側方注視が障害されている．垂直方向への注視は保たれている．

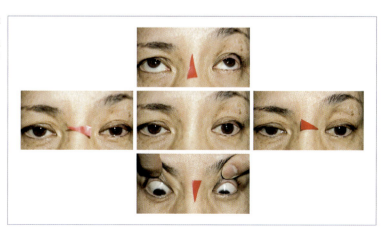

605

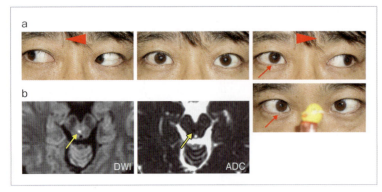

[図5] 右内側縦束 (MLF) 症候群
42歳, 男性. 主訴は, 今朝から左方視時に物が2つに見えるとのことであった. a：左方視時に右眼の内転制限がみられるが, 輻湊による内転は可能であった (赤矢印). b：頭部 MRI の拡散強調画像 (DWI) では, 発症当日の検査では異常所見が検出されなかったが, 翌日の再検査で右中脳内側の高信号 (ADC で低信号) を認め (黄矢印), 急性期梗塞巣と判定された.

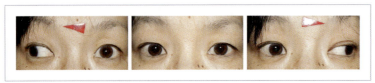

[図6] 多発性硬化症による両側性内側縦束 (MLF) 症候群
49歳, 女性. 右方視時に左眼の内転制限, 左方視時に右眼の内転制限がみられる.

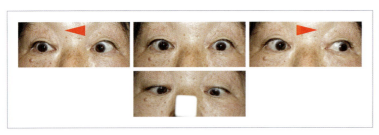

[図7] 右橋出血による one-and-a-half 症候群
63歳, 女性. 側方視時に両眼の内転制限および右方視時に右眼の外転制限がみられる. 左方視時の左眼の外転のみが保たれている.

ず, 外転直後の健側眼を繰り返し慎重に観察すべきである. 輻湊時の内転は, MLF を介する側方視時の内転とは神経経路が異なるために, 核間眼筋麻痺では輻湊による内転が保持される. ただし, さまざまな要因で輻湊不良例も存在する. 3徴以外の眼所見として, 斜偏位を合併することがあり, その場合は眼位検査や Hess 赤緑試験において垂直方向の眼位ずれ (患側眼の上斜視) が検出される. また, 正面視で健側眼が外転位をとる非麻痺性橋性外斜視 (nonparalytic pontine exotropia) を呈することがある.

両側性の核間眼筋麻痺では, 両眼ともに内転が障害されるが, 外転や輻湊は可能である (図6). 両側性の核間眼筋麻痺の重症例で両眼が極度の外転位になることがあり, wall-eyed bilateral internuclear ophthalmoplegia (WEBINO) 症候群と呼ばれる.

3 one-and-a-half 症候群

一方向への側方共同注視麻痺 (one) と, その反対方向への側方注視時の片眼の麻痺 (half) を合併することから, この病名がつけられた. すなわち, 患側とは反対方向への注視時に健側眼の外転のみが可能な状態となる (図7). 加えて, 外転眼の解離性眼振や輻湊による内転がみられる. 急性期には, 正面視で健側眼が外転位をとる麻痺性橋性外斜視 (paralytic pontine exotropia) を呈することがある. 同側の顔面神経麻痺を伴う場合には, eight-and-a-half 症候群と呼ばれる.

II 鑑別の要点

1 重症筋無力症

眼瞼下垂と神経支配に従わない眼球運動障害が特徴的である. ときに, 核間眼筋麻痺に類似した眼球運動障害を呈することがある (偽 MLF 症候群). 上方注視負荷や側方注視の継続による筋肉

の易疲労性試験，エドホロニウム試験，抗アセチルコリン受容体抗体検査などで鑑別を行う．

2 Fisher 症候群

両側の外転神経麻痺をきたすことが多く，完全型では全眼筋麻痺を呈する．一方で，比較的まれではあるが，側方共同注視麻痺や核間眼筋麻痺といった中枢神経系障害によるものと考えられる眼球運動障害がみられることもある．抗ガングリオシド抗体検査などで鑑別を行う．

3 動眼神経不全麻痺

動眼神経の下枝が障害されると内転障害を呈するため，核間眼筋麻痺との鑑別を要する場合がある．動眼神経麻痺の場合は，輻湊による患眼の内転や解離性眼振はみられない．また，動眼神経の下枝は，内直筋に加えて下直筋，下斜筋，瞳孔括約筋を支配しているため，内転障害に下転障害や瞳孔散大を伴う場合は動眼神経麻痺を疑う．

III 治療

原疾患の治療を優先する．眼症状に対しては，自然軽快を期待して発症後6カ月までは経過観察を行う．症状が固定し，正面視で斜視による複視が残存する場合には，斜視手術やプリズム眼鏡の適応となる．水平複視よりも，合併する斜偏位に伴う垂直複視が問題になることが多い．側方共同注視麻痺（共同偏視）では，頭位異常の矯正の希望があれば，注視麻痺とは逆方向へのともむき筋の後転術など眼位性眼振の頭位異常に対する手術と同様の手術を行うと，頭位異常が矯正できることもあるが，側方共同注視麻痺そのものは矯正できない．核間眼筋麻痺や one-and-a-half 症候群では外斜視に対する外直筋後転術を行う．A型ボツリヌス毒素の外眼筋注射も提唱されている．

IV 患者への対応

予後は原疾患や重症度によってさまざまであるが，数カ月で眼症状の改善を示す場合が多い．日常生活では，顔回しによって複視が増悪もしくは軽減することを説明し，特に自動車の運転などは注意を促す．

（荒木俊介・三木淳司）

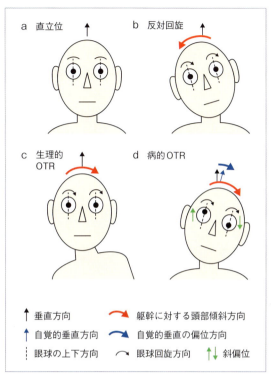

[図8] 冠状面での頭部傾斜で眼球回旋
OTR：眼球頭部傾斜反応．

斜偏位・眼球頭部傾斜反応

I 疾患の特徴

斜偏位（skew deviation）は後天核上性垂直斜視であり，ひき運動での制限はない．斜偏位に，下方偏位眼方向への頭部傾斜と共同性眼球回旋，および自覚的垂直方向の傾斜が伴うと，病的眼球頭部傾斜反応（ocular tilt reaction：OTR）という（図8d）．OTR の同方向への頭部傾斜と眼球回旋は，冠状面内躯幹傾斜の際にも，空間内の眼球の向きを維持する生理的反射として生じる（図8c）．躯幹直立での頭部傾斜の場合には，眼球回旋は頭部傾斜と逆向きに生じ，反対回旋と呼ばれる．ヒトの眼球回旋利得は，反対回旋においても 0.1 程度に過ぎない（図8b）．

哺乳類の前庭器と外眼筋の解剖学的配置は，発生学的進化を経てもほぼ一定であるが，両眼視軸は，眼球が頭部両側方に位置する動物（ウサギ，

ウマ等）の側方逆向きから，眼球の頭部前面への移動で前向き平行となった（ヒト，サル等）．進化前は重要であった冠状面頭部傾斜時の両眼視軸の垂直ずれを補正する耳石器・眼反射は，両眼視の発達したヒトでは退化し，生理的には生じない．

　垂直，回旋眼球運動は，共通した前庭器（前・後半規管，耳石器），外眼筋（上・下直筋，上・下斜筋），脳幹部核上性中枢から生じる．耳石器から外眼筋への重力信号経路は，垂直半規管経路と類似し，同側前庭核を経て，延髄レベルで交叉後，対側MLFを中脳まで上行し，対側動眼神経核，滑車神経核に至る（図9）．同時に，対側中脳にある垂直・回旋の頭部・眼球位置制御に重要なCajal間質核（interstitial nucleus of Cajal：INC）にも投射する．片側耳石器の微小電気刺激では，対側への共同性眼球回旋と斜偏位が生じる（図9の赤矢印）．また，片側INC領域の微小電気刺激では，一過性同側向き部分OTR（頭部傾斜と眼球回旋）が誘発される．

II 鑑別の要点

　片側末梢前庭障害や片側延髄病変（Wallenberg側症候群を含む）では，障害側方向への眼球回旋と斜偏位（障害側下転）が生じる．正中交叉後のMLF，中脳の病変では，症状の向きが反転する．頭部傾斜を伴う病的OTRは傾斜方向の対側の中脳病変を示唆する．両側中脳病変では，側方交互斜偏位（主に外転眼が上転）が生じることがある．耳石器からの重力信号は，小脳のさまざまな領域にも達しており，小脳疾患でも水平眼位依存性斜偏位が生じうるが局在は不明な点が多い．

III 治療

　病的OTRは自然回復の可能性があるので，早期はプリズム補正などにより対処し，原疾患の特定，加療を進める．

〈鈴木康夫〉

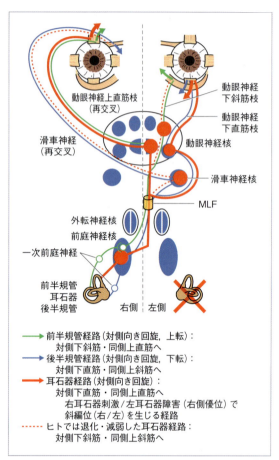

［図9］垂直・回旋前庭動眼反射経路
MLF：内側縦束．

進行性核上性麻痺

I 疾患の特徴

　進行性核上性麻痺（progressive supranuclear palsy）は，1964年にSteeleらにより報告され，中年期以降の男性に好発し，病初期からの易転倒性，核上性注視麻痺，パーキンソニズム（体軸性筋強剛など），認知症などを呈する原因不明の神経変性疾患である．病理学的に淡蒼球，視床下核，小脳歯状核，赤核，黒質，脳幹被蓋部の神経細胞が脱落し，異常リン酸化タウ蛋白が神経細胞内およびグリア細胞内に蓄積し，特にアストロサイトに蓄積して房状になったtufted astrocyteが特異的な所見である．病状の進行とともに，頸部

の後屈と反り返った姿勢，垂直性核上性眼球運動障害（初期は垂直性衝動性眼球運動の緩徐化が出現し，進行とともに下方注視が，その後に水平注視ができなくなる），構音障害，嚥下障害，想起障害と思考緩慢を特徴とする認知症や，注意力低下が出現し，最終的には歩行・立位保持不能から寝たきりとなり，生命予後は不良で発症後平均6年で死に至る．

Ⅱ 鑑別の要点

Parkinson病，多系統萎縮症，末梢神経障害による運動障害や眼球運動障害，大脳皮質基底核変性症，脳血管障害，脳炎，外傷などとの鑑別が必要である．特に，初発症状はParkinson病に類似するが，レボドパに対する反応が悪く，Parkinson病より進行が速く，静止時振戦はまれで，歩行時の易転倒性，すくみ足，姿勢保持障害がみられ，四肢よりも体幹部や頸部に強い筋強剛が目立つ．眼球運動障害も初期には下方注視麻痺が主で，進行すると上方・下方注視麻痺となる．また，電気眼振図において正面位で矩形波様眼球運動（square wave jerks）がみられ，衝動性眼球運動障害としてhypometriaと最大速度の低下がみられる（潜時は正常）．滑動性追従眼球運動障害として衝動性眼球運動が混入し，階段状波形を示す．肢節運動失行，皮質性感覚障害，他人の手徴候，神経症状の著しい左右差を認める大脳皮質基底核変性症との異同が議論されている．頭部画像では，前頭葉や中脳被蓋部の萎縮（humming bird sign, morning glory sign, 図10, 11），脳幹部の萎縮，第三脳室の拡大が特徴的である．

Ⅲ 治療

根治的治療法はなく，対症療法が基本である．初期にはレボドパの効果がある場合もあるが，反応は不良である．低用量の抗コリン薬，抗うつ薬であるアミトリプチリン，タンドスピロンが無動に奏効する場合もあるが，日常生活レベルを上げることは困難である．また，A型ボツリヌス毒素の眼瞼周囲への注射や，頸部・体幹のストレッチ運動，バランス訓練，言語・嚥下訓練などのリ

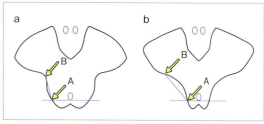

[図10] 進行性核上性麻痺のmorning glory sign
a：正常な乳頭体レベルでの中脳軸横断図．正常な中脳被蓋の外側縁は，点Aと点Bとの間の直線上または外側に位置する．b：進行性核上性麻痺におけるmorning glory sign. 中脳被蓋の外側縁は，点Aと点Bとの間の直線の内側に位置する．中脳のこの萎縮は朝顔の花の側面に似ており，morning glory signと称される．点A：中脳水道の下端を通る横線が中脳の外側縁と交差する点，点B：中脳被蓋と大脳脚との間のくぼみ．

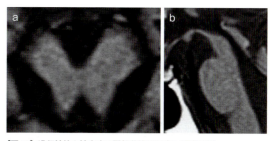

[図11] 進行性核上性麻痺の頭部単純MRI（T1強調画像）
a：morning glory sign. b：humming bird sign.

ハビリテーションを併用する．

Ⅳ 患者への対応

現時点での治療は対症療法のみであり，また進行性疾患であることを理解してもらう．症状のなかでも易転倒性，嚥下障害，排尿障害，褥瘡への対応が大切となる．病初期から下方注視麻痺が生じやすいため，階段の下りが困難となりやすく転倒や転落に注意を要し，易転倒性による頭部受傷の予防として保護帽は有用である．嚥下障害で水分摂取時にむせる場合にはとろみをつけ，経口摂取が不可能となれば鼻腔や胃瘻チューブからの経管栄養へ切り替えるなど，食事形態を変更する．また，口腔内を清潔に保ち，適宜喀痰吸引を行い，誤嚥性肺炎を予防することも生命予後において重要である．寝たきりになれば体位変換による褥瘡予防が必須となる．

垂直（上下）注視麻痺

I 疾患の特徴

垂直（上下）注視は，両側前庭系から上行し両側の内側縦束（medial longitudinal fasciculus：MLF）を介して動眼神経核および滑車神経核，Cajal間質核，内側縦束吻側間質核（rostral interstitial nucleus of medial longitudinal fasciculus：riMLF）へと至る線維経路と，大脳半球から下行し中脳視蓋前域を介して動眼神経核および滑車神経核へと至る線維経路との入力が，riMLFで統合されて起こる（図12）．垂直注視麻痺（vertical gaze palsy）は，垂直注視中枢，特に衝動性眼球運動の中枢である中脳のriMLF病変で生じ，通常は原因疾患として脳梗塞（視床内側核，視床背側外側核後部病変）および腫瘍が多い．両眼の上下転が制限され，視運動性眼振の誘発が不良となるが，人形の目現象とBell現象は保たれる．上方注視麻痺では散瞳していることがあり，上方注視時に垂直眼振が起こる．中脳水道症候群，Parkinson病，進行性核上性麻痺などの鑑別診断が重要である．

II 鑑別の要点

上方注視麻痺は加齢，中脳水道症候群，Parkinson病（病初期）で，下方注視麻痺は進行性核上性麻痺（病初期）で認められることが多く，鑑別の要点となる．また，輻湊眼振と後退性眼振が中脳水道症候群の診断の決め手となり，衝動性眼球運動障害はParkinson病で潜時延長，反応時間延長，hypometria，最大速度の低下を呈し，進行性核上性麻痺でもhypometria，最大速度の低下を呈するが潜時は正常である．

III 治療

個々の原因疾患に対する治療が必要である．原因となる腫瘍の一つである松果体部胚細胞腫は，手術のみでなく放射線療法や化学療法，末梢血幹細胞移植や骨髄移植を併用したりもする．斜偏位が残存し，複視を訴えれば，プリズム眼鏡装着や

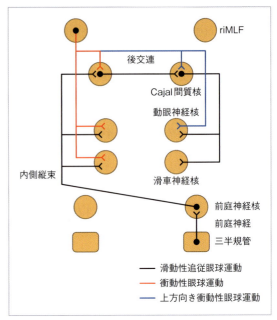

[図12] 垂直注視の経路
滑動性追従眼球運動は，三半規管から前庭神経を介し同側前庭神経核へ達し，交叉し対側内側縦束を上行，対側の動眼神経核，滑車神経核，Cajal間質核に達する．その後，後交連で交叉，同側Cajal間質核を介し同側の動眼神経核，滑車神経核に達する．衝動性眼球運動は，内側縦束吻側間質核（riMLF）から同側動眼神経核，滑車神経核，Cajal間質核に達する．上方向き衝動性眼球運動は，後交連で交叉し対側Cajal間質核，動眼神経核に達し，両側性に刺激が伝わる．

上下直筋の前後転術を考慮する．

IV 患者への対応

特に易転倒性に注意する．

Parinaud症候群

I 疾患の特徴

Parinaudが1883年に初めて報告した垂直共同注視麻痺に輻湊障害を伴った2例をParinaud症候群（Parinaud syndrome）と称するが，これに輻湊時の瞳孔反射障害も包括してParinaud症候群とすることもある．垂直共同注視麻痺は上方視が侵されやすく，病変拡大により下方視も侵され，上下両方の注視麻痺へと進展する．核上性眼球運動障害であり，責任病巣は中脳被蓋部にあるriMLFとDarkschewitsch核などとされている．

①神経原性眼球運動障害(核上性・核間性・一部核性)

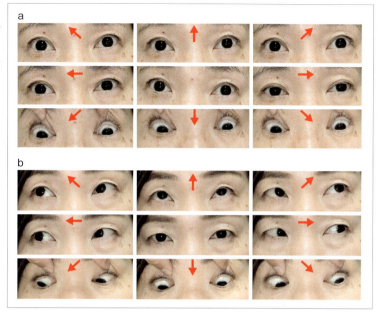

[図13] Fisher症候群
51歳，女性．抗GQ1b抗体，抗GM1抗体陽性例．a：受診時，風邪でのどがしびれるとの訴えがあった．近見12△，遠見15△の内斜視を認め，複視を自覚していた．眼球運動は全方向に制限を認め，全外眼筋麻痺を認めた．b：1カ月後にはほぼ眼球運動は正常化，複視も消失し，自然寛解した．

原因疾患としては松果体腫瘍が高率に認められ，そのほかに中脳背側に障害が生じうる水頭症，血管障害，脳炎，梅毒，多発性硬化症，変性疾患，外傷，神経膠腫（視床，脳幹）などでも認められる．

II 鑑別の要点

鑑別診断では進行性核上性麻痺，中脳水道症候群が重要であり，Parinaud症候群が上方注視麻痺と輻湊障害であるのに対し，進行性核上性麻痺は下方注視麻痺が主体で，頸部後屈，構音障害，認知症なども呈する．また，中脳水道症候群では主に上方注視麻痺に後退性眼振，輻湊眼振，瞳孔異常が認められる．Parinaud症候群では，随意性の垂直性眼球運動は障害されているが，前庭動眼反射である人形の目現象やBell現象などの反射性眼球運動は保たれている場合が多い．

III 治療

個々の原因疾患に対する治療が必要である．

IV 患者への対応

上方注視麻痺が生じることが多いため，階段の上りが困難となりやすい．

(秋山久尚)

Fisher症候群

I 疾患の特徴

Fisher症候群（Fisher syndrome）は，急性に発症する外眼筋麻痺，小脳失調症状，深部腱反射の低下あるいは消失を3徴とする．小児から高齢者まで幅広い年齢層に発症する．抗ガングリオシド抗体のうち，抗GQ1b抗体が高率に陽性となる．抗体価は発症時に最も高く，経過とともに低下する．眼球運動障害は多くは外転制限，内転制限から始まり，上転・下転の垂直方向の眼球運動制限へと増悪し，最終的に全外眼筋麻痺に至る[1]（図13）．眼瞼下垂や内眼筋麻痺（散瞳，対光反射消失）をしばしば伴う．小脳失調症状は，四肢の失調症状より体幹失調が目立つ場合が多い．代表的なものでは，企図振戦を伴う協調運動障害を認める．

1 抗ガングリオシド抗体

眼運動神経の傍絞輪部ミエリンなどに存在する

スフィンゴ糖脂質の一種のガングリオシド（主にGQ1b）が，胃腸炎などを引き起こす *Campylobacter jejuni* のリポオリゴ糖の糖鎖末端と共通する構造をもつため，抗 GQ1b 抗体が産生されると交差反応により眼運動神経麻痺が生じる．GQ1b は深部覚に関わる後根神経節大型細胞の一群や，ヒト骨格筋の筋紡錘内線維に接する神経終末にも存在するため，抗 GQ1b 抗体によりその局在に対応するように深部腱反射の低下や運動失調をきたす．現在，抗ガングリオシド抗体は 40 種類以上が発見されている．筆者らの診療施設では，検査を近畿大学医学部神経内科に依頼している．測定できる抗ガングリオシド抗体は 11 種類であり，表2 に示した．近年では抗 GM1/GQ1b 抗体，抗 GD1a/GQ1b 抗体[2]，抗 GM1/GT1a 抗体[3] などの複合体抗体の存在が明らかとなっており，抗 GQ1b 抗体陰性の Fisher 症候群で陽性となる可能性が高いと考えられている．

[表2] 測定可能な抗ガングリオシド抗体の種類

GM1：mono sialo tetra hexosyl ganglioside 1
GM2：mono sialo tetra hexosyl ganglioside 2
GM3：mono sialo tetra hexosyl ganglioside 3
GD1a：di sialo tetra hexosyl ganglioside 1a
GD1b：di sialo tetra hexosyl ganglioside 1b
GD3：di sialo tetra hexosyl ganglioside 3
GT1a：tri sialo tetra hexosyl ganglioside 1a
GT1b：tri sialo tetra hexosyl ganglioside 1b
GQ1b：quadra sialo tetra hexosyl ganglioside 1b
Gal-C：galactocerebroside
GalNAc-GD1a：*N*-acetyl-galactosamine-GD1a

II 鑑別の要点

急性に複視を自覚したものは，すべて鑑別する必要がある．ふらつきなどの随伴症状や，発症 1 カ月以内に上気道感染を主とする感冒症状や下痢症状などの胃腸症状があれば，Fisher 症候群が疑わしい．手足の力が急に入らない，ろれつが回らない，顔面の筋肉に力が入らないなど，運動麻痺がメインで重症の場合は Guillain-Barré 症候群（Guillain-Barré syndrome：GBS）が疑われるため，すぐに脳神経内科受診が必要である．Fisher 症候群は GBS の軽症型と考えられている．

III 治療

多くは自然に寛解する．しかし，全身症状が重い場合には脳神経内科で免疫グロブリン大量療法や血液浄化療法などが行われることがある．ステロイド薬の内服は推奨されていない．

IV 患者への対応

多くは自然軽快するが，GBS に移行する症例もあるため，しゃべりにくい，飲み込みにくいなどの症状があれば，すぐに病院を受診するように説明しておく．1 週間後，2 週間後，1 カ月後，3 カ月後と診察し，斜視が治りきらない場合は斜視手術の適応となることもある．

開散不全・輻湊けいれん・輻湊麻痺

I 疾患の特徴

開散不全（divergence insufficiency）は，突然発症する遠見時の複視で，遠見で内斜視を呈する．近見時は複視を自覚していないことが多い．原因の詳細は不明であるが，脳幹障害，脳腫瘍，脳出血，外傷後などにも認められる．開散が不十分なだけで眼球運動制限はない．

輻湊けいれん（convergence spasm）は，近見反応が過剰に生じている病態であり，調節，輻湊，縮瞳が過剰に持続性または間欠性に生じ，大斜視角の内斜視を呈する（図14）．一見，眼球運動では外転制限があるようにみえるが，近見反応が過剰に生じているためであり，片眼遮閉で行うと外転は可能である．通常に屈折値を測定すると極度の近視化を認める（図15）．解離性障害，転換性障害，心因性ストレスなど，非器質的なものが多いが，器質的なものとしては視床出血や松果体腫瘍，脳炎後などに認められる．

輻湊麻痺（convergence paralysis）は，遠見時は普通に見えているが，近見時に輻湊ができないため強い眼精疲労と外斜視による複視を自覚する．急性に発症し，眼球運動制限はなく内転は可能であるが，輻湊はできない．外傷，松果体腫瘍，血管病変などによる中脳背側症候群が原因として知られている．垂直注視麻痺，対光近見反射

解離を伴う．

Ⅱ 鑑別の要点

開散不全と輻湊けいれんは外転神経麻痺と，輻湊麻痺は輻湊不全型外斜視との鑑別が必要である．急性発症であること，むき運動（両眼開放下での眼球運動）だけでなく，ひき運動（片眼での眼球運動）で眼球運動を確認し，眼球運動制限を伴わないことを確認する．

Ⅲ 治療

頭蓋内精査を行い，病変が認められた場合は原疾患の治療が最優先される．開散不全では，遠見で複視を生じるため，遠見用にプリズム眼鏡（基底外方）を処方する．自動車の運転時などに有用である．輻湊けいれんでは，過度な近見反応により強い近視化を示しており，低濃度アトロピン点眼を行う．低濃度から始めて，効果が弱ければ1％へ濃度を上げるとよい．通常は，0.25％あるいは0.5％低濃度アトロピン点眼を症状にあわせて毎日1回，あるいは2～3日に1回点眼する．近年ではボツリヌス療法（内直筋へのA型ボツリヌス毒素の注射）が有効との報告もある[4]．症状により斜視手術も選択肢の一つになる．輻湊麻痺は，近見時に複視が生じるため，近見用にプリズム眼鏡（基底内方）を処方する．通常，遠見時は不自由がないため，近見時にのみ装用する．

Ⅳ 患者への対応

器質的な疾患が見つかれば，原疾患の治療が最優先である．眼科では，点眼治療やプリズム眼鏡，ボツリヌス療法など，侵襲性が低い治療から開始する．心因的な要素が強いものでは心療内科，精神科を受診し，精神安定薬などの内服治療も受けるとよい．

文献
1) 鈴木利根：自己抗体と関連した眼球運動障害．あたらしい眼科 35：321-326, 2018
2) Kaida K, et al：Anti-ganglioside complex antibodies in Miller Fisher syndrome. J Neurol Neurosurg Psychiatry 77：1043-1046, 2006
3) Yuki N, et al：GD1b-specific antibodies may bind to

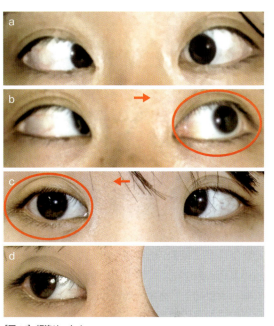

[図14] 輻湊けいれん
22歳，女性．正面視で内斜視を呈し（a），むき運動で両眼に外転制限を認めるも（b, c, 円内），ひき運動では外転が可能である（d）．

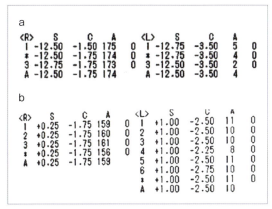

[図15] 輻湊けいれんの屈折値
22歳，女性．a：通常のオートレフラクトメータで屈折値を測定すると強度近視が検出された．b：調節麻痺薬を用いて測定した屈折値．本来はほぼ正視であったことがわかる．

complex of GQ1b and GM1, causing ataxia. J Neurol 261：1565-1569, 2014
4) Gupta S, et al：Efficacy of botulinum toxin in the treatment of convergence spasm. Strabismus 26：122-125, 2018
5) 中村桂子ほか：輻湊と開散と斜視．専門医のための眼科診療クオリファイ22 弱視・斜視診療のスタンダード，不二門尚編，大鹿哲郎総編，中山書店，29-34, 2014

（木村亜紀子）

②神経原性眼球運動障害（核下性）

眼運動神経（動眼神経，滑車神経，外転神経）は，脳幹に神経核をもち，海綿静脈洞を経由して上眼窩裂から眼窩内へと走行し，各支配筋に分布する．神経核から支配筋までの走行路のどの部位が障害されても麻痺が起こりうる．眼運動神経麻痺の原因としては，微小循環障害，外傷，腫瘍，脳動脈瘤，先天性または代償不全性，感染，炎症（多発性硬化症やTolosa-Hunt症候群など），頸動脈海綿静脈洞瘻，脳梗塞や出血などがある．最多の原因は微小循環障害で，動脈硬化を背景として眼運動神経の虚血が一過性に生じた結果，麻痺をきたすと考えられている．急性発症で動脈硬化の危険因子（50歳以上，喫煙，高血圧，脂質異常症，糖尿病など）をもつ場合には，微小循環障害性の可能性が高い．微小循環障害性の眼運動神経麻痺であれば，ほとんどの症例で3カ月から半年以内に自然治癒が期待できる．頭部外傷直後からの複視の場合には外傷性を疑う．腫瘍性の場合には，複視が亜急性に増悪することが多い．複合神経麻痺は海綿静脈洞の病巣を示唆する．

治療においては，まずは原疾患の治療を優先する．急性期は眼位が変動する可能性があるため，外科的治療介入は避け，片眼遮閉や頭位代償，Fresnel膜プリズムの貸し出しなどの対症療法で経過観察する．半年程度経過しても複視が残存する場合は，眼位の安定を確認し，プリズム眼鏡処方や斜視手術を検討する．以下に，各眼運動神経麻痺の概説を述べる．

動眼神経麻痺

Ⅰ　疾患の特徴

動眼神経は中脳中心灰白質腹側に神経核をもち，眼窩内で上枝と下枝に分かれる．上枝が上直筋と上眼瞼挙筋，下枝が内直筋，下直筋，下斜筋および瞳孔括約筋を支配している．完全麻痺で

は，患眼の眼瞼下垂，散瞳に加え，外斜視および下斜視を認める（図16）．

動眼神経麻痺（oculomotor paralysis）の原因のうち，脳動脈瘤は約2割で最多の原因ではないものの，破裂すればくも膜下出血に至り，死亡を含む重篤な転帰をたどるため，まず鑑別すべきである．1mm以上の瞳孔不同を伴いやすく，暗室よりも明室で瞳孔径の左右差が大きい．頭痛や嘔気を伴う場合も要注意である．疑う場合は躊躇せず脳外科にコンサルトする．

Ⅱ　鑑別の要点

動眼神経麻痺以外に内転障害を呈する疾患として，内側縦束（medial longitudinal fasciculus：MLF）症候群，重症筋無力症，甲状腺眼症がある．輻湊での眼球運動，眼瞼所見や瞳孔，眼球突出，日内変動の有無を確認する．

Ⅲ　治療

原疾患の治療を優先する．慢性期に残存する眼瞼下垂は，治療することで複視が顕在化する可能性があり，治療適応は慎重に判断する．斜視角が小さければ，プリズム眼鏡で対応するか，通常の外斜視手術に準じて前後転術（必要があれば筋移動術も追加し上下斜視の矯正）を行う．大斜視角の外斜視では，さまざまな術式が報告されているものの，スタンダードとなる治療法は定まっていない．

Ⅳ　患者への対応

まずは脳動脈瘤を除外する必要がある．瞳孔不同を伴うなど少しでも疑わしい場合は即日脳外科にコンサルトする．眼瞼下垂を伴う動眼神経麻痺の場合，患者は眼瞼下垂がある間は複視を自覚しないが，動眼神経麻痺の自然軽快とともに眼瞼下垂が消失し，複視を生じる場合があることをあらかじめ説明しておく．

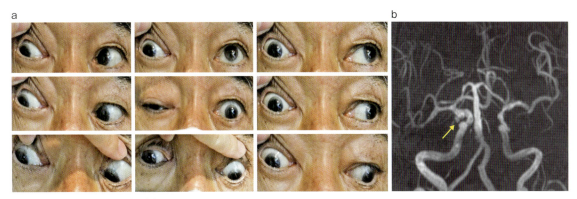

[図16] 脳動脈瘤による右動眼神経麻痺
a：9方向むき眼位．右眼は眼瞼下垂があり，外転以外の全方向の眼球運動が制限されている．b：MR angiography（MRA）では右内頸動脈後交通動脈分岐部動脈瘤を認め，右動眼神経麻痺の原因と考えられた（矢印）．

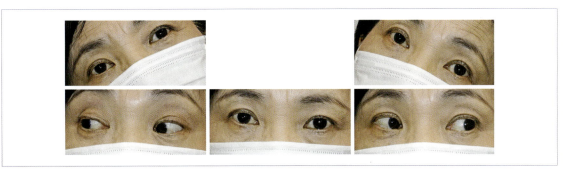

[図17] 右滑車神経麻痺
正面視で右上斜視，左方視と右頭部傾斜で右上斜視の斜視角が増大している（Parksの3段階法）(左から，1段目：右頭部傾斜，左頭部傾斜，2段目：右方視，正面視，左方視)．

滑車神経麻痺

I 疾患の特徴

滑車神経は中脳水道灰白質腹側に神経核をもち，中脳背側から出て対側の上斜筋を支配する．上斜筋は内下転作用と内方回旋作用をもつため，患眼が上斜視となり，外方回旋する．患眼は下斜筋過動（inferior oblique muscle overaction：IOOA）を伴うことが多く，内転時に上転する．微小循環障害および外傷で原因の約半数を占める．

滑車神経麻痺（trochlear palsy）の診断には，Bielschowsky頭部傾斜試験（Bielschowsky head tilt test：BHTT）が有用である．右上斜筋麻痺では，患側の右へ頭部傾斜すると右上斜視が顕著になる（右BHTT陽性）．これに正面視，側方視時の斜視角の変化も加えることで，麻痺筋を推定することができる（Parksの3段階法）(図17)．眼球の外方回旋については，大型弱視鏡やMaddoxダブルロッドテストのほか，眼底写真で視神経と中心窩の位置関係からも確認できる．外傷の場合は，両側の滑車神経麻痺を呈することも珍しくない．上下斜視があまり目立たず，回旋複視を強く訴えることが多い．典型例では両側BHTT陽性（頭部傾斜した側の眼が上転する）で，特に下方視で10°以上の外方回旋を認める．

II 鑑別の要点

滑車神経麻痺以外の上下斜視および回旋斜視を呈する疾患として，斜偏位（skew deviation）やsagging eye syndromeがある．典型的な滑車神経麻痺パターンではない上下斜視では，積極的にMRIを検討し，脳幹部梗塞やプリーの異常がないか確認する．重症筋無力症や甲状腺眼症も上下斜視を呈するため，眼瞼所見や日内変動の有無を確認する．

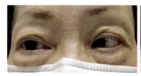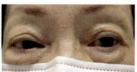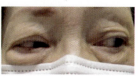

[図18] 右外転神経麻痺
右眼外転制限があり，右方視（麻痺眼方向への側方視）で内斜視の増大を認める（左から，右方視，正面視，左方視）．

Ⅲ 治療

まずは原疾患の治療を行う．急性期の治療は前述の通りである．眼位が安定したときにプリズム眼鏡でも対応が難しい場合は，下斜筋減弱術などの斜視手術の適応となる．

Ⅳ 患者への対応

動脈硬化の危険因子をもたない急性発症の滑車神経麻痺や，典型的な滑車神経麻痺パターンではない上下斜視は，脳幹部梗塞除外のためMRI撮像を勧める．

外転神経麻痺

Ⅰ 疾患の特徴

外転神経は，橋背側に位置する外転神経核を起始部とし，同側の外直筋を支配する．外転神経麻痺（abducens paralysis）を呈すると，正面位で内斜視となり，遠方視で増悪する水平複視を訴える．麻痺眼方向への側方視で内斜視の斜視角が増大し，複視も悪化する（図18）．海綿静脈洞から眼窩内にかけて，外転神経には上眼瞼のMüller筋と瞳孔散大筋に分布する交感神経線維が並走している．この線維が海綿静脈洞病変などで外転神経とともに障害されると，瞼裂狭小と縮瞳を認める（Horner症候群）．

両側性の外転神経麻痺は，頭蓋内圧亢進に伴って生じることが多く，必ず両眼の乳頭腫脹（うっ血乳頭）の有無と，頭痛や嘔気嘔吐といった随伴症状がないか確認する．軽微な乳頭腫脹は検眼鏡では見落としやすいこともあるので，網膜OCTで乳頭周囲網膜神経線維層厚を測定し，正常眼データベースと比較して判断するのがよい．外転神経麻痺の最多の原因は微小循環障害であるが，次いで多いのは腫瘍（約2割）である．若年者ではさらに腫瘍性の割合が高まるので，躊躇せずMRIを撮像する．可能であれば造影でのMRI撮像が望ましい．

Ⅱ 鑑別の要点

外転障害を生じる外転神経麻痺以外の疾患は，語呂合わせで「Pseudo BCG」と覚える．Pseudoはpseudo tumor（眼窩筋炎，特発性眼窩炎症），Bはblowout fracture（眼窩吹き抜け骨折），Cはcongenital（Duane症候群およびMöbius症候群）and convergence（輻湊過多），GはGraves and gravis（甲状腺眼症と重症筋無力症）を表す．眼球運動時痛や眼瞼および瞳孔の所見，日内変動の有無を含む問診，牽引試験で拘束性眼球運動障害でないかを評価することで鑑別できる．

Ⅲ 治療

まずは原疾患の治療を行う．急性期の治療は前述の通りである．発症から半年程度が経過し複視症状が残存する場合には，プリズム眼鏡の処方または斜視手術を検討する．外直筋短縮術および内直筋後転術以外に，斜視角が大きい場合は上下直筋の移動術も行う．

Ⅳ 患者への対応

特に若年者は腫瘍を原因とする可能性が高いことを説明し，積極的に画像評価を行う．

（中野絵梨）

③脳幹症候群

（Weber 症候群，Claude 症候群，Benedikt 症候群，Foville 症候群，Millard-Gubler 症候群，Möbius 症候群，Wallenberg 症候群，Gradenigo 症候群）

I 疾患の特徴

脳幹とは，一般には中脳，橋，延髄を総称する部位である．脳幹は，動眼神経から舌下神経（第Ⅲ～Ⅻ脳神経）の脳神経核を含み，自律神経機能の中枢が存在する．また，大脳と脊髄との連絡路であって，脊髄から視床に上行する感覚神経路，上位中枢から脊髄に下行する運動神経路と，上行線維，下行線維が一定の配列で密に走行している．そして，小脳との連絡路でもあり，小脳から入る，あるいは小脳から出る線維がすべて脳幹を通る．中脳には，動眼神経（Ⅲ）と滑車神経（Ⅳ）の核があり，錐体外路系の重要な核である赤核，黒質なども存在する．また，意識レベルの維持に大切な中脳毛様体がある．橋には，三叉神経（Ⅴ）から内耳神経（Ⅷ）までの4対の脳神経核が存在する．延髄には，舌咽神経（Ⅸ），迷走神経（Ⅹ）と関係する疑核，孤束核，下唾液核，迷走神経背側核，さらに舌下神経（Ⅻ）核がある．

脳幹病変は，たとえ小さなものであっても神経症状を呈しやすく，ときには多彩な症状を示すため，神経学的診察はこの領域の病巣部位診断において非常に有用である．**表3**に，各レベルでの主要症状とその近縁症候群についてまとめた．また，脳幹症候群の病変部については**図19**[1]にまとめて記載した．

文献
1) 後藤文男ほか：臨床のための神経機能解剖学，中外医学社，58-71，1992
2) Seo SW, et al：Localization of Claude's syndrome. Neurology 57：2304-2307, 2001
3) 中馬秀樹：複視．Oculista（22）：15-22，2015
4) 陳　佑佳ほか：Millard-Gubler 症候群，Foville 症候群．Clin Neurosci 36：623-624，2021
5) 篠　美紀ほか：Gradenigo 症候群例．耳鼻臨床 98：919-926，2005
6) 渥美正彦ほか：Claude 症候群の責任病巣．脳と神経 56：722-723，2004

[表3] 脳幹症候群の特徴

	症候群	疾患の特徴
中脳	①Weber 症候群	病巣側動眼神経麻痺，対側片麻痺
	②Claude 症候群*	病巣側動眼神経麻痺，対側小脳症状
	③Benedikt 症候群	病巣側動眼神経麻痺，対側上下不随意運動，対側不全麻痺
橋	④Foville 症候群	病巣側外転神経麻痺，顔面神経麻痺，前2/3の味覚障害，Horner症候群，難聴．病巣が腹側まで及ぶと反対側の四肢麻痺
	⑤Millard-Gubler 症候群	病巣側外転神経麻痺，末梢顔面神経麻痺，対側片麻痺
	⑥Möbius 症候群	側方注視障害，顔面神経麻痺．舌萎縮，頭部や顔の変形，内分泌異常，手指の異形を伴うこともある
延髄	⑦Wallenberg 症候群	病巣側Horner症候群，小脳失調症，軟口蓋，咽頭，喉頭の麻痺，顔面疼痛，温痛覚障害，対側躯幹，上下肢の温痛覚障害
錐体尖端	Gradenigo 症候群	中耳の炎症が錐体尖端部に波及し，浮腫を起こして三叉神経と外転神経を絞扼することで起こる．病巣側外転神経麻痺，三叉神経痛，中耳炎

図19の①～⑦が各病態の病変部．*Claude 症候群に関しては，上小脳脚が責任病巣という報告もある[2]．

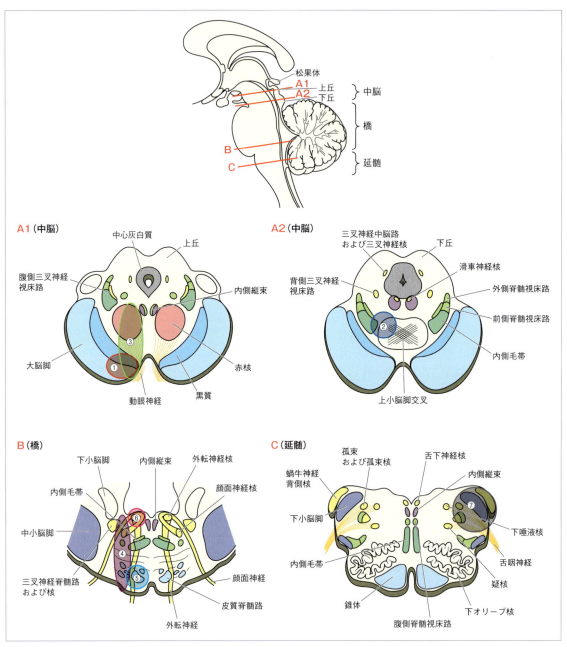

[図19] 脳幹症候群の病変部
①〜⑦は表3の各症候群.（文献1）より）

（金田和豊）

④複合麻痺

[表4] 眼科的複合麻痺の病変部位

症候	予想される病巣部位
動眼神経＋眼神経	海綿静脈洞中〜後部
動眼神経上枝＋眼神経	海綿静脈洞前部
外転神経＋眼神経	海綿静脈洞中〜後部
外転神経＋交感神経	海綿静脈洞後部
滑車神経＋眼神経（前頭神経）	眼窩先端部外側
全外眼筋麻痺＋眼神経	上眼窩裂または海綿静脈洞全域
全外眼筋麻痺＋眼神経＋視神経	眼窩先端〜海綿静脈洞前部

Ⅰ 疾患の特徴

　眼科的複合麻痺（multiple ocular motor palsies）とは，眼球運動神経麻痺（単独または複数）に他の神経障害が合併した状態をいう．神経走行の解剖学的特徴から，病変は眼窩先端から海綿静脈洞に及ぶ領域に限定され，特に海綿静脈洞病変を前部，中部，後部の3つに分類することにより病変部位を推定できることがある（表4）．したがって，複合麻痺の病態を把握するには，眼窩先端から海綿静脈洞にかけての局所解剖を画像と対比して理解しておく必要がある（図20）．

Ⅱ 治療

　症候が全く同じでも原因は異なり，炎症性疾患の頻度が高いためステロイド薬の全身投与が有効なことが多い．しかし，炎症以外の病変も同様の症状を呈するため，診断・治療に苦慮することがある．経過が順調でない場合には，当初の診断を再検討すべきである．

Ⅲ 患者への対応

　眼球自体の病変ではなく，眼窩から頭蓋底にかけての多彩な原因疾患が疑われるため，造影MRIを含めた画像検査および血液検査が必要である．原因の特定を優先するが，原因不明の場合もある．原因不明でも有効な治療法があるため，経過に十分に注意しながら治療する必要がある．

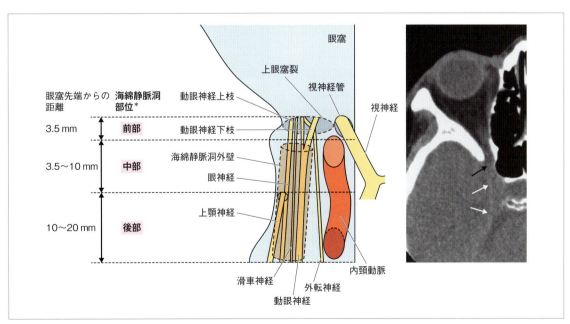

[図20] 眼窩先端から海綿静脈洞にかけての構造
*前部：眼窩先端（上眼窩裂）〜視神経管後端．中部：前部後端〜上顎神経が洞外へ離出する部位．後部：中部後端〜洞後壁．
単純CT（水平断）の黒矢印は上眼窩裂，白矢印は海綿静脈洞外壁．

眼窩先端（部）症候群

I 疾患の特徴

　眼窩先端（部）症候群（orbital apex syndrome）（**表5**）は，上眼窩裂症候群（全眼球運動障害と眼神経障害）に，視神経障害が加わった形である．眼神経障害としては主に眉毛内側〜眼窩上部の痛みを訴えることが多いが，知覚低下がみられることもある．眼窩先端の骨膜は海綿静脈洞および近傍頭蓋底硬膜との連続性がみられるため，症候は海綿静脈洞前部病変と同様であり，原因も類似する．異なる点として，眼窩先端症候群の原因には眼窩穿通性外傷があり，特に針金状異物による穿孔外傷では眼窩先端症候群をきたすことが多い．

海綿静脈洞病変

I 疾患の特徴

　海綿静脈洞病変（cavernous sinus lesion）の原因は，表5に示すように多彩であり，部位により出現頻度が若干異なる．炎症，腫瘍，血管病変があり，炎症が最も出現頻度が高い．

1 病変と症候の特徴

　下垂体卒中は，突然の視力低下，眼球運動障害および強い眼窩部痛をきたす．鼻咽頭腫瘍では，緩徐な外転神経麻痺と強い眼深部痛がみられる．血管病変の場合には，内頸動脈瘤では外転神経麻痺を呈することが多く，眼交感神経障害を伴うことがある．

2 頸動脈海綿静脈洞瘻

　頸動脈海綿静脈洞瘻（carotid-cavernous fistula：CCF）には，直接型と間接型（**図21**）があり，さらに短絡血流の流出先により前方型と後方型に分類される．直接型は外傷後にみられ，間接型は60歳以上の女性に多い．出現頻度は前方型が高く，結膜浮腫と充血（静脈拡張）を伴う眼球運動障害があり，眼球突出がみられる．眼窩MRIで患側の上眼静脈の拡張所見があれば，疑いは濃厚である．後方型は動眼神経麻痺を呈することが多

[表5] 海綿静脈洞近傍の病巣別の主な原因疾患

病巣部位（症候群）	主な原因疾患（頻度順）
眼窩先端	炎症，副鼻腔疾患，外傷
海綿静脈洞前部	炎症，副鼻腔疾患
海綿静脈洞中部	CCF，腫瘍[*1]，炎症，動脈瘤[*2]
海綿静脈洞後部	腫瘍，CCF，炎症，動脈瘤[*2]

[*1]原発性：髄膜腫，下垂体腺腫，頭蓋咽頭腫，脊索腫．局所浸潤性：鼻咽頭腫瘍．遠隔転移性：肺癌，乳癌，胃癌，泌尿器系腫瘍，悪性リンパ腫．　[*2]海綿静脈洞内内頸動脈瘤．
CCF：頸動脈海綿静脈洞瘻．

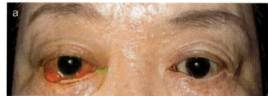
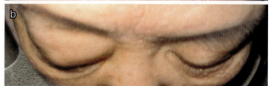
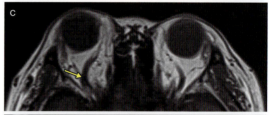
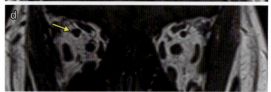

[図21] 海綿静脈洞病変（間接型頸動脈海綿静脈洞瘻）
a：外眼部所見．右結膜浮腫，充血がみられる．b：右眼球突出．上方から両眼を比較するとよい．c, d：眼窩MRI T1強調画像，水平断（c），冠状断（d）．右上眼静脈の拡張がみられる（矢印）．

いが，結膜所見および眼球突出はみられない．前方型，後方型ともに，程度が変動する眼深部痛・頭痛を伴うことが特徴であり，確定診断には脳血管撮影を行う．

II 治療

　腫瘍性病変はその腫瘍ごとの対応となる．CCFは血管内塞栓術により短絡部位を閉鎖する．短絡が閉鎖されれば結膜充血および眼球突出は比較的速やかに改善するが，眼球運動麻痺の改善に

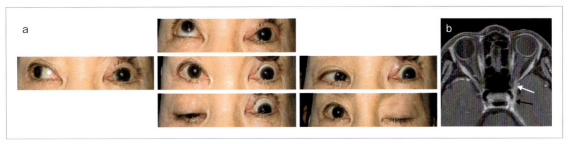

[図22] 有痛性全外眼筋麻痺
左眼の眼瞼下垂，全方向への眼球運動障害および左眼窩部痛を訴えた例．a：5方向むき眼位．b：造影MRI．眼窩先端から海綿静脈洞外壁にかけて増強効果がみられる．黒矢印は上眼窩裂，白矢印は海綿静脈洞外壁．

は1カ月以上が必要なことが多い．

Tolosa-Hunt症候群（有痛性眼筋麻痺）

I 疾患の特徴

Tolosa-Hunt症候群（Tolosa-Hunt syndrome：THS）では，強い眼窩部痛（特に眉毛の内側付近）と眼球運動障害が特徴であり，頻度は動眼神経麻痺，全外眼筋麻痺（図22a），外転神経麻痺が多く，滑車神経麻痺はまれである．ステロイド薬の全身投与（0.5～1mg/kg体重）により，48時間以内に疼痛が軽快することが特徴である．造影MRIで主に海綿静脈洞外壁が造影され（図22b），肥厚性硬膜炎と類似した所見をとる．鑑別疾患（表6）が多く，また診断に苦慮する場合があり，ステロイド薬が著効しても注意深い経過観察が必要である．

II 鑑別の要点

血管性疾患の場合には，海綿静脈洞内内頸動脈瘤では疼痛が激しいことはまれで，CT・MRIで静脈洞内に均一に造影される楕円形の腫瘤が検出される．内頸動脈後交通動脈分岐部動脈瘤は，突然の頭痛と散瞳を伴う動眼神経麻痺を呈することが特徴であり，MR angiographyで検出される．糖尿病患者では，眼窩および眼瞼の感染性炎症が海綿静脈洞に波及して血栓症をきたすことがまれにあり，激烈な痛みを伴う眼球突出，重篤な視力

[表6] 有痛性眼筋麻痺を呈する主な疾患

1. 血管性
   海綿静脈洞内内頸動脈瘤
   内頸動脈後交通動脈分岐部動脈瘤
   頸動脈海綿静脈洞瘻
   海綿静脈洞血栓症
2. 腫瘍性
   下垂体腫瘍
   髄膜腫
   頭蓋咽頭腫
   脊索腫
   鼻咽頭腫瘍
   悪性リンパ腫
3. 炎症
   副鼻腔炎・嚢胞
   真菌性副鼻腔炎（Aspergillus）
   帯状疱疹（眼部帯状ヘルペス）
   原因不明：
     非特異的肉芽腫性炎症（Tolosa-Hunt症候群）
     肥厚性硬膜炎
     多発血管炎性肉芽腫症
4. 外傷
   鈍的眼窩外傷（眼窩吹き抜け骨折）
   穿孔性眼窩外傷
5. その他
   再発性有痛性眼筋麻痺性ニューロパチー（眼筋麻痺性片頭痛）

低下および眼球運動障害をきたす．

腫瘍性病変で激しい疼痛を伴うものは，前述のように下垂体卒中と鼻咽頭腫瘍であり，MRI冠状断像が鑑別に有用である．炎症では，副鼻腔粘膜の腫脹・造影効果がみられる場合には真菌性副鼻腔炎を疑う．ステロイド薬投与で一時寛解するが，減量すると再発し，症状はさらに悪化することが多い．真菌性髄膜炎をきたすと生命予後が悪い．眼神経領域の帯状疱疹では，皮疹の軽快後に眼球運動障害，視力低下，眼神経領域の疼痛が出現することがあり，問診で眼部帯状ヘルペスの既往を確認する．

（加島陽二）

⑤重症筋無力症

I 疾患の特徴

重症筋無力症（myasthenia gravis：MG）は，神経筋接合部での刺激伝導障害であり，自己免疫疾患の一つである．最大の特徴は疲労現象であり，疲れると症状が悪化し，休息で改善する．日内変動，日差変動（日によって症状が異なる）をみる．MGの診断基準は，「重症筋無力症／ランバート・イートン筋無力症候群診療ガイドライン2022」で改訂された[1]．診断には，疲労現象のある眼瞼下垂あるいは複視があり，病原性自己抗体の証明，あるいは神経筋接合部障害の証明のどちらかが必要である．症例の多くは，眼瞼下垂あるいは複視の眼症状を有し，眼科を初診する．最も重要なことは，眼筋型重症筋無力症（ocular myasthenia gravis：OMG）を見逃さないことである．

1 病原性自己抗体

アセチルコリン受容体（acetylcholine receptor：AChR）抗体と，筋特異的受容体型チロシンキナーゼ（muscle-specific receptor tyrosine kinase：MuSK）抗体の2つである[2,3]（図23）．どちらかの抗体が陽性であれば診断がつく．ただし，OMGでは約半数で病原性自己抗体は陰性である．

2 神経筋接合部障害

眼瞼の易疲労性試験（1分間の上方注視負荷をかけ，眼瞼が下垂するかをみる），アイスパック試験（2分間アイスパックを眼瞼にあて，2mm以上開瞼すれば陽性），エドロホニウム（テンシロン）試験が，眼科外来で確認可能である．エドロホニウム試験は，複視を自覚させた状態で，アンチレクス®を2〜5mg静注し，30秒後に複視が消失するかをみるとよい．

3 眼球運動障害

片眼の内転障害（偽内側縦束（medial longitudinal fasciculus：MLF）症候群）（図24），上下斜視（偽滑車神経麻痺）（図25）を呈することが多い．

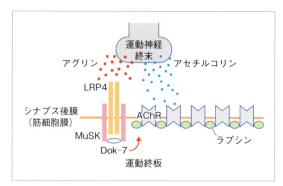

[図23] 神経筋接合部におけるアセチルコリン受容体（AChR），筋特異的受容体型チロシンキナーゼ（MuSK）の働き
低密度リポ蛋白受容体関連蛋白4（LRP4）とMuSKは筋細胞膜上に位置し，複合体を形成している．神経終末からアグリンが分泌されると，筋細胞膜のLRP4に結合し，その結果MuSKを活性化させる．Dok-7は筋細胞内からMuSKに結合し，MuSKをリン酸化して活性化させる．活性化したMuSKはいくつかの蛋白質を介したシグナル伝達を行い，ラプシンの活性化が起こる．ラプシンの活性化によりAChRは群化し，運動終板にAChRが高密度に集積し，運動神経終末から放出されたアセチルコリンと結合する．AChR抗体は，補体傷害性にAChRを破壊する．一方，MuSK抗体はAChRの凝集を阻害する．LRP4抗体も，診断基準には入っていないが病原性が確認されている．

II 鑑別の要点

眼瞼下垂については，2-2)-「①眼瞼下垂」参照．神経麻痺の場合は，MGでみられる日内変動や日差変動は認められず，いつ検査しても同じ結果が得られる．MGでは，Hess赤緑試験の結果と視診での眼球運動制限に相関がないことが多く，一見どの外眼筋が悪いのかわからないことが多い．手足がしびれる，疲れるなどの症状があれば，全身型MGの可能性があるため脳神経内科での精査を依頼する．胸腺腫も同様で，胸部CTで胸腺腫が指摘された場合は全身型MGの可能性が高い．

III 治療

ピリドスチグミン（メスチノン®）内服が第一選択となる．1日2錠（4時間以上あけて朝・昼分2で内服）から開始する．病原性自己抗体が陽性の場合は，ピリドスチグミン内服に低用量のステロイド薬内服を追加する．

IV 患者への対応

OMGから全身型MGへの移行は，発症後2年以内に多い（約50〜60％）．その間は注意深い経

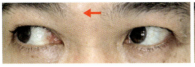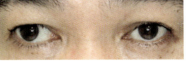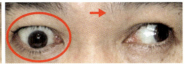

[図24] 眼筋型重症筋無力症（OMG）患者にみられた右眼の内転制限（円内）
偽内側縦束（MLF）症候群と呼ばれる．頭蓋内病変，特に橋に病変がないことを確かめる必要がある．

[図25] 重症筋無力症（MG）の眼球運動障害の日差変動
69歳，男性．上下斜視を認めたが，受診日により Hess 赤緑試験の上下偏位（赤矢印）に変動を認めた（下段は別の日の結果）．

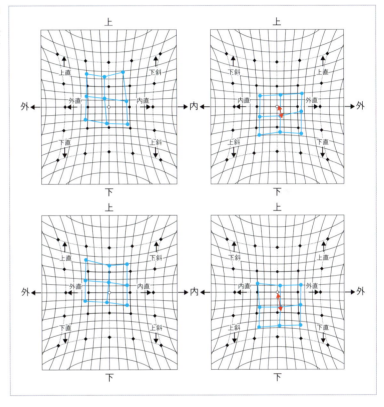

過観察が必要である．OMG のうちに minimal manifestation or better status（MM），経口ステロイド薬 5mg/日以下で日常生活に問題ないレベルに持ち込むことが治療の目標である．

文献
1) 重症筋無力症／ランバート・イートン筋無力症候群診療ガイドライン作成委員会編，日本神経学会監：重症筋無力症／ランバート・イートン筋無力症候群診療ガイドライン2022，南江堂，2022
2) Ohta K, et al：Clinical and experimental features of MuSK antibody positive MG in Japan. Eur J Neurol 14：1029-1034, 2007
3) 本村政勝ほか：重症筋無力症の自己抗体．Brain Nerve 65：433-439, 2013

 ガイドライン
重症筋無力症／ランバート・イートン筋無力症候群診療ガイドライン2022
(https://www.neurology-jp.org/guidelinem/mg_2022.html)

（木村亜紀子）

⑥筋原性眼球運動障害

（甲状腺眼症，特発性眼窩炎症，重症筋無力症，慢性進行性外眼筋麻痺，筋強直性ジストロフィ）

Ⅰ 疾患の特徴

眼球運動障害は，神経原性と筋原性の2つに大別される．筋原性眼球運動障害（myogenic ocular motility disorder）では，外眼筋に何らかの異常が生じることで眼球運動障害が生じる．原因疾患としては，甲状腺眼症，特発性眼窩炎症，重症筋無力症，慢性進行性外眼筋麻痺などのミトコンドリア脳筋症，筋強直性ジストロフィなどがある（**表7**）．診断に必要な検査は眼球運動検査で，両眼と単眼それぞれでの9方向の眼球運動を評価するとともに，HESS赤緑試験などによる眼球運動を評価する．また，これらの疾患では眼球運動障害に加えて眼瞼の症状を伴うことが多く，鑑別には詳細な問診と眼瞼症状が重要なポイントとなる（**図26**）．

Ⅱ 鑑別の要点，治療

1 甲状腺眼症

甲状腺眼症（thyroid ophthalmopathy）は，甲状腺関連自己抗体により外眼筋や眼窩脂肪組織に炎症が生じ，筋原性眼球運動障害に加えて，眼瞼後退や眼瞼腫脹などの眼瞼症状がみられる（**図27**）（1-2）-「②甲状腺眼症」参照）．

2 特発性眼窩炎症

特発性眼窩炎症（idiopathic orbital inflammation）は，眼窩内の非特異的な炎症により外眼筋や眼窩脂肪，涙腺，眼瞼が腫脹する．眼窩筋炎，眼窩炎症性偽腫瘍などともいわれ，眼球運動障害に加えて眼瞼下垂，眼瞼腫脹，結膜充血がみられる（**図28**）（1-3）-「②慢性眼窩炎症，特発性眼窩炎症」参照）．

3 重症筋無力症

重症筋無力症（myasthenia gravis）は，横紋筋のニコチン性アセチルコリン受容体に対する自己抗体が産生され，筋神経接合部の受容体に結合し，全身の筋力低下をきたす．眼筋型では，眼球運動障害のほかに眼瞼下垂が生じやすく（**図29**），全身型では，嚥下障害や呼吸筋の麻痺が生じ，呼吸困難をきたすことがある．症状には日内変動や日差変動が認められる（15-1）-「⑤重症筋無力症」参照）．

4 慢性進行性外眼筋麻痺

慢性進行性外眼筋麻痺（chronic progressive external ophthalmoplegia：CPEO）は，ミトコンドリア脳筋症の一つで，進行性の両側の眼瞼下垂と両眼の眼球運動障害をきたす．ミトコンドリアDNAの欠失や点変異などが原因で外眼筋や上眼

[表7] 筋原性眼球運動障害

	鑑別に重要な疾患の特徴	特徴的な検査所見
甲状腺眼症	眼球腫脹，眼瞼後退，眼球運動障害，眼球突出	甲状腺関連自己抗体陽性 MRIで外眼筋の筋腹の肥厚
特発性眼窩炎症	眼瞼腫脹，眼瞼下垂，結膜充血，眼痛・眼球運動時痛，眼球運動障害，涙腺腫脹	MRIで外眼筋全体の腫大 血清IgG4が高値の場合もある
重症筋無力症	眼瞼下垂，外眼筋麻痺，日内変動，日差変動，易疲労性	エドロホニウム試験陽性 AChR抗体陽性 MuSK抗体陽性
慢性進行性外眼筋麻痺（CPEO）	眼瞼下垂，閉瞼不全，全方向性の眼球運動障害，緩徐に進行	骨格筋生検（ragged red fiber） mtDNAの欠失 血清CK，乳酸値の上昇 髄液中の蛋白，乳酸，ピルビン酸値の上昇
Kearns-Sayre症候群	CPEOの症状に網膜色素変性と心伝導障害を合併	眼底の異常所見 心電図異常
筋強直性ジストロフィ	眼瞼下垂，外眼筋麻痺，早発白内障，細長い顔貌，前頭部脱毛，ミオトニー現象を伴う全身の筋萎縮	*DMPK*遺伝子異常 血清CK値の上昇

AChR：アセチルコリン受容体，MuSK：筋特異的受容体型チロシンキナーゼ，mtDNA：ミトコンドリアDNA，CK：クレアチンキナーゼ．

⑥筋原性眼球運動障害

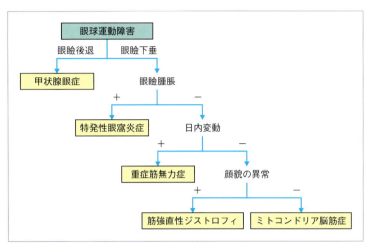

[図26] 筋原性眼球運動障害の鑑別の流れ

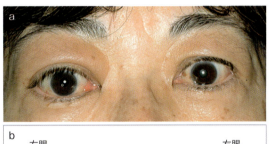

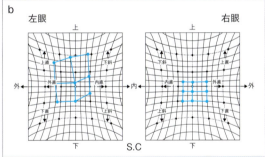

[図27] 甲状腺眼症
71歳，女性．a：両眼の眼瞼後退および眼瞼腫脹を認める．b：右眼の下斜視，内転および上転障害を認める．

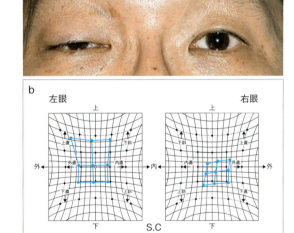

[図28] 特発性眼窩炎症
46歳，男性．a：右眼の眼瞼腫脹と眼瞼下垂を認める．b：右眼の内転および上転障害を認める．

瞼挙筋のミトコンドリア機能が低下し，筋の機能低下や萎縮がみられる．年齢に関係なく発症し，両側の眼瞼下垂と眼筋麻痺による全方向性で対称性の眼球運動障害を呈するが，進行はきわめて緩やかである（図30）．眼瞼腫脹を伴わない眼瞼下垂で日内変動がなく，両側の眼球運動障害も伴うため筋強直性ジストロフィとの鑑別を要する．また，網膜症や視神経症が生じることがあるため，眼底検査も必要である．血液検査では血中のクレアチンキナーゼ（creatine kinsase：CK）や乳酸値の上昇，髄液中の蛋白，乳酸およびピルビン酸値の上昇がみられる．骨格筋生検では，電子伝達系酵素群の活性異常，Gomoriトリクローム染色による「ragged red fiber」などがみられる．

1) Kearns-Sayre症候群

Kearns-Sayre症候群（Kearns-Sayre syndrome：KSS）は，CPEOに属する疾患の一つで，外眼筋麻痺，網膜色素変性，心伝導障害の3徴候を示す

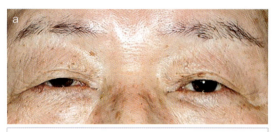
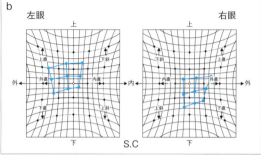

[図29] 重症筋無力症
67歳, 男性. a：両眼の眼瞼下垂（右眼の下垂が大きい）を認める. b：眼球運動障害および上下斜視を認める.

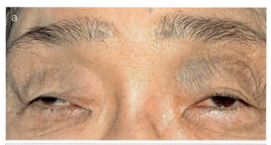
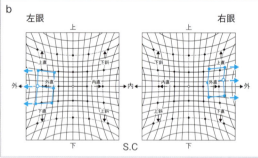

[図30] 慢性進行性外眼筋麻痺（CPEO）
73歳, 女性. a：両眼の眼瞼下垂を認める. b：外斜視および眼球運動障害を認める.

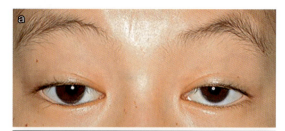
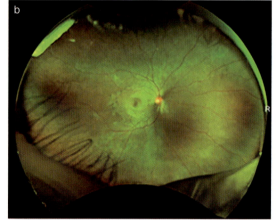
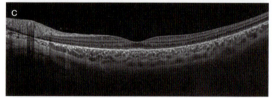

[図31] Kearns-Sayre症候群（KSS）
11歳, 女児. a：両眼の眼瞼下垂を認める. b, c：右眼の広角眼底写真とOCTを示す. 広範な網膜変性と黄斑を除く網膜全体の視細胞層の変性を認める.

（図31）. CPEOとKSSは同じ疾患スペクトラムとして発生すると考えられており，眼瞼下垂と眼球運動障害のみの場合がCPEOで，KSSは全身のミトコンドリア機能障害であるため眼症状以外に全身の機能障害をきたす．発症年齢もKSSは20歳以前に発症するのに対し，CPEOは高齢者を含むどの年齢でも発症する．

眼症状以外の症状には，四肢の近位部の筋力低下，顔面筋の筋力低下，嚥下障害や小脳失調による歩行障害，前庭機能障害，感音性難聴，認知障害などがある．また，KSSに固有の心伝導障害は突然死の原因となるため，早期に適切に診断し治療する必要がある．

2）CPEOとKSSの治療

現時点では治療法は確立されておらず，電子伝達系酵素群の補酵素コエンザイムQ10（ユビデカレノンなど）の大量投与，ビタミンB_1, B_2, Cなどの投与が試みられているが，効果は不十分である．対症療法として，眼瞼下垂についてはクラッ

チ眼鏡，眼筋麻痺による麻痺性斜視についてはプリズム眼鏡などによる非観血的治療をまず行うが，進行した場合は外科的に治療することもある．疾患は進行性のため，再手術が必要となる場合が多い．

5 筋強直性ジストロフィ

筋強直性ジストロフィ（筋緊張性ジストロフィ）(myotonic dystrophy) は，成人に発症し，骨格筋の筋強直および筋萎縮を特徴とし，骨格筋だけではなく多臓器を侵す全身疾患である．常染色体顕性遺伝で子の世代の方が症状が重くなるという表現促進現象を認める．筋強直性ジストロフィの病因は，第19番染色体長腕(19q13.32)に座位する myotonic dystrophy protein kinase 遺伝子 (*DMPK*) の3′非翻訳領域における CTG 反復配列が異常に伸長することにより発症する．

眼症状は，眼瞼下垂や外眼筋麻痺（**図32**）のほか，早発白内障，低眼圧，網膜脈絡膜変性などと多彩で，全身症状として側頭筋・胸鎖乳突筋および四肢遠位優位の筋力低下や萎縮，心病変（心伝導障害，心筋障害），中枢神経系症状（認知機能障害，性格変化，傾眠），内分泌異常（耐糖能障害，脂質異常症）がみられる．また，顔面筋の萎縮による細長い顔貌や前頭部脱毛などの特徴から，CPEO との鑑別は容易である．

1) 治療

現時点では根治的な治療法は確立されておらず，症状に応じた対症療法が行われている．眼症状については，白内障は白内障手術を行うが，眼瞼下垂や斜視に対しては CPEO と同様にクラッチ眼鏡やプリズム眼鏡などの非観血的治療をまず行う．進行した場合は外科的に治療を行うが，疾患は進行性のため再手術が必要となる場合が多い．また，全身の症状についても，筋力低下は装具や車いすの使用，抗てんかん薬などによる薬物投与，不整脈は抗不整脈薬，ペースメーカー植込み，植込み型除細動器の適応となることもある．

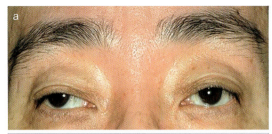
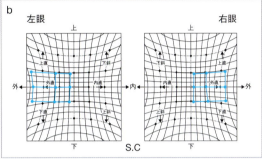

[図32] 筋強直性ジストロフィ
61歳，男性．a：両眼の眼瞼下垂を認める．b：外斜視および内転障害を認める．

呼吸障害に対しては非侵襲的陽圧換気が用いられる．

III 患者への対応

筋原性眼球運動障害は原因がさまざまであるため，それぞれの疾患に応じて治療を行う．CPEO，KSS，筋強直性ジストロフィでは，眼瞼下垂や麻痺性斜視に対してクラッチ眼鏡やプリズム眼鏡による非観血的な治療を行うが，改善しない場合は外科的に治療を行う．しかしながら，これらの疾患では一時的に症状は改善するが，時間とともに再発し再手術が必要になるため，患者に十分に説明する必要がある．KSS は心伝導障害を合併するため，速やかに循環器内科などに紹介し，また眼疾患としては網膜色素変性を伴うため，ロービジョンケアについても考慮する必要がある．

（森本　壮）

⑦ 眼振性運動

(オプソクロヌス，眼球粗動，上斜筋ミオキミア，後天眼振)

I 疾患の特徴

眼振性運動は，表8に示すように眼球運動振動現象，上斜筋ミオキミア，後天眼振の3つに大きく分けられる．

1 眼球運動振動現象

眼球運動振動現象（saccadic oscillation）は，緩徐眼球運動が引き金となりそれを急速眼球運動で戻そうとする眼振（nystagmus）とは，成立機序が根本的に異なる．まず，眼球を急に動かす衝動性眼球運動（サッカード）（saccadic eye movement）は，脳幹に存在する局所神経回路において，burst neuron からの高頻度発射刺激（pulse信号）で始まり，その後，眼位保持の刺激が tonic neuron に伝えられ（step刺激）静止し，静止した眼球は pause neuron でその位置を維持するという一連の神経刺激で成り立っている．この局所神経回路は，大脳（前頭葉，頭頂葉），視床，基底核，上丘，小脳などの上位中枢によって制御されているが，これらの経路に何らかの障害が生じると，衝動性眼球運動後の偏位した眼球が，ゆっくりと元の位置に戻る動き（緩徐眼球運動）が起こってしまう．これを，衝動性眼球運動混入という．眼球運動振動現象とは，この衝動性眼球運動混入が周期的に起こるものをいう．

眼球運動振動現象には，図33のように連続する異常眼球運動の間に眼球が静止する時間（inter-saccadic interval）をもつものともたないものがあり，もつものを矩形波状振動（square wave oscillation），もたないものを正弦波状振動（sine wave oscillation）という．本項では，正弦波状振動を示すオプソクロヌスと眼球粗動について述べる．

1) オプソクロヌス

水平，垂直，斜めなどのあらゆる方向へ，不規

[表8] 眼振性運動の分類

1. 眼球運動振動現象
　1) 矩形波状振動（眼球が静止する時間をもつ）
　　①矩形波様眼球運動（square wave jerks）
　　②大矩形波様眼球運動（macro square wave jerks）
　　③衝動性眼球運動推尺異常（saccadic dysmetria）
　　④大衝動性振動（macro saccadic oscillations）
　2) 正弦波状振動（眼球が静止する時間をもたない）
　　①オプソクロヌス（opsoclonus）
　　②眼球粗動（ocular flutter）
　　③衝動性眼球運動律動（saccadic pulses）
2. 上斜筋ミオキミア
3. 後天眼振
　1) 中枢性眼振
　　①輻湊後退眼振
　　②解離性眼振（MLF症候群）
　　③Bruns眼振
　　④上向き眼振
　　⑤下向き眼振
　　⑥後天周期交代性眼振
　　⑦シーソー眼振
　　⑧黒内障性眼振
　　⑨点頭発作
　2) 末梢性眼振（末梢前庭眼振）

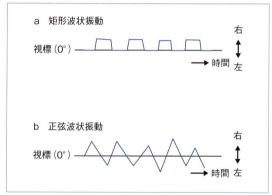

[図33] 眼球運動振動現象の電気眼振図のシェーマ
a：矩形波状振動．眼球が静止する時間がみられる．b：正弦波状振動．眼球が静止する時間がみられない．

則かつ非律動的に素早く動く振幅の大きな衝動性眼球運動で，dancing eyes とも呼ばれる．神経芽細胞腫などで生じる．

2) 眼球粗動

2～3秒間の水平性の速い振幅の小さな衝動性眼球運動である．小脳や脳幹の障害で生じる．

2 上斜筋ミオキミア

上斜筋ミオキミア（superior oblique myokymia）とは，上斜筋が発作性に収縮を繰り返すことにより生じる上下・回旋性の振幅の小さな眼振である．通常は片眼にみられ，動揺視を伴う．眼振

は，図34[1]のように上斜筋の収縮による下転と内方回旋への急速相をもち，本人は上下に揺れて見えると訴える．原因は不明であるが，脳幹背側部の動脈が拍動性に滑車神経を圧迫することが原因との報告もある．後天眼振には分類されない．

3 後天眼振

後天眼振（acquired nystagmus）には，中枢性眼振と末梢性眼振（末梢前庭眼振）があり，中枢性眼振は脳幹，小脳，大脳の異常が原因である．

1) 中枢性眼振

①輻湊後退眼振：中脳水道症候群でみられる．両眼の輻湊と同時に眼球後退がみられる眼振で，特に上方視を行った場合に生じる．

②解離性眼振：内側縦束（medial longitudinal fasciculus：MLF）症候群でみられる．患眼の内転不全と同時に健眼に耳側へ向かう律動眼振がみられる．片眼のみの眼振のため解離性といわれる．

③Bruns眼振：小脳橋角部の聴神経鞘腫でみられる．患側へは大振幅で小頻度の，健側へは小振幅で大頻度の律動眼振がみられる．

④上向き眼振：髄膜炎，Wernicke脳症後，有機リン中毒などでみられ，小脳虫部や延髄の障害といわれている．上方への律動眼振である．

⑤下向き眼振：頭蓋頸椎移行部のArnold-Chiari奇形，脊髄小脳変性症などでみられる．下方への律動眼振である．

⑥後天周期交代性眼振：外傷，脳炎，梅毒，多発性硬化症，脊髄小脳変性症などでみられる．静止位が左右に周期的に移動する水平性の律動眼振である．

⑦シーソー眼振：傍トルコ鞍の大きな腫瘍や脳幹上部の血管性病変などでみられる．シーソーのように一眼の上転と他眼の下転を繰り返す振子眼振で，上転眼は内方回旋し，下転眼は外方回旋する．

⑧黒内障性眼振：先天的な大脳皮質萎縮などでの視力障害のときにみられるため，視性眼振ともいう．左右に大きく揺れる振子眼振を示すことが多く，まれに律動眼振もみられる．生直後からみられる．また，小眼球，先天白内障，1色覚，眼白皮症など，眼球自体の異常による視力障害でも

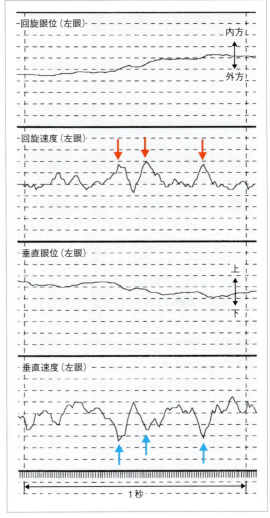

[図34] 上斜筋ミオキミアの電気眼振図
上斜筋の収縮による内方回旋と下方への急速相がみられる．（文献1）より）

みられる．

⑨点頭発作（spasmus nutans）：視神経や視交叉部の神経膠腫などの中枢神経系病変でみられる．左右同調性のない眼振である．

2) 末梢性眼振（末梢前庭眼振）

末梢前庭神経の障害によりみられ，めまいを伴う．障害された半規管の作用方向に生じることが多く，水平または垂直-回旋方向に向かう律動眼振で，緩徐相の速度は一定である．

Ⅱ　鑑別の要点

　オプソクロヌスと眼球粗動の波形は，前述のように眼球が静止する時間をもたない正弦波状振動で，静止する時間をもつ矩形波状振動とは異なることを電気眼振図で確認する．上斜筋ミオキミアは，発作時に内方回旋と下転が律動的にみられていることを細隙灯顕微鏡でも確認できる．後天眼振と先天眼振との鑑別は，後天眼振は発症時期が後天性であること，中枢を含めた全身の異常所見を伴うこと，動揺視や複視，めまいの訴えがあること，眼振の様相も先天眼振の水平の揺れのみとは異なり，上下や回旋性の揺れもみられる場合が多いことなどに加え，画像検査の結果などから比較的容易に鑑別できる．ただし，後天眼振の治療方針を決めるためには，どの部位の障害が何の原因で起こっているのかを見極めて，他科との連携を図ることが重要である．

Ⅲ　治療

1　治療方針

　脳神経外科，神経内科，耳鼻咽喉科などと連携をとりながら，根本治療を目的に治療方針を決める．

2　後天眼振の薬物療法

　眼振抑制作用として，けいれん・筋緊張治療薬（バクロフェン（ギャバロン®）1回5～30mg，1日3回，降圧薬との併用注意），抗てんかん薬（クロナゼパム（リボトリール®）1回2～6mg，1日

3回，急性閉塞隅角緑内障患者は禁忌），その他抗不安薬などを用いることもある．

　末梢性眼振（Ménière病）などのめまいに対して，脳血管拡張薬（ベタヒスチン（メリスロン®）1回6～12mg，1日3回，胃潰瘍や喘息に注意），脳代謝賦活薬（ATP（アデホス®）1回100mg，1日3回，脳出血直後は禁忌），その他ビタミンB$_{12}$，副腎皮質ステロイド薬，炭酸水素ナトリウム静注なども用いられる．

Ⅳ　患者への対応

1　患者への説明

　中枢神経系疾患などの可能性を患者に説明し，精査の必要性を十分に理解してもらい，その結果から予想される治療法なども話しておく．また，薬物依存症などが原因と考えられる場合は，本人や家族に心療内科への受診の必要性と重要性を説明する．

2　治療予後

　原因疾患の治療と並行して，あるいは治療終了後に眼振による動揺視がある場合には，必要に応じて前述の薬物療法で眼振を抑制していく．ただし，効果が一時的であったり無効であったりするので，完全には治らない場合もあることを投薬前に十分説明しておく．

文献
1) 林　孝雄：異常眼球運動．眼科学，第3版，大鹿哲郎ほか編，文光堂，795，2019

（林　孝雄）

2) 瞳孔の異常
①瞳孔の形態異常

　正常瞳孔は，ほぼ正円で大きさに左右差はなく，角膜中央からわずかに鼻下側よりに位置している．瞳孔形態異常の多くは先天性であり，*PAX6*遺伝子異常による先天無虹彩症（図1），眼杯裂閉鎖不全が原因の虹彩コロボーマ（図2），胎生期の血管膜が消退せずに残る瞳孔膜遺残（図3）などがある．最も頻度が高いのは瞳孔膜遺残であり，形状は索状や膜状などさまざまである．多くの場合，治療の必要性は低い．詳細は8-1)-「①ぶどう膜欠損」，「②無虹彩症」，「④瞳孔膜遺残」参照．

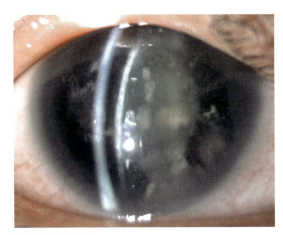

[図1] 先天無虹彩症

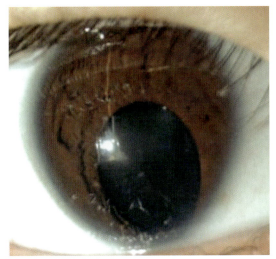

[図2] 虹彩コロボーマ

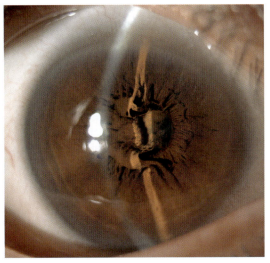

[図3] 瞳孔膜遺残

②瞳孔不同

I 疾患の特徴

瞳孔径は横径を測定し，2〜8mm を正常範囲とするが，瞳孔不同（anisocoria）とは瞳孔径の左右差が1mm 以上ある状態である．

II 鑑別の要点

瞳孔不同の病態としては片眼性の縮瞳障害や散瞳障害があり，鑑別には明所と暗所の両方での瞳孔径測定が必要である（図4）．縮瞳障害（つまり散瞳眼が疾患眼）では明室で瞳孔不同が著明になり，その原因として動眼神経麻痺や瞳孔緊張症，外傷などがある．一方，散瞳障害（つまり縮瞳眼が疾患眼）では暗室で瞳孔不同が著明になり，その原因として Horner 症候群や Argyll Robertson 瞳孔などがある．一般に，瞳孔不同は断続的に生じることが多いが，間欠的に生じることもある．

間欠的に生じる瞳孔不同で，ほかに神経学的所見がないものに良性間欠性散瞳（benign episodic unilateral mydriasis）がある．若い女性で片眼性に発症し，瞳孔不同を呈することが多く，散瞳の持続時間は数分から数週間までさまざまである．片頭痛と関連している可能性が指摘されている．

III 治療

原因疾患がはっきりしているときは，その治療を行う．特に注意すべき原因疾患は，動眼神経麻痺の原因となる内頸動脈後交通動脈分岐部動脈瘤や，Horner 症候群の原因となる内頸動脈解離である．この2つは神経眼科分野における代表的な緊急疾患であり，命に関わるため，眼科単独で経過観察してはならない．迅速にしかるべき診療科に紹介すべきである．しかし，瞳孔に関しては原因疾患の治療を行っても瞳孔不同が改善しないことも少なくない．

また，瞳孔緊張症や Argyll Robertson 瞳孔，良性間欠性散瞳の場合は有効な治療法がないことも多い．羞明が強い場合には対症療法としてサングラス使用やピロカルピン点眼で対応することもある．サングラスは，瞳孔不同を他人から気づかれないようにするのに有用である．ピロカルピン点眼には眼痛・頭痛・下痢などの副作用があるため，注意が必要である．散瞳時は近見障害をきたすことがあるため，近業時に近用眼鏡を使用することも効果的である．一方，縮瞳による自覚症状はないことも多く，「暗く見える」症状をときどき自覚する程度であるため，経過観察とすることが少なくない．

IV 患者への対応

瞳孔不同を引き起こす疾患を診療する機会は多いとはいえないが，動眼神経麻痺や内頸動脈解離など，生命予後に影響を与える疾患が隠れている可能性がある．瞳孔不同に遭遇したら，命に関わる疾患が隠れている可能性を常に頭に入れて対応すべきである．

（中澤祐則）

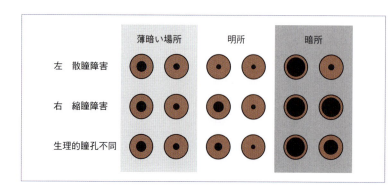

[図4] 瞳孔不同（右眼瞳孔径＞左眼瞳孔径）

③瞳孔の対光反射異常・輻湊反応異常・対光近見反応解離

I 疾患の特徴

対光反射は，光刺激に対する瞳孔の縮小（縮瞳）であるが，縮瞳までの潜伏時間（潜時）が200ミリ秒ほどの皮質中枢を介さない反射である．その経路は，網膜から視神経を通り，外側膝状体の前で視路から分岐し，中脳の視蓋前域や同側のEdinger-Westphal（E-W）核，一部は後交連で交叉して対側のE-W核へ至る（求心路）．その後は節前線維の動眼神経として走行し，毛様体神経節でシナプスを変え，節後線維の短毛様体神経となり，瞳孔括約筋に分布する（遠心路）．

輻湊反応は，近見刺激に対する縮瞳（近見縮瞳）であるが，皮質中枢や高次視覚領域を経由する反応で，輻湊（輻湊運動）と調節のクロスリンクがあり，これらは近見反応と称される．視標の接近に伴う両眼視差やぼやけ，拡大の情報が，網膜を入力とし，外側膝状体でシナプスを変え，第一次視覚野（V1）から頭頂眼野を含む第五次視覚野（V5）や大脳縮瞳領域を経て統合される．その後は前頭眼野と中脳に信号が伝達されて，内直筋亜核や橋被蓋網様体核，E-W核に至り，内直筋と毛様体輪状筋（短毛様体神経の95％が支配），瞳孔括約筋（5％）に分布して，輻湊と調節，近見縮瞳が誘発される（潜時は輻湊150～200ミリ秒，調節350～400ミリ秒，近見縮瞳450～500ミリ秒）．さらには，小脳の室頂核にも信号が伝達されて，運動情報の微調整が行われる．

II 鑑別の要点

対光反射は，光を一眼に照射して照射眼の縮瞳（直接対光反射）・非照射眼の縮瞳（間接対光反射）を確認し，同時に反応が迅速（速い）か遅鈍（遅い）か，程度が十分か不十分かを観察する．これらの観察後，他眼に素早く光を移動させて同様の反応が生じるかを確認する（交互点滅対光反射試験（swinging flashlight test））．正常であれ

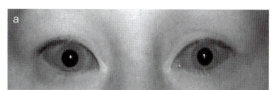
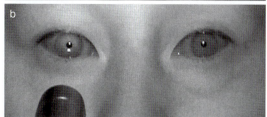
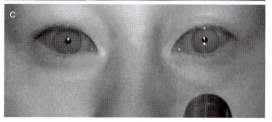

[図5] 正常者の交互点滅対光反射試験
暗所で暗順応後（a），右眼に光を照射すると，直接対光反射・間接対光反射により両眼同時に縮瞳する（b）．左眼に光を照射すると，縮瞳は維持される（c）．（文献1）より）

ば，光を一眼に照射すると両眼とも迅速かつ十分に縮瞳する．他眼に素早く光を移動させると，同様の反応が生じる（図5）[1]．求心路の障害（視神経疾患・広範な網膜障害など）では，光を健眼に照射すると両眼とも迅速かつ十分に縮瞳するが，患眼に素早く光を移動させると両眼とも散瞳してくる．このような所見を，相対的瞳孔求心路障害（relative afferent pupillary defect：RAPD）陽性とする（図6）[2]．遠心路の障害（動眼神経麻痺，外傷性散瞳など）では，光を健眼に照射すると健眼は縮瞳するが，患眼は縮瞳しない．患眼に素早く光を移動させても縮瞳しないが，健眼は縮瞳する（図7）[1]．

輻湊反応は，視標を眼前に接近させて，輻湊とともに縮瞳を確認し，同時に反応が迅速か遅鈍か緊張（ゆっくり）か，程度が十分か不十分かを観察する．続いて遠方視をさせて，開散（開散運動）とともに瞳孔が瞬時に初期径（元の大きさ）に戻るか否か（輻湊反応における散瞳相の遅延）も確認する．散瞳相の遅延は，瞳孔緊張症（Adie

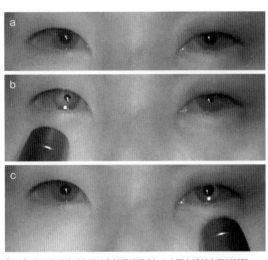

[図6] 求心路障害（左眼外傷性視神経症）の交互点滅対光反射試験
暗所で暗順応後（a），右眼に光を照射すると，直接対光反射・間接対光反射により両眼同時に縮瞳する（b）．左眼に光を照射しても，直接対光反射・間接対光反射とも縮瞳せず，散瞳してくる（c）．（文献2）より）

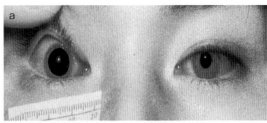
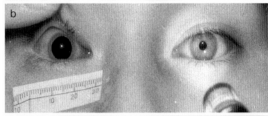
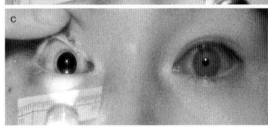

[図7] 遠心路障害（右眼外傷性散瞳）の交互点滅対光反射試験
暗所で暗順応後（a），左眼に光を照射すると，直接対光反射は縮瞳するが，間接対光反射は縮瞳しない（b）．右眼に光を照射すると，間接対光反射は縮瞳するが，直接対光反射は縮瞳しない（c）．（文献1）より）

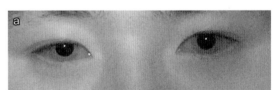
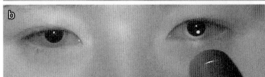
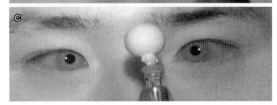

[図8] 対光近見反応解離（後交連病変）
暗所で暗順応後（a），対光反射による縮瞳は消失するが（b），輻湊反応（近見縮瞳）は保持される（c）．（文献1）より）

瞳孔）を疑う所見である．

　瞳孔反応である対光反射と輻湊反応が，ともに減弱あるいは消失していれば，絶対性瞳孔強直と称され，両者の経路で共通の部位であるE-W核～瞳孔括約筋の障害が疑われる．そのなかでも，毛様体神経節・短毛様体神経の障害による瞳孔緊張症（Adie瞳孔）は，瞳孔不同（瞳孔径の左右差）が明所で著明となり，対光反射が減弱あるいは消失するも輻湊反応は緊張性（多くは近見刺激から30秒～1分後）に生じ，両者の瞳孔反応には解離がみられ，対光近見反応解離（light near dissociation）と称する．この機序は諸説あるが，神経支配の割合が異なるため，残存した神経線維が異常再生するとされている．中枢性のものでは，中脳背側の病変で認められ（視蓋前域ではArgyll Robertson瞳孔，後交連ではParinaud症候群），対光反射が消失するも輻湊反応は保持される．これは両者が異なる経路を介することを裏づける重要な所見である（図8）．

　近見反応の異常において注意すべきこととして，調節麻痺／調節けいれんを伴うと，近方視／遠方視で霧視を自覚し，輻湊麻痺／輻湊けいれんでは，近方視で交差性複視／著明な内斜視を呈するなど，これらも考慮しなければならず，診断には

経験を必要とする．

Ⅲ 治療

　RAPD 陽性は片眼性の視神経疾患で明確であり，それらの疾患の治療の詳細は該当項目を参照されたい（11-3)-「①乳頭炎・球後視神経炎」，「②再発性中枢神経系炎症性脱髄疾患による視神経炎」，11-4)-「①虚血性視神経症」〜「⑤その他の視神経症」参照）．瞳孔括約筋の障害による外傷性散瞳は自然回復が遅く，不可逆的な散瞳をきたすこともあり，羞明感（まぶしさ）を自覚する．ピロカルピン 0.25％の点眼や，サングラス，コンタクトレンズ（着色，調光）の装用を試み，ときに瞳孔形成術を施行することもある．後交連の病変は，その近傍に存在する松果体の腫瘍（胚芽腫）が原因のことが多く，放射線治療が有効である．近見反応の異常は，多くの原因は心因性要因による機能的障害であるが，腫瘍や奇形などの器質的疾患に併発することもあり，その否定が最優先となる．心因性要因によるものは，メンタルケアによって解決することや，適矯正（ときに調節麻痺薬を使用）した眼鏡の処方，視能訓練（プリズム・輻湊訓練など），γアミノ酪酸（γ-aminobutyric acid：GABA）系の薬物が有効なことがある．

Ⅳ 患者への対応

　絶対性瞳孔強直が認められる疾患のなかでも，動眼神経麻痺は最も注意を要する緊急疾患である．脳動脈瘤による圧迫性のものが主な原因で，約90％に麻痺性散瞳を伴うため，その日のうちに脳神経外科へ紹介する必要がある（糖尿病による血管性のものでも注意）．心因性要因によるものは，CT や MRI などの画像診断で器質的疾患がないことを説明し，心配せずに日常生活が送れることを指導する．

文献
1）浅川　賢ほか：瞳孔の検査と診断．眼科学，第2版，大鹿哲郎編，丸尾敏夫ほか監，文光堂，591-592，2011
2）浅川　賢ほか：必要な視機能検査．眼科グラフィック3：477-485，2014

④Horner 症候群

Ⅰ 疾患の特徴

　交感神経は視床下部を高次中枢とし，脳幹を下降して第8頸髄から第2胸髄にある毛様脊髄中枢を経て上頸部神経節に至り，節前線維のシナプスを変える．その後は節後線維として内頸動脈の周囲で神経叢を形成し，三叉神経第1枝（眼神経）に沿って走行後に長毛様体神経となり，瞼板筋と瞳孔散大筋に分布する．このように長い経路をたどる．

　Horner 症候群（Horner syndrome）は，この経路のいずれかの部位が障害されても出現し，障害部位は中枢性，節前性，節後性に分類される（**表1**）．中等度縮瞳，軽度眼瞼下垂，瞼裂狭小を主徴とする疾患（**図9a**)[1]であるが，重要な特徴は暗所で著明となる瞳孔不同で，眼瞼の異常は判別困難なことが多い．顔面の発汗低下や温感，紅潮を認めることもあるが，これらを担う交感神経は外頸動脈に随伴して走行するため，節後性障害では出現しにくい．すなわち，顔面の症状の有無は障害部位判定の一助となる．先天性のものは，虹彩の色素減少（虹彩異色症）を伴うことがあるが，神経芽細胞腫の可能性もあり精査を要する．

Ⅱ 鑑別の要点

　障害部位判定は原因検索に重要であるが，点眼試験のみならず，詳細な問診（有痛性のものでは緊急疾患の内頸動脈解離を疑う）と特徴的な臨床所見に加えて，頭部・頸部・胸部の画像診断を行い，総合的に判断する．点眼試験にはフェニレフリン（ネオシネジン®）1％，チラミン5％，コカイン5％を使用する．しかし，フェニレフリンは市販品（5％）を希釈する不便さや角膜透過性を考慮すること，チラミンは医薬品ではないこと，コカインは高価なうえに麻薬という管理の問題がある．そこで，α_2 作動薬であるアプラクロニジン（アイオピジン®）1％が，弱いながら α_1 作動作用

もあり，その効果が期待されている．

節後性障害によって，瞼板筋や瞳孔散大筋のα_1受容体でのノルアドレナリンが減少すると，受容体は作動薬に対して過敏となる（脱神経過敏性獲得）．これを応用して低濃度の交感神経作動薬を点眼すると，患眼のみに眼瞼挙上と散瞳が認められる（判定は点眼から60分後）．しかし，正常眼も反応することがあり，散瞳は判断が困難なことも多い．その一方で瞼板筋への浸潤は早期より明らかで，眼瞼挙上は診断の一助となる（図9b）[1]．

対光反射は正常に縮瞳するものの，光刺激後は緩徐に散瞳（対光反射における散瞳相の遅延）していき，生理的瞳孔不同や三叉神経由来の縮瞳（角膜異物，角膜炎など）との鑑別に役立つ．赤外線瞳孔計を用いることで，「散瞳相の遅延は63％散瞳時間（T5）の延長」として記録されるが，細隙灯顕微鏡でも光を強弱させながら左右眼を比較すると判定しやすい．

III 治療

瞳孔異常（縮瞳）に伴う霧視や暗黒感を訴えることがなく，瞳孔に対する治療は必要がないと考える．原因疾患の治療後でも改善しない眼瞼下垂に対しては，整容を目的として眼瞼手術を施行する．

IV 患者への対応

交感神経の経路は長いため，どの部位が障害されているのか，原因検索が重要であることを説明する．各科（内科，脳神経外科など）の専門医と十分な連携をとり，診断・治療を進めていくことを納得してもらう．

[表1] Horner症候群の障害部位別の原因

中枢性障害	脳幹の梗塞（Wallenberg症候群） 脳幹の出血 脳幹の腫瘍 延髄空洞症 脊髄空洞症 変形性頸椎症 脱髄性病変（多発性硬化症）
節前性障害	肺尖部の腫瘍（Pancoast腫瘍） 縦隔部の腫瘍 頸部の腫瘍 星状神経節ブロック 鎖骨下動脈瘤 腕神経叢の損傷（分娩麻痺，手術）
節後性障害	内頸動脈解離 内頸動脈瘤 内頸動脈狭窄症 海綿静脈洞症候群 Raeder症候群
その他	Shy-Drager症候群 自己免疫性自律神経節障害 群発頭痛

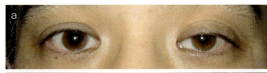
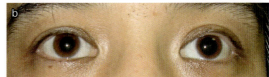

[図9] Horner症候群
a：左眼は中等度の縮瞳と軽度（瞳孔領を覆わない程度）の眼瞼下垂を認める．b：フェニレフリン1％の点眼60分後．正常な右眼も散瞳しているが，左眼の瞳孔径は明らかに大きく，眼瞼は十分に挙上している．（文献1）より）

文献
1）浅川 賢ほか：瞳孔の検査と診断．眼科学，第2版，大鹿哲郎編，丸尾敏夫ほか監，文光堂，594，2011

⑤瞳孔緊張症（Adie瞳孔）

I 疾患の特徴

　副交感神経は，Edinger-Westphal核から節前線維の動眼神経として走行し，毛様体神経節でシナプスを変え，節後線維の短毛様体神経となり，毛様体輪状筋と瞳孔括約筋に分布する．瞳孔緊張症（tonic pupil）（Adie瞳孔（Adie pupil））は毛様体神経節・短毛様体神経の障害とされているが，その詳細はよくわかっていない．有病率は1,000人あたり2人と推定され，20〜40歳の女性に多く（男女比2：8），90％が片眼性である．毛様体輪状筋・瞳孔括約筋への神経伝達不良による調節異常（特に調節緊張）および散瞳に伴う近見障害，羞明感を自覚する．これらの症状がなく，他者に瞳孔の変化を指摘されて気がつくこともある．明所で著明となる瞳孔不同，末梢性の対光近見反応解離がみられる（図10a〜c）[1]．特に，光刺激に対して分節状（特に上鼻側）に縮瞳する．これらの瞳孔異常に腱反射の減弱あるいは消失（機序は不明）を伴うものをAdie症候群と称する．

II 鑑別の要点

　ピロカルピン0.125％を使用した点眼試験を行う．ピロカルピンは市販品（1％）を希釈する．神経支配の割合が少ない瞳孔括約筋のムスカリン受容体が，アセチルコリンに対して過敏性を示すため，低濃度の副交感神経作動薬で患眼のみが縮瞳する（判定は点眼から45分後）（図10d）[1]．しかし，この脱神経過敏性獲得は動眼神経麻痺の回復期にもみられるため，輻湊反応における緊張性・散瞳相の遅延の有無が診断に重要な所見となる．また，調節異常は重篤な疾患が隠れていることもあり，詳細な問診と随伴所見を併せて鑑別する（表2）．

III 治療

　自覚症状に対する対症療法を行う．調節異常に

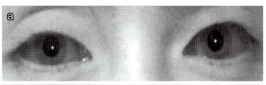
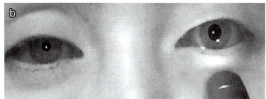
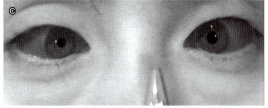
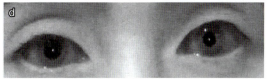

［図10］瞳孔緊張症（Adie瞳孔）
a：暗所で瞳孔不同は著明ではない．b：左眼は光刺激に対する縮瞳が消失している．c：近見刺激でゆっくり（緊張性）縮瞳する．d：ピロカルピン0.125％の点眼45分後．左眼は脱神経過敏性獲得を示し，瞳孔径が縮小している．（文献1）より）

対しては眼鏡（近用，二重焦点）を処方するが，早期に異常が消失することもある．その一方，瞳孔異常（散瞳）は残存し，羞明感にはピロカルピン0.25％を点眼するが，過敏性による副反応（近視化，暗黒感など）の訴えが強いときは，0.125％の濃度への変更や，サングラス，コンタクトレンズ（着色，調光）の装用を試みる．

IV 患者への対応

　全身疾患（自己免疫疾患，慢性多発性神経炎など）に併発することがあり（約20％），神経内科との連携が必要となる．原因は不明であるが，頭蓋内疾患との関連は少ないことや，失明に至る疾患ではないことを説明して不安を取り除く．また，加齢に伴う瞳孔の縮小（加齢性縮瞳）により羞明感が改善する可能性があることを伝えておく．

15. 眼球運動・瞳孔　2）瞳孔の異常

[表2] 調節異常の原因

核上性の障害	大脳皮質病変 脳幹病変 小脳病変 Parinaud症候群（松果体腫瘍） 脱髄性病変（多発性硬化症） 血管性病変 感染性病変 頭部外傷 片頭痛
節前線維の障害	脳動脈瘤 糖尿病 脳ヘルニア 眼窩先端部症候群 眼窩真菌症 Fisher症候群
神経節の障害	ヘルペスウイルス感染症 麻疹 インフルエンザ 梅毒
節後線維の障害	瞳孔緊張症（Adie瞳孔） 重症筋無力症（神経筋接合部疾患） ボツリヌス中毒 ジフテリア 汎網膜光凝固術後
筋の障害	眼球打撲（外傷） ぶどう膜炎 ぶどう膜欠損 急性緑内障発作（高眼圧）
薬物	抗コリン薬（アトロピン） 抗ヒスタミン薬 有機リン中毒（サリン）
機能的障害，その他	心因性要因 IT眼症 むちうち症 低髄液圧症候群

文献
1）浅川　賢ほか：瞳孔の検査と診断．眼科学，第2版，大鹿哲郎編，丸尾敏夫ほか監，文光堂，593，2011

⑥Argyll Robertson 瞳孔

I　疾患の特徴

　Argyll Robertson 瞳孔（Argyll Robertson pupil）は，原因疾患としては梅毒が多かったが，糖尿病などの血管障害，慢性アルコール中毒，脱髄性病変（多発性硬化症），頭蓋内疾患（脳炎，脳腫瘍など）によっても散見される．責任病巣は，視蓋前域（およびその近傍）が指摘されている．ピンホール瞳孔となる著明な縮瞳（ときに瞳孔形の不正円（楕円）を伴う），対光近見反応解離（図11）[1]を主徴とするが，前者は Edinger-Westphal 核への核上性線維の抑制に伴う短毛様体神経からの過剰な神経伝達により呈し，後者は視蓋前域が対光反射の経路を介して輻湊反応の経路は介さないという解剖学的事実と一致している．

II　鑑別の要点

　原因検索には，梅毒の血清反応検査や血液検査，頭蓋内疾患の確認が画像診断を含めて必須である．Argyll Robertson 瞳孔の経過が長期にわたると，輻湊反応も減弱あるいは消失し，絶対性瞳孔強直に移行する．また，一般的に両眼性であるが，まれに瞳孔不同を伴うことや，瞳孔緊張症（Adie瞳孔）が縮瞳傾向になると両者の鑑別は困難なことがある（表3）．視蓋前域の近傍には後交連が存在しているが，その障害は Parinaud 症候群と称され，対光近見反応解離とともに，垂直注視麻痺（特に上方），輻湊後退眼振が認められる．また，偽 Argyll Robertson 瞳孔と称される動眼神経麻痺の回復期（3 カ月以上の経過後）の異常神経支配によるものがある．瞳孔括約筋に内直筋枝・下直筋枝が迷入再生するため，対光反射は消失するも内転で縮瞳（内下転でより縮瞳）する一種の対光近見反応解離がみられる（内転は共同性眼球運動であり，正確には輻湊とは異なる）．これは脳動脈瘤や頭部外傷，糖尿病などの既往から鑑別できる．

638

III 治療

　原因疾患の治療を行う．梅毒が原因のものでは，ぶどう膜炎による虹彩萎縮や虹彩後癒着を生じる（瞳孔不同，不正円，瞳孔反応異常などが認められる）ため，その治療を行う．また，髄膜炎による脳神経，特に視神経，動眼神経，滑車神経，外転神経，顔面神経の障害をきたすことがある．視力低下や視野異常，眼球運動障害や兎眼に対する治療が必要となる．

IV 患者への対応

　原因疾患が多岐にわたるため，その検索が重要であることを説明する．各科（内科，神経内科など）の専門医と十分な連携をとり，診断・治療を進めていくことを納得してもらう．

文献
1) 浅川　賢ほか：瞳孔径計測．眼科検査ガイド，第3版，飯田知弘ほか編，根木　昭監，文光堂，406，2022

（浅川　賢・石川　均）

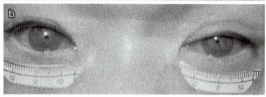

[図11] Argyll Robertson瞳孔
a：ピンホール瞳孔と楕円瞳孔を認める．b：対光反射は消失するが，輻湊反応は保持される．（文献1）より）

[表3] Argyll Robertson瞳孔と瞳孔緊張症（Adie瞳孔）の鑑別点

	Argyll Robertson瞳孔	瞳孔緊張症（Adie瞳孔）
病側	一般に両眼性	一般に片眼性
瞳孔形	不正円（楕円）	正円
瞳孔径	縮瞳（まれに瞳孔不同）	散瞳（長期経過で縮瞳傾向）
対光反射	減弱あるいは消失	減弱あるいは消失
輻湊反応	迅速（長期経過で減弱あるいは消失）	緊張
点眼試験（低濃度の副交感神経作動薬）	反応しない	反応する（脱神経過敏性獲得）
視力低下	みられない	近見障害がみられることがある

16. 色覚異常

1）先天色覚異常
①1型色覚・2型色覚

Ⅰ 疾患の特徴

網膜のL-錐体（long wavelength sensitive cone, L-cone），M-錐体（middle wavelength sensitive cone, M-cone），S-錐体（short wavelength sensitive cone, S-cone）のうち，L-錐体とM-錐体は赤と緑の感覚を担っている．先天赤緑色覚異常はL-錐体もしくはM-錐体を欠損しているため，赤と緑の感覚が正常色覚よりも弱い．L-錐体を欠損しているものを1型色覚（protan），M-錐体を欠損しているものを2型色覚（deutan）という．それぞれ2色覚または亜型の錐体を併せ持つ異常3色覚にさらに分類される（**表1**）．

異常の程度はさまざまで，赤と緑の区別がつかない強度のものから，赤と緑の感覚が正常色覚とほぼ変わらない微度のものまである．多くの場合，異常3色覚よりも2色覚の方が程度が強い．区別がつきにくい色は赤と緑だけでなく，赤みと緑みを含む同じ明るさの色も区別しにくい．オレンジ（黄＋赤）と黄緑（黄＋緑），青と紫（青＋赤），白もしくは灰色とピンクなどである．1型色覚と2型色覚はどちらも同じような見え方であるが，L-錐体をもたない1型色覚は長波長領域への感受性が低く，そのため赤を暗く感じるという特徴がある．また，程度が軽くても，暗い場所，面積が小さいもの，疲れているとき，短時間での判断などでは色を間違いやすくなる．ただし，生来の感覚であるため色誤認は自覚できない．頻度は，男性の5%，女性の0.2%である．X連鎖潜性遺伝であるため，女性は保因者となり，その頻度は10%である．色覚以外の視機能異常はみられず，色覚異常の程度も生涯変化しない．

Ⅱ 検査

仮性同色表（石原色覚検査表，SPP標準色覚検査表第1部）で色覚異常の有無を，色相配列検査（パネルD-15テスト）で色覚異常の程度を判定す

る．型分類はアノマロスコープ検査で確定できる．しかし，型分類は仮性同色表やパネルD-15テストでも可能で，特にSPP標準色覚検査表第1部とパネルD-15テストではアノマロスコープ検査との一致率は高く，ある程度参考になる．

Ⅲ 鑑別の要点

心因性視覚障害，後天色覚異常との鑑別が必要である．前者は，仮性同色表で非定型的な誤読が多く，デモンストレーション表も誤読し，パネルD-15テストでどの型にも分類できないなど，矛盾した結果が得られる．視力不良を伴う場合が多く，レンズ打ち消し法に反応するなど，心因性に特徴的な所見が得られれば診断の一助となる．後天色覚異常は器質的疾患の一症状であるため，視力障害や視野障害など他の眼科的異常を伴う．また，色覚異常を自覚することが先天色覚異常との大きな違いである．鑑別の要点を表2に示す．

Ⅳ 治療

治療法はない．

Ⅴ 患者への対応

1型色覚，2型色覚についての説明，今後の生活上のアドバイスを行う．

[表1] 色覚異常がもつ錐体の種類

		もっている錐体の種類		
正常3色覚		L-錐体	M-錐体	S-錐体
1型色覚	2色覚	—	M-錐体	S-錐体
	異常3色覚	—	M-錐体 M′-錐体	S-錐体
2型色覚	2色覚	L-錐体	—	S-錐体
	異常3色覚	L-錐体 L′-錐体	—	S-錐体

L′-錐体はL-錐体の亜型，M′-錐体はM-錐体の亜型を表す．

[表2] 後天色覚異常と先天色覚異常の違い

後天色覚異常	先天色覚異常
自覚する	生来のもので自覚できない
疾患の病勢によって変化する	生涯変化しない
片眼性，もしくは両眼性でも左右差あり	両眼性
視力，視野障害などを伴う	他の視機能障害を伴わない
青黄色覚異常が多い	赤緑色覚異常が多い

1 日常生活でのアドバイス

赤と緑の感覚が正常色覚よりも弱いことや、そのために区別しにくい色について説明する。程度が軽い場合は日常生活で特に困ることはないと思われるが、視覚環境の条件が悪い場合は色誤認の可能性があることを説明する。色誤認は自覚できないため、他人とは異なる色覚特性があることを念頭に置き、色だけで判断しなければならないときには慎重になるようにアドバイスする。

2 遺伝について

X連鎖潜性遺伝であり、男性の場合は母親の遺伝子により色覚異常となる。女性の場合は両親からのそれぞれの遺伝子が合わさり色覚異常となるが、それぞれの型が異なった場合は色覚異常にはならずに複合保因者となる。複合保因者の子が男児の場合は、兄弟で色覚異常の型が異なる可能性がある。遺伝については母親が自責の念に駆られることがあるが、他の良い面に目を向けてもらい、遺伝は誰のせいでもないことを話すようにする。

3 職業選択でのアドバイス

色誤認の可能性があり、誤認していても自覚できない点を考慮すると、色の判断が重要な職業は遂行困難であると思われる。例えば、塗装業、染色業、さまざまな色調整の仕事などは、ほかの手がかりなく色を判断する必要があり難しいと推測される。アパレル関係、印刷業、調理師、美容師、公安関係などは、すべての業務ができないわけではないが、色のみで判断する場面もあり、特に強度異常の場合は単独ですべてを遂行するのは困難であろう。また、信号の見落としや見間違いのおそれがあるため、一部の交通運輸関係では厳しい制限がある。制限には根拠があり、適性であり差別ではない。色覚異常があったとしても、実務を経験してみなければ何ができて何ができないかは実際にはわかりようがない。職業について相談を受けたときには、その職業で色だけで判断しなければならない場面がどのくらいあるのかという点を考えるとアドバイスしやすくなる。

（村木早苗）

②杆体1色覚

Ⅰ 疾患の特徴

杆体1色覚（rod monochromatism）は、まれな先天性の錐体機能不全で、完全型と不完全型に分類される。常染色体潜性遺伝形式をとり、原因遺伝子は2024年までに7種が報告されている。症状は、生来の低視力（0.1程度）、羞明、色覚異常、眼振で、眼底は正常であるが病期が進むと黄斑変性を生じることがある。典型例の眼科検査所見を図1、2に示す。

Ⅱ 鑑別の要点

杆体1色覚とS-錐体1色覚を併せて1色覚と称し、両者の臨床症状は類似する。両者の鑑別ポイントを表3に示した。

Ⅲ 治療

治療方法はない。将来は遺伝子治療の対象となりうる。

[表3] 1色覚の特徴と鑑別

	杆体1色覚	S-錐体1色覚
本態	錐体の先天機能不全	L-錐体、M-錐体の先天機能不全
性	男女	男
頻度	3万人あたり1人	10万人あたり1人以下
症状	生来の視力低下、羞明、色覚異常、眼振	生来の視力低下、羞明、色覚異常、眼振
視力	0.1前後	0.1〜0.3前後
眼底	正常（あるいは黄斑変性）	正常（あるいは黄斑変性）
ERG	錐体応答とフリッカ応答が消失型、杆体応答とフラッシュERGは正常	錐体応答は著しい減弱、フリッカ応答は消失型、杆体応答とフラッシュERGは正常
石原色覚検査表	第1表以外は読めない	赤緑色覚異常
パネルD-15テスト	杆体軸〜1色覚様	赤緑色覚異常
遺伝	常染色体潜性遺伝	X連鎖性遺伝

鑑別に有用な所見を赤で示した。ERG：網膜電図。

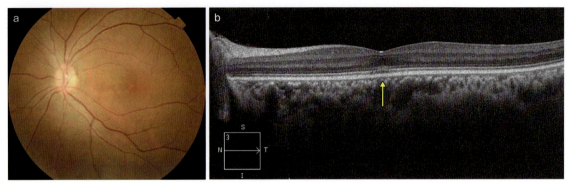

[図1] 杆体1色覚
33歳，女性．視力は右（0.2×S−4.0D＝C−2.0D Ax175°），左（0.15×S−1.5D＝C−2.25D Ax155°）．a，b：眼底は正常であるが（a），OCT画像では黄斑低形成を示し，中心窩下の ellipsoid zone と interdigitation zone が不明瞭である（矢印）（b）．

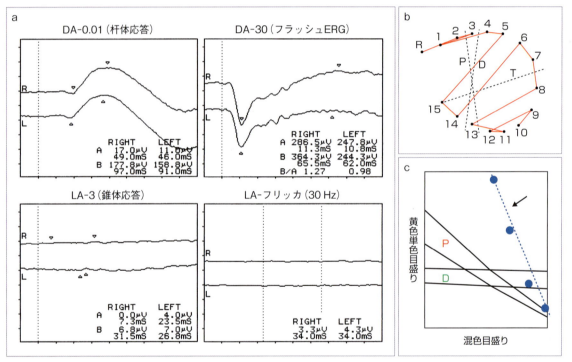

[図2] 杆体1色覚（図1と同一症例）
a：網膜電図（ERG）では，杆体応答とフラッシュ ERG は正常範囲であるが，錐体応答とフリッカ応答は消失型（non-recordable）である．b：パネルD-15テストでは，2型色覚（D）軸と3型色覚（T）軸の間に位置する杆体軸方向のエラーを示している．c：アノマロスコープでは急峻なスロープを認めた（矢印）．本症例は遺伝子検索の結果，*CNGA3* 遺伝子に異常が発見された．

IV 患者への対応

サングラス装用，ロービジョンケアを含む対症療法を行う．常染色体潜性遺伝であるため，血族婚を避ければ子孫へ遺伝する確率は非常に低いことを説明する．

（國吉一樹）

③S-錐体1色覚

I 疾患の特徴

S-錐体1色覚（S-cone monochromatism）は，X連鎖潜性遺伝形式をとり，罹病率10万人あたり1人以下のまれな色覚異常を伴う先天性の遺伝性網膜疾患である．男児にのみ発症する．生下時より羞明，振子眼振を認める．矯正視力は0.1〜0.3程度で，周辺視野は正常である．女性保因者に視機能障害はみられない．杆体機能とS-錐体機能は正常である一方，M-錐体とL-錐体の機能は先天的に消失している．臨床症状は杆体1色覚に類似するが，程度は若干軽症である．石原色覚検査表やアノマロスコープ検査結果は，杆体1色覚に類似する．眼底には異常がみられないことが多い（図3）．パネルD-15テストは，典型例では混同軸が1型色覚軸と2型色覚軸の中間に存在する．100ヒューテストでは，高い総偏差点を示すが，杆体1色覚に比べ3型色覚軸ではエラーが少

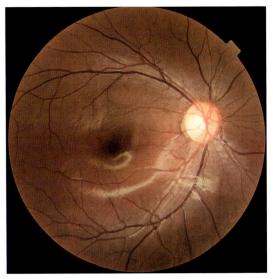

[図3] S-錐体1色覚の右眼眼底写真
12歳，男児，遺伝学的検査によってS-錐体1色覚と診断された．明らかな異常所見はみられない．

なく，S-錐体系の識別能が存在する．網膜電図（electroretinogram：ERG）では，暗順応下の杆体応答とフラッシュ応答の振幅は正常範囲内，明順応後の錐体応答とフリッカ応答の振幅は著しく低下する（図4）．S-錐体ERGでS-錐体応答が検

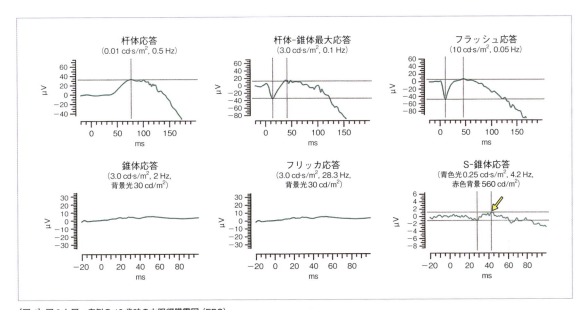

[図4] 図3と同一症例の12歳時の右眼網膜電図（ERG）
RETeval®を用いて記録した右眼のERG．杆体応答，杆体-錐体最大応答，フラッシュ応答の潜時・振幅は正常，錐体応答とフリッカ応答は消失，明順応後のS-錐体ERGで40ミリ秒（ms）付近にS-錐体応答（矢印）が記録されている．

出されれば（**図2**），診断は確定する．遺伝学的検査で，X染色体に局在するL-錐体遺伝子（*OPN1LW*），M-錐体遺伝子（*OPN1MW*）の機能喪失型変異が検出される[1]．

Ⅱ 鑑別の要点

男児の場合は，杆体1色覚との鑑別は困難であるものの，通常のERGに加えてS-錐体ERGを記録し，S-錐体応答が検出されれば診断は確定する[2]．女児であればS-錐体1色覚は否定的で，杆体1色覚の可能性がきわめて高い．若年発症による錐体ジストロフィのERG所見と類似するが，先天性であることが聴取できれば除外できる．遺伝学的検査は診断の決め手にはなるが，解析・評価は難しい．

Ⅲ 治療

視機能改善に有効な治療法は確立されていない．杆体1色覚と同様に遮光眼鏡作製を勧める．

Ⅳ 患者への対応

黄斑変性や黄斑萎縮をきたす報告例があり，定期的な視力検査，眼底検査，視野検査が重要である．X連鎖潜性遺伝のため，血縁者の男性に同一疾患を有する家族歴がある．

文献
1) Katagiri S, et al：Genotype determination of the OPN1LW/OPN1MW genes：novel disease-causing mechanisms in Japanese patients with blue cone monochromacy. Sci Rep 31：11507, 2018
2) Haseoka T, et al：Usefulness of handheld electroretinogram system for diagnosing blue-cone monochromatism in children. Jpn J Ophthalmol 65：23-29, 2021

（林　孝彰）

2）後天色覚異常
① 後天色覚異常

Ⅰ 疾患の特徴

後天色覚異常（acquired color vision deficiency）は，疾患その他の要因により後天的に発症した色覚異常である．発症前に先天色覚異常を伴う場合と伴わない場合があり，診断には注意を要する．後天色覚異常には，眼や中枢神経系の疾患に伴って起こる色覚異常（本項では器質性色覚異常と呼ぶ）と心因性色覚異常が含まれる．後天色覚異常には，色に対する認識が弱い，あるいは混同するという通常の色覚異常のほか，「色のないものに色があるように見える」色視症が含まれる．

1 前眼部・中間透光体による色覚異常

白内障による黄視症（黄色っぽく見える）や，白内障手術後の色視症（青っぽく，あるいはピンクがかって見えるなど）等が含まれる．

2 網膜疾患による色覚異常

原因疾患としては，網膜色素変性をはじめとする遺伝性網膜ジストロフィ，中心性漿液性脈絡網膜症，網膜静脈閉塞症や糖尿病網膜症などに伴う黄斑浮腫，網膜剝離，ぶどう膜炎，薬剤による網膜障害などが挙げられる．多くは3型色覚（青黄色覚異常）を示すが，錐体ジストロフィやStargardt病の一部は1型色覚，2型色覚（赤緑色覚異常）を示すことがあり，いずれも進行すると1色覚様のパターンを示す．3型色覚の場合には「白と淡い黄色の区別がつかない」，「濃いグレーと紺色の区別がつかない」なとど訴える．網膜色素変性に伴う色覚異常の例を**図1**に示す．

3 視神経疾患による色覚異常

原因疾患としては，視神経炎，遺伝性視神経症（Leber遺伝性視神経症や常染色体優性視神経萎縮），中毒性視神経症，視神経の圧迫（視交叉症候群など）がある．1型色覚，2型色覚（赤緑色覚異常）が多いとされていたが，臨床的にはあらゆるタイプの異常を示す．そのなかで，常染色体優性視神経萎縮は3型色覚（青黄色覚異常）を示す

ことがある．

4　中枢神経系疾患による色覚異常

　原因疾患は脳梗塞，脳出血，脳腫瘍などで，さまざまなタイプの異常を示す．障害部位により視力低下，視野欠損，見当識障害や相貌失認を伴うことがある．

1) 大脳性色覚異常

　色覚関連中枢の障害に起因する．1色覚様の障害を示すことが多い．

2) 色失語

　色名を提示してもその色を認識できず，逆に色を呈示しても色名を答えることができない状態である．色覚検査の結果は正常である．

3) 色失認

　物の名称からその色を認識したり照合したりすることができない状態である．例えば「バナナの色」を尋ねても，その色を示したり想起したりすることができない．色覚検査の結果は正常である．

4) 色名呼称障害

　色を呈示しても色名を答えることができない状態である．逆に色名を提示してその色を認識・選択することは可能である．色覚検査の結果は正常である．

5　薬剤性色覚異常（中毒性色覚異常）

　薬剤などにより網膜や視神経に障害をきたし，それに伴って色覚異常を呈することがある．

1) 薬剤性網膜障害による色覚異常

　網膜に障害を与える薬剤としては，ジゴキシン，クロロキン，ヒドロキシクロロキン，クロルプロマジン（フェノチアジン系），ビガバトリン，キニーネなどが報告されている．ジゴキシン（ジギタリス製剤）は，血中濃度が中毒域に達すると色覚異常や羞明，視力低下をきたすことがある．ジゴキシンによる色覚異常は，視界が黄色っぽく見えるという特徴があり，黄視症と呼ばれる．クロロキンやヒドロキシクロロキンなどは網膜変性をきたすことがあり，視力低下や色覚異常をきたす．一般的に，網膜障害による色覚異常は3型色覚（青黄色覚異常）が多く，進行すると1色覚様の障害を示す．

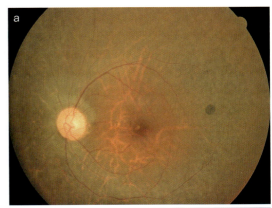

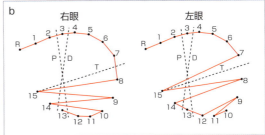

[図1] 網膜色素変性の色覚異常
64歳，女性．両眼に定型網膜色素変性を認めた．両眼とも矯正視力は(1.0)．a：左眼の眼底写真．b：パネル D-15 テストでは，3型色覚軸(T) 方向のエラーを認め，fail と判定した（3型色覚，青黄色覚異常）．

2) 中毒性視神経症による色覚異常

　エタンブトール，シクロスポリン，シスプラチン，イブプロフェン，有機リン，メタノール，シンナー，タバコ，鉛などは視神経に障害をきたすことがあり，それに伴う後天色覚異常が発症しうる．色覚異常のパターンはさまざまであり，多くは視力低下や視野異常（中心暗点など）を伴う．

6　心因性色覚異常

　眼科的，脳神経学的に器質的な異常を認めず，薬剤の使用歴もない色覚異常は，心因性色覚異常を疑う．心因性色覚異常の診断については後述する．

7　色視症

　色がついてないものに色がついて見える，あるいは視界に色がついて見えるという色覚異常である．精神的，心理的な要因によるもののほか，先に述べた白内障を含む眼疾患や眼手術（青視症，赤視症が多い）のものや，ジゴキシンなどの薬剤性の黄視症が含まれる．緑視症は心因性色覚異常

[表1] 先天・後天色覚異常の特徴と鑑別

	先天色覚異常	後天色覚異常
原因	遺伝子異常（X連鎖性）	白内障，硝子体混濁，網膜疾患，視神経疾患，中枢神経系疾患，心因性など
異常の種類	1，2型色覚（赤緑色覚異常）	さまざま（網膜疾患は3型色覚，青黄色覚異常が多い）
側性	両眼性で異常の程度は同等	片眼性～両眼性，左右眼で異常の程度に差がある
経過・予後	先天性，非進行性	変動あり
自覚症状	なし～乏しい	異常を自覚する
検査	パネルD-15テスト，仮性同色表（石原色覚検査表，SPP標準色覚検査表），アノマロスコープ検査	パネルD-15テスト，SPP標準色覚検査表，100ヒューテスト

として報告されている.

II 鑑別の要点

1 先天色覚異常と後天色覚異常の特徴と鑑別

鑑別ポイントを表1にまとめた.

2 心因性色覚異常と器質性色覚異常の鑑別

心因性色覚異常の診断には，まず器質性色覚異常を除外診断する必要がある．心因性色覚異常の特徴は次の通りである．①他の心因性視覚障害と同じく，小児や思春期に多い．②症状に変動があり，発症が比較的急で突然改善したり再発したりする．③石原色覚検査表の第1表が読めないことがある．④「すべて真っ黒に見える」など，理屈に合わない異常を訴えることがある．⑤患者は異常を自覚しているものの，異常の程度に比較してそれほど困っていない様子であることが多い．⑥視力や視野などに異常を伴うことがある．⑦両眼性のものも片眼性のものもありうるが，筆者の経験では両眼性が多い.

III 治療

器質性色覚異常の治療は，原因となっている疾患の治療や薬物のコントロールによる．心因性色覚異常に対する治療はないが，次に述べる患者への対応を行う.

IV 患者への対応

器質性色覚異常では原疾患の治療が基本となるので，その原因と予後を説明して原疾患の治療を勧める．器質性色覚異常は症状が改善することもあるが，多くは障害を残すので，その点を理解させることが重要である.

心因性色覚異常については，本人よりも周囲の家族が心配していることが多く，むしろ周囲の心配が症状の改善を妨げている場合もあると考えられる．心因性色覚異常が疑われた場合には，頭ごなしに「心の問題だ」と説明せず，「このような異常はときどき経験し，治療の必要はなく，自然に寛解する．ただし再発することも多い」と本人や家族に説明する．それでもなかなか納得しない場合には，定期的に受診させて症状を確認する.

（國吉一樹）

17. 全身病と眼疾患

1) 染色体疾患・遺伝性疾患

①染色体異常

　染色体異常（chromosome abnormality）は，染色体数や染色体構造が異常に変化した状態であり，さまざまな疾患の原因となる．眼科疾患を生じうる代表的な染色体異常を**表1**に挙げる．染色体異常に伴う眼疾患は乳幼児期に発症することが多い．良好な視機能を獲得するために視覚感受性期間に眼疾患を早期発見・治療して視機能発達を促すことが重要となる．

　数的異常：ヒトの染色体は通常2本の染色体が対をなし，23対の染色体から構成される．1対の染色体が2本ではない状態が数的異常である．トリソミー（2本で1対の染色体が1本過剰），テトラソミー（2本過剰），モノソミー（1本欠失）などがある．21トリソミー，18トリソミー（**図1**），13トリソミーについては，希望者に対して出生前診断が行われている．

　構造異常：染色体の一部に異常があるものをいう．転座（染色体の一部または全部が別の染色体に移動している），染色体構造の部分欠失あるいは重複などに分類される．

[表1] 眼科疾患を伴う染色体異常

	染色体異常	眼症状
Down症候群	21トリソミー	屈折異常，斜視，眼振など（17-1）-「②Down症候群」参照
Edwards症候群	18トリソミー	小眼球，虹彩欠損，視神経低形成，瞼裂狭小（図1）
Patau症候群	13トリソミー	小眼球，虹彩欠損，白内障など（17-1）-「③13トリソミー（Patau症候群）」参照
Turner症候群	X染色体モノソミー	斜視，眼瞼下垂，白内障，青色強膜
Williams症候群	7q11.23欠失	屈折異常，斜視，眼間狭小，内眼角贅皮
5p欠失症候群	5p部分欠失	屈折異常，眼振，眼間開離
Angelman症候群	15q11-13欠失など	白皮症眼底，斜視
Smith-Magenis症候群	17p11.2欠失	小角膜，虹彩異常，眼振

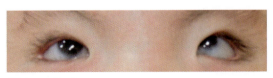

[図1] 18トリソミー
瞼裂狭小，小角膜，瞳孔偏位，角膜混濁，上斜視，外斜視を認める．

②Down症候群

Ⅰ 疾患の特徴

　Down症候群（Down syndrome）は，第21番染色体の過剰により生じる疾患である．染色体異常の型により，標準型（トリソミー型）（95％），転座型（3～4％），モザイク型（1～2％）に分類される．発症の割合は，母親の年齢が20歳代の場合は出生時児の1,500人に1人，40歳代では100人に1人とされる．眼症状は，屈折異常，斜視（**図2a**），眼振，眼瞼異常（内眼角贅皮，睫毛内反，**図2b**），円錐角膜，鼻涙管閉塞，白内障などである．全身症状は，心疾患（心室中隔欠損，心内膜床欠損など），消化器疾患（十二指腸閉鎖，Hirschsprung病など），精神遅滞，甲状腺疾患（甲状腺機能低下症），白血病，糖尿病，難聴，筋力低下などである．

Ⅱ 鑑別の要点

　出生前後の染色体検査で本症と診断され，生後間もなく小児科からの診療依頼による受診が大半を占めると思われる．屈折・眼位の異常や白内障をはじめとする器質疾患などについて検査する．

Ⅲ 治療

　発見された眼疾患に対して治療を行う．特に，屈折異常については本症患者の8割以上に眼鏡装用を要するともいわれ，屈折異常弱視や調節性内斜視などが懸念される症例に対しては積極的に眼鏡処方を行う．

Ⅳ 患者への対応

　発達障害が検査・治療の妨げとなる．精神遅滞の程度は個人差が大きく，簡単な会話や読み書きが可能な場合もあれば，意思疎通が一切できない場合もある．そのため，患者の知的レベルにあわせて，検査や治療を選択・工夫していく必要がある．眼鏡装用・健眼遮閉を嫌がることも多く，家

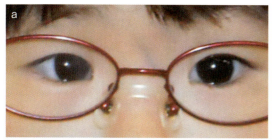
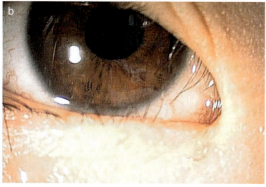

[図2] Down症候群の外眼部
a：遠視性乱視と部分調節性内斜視を合併している．b：内眼角の睫毛内反を認める．

族や教育施設職員へ本症の特性や治療の重要性を周知し，協力を仰ぐことが重要となる．また，発達障害の合併症として感覚過敏を有する患者も多く，検査時は余分な刺激を与えない，眼鏡フレーム調整をこまめに行うなどの配慮を要する．成人後も白内障や円錐角膜などを発症する可能性がある．生涯にわたり，年齢に応じた眼科的ケアを要する疾患である．

③13トリソミー（Patau症候群）

I　疾患の特徴

13トリソミー（trisomy 13）（Patau症候群（Patau syndrome））は，第13番染色体の過剰による症候群である．約8割が標準型（トリソミー型），残りが転座型もしくはモザイク型である．発症の割合は出生児の5,000〜12,000人に1人とされる．眼症状は，小眼球，小角膜，角膜混濁，コロボーマ，白内障，第一次硝子体過形成遺残，視神経萎縮などである（図3）．全身症状は，重度精神遅滞，小頭症，頭皮欠損，頭蓋骨部分欠損，口唇口蓋裂・高口蓋，耳介形態異常，耳介低位，難聴，中枢神経系疾患（前脳・嗅神経・視神経の低形成，脳梁欠損など），心疾患（心室中隔欠損，心房中隔欠損，両大血管右室起始など），呼吸器疾患（喉頭・気管軟化症など），消化器疾患（胃食道逆流症，臍帯ヘルニア，総胆管拡張症，胆汁うっ滞），鼠径ヘルニア，小陰茎，停留精巣，手の異常（単一手掌線，手指の屈曲拘縮，多指趾症，爪の異常など）（図4）である．患児の多く（約80％）は心疾患や中枢神経系障害により生後1カ月を待たずに死亡し，1年以上生存できる割合は10％未満である．

II　鑑別の要点

Down症候群と同様に，染色体検査で本症候群と確定診断された後に眼科を受診する場合が多いと思われる．罹患の可能性のある眼疾患は広範に及ぶため，眼科検査は念入りに行う．小眼球，小角膜症例においては，隅角異常に伴って生じる高眼圧に注意する．

III　治療

認められた眼症状に対して治療を行う．起こりうる眼疾患は治療困難なものも多い．また，全身状態不良のことが多く，眼疾患に対して手術が必要となっても全身麻酔の施行が難しい場合もあ

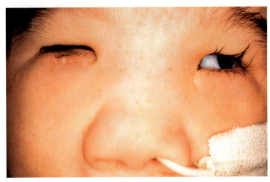

[図3] Patau症候群の1例（1歳）
38週2,596gで出生．両眼の小眼球，小角膜（右眼3mm，左眼6mm）．左眼は虹彩コロボーマと水晶体亜脱臼，右眼は詳細が不明．口唇裂は7カ月で手術されている．（文献1）より）

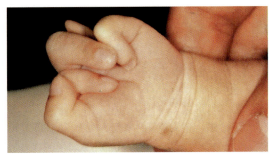

[図4] 同症例の多指・合指症
（文献1）より）

る．そのため，眼疾患を認めた場合は家族の心情や全身状態を配慮し，小児科主治医とも相談しながら慎重に病状説明や治療方針決定を行う必要がある．重度の小眼球を有し視機能獲得が期待できない場合には，整容目的の義眼装用も検討する．

IV 患者への対応

重度の精神遅滞を合併し視機能評価が難しい場合が多いが，他の検査所見と総合的に評価し適切な治療方針を検討する．外来では，白内障，緑内障，網膜剥離などの重篤な眼合併症の発症に備えて定期的な経過観察を行っていく．コロボーマが後眼部に及んでいる場合には，脆弱なぶどう膜欠損部より発生する裂孔原性網膜剥離に注意する．

文献
1）初川嘉一：トリソミー13（Patau症候群）．眼科診療ガイド，眼科診療プラクティス編集委員編，文光堂，614，2004

（野田英一郎）

④毛細血管拡張性運動失調症（Louis-Bar症候群）

I 疾患の特徴

毛細血管拡張性運動失調症（ataxia telangiectasia：AT）は，常染色体潜性遺伝形式をとり，小脳運動失調，毛細血管拡張，易感染性を3主徴とする疾患である．疾患頻度は，日本人では10万人あたり1人程度の発症率と考えられている．典型的な症状として，1歳前後に歩行開始とともに明らかになる歩行失調（体幹失調），小脳性構語障害と流涎，眼球運動失行および眼振，舞踏アテトーゼ，低緊張性顔貌，眼球結膜および皮膚の毛細血管拡張，細胞性免疫不全症状（反復性気道感染症，副鼻腔炎）などを呈する．成長すると種々の悪性腫瘍，インスリン抵抗性糖尿病などを伴う．

疾患の原因は，第11番染色体（11q22.3）に位置する*ATM*遺伝子変異による．ATMは，DNA損傷の修復（DNA損傷応答）の中心的な役割を果たす蛋白質である．構音障害，眼球運動失行，筋緊張低下，不随意運動などの神経症状は，1歳前後で出現し，進行性であり，多くの患者は10歳前後で車いす生活となる．約半数の患者は10歳代で呼吸不全が原因で死亡する．また，悪性腫瘍が有意に生存率を低下させると報告されている．

主な眼症状としては，眼球結膜の「赤いクモの巣状」，「数珠状」と表現される毛細血管拡張が特徴的である（図5）．同様の毛細血管異常は，耳介や頬部など，主に日光に曝露される皮膚にもしばしばみられる．眼球結膜の毛細血管拡張は，本疾患の診断において重要であるが，乳児期にはみられないため，発症初期は診断が難しい．3歳頃より出現し，6歳までに50％，8歳までに大部分の症例で認められるようになる．結膜の毛細血管拡張は機能面では特に問題はなく，整容的な問題となる．結膜の毛細血管異常があっても，眼底血管には通常は異常はみられず，視力障害は特に報

告されていない．

本疾患ではさまざまな眼球運動障害が報告されている．視運動性眼振の異常，追視時や側方視時に起こる衝動性眼振，回転性眼振，輻湊不全などが高率にみられる．また，しばしば斜視を伴い，内斜視が多い．

Ⅱ 鑑別の要点

本疾患は「DNA損傷応答異常を伴う原発性免疫不全症」に分類されており，さまざまな類似する疾患があるが，詳細は小児科，内科の成書，「原発性免疫不全症候群診療の手引き」[1]を参照されたい．眼科では眼球結膜の毛細血管拡張が診断に有用であり，アレルギー性結膜炎や慢性結膜炎との鑑別を要する．本疾患の毛細血管拡張は「赤いクモの巣状」，「数珠状」を呈する（図5）．痒みはなく，時間，季節，感情などで変化せず，出血もしないことが特徴である．3歳頃から出現し，徐々に顕著になることが多い．毛細血管拡張が出現する前に小脳運動失調や易感染性を先に発症していることがほとんどであり，このような既往のある患者の結膜炎様症状を診察する際には，鑑別診断として本症を念頭に置く．眼球運動障害，眼振に関しては，先天眼振との鑑別を行う．

Ⅲ 治療

本疾患の治療は対症療法となる．斜視は，手術により改善されたとする報告があるが，全身麻酔を行う場合には呼吸障害や低体温などの合併症を起こしやすいため，注意が必要である．

Ⅳ 患者への対応

本症の小児の多くは，視覚，言語，反応時間の

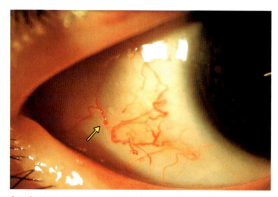

[図5] 毛細血管拡張性運動失調症（AT）における結膜の毛細血管拡張
16歳，男性．4歳頃から眼球結膜に毛細血管拡張が出現し，徐々に広がってきた．「赤いクモの巣状」，「数珠状」と呼ばれる特徴的な毛細血管の拡張がみられる（矢印）．

遅れ，構音障害，眼球運動失行，巧緻運動制御の障害のために，学校での生活が困難になる．特に，眼球運動のコントロールに問題があるため，文字を読むのが困難な場合が多いが，内容は理解できることが多い．しかし，発語の遅滞や無表情により，理解できていないように思われがちである．このように，学習面での障害は精神遅滞よりはインプット，アウトプットの問題が大きいため，適切な教育的配慮がなされれば学校生活を有意義に送れることを理解し，眼科医としての適切なアドバイスを行う．また，必要に応じて遺伝カウンセリングを行う．

文献
1) 日本免疫不全・自己炎症学会編：原発性免疫不全症候群診療の手引き，改訂第2版，診断と治療社，2023

（松村　望）

2) 母斑症

①太田母斑

I 疾患の特徴

太田母斑 (nevus of Ota, oculodermal melanocytosis) は，先天性の真皮メラニン細胞性過誤腫で，片側の三叉神経第1枝，第2枝領域の表皮基底細胞層のメラニン沈着をきたす（**図1**）．患者の半数以上で結膜，強膜，ぶどう膜を含む眼球メラノサイトーシスを伴い，緑内障，ぶどう膜炎，および脈絡膜や眼窩，脳髄膜悪性黒色腫の危険因子となる．アジア人の女性に多く（男女比は1：5），有病率は0.1〜0.2%と推定されている．白色人種にはまれにしか発生しないが，悪性黒色腫の発症リスクは白色人種で高い[1〜3]．

II 鑑別の要点

皮膚病変は生後半年以内に生じることが多く，出生時に存在することはまれである．典型的には青紫色〜灰紫青色を呈し，薄い褐色の小色素斑が混在する．思春期以後に明らかになる場合や，色調に変化が生じる場合もある．鑑別疾患は顔面に生じる色素性病変全般で，具体的には老人性色素斑（しみ），雀卵斑（そばかす），肝斑，日光黒子，後天性真皮メラノサイトーシス，伊藤母斑，異所性蒙古斑，カフェオレ斑，皮膚悪性黒色腫などである[4]．

III 治療

眼科では，緑内障と脈絡膜悪性黒色腫の早期発見と治療が必要であり，眼球メラノサイトーシスが強い症例では1年ごとの隅角検査と眼底検査，

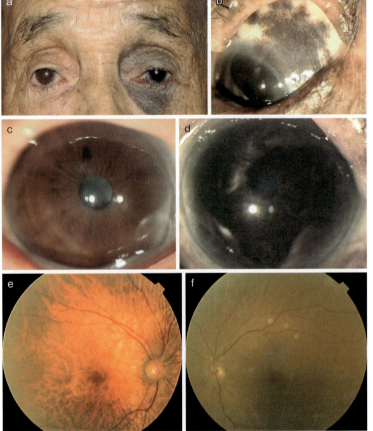

[図1] 左眼部太田母斑
78歳，男性．a：左三叉神経第1枝・第2枝領域のメラノサイトーシス．b：左強膜の顕著なメラノサイトーシス．c：右虹彩．d：左虹彩．メラノサイトーシスが顕著で，線維柱帯への色素沈着も強い．e：右眼底には特に異常はない．f：左眼底は脈絡膜メラノサイトーシスのため，色調が暗い．

隆起性病変があればOCTとBモード超音波検査を行う．線維柱帯への色素散布により生じた緑内障は薬物療法に抵抗性を示すため，初回緑内障手術では，色素を眼外に誘導する危険性が低い流出路手術を選択した方が無難である．眼窩および脳病変を示唆する症状があった際にはMRIを行う．皮膚科では小児〜成人の色素性病変に対する治療の適応であり，メラニン色素に吸収されるルビーレーザー（695 nm），アレキサンドライトレーザー（755 nm），ネオジム・ヤグ（Nd:YAG）レーザー（1,064 nm）が適しており，近年はより短いパルス幅での照射法が用いられる[5]．

IV 患者への対応

眼科では主に緑内障スクリーニングを長期的に行う．脈絡膜や眼窩，髄膜での悪性黒色腫の発症リスクに関しては，日本人では著しく低いため，過剰な不安感をもたせないように配慮する．通常は整容的な治療が主体であり，眼科を初診とした場合には皮膚科や形成外科を紹介する．

文献
1) Abdolrahimzadeh S, et al：An update on ophthalmological perspectives in oculodermal melanocytosis（nevus of Ota）. Graefes Arch Clin Exp Ophthalmol 261：291-301, 2023
2) Teekhasaenee C, et al：Glaucoma in oculodermal melanocytosis. Ophthalmology 97：562-570, 1990
3) Shields CL, et al：Association of ocular and oculodermal melanocytosis with the rate of uveal melanoma metastasis：analysis of 7872 consecutive eyes. JAMA Ophthalmol 131：993-1003, 2013
4) 小野恵理ほか：太田母斑．皮膚科サブスペシャリティーシリーズ1冊でわかる皮膚病理，木村鉄宣ほか編，文光堂，368, 2010
5) Kono T, et al：Theoretical review of the treatment of pigmented lesions in Asian skin. Laser Ther 25：179-184, 2016

（古田　実）

②神経線維腫症I型（von Recklinghausen病）

I 疾患の特徴

神経線維腫症I型（neurofibromatosis type 1：NF1）（von Recklinghausen病）は，常染色体顕性遺伝性の全身性母斑症である．原因遺伝子は17q11.2に存在する*NF1*であり，これがコードするneurofibrominの異常により，細胞増殖や神経細胞のシナプス形成に異常が生じる．一方，患者の半数は孤発例で両親ともに健常のことも多い．

カフェオレ斑，神経線維腫を主徴とし，皮膚（図2），神経系，眼，骨などにさまざまな病変が出現する．カフェオレ斑は多くは出生時からみられ，扁平で盛り上がりのない薄いミルクコーヒー色〜濃い褐色調の1〜5 cm程度の色素斑である．皮膚の神経線維腫は思春期頃より全身に多発する．2〜4％で悪性末梢神経鞘腫瘍の合併もある．その他，特徴的な骨病変，てんかん，発達障害を合併し，注意欠如多動性障害や自閉スペクトラム症などがみられる．

眼所見としては，虹彩小結節（Lisch結節）（図3），視神経膠腫が診断基準の項目となる．視神経膠腫，眼窩骨欠損，眼窩内視神経線維腫による

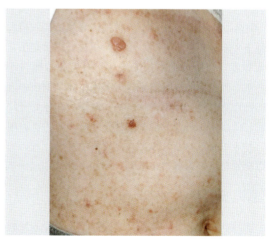

［図2］神経線維腫症I型（NF1）の皮膚の神経線維腫

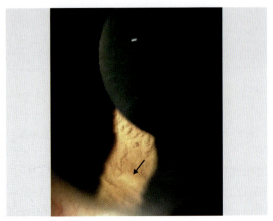

[図3] 神経線維腫症Ⅰ型（NF1）のLisch結節（矢印）

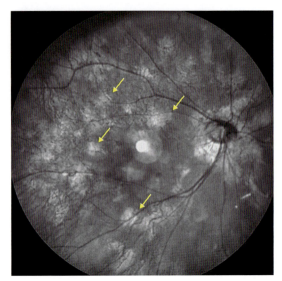

[図4] 神経線維腫症Ⅰ型（NF1）の脈絡膜内高輝度病変（矢印）（近赤外画像）

眼球突出や，緑内障を合併する．脈絡膜異常を伴い，網脈絡膜萎縮を伴う場合もある．近赤外画像では，脈絡膜内高輝度病変（**図4**）が乳幼児の早い時期から検出される．

Ⅱ 鑑別の要点

表1[1]の所見により診断する．NF1の病変は年齢とととも頻度を増し，8歳までには診断基準を満たすとされている．皮膚病変，CTやX線検査，MRIによる整形外科・脳外科・腫瘍性病変の評価，眼科的に細隙灯顕微鏡検査，眼底検査（近赤外画像）所見により，診断基準に基づいて鑑別する．

Ⅲ 治療

無症状のものが多いが，視神経膠腫による視力低下や眼球突出が発症しうる．視神経膠腫が生じる頻度は低く，日本人では0.5～1%との報告がある．腫瘍は，視機能維持を考えて化学療法の適応となる．多発性のカフェオレ斑などの色素斑に対しては，レーザー治療やメディカルメイクを用いたカモフラージュなどの皮膚科的加療，骨の形成異常には整形外科・脳外科的加療を行う．

Ⅳ 患者への対応

眼症状が初発する学童期までは，視力や眼底検査などの年1回の定期健診が推奨されている．診断時，就学前の発達障害，認知機能の評価も必要である．症状が多彩で，脳脊髄腫瘍や悪性末梢神経鞘腫瘍の合併もあり，小児科を中心に各科が連携して管理することが必要である．

[表1] 神経線維腫症Ⅰ型（NF1）の臨床的診断基準

1. 6個以上のカフェ・オ・レ斑[*1]
2. 2個以上の神経線維腫（皮膚の神経線維腫や神経の神経線維腫など）またはびまん性神経線維腫[*2]
3. 腋窩あるいは鼠径部の雀卵斑様色素斑（freckling）
4. 視神経膠腫（optic glioma）
5. 2個以上の虹彩小結節（Lisch nodule）
6. 特徴的な骨病変の存在（脊柱・胸郭の変形，四肢骨の変形，頭蓋骨・顔面骨の骨欠損）
7. 家系内（第一度近親者）に同症

7項目中2項目以上で神経線維腫症1型と診断する．

[*1]: 多くは出生時からみられる扁平で盛り上がりのない斑であり，色は淡いミルクコーヒー色から濃い褐色に至るまで様々で色素斑内に色の濃淡はみられない．通常大きさは1～5cm程度で形は長円形のものが多く，丸みを帯びた滑らかな輪郭を呈する（小児では大きさが0.5cm以上あればよい）．
[*2]: 皮膚の神経線維腫は常色あるいは淡紅色の弾性軟の腫瘍であり，思春期頃より全身に多発する．圧痛，放散痛を伴う神経の神経線維腫やびまん性に隆起した神経線維腫がみられることもある．

（文献1）より抜粋）

文献
1) 神経線維腫症1型診療ガイドライン改定委員会：神経線維腫症1型（レックリングハウゼン病）診療ガイドライン2018．日皮会誌 128：17-34, 2018

（河野剛也）

③結節性硬化症（Bourneville-Pringle病）

I 疾患の特徴

結節性硬化症（tuberous sclerosis complex：TSC）は，全身の過誤腫を特徴として多臓器に影響を与えうるまれな遺伝性疾患であり，その発症頻度は1：10,000〜1：6,000であるとされている．顔面血管線維腫に代表される種々の皮膚異常を伴うが，ほかにも脳神経，腎臓，心臓，肺など多岐にわたる臓器合併症を呈する．特に中枢神経系腫瘍ならびに腎疾患は死亡率の主な原因であり，早期診断と生涯にわたる適切な経過観察と管理が重要である[1]．

TSCの網膜病変は，その30〜50％に観察される過誤腫（隆起した桑実様またはプラーク様病変）が特徴的である（図5）．また，皮膚の色素減少領域に類似したachromic patchが患者の39％に発生する．これらの病変は通常は無症候性であるが，まれに網膜全剥離や血管新生緑内障を伴う網膜過誤腫の緩徐な拡大を呈することもある[2]．

II 鑑別の要点

TSCは症例ごとに症状や重症度が大きく異なり，多くは小児期に皮膚症状やけいれんをきっかけに診断されるが，胎児期の超音波検査がきっかけとなることもある．眼科には，他科で診断された際に検査のために受診することが多い．網膜過誤腫は視力低下などの自覚症状がなく，診察時に初めて指摘されることが多い．しかし，逆に視力低下を自覚して眼科受診したことからTSCが判明する症例もある．

III 治療

眼症状がない症例でも年1回程度の定期受診が望ましい．過誤腫の増大などの増悪時には，受診

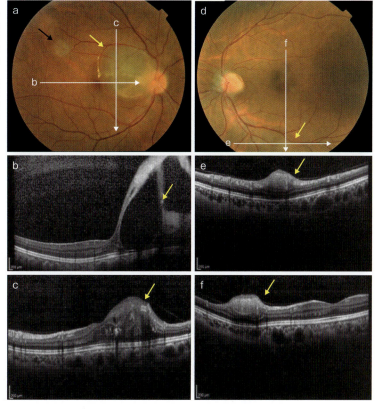

[図5] 結節性硬化症（TSC）
40歳，女性．右視野欠損を自覚し近医より紹介初診．矯正視力は右1.0，左1.2．右視神経乳頭から黄斑鼻側に広がる隆起性病変（a, 黄矢印）と，点在するプラーク様病変（a, 黒矢印）を認めた．OCTでは囊胞腔（b, 黄矢印）を伴う隆起性病変を認め，一部は充実性である（c, 黄矢印）．左眼は下方アーケード血管周縁にプラーク様病変（d, 黄矢印）を認め，OCTでは高輝度反射を認めた（e, f, 黄矢印）．経過中に皮膚科でTSCを指摘され，以後12年にわたり定期検査を行っているが，病変の著明な拡大は認めていない．

頻度を適宜増やす必要がある．過誤腫の大部分は視力喪失に至らないが，中心窩や視神経に影響を与える位置に発生した症例では視力が低下する可能性がある．この場合には，レーザー治療，光線力学療法，抗血管内皮増殖因子（vascular endothelial growth factor：VEGF）薬硝子体内注射，ステロイド薬硝子体内注射，手術が必要となる．近年，シロリムスやエベロリムスなどのmTOR阻害薬の有効性も報告されている．

IV 患者への対応

TSCが確定した場合は，他科からの紹介受診となり眼底検査を行う．自覚症状がないまま経過することも多いが，増悪する場合もあることを説明し，定期受診を勧める．

文献
1) Northrup H, et al：Updated international tuberous sclerosis complex diagnostic criteria and surveillance and management recommendations. Pediatr Neurol 123：50-66, 2021
2) Northrup H, et al：Tuberous Sclerosis Complex. GeneReviews, National Library of Medicine, National Center for Biotechnology Information, last update 2021, https://www.ncbi.nlm.nih.gov/books/NBK1220/（2023年7月閲覧）

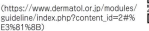
結節性硬化症診療ガイドライン2024
（https://www.dermatol.or.jp/modules/guideline/index.php?content_id=2#%E3%81%8B）

（枢本昌彦）

④von Hippel-Lindau病

I 疾患の特徴

von Hippel-Lindau病（von Hippel-Lindau disease）は，第3番染色体の*VHL*遺伝子の変異によって発症する常染色体顕性遺伝性疾患である．患者の10～20％は家族性ではなく，遺伝子の突然変異を原因として発症する．全身のさまざまな部位に腫瘍を生じるが（表2），網膜では血管腫を生じる．

網膜血管腫は，傍視神経乳頭部または周辺部網膜に生じることが多い．橙赤色またはピンク色～白色の腫瘍で，網膜表面から硝子体内に突出しており，拡張・蛇行した流入血管および流出血管を認める（図6，7）．初期には，検眼鏡では網膜血管腫が明らかではないが，フルオレセイン蛍光造影検査では拡張した血管と色素漏出が検出できることがある．滲出性変化による網膜浮腫や網膜剝離が視機能低下の原因となり，硬性白斑が黄斑部に集積することで視力が低下することもある．また，進行すると牽引性網膜剝離をきたすこともある．

II 鑑別の要点

周辺部網膜に生じた網膜血管腫は，その特徴的な所見から診断は容易であるが，フルオレセイン蛍光造影検査を行うと流入血管，網膜血管腫，流出血管の順に造影され，その後に網膜血管腫からの色素漏出が認められることから，容易に診断できる．傍視神経乳頭部に生じた網膜血管腫は，明らかな流入血管，流出血管が認められず，乳頭炎との鑑別が必要となるため，フルオレセイン蛍光

[表2] von Hippel-Lindau病で生じる腫瘍，嚢胞

中枢神経系（小脳，延髄，脊髄）血管芽腫
網膜血管腫
腎細胞癌
副腎褐色細胞腫
膵臓腫瘍・嚢胞
内耳リンパ嚢腫
精巣上体嚢腫

④von Hippel-Lindau病

[図6] **von Hippel-Lindau 病による網膜血管腫**
網膜 OCT では黄斑部の網膜構造は保たれているが (a), 眼底には拡張・蛇行した流入血管と橙赤色の網膜血管腫が観察できる (b).

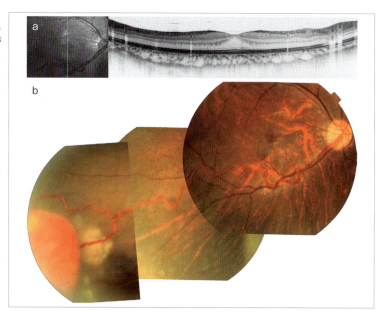

[図7] **von Hippel-Lindau 病による網膜血管腫**
図6の2年後. 網膜 OCT で滲出性網膜剥離を認め (a), 眼底には広範囲に白色の網膜下滲出を認める (b). フルオレセイン蛍光造影検査では, 網膜血管腫からの著明な色素漏出を認める (c).

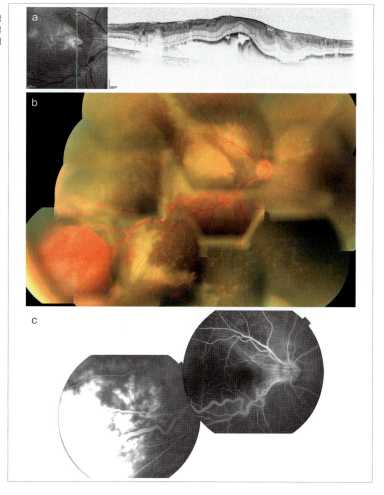

659

造影検査が重要となる．また，黄斑前膜を合併することもあるため，黄斑前膜を認める眼球ではvon Hippel-Lindau病による網膜血管腫の有無を確認する必要がある．

Ⅲ　治療

　滲出性変化を認める場合には治療対象となる．小さな網膜血管腫に対しては腫瘍または流入血管へのレーザー光凝固や光線力学療法（photodynamic therapy：PDT）を，中等度の網膜血管腫に対してはPDTや冷凍凝固を，大きな網膜血管腫に対してはPDTや放射線治療，手術による摘出を行う．抗血管内皮増殖因子（vascular endothelial growth factor：VEGF）薬を用いた治療も報告されており，難治性の網膜血管腫に対しては抗VEGF治療を考慮してもよいのかもしれない．治療効果の評価には網膜OCTが有用である．

Ⅳ　患者への対応

　家族歴がある場合には新生児期から定期的に眼底検査を施行し，網膜血管腫が疑われる場合にはフルオレセイン蛍光造影検査を施行する．他臓器の腫瘍の指摘をきっかけにvon Hippel-Lindau病と診断された場合にも，眼底検査が重要となる．網膜血管腫は多発性のものや両眼性に生じるものが少なくないため，1つの網膜血管腫を発見しても，さらに注意深く検査を進めなければならない．また，von Hippel-Lindau病は網膜血管腫をきっかけに診断されることが多いため，その場合は他臓器の腫瘍の有無を精査する必要がある．網膜血管腫は10〜30歳頃に発見されることが多いが，多臓器の腫瘍は高齢になってから生じることもあるため，定期的な検査の継続が必須である．

（杉本光生・山城健児）

⑤Sturge-Weber症候群

Ⅰ　疾患の特徴

　Sturge-Weber症候群（Sturge-Weber syndrome）は，顔面においては三叉神経が分布する領域に生じる血管性の過誤腫である．顔面皮膚に特徴的なポートワイン様の血管腫を生じる．片側性が多いが，両側性の場合もある．発症に性差はなく，遺伝性の病態ではない．頭蓋内に血管腫を生じることもあり，その場合にはけいれんや片側性の感覚・運動麻痺，精神遅滞を生じる．Sturge-Weber症候群の約半数の症例に緑内障を伴う．三叉神経第1枝，第2枝ともに血管腫を伴うと，緑内障になりやすい．結膜血管，上強膜血管が拡張する．約半数の症例で脈絡膜血管腫を伴う．

　眼圧上昇のメカニズムとしては，2つが考えられている．1つは，他の小児緑内障と同じく隅角の未発達であり，若年者の眼圧上昇機序と考えられている．もう1つは，房水はSchlemm管から上強膜静脈に流れるが，上強膜の血管腫のために上強膜静脈圧が上昇し，その結果，上強膜静脈からの房水の流れが妨げられて眼圧が上昇するというものである．後者のメカニズムは比較的高年齢の症例に当てはまる．脈絡膜血管腫が存在すると眼底の色調が他眼より赤くなり，トマトケチャップ様眼底と呼ばれる（図8）．網膜血管の拡張蛇行を伴う場合もある．

Ⅱ　緑内障の治療

　成人の場合は薬物治療で落ち着くこともあるが，小児の場合は手術的な治療が必要になることが多い．上強膜静脈圧が高いとプロスタノイド受容体関連薬は効きにくい．軟膜血管腫を伴う場合は，血液脳関門が破綻しているため，α_2作動薬を使用すると薬物の副作用が現れやすい．線維柱帯切除術は，術中の脈絡膜滲出や駆逐性出血を生じることがあるのでなるべく避けたい術式である．

⑤Sturge-Weber症候群

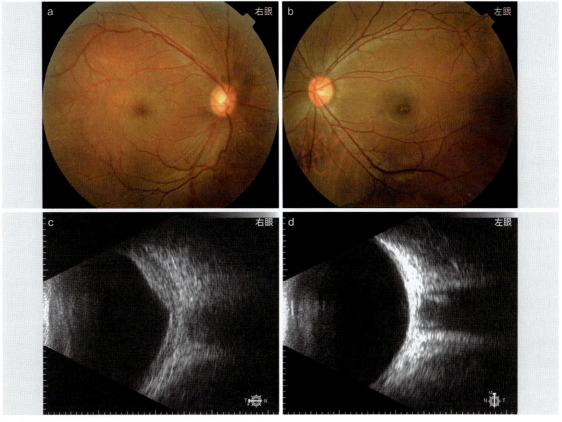

[図8] Sturge-Weber症候群
a, b：トマトケチャップ様眼底．右眼に脈絡膜血管腫がある．左眼と比べて色調が赤い．血管腫のために脈絡膜の血管が見にくい．c, d：超音波検査Bモード像．右眼は脈絡膜血管腫があるために脈絡膜が肥厚して見える．

脈絡膜血管腫は時間の経過とともに増大する．それに伴って屈折が遠視化する．ときには漿液性網膜剥離を伴う．眼圧下降手術後に網膜剥離が悪化することが報告されている．続発性の漿液性網膜剥離に対して，脈絡膜の血管腫を退縮させる目的でβ遮断薬の内服，光線力学療法，抗血管内皮増殖因子（vascular endothelial growth factor：VEGF）薬の硝子体内注射，網膜冷凍凝固，放射線照射，陽子線照射などが用いられる．炭酸脱水酵素阻害薬の内服は，網膜色素上皮細胞のポンプ作用を促進して網膜下液の排除を促進するだけでなく，脈絡膜血管腫の血管透過性を抑制することで網膜下液の減少を促す．

Ⅲ 患者への対応

定期的な経過観察は欠かすことができない．脈絡膜血管腫がある場合は，屈折の変化に気を配る．遠視化が進行すれば漿液性網膜剥離をきたしやすくなる．小児科，放射線治療科との密な連携が必要である．

（木内良明）

⑥Wyburn-Mason 症候群

I 疾患の特徴

網膜蔓状血管腫は，胎生期の網膜動静脈の発生異常により網膜動静脈が毛細血管を介さずに直接吻合し，著しい拡張と蛇行，ループ形成を呈し，通常片眼性のまれな疾患である．Wyburn-Mason 症候群（Wyburn-Mason syndrome）は，蔓状血管腫に同側性の頭蓋内動静脈奇形，眼瞼皮膚または眼窩の血管奇形などが合併した非遺伝性疾患である（図9）．本症は眼杯閉鎖以前に発生する前原始血管網の形成異常と考えられている．臨床症状としては，眼球突出，視力低下，視神経および視索の圧迫症状としての視野障害などがある．眼合併症としては嚢胞様黄斑浮腫，黄斑出血，網膜静脈閉塞症，硝子体出血，血管新生緑内障などが報告されている．眼底病変は長期的に不変であることが多いが，血管の拡張，蛇行の増減は起こりうる．

II 鑑別の要点

本症に特徴的な網膜動静脈の著しい拡張と蛇行，ループ形成があれば，診断は比較的容易である．von Hippel-Lindau 病の血管腫は蛍光眼底造影で蛍光漏出がみられるが，本症では蛍光漏出がないのが特徴である（図9b）．

III 治療

効果のある根本的な眼科的治療法はない．動静脈奇形の範囲や程度により症状が異なるので，症例ごとに対症的に治療を行う．

IV 患者への対応

本症を疑う眼底病変がみられた場合には，脳血管病変の精査が必要である．頭蓋内動静脈奇形により動眼神経麻痺，頭痛，嘔吐，けいれん，片麻痺，精神症状などの神経症状を呈したり，脳出血などを併発したりする可能性がある．

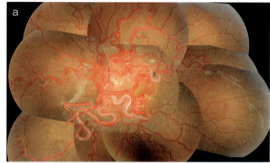
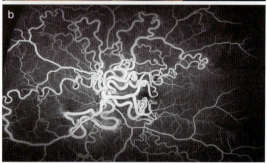
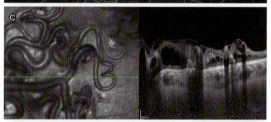
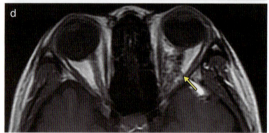

[図9] Wyburn-Mason 症候群
27歳，女性，視力は光覚弁．a：視神経乳頭を中心に拡張した網膜動静脈吻合が広範囲に確認でき，動静脈の区別は困難で，視神経乳頭は拡張した血管ループで覆い隠されている．b：フルオレセイン蛍光造影では，網膜動静脈吻合からの蛍光漏出はみられない．また，造影早期から静脈への蛍光色素の流入がみられる．c：OCTでは，嚢胞様黄斑浮腫と異常血管に対応した楕円形の陰影を認める．d：MRIでは，左眼窩内に著明な蛇行血管に伴う陰影（矢印）が確認できる．

（三田村佳典）

3）先天代謝異常
①脂質代謝異常

家族性高コレステロール血症

Ⅰ　疾患の特徴

　家族性高コレステロール血症（familial hyper-cholesterolemia：FH）は，高低比重リポ蛋白（low-density lipoprotein：LDL）コレステロール血症（Ⅱa型脂質異常症），早発性冠動脈疾患，腱・皮膚黄色腫を3主徴とする常染色体顕性遺伝性疾患である．日本での発症頻度は約300人あたり1人と推定されている．

　眼症状として，眼瞼黄色腫や角膜輪を認める．眼瞼黄色腫は，その他の皮膚黄色腫と異なり，特異度が低く診断基準には含まれていないが，FHを疑う所見ではある．上下眼瞼内眼角付近にみられる黄色調の扁平な隆起で，しばしば両側の眼瞼に対称性に生じる．角膜輪は，角膜の周辺部にみられる輪部との間に透明帯をもつ帯状白色の脂肪環で，50歳未満のFH患者において3割で認められる．

Ⅱ　鑑別の要点

　角膜輪は，老人環との鑑別が困難であるが，50歳未満で認める場合には診断的価値が高い．

Ⅲ　治療

　生活習慣改善，適正体重の指導と同時に，スタチン内服をはじめとする脂質低下療法を開始する．FHホモ接合体や薬剤抵抗性のFHヘテロ接合体患者では，LDLアフェレシスが必要となる．

Ⅳ　患者への対応

　冠動脈疾患の発症リスクがきわめて高いため，早期診断，厳格な治療に加え，家族スクリーニングが必要である．

スフィンゴリピド症

■Niemann-Pick病

Ⅰ　疾患の特徴

　Niemann-Pick病（Niemann-Pick disease）は，酸性スフィンゴミエリナーゼが欠損するA型，B型と，ライソゾーム脂質輸送蛋白質であるNPC1またはNPC2蛋白の異常によって起こるC型に分類される．いずれも常染色体潜性遺伝性疾患で，発症に人種差はなく，欧米では12万人あたり1人の頻度といわれている．A型は，乳児期早期から肝脾腫が著明で，生後6カ月以降に精神運動遅滞が明らかになり，神経症状が急速に進行し3歳前後で死亡することが多い．C型は，幅広い発症年齢と症状がある．眼症状として，進行期のA型と，B型の1/3の患者の眼底黄斑部において cherry-red spot（桜実紅斑）を認める．

　C型では，65％で垂直方向の核上性注視麻痺を呈する．これは，幼児期後期以降にはっきりと現れ，脳幹部の病変による垂直性の衝動性眼球運動障害であり，黒目が垂直方向に速く動きにくいという進行性核上性麻痺（progressive supranuclear palsy：PSP）でみられる異常と同じ動きをする．

Ⅱ　鑑別の要点

　C型でみられる眼球運動障害は，PSP，Parkinson病，多系統萎縮症，Lewy小体型認知症，Tay-Sachs病，Wilson病などでもみられることがあり，鑑別が必要である．

Ⅲ　治療

　A型，B型では有効な治療は確立されていない．C型では，ガングリオシド合成系の酵素を阻害するミグルスタットが治療薬として承認されており，神経症状に対してある程度の効果が期待できる．

Ⅳ　患者への対応

　C型は診断法が確立されており，治療薬も承認されている．発症早期から薬物治療を開始するこ

とで，患者の神経症状の進行を遅らせることができるので，本疾患を疑う症例は速やかに専門施設に紹介することが重要である．

■Tay-Sachs病

I 疾患の特徴

Tay-Sachs病（Tay-Sachs disease）は，ライソゾーム酵素であるβ-ヘキソサミニダーゼの遺伝子変異により発症する常染色体潜性遺伝性疾患で，日本での発症頻度は8～10万人あたり1人である．酵素欠損により，GM2ガングリオシドが主として神経細胞に蓄積し，進行性の神経障害を発症する．神経症状の出現時期から乳児型，若年型，成人型に分類される．眼症状としては，乳児型では発症初期より眼底黄斑部にcherry-red spotを認めるが，成人型では認めない例も多い．

II 鑑別の要点

黄斑部のcherry-red spotを認める他の疾患（GM1ガングリオシドーシス，異染性白質ジストロフィー，Niemann-Pick病，シアリドーシス等）を鑑別する必要がある．

III 治療

有効な治療法は確立されておらず，対症療法が中心となる．

■Gaucher病

I 疾患の特徴

Gaucher病（Gaucher disease）は，ライソゾーム酵素であるグルコセレブロシダーゼの遺伝子変異により発症する常染色体潜性遺伝性疾患である．基質であるグルコセレブロシドがマクロファージなどの細網内皮系に蓄積し，肝脾腫や貧血，血小板減少，骨症状，神経症状などを発症する．日本での有病率は33万人あたり1人と推定されている．眼症状としては，亜急性神経型（III型）において，核上性眼球運動障害により水平性衝動性眼球運動障害，眼球運動失行がみられる．

II 治療

遺伝子組換えグルコセレブロシダーゼを補充する酵素補充療法（enzyme replacement therapy：ERT），またはグルコセレブロシドの合成を抑制する基質合成阻害療法（substrate reduction therapy：SRT）がある．

■Fabry病

I 疾患の特徴

Fabry病（Fabry disease）は，α-ガラクトシダーゼAの欠損または活性低下によって，グロボトリアオシルセラミド（globotriaosylceramide：Gb3，GL-3）が蓄積し，さまざまな臓器障害を発症するX連鎖性遺伝性疾患である．日本における有病率は7,000人あたり1人である．幼少期から運動や発熱により増強する四肢末端痛，発汗障害を呈し，学童期以降から被角血管腫，思春期以降に蛋白尿で発症する腎機能障害，成人期以降から心肥大や不整脈などの心障害および脳血管障害をきたす．眼症状として，渦状の角膜混濁（図1），結膜血管異常（結膜血管瘤，血管蛇行，図2），白内障，網膜血管異常を認める．

II 鑑別の要点

似たような角膜混濁は，アミオダロン，ヒドロキシクロロキン，フェノチアジン系，インドメタシンなどの長期服用者にも認めることがあり，問診による鑑別が必要である．

III 治療

ERT，または低分子化合物によって変異酵素蛋白質を構造的に安定化させる薬理学的シャペロン療法（pharmacological chaperone therapy：PCT）を行う．

IV 患者への対応

ヘテロ接合体の女性で，酵素活性が正常あるいは軽度の低下である場合や，遺伝子多型が疑われる遺伝子変異を有する場合には，有効な診断要因

②糖質代謝異常

ガラクトース血症

I 疾患の特徴

ガラクトースの代謝における酵素の先天的な欠損または活性低下により，ガラクトース，ガラクトース-1-リン酸の蓄積が生じる常染色体潜性遺伝性疾患で，欠損する酵素によりI〜Ⅲ型に分類される．日本での発症頻度はI型，Ⅱ型でそれぞれ約90万人あたり1人，Ⅲ型は7万〜16万人あたり1人である．消化器症状，低血糖，尿細管障害，白内障，肝機能障害などを呈し，重症のI型では早急に乳糖除去を行わなければ致死的になる．新生児マススクリーニングの対象疾患である．眼症状としては，I型，Ⅱ型で白内障，角膜混濁を呈する．

II 治療

I型，Ⅱ型では，診断後に直ちに乳糖摂取制限を開始し，食事療法は生涯続ける．

III 患者への対応

白内障は，乳児期早期から乳糖制限が開始されれば可逆的であるが，数カ月以上経過すると不可逆的となる．年1回は眼科受診を行い，白内障の発現がないかを確認する．Ⅱ型では，成人期以降も白内障の発現に注意するとともに，両親はヘテロ保因者となるため若年白内障の発症に注意する．

（恒川明季）

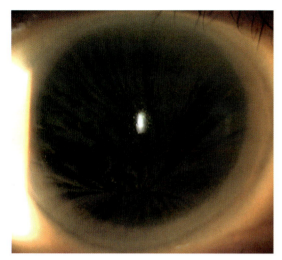

[図1] Fabry病の角膜混濁
角膜中央やや下方に中心をもつ渦状または車軸状の混濁を，角膜上皮内または角膜直下に認める．散瞳下に強膜散乱法により観察することで，より明瞭に描出される．男女とも約70〜80%と高い頻度で認める．

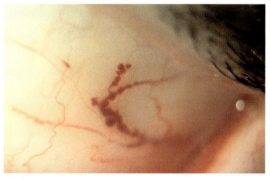

[図2] Fabry病の結膜血管異常
結膜血管がソーセージ様に拡張，蛇行している．患者全体の60%程度に認められる．正常でも認めることがあり特異度は低いが，頻度は角膜混濁に次いで高く，角膜混濁を認めるときには特に注意して観察する必要がある．

となり，眼科医の果たす役割は大きい．

③ムコ多糖症

I 疾患の特徴

ムコ多糖症（mucopolysaccharidosis：MPS）は，ライソゾーム酵素の遺伝的欠損によって，ムコ多糖（グリコサミノグリカン）が全身の組織に蓄積する疾患である．典型的な症状である特徴的顔貌（大きな頭，前額の突出，巨舌），精神遅滞，中耳炎，閉塞性呼吸障害，心臓弁膜症，肝脾腫，関節拘縮，骨変形，低身長などに加えて，眼合併症として角膜混濁，角膜肥厚，緑内障，遠視，強膜肥厚，視神経乳頭腫脹，網膜変性，斜視などを示す．病理学的には，ムコ多糖の蓄積に伴って線維芽細胞や神経細胞の空胞変性が起こり，そのために強角膜の肥厚や，網膜・視神経の変性，視神経乳頭腫脹（脳脊髄液圧の上昇または肥厚強膜の圧迫による）を生じる．MPS は，欠損酵素の違いによって 6 つの病型に分類される（**表 1**）[1,2]．尿中のムコ多糖の分画と，白血球中のライソゾーム酵素活性を測定することで診断を確定する．

II 鑑別の要点

眼所見から初めて MPS が疑われるケースがある（**図 3**）[3]．原因不明の小児の角膜混濁，網膜変性，視神経乳頭腫脹をみた際には，MPS などの代謝性疾患も鑑別に挙げ，小児科との連携診療を行うことが重要である．

III 治療

MPS I 型，II 型，IV 型，VI 型に対しては，日本で酵素補充療法を行うことができる．本治療により歩行機能の回復や呼吸機能低下が予防できるが，血液脳関門を通過できないため中枢神経系症状の改善は期待できない．造血幹細胞移植が有効であり，MPS I 型では中枢神経系症状の改善もみられることから，適切なドナーが得られる若年重症患者には推奨されている．一方で，進行例ではいずれの治療法も効果が限定的であり，早期診断による早期治療の開始が重要である．角膜混濁や網膜変性の回復も困難であり，角膜混濁に対しては角膜移植が唯一の治療法である．

[表1] ムコ多糖症（MPS）の病型分類

	病型	欠損酵素	蓄積物質	遺伝形式	眼合併症				酵素補充療法（日本）
					角膜混濁	網膜症	緑内障	視神経症	
I	Hurler症候群 Hurler-Scheie症候群 Scheie症候群	α-L-イズロニダーゼ	DS, HS	AR	♯ ♯ ＋		♯ 	♯ ♯	○
II	Hunter症候群（重症型） Hunter症候群（中間型） Hunter症候群（軽症型）	イズロン酸-2-スルファターゼ	DS, HS	XR		♯	＋	♯	○
III	Sanfilippo症候群A型	ヘパラン-N-スルファターゼ	HS	AR		♯			
	Sanfilippo症候群B型	α-N-アセチルグルコサミニダーゼ							
	Sanfilippo症候群C型	アセチルCoA：α-グルコサミニド-N-アセチルトランスフェラーゼ							
	Sanfilippo症候群D型	N-アセチルグルコサミン-6-硫酸スルファターゼ							
IV	Morquio症候群A型	N-アセチルガラクトサミン-6-硫酸スルファターゼ	KS, CS	AR	＋	♯	＋		○
	Morquio症候群B型	β-ガラクトシダーゼ							
VI	Maroteaux-Lamy症候群	N-アセチルガラクトサミン-4-スルファターゼ	DS	AR	♯		＋	♯	○
VII	Sly症候群	β-グルクロニダーゼ	DS, HS, CS	AR	＋				

DS：デルマタン硫酸，HS：ヘパラン硫酸，KS：ケタラン硫酸，CS：コンドロイチン硫酸，AR：常染色体潜性遺伝，XR：X連鎖潜性遺伝，♯：重度，♯：中等度，＋：軽度．（文献1，2）より作成）

Ⅳ 患者への対応

MPSの重症度には幅があり，生命・視力予後やQOLを考えながら，全身診療科と連携して合併症に対する治療を行う．

文献
1) Tomatsu S, et al：Ophthalmological findings in mucopolysaccharidoses. J Clin Med 8：1467, 2019
2) 厚生労働省難治性疾患等政策研究事業ライソゾーム病（ファブリー病を含む）に関する調査研究班編：ムコ多糖症（MPS）の病態．診断の手引きに準拠したムコ多糖症診療マニュアル，診断と治療社，2-5，2016
3) 秋山瑠美ほか：視神経乳頭腫脹がムコ多糖症Ⅱ型の診断の契機となった1例．神経眼科 35：59-63, 2018

診断の手引きに準拠したムコ多糖症診療マニュアル
（http://www.japan-lsd-mhlw.jp/）

ムコ多糖症（MPS）Ⅰ型診療ガイドライン 2020
ムコ多糖症（MPS）Ⅱ型診療ガイドライン 2019
（https://jsimd.net/guideline_society.html）

（村上祐介）

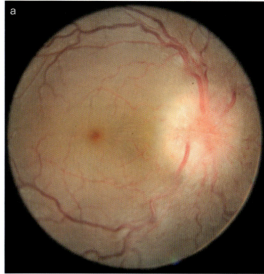

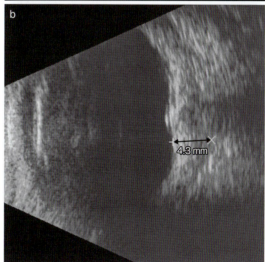

[図3] 視神経乳頭所見からムコ多糖症（MPS）Ⅱ型と診断された症例
12歳，男児．視力低下で眼科を受診したところ，両眼性の視神経乳頭腫脹(a)，高度の強膜肥厚(b)，遠視などを認めた．MPSに特徴的な全身所見がみられ，尿検査・酵素活性検査の結果からMPS Ⅱ型と診断された．（文献3）より改変）

④アミノ酸代謝異常と類縁疾患

ホモシスチン尿症

I 疾患の特徴

ホモシスチン尿症（homocystinuria）は，常染色体潜性遺伝性の先天性アミノ酸代謝異常症である．わが国の患者数は 400 例弱である．メチオニンの代謝産物であるホモシステインが血中に蓄積することで発症する．欠損酵素の種類によりI〜Ⅲの病型があり，このなかで水晶体偏位をきたすのはI型である．ホモシスチン尿症I型では，ホモシステインからシスチンを合成するシスタチオニンβ合成酵素が欠損しているため，ホモシステインが蓄積する．

ホモシスチン尿症I型では，中枢神経系異常，骨格異常，眼症状（水晶体偏位），血管系障害の 4 つの主要症状がみられる．骨格異常により，高身長，クモ状指，側彎症，鳩胸などのいわゆる Marfan 症候群様体型を呈する．無治療の場合には，乳幼児期から発達が遅れ，10 歳までに 80 ％以上に水晶体偏位が生じるといわれている．この水晶体偏位は両眼に生じる．

ホモシスチン尿症I型は，新生児マススクリーニングの対象疾患であるため，症状発現前の発見と治療開始が可能である．任意の検査であるが，ほぼ 100 ％の新生児が受けている．したがって，無治療発症の症例は，検査が導入される前の1977 年 9 月以前の出生か，検査を受けずにすり抜けてしまった症例に限られる．

II 鑑別の要点

本症と同様に両眼の水晶体偏位を生じる疾患としては，Marfan 症候群や Marchesani 症候群がある．本症と Marfan 症候群では，高身長，クモ状指，側彎症，鳩胸などの特徴をもついわゆる Marfan 症候群様体型を呈する．Marchesani 症候群では，低身長，短指症を呈する．本症を含め，

眼症状をきっかけに受診し診断がつくケースは少ない．むしろ，全身の症状から既に診断がついていることが多い．眼所見の違いとしては，本症では水晶体が下方へ，Marfan 症候群では上方へ偏位することが多い．

III 治療

水晶体偏位は 10 歳までに起こることが多い．したがって，弱視の予防のために早期の発見が重要となる．水晶体偏位が軽度である場合は，屈折への影響も軽度であるため，治療は要しない．また，水晶体偏位があるものの眼鏡による矯正が可能な範囲である場合は，眼鏡やコンタクトレンズで矯正を行い，屈折異常弱視を予防する．水晶体偏位が重度である場合は，基本的に外科的治療が必要となる．水晶体が硝子体側に落下した場合は，裸眼の視力は著しく低下する．また，水晶体嚢に破損が生じた場合には，水晶体起因性ぶどう膜炎を生じるため，水晶体の除去が必要となる．

脱臼した水晶体や脱出した硝子体により瞳孔ブロックを起こし，急性緑内障発作が生じた場合は，急激な眼圧上昇をきたすため，早めに手術を行う．その際は水晶体の除去と前部硝子体切除が必要となる．

水晶体偏位で水晶体を除去した場合は，水晶体嚢が残らないため，眼内レンズ（intraocular lens：IOL）挿入は毛様溝縫着術で行う．近年は，IOL 毛様溝縫着術よりも IOL 強膜内固定術が簡便な方法として用いられることが多くなったが，小児での手術成績や長期的な予後については不明である．

IV 患者への対応

水晶体偏位は必ずしも手術が必要というわけではないが，経過とともに変化するため，定期的な検査や診察が必要である．特に知的障害により症状を訴えるのが難しい場合は，より丁寧な経過観察が必要である．遺伝性疾患であるため，必要に応じて遺伝カウンセリングを行う．

（橋爪公平）

Marfan症候群

Ⅰ 疾患の特徴

Marfan症候群（Marfan syndrome）は，細胞外マトリックス蛋白の形成に関するフィブリリン1（fibrillin-1）をコードする*FBN1*の変異によって全身の結合組織に異常をきたす遺伝性疾患である．日本人の発症頻度は5千〜1万人あたり1人と報告されており，大部分は常染色体顕性遺伝形式である．心血管病変（大動脈瘤・解離など）や筋骨格異常（高身長・クモ状指など），水晶体偏位などの眼病変を合併する．眼所見は，水晶体偏位，球状水晶体，白内障，青色強膜，近視，乱視，円錐角膜，扁平角膜，眼振，斜視，緑内障，角膜混濁，網膜変性，網膜剝離が報告されている．水晶体偏位は，Marfan症候群で高頻度にみられる診断的価値の高い所見であり，両側性に上方へ偏位することが多い．

Ⅱ 鑑別の要点

改訂Ghent基準（**表2**）により診断する．*FBN1*の遺伝学的検査は2016年4月より保険適用となっている．水晶体偏位をきたすMarchesani症候群やホモシスチン尿症との鑑別を要する．

Ⅲ 治療

水晶体偏位は，軽症の場合は眼鏡やコンタクトレンズによる屈折矯正で経過観察を行う．視覚感受性期間に発症した症例で，屈折矯正に反応せず弱視の可能性がある場合や，年長児や成人で視力低下を認めた場合は，水晶体摘出手術を行う．

Ⅳ 患者への対応

視力予後は良好であるが，水晶体偏位や角膜・網膜病変は進行性のため，初診時に所見が軽微であったとしても定期的な眼科受診が必要である．Marfan症候群の生命予後を左右する大動脈病変は早期治療により進行を抑制できることから，早期より小児科や循環器科と連携をとる．

[表2] Marfan症候群の改訂Ghent基準（2010年）

家族歴なし
（1）大動脈基部拡大/解離＋水晶体偏位
（2）大動脈基部拡大/解離＋*FBN1*遺伝子変異
（3）大動脈基部拡大/解離＋全身スコア7点以上*
（4）水晶体偏位＋大動脈基部拡大/解離をきたす*FBN1*遺伝子変異
家族歴あり
（5）水晶体偏位
（6）全身スコア7点以上
（7）大動脈基部拡大/解離

* Marfan症候群にみられる身体所見を全身スコアとして点数化したもので，20点中7点以上で陽性．スコアについてはMarfan Foundationのウェブサイト（http://www.marfan.org/dx/score）を参照．
（1）〜（7）のいずれかを満たす場合に，Marfan症候群と診断する．

Ehlers-Danlos症候群

Ⅰ 疾患の特徴

Ehlers-Danlos症候群（Ehlers-Danlos syndrome）は，皮膚，関節，血管などの全身結合組織の脆弱性をきたす遺伝性疾患である．2017年に国際分類が改訂され，原因遺伝子をもとに13病型に分類された．皮膚症状（過伸展，脆弱，瘢痕形成）や関節症状（過可動性，脱臼），血管症状（易出血，大動脈瘤・解離），内臓症状（ヘルニア，腸管破裂）を合併する．全病型の世界的発症頻度は5,000人あたり1人とされている．眼所見は，円錐角膜，青色強膜，網膜色素線条，網膜剝離，強度近視などの屈折異常，斜視，眼瞼下垂，緑内障，外傷歴のない頸動脈海綿静脈洞瘻などが報告されている．脆弱角膜症候群や後側彎型で眼所見を伴いやすいが，他の病型でも合併しうる．遺伝形式は病型によりさまざまである．

Ⅱ 鑑別の要点

特徴的な組織脆弱性に基づく所見と遺伝学的検査により診断する．鑑別疾患は，Marfan症候群やStickler症候群などの全身結合組織異常をきたす疾患や，易出血となる血液疾患が挙げられる．

Ⅲ 治療

有効な治療法はなく，全身合併症への対症療法を行う．強膜脆弱の場合は外傷回避に努める．また，組織の脆弱性により縫合不全や創口断裂などの可能性があるため，手術手技には慎重な対応が

必要である.

Ⅳ 患者への対応

合併症の早期診断・治療のために早期より他科と連携をとる．必要に応じて遺伝カウンセリングを行う．

（武田　優・堀田喜裕）

Lowe症候群

Ⅰ 疾患の特徴

Lowe症候群（Lowe syndrome）は，X染色体潜性遺伝性疾患である．X染色体上に存在する責任遺伝子 OCRL1 の遺伝子産物であるホスファチジルイノシトール-4,5-二リン酸の異常がLowe症候群の病態に起因している．中枢神経系症状（精神遅滞，筋緊張低下など），腎障害（近位尿細管障害によるFanconi症候群），眼症状を主徴とする．水晶体上皮の遊走障害による両眼の先天白内障はほぼ必発し，約半数は隅角形成障害を原因とする緑内障になる．そのほかに眼振（約70％），斜視（約35％），角膜瘢痕（約18％）を発症することがあり，oculocerebrorenal syndrome of Lowe（OCRL）とも呼ばれる．男児10万人あたり1人の発症とされる．前額部の突出，落ちくぼんだ眼といった特徴的な顔貌を呈する．

Ⅱ 治療

白内障発症例の多くと緑内障発症例の約半数で手術が必要になる．視力はほとんどの症例で0.1未満であり，予後は不良である．

（河村純哉・木内良明）

Chédiak-Higashi症候群

Ⅰ 疾患の特徴

眼皮膚白皮症（oculocutaneous albinism：OCA）は，メラニンの生成経路の異常により，生下時から皮膚，毛髪，眼の色素の減少，消失を生じる常

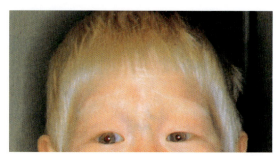

[図4] 眼皮膚白皮症（OCA）（チロシナーゼ陽性型）
皮膚，毛髪，虹彩の色素異常と外斜視がみられる．（日本大学医学部皮膚科のご厚意による）

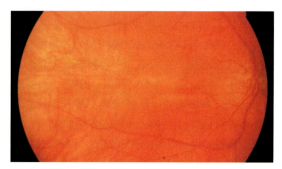

[図5] 白皮眼底
眼底の色素は減少し，脈絡膜血管が著明に透見される．中心窩反射は欠如している．（駿河台日本大学病院（現　日本大学病院）眼科のご厚意による）

染色体潜性遺伝性疾患である（図4）．OCAは原因遺伝子の違いにより分類されるが，Chédiak-Higashi症候群（Chédiak-Higashi syndrome：CHS）はその一病型として属する．CHSは，白血球その他の体細胞の細胞内に巨大顆粒を有する原発性免疫不全症候群で，好中球が減少し，免疫能（殺菌能，遊走能）異常によりさまざまな感染症に罹患するが，その一症状としてOCAの所見が認められる．全身では上記のOCAの臨床所見のほか，光線過敏症，免疫異常による呼吸器・皮膚などの反復する感染症や急性増悪状態（発熱と黄疸を伴い，肝脾腫，全身のリンパ節腫脹，汎血球減少，出血傾向），歩行困難，振戦，末梢神経障害などの神経症状がみられる．眼所見としては，虹彩・網膜色素の減少，羞明，眼振，弱視，斜視，ぶどう膜，網膜，視神経へのリンパ球浸潤，乳頭腫脹などが報告されている（図5〜7）[1]．

Ⅱ 鑑別の要点

OCAの診断基準では，①皮膚が色白であり，日焼けをしない，②生下時より毛髪の色調が白色，淡黄色，黄色，淡い茶色，銀灰色のいずれかである，③眼底検査で眼底低色素や黄斑低形成が観察される のうち①〜③のすべてを満たし，さらに④虹彩低色素，⑤眼振，⑥矯正不能な低視力のいずれか1つ以上を満たし，⑦他疾患（まだら症，脱色素性母斑，尋常性白斑，炎症後脱色素斑）を除外できることが挙げられている．これらの臨床所見がそろえば probable OCA と診断し，それに加えて遺伝学的検査で特定の遺伝子の病的変位が明らかである場合を definite OCA と診断する．そのなかで，毛髪の色が銀灰色の特異な光沢を示し，さらに白血球内部の巨大顆粒と，皮膚病理組織検査で色素細胞に巨大メラノソームを認めること，あるいは遺伝子診断により特定の遺伝子（*LYST*）に病的変異が明らかであることをもとに，CHS と診断する．

Ⅲ 治療

OCA では紫外線予防，皮膚癌発症のスクリーニング，眼症状に対する対症療法が中心となる．CHS では免疫不全により全身性に繰り返し発症する感染症への対症療法や予防が重要である．根治的治療として，血液幹細胞移植が必要である．

Ⅳ 患者への対応

本症では免疫不全があるため，乳幼児期から感染症を繰り返す例が多く，感染症対策が重要になる．根治的には血液幹細胞移植もあるが，長期予後は不良である．

文献
1) 高橋茂樹：Chédiak-Higashi 症候群．眼科診療プラクティス 25 眼と全身病ガイド，臼井正彦ほか編，文光堂，44，1996

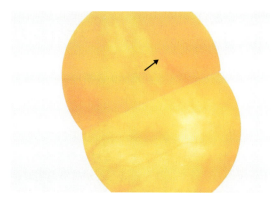

[図6] 眼皮膚白皮症にみられた網膜剝離
（駿河台日本大学病院（現 日本大学病院）眼科のご厚意による）

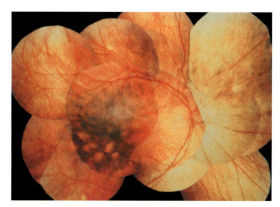

[図7] Chédiak-Higashi 症候群（CHS）にみられた眼底病変
眼底は両眼視神経乳頭は色調正常であったが境界不鮮明であった．黄斑部の反射は不明瞭で，その外側に斑状の脱色素斑がみられた．（文献1）より）

Cross 症候群

Ⅰ 疾患の特徴

Cross 症候群（Cross syndrome）（Cross-McKusick-Breen 症候群）は，全身皮膚の色素脱失，毛髪の色素減少，精神遅滞，アテトーゼ，痙性麻痺などの神経症状が生じる常染色体潜性遺伝性疾患であり，oculocerebral syndrome with hypopigmentation とも呼ばれる．本症では色素異常と神経異常の両者を伴うため，病因として神経堤（neural crest）の色素細胞が分化する初期に必要な遺伝子の異常であることが推察されているが，不明である．眼所見として眼振，小眼球，虹彩，眼底の色素減少，斜視，角膜混濁，白内障が報告

されている．

II 鑑別の要点

上記の臨床所見および遺伝子診断により診断を行う．

III 治療

それぞれの神経症状に対する対症療法を行う．紫外線から皮膚や眼球を保護しながら経過観察が必要である．

IV 患者への対応

本症はまれな遺伝性疾患であり，さまざまな症状を合併する．対症療法を行いながら経過観察を行う必要がある．

EEC症候群

I 疾患の特徴

ectrodactyly, ectodermal dysplasia, and cleft lip/palate（EEC）症候群は，Rudigerらにより報告され，指趾欠損（ectrodactyly），毛髪や皮膚，眼の外胚葉系異常（ectodermal dysplasia），口唇口蓋裂（cleft lip/palate）の3主徴を合併する先天性疾患である．遺伝形式は常染色体顕性遺伝であるが，孤発例もある．症状として指趾欠損による裂手（図8），裂足（第2～4指趾の欠損が多い）がみられ，合指，合趾がみられることもある．外胚葉系異常の臨床所見はさまざまである．全身では皮膚の乾燥，疎な毛髪，眉毛，爪の低形成，歯牙異常などが生じる．低身長，難聴，尿路奇形などがみられることがある．眼では眼瞼，涙腺，Meibom腺，角結膜上皮などに病変が生じるため，眼瞼炎，鼻涙管閉塞，涙小管閉塞，Meibom腺閉塞，角結膜炎，角膜浸潤，角膜混濁，パンヌス，角膜潰瘍，角膜穿孔などがみられるようになる（図9）[1]．

II 鑑別の要点

前述の3主徴があれば診断は比較的容易である

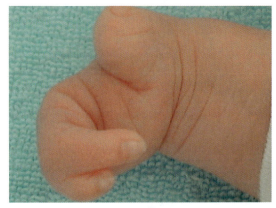

[図8] EEC症候群の裂手
（埼玉県立小児医療センター遺伝科 大橋博文先生のご厚意による）

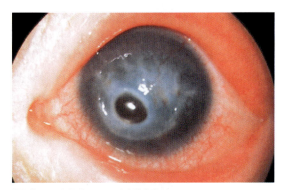

[図9] EEC症候群にみられた角膜病変
角膜は混濁し，中央よりやや鼻側下方にDescemet膜瘤を認める．（文献1）より）

が，さまざまな組み合わせで発症し，症状に差異がある場合は鑑別が難しくなるとされている．

III 治療

治療は各疾患への対症療法になるが，症状が多岐にわたるため，複数科での治療を行う．

IV 患者への対応

本症は出生前に妊娠中の超音波検査で診断できる可能性があると考えられている．知能は正常であり，生命予後は良好であるが，さまざまな全身的治療が必要となる．

文献
1) 安田尚美：EEC症候群．眼科診療プラクティス32 眼疾患診療ガイド，丸尾敏夫ほか編，文光堂，683，1997

（髙橋次郎）

Waardenburg症候群

I 疾患の特徴

Waardenburg症候群（Waardenburg syndrome）は，先天性感音性難聴および虹彩・頭皮・皮膚などの色素異常症を主徴とする遺伝性疾患である．眼角離開，四肢異常やHirschsprung病など，他の臨床所見の有無によりI〜IV型に分類される．日本人の発症頻度は5万人あたり1人と報告されている．わが国では感音性難聴と虹彩異色症の頻度が高く，虹彩異色症はII型に多い傾向がある．眼所見は，眼角離開，内眼角贅皮，眼瞼下垂，虹彩異色症，瞳孔膜遺残，小眼球，強角膜症，後部胎生環，網膜色素脱失が報告されており，神経堤細胞の発生異常が病態である．大部分は常染色体顕性遺伝形式であり，責任遺伝子として*PAX3*，*MITF*，*SNAI2*，*EDNRB*，*EDN3*，*SOX10*が報告されている．

II 鑑別の要点

診断は，聴覚・虹彩・頭髪・皮膚などの臨床症状と，家族歴の問診により行われる．疑われる症例では遺伝子検査も検討される．

III 治療

現時点では原因遺伝子への有効な治療法はなく，全身合併症への対症療法を行う．虹彩異色症に対してカラーコンタクトレンズの使用や，網膜色素脱失に対して遮光眼鏡を使用することがある．高度難聴では人工内耳が検討される．

IV 患者への対応

生命予後は一般的に良好である．早期より小児科・耳鼻咽喉科と連携をとる．必要に応じて遺伝カウンセリングを行う．

高オルニチン血症

I 疾患の特徴

高オルニチン血症（hyperornithinemia）には，①進行性の脳回状脈絡網膜萎縮症を伴う高オルニチン血症と，②眼症状を伴わない高オルニチン血症・高アンモニア血症・ホモシトルリン尿症（hyperornithinemia-hyperammonemia-homocitrullinuria：HHH）症候群の2疾患が存在する．本項では前者について記載する．オルニチンを代謝する酵素の一つであるオルニチンアミノトランスフェラーゼ（ornithine aminotransferase：OAT）の活性低下により，高オルニチン血症を呈する．きわめてまれな疾患で，わが国では10人程度の報告がある．幼少期より視力低下や夜盲がみられ，強度近視と白内障を合併し，40〜50歳代までに高度の視機能障害をきたす．初期には小円形斑状萎縮巣が眼底周辺部に出現する．年齢とともに萎縮巣は拡大癒合し，後期には黄斑部は萎縮し失明に至る．全身症状は乏しいが，高オルニチン血症によりクレアチニン欠乏が生じ神経筋障害をきたすという報告がある．常染色体潜性遺伝形式をとり，責任遺伝子は第10番染色体（10q26.13）に座位する*OAT*である．

II 鑑別の要点

診断では，眼所見と血中アミノ酸分析で高オルニチン血症を確認する．遺伝子診断も有用である．鑑別疾患に，網膜色素変性やコロイデレミアなどの遺伝性網膜変性疾患が挙げられる．びまん性網脈絡膜萎縮をきたす後期では，他の網膜ジストロフィとの鑑別が困難になる．

III 治療

低アルギニン食事療法やビタミンB_6大量投与で眼病変の進行を遅らせられるという報告がある．

IV 患者への対応

一般的に視力予後は不良である．視力や視野障害の程度にあわせたロービジョンケアを行う．

フェニルケトン尿症

Ⅰ　疾患の特徴

　フェニルケトン尿症（phenylketonuria）は，フェニルアラニンの代謝経路の障害によって引き起こされる先天性アミノ酸代謝異常症である．①フェニルアラニン水酸化酵素（phenylalanine hydroxylase：PAH）をコードする遺伝子変異に起因するPAH欠損症と，②PAHの補酵素であるテトラヒドロビオプテリン（tetrahydrobiopterin：BH_4）欠損症に大別される．新生児マススクリーニングが始まる契機となった疾患であり，わが国では年間20人前後が発見されている．無治療では，精神遅滞やてんかん，小頭症，赤毛，色白の皮膚などを呈する．無治療での眼所見は，白内障や角膜混濁，虹彩低色素（hypopigmentation of iris），網膜色素脱失が報告されている．白内障の合併については否定的な報告[1]がある．常染色体潜性遺伝形式をとり，責任遺伝子は第12番染色体長腕（12q22-24.1）に座位する*PAH*である．

Ⅱ　鑑別の要点

　診断は，血液・尿のアミノ酸分析，プテリジン分析と乾燥濾紙血ジヒドロプテリジン還元酵素活性の測定を行う．必要に応じてBH_4経口負荷試験や遺伝子診断を行う．

Ⅲ　治療

　フェニルアラニン制限食を開始する．BH_4反応型PAH欠損症では，BH_4投与を行う．

Ⅳ　患者への対応

　発症前からの治療で予後は良好であるが，長期間にわたる治療が必要である．

文献
1) Pitt DB, et al: Phenylketonuria does not cause cataracts. Eur J Pediatr 150：661-664, 1991

（武田　優・堀田喜裕）

⑤金属代謝異常

Wilson病（肝レンズ変性症）

Ⅰ　疾患の特徴

　Wilson病（Wilson disease）（肝レンズ変性症（hepatolenticular degeneration））のわが国における発症頻度は，35,000〜45,000人あたり1人とされる．発症年齢は3歳から50歳代と幅広く分布しているが，発症のピークは10〜11歳頃とされる．常染色体潜性遺伝で，*ATP7B*遺伝子の異常による．*ATP7B*遺伝子は肝臓からの銅排泄，活性型セルロプラスミン合成に関与していると考えられ，銅の排泄障害によって蓄積した血中銅が肝臓，脳に沈着する．肝症状，錐体外路症状，角膜のKayser-Fleischer輪を3主徴とする．Kayser-Fleischer輪は80〜90％に認められ，角膜周辺部のDescemet膜レベルの深さに黄色・茶褐色の色素が沈着する（図10）．血管から銅の拡散の影響を受けやすい角膜輪部から，中心に向かって幅が広がるように進行する．初期には上下の角膜輪部に発生し，次第に全周に形成される．水晶体前嚢に銅が沈着するひまわり状白内障が15％に認められる．

Ⅱ　鑑別の要点

　外傷性異物による眼球銅症でも同様の眼所見が生じる．外傷既往，全身状態，家族歴の聴取から鑑別することが可能である．

Ⅲ　治療

　銅キレート薬ならびに亜鉛製剤による薬物療法が確立されている．急性あるいは慢性肝不全に陥った症例は，肝移植の適応となる．早期から適切な薬物療法が行われれば，十分な社会復帰や発症の予防が可能である．

⑥その他

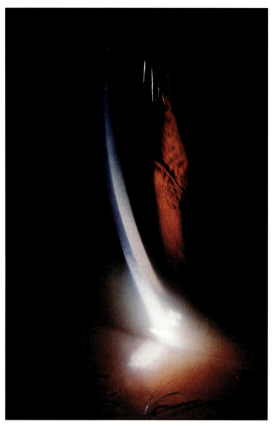

[図10] Wilson病によるKayser-Fleischer輪の前眼部写真
角膜周辺部Descemet膜に茶褐色のKayser-Fleischer輪を認める．（新橋眼科 山口達夫先生のご厚意による）

Ⅳ 患者への対応

Wilson病と診断したときは，家族内検索が必須である．血清セルロプラスミン値測定ならびに尿中銅排泄量測定を行うことで，本症の早期発見・診断が可能となる．

（山口昌大）

痛風

Ⅰ 疾患の特徴

通風（gout）は，眼科では充血，結膜下出血，上強膜炎，強膜炎，眼圧上昇，白内障，緑内障，網膜細動脈径の狭小と網膜静脈径の拡大，星状硝子体症との関連が報告されている．

Ⅱ 鑑別の要点

痛風に特徴的な所見である足の親指のつけ根の痛みなどの有無を確認する．関節液の尿酸塩結晶や高尿酸血症の有無を確認する．

Ⅲ 治療

発作時に非ステロイド性抗炎症薬，コルヒチンを投与する．

Ⅳ 患者への対応

プリン体制限食の継続など，食事療法を指導する．

神経セロイドリポフスチン症（Batten病）

Ⅰ 疾患の特徴

神経セロイドリポフスチン症（neuronal ceroid lipofuscinosis：CLN）は，リポフスチン顆粒が神経や網膜などの細胞内に蓄積することで発症する進行性の常染色体潜性遺伝性の神経変性疾患である．Batten病（Batten disease）とも呼ばれる．遺伝子型および表現型からCLN1～14の14種に分類され，発症年齢や経過から乳児型，後期乳児型，若年型，成人型の4つの病型に分けられる．小児期の2～4歳で好発し，てんかん発作と言語発達の遅滞がみられ，急速に運動能力や認知能力が低下する．視力低下は精神運動機能の低下に遅

れて発生することが多く，最終的に網膜の萎縮を
きたし失明する．眼振，眼球運動障害を伴うこと
もある．成人型では眼科的所見はみられにくい．

Ⅱ 鑑別の要点

黄斑部にリング状の萎縮病巣を形成する標的黄
斑所見を呈することがある．網膜電図で振幅の低
下または消失，杆体応答の延長，錐体b波の異
常がみられることがある．OCTでは中心窩網膜
厚の左右対称の進行性の菲薄化がみられる．

Ⅲ 治療

CLN2では，酵素補充療法としてトリペプチジ
ルペプチダーゼの脳室内投与を疾患早期に開始す
ることで，運動機能や言語機能の悪化を遅延させ
られる．眼症状に関しては対症療法となる．

Ⅳ 患者への対応

視力予後のみならず生命予後もきわめて不良で
あるため，精神的なケアを必要とする．

Marchesani症候群

Ⅰ 疾患の特徴

Marchesani症候群（Marchesani syndrome）は，
低身長，短指症，小球状水晶体，水晶体偏位など
を起こす常染色体潜性遺伝性の結合組織疾患であ
る．最初にWeillが全身的な特徴を報告し，次い
でMarchesaniが小球状水晶体も報告したため，
Weill-Marchesani症候群とも呼ばれる．眼科的
所見としては強度近視，白内障，緑内障，網膜剝
離の合併に注意する．

Ⅱ 鑑別の要点

Marfan症候群，ホモシスチン尿症など，水晶
体亜脱臼をきたす他疾患との鑑別が必要である．

Ⅲ 治療

白内障や水晶体偏位に伴う視力障害をきたした
際は，水晶体摘出術を行う．眼内レンズの囊内固

定が困難であれば，硝子体切除後に眼内レンズ強
膜内固定を行う．また，閉塞隅角緑内障をきたし
た際は早急に水晶体摘出術を行う必要がある．

Ⅳ 患者への対応

診断がつき次第，水晶体偏位や緑内障の発症リ
スクが高いことを説明し，定期的な眼科通院をす
るようアドバイスする．

Laurence-Moon-Biedl症候群

Ⅰ 疾患の特徴

Laurence-Moon-Biedl症候群（Laurence-Moon-
Biedl syndrome）は，網膜色素変性，性腺機能低
下，肥満，指趾の形態異常（多指症，合指症），
精神遅滞，腎機能障害を特徴とする常染色体潜性
遺伝性疾患である．1866年にLaurenceとMoon
が夜盲，小人症，性腺機能低下，精神遅滞を伴う
網膜色素変性症を報告し，その後Biedlらが追加
所見として家族性発生や多指症などを報告し，
Laurence-Moon-Biedl症候群として知られるよ
うになった．わが国では本疾患名で呼ばれること
も多いが，厳密には別の疾患を指し，世界的には
Bardet-Biedl症候群として扱われることが多い．

Ⅱ 鑑別の要点

幼少期から網膜変性や黄斑の萎縮がみられるこ
とが多く，網膜色素変性を伴い，夜盲や視力低下
をきたす例が多い．眼振，斜視，視神経萎縮，眼
瞼下垂などをきたすこともある．

Ⅲ 治療

腎機能障害や下垂体疾患など，他臓器への障害
もきたすため対症療法を行う．

Ⅳ 患者への対応

年少時より夜盲や視力障害をきたすため，必要
に応じてロービジョンケアを行う．

（住岡孝吉・雑賀司珠也）

4) 中枢神経系疾患

①片頭痛

Ⅰ 疾患の特徴

片頭痛（migraine）は，片側性のこめかみに起こる拍動性の痛みを特徴とする神経学的疾患である．「国際頭痛分類第3版（The International Classification of Headache Disorder, 3rd edition：ICDH-3）」[1] では，前兆のない片頭痛（70～80％）（**表1**），前兆のある片頭痛（20～30％），慢性片頭痛の3つの主要なタイプに分類される．片頭痛の有病率は8.4％で，男女比は1：3と女性に多く，小児期または思春期に発症する．中等度から重度の頭痛が4～72時間持続し，悪心・嘔吐や光過敏・音過敏を伴うことから，動けなくなってしまうこともある．重症化すると仕事や家事に支障をきたす場合が多く，社会全体としても経済的損失が大きい．誘発因子にはストレス，疲労，睡眠の過不足，月経周期，気圧の変化，音，光，特定の食品（赤ワイン，チョコレート，チーズ，中華料理など）が挙げられる．

前兆症状の90％は視覚症状で，光が見える（陽性症状），視野が欠ける（陰性症状）などがある．閃輝暗点として現れることが多く，固視点付近にジグザグ形が出現した後，通常5～20分にわたり徐々に拡大し，角張った閃光で縁取られた側部凸型をとり（陽性症状），さまざまな程度の暗点（陰性症状）を残す（**表2**）．

光過敏は片頭痛患者の約80％にみられ，光刺激により頭痛を引き起こす．頭痛発作時だけでなく，発作間欠期にも光が眩しいと訴える．

Ⅱ 鑑別の要点

慢性頭痛をきたす緊張型頭痛と群発頭痛との鑑別が重要である（**表3**）．緊張型頭痛は，圧迫感や鈍い締め付け感といった非拍動性の痛みが頭の両側に起こる疾患で，女性に多く，動作で痛みが軽減する．群発頭痛は，一側の眼窩部に15～180分ほど持続する重度の痛みが1日に数回起こる疾患で，男性に多く，群発期と寛解期があるのが特徴である．結膜充血または流涙，眼瞼浮腫など，強い自律神経症状を伴う．

[表1] 前兆のない片頭痛の診断基準（ICDH-3）

A	B～Dを満たす発作が5回以上ある
B	頭痛発作の持続時間は4～72時間（未治療もしくは治療が無効の場合）
C	頭痛は以下の4つの特徴の少なくとも2項目を満たす ①片側性 ②拍動性 ③中等度～重度の頭痛 ④日常的な動作（歩行や階段昇降など）により頭痛が悪化する 　あるいは頭痛のために日常的な動作を避ける
D	頭痛発作中に少なくとも以下の1項目を満たす ①悪心または嘔吐（あるいはその両方） ②光過敏および音過敏
E	ほかに最適なICDH-3の診断がない

ICDH-3：国際頭痛分類第3版．

[表2] 片頭痛の前兆の特徴

A	片頭痛の前兆は90％が視覚症状である
B	陽性症状（光が見える）と陰性症状（視野が欠ける）がある
C	閃輝暗点として現れることが多い ・固視点付近にジグザグ形が出現した後，通常5～20分にわたり徐々に拡大する ・角張った閃光で縁取られた側部凸型をとり，さまざまな程度の暗点を残す（陽性症状＋陰性症状）
D	前兆に伴って，あるいは前兆出現後60分以内に頭痛を発症する

[表3] 片頭痛, 緊張型頭痛, 群発頭痛の鑑別点

	片頭痛	緊張型頭痛	群発頭痛
有病率	8.4%	22.3%	0.07〜0.09%
性別	男性：女性＝1：3	男性：女性＝1：1.5	男性：女性＝3：1
痛みの特徴	拍動性 日常的な動作により増大する	圧迫感または締め付け感（非拍動性） 動作により軽減する	群発期と寛解期がある
痛みの程度	中等度〜重度	軽度〜中等度	重度〜きわめて重度
痛みの部位	片側性	両側性	片側性　眼窩部，眼窩上部または側頭部
持続時間	4〜72時間	30分〜7日間	15〜180分
自律神経症状	悪心，嘔吐 光過敏，音過敏	悪心や嘔吐はない 光過敏や音過敏はあってもどちらか一方のみ	結膜充血または流涙，眼瞼浮腫 鼻閉または鼻漏，前眼部および顔面の発汗 縮瞳または眼瞼下垂 落ち着きのなさ，興奮した様子
誘因	ストレス，ストレスからの解放，疲労，睡眠の過不足，月経周期，気圧の変化，音や光，特定の食品（赤ワイン，チョコレート，チーズ，中華料理など）	肥満，運動不足，喫煙	アルコール，ニトログリセリン，ヒスタミン

Ⅲ　治療

1　薬物療法

1）急性期治療

　軽〜中等度の頭痛には非ステロイド性抗炎症薬（nonsteroidal anti-inflammatory drug：NSAID），効果がなかった場合や中等〜重度の頭痛にはトリプタン系薬剤が推奨されており，妊娠中はアセトアミノフェンが有用である．

2）予防療法

　バルプロ酸，ロメリジン，プロプラノロール，アミトリプチリンが従来用いられた．2021年より calcitonin gene-related peptide（CGRP）関連抗体薬の投与が始まり，効果が出ている．

2　非薬物療法

　頭痛ダイアリーに基づく生活指導，光過敏に対する遮光眼鏡の処方，認知行動療法などがある．

Ⅳ　患者への対応

　遮光眼鏡の処方や LED 電球の除去などは，日常生活の光過敏の軽減だけでなく，頭痛発作の予防にもつながるので，積極的に行っていくことが大切である．

文献
1）日本頭痛学会・国際頭痛分類委員会訳：国際頭痛分類 第3版，医学書院，2018

（鈴木裕美・原　直人）

②Wernicke脳症

Ⅰ 疾患の特徴

ビタミンB_1（チアミン）欠乏による急性中枢神経系障害をWernicke脳症（Wernicke encephalopathy）といい，意識障害，運動失調，眼振，外転神経麻痺を主とした眼球運動障害などをきたす．ビタミンB_1が欠乏する主な原因として，アルコール依存症が挙げられる．アルコール依存症では，長期にわたってアルコールを過剰に摂取しているために，ビタミンB_1の消化管での吸収や肝臓での貯蔵が妨げられ，その結果としてビタミンB_1欠乏が生じる．その他，栄養失調状態にあるとき，胃縫縮術，後天性免疫不全症候群（acquired immunodeficiency syndrome：AIDS），妊娠時のつわり等の重度の嘔吐でも起こる．Korsakoff症候群に移行した場合には，失見当識，健忘，作話，病識欠如などの症状が現れ，不可逆性である．

Ⅱ 鑑別の要点

血液検査でビタミンB_1の低値を示す．また，頭部MRIが重要でT2強調画像，FLAIR画像において中脳水道周囲，第三脳室周囲，視床内側などに対称性の高信号域が認められる．これは，ビタミンB_1欠乏による脳組織の細胞性浮腫を反映していると考えられている（図1）．

Ⅲ 治療

治療開始が遅れるとKorsakoff症候群に移行してしまうことから，症状をみてWernicke脳症の可能性を疑ったら，検査結果を待たずにビタミンB_1の大量静脈注射を行う．支持療法には，水分補給，電解質異常の補正，総合ビタミン剤といった全身栄養療法などがある．

Ⅳ 患者への対応

原因がアルコール依存症である場合は，飲酒をやめる必要がある．偏食による栄養失調の場合は，栄養バランスのとれた食事摂取に努めることを指導する．

（橋本雅人）

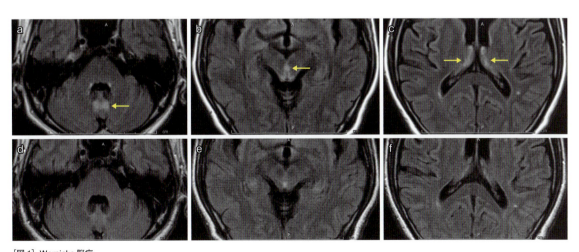

[図1] Wernicke脳症
57歳，男性，食欲低下，ふらつき，水平眼振の増強で救急科受診．血液検査後（ビタミンB_1 13.3ng/mL），Wernicke脳症を疑い直ちにビタミンB_1の大量静脈注射を行った．頭部MRIではFLAIR画像において，小脳虫部（a），中脳水道周囲（b），視床前部（c）に対称性の淡い高信号域（矢印）を認めた．眼球運動障害は3時間後に消失し，2日後のMRI再検時には同部位の異常信号は消失した（d～f）．（中村記念病院脳神経内科 佐光一也先生のご厚意による）

③脳血管障害

くも膜下出血

I 疾患の特徴

くも膜下出血（subarachnoid hemorrhage）は，脳血管の破綻により出血が脳表や脳槽のくも膜下腔に生じ，発症する．特発性くも膜下出血の原因の85％は脳動脈瘤であり，その他，脳動静脈奇形，脳動脈解離が原因疾患である[1]．典型的には激しい頭痛や悪心・嘔吐，項部硬直などの髄膜刺激症状を認めるが，独歩で来院する軽症例もある．診断には単純頭部 CT を用いる（図2）．CTのみで診断できない場合には，腰椎穿刺，MRI（FLAIR 画像，T2*強調画像，MR angiography）を考慮する場合がある．

くも膜下出血の8〜19.3％に硝子体出血を合併し，Terson 症候群と呼ばれる[2,3]．くも膜下出血により頭蓋内圧が上昇し，それにより網膜細静脈圧が上昇することで網膜毛細血管が破裂し，硝子体出血をきたすといわれている．自然経過で改善する場合もあるが，後遺症を残す場合もある．診断には眼底検査が必須であり，必要に応じてフルオレセイン蛍光造影などの画像検査を要する．

II 鑑別の要点，治療

臨床所見と画像検査から，硬膜下血腫や，髄膜炎，片頭痛などと鑑別する．治療は緊急を要し，速やかに専門治療が必要である．

III 患者への対応

くも膜下出血では，出血源の診断や急性期治療において高い専門性を要する．全身状態が安定した後に硝子体出血の評価が必要となる．

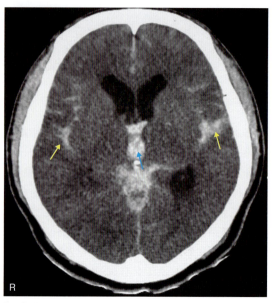

［図2］くも膜下出血（黄矢印）の単純 CT 画像
脳室内穿破（青矢印）を認める．

脳動脈瘤

I 疾患の特徴

脳動脈瘤（cerebral aneurysm）は，症候性と無症候性があるが，多くが脳ドックや頭部 MRI 撮影時に偶発的に検出される．症候性未破裂脳動脈瘤で重要な症候は，単独の動眼神経麻痺である．障害側の眼瞼下垂，散瞳，瞳孔調節障害，上転・下転・内転障害，下向き外転位を生じる（図3）．後交通動脈の動脈瘤が動眼神経の圧排の原因になり，副交感神経線維が障害され散瞳をきたす．海綿静脈洞内の動脈瘤では，動眼神経障害であっても散瞳を伴わない場合がある．その他，視神経，滑車神経，外転神経，三叉神経障害の合併もきたしうる．

脳動脈瘤の診断には脳血管造影（digital subtraction angiography（DSA））または三次元撮影画像である 3-dimensional CT angiography（3D-CTA）が用いられる．MR angiography（MRA）は，造影剤なしで検査可能であり患者への侵襲が低いが，偽陰性，偽陽性所見がみられることがあるため注意を要する（図4）．

II 鑑別の要点，治療

単独の動眼神経麻痺に対し，糖尿病，動脈硬化症，片頭痛，小脳テント切痕ヘルニアなどとの鑑別が必要である．高血圧は未破裂脳動脈瘤の破裂因子であり，積極的な降圧療法介入が重要で，外科治療適応に関しては脳神経外科へのコンサルテーションを要する．

III 患者への対応

未破裂脳動脈瘤が破裂した際には，死亡リスクや重度の障害を負うリスクが高いことを，診断時点で患者とインフォームドコンセントを行う必要がある．「脳卒中治療ガイドライン2021〔改訂2023〕」[1]に従い，破裂リスクの高い未破裂脳動脈瘤に関しては，脳卒中診療の専門医への相談が必要である．

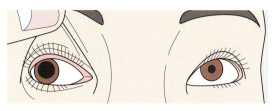

[図3] 右後交通動脈の動脈瘤の圧排による動眼神経麻痺の眼所見
典型例では障害側の眼瞼下垂，散瞳，瞳孔調節障害，上転・下転・内転障害，下向き外転位を生じる．

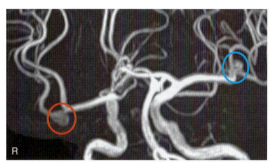

[図4] 脳動脈瘤のMR angiography (MRA)
右中大脳動脈分岐部から突出する動脈瘤（赤円内）と，左中大脳動脈分岐部からの脳動脈瘤（青円内）を認める．

硬膜下血腫

I 疾患の特徴

硬膜下血腫（subdural hematoma）は，頭部外傷などによる脳表のくも膜下小血管や架橋静脈の破綻で生じ，くも膜表面側の内膜と硬膜内側の外膜との間に血腫として存在する．慢性硬膜下血腫は，受傷後3週間以上の期間をおいて徐々に血腫が増大し，脳を圧迫して症状が出現する[4]．血腫の増大に伴う頭痛，悪心・嘔吐といった頭蓋内圧亢進症状を初発症状とする．さらに進行すると，麻痺や構音障害，歩行障害を合併し，意識障害やけいれん（症候性てんかん）をきたすことがある．記銘力障害や性格変化などを呈することもある．（慢性）硬膜下血腫の診断は，一般に頭部単純CTやMRIで行う．CTでは頭蓋骨と脳の間の三日月形の等〜低吸収域を確認することが多く，高吸収域の混在を認める場合もある．MRIではT1強調画像で低〜高信号域，T2強調画像で高信号域を認めることが多い（図5）．

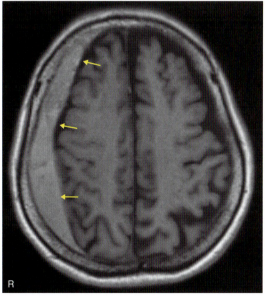

[図5] 硬膜下血腫のMRI画像
T1強調画像．右大脳円蓋部に高信号を示す血腫像（矢印）を認める．

II 鑑別の要点, 治療

硬膜下血腫により高度な頭蓋内圧亢進が起こると, うっ血乳頭, 外転神経麻痺を合併する場合がある. 小脳テント切痕ヘルニアに進展すると, 進行性の高度意識障害, 血腫側と同側の動眼神経麻痺 (散瞳から始まり完全麻痺へ進展), 血腫側と対側の片麻痺を合併する. さらに Cushing 徴候 (徐脈, 高血圧) を合併する場合もある. これらの症候から切迫脳ヘルニアが疑われる場合は, 緊急手術が必要となる. 高齢者では, Alzheimer 病や前頭側頭型認知症などの他の認知症や, 高齢発症てんかんとの鑑別が必要になる場合がある.

III 患者への対応

(慢性) 硬膜下血腫は, 無症状の場合には経過観察する場合もあるが, 手術の適応を含め脳神経外科への相談が必要である.

文献
1) 日本脳卒中学会脳卒中ガイドライン委員会編:脳卒中治療ガイドライン 2021 〔改訂 2023〕, 協和企画, 2023
2) Aboulhosn R, et al:Terson's syndrome, the current concepts and management strategies:A review of literature. Clin Neurol Neurosurg 210:107008, 2021
3) McCarron MO, et al:A systematic review of Terson's syndrome:frequency and prognosis after subarachnoid haemorrhage. J Neurol Neurosurg Psychiatry 75:491-493, 2004
4) 頭部外傷治療・管理のガイドライン作成委員会編, 日本脳神経外科学会ほか監:頭部外傷治療・管理のガイドライン, 第4版, 医学書院, 2019

(中馬越清隆)

5) 循環器・腎疾患
①高血圧

網膜血管は細動脈であり, 高血圧 (hypertension) による影響を受け, 狭小化や口径不同といった変化をきたす. これは, 網膜細動脈の中膜平滑筋が強く持続的に収縮することで起こる動脈内の狭窄が原因であり, 高血圧初期におけるこのような網膜細動脈の収縮は可逆性の変化であるため, 適切な降圧治療により正常に回復する可能性がある. この状態を高血圧眼底と呼び, 血管の狭細は, 静脈の太さを基準に動脈口径/静脈口径比 (A/V 比, 表1) を測定することで分類される. 自覚症状は一般的にあまりみられず, 健康診断で指摘されたり眼科受診時に偶発的に発見されることも多い.

収縮期血圧が 200 mmHg を超えるような重症例や二次性高血圧, 腎性高血圧, 妊娠高血圧といった急激な血圧上昇が起こった場合には, 網膜血管の内圧上昇により赤血球や血漿成分が血管外に漏出し, 網膜出血や網膜浮腫をきたす. また, 血管のれん縮と組織内圧の上昇により循環不全や毛細血管の虚血が起こると, 軟性白斑や視神経乳頭腫脹などがみられるようになり, 高血圧網膜症と呼ばれる (図1). 網膜浮腫が黄斑に生じた場合には, 視力低下をきたすこともあるが, 治療は内科的な血圧管理が主となる. 網膜に広範囲な無灌流領域や新生血管を認める場合には, 網膜光凝固が必要になることもある.

高血圧性眼底変化の分類としては, Keith-Wagener 分類 (表2) や Scheie 分類 (表3) が広く用いられており, Scheie 分類の高血圧性変化 (H) の1度と2度が高血圧眼底, 3度と4度が高血圧網膜症にあたる.

[表1] 高血圧眼底における網膜血管の動脈口径/静脈口径比（A/V比）

	A/V比
正常	3/4〜2/3
軽度	2/3〜1/2
中等度	1/2〜1/3
高度	1/3以下

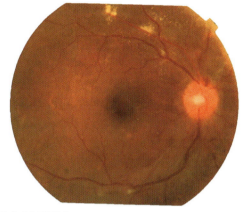

[図1] 高血圧網膜症
女性，初診時の血圧 210mmHg．網膜細動脈の狭細と線状出血，軟性白斑を認め，視神経乳頭腫脹をきたしている．

[表2] 高血圧性眼底変化の Keith-Wagener 分類

	眼底所見
I群	細動脈の狭細と硬化は軽度
II群	細動脈の狭細と硬化が著明
III群	れん縮性狭細が加わる 網膜浮腫・軟性白斑・網膜出血
IV群	III群に乳頭腫脹が加わる

[表3] 高血圧性眼底変化の Scheie 分類

	高血圧性変化（H）	硬化性変化（S）
1度	・軽度のびまん性動脈狭細がみられるが，口径不同は明らかでない ・動脈第2枝以下で，ときに高度の狭細化	・動脈血柱反射の増強 ・軽度の動静脈交差現象
2度	・びまん性動脈狭細は軽度または高度 ・限局性狭細も加わり口径不同を示す	・動脈血柱反射は高度に増強 ・動静脈交差現象は中等度
3度	・動脈狭細と口径不同は著明 ・網膜出血または白斑を認める	・銅線動脈 ・動静脈交差現象は高度
4度	・乳頭腫脹を認める	・銀線動脈

②動脈硬化症

動脈硬化症（arteriosclerosis）では，高血圧が長期間持続することで網膜動脈の血管壁が硬くなり，動脈硬化性変化をきたす．眼底所見としては，網膜動脈壁の肥厚から銅線様，銀線様と呼ばれる血柱反射の亢進や（図2），網膜動静脈交差部では外膜を共有するため動静脈交差現象がみられる（図3）．Scheie 分類の硬化性変化（S）がよく用いられる（17-5）-「①高血圧」の表3参照）．

動脈硬化症による血管の変化は器質的変化であるため，高血圧による直接的な影響とは異なり，可逆性はない．自覚症状が現れることはないが，合併が多い疾患として網膜静脈閉塞症，網膜動脈閉塞症や虚血性視神経症といった視力低下につながる疾患がある．また，眼底は血管を直接的に観察できる部位であり，網膜動脈にみられる血管変化は全身の他の部位にみられる変化を反映していると考えられ，大血管症との関連性も指摘されていることから，動脈硬化症の進行予防を目的とした禁煙や運動といった生活習慣の見直しを含めた内科的治療が重要である．

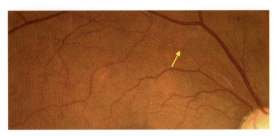

[図2] 動脈血柱反射の増強（矢印）

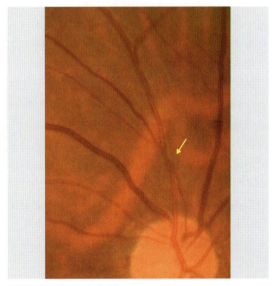

[図3] 動静脈交差現象（矢印）

（平山公美子）

③高安動脈炎

I 疾患の特徴

高安動脈炎（Takayasu arteritis）は，「奇異ナル網膜中心血管ノ変化ノ一例」として1908年に高安右人が初めて報告した疾患である．大動脈とその主要分枝，冠動脈，肺動脈に炎症性壁肥厚が生じ，狭窄・閉塞・拡張病変をきたす非特異的大血管炎である．橈骨動脈拍動が減弱するため，「脈なし病」と呼ばれる．病因不明であるが，感冒症状が先行することが多く，ステロイド薬に反応することから自己免疫性血管炎と推定されている．男女比は約1：9で，女性における発症のピークは20歳前後であるが，中高年で初発となる例もある．

眼科領域では，炎症性の総頸動脈狭窄に続発して眼動脈，網膜中心動脈の低血圧が起こり，慢性的な網脈絡膜の循環不全によって多様な網膜血管の形態変化を生じる．高安動脈炎の典型的な眼底所見として，網膜動静脈の拡張・蛇行，動静脈吻合，毛細血管瘤，出血，軟性白斑，網脈絡膜循環障害などがある（**図4**）[1]．重度の眼虚血によって網膜無灌流領域が生じ，虹彩ルベオーシス，血管新生緑内障，硝子体出血が生じることもある．視神経乳頭周辺の動静脈花冠状吻合は末期でみられる病態であり，近年は内科による早期発見もあり珍しくなってきている．眼底の血管病変の把握には，フルオレセイン蛍光造影検査が有用である（**図5**）[1]．視力良好であることが多いが，眼灌流圧低下が本態であるため，一過性黒内障から血管新生緑内障，虚血性視神経症による視力障害まで，さまざまな眼症状を呈する．眼底所見として宇山の分類があり，第1期（網膜血管拡張期），第2期（網膜小血管瘤期），第3期（網膜血管吻合期），第4期（合併症期）に分類される．

II 鑑別の要点

高安動脈炎と糖尿病網膜症は，網膜の血管拡

[図4] 高安動脈炎の眼底所見
19歳，女性．1年半前から左眼の霧視，一過性視力障害を自覚．a：左眼全体像．b：左眼耳側周辺部拡大像．周辺部網膜静脈の拡張・蛇行（黄矢印），毛細血管瘤（白矢印）を認める．（文献1）より）

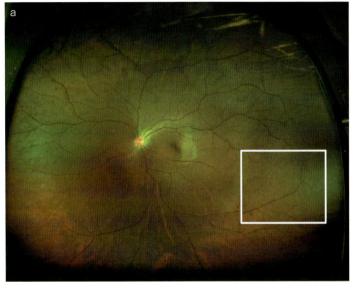

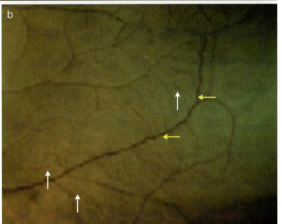

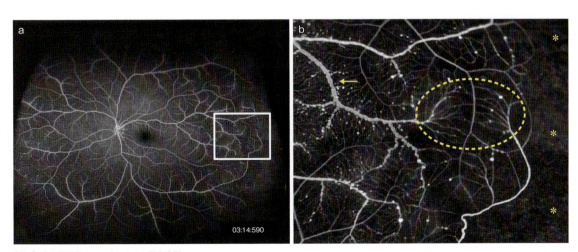

[図5] 高安動脈炎のフルオレセイン蛍光造影
a：左眼全体像．b：耳側周辺部拡大像．網膜静脈の数珠状拡張（矢印）と，多発する毛細血管瘤を認める．また，網膜毛細血管拡張による優先血行路（網膜血管吻合の一種）（円内），その周辺の無灌流領域（*）を認める．（文献1）より）

張，毛細血管瘤や無灌流領域，新生血管といった特徴が類似するが，高安動脈炎の本態は網膜動脈灌流圧低下にある点で異なる．また，本疾患は糖尿病網膜症と比較して，網膜出血が少ない，病変が耳側周辺部から徐々に進行する，動静脈吻合を形成するといった特徴がある．

眼虚血症候群は，頸動脈病変による虚血性網膜症という点で類似しているが，本疾患と比較して高齢発症が多いこと，動静脈吻合が形成されにくいことなどの特徴から鑑別する．診断には血液検査や造影 CT などの画像検査を要する．

Ⅲ　治療

内科的にはステロイド薬全身投与による炎症の制御が基本で，病状に応じて免疫抑制薬や生物学的製剤，抗血小板薬を使用する．血管狭窄進行例では，外科的にカテーテル治療，人工血管バイパス術などが施行される．眼科では合併症に対する対症療法が基本で，血管新生緑内障を認める場合には汎網膜光凝固術を施行し，眼圧コントロールができなければ濾過手術などの緑内障手術が考慮される．

Ⅳ　患者への対応

本疾患の眼病変は，眼灌流圧低下がなければ発症しないため，すべての患者に必発でない．また，自然軽快する傾向にあるが，ときに再燃する．慢性の眼内虚血による眼底変化が主体であり急激な悪化は少ないが，激しい運動や頸部屈曲で眼内虚血が悪化する可能性があるので注意する．近年は早期診断が可能となってきているが，進行すると虚血性心疾患や大動脈弁膜症による心不全や脳梗塞を合併する．眼底所見から本疾患が疑われた場合は，他科と連携して精査・加療を行うことが重要である．

文献
1）伊藤亜里沙ほか：高安病の超広角フルオレセイン蛍光眼底造影．眼科 58：209-214，2016

（篠原洋一郎）

④内頸動脈閉塞症

Ⅰ　疾患の特徴

内頸動脈は，大動脈から左右 1 対に分岐して脳へ血液を送る重要な血管であるが，この血管で動脈硬化が進行した結果，血管内部にプラークが生じて狭窄が起こる病態が内頸動脈閉塞症（internal carotid artery occlusion）であり，脳梗塞をはじめとするさまざまな臨床症状を呈することがある．内頸動脈閉塞症を引き起こす動脈硬化は，食習慣や喫煙，ストレスなどを基盤として進行するとされ，糖尿病や高血圧といった生活習慣病によるリスクが高い．

内頸動脈閉塞症は必ずしも臨床症状を起こすとは限らない．閉塞領域のプラークが剝がれて末梢血管で血栓となり，脳梗塞を起こすこともまれではないが，眼症状としては，内頸動脈の第一分枝である眼動脈で動脈閉塞を起こす眼虚血症候群が重要である．眼虚血症候群では，プラークによる眼動脈の完全閉塞であれば網膜中心動脈閉塞（図6a）となって突然の視機能完全喪失（失明）となるが，恒久的に回復しない場合と，数時間のうちに回復するいわゆる一過性黒内障となる場合がある．また，狭窄による血流低下であれば視野感度の低下，虚血に引き続く新生血管の発症により頭痛を伴う霧視などの症状を示すこともある．

Ⅱ　鑑別の要点

内頸動脈閉塞症と診断されたら，網膜の循環状態を把握することが大事である．蛍光眼底造影検査を施行し，網膜内の血液灌流が遅延あるいは途絶しているようであれば，速やかに脳神経外科や脳神経内科に報告すべきである（図 6b, c）．なお，眼虚血症候群や網膜中心動脈閉塞は，大動脈弁や僧帽弁の閉鎖不全や狭窄によって生じるプラークから起こることもあり，内頸動脈閉塞症に限られるわけではない．また，一過性黒内障は眼動脈のれん縮でも起こるため，プラークによる症

④内頸動脈閉塞症

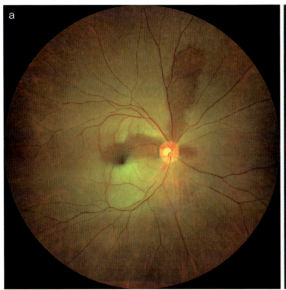
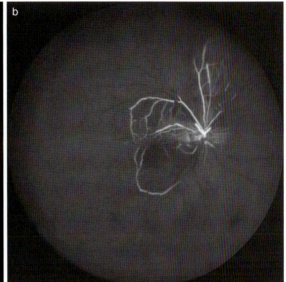
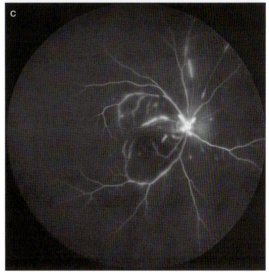

[図6] 内頸動脈閉塞症による網膜中心動脈閉塞
62歳，男性．以前より脂質異常症を指摘されるも放置，突然の右眼の視力低下（指数弁）を自覚．a：眼底は典型的な網膜中心動脈閉塞所見を呈しており，cherry-red spot（桜実紅斑）を認める．b，c：蛍光造影剤注入1分後（b），5分後（c）の眼底蛍光造影では，いずれも著明な血流低下を認めている．心臓超音波検査で異常所見は認められず，頸動脈超音波検査で内頸動脈閉塞が確認された．

状と鑑別することは臨床的に困難である．いずれにしても，突然の片眼性のブラックアウトを自覚した場合は，内頸動脈閉塞症を念頭に置く必要がある．

III 治療

内頸動脈閉塞症に対する治療を眼科で行うことは，まずない．主に脳神経外科あるいは脳神経内科が担当する．基本は，健康的な食生活や適度な運動を行い，生活習慣を改善することであるが，眼症状を起こしている場合は，脳梗塞発症のリスクを検討し外科的治療を行うこともある．外科的治療としては，直接血管を切開して中のプラークを取り出す頸動脈内膜剝離術や，カテーテルで血管の狭窄部を拡張する頸動脈ステント留置術などが行われる．

IV 患者への対応

内頸動脈閉塞症と診断されたら，突然の高度視機能障害が起こる可能性を説明し，現時点での網膜循環を把握するために蛍光眼底造影検査を行う．フルオレセインに対するアレルギーなどによって蛍光眼底造影検査が行えない患者に対しては，OCT angiographyやレーザースペックル眼血流計などの非侵襲的な造影検査を施行して，左右差があるかを確認しておいた方がよい．

（志村雅彦）

687

17. 全身病と眼疾患　5）循環器・腎疾患

⑤一過性黒内障

Ⅰ　疾患の特徴

　一過性黒内障（amaurosis fugax）は，網膜や視神経の一過性虚血や血管不全，眼動脈の血流低下が原因で生じる単眼性の一過性視覚障害である．典型的には，暗くなったり視野の一部が欠けたりする症状が数秒から数分間続く．現在，一過性黒内障は網膜の一過性脳虚血発作（transient ischemic attack：TIA）と考えられている．

Ⅱ　鑑別の要点

　他の単眼性の一過性視覚障害と鑑別するには，視覚障害の時間，突然か徐々に起こったか，単眼か両眼か，随伴症状はあるか，再発のパターンはあるかなど，詳細な病歴聴取が重要である．両眼での複視や半盲などがあれば，網膜外の病変を考える必要がある．診察時に症状が続いている場合は動脈の閉塞の可能性があり，緊急の処置が必要である．症状が数秒の場合は乳頭ドルーゼンやうっ血乳頭を，5～60分くらい症状が続きその後に頭痛が生じる場合は網膜性片頭痛を鑑別する必要がある．Raynaud現象の既往のある若年者では，網膜動脈の血管れん縮の可能性がある．頭位変換や眼を動かしたときに生じる一過性の視覚障害は一過性黒内障でも起こるが，頭蓋内圧亢進との鑑別が必要である．頭痛を伴う場合は巨細胞性動脈炎や片頭痛を鑑別する．典型的な片頭痛の場合は閃輝暗点を伴う．痛みを伴う場合は，急性閉塞隅角緑内障や視神経炎も鑑別が必要となる．

　一過性の視力障害を訴える患者には，眼底検査，OCT，OCT angiography，可能であればフルオレセイン蛍光造影，視野検査を行う必要がある．一過性黒内障は，①頸動脈，大動脈弓，頭蓋内主幹血管などの太い動脈にできた血栓の一部が剥がれて，眼動脈，網膜動脈などの末梢血管が一時的に詰まる（塞栓性），②もともと脳の主幹動脈に閉塞や狭窄があり，一時的な血圧低下などで

脳や眼の血流が低下する（血行力学），③心房細動や弁膜症などが原因で血栓が生じ，それが剥がれて末梢血管が一時的に詰まる（心原性塞栓症）が主な原因とされている．したがって，原疾患を同定するために，血圧測定，血液検査（症例によっては，血液凝固亢進状態の有無，赤血球沈降速度や抗カルジオリピン抗体なども含む），心電図，頭部CT，MRI，頭部および頸部のCT angiography，頸動脈ドプラ超音波検査，頭部および頸部のMR angiographyなどが必要である．

Ⅲ　治療

　一過性黒内障を含むTIAを疑えば，可及的速やかに発症機序を評価し，脳梗塞および眼動脈閉塞症予防のための治療を開始することが推奨される．治療方針の決定にはABCD^{2}スコア（表4）などを使用し，TIAの発症48時間以内の急性期の再発防止にはアスピリンの投与が推奨される．ABCD^{2}スコア4点以上の高リスク例では，急性期21日以内に限定した抗血小板薬2剤併用療法（アスピリンとクロピドグレル）が妥当である．急性期以後の治療は，脳梗塞の再発予防に準じる．原因として頸動脈病変が考えられた場合，狭窄率が50％以上の症例では，頸動脈内膜剥離術や，頸動脈ステント留置術を考慮する必要がある．

Ⅳ　患者への対応

　一過性黒内障は，TIAに含まれ，脳梗塞発症や不可逆性の視機能障害をきたす兆候である可能性が高い．早急に発症機序を検索する必要がある．そのうえで，リスクに応じた治療が必要である．

（大久保真司・宇田川さち子）

[表4] ABCD^{2}スコアによる脳梗塞リスクの評価

A：年齢（age）	60歳以上＝1点
B：血圧（blood pressure）	収縮期血圧140mmHg以上または拡張期血圧90mmHg以上＝1点
C：臨床症状（clinical feature）	片側の運動麻痺＝2点 麻痺を伴わない言語障害＝1点
D：持続時間（duration）	60分以上＝2点 10～59分＝1点
D：糖尿病（diabetes）	糖尿病＝1点

⑥亜急性心内膜炎

Ⅰ 疾患の特徴

　細菌性心内膜炎は，心臓の内膜に細菌が付着し発症する疾患である．心内膜に細菌が付着して疣贅ができたり，弁膜自体を破壊したり，また菌血症や血栓を生じて他臓器に小膿瘍や塞栓ができたりするなど，多彩な所見を示す．人工弁置換患者，先天性心疾患，心臓弁膜症などの術後や，冠動脈バイパス術後に発生しやすい．原因菌による発生過程から，急性心内膜炎（黄色ブドウ球菌など）と亜急性心内膜炎（subacute endocarditis）（レンサ球菌など）に分類される．

Ⅱ 鑑別の要点

　血液培養検査による病原菌の検出，心臓超音波検査による心内膜侵食所見が診断に重要である．血液検査や心電図検査，その他の内科的精査も必要である．眼科では眼底検査で網膜出血や，軟性白斑，Roth斑がみられることがある（図7a）．Roth斑は白血病や貧血，全身性エリテマトーデスでもみられる所見であり，鑑別が必要である．

Ⅲ 治療

　内科的治療が主体で，眼科では経過観察となる．起炎菌の同定の後，抗菌薬の全身投与を行う．全身状態の改善につれ眼底所見は改善し（図7b），多くの視力予後は良好である．しかし，黄斑部に血管閉塞を合併すると視力予後は不良になることもある．

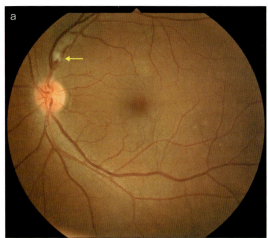
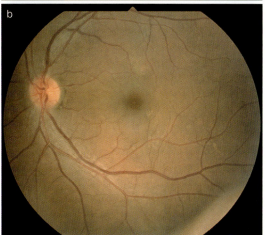

[図7] 細菌性心内膜炎の眼底写真
a：発症後約1カ月．Roth斑（矢印）がみられる．b：発症後約3カ月．網膜出血は消失している．

Ⅳ 患者への対応

　内科的加療が重要であること，眼科的所見は原因疾患の治療により多くは改善することを説明し，内科との連携をしっかりととることが重要である．

（齋藤昌晃）

⑦腎性疾患

I 疾患の特徴

腎臓を原因として網膜が障害される腎性網膜症（renal retinopathy）は，悪性高血圧と慢性糸球体腎炎に伴う広義の腎性網膜症と，慢性糸球体腎炎による狭義の腎性網膜症に分類される．病態としては血圧上昇，高窒素血症，貧血など，さまざまな要因が網脈絡膜循環障害に関与している．眼底所見としては，初期には網膜細動脈の狭小化など血管の変化が主であるが，進行に伴い視神経乳頭腫脹や網膜浮腫，軟性白斑，星芒状白斑を認める．脈絡膜循環障害から漿液性網膜剥離を生じることもある（図8）．

II 鑑別の要点

網膜出血，網膜浮腫を伴う網膜静脈閉塞症や糖尿病網膜症が鑑別として挙げられる．既往歴や内科受診歴の聴取が重要となる．しかし，高血圧，糖尿病，腎障害は併発することが多い．そのため，これらを厳密に鑑別することが困難な場合が多い．腎性網膜症は高血圧網膜症や糖尿病網膜症と同様に，内科からの眼科検査依頼で判明することも多いが，内科未治療症例の視機能低下から腎障害の存在が明らかになることもある．緊急的な治療を要する高血圧緊急症が原疾患である可能性もあるため，本疾患を疑った場合は眼科外来で実施可能な血圧測定や血液検査を行い，必要に応じて内科へコンサルトを行う．

III 治療

原因となる高血圧，腎疾患の精査ののち，治療を内科的管理（食事療法，薬物療法など）で行う．原疾患の治療により網膜出血，網膜浮腫，軟性白斑，星芒状白斑などの眼底所見の改善を認めることが多い（図9）．腎性網膜症は眼科のみでは治療が困難なため，内科と連携し，密接に連絡をとりながら診療することが重要である．

IV 患者への対応

既に内科で腎疾患に対する治療が行われていることが多いが，前述のように内科未治療，もしくは治療が中断されている場合もある．その際は，

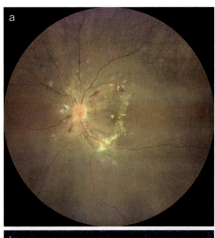
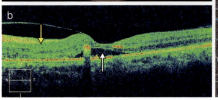
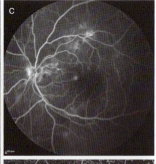
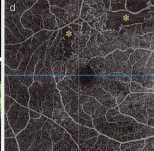

[図8] 腎血管性高血圧，悪性高血圧に伴う腎性網膜症
56歳，女性．3年前より健康診断で高血圧を指摘されるも放置．全身倦怠感の精査で腎血管性高血圧，悪性高血圧と診断された．a：眼底写真では網膜細動脈の狭小化，網膜出血などの血管病変に加え，視神経乳頭腫脹，軟性白斑，星芒状白斑を認める．b：OCTでは網膜浮腫（黄矢印）と漿液性網膜剥離（白矢印）を認める．c：蛍光眼底造影検査では，網膜血管に加え，視神経乳頭からも蛍光漏出を認める．d：OCT angiographyでは，黄斑部に局所的な毛細血管床脱落（＊）の散在を認める．

⑧妊娠高血圧症候群

日本妊娠中毒症学会（現 日本妊娠高血圧学会）では，2003年にそれまでの高血圧，蛋白尿，浮腫を3徴とした妊娠中毒症を，高血圧とそれに合併した蛋白尿を主体とした妊娠高血圧症候群（hypertensive disorders of pregnancy：HDP）に変更した．妊娠高血圧症候群の病態の本態は高血圧であり，収縮期血圧140mmHg以上または拡張期血圧90mmHg以上の場合を高血圧と診断する．

I 疾患の特徴

眼症状の自覚症状としては，霧視，視力低下，光視症，暗点，複視，視野欠損などをきたす．最も一般的な眼底所見は網膜細動脈の収縮であり，重症度と相関する網膜動脈狭細化を伴う．びまん性網膜浮腫，出血，胞状の漿液性網膜剥離やElschnig斑などの高血圧網膜症に関連する変化を呈する（図10）．全身症状は，妊娠高血圧症候群として腎機能の低下や子癇（妊娠20週以降に初めてけいれん発作を起こしたもの），HELLP症候群（溶血所見（乳酸脱水素酵素（LDH）高値），肝機能障害（アスパラギン酸アミノトランスフェラーゼ（AST）高値），血小板数減少を同時に伴うもの）や肺水腫，周産期心筋症を伴うことがある．

妊娠高血圧症候群の有病率は日本では4％前後であり，患者の30～100％は網膜細動脈の部分的な変化や網膜色素上皮障害などの変化を有するとされる．視力障害などの自覚症状の出現は，患者の25～50％で認める．妊娠高血圧症候群の危険因子は，35歳以上，15歳以下，家族歴，糖尿病，肥満などが挙げられ，遺伝要因には日本人ではM235T多型が挙げられている．高血圧網膜症発症の因子として，重症の高血圧（収縮期血圧160mmHg以上または拡張期血圧110mmHg以上），2～5g/日以上の24時間蛋白尿などが報告されている．本症の病因は，組織学的には脈絡膜を栄養する短後毛様体動脈系の動脈の内皮細胞傷

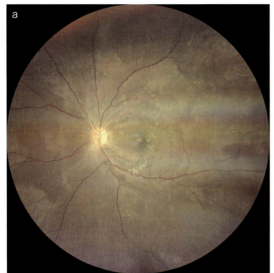

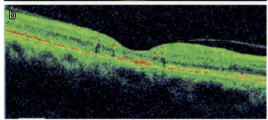

[図9] 内科治療介入後の腎性網膜症
図8と同一症例，降圧薬の内服と人工透析開始3カ月後．a：硬性白斑はわずかに残存するが，網膜出血，視神経乳頭腫脹，軟性白斑の消失を認める．b：OCTでは網膜浮腫の改善と漿液性網膜剥離の消失を認める．

内科受診の必要性を説明したうえで内科紹介とする．腎不全に対する透析導入後に，出血や網膜浮腫が改善することが多いが，網膜血管の閉塞や硝子体出血を合併することもある．急激な視力低下や視野欠損などの訴えにも注意が必要である．

（平野隆雄）

害や，脈絡毛細血管板が閉塞することによる低灌流の結果生じるとされている．

大部分は全身状態や高血圧の改善により症状の消失を呈するが，網膜色素上皮障害を含む瘢痕形成が残存することにより歪視などが持続する場合もある．

II 鑑別の要点

妊娠高血圧症候群での視力障害として，皮質盲，可逆性白質脳症（posterior reversible encephalopathy syndrome：PRES），脳出血および脳血管れん縮などの中枢神経系疾患が含まれる．眼疾患としては中心性漿液性脈絡網膜症やVogt-小柳-原田病が考えられる．

III 治療

高血圧を含む全身状態の改善が加療となるため，産婦人科を含め他科と相談しての全身加療が必要となる．また，視力障害発生時はPRESなどの中枢神経系疾患も鑑別するため，早期の頭部画像検査が必要となることがある．

IV 患者への対応

眼科受診は妊娠中または血圧が大きく変動する出産直後が多いため，患者への負担を考えた検査が必要となる．

（三澤宣彦）

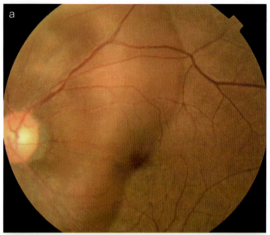
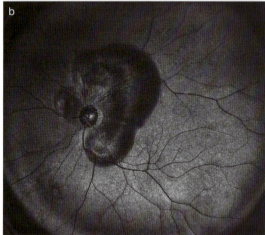
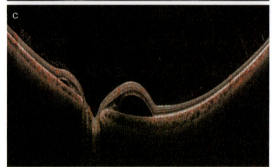

[図10] 妊娠高血圧症候群における高血圧網膜症
眼底の広い範囲に胞状の漿液性網膜剥離を認める（同一患者所見）．a：眼底カラー写真，b：広角OCTでのSLO画像，c：広角OCTでのBスキャン画像．

⑨人工透析

Ⅰ 疾患の特徴

わが国の人工透析（hemodialysis）の患者数は年々増加し，2022年末時点の日本透析医学会統計調査によると347,474人に達し，人口100万人あたり2,781人であった[1]．新規に透析導入となった患者の平均年齢が71.42歳と，高齢化が指摘されている[1]．原疾患としては糖尿病性腎症（39.5％）が最も多く，次いで慢性糸球体腎炎（24.0％），腎硬化症（13.4％）となっている[1]．基礎疾患に糖尿病，高血圧をもつことが多く，そこに腎障害の影響が加わるため，高頻度に眼合併症を生じる．長期に透析を行っている患者では，カルシウム・リンの代謝異常により結膜と角膜に変性と石灰化を認めることがある（図11）．また，透析中に眼圧が一過性に上昇することがあり，進行した緑内障患者では注意を必要とする．長期透析患者では網膜血管の狭細化，網膜反射の低下，視神経乳頭の蒼白化などの特徴的な所見を認め，これらの所見は併せて透析眼底と呼称される（図12）．網膜血管の狭細化をきたしやすいことから，透析患者では網膜動静脈閉塞症を合併しやすく，血圧管理を含め日常生活に注意が必要である．また，糖尿病網膜症合併症例では透析導入後に活動性病変が安定化することが知られている．特に糖尿病黄斑浮腫は透析導入後に改善するという報告が多い（図13）．

Ⅱ 鑑別の要点

網膜に出血，硬性白斑，軟性白斑，浮腫を認める疾患が鑑別の対象となる．問診による透析加療の確認により，診断は比較的容易である．透析患者では糖尿病，高血圧を合併していることが多いため，これらの疾患を合併している患者では経過観察中に新たに透析導入がなされていないかの確認が重要となる．

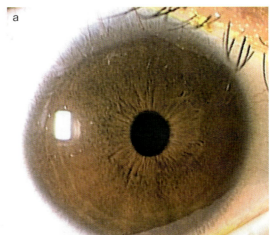
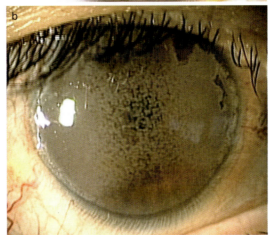
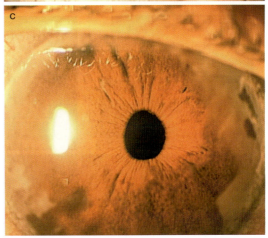

[図11] **長期透析に伴う角膜帯状変性**
a：慢性腎不全に対する透析導入前は，角膜に問題はない．b：透析導入12年後に角膜帯状変性を認める．c：治療的表層角膜切除後，透見性の改善を認める．

III 治療

透析導入の原因となった糖尿病や高血圧といった基礎疾患によって生じる糖尿病網膜症や高血圧眼底などの眼合併症に対して治療を行う．長期透析患者では，前述したように角膜の変性や石灰化，網膜動静脈閉塞症を合併することがあるので，定期的な評価が必要となる．また，透析中には抗凝固薬が使用されていることが多い．増殖糖尿病網膜症などにより硝子体出血を認めた際には，出血傾向を助長しないナファモスタットへの変更など，透析医との連携が必要となる．

IV 患者への対応

高血圧や糖尿病など，腎不全の原因となった基礎疾患による眼合併症の可能性についての説明を行う．また，緑内障患者では透析中の眼圧上昇，透析加療が長期にわたる場合には角膜や網膜に合併症が起こることがあるので，定期的な診察が重要であることを説明する．

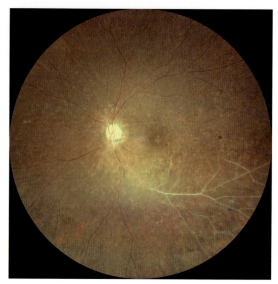

[図12] 透析眼底
透析眼底の特徴である網膜血管の狭細化，網膜反射の低下，視神経乳頭の蒼白化に加え，耳下側に網膜静脈分枝閉塞症を認める．

文献
1) 花房規男ほか：わが国の慢性透析療法の現況（2022年12月31日現在）．日透析医学会誌 56：473-536, 2023

（平野隆雄）

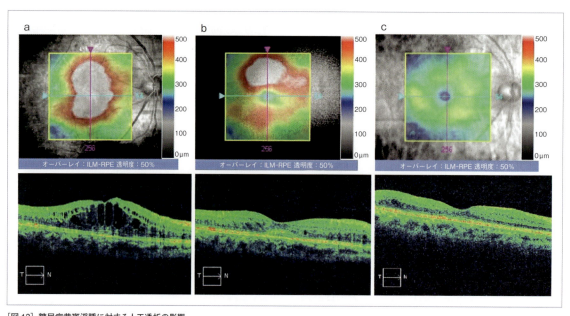

[図13] 糖尿病黄斑浮腫に対する人工透析の影響
抗血管内皮増殖因子（VEGF）療法前（a）と比較して，治療後（b）には糖尿病黄斑浮腫の改善を認めるが，2カ月ごとの定期投与が必要であった．透析導入後に浮腫は改善し，2年後（c）まで再発を認めない．

6）血液・造血器疾患

①貧血

I 疾患の特徴

　貧血網膜症（anemic retinopathy）では，貧血（anemia）による低酸素状態から血管内皮障害が起こり，血管系の脆弱による破綻性の網膜出血を生じる．網膜出血の発症頻度は約10％とされているが，血小板減少，高齢，急速なヘモグロビン濃度の低下は貧血網膜症の起因因子である．特に血小板減少を伴うと網膜出血の頻度は上がり（約40〜70％），悪性貧血や骨髄不全を伴う症例にみられやすい．

II 鑑別の要点

　眼底検査で網膜出血（Roth 斑），網膜白斑，網膜浮腫，静脈蛇行，視神経乳頭腫脹などがみられる（図1a）．両眼性にみられやすく，これらの所見を内科からのコンサルトでなく眼科初診で認めた場合には，血液疾患との関連性を第一に考慮して，早急に血液検査を行うことが最重要である．Roth 斑は細菌性心内膜炎でもみられることがあるため，やはり内科との連携が重要である．

III 治療

　内科的治療が主体になる．血液像の正常化に伴って貧血網膜症も改善することが多いが（図1b，c），悪性貧血による視神経症は症状を残すことが多い．

IV 患者への対応

　内科的加療が重要であること，多くの眼科所見は原因疾患の治療により改善することを説明し，内科との連携をしっかりととることが重要である．

（齋藤昌晃）

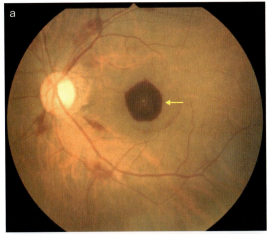
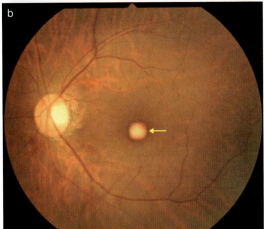
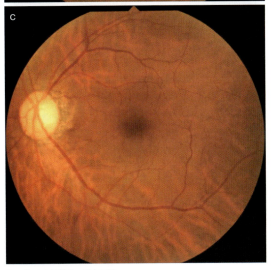

[図1] 貧血網膜症の眼底写真
a：初診時．網膜出血，網膜前出血（矢印）がみられる．左眼矯正視力(0.2)．b：1ヵ月後．網膜出血は減少し，網膜前出血は脱ヘモグロビンにより黄色（矢印）になる．左眼矯正視力(0.6)．c：4ヵ月後：眼底所見は正常化している．左眼矯正視力(1.0)．

②白血病

I 疾患の特徴

白血病（leukemia）は，造血幹細胞が骨髄中で癌化して無制限に白血球系細胞が増殖する疾患である．腫瘍細胞の成熟度や由来により分類され，大きくは急性骨髄性白血病，急性リンパ性白血病，慢性骨髄性白血病，慢性リンパ性白血病に分類される．白血病細胞の直接浸潤による病態と，白血病細胞の異常増殖による貧血，血小板減少，血液粘稠度亢進などの血液変化による間接的な病態がある．

白血病網膜症（leukemic retinopathy）は，白血病患者の 50〜70％にみられる．白血病細胞の網膜血管周囲への浸潤により血管閉塞が生じ，網膜静脈の拡張や蛇行，口径不同による血管のソーセージ様変化，網膜出血，Roth 斑，軟性白斑などを認める（図2）．網膜出血は急性骨髄性白血病で多い．中央に白点を伴った網膜出血を Roth 斑といい，白点は白血病細胞あるいは閉塞による局所性虚血，フィブリンの集積と考えられており，白血病網膜症を疑う診断価値のある所見となる．

白血病視神経症は，白血病細胞の視神経浸潤または頭蓋内への浸潤により生じ，視神経乳頭腫脹，うっ血乳頭，乳頭周囲出血を認める．自覚症状は霧視や羞明，視力低下，視野異常，眼球運動痛など多彩である．小児の急性リンパ性白血病に合併しやすいとされる．

白血病細胞が眼窩内に浸潤し腫瘤を形成したものを，眼窩骨髄肉腫（顆粒球性肉腫，緑色腫）という．平均発症年齢は7歳で，男児にやや多い．急性骨髄性白血病で形成される．急激な眼球突出や眼瞼下垂を呈し，結膜下に進展すると平滑で濃い赤色調に見える．病理学的には白血病細胞に含まれるミエロペルオキシダーゼによって緑色を呈する．

虹彩への白血球細胞の浸潤はまれであるが，びまん性に浸潤し虹彩炎や毛様体腫脹，毛様体炎などのぶどう膜炎を生じる．前房内へ白血病細胞が

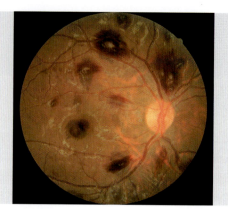

［図2］白血病網膜症

浸潤すると，偽前房蓄膿を認めることがある．線維柱帯への浸潤により続発緑内障をきたすことがある．

II 鑑別の要点

全身疾患を含めた問診が重要である．眼底所見で特徴的な Roth 斑がみられた場合は，白血病に罹患していることが強く示唆されるため，血液内科にコンサルトし白血病診断のための精査を依頼する．

III 治療

血液内科と連携し，化学療法や造血幹細胞移植などの治療を行う．眼局所には化学療法だけでは効果不十分なことが多く，放射線療法を併用することもある．虹彩浸潤や白血病網膜症，続発緑内障には 2.5 Gy，5日間の照射を行い，視神経浸潤をきたしている場合は 10〜20 Gy の照射を行う．著しい網膜虚血に対しては網膜光凝固を施行する．造血幹細胞移植後の最も多い眼合併症はドライアイであり，ときに角膜融解，ぶどう膜炎を起こすこともある．

IV 患者への対応

白血病に対する全身的な化学療法と局所への放射線療法で反応することが多いが，再発を繰り返し視機能の回復が困難になることも想定したケアを要する．

（篠原大佑・中尾新太郎）

③赤血球増加症

I 疾患の特徴

赤血球増加症（polycythemia）は，末梢血で赤血球数の異常な増加を示す病態のことをいい，以前は多血症とも呼ばれた．真性赤血球増加症（polycythemia vera）と二次性赤血球増加症に分類される．真性赤血球増加症は，造血幹細胞に置いて細胞内シグナル伝達に関与するチロシンキナーゼであるヤヌスキナーゼ2（Janus kinase 2：JAK2）の遺伝子変異により生じる骨髄増殖性腫瘍である．二次性赤血球増加症は，肺疾患（慢性閉塞性肺疾患（chronic obstructive pulmonary disease：COPD）など），睡眠時無呼吸症候群，心疾患，高地での滞在（高地トレーニングなど），喫煙，脳腫瘍などに続発して生じる．

赤血球増加症が高度になると，血液粘稠度の上昇による循環障害と血栓症に伴う症状が出現する．全身症状としては，初期では症状が現れないことも多いが，進行すると頭痛，めまい，倦怠感，知覚異常，呼吸困難などが出現する．眼所見としては，結膜充血を認めることもある．また，網膜循環障害による網膜血管の拡張や蛇行，視神経乳頭腫脹を認め，眼底色調は暗赤紫色を呈することがある．眼合併症としては網膜動脈閉塞症，網膜静脈閉塞症を発症することもある．重症例では網膜の増殖性変化をきたしたとの報告もある．前部虚血性視神経症合併の報告も散見される．

II 鑑別の要点

本疾患では前述の通り，初期は無症状であるこ

とも多い．そのため，健康診断などで偶然に検査異常値として発見されることも多い．内科的診断は，世界保健機関（World Health Organization：WHO）が定める分類や米国血液学会（American Society of Hematology）の診断基準が使用され，ヘモグロビン濃度や循環赤血球数，ヘマトクリット値などの血液検査や二次性の原因検索が行われる．また，*JAK2*遺伝子の遺伝子学的検査も含まれる．

一般的に，上記のような病態により赤ら顔であり，結膜充血などが本疾患を疑う所見ともなる．また，網膜動脈・静脈閉塞症患者から本疾患が発見されたとの症例報告も存在するため，眼科医として念頭に置くことにより鑑別に役立つ．

III 治療

瀉血，JAK2阻害薬（ルキソリチニブ），抗がん薬（ブスルファン，ラニムスチンなど），インターフェロン製剤（保険適用外）などによる内科的治療が行われる．網膜静脈閉塞症に伴う黄斑浮腫に対しては，抗血管内皮増殖因子（vascular endothelial growth factor：VEGF）療法やステロイド薬が有効であったとの報告もある．

IV 患者への対応

内科的治療の重要性を話し，結膜充血のみならず，網膜血管の閉塞や視神経疾患が生じる可能性を理解してもらう．視機能の低下に関しては，その原因となる眼科疾患への治療も並行することを話す．

（野地悠太・中尾新太郎）

④原発性マクログロブリン血症

I 疾患の特徴

原発性マクログロブリン血症（Waldenström macroglobulinemia：WM）は，1944年にWaldenströmにより報告されたまれな疾患で，IgMを過剰に産生するリンパ形質細胞性非Hodgkinリンパ腫である．白色人種に多いが，日本人にも発症し，男性は女性の約2倍の発症リスクを有する．50歳以下ではまれであり，60～70歳に発症のピークがある．緩慢に進行し，骨髄抑制に伴う全身倦怠感や貧血症状，出血傾向を訴えるが，無症状に経過する症例も少なくない．頭痛，意識障害，鼻出血，肝脾腫，リンパ節腫脹，末梢神経障害など，全身に多彩な症状をきたしうるため，眼科受診時には既に内科的診断を受けている例がほとんどである．

眼症状としては，病的マクログロブリンの増量に伴う過粘稠度症候群により特有の眼底所見を呈する．ソーセージ状や数珠状と呼ばれる網膜静脈の蛇行や怒張，網膜出血，白斑，視神経乳頭腫脹が認められ，網膜中心静脈閉塞症との鑑別が必要である（図3）[1]．黄斑浮腫や滲出性網膜剥離をきたすこともある．その他，角膜の地図状混濁，眼球結膜血管のsludge現象や血流遅滞，Sjögren症候群の合併，虹彩毛様体炎などをきたすこともある．

II 鑑別の要点

特徴的な眼底所見を認めるかどうかが，重要な観察ポイントである．また，OCTによる黄斑浮腫の検索や蛍光眼底造影検査による腕網膜循環時間遅延の有無も検討する．特徴的な眼底所見を認めた場合は，血液内科と連携し，血液検査や尿検査，骨髄穿刺・生検，リンパ節生検などによる病理組織学的診断といった全身検査所見が診断に有用となる．

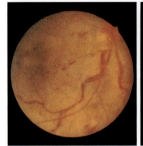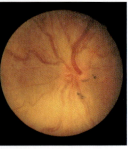

[図3] マクログロブリン血症による過粘着性症候群の眼底写真
両眼ともに強い網膜静脈の怒張，蛇行がみられ，乳頭浮腫，黄斑浮腫，網膜出血を伴っている．（文献1）より）

III 治療

化学療法（R-CHOP療法など）の原疾患への加療を行う．化学療法や分子標的薬，血漿交換といった内科的治療により血中IgM濃度が低下すると，眼底所見の改善が得られることがある．また，Sjögren症候群や虹彩毛様体炎を合併した症例では，病態に応じて点眼治療を行う．

IV 患者への対応

治療は内科的治療が中心であるが，治療を行っても予後不良のことが多い．合併する眼病態に対しては眼科的加療を行い，内科医との連携のうえ，治療による眼所見の変化を注意深く観察する必要がある．

文献
1) 鈴木隆次郎：血液粘稠亢進症候群．眼科診療プラクティス 32 眼疾患診療ガイド，丸尾敏夫ほか編，文光堂，699，1997

（黒田浩平・中尾新太郎）

⑤悪性リンパ腫

I 疾患の特徴

　眼部に発症する悪性リンパ腫（lymphoma）（以下 リンパ腫）は，眼内リンパ腫と，それ以外の眼窩部に発症する眼窩リンパ腫に大別される．眼内リンパ腫は，眼内に初発する原発眼内リンパ腫と，全身のリンパ腫から波及する続発性のものに大別される．眼内リンパ腫はしばしば中枢神経系原発悪性リンパ腫を併発し，あるいは中枢神経系原発悪性リンパ腫から眼内に波及する場合もあり，いずれにしても中枢神経系の病変が顕著であるとその生命予後は悪い．眼内リンパ腫の主な病態は，硝子体混濁と網膜下病変である（図4）．硝子体混濁は，硝子体内に拡散，浮遊するリンパ腫細胞と炎症細胞からなり，その帯状の混濁が眼内で揺れ動くように見える様子は，しばしばオーロラ様と称される．網膜下病変は，典型的には黄白色の病巣が単発あるいは多発してみられ，ときに黒褐色の色素斑を伴うことがある．眼内リンパ腫はしばしば両眼性に発症する．また，脳内の病変を併発しやすいので，定期的なMRIによる評価が必要である．

　眼窩リンパ腫は，多くがB細胞系であり，T細胞系のリンパ腫はまれである．最も頻度の高い組織型は，低悪性度の粘膜関連リンパ組織（mucosa-associated lymphoid tissue：MALT）リンパ腫（図5）であり，わが国では眼部に生じるリンパ腫の2/3以上を占める．眼窩部に境界が比較的明瞭な腫瘍を形成し，発赤，疼痛などの炎症所見を呈することは少なく，進行が緩徐で病歴が数年にもわたる場合がある．MALTリンパ腫に次いで頻度の高いリンパ腫は，びまん性大細胞型B細胞リンパ腫（diffuse large B-cell lymphoma：DLBCL）（図6）ならびに濾胞性リンパ腫である．DLBCLは中等度悪性度のリンパ腫であり，その進行は速く，眼窩深部病変では失明に至ることもあるので留意すべきである．濾胞性リンパ腫は低

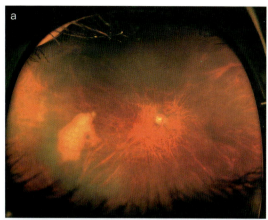
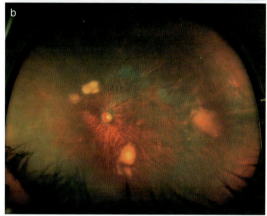

[図4] 眼内リンパ腫
60歳代，男性．a：右眼，b：左眼．硝子体混濁と白色の網膜下病変がみられる．硝子体細胞診と硝子体液のインターロイキン10（IL-10）の上昇からリンパ腫と診断された．

悪性度であり，概してその病勢は穏やかで進行は緩徐であるが，全身化学療法を行っても再発しやすい特徴がある．そのほかに，まれではあるが悪性度の高い眼窩リンパ腫として，マントル細胞リンパ腫や，NK/T細胞リンパ腫鼻型（図7）などが挙げられる．

II 鑑別の要点

　眼内リンパ腫の診断においては，ぶどう膜炎との鑑別が重要である．当初はぶどう膜炎と診断されて，ステロイド薬治療が行われることもあるが，その反応が悪い場合に，特に高齢者では眼内リンパ腫を疑う必要がある．眼内リンパ腫の診断には，硝子体手術によって混濁した硝子体を採取し，①細胞診，②サイトカイン（インターロイキ

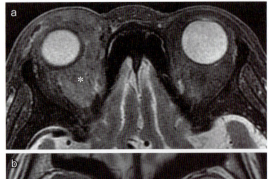
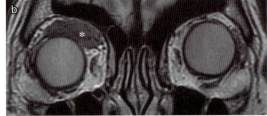
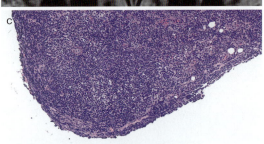
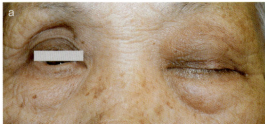
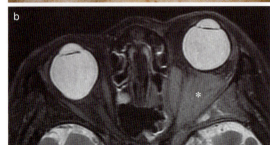
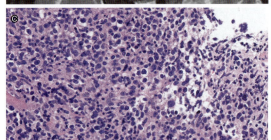

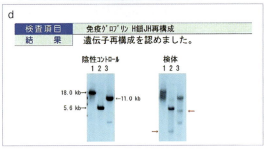

[図5] 眼窩MALTリンパ腫
70歳代，女性．a，b：MRIで右眼窩上方に腫瘍（＊）がみられる．c：生検検体の病理組織検査で小型リンパ球の集簇がみられ，MALTリンパ腫と診断された．d：検体のサザンブロット法で免疫グロブリン重鎖（IgH）遺伝子再構成が陽性であり，リンパ腫の診断が支持された．

[図6] 眼窩びまん性大細胞型B細胞リンパ腫（DLBCL）
80歳代，女性．a：左眼瞼下垂がみられる．b：MRIで左眼球後方の眼窩に充満する腫瘍（＊）がみられる．c：生検検体の病理組織検査では，中型〜大型の異型細胞がみられ，DLBCLと診断された．

ン（interleukin：IL）-10, IL-6）の測定，③免疫グロブリン重鎖遺伝子再構成の検査を行う．採取検体に余分があれば，④フローサイトメトリーや，⑤染色体検査も補助診断となりうる．硝子体混濁がなく，網膜下病変が主体の病態では，網膜下病変の生検も考慮する．

眼窩リンパ腫では，通常はMRIやCTの画像検査で境界が明瞭な腫瘍がみられ，表在性であれば皮下に腫瘍を触知する．一方で，特発性眼窩炎症では，画像検査で生検すべき境界明瞭な腫瘍が認められない場合も多い．MALTリンパ腫の病理組織検査では，しばしば反応性リンパ過形成やIgG4関連眼疾患などの良性のリンパ増殖性疾患との鑑別が困難であり，生検検体を用いた免疫グロブリン重鎖遺伝子再構成検査やフローサイトメトリーが補助診断として有用である．

III 治療

眼内リンパ腫に対する代表的な局所治療は，メトトレキサートの硝子体内注射である．脳に病変を併発している場合には，全脳照射としての放射線治療に加えて，メトトレキサートを中心とした全身化学療法が実施される．近年では，中枢神経系リンパ腫に対するBruton型チロシンキナーゼ

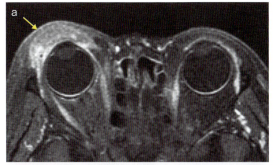

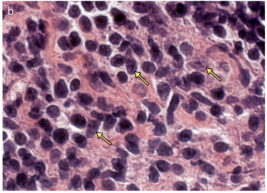

[図7] 眼窩NK/T細胞リンパ腫鼻型
60歳代，女性．右眼瞼下垂がみられた．a：MRIで右眼瞼皮下の腫瘍がみられる（矢印）．b：生検検体の病理組織検査で核分裂を有する異型細胞（矢印）がみられ，NK/T細胞リンパ腫鼻型と診断された．

阻害薬である分子標的薬チラブルチニブ（ベレキシブル®）の保険適用が承認され，その効果が期待される．

　眼窩MALTリンパ腫では，ステージⅠ（病変が眼窩部に限局している）であれば，放射線照射の適応となることが多く，あるいは抗CD20抗体薬リツキシマブの全身投与が行われる．悪性度のより高いリンパ腫では，CHOP療法などの化学療法の選択となる．

Ⅳ 患者への対応

　眼部に生じるリンパ腫は，その病理や病態（ステージ）によって予後はさまざまである．特に中枢神経系に波及した眼内リンパ腫や悪性度の高い眼窩リンパ腫においては，本人ならびに家族への病状の告知に際して慎重な配慮が必要であり，全身を管理する血液内科・腫瘍内科との連携が重要である．

（高比良雅之）

⑥抗リン脂質抗体症候群

Ⅰ 疾患の特徴

　抗リン脂質抗体症候群（antiphospholipid syndrome）は，抗リン脂質抗体の存在，動脈または静脈の血栓症，および習慣流産を特徴とする自己免疫疾患であり，全身性エリテマトーデスをはじめとする膠原病や自己免疫疾患に合併することが多い．多臓器梗塞が同時に生じる場合は劇症型抗リン脂質抗体症候群と呼ばれ，予後不良である．女性に多く（男女比1：5），平均発症年齢は30〜40歳代であり，日本では約10,000人の患者がいると推定され，指定難病である．

　抗リン脂質抗体症候群の病態は不明であるが，臨床的には抗リン脂質抗体の存在下で凝固が亢進し，血栓症をきたす．全身症状は多彩であり，動静脈血栓症，自然流産・習慣流産・子宮内胎児死亡，血小板減少症，自己免疫性溶血性貧血，Evans症候群がある．劇症型抗リン脂質抗体症候群では，重度の腎障害，脳血管障害，重度の呼吸障害，心筋梗塞，播種性血管内凝固などの重篤な症状となる．眼病変については，角結膜上皮障害，強膜炎，ぶどう膜炎，閉塞性網膜血管炎，虚血性視神経症，眼球運動障害などが報告されている（図8, 9）[1]．

Ⅱ 鑑別の要点

　網膜血管炎，ぶどう膜炎，虚血性視神経症をきたす疾患を念頭に鑑別を進めていくが，血液検査で抗カルジオリピン$β_2$-グリコプロテインⅠ複合体抗体，ループスアンチコアグラント，抗カルジオリピン抗体を調べることが重要である．梅毒の脂質抗体検査が偽陽性となる点にも注意する．

Ⅲ 治療

　低用量アスピリンを主体とした抗血小板療法，およびワルファリンを主体とした抗凝固療法による再発予防が治療の主体となる．副腎皮質ステロ

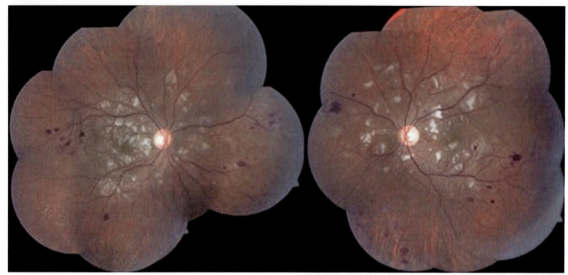

[図8] 原発性抗リン脂質症候群の眼底写真
両眼ともに後極部に多数の軟性白斑を認める．周辺部網膜では，白鞘化した血管に沿った網膜出血が確認できる．（文献1）より）

イド薬や免疫抑制薬の有効性は示されていない．

IV 患者への対応

　眼病変の原因となる全身疾患の管理が重要であるため，他科との連携が必要である．閉塞性血管炎によって急激な視機能障害が生じる可能性があることから，眼症状の変化を自覚した際には，迅速に眼科受診するように患者に伝えることも大切である．

文献
1) Uludag G, et al：Current concepts in the diagnosis and management of antiphospholipid syndrome and ocular manifestations. J Ophthalmic Inflamm Infect 11：11, 2021

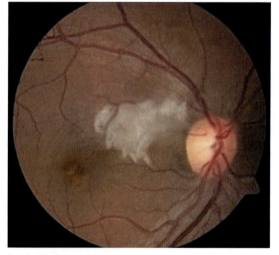

[図9] 原発性抗リン脂質症候群の眼底写真
毛様網膜動脈閉塞に一致した乳頭黄斑線維上の網膜白色化が明らかである．（文献1）より）

⑦POEMS症候群（Crow-深瀬症候群）

I 疾患の特徴

POEMS症候群（POEMS syndrome）は，多発ニューロパチー（polyneuropathy），臓器腫大（organomegaly），内分泌異常（endocrinopathy），M蛋白（M protein），皮膚異常（skin changes）を特徴とするまれな多臓器疾患であり，わが国ではCrow-深瀬症候群（Crow-Fukase syndrome）と呼ばれることも多い．疾患の地域分布には偏りがなく，平均発症年齢は男女とも40歳代後半である．日本では約340人の患者がいると推定され，指定難病である．

POEMS症候群の病態は，形質細胞の増殖と血中の血管内皮増殖因子（vascular endothelial growth factor：VEGF）の異常増加と考えられており，これらに伴い多彩な臨床像が惹起されると想定されている．検査結果では，血清VEGF値上昇（1,000 pg/mL以上）とM蛋白（血清または尿中M蛋白陽性）が重要である．全身症状については，骨硬化性病変，骨融解性病変（図10）[1]，Castleman病，臓器腫大，浮腫，胸水，腹水，心囊水，内分泌異常（副腎，甲状腺，下垂体，性腺，副甲状腺，膵臓機能），皮膚異常（色素沈着，剛毛，血管腫，チアノーゼ，爪床蒼白），血小板増加のいずれかが認められるとされている．眼症状については，霧視，複視，眼痛を伴うことが多い．眼所見は両眼性（まれに片眼性）の視神経乳頭腫脹の頻度が高いが（図11）[1]，囊胞様黄斑浮腫を伴うこともある．視力については保たれることが多い．

II 鑑別の要点

視神経炎，うっ血乳頭，視神経乳頭炎，Leber遺伝性視神経症，Vogt-小柳-原田病など，両眼性の視神経乳頭腫脹をきたす眼疾患を鑑別する必要がある．

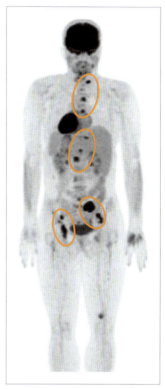

[図10] POEMS症候群のPET/CT
脊椎と骨盤に複数の骨溶解性病変（円内）が検出された．（文献1）より）

III 治療

全身治療については，骨病変が少なく骨髄病変がない場合には局所放射線療法が選択される．それ以外の場合には，患者のリスク因子を考慮しながら，メルファランとプレドニゾロンの併用療法，血漿交換，自家末梢血幹細胞移植，サリドマイド治療，レナリドミド治療，ボルテゾミブ治療を使い分ける．眼病変の治療については定まっていない．

IV 患者への対応

原因となる全身疾患の適切な管理を優先することと，眼病変の定期的な経過観察が必要であることについて説明する．

文献
1) Mahallati H, et al：Asymmetric optic disc edema in a young patient with POEMS：A rare presentation of a rare disease. Am J Ophthalmol Case Rep 22：101064, 2021

17. 全身病と眼疾患　7）結合組織病および類縁疾患

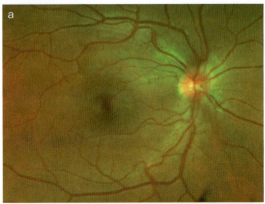

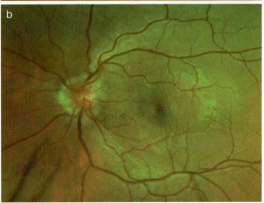

[図11] POEMS症候群の眼底写真
a：右眼の視神経乳頭は正常である．b：左眼に軽度の視神経乳頭腫脹を認める．（文献1）より）

 | 造血器腫瘍診療ガイドライン2023年版
（http://www.jshem.or.jp/gui-hemali/table.html）

（楠原仙太郎）

7）結合組織病および類縁疾患
①Sjögren症候群

I　疾患の特徴

　Sjögren症候群（Sjögren syndrome）の基本病変は，涙腺，唾液腺へのリンパ球浸潤であり，涙腺が炎症性に破壊されることによるドライアイ，角結膜炎が主な眼症状である（図1a）．発生頻度は日本では人口10万人あたり65人程度で，男女比は約1：17と女性に多い．発症年齢としては50歳代にピークがあるが，小児から高齢者まで発症する．他の膠原病の合併がみられない一次性と，関節リウマチや全身性エリテマトーデスなどの膠原病を合併する二次性に分類される．現在用いられている診断基準（表1）[1]は，1999年に厚生労働省研究班によりまとめられたものであり，眼科ではSchirmer試験の判定を行う．

II　鑑別の要点

　ドライアイを呈する他疾患との鑑別が必要となる．具体的には，アレルギー性結膜炎，ウイルスや細菌による感染性結膜炎，眼瞼炎，Meibom腺炎などの眼疾患に加え，ドライアイを発症する自己免疫疾患（全身性エリテマトーデス，関節リウマチなど）や，内服薬の副作用としてのドライアイとの鑑別が必要である．眼所見よりSjögren症候群を疑った場合には，抗SS-A抗体，抗SS-B抗体を測定する．

III　治療

　涙液分泌減少が主な病態であるため，水分を補う治療が主体となる．軽症例では人工涙液点眼，ヒアルロン酸点眼，涙液・ムチン分泌促進薬点眼などの治療を行う．点眼治療のみでは水分の確保が難しい重症例は，涙点プラグによる涙点閉鎖術の適応となる（図1b）．

IV　患者への対応

　ドライアイに対して長期的な治療が必要である

②全身性エリテマトーデス

I 疾患の特徴

全身性エリテマトーデス（systemic lupus erythematosus：SLE）は，免疫複合体の組織沈着により起こる全身性炎症性病変を特徴とする自己免疫疾患であり，頭皮から足趾までの全身が侵されうる．20〜40歳の女性に多いとされ，男女比は約1：9と女性に多い．厚生労働省の診断基準に基づき診断する（表2）[1]．

眼症状はおよそ1/3の症例でみられ，乾性角結膜炎が最も多い．その他，免疫複合体が強膜血管に沈着すると強膜炎あるいは上強膜炎を発症することがあり，SLEの初発症状である場合がある．また，視力に影響する眼症状としてSLE網膜症がある．通常は両眼性で，SLEの活動性の高い時期に多くみられる．軟性白斑（図2），網膜出血，Roth斑がよくみられる所見であるが，網膜動脈・静脈閉塞も起こしうる．重症例では広範な無血管領域から新生血管を生じ，増殖硝子体網膜症に発展することがある．

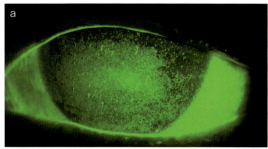

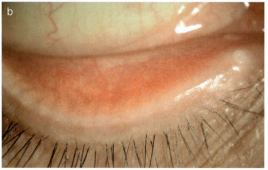

[図1] Sjögren症候群
a：Sjögren症候群に伴う点状表層角膜症（ブルーフィルタによる観察）．角膜だけでなく，結膜の染色も非常に強いことが特徴的である．涙液メニスカスの低値も認められる．b：右眼下涙点の涙点プラグ．

[表1] Sjögren症候群の診断基準（厚生労働省研究班，1999年）

1. 生検病理組織検査で次のいずれかの陽性所見を認めること 　A）口唇腺組織でリンパ球浸潤が4mm²当たり1focus以上 　B）涙腺組織でリンパ球浸潤が4mm²当たり1focus以上 2. 口腔検査で次のいずれかの陽性所見を認めること 　A）唾液腺造影でstage I（直径1mm以下の小点状陰影）以上の異常所見 　B）唾液分泌量低下（ガムテスト10分間で10mL以下，又はサクソンテスト2分間で2g以下）があり，かつ唾液腺シンチグラフィーにて機能低下の所見 3. 眼科検査で次のいずれかの陽性所見を認めること 　A）シルマー（Schirmer）試験で5mm/5min以下で，かつローズベンガルテスト（van Bijsterveldスコア）で陽性 　B）シルマー（Schirmer）試験で5mm/5min以下で，かつ蛍光色素（フルオレセイン）試験で陽性 4. 血清検査で次のいずれかの陽性所見を認めること 　A）抗SS-A抗体陽性 　B）抗SS-B抗体陽性 診断のカテゴリー 　以上1，2，3，4のいずれか2項目が陽性であればシェーグレン症候群と診断する

（文献1）より）

ことを説明する．また，眼症状以外の全身症状がある場合には内服治療が奏効する場合があるので，他科受診を積極的に勧める．

文献
1）厚生労働省：指定難病53 シェーグレン症候群 概要，診断基準等．https://www.mhlw.go.jp/stf/seisakunitsuite/bunya/0000062437.html（2023年7月閲覧）

[表2] 全身性エリテマトーデス（SLE）の診断基準

①顔面紅斑 ②円板状皮疹 ③光線過敏症 ④口腔内潰瘍（無痛性で口腔あるいは鼻咽腔に出現） ⑤関節炎（2関節以上で非破壊性） ⑥漿膜炎（胸膜炎あるいは心膜炎） ⑦腎病変（0.5g/日以上の持続性蛋白尿か細胞性円柱の出現） ⑧神経学的疾病（痙攣発作あるいは精神障害） ⑨血液学的異常（溶血性貧血，4,000/mm³以下の白血球減少，1,500/mm³以下のリンパ球減少又は10万/mm³以下の血小板減少） ⑩免疫学的異常（抗2本鎖DNA抗体陽性，抗Sm抗体陽性又は抗リン脂質抗体陽性（抗カルジオリピン抗体，ループスアンチコアグラント，梅毒反応偽陽性）） ⑪抗核抗体陽性 [診断のカテゴリー] 　上記項目のうち4項目以上を満たす場合，全身性エリテマトーデスと診断する

（文献1）より）

II 鑑別の要点

SLE網膜症でみられる網膜出血や軟性白斑は，高血圧網膜症や糖尿病網膜症，眼虚血症候群など，網膜の循環障害を引き起こす疾患でもみられる．また，強膜炎は抗好中球細胞質抗体（anti-neutrophil cytoplasmic antibody：ANCA）関連血管炎や関節リウマチなど，他の膠原病でもみられる．内科と連携して全身疾患の鑑別を進めることが重要である．

III 治療

SLE網膜症では，蛍光眼底造影検査により網膜血管炎，血管閉塞の程度を評価することが重要である．眼科での治療としては，広範な網膜血管閉塞に対して網膜光凝固術を施行する．さらに，全身治療として，内科と相談のうえでステロイド薬の全身投与などの治療の強化を行う．ステロイド抵抗性の場合には，免疫抑制薬やヒドロキシクロロキンも併用する．網膜血管閉塞が進行する場合には，抗凝固療法も検討する．

IV 患者への対応

ヒドロキシクロロキン治療中の症例では，SLE網膜症のみでなく，ヒドロキシクロロキンの副作用としての網膜症やステロイド薬に伴う眼合併症も発症しうるため，眼科受診の際には治療内容を確認することが大切である．

文献
1) 厚生労働省：指定難病49 全身性エリテマトーデス 概要，診断基準等．https://www.mhlw.go.jp/stf/seisakunitsuite/bunya/0000062437.html（2023年7月閲覧）

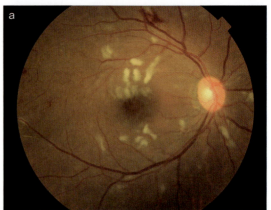

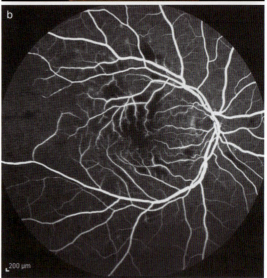

[図2] 全身性エリテマトーデス（SLE）網膜症
44歳，女性．a：眼底写真．軟性白斑がみられる．b：蛍光眼底造影写真．耳上側に無灌流領域を認める．

 ヒドロキシクロロキン適正使用のための手引き
（https://www.nichigan.or.jp/member/journal/guideline/detail.html?itemid=304&dispmid=909）

（岩橋千春）

③顕微鏡的多発血管炎（結節性動脈周囲炎）

I 疾患の特徴

1866年に，KussmaulとMaierによって動脈周囲に結節状の炎症を呈する結節性動脈周囲炎という疾患概念が生まれた．その後，炎症は動脈そのものにみられることが明らかとなり，結節性動脈周囲炎は病態に応じて顕微鏡的多発血管炎（microscopic polyangiitis：MPA）や結節性多発動脈炎（polyarteritis nodosa：PAN）といった疾患に分類されることとなった．

MPAでは，抗好中球細胞質抗体（anti-neutrophil cytoplasmic antibody：ANCA）が陽性となる症例が多く存在するため，好酸球性多発血管炎性肉芽腫症や多発血管炎性肉芽腫症とともに，ANCA関連小型血管炎に分類されている．MPAでは自己免疫によって主に小血管の血管内皮障害が引き起こされるが，肉芽腫性炎症は伴わないと定義されている．MPAの男女比は1：1.1であり，ほぼ性差がなく，平均年齢は70.5歳と高齢である．MPAは多臓器に血管炎が生じる全身疾患であり，発熱，全身倦怠感，食欲低下，体重減少などがみられる．腎症状では急速進行性腎炎症候群を呈することが多く，腎不全に至る．

MPAの眼症状の有病率は，10％程度である．眼症状としては，上強膜炎，強膜炎，辺縁角膜潰瘍，虹彩毛様体炎がみられる（図3, 4）．ぶどう膜炎は非肉芽腫性となることが多く，ときに前房蓄膿がみられる．外眼筋麻痺となり，複視を訴えることもある．網膜には網脈絡膜血管炎や，腎障害などに起因する循環障害により，網膜出血や軟性白斑が生じる（図5）．網膜動脈閉塞症や虚血性視神経症に至る症例も存在する．

II 鑑別の要点

MPAの眼症状に特異的な所見はないが，発熱，体重減少，乾性咳嗽，感音性難聴といった全身症状や，ANCA（特にPR3-ANCA）などの検

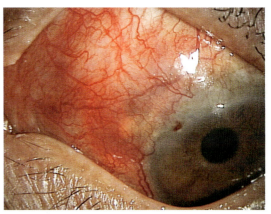

[図3] **顕微鏡的多発血管炎（MPA）にみられた強膜炎**
強膜充血がみられる．角膜輪部への細胞浸潤と血管侵入を伴う．

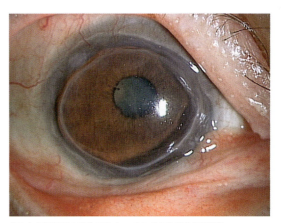

[図4] **顕微鏡的多発血管炎（MPA）に生じた辺縁角膜潰瘍**
全周性に角膜辺縁の潰瘍病変がみられる．

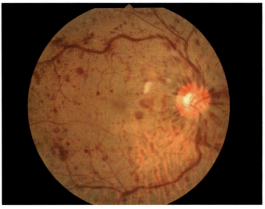

[図5] **顕微鏡的多発血管炎（MPA）で発症した網膜中心静脈閉塞症**
広範な網膜出血，軟性白斑，静脈血管の怒張がみられる．

査所見から本疾患を鑑別する．

III 治療

　MPAの寛解率は80～90％程度であるが，5年生存率は45～76％と報告されており，予後不良の疾患である．全身治療には副腎皮質ステロイド薬と，シクロホスファミドやリツキシマブといった免疫抑制薬を用いる．眼局所では，副腎皮質ステロイド薬の点眼や結膜下注射，Tenon囊下注射で消炎を目指す．また，網膜循環障害や黄斑浮腫には必要に応じて網膜光凝固術や抗血管内皮増殖因子（vascular endothelial growth factor：VEGF）薬の硝子体内注射を行う．

IV 患者への対応

　本疾患は生命予後に関わる疾患であり，疑われる症例では速やかに内科と連携して治療していく必要がある．

 ガイドライン　血管炎症候群の診療ガイドライン（2017年改訂版）
（https://www.j-circ.or.jp/cms/wp-content/uploads/2020/02/JCS2017_isobe_h.pdf）

④ 巨細胞性動脈炎（側頭動脈炎）

I 疾患の特徴

　側頭動脈炎は1890年にHuntingtonらが初めて報告し，1930年代にHortonらによって臨床的，病理学的な特徴が報告され，疾患概念が確立された．病理学的検査では巨細胞を伴う肉芽組織を有する血管炎が大型〜中型の動脈に観察される．側頭動脈は動脈炎の好発部位ではあるが，その他の動脈に炎症が生じることもある．Chapel Hill Consensus Conference（CHCC）2012では，巨細胞性動脈炎（giant cell arteritis：GCA）として定義されており，現在ではGCAと呼称される．好発年齢は50歳以上で高齢者に多く，全国疫学調査では男女比は1：1.8である．全身症状としては，炎症に伴って発熱や倦怠感，頭痛，側頭動脈の圧痛，拍動低下がみられる（図6）．

　眼動脈やその分枝に血管炎が及ぶことで，眼病変を生じる．視神経を栄養する短後毛様体動脈が障害されると前部虚血性視神経症を発症し，急激な視力低下，視野障害を呈する（図7）．視神経乳頭は乳頭腫脹となり，発赤や蒼白となる．また，網膜中心動脈に炎症が及ぶと網膜中心動脈閉塞症を引き起こし，突然の視力低下，黒内障をきたす．外眼筋を栄養する分枝動脈が侵されると，外眼筋麻痺による複視，眼球運動障害を認める．GCA患者の視力障害の割合は，20～30％程度と報告されている．咀嚼時の咬筋痛や疲労によって，食事や会話の中断・再開を繰り返す顎跛行を伴う症例では，視力障害のリスクが高まる．

II 鑑別の要点

　眼領域の虚血性疾患に遭遇した際には，本疾患を鑑別に挙げる．全身症状の有無や，側頭動脈の拍動低下，圧痛を確認する．GCAでは特異的な自己抗体は存在しないが，血液検査では赤血球沈降速度の亢進（50mm/時以上）やC反応性蛋白（C-reactive protein：CRP）の高値がみられる．

本症の診断には，浅側頭動脈生検による病理学的検査が重要である．

Ⅲ 治療

治療が遅れると，不可逆的な視神経障害や僚眼への発症のリスクが高まるため，早急に治療を開始する必要がある．日本循環器学会の「血管炎症候群の診療ガイドライン（2017年改訂版）」では，急激に眼症状が出現した症例では，ステロイドパルス療法とその後のプレドニゾロン内服が推奨されている．本症では約半数が再燃するといわれており，眼症状の再発の場合は初期投与量から治療を再開する．免疫抑制薬では，メトトレキサート，シクロホスファミド，アザチオプリンが副腎皮質ステロイド薬の併用投与として推奨されている．生物学的製剤では，インターロイキン（interleukin：IL）-6阻害薬のトシリズマブの有効性が認められている．

Ⅳ 患者への対応

本疾患の眼症状は緊急性が高いため，迅速な診断と治療が求められる．疑われた際には，すぐに内科と連携し治療を開始する．また，再発が多いことにも留意して診療にあたる．

血管炎症候群の診療ガイドライン
（2017年改訂版）
(https://www.j-circ.or.jp/cms/wp-content/uploads/2020/02/JCS2017_isobe_h.pdf)

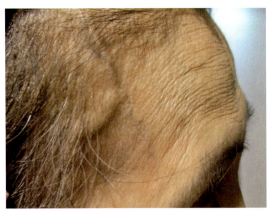

[図6] 巨細胞性動脈炎（GCA）の側頭動脈
右側頭動脈炎により側頭部に索状硬結を触れる．

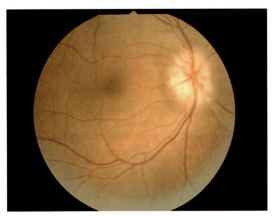

[図7] 巨細胞性動脈炎（GCA）で生じた前部虚血性視神経症
視神経乳頭は蒼白浮腫を呈する．

⑤多発血管炎性肉芽腫症（Wegener 肉芽腫症）

I 疾患の特徴

多発血管炎性肉芽腫症（granulomatosis with polyangiitis：GPA）は，1939年にドイツの病理学者である Wegener によって初めて報告された疾患であり，以前は Wegener 肉芽腫症と呼ばれていた．40～60歳の中年期に好発し，性差はみられない．①上気道（眼，鼻，耳），肺の壊死性肉芽腫性炎，②腎臓の巣状分節性壊死性糸球体腎炎，③全身の中型～小型動脈の壊死性血管炎を特徴とし，自己免疫性血管炎に分類される．Chapel Hill Consensus Conference（CHCC）2012 により，GPA に分類されることとなった．GPA では，抗好中球細胞質抗体（anti-neutrophil cytoplasmic antibody：ANCA）のうち，間接蛍光抗体法で細胞質がびまん性に染まる細胞質型 ANCA（C-ANCA）（ELISA 法では PR3-ANCA）が高率に陽性となることが知られている．

本症の初診時で15％程度，経過中を含めると50％程度の患者に眼病変を生じる．副鼻腔の肉芽腫性病変が眼窩に波及すると，びまん性の炎症や結膜浮腫，眼球突出として現れる（図8）．眼窩内の肉芽腫が増大すると，眼球運動障害を引き起こし，視神経を圧迫することで虚血性視神経症を生じる．強膜炎は患者の40％に生じる頻度の高い眼病変であり，びまん性や壊死性などのさまざまな病型を呈する（図9）．強膜の炎症の波及により，角膜輪部への炎症細胞浸潤や辺縁角膜潰瘍に進展する．ぶどう膜炎は前部，中間部，後部のどの部位にも生じ，頻度は10％である．網膜血管炎では網膜出血，軟性白斑がみられるが，重症例では動静脈血管の閉塞となる．

II 鑑別の要点

眼窩に肉芽腫を形成する本症では，眼窩内腫瘍の鑑別が必要である．粘膜関連リンパ組織（mucosa-associated lymphoid tissue：MALT）リン

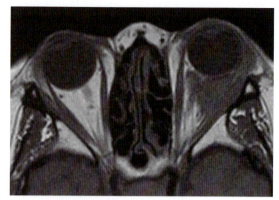

[図8] 多発血管炎性肉芽腫症（GPA）の頭部 MRI
左眼窩内に肉芽腫形成を認め，眼球突出がみられる．

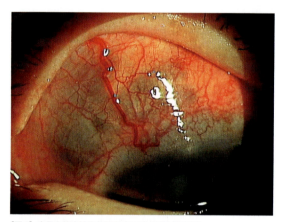

[図9] 多発血管炎性肉芽腫症（GPA）の外眼部写真
強膜充血および強膜の菲薄化を認める．

パ腫を代表とするリンパ増殖性疾患，海綿状血管腫，IgG4関連眼疾患による眼窩炎症などが挙げられる．眼窩内の占拠性病変の評価には，頭部 CT，MRI，シンチグラフィが有用である．C-ANCA は本疾患への特異性が高いが，上気道限局型の症例では陽性率が低く，また初診時には陰性の症例も存在するため，注意が必要である．

III 治療

GAP の寛解導入療法の標準的なプロトコールでは，副腎皮質ステロイド薬（プレドニゾロン換算 1mg/kg/日）に加えて，シクロホスファミドの経口投与または静脈内投与が行われる．副腎皮質ステロイド薬とリツキシマブにより治療を行うこともある．重症例では副腎皮質ステロイドパル

ス療法が有効であるが，副腎皮質ステロイド薬単剤での治療は再燃率が高い．強膜炎や辺縁角膜潰瘍，ぶどう膜炎に対しては副腎皮質ステロイド点眼薬を投与する．しかしながら，局所治療のみでは不十分であるため，全身治療を必ず併用する．寛解維持療法では，副腎皮質ステロイド薬に加えてアザチオプリンもしくはメトトレキサートを併用する．

IV 患者への対応

全身の炎症を伴う疾患である本症が疑われる症例では，該当する診療科と連携しながら治療を進めていく．本疾患では維持療法中の再燃も多く，また生命予後に関わる感染症を合併することもあるため注意が必要である．

ガイドライン

血管炎症候群の診療ガイドライン（2017年改訂版）
(https://www.j-circ.or.jp/cms/wp-content/uploads/2020/02/JCS2017_isobe_h.pdf)

⑥Sweet症候群（急性熱性好中球性皮膚症）

I 疾患の特徴

Sweet症候群（Sweet syndrome）は，1964年にSweetによって報告された疾患で，発熱とともに頭頸部，前腕，手背などに10〜25mm程度の境界明瞭な浮腫性の紅斑が多発する疾患である（図10, 11）．病理学的には皮膚への好中球の浸潤を特徴とし，検査所見では著明な白血球増多がみられ，急性熱性好中球性皮膚症（acute febrile neutrophilic dermatosis）とも呼ばれる．好中球が浸潤する解剖学的位置に応じて，膿疱（表皮），

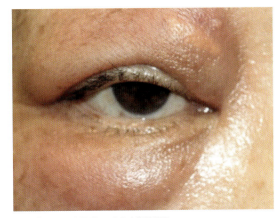

［図10］Sweet症候群でみられた眼瞼腫脹

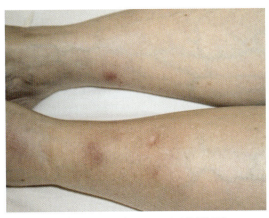

［図11］Sweet症候群で下腿に多発してみられた隆起性紅斑

丘疹および斑（真皮），または潰瘍（深皮または皮下）となる．男性では 50 歳以降，女性では 30〜50 歳代に好発するが，青年期，小児期にも発症する．発症機序については明らかになっていないが，感染や悪性腫瘍（特に血液疾患），顆粒球コロニー刺激因子（granulocyte colony-stimulating factor：G-CSF）などの薬剤が関与することが知られている．

眼症状は，Sweet 症候群患者の 1/3 に生じるといわれる．結膜炎，上強膜炎，強膜炎，周辺角膜潰瘍，眼窩炎，虹彩毛様体炎などが報告されている．眼症状は皮膚病変の発症と同時期から数日後までに出現することが多い．

Ⅱ 鑑別の要点

皮疹とともに眼症状がみられた際には，本症を鑑別診断に挙げる．皮疹を伴う眼疾患には，Behçet 病やサルコイドーシス，全身性エリテマトーデス，接触皮膚炎，薬剤過敏症などがある．皮疹は急激に発症する有痛性隆起性紅斑または結節を特徴とする．診断には皮膚生検による病理組織学的検査が重要である．白血球破砕性血管炎を伴わない真皮への好中球優位の細胞浸潤がみられる．

Ⅲ 治療

治療には副腎皮質ステロイド薬の全身投与の有効性が報告されている．そのほかには，コルヒチンやシクロスポリン，非ステロイド性抗炎症薬，ヨウ化カリウムを用いる．薬剤性であると考えられる場合は，被疑薬の投与を中止する．眼症状には副腎皮質ステロイド薬の全身または局所投与を行う．

Ⅳ 患者への対応

眼病変は，副腎皮質ステロイド薬の投与によって改善することが多い．本症は悪性腫瘍に随伴して発症することがあるため，治療とともに悪性腫瘍の全身検索を行うことが望ましい．

（竹内正樹）

⑦関節リウマチ

Ⅰ 疾患の特徴

関節リウマチ（rheumatoid arthritis：RA）は，慢性に経過する関節炎を主体とした炎症性疾患で，膠原病のなかで最も頻度の高い疾患である．30〜60 歳の女性に多く，高齢になると男性の比率も増える．関節滑膜にリンパ球浸潤，血管新生，滑膜増殖などがみられる．局所で産生された炎症性サイトカインなどが軟骨細胞死，破骨細胞の活性化を介して関節組織を破壊する．

代表的な症状として朝のこわばりがあり，手足の小関節に好発する．関節炎により初期には局所の熱感，発赤・腫脹が続き，徐々に骨の尺側変形，スワンネック変形などの関節変形がみられるようになる．関節滑膜が病変の主座となるが，微熱や全身倦怠感などの全身症状のほか，肺では間質性肺炎や肺線維症，皮膚ではリウマトイド結節，心臓では心膜炎，心筋炎など，さまざまな器官で多彩な関節外症状をきたす．

眼症状は関節リウマチの約 1/3 で生じるとされ，前眼部に所見がみられることが多い．乾性角結膜炎，辺縁角膜潰瘍，上強膜炎，強膜炎などが挙げられる．また，関節リウマチに伴う Sjögren 症候群は約 10〜20％でみられる．まれに，中等度以上の強膜炎とともに前部ぶどう膜炎をきたすこともある．

Ⅱ 鑑別の要点

特徴的な関節炎の症状や経過，手指の X 線画像の変化があり，リウマチ内科との連携が必要となる．血液検査ではリウマトイド因子陽性，抗環状シトルリン化ペプチド抗体（anti-cyclic citrullinated peptide antibody：抗 CCP 抗体），C 反応性蛋白（C-reactive protein：CRP）上昇，赤血球沈降速度の亢進，マトリックスメタロプロテイナーゼ 3（matrix metalloproteinase 3：MMP-3）の上昇などが有用である．

III 治療

関節リウマチの治療としては，疾患修飾性抗リウマチ薬（disease-modifying antirheumatic drugs：DMARDs）を用いる．関節破壊の進行を阻止するために，早期からメトトレキサートの内服を行う．効果が十分ではない場合は，段階的にそれ以外の従来型抗リウマチ薬の併用，さらには生物学的製剤の使用が検討される．これらを基軸としながら，症状緩和のために非ステロイド性抗炎症薬やステロイド薬の内服を短期間併用する．生物学的製剤は高い有効性が認められる一方で，使用中には重篤な感染症などの有害事象に対して十分な注意と適切な対処が必要である．

眼症状については，ドライアイおよび乾性角結膜炎には人工涙液，ヒアルロン酸，ジクアホソルの点眼，Sjögren症候群で症状が強い場合には涙点プラグの挿入なども検討となる．辺縁角膜潰瘍は関節リウマチの重症例に多く，全身のコントロールが必須である．局所ではステロイド薬の点眼が主体となる．保険適用外ではあるが，免疫抑制薬であるシクロスポリンやタクロリムスの点眼液の効果も報告されている．強膜炎や上強膜炎の治療にも同様に抗炎症薬を用いるが，壊死性強膜炎などの活動性の高い炎症がみられる場合には，ステロイド薬の内服が必要となることもある．また，辺縁角膜潰瘍や壊死性強膜炎で穿孔に至った場合には，前部層状角膜移植，保存角膜移植が必要となる．

IV 患者への対応

眼症状について，軽症例では点眼による対症的なケアを行う．一方で，辺縁角膜潰瘍や壊死性強膜炎がみられるが，消炎が十分でない場合には，穿孔に至ることがあるため，より慎重な管理と治療が必要となる．

⑧強直性脊椎炎

I 疾患の特徴

強直性脊椎炎（ankylosing spondylitis：AS）は，脊椎・仙腸関節を好発部位とする炎症性疾患で，靱帯や靱帯付着部で炎症をきたす．重症例では骨化をきたし可動性が損なわれ，強直に至る．発症年齢は20～40歳代に多く，男女比は4：1程度で男性に多い．また，ヒト白血球抗原（human leukocyte antigen：HLA）-B27が陽性となることが多い．

眼症状として20～40％程度で急性前部ぶどう膜炎（acute anterior uveitis：AAU）を発症する．ほとんどが片眼性で眼痛を自覚し，再発することが多い．強い毛様充血と，ときに眼瞼腫脹を伴う．角膜では細かな角膜後面沈着物がみられ，しばしばDescemet膜皺襞の形成を認める．前房には強い前房炎症とフレアがみられ，線維素析出や粘稠性の高い前房蓄膿がみられることが多く，虹彩後癒着の頻度も高い（図12）．視神経乳頭の発赤，軽度の硝子体混濁，囊胞様黄斑浮腫がみられることもあるが，その他の眼底病変がみられることはまれである．一般に視力予後は良好である

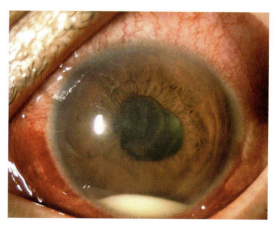

[図12] 急性前部ぶどう膜炎
毛様充血があり，前房内では線維素の析出とともに虹彩後癒着がみられ，中央が盛り上がった粘稠性の高い前房蓄膿も伴っている．

が，線維素析出のために瞳孔領に線維膜を形成し，一過性に著明な視力低下がみられることもある．前部硝子体混濁が残存していると，消炎後も視力回復が遅れることもある．また，虹彩後癒着が全面に生じると膨隆虹彩（iris bombe）(**図 13**)と続発緑内障をきたすことがあるため，瞳孔管理が重要となる．

Ⅱ 鑑別の要点

眼症状からは，前房蓄膿を伴う急性前部ぶどう膜炎をきたす疾患を念頭に鑑別を行う必要がある．強直性脊椎炎ではX線検査，MRIで仙腸関節炎，脊椎間の靱帯骨化がみられる．血液検査においてリウマトイド因子が陰性で，HLA-B27が陽性の場合は，疑いが強くなる．また，炎症の活動性が高い時期にはC反応性蛋白（C-reactive protein：CRP）や赤血球沈降速度の亢進がみられる．強直性脊椎炎以外にも，HLA-B27関連全身疾患としてReiter症候群，乾癬，炎症性腸疾患などが挙げられ，全身の症状に応じて精査が必要となる．そのほかに，糖尿病虹彩炎，Behçet病，眼内炎でも前房蓄膿を伴う強い前眼部炎症をきたす．糖尿病のコントロールの悪い患者において，前房に炎症所見，線維素析出を伴うことがあり，両眼性が多いが片眼のこともある．糖尿病網膜症の有無，血糖値，ヘモグロビンA1c（hemoglobin A1c：HbA1c）の測定が診断の決め手となる．Behçet病の眼発作時にみられる前房蓄膿は，体動とともに容易に移動するさらさらとした性状であるのに対し，本症では粘稠度が高く移動性に乏しい．既往歴や眼外症状の有無をよく聴くことも診断の一助となる．

Ⅲ 治療

非ステロイド性抗炎症薬が第一選択薬となり，メトトレキサートなどの疾患修飾性抗リウマチ薬

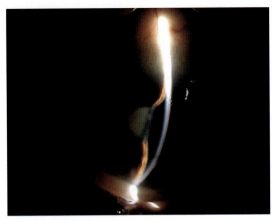

[図13] 虹彩膨隆
虹彩後癒着が全面に及んだことにより前房と後房の交通が遮断され，後房に滞った房水により膨隆虹彩をきたしている．

（disease-modifying antirheumatic drugs：DMARDs）も治療として用いられる．関節や腱周辺の炎症を抑えるために，症状のある局所でステロイド注射を行うこともある．効果不良例では生物学的製剤の適応となり，2010年から腫瘍壊死因子（tumor necrosis factor：TNF）-α阻害薬であるインフリキシマブとアダリムマブ，2018年以降にインターロイキン（interleukin：IL）-17阻害薬であるセクキヌマブ，イキセキズマブ，ブロダルマブ，ビメキズマブ，そして2022年からヤヌスキナーゼ（Janus kinase：JAK）阻害薬であるウパダシチニブの適応となっている．眼症状に対する治療は，急性前部ぶどう膜炎に準じて行う．

Ⅳ 患者への対応

比較的若年で慢性の腰痛を伴う急性前部ぶどう膜炎患者については，本疾患を念頭に整形外科の受診を勧める．眼症状については，急性前部ぶどう膜炎に準じた治療を行うとともに，瞳孔管理にも留意が必要である．

⑨全身性強皮症

I 疾患の特徴

全身性強皮症（systemic sclerosis：SSc）は，皮膚や内臓の硬化を特徴とし，慢性に経過する疾患である．典型的な症状を示す「びまん皮膚硬化型全身性強皮症」と，比較的軽症型の「限局皮膚硬化型全身性強皮症」に大きく2つに分類される．なお，「限局性強皮症」は皮膚のみに硬化が起こる別の疾患である．全身性強皮症の男女比は1：12程度で，30～50歳代の女性に多い．

代表的な症状として，寒冷刺激に伴う指趾の末梢動脈の血管れん縮により皮膚の色が蒼白，赤色，紫色に変化していくRaynaud現象，皮膚の硬化，肺線維症，強皮症腎クリーゼ，逆流性食道炎などがみられる．また，手指の屈曲拘縮，肺高血圧症，関節痛，筋炎のほか，心外膜炎，不整脈，右心不全などの心病変が起こることがある．

眼所見としては，眼瞼や眼窩周囲の結合組織が傷害されることによる線維化をきたす．眼瞼皮膚の肥厚と硬化で，眼瞼の可動性の低下，眼瞼外反，瞼裂狭小，眼瞼下垂などがみられ，結膜では血管の拡張，結膜の菲薄化，上皮傷害がみられる．ドライアイは最も多い症状で，Sjögren症候群の合併は約20％でみられる．眼瞼の可動性の低下や，涙腺が線維化することは涙液の減少にも影響している．また，結膜上皮が傷害され杯細胞が減少することも，涙液中のムチン層が減少する要因となっている．ぶどう膜炎，上強膜炎，強膜炎（図14），辺縁角膜潰瘍などは，他の膠原病と同様に全身性強皮症でも報告されている．眼底にみられる所見としては，網膜出血，軟性白斑，視神経乳頭腫脹，網膜浮腫などが知られているが，全身性強皮症による高血圧の結果として生じている可能性がある．脈絡膜は眼球で最も血流に富んだ組織であり，全身性強皮症による血流障害の影響を受けることと，それによる脈絡膜の菲薄化が報告されている．

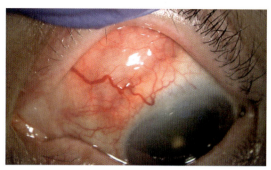

[図14] 全身性強皮症にみられた強膜ぶどう膜炎
全身性強皮症に伴う壊死性強膜炎で，強膜の上鼻側に隆起する暗赤色の結節がみられる．

II 鑑別の要点

血清学的検査では抗核抗体が90％以上で陽性となり，抗セントロメア抗体，抗トポイソメラーゼI（Scl-70）抗体，抗U1リボ核蛋白（ribonucleoprotein：RNP）抗体，抗RNAポリメラーゼ抗体などが検出される．びまん皮膚硬化型全身性強皮症ではScl-70抗体や抗RNAポリメラーゼ抗体が，限局皮膚硬化型全身性強皮症では抗セントロメア抗体が陽性となる．

III 治療

発症早期で進行している症例では，ステロイド薬の投与は有効とされている．免疫抑制薬ではシクロホスファミドやシクロスポリン，タクロリムス，ミコフェノール酸モフェチルなどが治療選択肢となる．生物学的製剤であるリツキシマブ（抗CD20モノクローナル抗体）は有効性が認められ，2021年に保険適用となっている．ただし，使用中には重篤な感染症などの有害事象に対して十分な注意が必要である．眼症状については，各病変に対する対症療法が中心となる．

IV 患者への対応

Raynaud現象があり，手指あるいは足趾から皮膚の硬化がみられる場合には，全身性強皮症を疑い皮膚科・膠原病内科に紹介する．また，肺，心臓，腎臓，消化器などで重篤な病変をきたすと生命予後は不良となるため，慎重な管理と治療が必要となる．

⑩Crohn 病

I 疾患の特徴

　Crohn 病（Crohn disease：CD）と潰瘍性大腸炎（ulcerative colitis：UC）は，その総称を炎症性腸疾患（inflammatory bowel disease：IBD）といい，両疾患ともに指定難病である．Crohn 病は，小腸末端部を好発部位とするが，口腔から肛門まで消化管のどの部位にも起こりうる非連続性の粘膜障害による疾患であり，潰瘍を形成し，増悪すると瘻孔や狭窄を生じる可能性がある．症状として，腹痛，下痢，血便，体重減少を生じる．発症には，遺伝的背景とともに，食事内容や腸内常在菌に対する免疫応答などの環境因子の関与が指摘されている．10〜20 歳代で発症し，男女比は 2：1 とやや男性に多い．欧米に比べるとわが国ではその頻度は低いが，年々増加傾向にある．

　眼所見は Crohn 病の 3.5〜6.8％にみられるとの報告があるが，その頻度は低下している可能性がある．眼合併症として角膜炎，上強膜炎，ぶどう膜炎を呈することがある．ぶどう膜炎は，非肉芽腫性の急性前部ぶどう膜炎であることが多い．自覚症状としては充血，眼痛がみられ，そのほかに霧視，飛蚊症，視力低下を伴うことがある．他覚所見としては，細隙灯顕微鏡検査で前房炎症，微細な角膜後面沈着物，前部硝子体細胞がみられ，重症例では線維素析出，前房蓄膿が観察されることがある（図15）．虹彩結節，隅角結節，豚脂様角膜後面沈着物などの肉芽腫性の所見はみられない．眼底には異常がみられないことが多いが，軽度の硝子体混濁，軽度の視神経乳頭発赤・腫脹，囊胞様黄斑浮腫などはみられることがある．網膜血管炎を伴う汎ぶどう膜炎がみられたとの報告もある．多くは 1〜2 カ月程度で消炎し，慢性化することはなく，視力予後は良い．数カ月〜数年の期間を経て再発することがある．

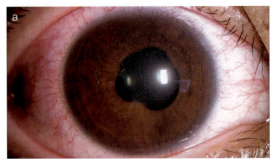
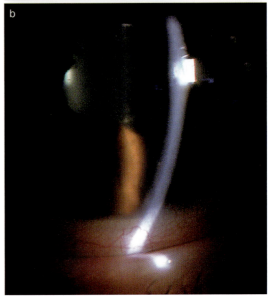

[図15] Crohn 病にみられた急性前部ぶどう膜炎
a：強い前房炎症とともに毛様充血と虹彩後癒着がみられる．b：細隙灯顕微鏡検査では下方に前房蓄膿がみられている．

II 鑑別の要点

　急性前部ぶどう膜炎をきたす疾患を念頭に鑑別を行う必要がある．

III 治療

　Crohn 病のような炎症性腸疾患に対する内科的治療としては，軽症〜中等症であればステロイド薬であるブデソニド，または 5-アミノサリチル酸（5-aminosalicylic acid：5-ASA）製剤，大腸型ではサラゾスルファピリジン腸溶錠が用いられる．中等症〜重症例ではステロイド薬の投与，アザチオプリンの併用が検討される．これらで寛解導入が困難な症例では，腫瘍壊死因子（tumor necrosis factor：TNF)-α阻害薬であるインフリキシマブ，アダリムマブ，あるいはウステキヌマブ（抗ヒトインターロイキン（interleukin：IL)-12/23p40 モノクローナル抗体）やベドリズマブ（抗ヒトα₄β₇インテグリンモノクローナル抗体）の投与を考慮する．使用中には，重篤な感染症などの有害事象に対して十分な注意が必要である．眼症状に対する治療は，急性前部ぶどう膜炎に準じて行う．

Ⅳ　患者への対応

眼所見が出現する頻度は高くはないが，炎症性腸疾患に対する治療法が多様化した現在，強膜炎やぶどう膜炎が内科的治療により修飾された形で生じてくる可能性がある．内科医と連携して診療にあたる必要がある．

（岩田大樹）

⑪反応性関節炎（Reiter 症候群）

Ⅰ　疾患の特徴

1916 年に Hans Reiter により，赤痢罹患後に関節炎・尿道炎・結膜炎の 3 徴候を認めた症例が報告された．その後，ほかの細菌でも類似の症状が起こることがわかり，1981 年に米国リウマチ学会が尿道炎，子宮頸管炎，あるいは下痢に関連して 1 カ月以上続く関節炎を Reiter 症候群（Reiter syndrome）として分類し，その名が普及した．現在では 3 徴候がすべてみられるわけではない不全型も同一症候群と考えられていること，また Reiter が第二次世界大戦の際にナチスに深く関与したことから，反応性関節炎（reactive arthritis）という名称が用いられるようになっている．反応性関節炎は，脊椎関節症の一種である自己免疫疾患と考えられており，ヒト白血球抗原（human leukocyte antigen：HLA)-B27 陽性例が多い．

典型例では，尿道炎もしくは細菌性腸炎後 6 週間以内に結膜炎（ときに急性前部ぶどう膜炎)，皮膚粘膜症状，関節炎が生じる．感染症状と関節炎の間隔は最短で1〜7日，最長で4〜6週である．膀胱がんに対する BCG（bacille de Calmette et Guérin）膀胱内注入療法によっても発症することがあり，平均5〜6回の注入後に生じることが多いとされている（図 16）．

欧米白色人種の有病率は 0.03〜0.04％と推定されているが，日本人では HLA-B27 陽性者が 1％以下と欧米白色人種の 7〜14％と比べて明らかに少ないことから，日本における有病率もはるかに低いと考えられる．日本人の脊椎関節炎に占める反応性関節炎の割合は，4.2％と推定されている．好発年齢は 20〜30 歳代であるが，小児から高齢者まであらゆる年齢層に発症しうる．尿道炎後の発症は男女比 5：1 と男性に多く，細菌性腸炎後は男女比に差はない．眼症状としては結膜炎が多く，次いで虹彩炎，まれな症状として角膜炎，角膜潰瘍，上強膜炎，球後神経炎，前房出血，羞

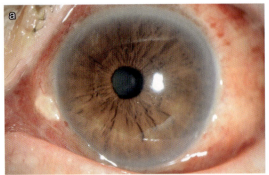

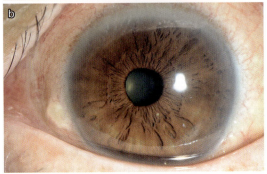

[図16] 反応性関節炎
73歳,男性.膀胱がん手術後,再発予防目的のBCG膀胱内注入5回目の1週間後に発症した.右手指関節腫脹もみられた.a:結膜炎,前部ぶどう膜炎を認める.b:ステロイド薬の点眼加療により,3日後には改善が得られた.

明,視力低下などがみられる.

II 鑑別の要点

結膜炎あるいは前部ぶどう膜炎を呈する疾患のいずれもが鑑別対象となりうる.尿道炎や細菌性腸炎の病歴,膀胱がんに対するBCG膀胱内注入療法の加療歴などの聴取が重要である.

III 治療

関節炎に対する全身治療に加え,結膜炎あるいは虹彩炎に対する点眼治療を行う.局所治療に対して反応不良の場合には,他科と連携のうえ,ステロイド薬の内服を追加する.

IV 患者への対応

患者はHLA-B27保有者が多く,虹彩炎単独の形で再発することもあるため,充血を自覚した場合は再診するよう伝えておくことが大切である.

(岩橋千春)

8) 内分泌疾患

①Cushing症候群

I 疾患の特徴

Cushing症候群は(Cushing syndrome),体内の過剰なコルチゾールの増加によって引き起こされ,満月様顔貌や中心性肥満などの特徴的な症状を示す疾患である.ステロイド薬の長期服用が原因になることもあるが,ほとんどは副腎皮質からのコルチゾールの過剰分泌によって引き起こされる.副腎皮質コルチゾールは,上流の視床下部の副腎皮質刺激ホルモン放出ホルモン(corticotropin-releasing hormone:CRH),下垂体の副腎皮質刺激ホルモン(adrenocorticotropic hormone:ACTH)の調節によって最終的に分泌される.いずれの経路で分泌が上昇しても最終的にCushing症候群を発症するが,ほとんどは下垂体腺腫によるACTHの増加が原因である.眼合併症としては,下垂体腺腫による両耳側半盲(図1)や,内分泌的な機序として二次的な高血圧や糖尿病が原因で網膜症を発症することがある.

II 鑑別の要点

Cushing症候群は,大きくACTH依存性とACTH非依存性に分けられる.前者にはいわゆるCushing病である下垂体腺腫や異所性ACTH分泌腫瘍が含まれ,後者には副腎癌や副腎腺腫などの副腎皮質原発腫瘍が含まれる.鑑別には尿中17-KSの測定やデキサメタゾン抑制試験を用いる.また,下垂体腺腫が視交叉を圧迫することで,両眼の耳側視野が徐々に狭窄・欠損し,進行すると両耳側半盲といわれる特徴的な視野障害(図1)を示すことも鑑別の一助となる.

III 治療

ステロイド薬を長期間服用したことが原因の場合は,ステロイド薬の投与量をゆっくりと減らすことが最も効果的な治療法である.下垂体腺腫のプロラクチノーマに対する治療法は,薬物療法と

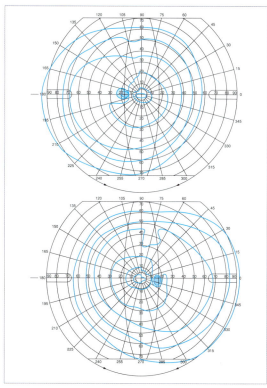

[図1] 下垂体腺腫の Goldmann 視野検査
42歳, 女性. 両耳側半盲がみられる. 外科的手術後に改善した.

外科治療がある. プロラクチノーマの治療の第一選択は, ドパミン作動薬であるカベルゴリンやブロモクリプチンを内服する薬物療法である. 薬物による治療成績は良好で, 治療開始後速やかに血中プロラクチン値が基準範囲内に低下し, 下垂体腺腫の縮小や視野異常の改善がみられる. 薬物療法が効かない一部の腫瘍や, 副作用のため薬物療法の継続が困難な場合には, 外科治療を行うこともある. 腫瘍の大きさなど, 一定の条件を満たしたプロラクチノーマは, 熟達した脳神経外科専門医による外科的摘出で治癒が期待できる.

IV 患者への対応

手術後のホルモン補充療法では, 状態に応じた適切な服薬量を守り, 慎重に治療する. 再発は内分泌症状の悪化のほかに, 視力低下や両耳側半盲の悪化が参考になるため, 脳神経外科と連携し, 定期的に視野検査を含めた眼科検査を行うことも重要である.

②褐色細胞腫

I 疾患の特徴

褐色細胞腫（pheochromocytoma）は, 副腎髄質や交感神経節などに発生する神経内分泌腫瘍の一種である. この腫瘍はカテコールアミン（アドレナリン, ノルアドレナリン, ドパミン）を過剰に分泌し, 高血圧や高血糖, 代謝亢進, 頭痛, 動悸, 発汗過多などの症状を引き起こす. 褐色細胞腫はまれな疾患であり, 年間発生率は100万人あたり2～8人とされている.

II 鑑別の要点

眼科領域では, 高血圧網脈絡膜症（初見として視神経乳頭周囲に多い軟性白斑・網膜出血, 動脈の狭細化, 漿液性網膜剥離などがみられる, 図2）に伴う視力低下によって発見されることが多い. 特に, 高血圧網脈絡膜症を呈し, 収縮期血圧が200mmHg以上に上昇するような急性の高血圧患者をみた場合には, 褐色細胞腫を疑い, 内科受診を勧める.

褐色細胞腫の診断には, 尿や血液中のカテコー

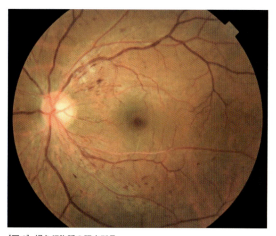

[図2] 褐色細胞腫の眼底所見
37歳, 男性. 背部痛で受診後, 褐色細胞腫と診断された. 眼科受診時の左眼矯正視力は 1.0, 銅線動脈, 放射状の網膜出血, 乳頭周囲の軟性白斑がみられる.

ルアミン，その代謝産物（メタネフリンやノルメタネフリンなど）の測定が必要である．これらの値が正常範囲を超えていれば，褐色細胞腫の可能性が高まる．また，画像診断（CT や MRI など）で腫瘍の存在や位置を確認することも重要である．遺伝性の褐色細胞腫や多発性内分泌腫瘍症（multiple endocrine neoplasia：MEN）などの合併症との鑑別のために，家族歴や他の内分泌器官の機能検査も行う必要がある．

Ⅲ　治療

褐色細胞腫の治療法は，主に外科的手術である．手術前には，高血圧や不整脈などの合併症を予防するために，α遮断薬やβ遮断薬などの降圧薬を投与する．手術中には，カテコールアミンの急激な放出による血圧上昇や心拍数増加などの危険を避けるために，血圧や心拍数などを厳密にモニタリングする．手術後には，副腎皮質ホルモン（コルチゾールやアルドステロンなど）の補充や感染予防などの対処が必要である．また，再発や遠隔転移の可能性があるため，定期的なフォローアップも必要である．

Ⅳ　患者への対応

褐色細胞腫の患者への対応では，以下の点に注意することが望ましい．症状が突然発現したり増悪したりする場合は，カテコールアミンの放出が原因である可能性が高いため，速やかに医師に連絡するように伝える．高血圧や不整脈などの合併症を予防するために，降圧薬などの服用を忘れないように指導する．ストレスや刺激物（チーズやチョコレートなど）の摂取を避けるように助言する．手術のリスクや合併症，再発や転移の可能性などについて十分な説明と同意を得る．手術後の副腎皮質ホルモンの補充や感染予防などのケアを行う．精神的なケアや情報提供を行う．

（齋藤理幸・石田　晋）

9）皮膚疾患
①アトピー性皮膚炎

Ⅰ　疾患の特徴

アトピー性皮膚炎（atopic dermatitis）の患者では，アレルギー反応による眼瞼炎とそれに伴う角結膜障害に加えて，眼瞼皮膚の瘙痒感のため患者自身の長期間にわたる眼球，眼周囲の掻破や叩打行為によって，白内障や網膜剥離を発症することがある．また，同行為は円錐角膜の誘発・増悪因子とも考えられている．さらには，治療のためのステロイド薬使用による白内障や緑内障を発症することもあるため，注意を要する．

Ⅱ　鑑別の要点

アトピー性白内障（atopic cataract）では星状またはヒトデ状の前嚢下混濁が特徴であり（図1），ステロイド薬使用による白内障の場合は後嚢下混濁となることが多い．また，アトピー性皮膚炎患者に発症した網膜剥離の場合は，裂孔の好発部位は鋸状縁付近に多く，眼球叩打行為が誘因と考えられている．

Ⅲ　治療

アトピー性眼瞼炎（atopic blepharitis）の治療の基本は，眼瞼皮膚の清潔保持，抗原除去，保湿による皮膚バリア機能の維持であり，瘙痒感の抑制によりアトピー眼症の発症や増悪の予防にもなる．点眼や軟膏といった眼局所の治療も行うが，重症例では免疫抑制薬，ヤヌスキナーゼ（Janus kinase：JAK）阻害薬や抗インターロイキン（interleukin：IL）-4/13 受容体抗体デュピルマブなどによる全身治療も必要になるため，やはり皮膚科医との連携が欠かせない．発症した各アトピー眼症の治療は，それぞれの標準治療に準じて薬物治療や手術治療を行う．白内障症例では Zinn 小帯の断裂例，脆弱例の割合が高く，手術の際に注意を要する．また，網膜剥離症例では鋸状縁裂孔が多く，さらに白内障も合併している場合もある

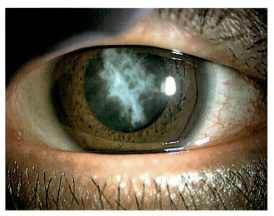

[図1] アトピー性白内障
前囊下混濁を呈する.

ため，術前に裂孔位置の同定が困難なことがある．手術後は眼瞼搔破による創離開や感染症に十分に注意する．

IV 患者への対応

眼瞼皮膚の乾燥や不潔は，眼瞼炎や角結膜障害を悪化させアトピー眼症の誘因ともなるため，保湿を中心としたスキンケアを行い，眼瞼皮膚の清潔を保つよう指導する．

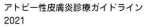
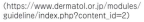

アトピー性皮膚炎診療ガイドライン 2021
(https://www.dermatol.or.jp/modules/guideline/index.php?content_id=2)

②Werner 症候群

I 疾患の特徴

Werner 症候群（Werner syndrome）は，老化の徴候が実際の年齢よりも早く全身にみられる早老症の代表的疾患である．第8番染色体短腕に存在する RecQ 型の DNA ヘリカーゼの一つである WRN の遺伝子のホモ接合体変異が原因とされ，常染色体潜性遺伝形式をとる．世界の報告の6割が日本人であり，わが国には 700〜2,000 人の患者がいると推定されている．低身長で20歳代頃から白髪や禿頭，鳥様顔貌，全身性強皮症様の皮膚硬化や難治性の潰瘍などが出現する．眼科症状としては白内障が必発であり，30歳前後から両眼に発症することが多く，診断基準の主要徴候に含まれる．診断基準を表1[1]に示す．

II 鑑別の要点

同様に早老症を呈する Hutchinson-Gilford 早老症候群は，眼球突出，睫毛や眉毛の脱落，兎眼

[表1] ウェルナー症候群 (WS) 診断基準 2012

```
I. 主要徴候（10歳以後　40歳まで出現）
   1. 早老性毛髪変化（白髪，禿頭など）
   2. 白内障（両眼）
   3. 皮膚の萎縮・硬化（鶏眼や胼胝等），難治性潰瘍形成
   4. 軟部組織の石灰化（アキレス腱等）
   5. 鳥様顔貌
   6. 音声の異常（かん高いしわがれ声）
II. その他の徴候と所見
   1. 糖，脂質代謝異常
   2. 骨の変形などの異常（骨粗鬆症等）
   3. 非上皮性腫瘍または甲状腺癌
   4. 血族結婚
   5. 早期に現れる動脈硬化（狭心症，心筋梗塞等）
   6. 原発性性腺機能低下
   7. 低身長及び低体重
III. 遺伝子変異

診断方法
  確定：主要徴候の全て．もしくは3つ以上の主要徴候に加え，遺伝
        子変異を認めるもの
  疑い：主要徴候の1, 2に加えて主要徴候やその他の徴候から2つ
        以上
  付記  通常WSでは知能低下を認めないことが多く，認知機能に関し
        ては年齢相応であることが多い
```

（文献1）より）

によるドライアイ，角膜潰瘍などが生じることがあるが，わが国ではまれな疾患である．

III 治療

白内障が出現し視力低下をきたす場合は，一般患者と同様に手術を行う．

IV 患者への対応

本症の患者へは白内障が出現することを伝えておく．

文献
1) 竹本　稔ほか：ウェルナー症候群の診断．ウェルナー症候群の診断・診療ガイドライン 2012 年版，26，2012

　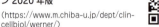　
ウェルナー症候群の診療ガイドライン 2020 年版
(https://www.m.chiba-u.jp/dept/clin-cellbiol/werner/)

〔長谷川英一〕

③Rothmund-Thomson 症候群

I 疾患の特徴

Rothmund-Thomson 症候群（Rothmund-Thomson syndrome）は，1868 年に眼科医 Rothmund が多形皮膚萎縮，小柄な体型，両眼性の若年白内障を呈する患者を報告したのが最初である．その後，皮膚科医 Thomson がこれらに加え骨格異常を呈する患者を報告し，のちに 1 つの症候群となった．多形皮膚萎縮，日光過敏性紅斑，骨格異常（前頭部の突出，鞍鼻，橈骨欠損，母趾欠損），若年白内障（生後 2〜3 カ月で出現）を特徴とする常染色体潜性の遺伝病である．DNA の複製・修復に関与するヘリカーゼ蛋白 RecQL4 の異常により発症する．わが国では 8 例が報告されている．最も特徴的な症状は，生後 3〜6 カ月頃から生じる皮疹であり，紫外線が当たりやすい顔面，特に頬部に紅斑，浮腫，水疱のような皮疹が生じ（急性期），1〜2 歳のうちに四肢に広がり，最後は殿部に達するが，通常体幹には生じない．次第に毛細血管拡張，色素沈着，萎縮性変化をきたす（慢性期）[1]．毛髪は疎で，眉毛が認められないこともある．爪の形成不全，歯の異常，生下時からの低身長，性腺機能低下も伴う．知的発達は正常なことが多い．さらに，骨肉腫，皮膚扁平上皮癌を合併することが多い．皮膚症状を認めない場合を RAPADILINO 症候群，頭蓋骨縫合早期癒合，狭頭，短頭などをきたす場合を Baller-Gerold 症候群としている．

II 鑑別の要点

Bloom 症候群，Werner 症候群，毛細血管拡張性運動失調症，色素性乾皮症，先天性角化不全症などが挙げられる．眼所見のみで鑑別を行うことは困難であるため，小児科，整形外科，皮膚科との診療連携が必須である．

III 治療

多形皮膚萎縮部位のレーザー治療により，毛細血管の拡張は改善する．白内障に対しては水晶体再建術が行われる．う歯が起こりやすいため，口腔内病変を定期的にチェックする．骨格の異常に対しては，対症療法が主体となる．また，骨肉腫の発症を含めた注意深い観察が必要である．定期的な検診により癌腫の発生を早期に発見し，外科的切除，抗がん薬による治療を行う．

IV 患者への対応

多形皮膚萎縮が悪化するため，日光曝露を避ける．骨欠損などの骨格異常に対しては，リハビリテーション等が必要となる．そのほかに，骨肉腫や癌腫の早期発見や治療を行う必要があり，生命予後はこれらに依存する．また，若年白内障による視力障害を生じるため，早期から眼科受診，視力検査が必要である．

文献
1) Wang LL, et al：Clinical manifestations in a cohort of 41 Rothmund-Thomson syndrome patients. Am J Med Genet 102：11-17, 2001

④川崎病

I 疾患の特徴

川崎病（Kawasaki disease）は，主に乳幼児が罹患する急性発熱疾患であり（図2)[1]，小児急性熱性皮膚粘膜リンパ節症候群（mucocutaneous lymph node syndrome：MCLS）とも呼ばれる．全身の中型血管の炎症を主体とし，一部に冠動脈の拡張や瘤を合併することが特徴である．わが国では2022年は10,333人（男性6,005人，女性4,328人）が発症し，罹患率（0〜4歳人口10万対）は，239.9（男性272.6，女性205.7）であった．全身症状を表2[2]に示す．眼合併症として，急性期に両眼性結膜充血（図3)[1]，虹彩毛様体炎，点状表層角膜炎，視神経乳頭腫脹，網膜血管の拡張・蛇行，網膜出血などがみられる．

II 鑑別の要点

薬剤過敏症，若年性特発性関節炎，ブドウ球菌性熱傷様皮膚症候群（staphylococcal scalded skin syndrome：SSSS），Stevens-Johnson症候群，猩紅熱，毒素性ショック症候群，ウイルス感染症（麻疹，アデノウイルスなど）が挙げられるが，眼所見のみで鑑別を行うことは困難であるため，小児科との診療連携が必須である．

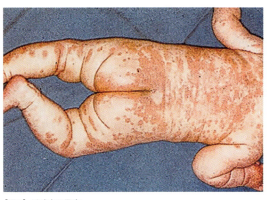

[図2] 川崎病の発疹
（文献1) より）

[表2] 川崎病診断の手引き（改訂第6版）

本症は，主として4歳以下の乳幼児に好発する原因不明の疾患で，その症候は以下の主要症状と参考条項とに分けられる．	【参考条項】以下の症候および所見は，本症の臨床上，留意すべきものである．
【主要症状】 1. 発熱　2. 両側眼球結膜の充血　3. 口唇，口腔所見：口唇の紅潮，いちご舌，口腔咽頭粘膜のびまん性発赤　4. 発疹（BCG接種痕の発赤を含む）　5. 四肢末端の変化：（急性期）手足の硬性浮腫，手掌足底または指趾先端の紅斑，（回復期）指先からの膜様落屑　6. 急性期における非化膿性頸部リンパ節腫脹 　a. 6つの主要症状のうち，経過中に5症状以上を呈する場合は，川崎病と診断する． 　b. 4主要症状しか認められなくても，他の疾患が否定され，経過中に断層心エコー法で冠動脈病変（内径のZスコア+2.5以上，または実測値で5歳未満3.0mm以上，5歳以上4.0mm以上）を呈する場合は，川崎病と診断する． 　c. 3主要症状しか認められなくても，他の疾患が否定され，冠動脈病変を呈する場合は，不全型川崎病と診断する． 　d. 主要症状が3または4症状で冠動脈病変を呈さないが，他の疾患が否定され，参考条項から川崎病がもっとも考えられる場合は，不全型川崎病と診断する． 　e. 2主要症状以下の場合には，特に十分な鑑別診断を行ったうえで，不全型川崎病の可能性を検討する．	1. 主要症状が4つ以下でも，以下の所見があるときは川崎病が疑われる． 　1）病初期のトランスアミナーゼ値の上昇　2）乳児の尿中白血球増加　3）回復期の血小板数増多　4）BNPまたはNT pro BNPの上昇　5）心臓超音波検査での僧帽弁閉鎖不全・心膜液貯留　6）胆嚢腫大　7）低アルブミン血症・低ナトリウム血症 2. 以下の所見がある時は危急度が高い． 　1）心筋炎　2）血圧低下（ショック）　3）麻痺性イレウス　4）意識障害 3. 下記の要因は免疫グロブリン抵抗性に強く関連するとされ，不応例予測スコアを参考にすることが望ましい． 　1）核の左方移動を伴う白血球数増多　2）血小板数低値　3）低アルブミン血症　4）低ナトリウム血症　5）高ビリルビン血症（黄疸）　6）CRP高値　7）乳児 4. その他，特異的ではないが川崎病で見られることがある所見（川崎病を否定しない所見） 　1）不機嫌　2）心血管：心音の異常，心電図変化，腋窩などの末梢動脈瘤　3）消化器：腹痛，嘔吐，下痢　4）血液：赤沈値の促進，軽度の貧血　5）皮膚：小膿疱，爪の横溝　6）呼吸器：咳嗽，鼻汁，咽後水腫，肺野の異常陰影　7）関節：疼痛，腫脹　8）神経：髄液の単核球増多，けいれん，顔面神経麻痺，四肢麻痺

BNP：B型（脳性）ナトリウム利尿ペプチド，NT pro BNP：N末端プロB型（脳性）ナトリウム利尿ペプチド，CRP：C反応性蛋白．（文献2）より）

III 治療

免疫グロブリン大量療法が標準治療であるが，不応例においては腫瘍壊死因子（tumor necrosis factor：TNF）阻害薬のような生物学的製剤が用いられる．

IV 患者への対応

眼合併症はほとんどが予後良好であるが，重篤な視力低下をきたすものもあるため，経過中に眼科検査を行うことは重要である．

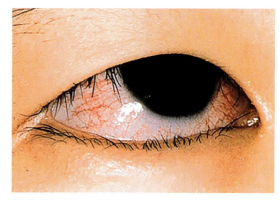

[図3] 川崎病でみられる眼球結膜充血
（文献1）より）

文献
1) 日本川崎病学会：症例写真．http://www.jskd.jp/川崎病関連情報/症例写真/（2023年7月閲覧）
2) 日本川崎病学会ほか：川崎病診断の手引き．改訂第6版，日本川崎病学会，2019

（金子　優）

10）感染症

①先天梅毒

I　疾患の特徴

　先天梅毒（congenital syphilis）は，先天性感染症であるTORCH症候群（トキソプラズマ症（toxoplasmosis），others（梅毒など），風疹（rubella），サイトメガロウイルス（cytomegalovirus）感染症，単純ヘルペスウイルス（herpes simplex virus）感染症）の一疾患である．梅毒は，「感染症の予防及び感染症の患者に対する医療に関する法律」（感染症法）の5類感染症で，全数把握の対象疾患であり，診断した場合は7日以内に届け出を行う必要がある．感染者数が公開されており，そのうち先天梅毒は毎年10例に届かない程度の患者数であったが，最近の成人の梅毒感染の急激な増加に伴い，先天梅毒も1年に10～30例以上と増加傾向にある．

　母体が梅毒に感染することによって，梅毒トレポネーマ（*Treponema pallidum*）が胎盤を経由して胎児へ移行し，感染が生じる．先天梅毒の60％は出生時に無症状であるが，多くが3カ月以内に症状が出現するといわれている[1]．症状は多様であり，他の先天性感染症と同様に，軽症例から致死的な経過をたどる重症例まで存在する．全身症状は，早期先天梅毒（発症から1年以内）では鼻炎や皮膚病変，骨軟骨炎，肝脾腫，黄疸，血小板減少，髄膜炎などがあり，晩期先天梅毒ではHutchinsonの3徴候（実質性角膜炎，内耳性難聴，Hutchinson歯（切歯の先端に特異な半月状欠損が生じる））がある[2]．妊娠初期のスクリーニング検査で母体の感染が判明するケースだけではなく，妊娠中に感染して先天梅毒が生じることもあるため，注意が必要である．母体の感染が判明している場合は，新生児は一度眼科を受診することが望ましい．眼病変がないケースも多いが，早期先天梅毒で網脈絡膜炎を生じるとする論文もあり[3]，注意が必要である．眼病変として多いのは，経過中に角膜実質炎が生じるケースである

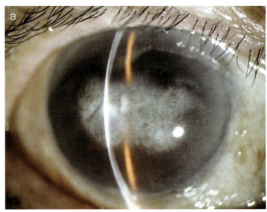

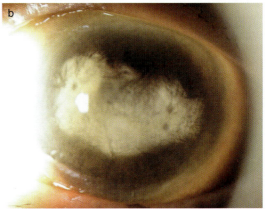

[図1] 両眼性の梅毒性角膜実質炎
幼少時から難聴で，両眼とも視力不良であった．a：右眼，b：左眼．

が，視力の発達に影響するため定期的な眼科受診が必要になる（図1）．

II　鑑別の要点

　母体の妊娠中の梅毒感染が明らかである場合は，鑑別は困難ではない．しかし，母体の感染が判然とせず，初めて角膜実質炎を指摘された場合は，実質混濁を生じる角膜疾患を鑑別する必要がある．その場合には，梅毒の血清学的検査が鑑別の一助となる．

III　治療

　妊娠中に梅毒感染が判明した場合は，未治療であれば先天梅毒を発症することから，母体の治療が必要になる．今までわが国ではアモキシシリンを4週間内服することが標準的な治療であったが，それでも先天梅毒を生じることがあった．し

かし，海外での標準治療であるベンジルペニシリンベンザチン水和物製剤の筋肉内注射がわが国でも近年承認され，今後標準治療になる可能性が高い．出生後に，全身症状や血清学的検査から新生児が先天梅毒と診断された場合は，ベンジルペニシリンカリウムを10日間点滴静注することが一般的である．その後，小児科，眼科とも経過観察を行う必要がある．角膜実質炎は免疫反応が関与しているといわれており，ステロイド薬の点眼で改善しない場合に，免疫抑制薬の内服で治癒したとの報告がある[4]．

Ⅳ 患者への対応

出生後，まずは小児科などにおいて全身的な治療が行われるが，その際に眼病変の併発がないか，眼科スクリーニング検査を行う必要がある．しかし，そのときは眼病変がみられなかったとしても，のちに角膜実質炎などの眼病変が生じることがあるため，小児科での定期検査とともに，定期的な眼科受診を行うことが望ましい．

文献
1) 森實真由美：梅毒．周産期医学 51 増刊：150-154，2021
2) 金井瑞恵ほか：小児感染症 Q&A 近年増加している梅毒について教えてください．Up-to-date 子ども感染症 6：14-15，2018
3) 八代成子：眼梅毒アップデート．日性感染症会誌 32：7-12，2022
4) Orsoni JG, et al：Syphilitic interstitial keratitis：treatment with immunosuppressive drug combination therapy. Cornea 23：530-532, 2004

② 先天風疹症候群

Ⅰ 疾患の特徴

先天風疹症候群（congenital rubella syndrome：CRS）の原因となる風疹は，風疹ウイルスが主として飛沫感染することによって生じる感染症であり，別名「三日ばしか」と呼ばれている．発熱と皮疹が特徴であるが，ウイルスに直接効果を発揮する薬剤は存在せず，罹患した場合は対症療法を行う．予後が悪い疾患ではないが，妊娠初期に風疹ウイルスへの初感染を生じると，胎盤経由で胎児にウイルスが移行して CRS が生じるため，非常に重要な疾患である．風疹も CRS も，「感染症の予防及び感染症の患者に対する医療に関する法律」（感染症法）の 5 類感染症で，全数把握の対象疾患であり，診断した場合には風疹は直ちに届け出が必要であるが，CRS は 7 日以内に届け出を行う必要がある．感染者数が公開されており，わが国では CRS は毎年 0〜数例であるが，風疹が流行すると CRS の患者も増加し，大流行した 2013 年は 32 例の届け出があった．

CRS の 3 主徴は，感音性難聴，動脈管開存などの先天性心疾患，白内障であるが，眼病変は白内障以外に色素性網膜症や緑内障，小眼球，角膜混濁など多様である（**図 2**）．感染した時期の違いによって，発生する病変が異なることが指摘されており，妊娠 2 カ月頃までに感染すると複数の器官に症状が現れ，妊娠 20 週に近い時期に感染すると感音性難聴と網膜症のみのことが多く，妊娠 21 週を過ぎると CRS の発症頻度は低い[1]とされており，必ず白内障を併発するわけではない．2012 年から 2014 年にかけてわが国で発生した CRS 45 例の調査では，白内障は 16%，色素性網膜症 11%，小眼球 4% であった[2]．

CRS の予防のために，未罹患者かつワクチンの未接種者であればもちろんのこと，妊娠を希望する女性のうち抗体価の低い女性にはワクチン接種が推奨され，自治体によっては費用助成の対象

となっている．しかし，たとえ女性がワクチンを接種したとしても，風疹に罹患する可能性をゼロにすることはできないため，家族を含めた周囲の者が風疹に罹患しないように努めることが大切になる．そのため，風疹ワクチン未接種の世代の男性にも接種が推奨されているが，実施率は上昇していないことが実状である．

II 鑑別の要点

母体の妊娠中の風疹感染が明らかである場合は，鑑別は困難ではない．母体の風疹既往が判然としない場合は，例えば白内障であれば，白内障を生じる他の先天性疾患との鑑別が必要になる．

III 治療

風疹ウイルスに直接作用する薬剤はない．白内障に対しては，弱視になることを防ぐために白内障手術を行う．緑内障に対してはまず点眼治療を行い，場合によっては手術加療が必要になる．

IV 患者への対応

多様な病変を併発する可能性があり，CRSを発症した場合は定期的な眼科受診が必要になる．水晶体からはウイルスが分離されており，ウイルスが患者から長期間排泄されることが指摘されているため，白内障手術の術中・術後の経過観察の時期も含め，感染には注意が必要である．眼病変の種類によっては，視力予後は必ずしも良いとはいえず，そのため長期的にはロービジョンを含めた対応が必要になることもある．

文献
1) 多屋馨子：風疹，先天性風疹症候群．小児内科 52 増刊：968-974, 2020
2) Kanai M, et al：Epidemiology of congenital rubella syndrome related to the 2012-2013 rubella epidemic in Japan. J Pediatric Infect Dis Soc 11：400-403, 2022

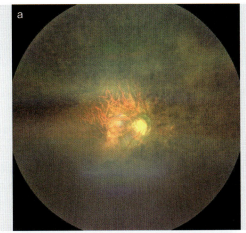
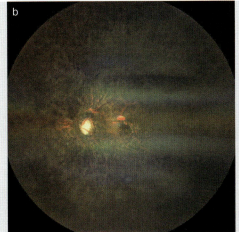
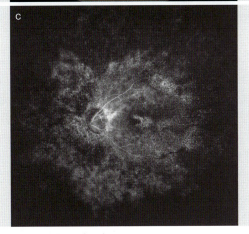

[図2] 先天風疹症候群（CRS）
42歳．両眼に広範囲の網膜萎縮病変を認める．幼少時にCRSに伴う色素性網膜症と診断された．緑内障を併発したこともあり，矯正視力は右眼 30 cm 手動弁，左眼 0.4 と不良であった．眼病変以外にCRSの病変はみられない．a：右眼，b：左眼，c：左眼フルオレセイン蛍光造影（早期）．顆粒状の過蛍光を認める．

③先天性トキソプラズマ症

I 疾患の特徴

トキソプラズマ症の原因となる *Toxoplasma gondii* は，ネコ科の動物を終宿主とし，ヒト，ブタ，ヤギ，ネズミ，ニワトリなど，ほとんどの哺乳類や鳥類を中間宿主とする細胞内寄生原虫であり，世界人口の1/3以上が感染していると推定されている[1]．かつては日本のぶどう膜炎の原因疾患として，3大ぶどう膜炎に匹敵する患者数であったが，近年は衛生状態の改善，食生活の変化もあり，わが国ではトキソプラズマ症を眼科医が診察する機会はきわめて少なくなってきている．

ネコの糞便中に含まれるオーシストを摂取するか，中間宿主の筋肉などに含まれるシストを摂取した場合に感染する．妊娠中にトキソプラズマの初感染が生じると，それらの外側の膜が破れて母体は虫血症となり，トキソプラズマ原虫が胎盤を経由して胎児に移行し，先天性トキソプラズマ症（congenital toxoplasmosis）を発症する．そのため，妊娠中は加熱不十分な肉や生野菜，果物を摂食することについては十分な注意が必要とされている．妊娠初期に感染すると，胎児への感染率は低いが重度の症状を生じ，妊娠後期の感染では，胎児への感染率は高いが症状は軽度である．先天性トキソプラズマ症は，網脈絡膜炎，脳内石灰化，水頭症が3主徴といわれているが，それらがすべて発症することはまれであり，ほとんどは無症候性とされている．したがって，眼病変である網脈絡膜炎が新生児期に発見されたという報告は少なくなると考えられ，むしろある程度成長してから，視力低下を主訴に眼科を受診して診断されるケースが多い（図3）．

II 鑑別の要点

眼病変の診断時に母体のトキソプラズマ感染の既往が判明していれば，鑑別は困難ではない．しかし，母体の感染の既往が判然としない場合は，

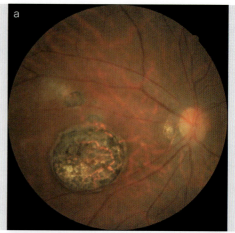
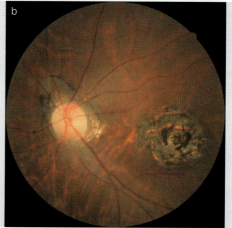
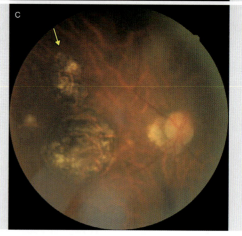

[図3] 先天性トキソプラズマ症
a, b：初診時．両眼とも中心窩を含む網脈絡膜萎縮を認める（a：右眼，b：左眼）．c：13年後の右眼．当科初診時に比べ，黄斑部の上耳側の病変（矢印）が拡大している．初診時の矯正視力は，両眼とも0.02であった．眼病変以外に，先天性トキソプラズマ症の病変はみられない．

黄斑部に変性が生じる疾患が鑑別の対象になる. 先天トキソプラズマ症を鑑別するためには，病変部の近傍の再発病巣の存在や，抗トキソプラズマ抗体の血清学的検査が診断の一助になる.

Ⅲ 治療

妊娠中のトキソプラズマ感染が判明した場合は，垂直感染の予防を目的としてスピラマイシンの内服を行う. 羊水 PCR 検査などで胎児感染が確認された場合は，pyrimethamine，スルファジアジンの内服を行うことになるが，わが国では承認されていない薬剤であり注意が必要である. 幼少時に診断されたぶどう膜炎の場合も，pyrimethamine，スルファジアジン，ロイコボリン，ステロイド薬で治療したとの報告がある[2,3]. 就学期以降になれば，保険適用外ではあるが，以前から頻用されているスピラマイシンや，クリンダマイシンの内服を処方することが多く，炎症が強い場合はステロイド薬の内服が必要になる.

Ⅳ 患者への対応

病変は両眼の中心窩を含んでいることがほとんどであり，視力予後は不良である. 視野も中心暗点があり，回復が見込めないことから，ロービジョンを含めた対応が必要になる. また，ぶどう膜炎が再発した場合は，黄斑部病巣に隣接して病変が生じることが多く，再発するごとに暗点が拡大する. そのため，幼少時のみならず成人になってからも定期的な検査や，再発した場合の治療など，眼科への継続的な受診が必要になることが多い.

文献
1) 鹿嶋晃平：先天性トキソプラズマ感染症. 周産期医 51：251-255，2021
2) Hijikata M, et al：Clinical characteristics of congenital toxoplasmosis with poor outcome in Japan：A nationwide survey and literature review. Congenit Anom（Kyoto）60：194-198，2020
3) 森内優子ほか：3 歳児健診で視力低下を認め，先天性トキソプラズマ症と診断した 1 例. 感染症誌 91：425-429，2017

（小林崇俊）

④レプトスピラ症

Ⅰ 疾患の特徴

レプトスピラ症（leptospirosis）は，Gram 陰性好気性スピロヘータである *Leptospira interrogans* などの病原性スピロヘータにより発症する人獣共通感染症である. 感染経路は主に汚染された土壌や水からの経口・経皮的感染であるが，ときに保菌動物（ネズミ，ウシ，イヌ，ブタ，ヒツジなど）の尿の飛沫によって粘膜感染もする. 感染すると 3〜14 日の潜伏期を経て突然の悪寒，高熱，筋肉痛，結膜浮腫・充血が生じ，4〜5 病日後に Weil 病と呼ばれる病態（黄疸や出血傾向が増強，腎障害）になることもある. 患者の 9 割は男性である.

眼合併症としては急性期の結膜浮腫・充血，黄疸を生じ，回復期にはぶどう膜炎，白内障を発症する. ぶどう膜炎は全身疾患の発症後 3〜6 カ月で発症し，片眼性，両眼性ともに生じうる. 非肉芽腫性であることが多いが，前部ぶどう膜炎から汎ぶどう膜炎まで多彩な臨床症状を示す. 診断は眼科診察のみでは困難であり，詳細な病歴聴取と他科との連携が重要になる.

Ⅱ 鑑別の要点

前房蓄膿を伴う前部ぶどう膜炎から網膜血管炎まで多彩な眼所見を呈するため，鑑別疾患としてはヒト白血球抗原（human leukocyte antigen：HLA）-B27 関連ぶどう膜炎，Behçet 病，サルコイドーシス，トキソプラズマ症，内因性眼内炎，急性網膜壊死などが挙げられる. レプトスピラ症の既往や，頭痛，高熱，筋肉痛，黄疸などの急性期の全身症状の有無について聴取することが重要である. 診断には，血液・髄液・尿からの病原体の検出，または PCR 法による病原体遺伝子の検出，血清を用いた顕微鏡下凝集試験法による抗体の検出が有用である. 房水や硝子体中の抗体測定も診断に有用である.

Ⅲ 治療

レプトスピラ症の治療は抗菌薬の全身投与になる．ペニシリン，アモキシシリン，ドキシサイクリン，セフトリアキソン等で効果がみられる．重症例はベンジルペニシリンの点滴治療になる．ぶどう膜炎がある場合は，症状にあわせてステロイド薬の局所または全身治療と，散瞳薬による瞳孔管理を行う．

Ⅳ 患者への対応

日本では頻度が低い疾患であるが，洪水などで汚染水への曝露が生じる環境では集団発生することも報告されている．非典型的なぶどう膜炎で，頭痛・高熱・関節痛・肝腎障害などがみられるか，または既往がある場合は，ウイルス感染症などとともに本疾患を疑う必要がある．レプトスピラ症に伴うぶどう膜炎は一般的には軽症であり，視力予後は良いことが多いが，重症例で再発を繰り返す場合があることを説明する．

⑤クリプトコッカス髄膜炎

Ⅰ 疾患の特徴

クリプトコッカス症（cryptococcosis）は，酵母型真菌であるクリプトコッカス菌（*Cryptococcus neoformans*）が引き起こす真菌感染症である．ハトなどの鳥の糞を介して経気道的に感染し，肺に一次病変を形成する．クリプトコッカスは中枢神経系への親和性が高く，細胞性免疫が低下している後天性免疫不全症候群（acquired immunedeficiency syndrome：AIDS），悪性腫瘍，膠原病，糖尿病患者などでは肺から全身に播種され，髄膜炎を合併することがある．髄膜炎を発症すると，25〜40％で眼症状（頭蓋内圧亢進に伴ううっ血乳頭，Mariotte盲点の拡大，視神経萎縮，視力低下，外眼筋麻痺，内因性眼内炎など）を合併するといわれている（**図4**）．

Ⅱ 鑑別の要点

クリプトコッカス髄膜炎（cryptococcal meningitis）の発症後，2〜4週で眼症状（眼球運動障害，視力低下，視野異常など）が生じるので，全身症状の把握が重要である．髄膜炎がある場合は髄液穿刺が有効であり，墨汁法でクリプトコッカスに特徴的な莢膜がみられる．髄膜炎症状がなく眼内炎が先行して起こる例の報告があり，他の内因性眼内炎をきたす真菌感染，細菌感染，悪性リンパ腫なども鑑別に挙げ，AIDSを含めた全身免疫状態の確認・精査を行うとともに，硝子体サンプルを採取して培養検査，細胞診を行う．ちなみにクリプトコッカスのβ-D-グルカンは，構造的な違いがあることから通常の検査では陽性にならない．

Ⅲ 治療

治療の詳細は，「深在性真菌症の診断・治療ガイドライン」[1]に従う．概略すると，初期治療としてアムホテリシンB点滴（0.5〜1mg/kg/日，1日1回）とフルシトシン内服（25mg/kg/回，1日

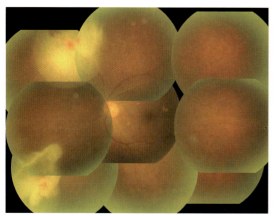

[図4] クリプトコッカス症
59歳, 男性, 生体肝移植後半年で飛蚊症を自覚した. 髄膜炎症状はないものの, 皮膚腫瘤および血液からクリプトコッカスが検出された. 左眼眼底検査を行うと, 黄白色の網脈絡膜がみられた. その後抗真菌薬治療を行うも眼球ろうに至った.

4回）を行い, その後維持療法としてフルコナゾール（200〜400 mg/日）の内服または点滴治療を行う.

IV 患者への対応

クリプトコッカス髄膜炎患者には, たとえ眼症状がない場合でも今後複視や視力低下が起こる可能性があることを説明し, その場合は速やかに眼科受診するように勧める. クリプトコッカスと診断がついていない状態で, 視力低下, 視神経の腫脹, 眼球運動障害, 眼内炎が先行する場合もあるため, 特に免疫不全状態の患者には確定診断がつかない状態でのステロイド単剤の治療は避けるべきである.

文献
1）深在性真菌症のガイドライン作成委員会編：深在性真菌症の診断・治療ガイドライン2014 小児領域改訂版, 協和企画, 2016

⑥浸潤性副鼻腔真菌症

I 疾患の特徴

浸潤性副鼻腔真菌症（invasive fungal rhinosinusitis）は, 副鼻腔真菌症のうち, 骨破壊を伴い頭蓋内や眼窩内に進展するものであり, 眼窩内に進展した場合は眼窩先端症候群（視力低下, 眼球運動障害, 眼神経領域の知覚障害を伴う症候群）, 眼球突出, 眼瞼下垂などを引き起こす. また, 頭蓋内に進展した場合は髄膜刺激症状, 海綿静脈洞症候群, 脳梗塞, 意識障害など, 病変の広がりによって多彩な症状を呈する. アスペルギルス（*Aspergillus*）が原因のことが多く, 死亡率は30〜50％と予後はきわめて不良である. 診断から抗真菌薬治療開始までに6日以上の遅延があると, 早期治療と比較して死亡率が2倍になるとの報告もあり, 早期診断, 加療が必要な疾患である.

II 鑑別の要点

鑑別疾患として, 鼻性視神経症をきたす副鼻腔粘液嚢胞, 副鼻腔膿性嚢胞, 副鼻腔腫瘍や, 視神経炎などの片眼性の視力低下, 眼痛, 眼球運動障害, 眼瞼下垂などをきたす疾患が挙げられる. 浸潤性副鼻腔真菌症は, 糖尿病や長期ステロイド薬内服患者など, 免疫が低下した患者に日和見感染症として発症することが多いため, 病歴・内服薬の把握が重要である. 浸潤性副鼻腔真菌症を疑った場合は, β-D-グルカンおよび抗アスペルギルス抗体（ガラクトマンナン抗体）を調べ, 直ちに画像診断を行う. CTで副鼻腔の石灰化や骨破壊像, MRIで真菌の集簇を疑う病変がT1強調画像で低信号, T2強調画像で著明な低信号（炎症や腫瘍性病変ではT2強調画像は通常高信号）を呈する場合は本症を疑う（図5）. 確定診断は, 罹患部位を生検し病理組織学的に粘膜に浸潤する真菌の存在を確認することで行われる. 培養検査は薬剤感受性試験が行えれば有用ではあるが, 培養陽性率は10〜30％と高くない.

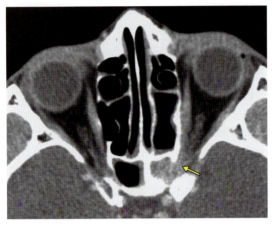

[図5] 浸潤性副鼻腔真菌症
68歳，女性．1週間前から急激な左眼視力低下を自覚した．矯正視力は右眼1.5，左眼0.2，中心フリッカ値は右眼39Hz，右眼13Hzであった．造影CTでは，蝶形骨洞内は粘膜肥厚があり，左側に軟部陰影が充満しており，左眼窩先端部は炎症の波及を疑う脂肪組織の不明瞭化（矢印）がみられる．耳鼻科で生検を行った結果，病変からアスペルギルスが検出された．

III 治療

治療は手術による病巣の除去と抗真菌薬の全身投与になる．抗真菌薬の選択は菌種および薬剤感受性により異なるが，浸潤性副鼻腔真菌症の起因菌として最も多いアスペルギルスの場合はボリコナゾールが有効である．投与期間は数カ月が必要になることも多く，臨床症状，画像所見，血液検査所見（C反応性蛋白（C-reactive protein：CRP），β-D-グルカン）を指標として，症状の消失と血液検査の陰性化がみられるまで行う．

IV 患者への対応

診断から治療までの期間が生命予後に関わるため，現病歴，既往歴，投与薬剤などから浸潤性副鼻腔真菌症を疑った場合は速やかに画像検査，血液検査，生検までを行う必要がある．急激な視力低下をきたし，視神経炎などを疑っても，真菌感染症が完全に否定できるまではステロイド薬の全身投与は行ってはならない．

（原田陽介）

11）免疫不全

①免疫抑制薬・抗悪性腫瘍薬による免疫不全

I 疾患の特徴

病原体に対する生体防御は，生来備わっている好中球，マクロファージ，樹状細胞などの食細胞を中心とした自然免疫（非特異的防御機構）と，細胞性免疫（T細胞）や液性免疫（B細胞）などのリンパ球の免疫応答による獲得免疫（特異的防御機構）により機能する．免疫不全（immunodeficiency）とは，これらの機能不全により生じる状態を指す．

免疫不全は原発性と続発性（後天性）に分類され，原発性免疫不全は障害される免疫担当細胞の種類や部位により200近くの疾患に分類され，まれではあるが眼科領域でも眼皮膚白皮症を生じることがある．後天性免疫不全は，ヒト免疫不全ウイルス感染により生じる後天性免疫不全症候群（acquired immunodeficiency syndrome：AIDS）（17-11）-「② AIDS」参照）に伴う眼合併症が代表的であるが，そのほかに AIDS の合併症に類似した眼症状を呈する特発性 CD4 陽性 T リンパ球減少症や，免疫不全関連リンパ増殖性疾患など，眼部に生じる腫瘍性疾患もみられる．後天性免疫不全は糖尿病，低栄養，加齢，放射線療法，悪性腫瘍なども発症の契機となるが，免疫抑制薬や抗悪性腫瘍薬により生じる薬剤性免疫不全は，薬剤の多様化に伴い今後特に注意が必要となる．

II 鑑別の要点

薬剤性免疫不全を生じる代表的な薬剤を表1に示す．眼科領域ではステロイド薬のほか，非感染性ぶどう膜炎に対するシクロスポリン，インフリキシマブ，アダリムマブや，視神経脊髄炎スペクトラム障害に対するリツキシマブ，エクリズマブ，ラブリズマブ，サトラリズマブ，イネビリズマブも，投与の際に免疫不全を念頭に置く必要がある．

① 免疫抑制薬・抗悪性腫瘍薬による免疫不全

[表1] 免疫不全を生じる主な薬剤

	一般名	商品名	薬効
免疫抑制薬	シクロスポリン	ネオーラル®	カルシニューリン阻害薬
	アザチオプリン	アザニン®	プリン合成阻害薬
	シクロホスファミド	エンドキサン®	アルキル化薬・HSCT前治療薬
	ミコフェノール酸モフェチル	セルセプト®	プリン合成阻害薬
	タクロリムス	プログラフ®	カルシニューリン阻害薬
	ミゾリビン	ブレディニン®	プリン合成阻害薬
	メトトレキサート	リウマトレックス®	葉酸拮抗薬
	レフルノミド	アラバ®	ピリミジン合成阻害薬・従来型疾患修飾性抗リウマチ薬
免疫抑制薬・生物学的製剤	インフリキシマブ	レミケード®	抗ヒトTNF-αモノクローナル抗体
	アダリムマブ	ヒュミラ®	ヒト型抗ヒトTNF-αモノクローナル抗体
	エタネルセプト	エンブレル®	完全ヒト型可溶性TNF-α/LT-α受容体製剤
	ゴリムマブ	シンポニー®	ヒト型抗ヒトTNF-αモノクローナル抗体
	セルトリズマブ ペゴル	シムジア®	ペグヒト化抗ヒトTNF-αモノクローナル抗体Fab′断片製剤
	トシリズマブ	アクテムラ®	ヒト化抗ヒトIL-6受容体モノクローナル抗体
	トファシチニブ	ゼルヤンツ®	JAK阻害薬*
	バシリキシマブ	シムレクト®	抗CD25モノクローナル抗体
	アバタセプト	オレンシア®	T細胞選択的共刺激調節薬
	カナキヌマブ	イラリス®	ヒト型抗ヒトIL-1βモノクローナル抗体
	エクリズマブ	ソリリス®	抗補体(C5)モノクローナル抗体
	ラブリズマブ	ユルトミリス®	抗補体(C5)モノクローナル抗体
	サトラリズマブ	エンスプリング®	結合型抗ヒト化抗IL-6受容体モノクローナル抗体
	イネビリズマブ	ユプリズナ®	抗CD19モノクローナル抗体
生物学的製剤・抗悪性腫瘍薬	リツキシマブ	リツキサン®	抗CD20モノクローナル抗体
抗悪性腫瘍薬	ブスルファン	ブスルフェクス®	HSCT前治療薬
	メルファラン	アルケラン®	HSCT前治療薬
	シクロホスファミド	エンドキサン®	アルキル化剤・HSCT前治療薬
	フルダラビン	フルダラ®	代謝拮抗薬・HSCT前治療薬
	アレムツズマブ	マブキャンパス®	ヒト化抗CD52モノクローナル抗体・HSCT前治療薬
	テムシロリムス	トーリセル®	mTOR阻害薬
	エベロリムス	サーティカン®	mTOR阻害薬

赤字は眼科疾患に対する保険適用あり.
*JAK阻害薬は，ほかにバリシチニブ（オルミエント®），ペフィシチニブ（スマイラフ®），ウパダシチニブ（リンヴォック®），フィルゴチニブ（ジセレカ®），アブロシチニブ（サイバインコ®）がある.
HSCT：造血幹細胞移植，TNF：腫瘍壊死因子，LT：リンホトキシン，IL：インターロイキン，JAK：ヤヌスキナーゼ.

Ⅲ 薬剤性免疫不全の治療

免疫不全を生じた場合は投薬中止または変更が必要となるが，原疾患により困難なケースも多く，細菌・真菌・ウイルス（特にB型肝炎ウイルス）感染に対する予防が必須となる．好中球減少症に対しては，顆粒球コロニー刺激因子（granulocyte colony-stimulating factor：G-CSF）製剤（フィルグラスチム）を用いることもある.

Ⅳ 患者への対応

薬剤投与にあたり，副作用として免疫不全を生じる可能性やその対策について，あらかじめ十分な説明を行うことが重要である.

②AIDS

I 疾患の特徴

ヒト免疫不全ウイルス (human immunodeficiency virus：HIV) は，CD4陽性T細胞に感染し，細胞性免疫が低下することによりさまざまな病気を引き起こす．後天性免疫不全症候群 (acquired immunodeficiency syndrome：AIDS) は，HIV感染により生じる免疫不全疾患を指し，わが国では23の疾患が指標疾患とされ，眼科ではサイトメガロウイルス (cytomegalovirus：CMV) 網膜炎が指標疾患に含まれる．急性網膜壊死の起因ウイルスとして水痘帯状疱疹ウイルスが周知されているが，起因ウイルスを同じくして宿主が重篤な免疫不全に陥ると，炎症を生じることのできない網膜外層が急速に壊死に至る進行性網膜外層壊死 (progressive outer retinal necrosis：PORN) を発症する．きわめてまれな疾患であるが，AIDSに関連するぶどう膜炎として特徴的な疾患の一つである (図1)．AIDS患者では，治療導入後の免疫能改善とともに，既存の日和見感染症の悪化や新たな病変の出現などがみられ，免疫再構築症候群と呼ばれている．眼科領域でも鎮静化したCMV網膜炎既存眼に硝子体炎が生じることが判明し，免疫回復ぶどう膜炎 (immune recovery uveitis：IRU) と呼ばれるようになった．現在では，AIDS以外の免疫不全患者においても，IRUと同様の機序により生じるぶどう膜炎が報告されている．

II 鑑別の要点

AIDSに関連する眼疾患は，各種感染性疾患のほかに非感染性疾患も多く存在する (表2)．眼病変がみられた際には，これらを念頭に置き精査を進めるとよい．

III 治療

眼合併症は各疾患に対する治療に加え，抗HIV

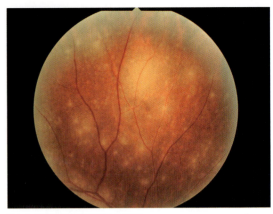

[図1] 進行性網膜外層壊死 (PORN)
網膜血管炎や出血を伴わずに網膜壊死が急激に進行している．

[表2] AIDSに関連する眼疾患

感染性疾患	非感染性疾患
1. ウイルス 　サイトメガロウイルス網膜炎 　進行性網膜外層壊死 (PORN) / 　急性網膜壊死 (ARN) 　眼部帯状ヘルペス 　単純ヘルペスウイルス角膜炎 　伝染性軟属腫 　Kaposi肉腫 2. 細菌 　結核性ぶどう膜炎 　梅毒性ぶどう膜炎 3. 真菌 　クリプトコッカス網脈絡膜炎 　ニューモシスチス脈絡膜症 　カンジダ眼内炎 4. 原虫 　トキソプラズマ網脈絡膜炎	1. 微小循環障害 　HIV網膜症 2. 免疫再構築症候群 　免疫回復ぶどう膜炎 3. 悪性腫瘍 　悪性リンパ腫 　脈絡膜転移性腫瘍 4. 薬剤性 　cidofovir 　リファブチン 5. 視神経疾患 　HIV関連視神経炎 　進行性多巣性白質脳症

療法 (インテグラーゼ阻害薬，プロテアーゼ阻害薬，核酸系逆転写酵素阻害薬) を用いた多剤併用療法が必須である．

IV 患者への対応

HIV検査の際は本人 (小児患者は保護者) の同意が必要で，検査結果の告知にあたってはプライバシーに配慮し，感染症専門医との連携のもとで慎重に行うべきである．

(八代成子)

12) ビタミン欠乏症
①ビタミン欠乏症

I 疾患の特徴

ビタミンは自己体内で合成できず，日々の食事から適切に供給される必要があり，摂取に過不足が生じるとビタミン過剰症やビタミン欠乏症（vitamin deficiency）を生じる．先進国では，食事からの栄養摂取不足によるビタミン欠乏症はまれである．しかし，胃，腸切除後の吸収障害やアルコール多飲に伴う栄養障害，小児における虐待などが臨床上問題となる．**表1**[1]にビタミン欠乏症状を示し，代表的な眼症状を説明する．

1 ビタミンA欠乏症

胃，腸切除後の吸収障害，肝機能低下に伴う血中結合蛋白合成障害が原因となる．夜盲を生じ，皮膚の乾燥や毛包性角化症を認める．また，涙腺障害によるドライアイや角膜潰瘍から実質壊死，融解（角膜軟化症）が起こり，角膜穿孔をきたす[2]．

2 ビタミンB₁欠乏症

アルコール中毒，偏食，胃切除後の吸収障害，人工透析が原因となる．パン，カップ麺，おにぎりなどの炭水化物主体の食事で欠乏症が生じやすくなる．脚気（全身浮腫，心不全，多発神経炎），末梢神経障害のほかに，眼振，眼筋麻痺を示すWernicke脳症を発症する．

3 ビタミンB₂欠乏症

肝疾患，下垂体疾患，糖尿病のほか，向精神薬，経口避妊薬投与などで認められる．口内炎，口角炎，脂漏性皮膚炎，眼角眼瞼炎を生じる．

4 ビタミンB₆欠乏症

ペニシラミンなどの抗結核薬やphenelzineなどの抗うつ薬の投与で生じる．脂漏性皮膚炎，眼角眼瞼炎を生じる．

5 ビタミンB₁₂欠乏症

高度の貧血，舌炎，味覚障害や，神経学的異常として亜急性連合性脊髄変性症，末梢神経障害を生じる．栄養障害性視神経症はビタミンB₁，B₂欠乏でも生じ，血液障害に先行して視神経症状を認める[1]．

II 鑑別の要点

ビタミンA欠乏症：後天性の夜盲を生じ，網膜色素変性症などとの鑑別が必要である．病初期は眼底所見の異常は認めず，進行すると網膜の広範囲に白点を認める．暗順応検査で第二次曲線の杆体閾値の上昇，網膜電図（electroretinogram：ERG）で杆体応答の著しい低下を認め，進行すると錐体応答も低下し視力低下をきたす[2]．自閉ス

[表1] ビタミン欠乏症

	ビタミン	ビタミン欠乏症
脂溶性ビタミン	ビタミンA	夜盲，角膜粘膜乾燥症，皮膚角化
	ビタミンD	くる病，骨軟化症
	ビタミンE	溶血性貧血，運動失調，神経障害
	ビタミンK	出血傾向
水溶性ビタミン	ビタミンB₁（チアミン）	脚気，Wernicke脳症，神経炎
	ビタミンB₂（リボフラビン）	口内炎，脂漏性皮膚炎，眼角眼瞼炎
	ナイアシン（ビタミンB₃）	ペラグラ
	ビタミンB₆（ピリドキシン）	眼周囲口角脂漏性皮膚炎
	ビタミンB₁₂（コバラミン）	悪性貧血，栄養障害性視神経症
	葉酸（ビタミンB₉）	巨赤芽球性貧血
	パントテン酸（ビタミンB₅）	皮膚感覚異常，肝機能障害
	ビオチン（ビタミンB₇）	皮膚炎，結膜炎，知覚異常
	ビタミンC（アスコルビン酸）	壊血病，創傷治癒遅延

赤字は眼科関連疾患．夜盲：視細胞内のビタミンA欠乏に伴う杆体機能低下．角膜粘膜乾燥症：涙腺障害による涙液分泌低下．Wernicke脳症：第三，四脳室周辺の機能障害（錯乱，運動失調，眼筋麻痺）．栄養障害性視神経症：亜急性，無痛性，両眼性の視力・視野障害．（文献1）より改変）

ペクトラム症児は，偏食からビタミンA欠乏症による角結膜障害を認めることがあり，ドライアイでは結膜の水濡れ性の低下，フルオレセイン染色での角膜上皮障害，耳側結膜の角化病変（Bitôt斑）が観察される[3]．

ビタミンB₁欠乏症：下肢遠位優位の多発末梢神経障害を認め，軸性視神経障害から視神経萎縮を認める．Wernicke脳症は急性出血性灰白質脳炎であり，眼球運動障害（眼振，眼筋麻痺），運動失調，意識障害が3大徴候である．その神経学的特徴はFisher症候群に類似し，鑑別を要する．血中ビタミンB₁の検査結果の確定までは1週間弱が必要であり，臨床的に欠乏が疑われれば治療を開始する必要がある．また，ビタミンB₁は糖代謝の補酵素であり，ステロイド薬投与で症状が悪化するので注意が必要である．

ビタミンB₁₂欠乏症：栄養障害性視神経症は両眼性，無痛性で亜急性に発症し，視力障害，中心暗点，色覚異常を呈する．相対的瞳孔求心路障害（relative afferent pupillary defect：RAPD）は認めないことが多く，Leber遺伝性視神経症に類似する．OCT所見は乳頭黄斑線維の障害，内層の菲薄化を認める[4]．

Ⅲ　治療

ビタミンA欠乏症：β-カロテン摂取などの食事指導．ビタミンA 10,000単位/日の経口投与を行う．夜盲，ドライアイなどの重症例には50,000単位/日の経口投与や筋注を行う．

ビタミンB₁欠乏症：チアミンの内服，注射を行う．軽症例は10 mg/日，中等症～重症例は50～100 mg/日とする．Wernicke脳症では100～300 mg/日のチアミンを静注する．

ビタミンB₂欠乏症：リボフラビン5～10 mg/日の内服を行う．

ビタミンB₆欠乏症：ピリドキシン50～100 mg/日の内服を行う．

ビタミンB₁₂欠乏症：シアノコバラミン1～2 mg/日の内服を行う．栄養障害性視神経症の場合は，ヒドロキソコバラミン1 mgの筋注を行う．

Ⅳ　患者への対応

消化吸収経路の障害を認める患者は，ビタミン不足に陥りやすい．偏った食生活や，生活習慣病改善のための食事制限からビタミン欠乏症を生じることもある．ビタミン欠乏症が疑われた場合には，臨床所見や血液検査結果だけでなく，患者背景をしっかりと問診することが重要となり，消化器内科，神経内科，精神科，整形外科などの他科との連携も重要である．

文献
1) 竹谷　豊ほか：ビタミンと生活習慣病．成人病と生活習慣病 41：1343-1350，2011
2) 林　孝彰：ビタミンA欠乏症．臨眼 61：65-69，2007
3) 髙橋華子ほか：ビタミンA欠乏が原因と考えられる重症角膜感染症を生じた小児自閉症スペクトラム障害の1例．眼科 63：267-273，2021
4) 栗本拓治：栄養障害性視神経症．眼科 63：1318-1323，2021

（松本　直）

13) 薬物・化学物質中毒
①副腎皮質ステロイド薬副作用

ステロイド薬（steroid）は，眼科領域でも使用する頻度は少なくない．点眼や眼内注射の局所投与，内服・点滴の全身投与などがあり，使用期間が長いほど副作用は強く出現する傾向にある（表1）．

[表1] ステロイド薬全身投与の副作用

投与初期から出現	食欲亢進，不眠症，うつ・躁病 など
投与後数カ月から出現	易感染性，満月様顔貌，大腿骨頭壊死，副腎機能不全 など
長期投与（6カ月以上）で出現	骨粗鬆症，皮膚線条，白内障，多毛，生理不順，脂肪肝 など
発症時期不明	耐糖能異常，高血圧，ざ瘡，消化性潰瘍，緑内障，精神症状 など

Ⅰ 疾患の特徴

1 ステロイド白内障

水晶体中央後部～後嚢下混濁を特徴とする．局所・全身投与いずれも長期間の治療によって発症，進行しやすくなる．発症機序は不明ではあるが，ステロイドの肝臓における糖新生，脂質合成の促進と過酸化反応の亢進により増加する過酸化脂質が，酸化性ストレスの一つとして血液，房水を経て水晶体の白濁とグルタチオンの低下を引き起こすことが一因との報告もある．ステロイド薬総投与量が多い症例で，ステロイド白内障の発症が有意に高率であるとされている．

2 ステロイド誘因性眼圧上昇，ステロイド緑内障

ステロイド薬により線維柱帯網における構造的変化が起こり，眼房水の正常な流出が阻害され，眼圧上昇をきたすといわれている．ステロイド薬の長期投与で発症しやすく，局所投与でも全身投与でも起こる．点眼性であれば，通常投与後10日以降で発症することが多い．長期間の眼圧上昇により緑内障性神経障害が引き起こされる．腎移植後のプレドニゾロン換算で10mg以上の1年以上の内服症例で，約60％が眼圧上昇をきたしたという報告もある．

3 中心性漿液性脈絡網膜症

ステロイド薬の長期内服で中心性漿液性脈絡網膜症（central serous chorioretinopathy：CSC）を引き起こすことがある．その特徴は，高齢者が多く，通常のCSCと違って男性優位の発症はみられず，両眼発症が多く，病状がより重症で再発も多いとされる．ステロイド薬治療歴のある患者では脈絡膜がより肥厚していたという報告もあり，ステロイド薬は脈絡膜に作用してCSCを誘発させると考えられている．CSC患者の約15％にステロイド薬との関連性が示唆されたという報告もある．

4 易感染性

長期間のステロイド薬点眼で感染性結膜炎が生じやすい．また，全身投与時における実際の感染症の頻度としては，プレドニゾロン20mg/日以上の投与例で約2～3倍の頻度である．感染症の臨床症状がステロイド薬により抑制されることもあるので，疑われた場合は早期に抗菌薬治療を開始する．重症感染を引き起こし，髄膜炎（無菌性含む）や肺炎などで死亡するケースもあるため，十分に注意する必要がある．

5 創傷治癒遅延

ステロイド薬は角膜上皮再生を遅らせる．コラーゲン合成，線維芽細胞の活動を抑制するため，角膜・強膜厚が薄くなることがある．

6 その他の眼局所の合併症

まれではあるが，虹彩炎，散瞳，眼瞼下垂，角膜へのカルシウム沈着などの報告がある．

7 その他の全身の合併症

全身性合併症は通常はステロイド薬の全身投与時にみられ，局所療法ではまれであるが，小児や乳児はステロイド感受性が高く，局所療法であっても全身性合併症の考慮が必要である．代表的なものでは，消化性潰瘍，骨粗鬆症，耐糖能異常，高血圧，精神障害，不眠，食欲亢進などが挙げられる．

Ⅱ 治療

基本的には対症療法である．休薬で改善がみら

れなければ，それぞれに加療を要する．ステロイド白内障は改善がみられず，手術加療を要することが多い．全身の合併症については，内科医などと相談しながら経過をみる必要がある．

Ⅲ 患者への対応

各種合併症の説明は必ず行う．そのうえで加療のメリットがデメリットを上回ると判断されたときには，それを説明し治療の同意を得る．全身性合併症については内科医との連携も必要なことがあり，その際には必ず内科への受診を理解してもらえるように説明する．

文献
1) 日本骨代謝学会ステロイド性骨粗鬆症の管理と治療ガイドライン改訂委員会編：ステロイド性骨粗鬆症の管理と治療ガイドライン2014年改訂版，大阪大学出版会，2014
2) 日本肝臓学会肝炎診療ガイドライン作成委員会編：B型肝炎治療ガイドライン，第4版，日本肝臓学会，2022, https://www.jsh.or.jp/medical/guidelines/jsh_guidlines/hepatitis_b.html (2024年6月閲覧)
3) 北沢克明ほか：人眼眼圧の副腎皮質ステロイド反応性に関する臨床的研究，特にその両側性について．日眼会誌76：1277-1285, 1985
4) 日本眼炎症学会ぶどう膜炎診療ガイドライン作成委員会編：ぶどう膜炎診療ガイドライン．日眼会誌123：663-696, 2019, https://www.jois-hp.com/ガイドライン (2024年6月閲覧)

②エタンブトール中毒

Ⅰ 疾患の特徴

エタンブトール（ethambutol：EB）は，結核および非結核性抗酸菌症の標準治療薬として日常的に使用されている．特に非結核性抗酸菌症の場合には，1年以上の長期にわたる使用や，再発再燃例に対して繰り返し使用することにより，重大な副作用として視神経障害（エタンブトール視神経症）による視力障害の発生が危惧される．以下，エタンブトール視神経症について詳細を述べる．

1 疫学

EB内服中の1～3%に視神経症を認めるとされる．1日あたり15, 20, 25, 35 mg/kgを超えるEB用量のエタンブトール視神経症の推定有病率は，それぞれ<1%，3%，5～6%，18～33%との報告があり，1日における体重あたりの投与量に依存し，総投与量や投与日数とは相関しないとされる．発症までの期間は多くは2～4カ月（90%）であるが，1年以上の経過で発症をきたしたとの報告もある．性差はなく，多くは両眼性である．

2 病因

発症の機序は明らかにはなっていないが，EBは銅・亜鉛のキレート化効果があり，これらが視神経内でミエリン蛋白質のリン酸化阻害作用やライソゾームの活性化阻害作用を有することが悪化要因とされる．ラットの視神経に関する動物実験では，亜鉛欠乏症はミエリンの破壊とグリア細胞の増殖と関連しており，ヒトにも同様の影響がある可能性があることが示唆される．EBの危険因子として，65歳以上の高齢，高血圧，EBは腎排泄であることから腎機能障害が挙げられる．その他の悪化要因として，糖尿病，貧血，アルコール中毒が報告されている（視神経炎，糖尿病，アルコール依存症，乳幼児ではEB投与は原則禁忌とされている）．

3 症状

多くの患者（>60%）は，両側性で中心視力の

[図1] エタンブトール視神経症のGoldmann動的視野検査所見（右眼）
Mariotte盲点の拡大と視野中心部の比較暗点を認める．本症例はエタンブトール（EB）内服中止後，速やかに視機能が改善した．

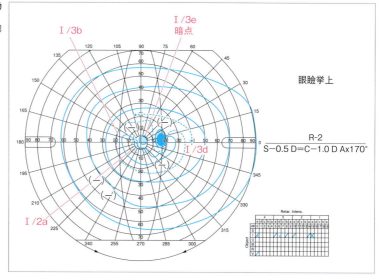

低下，視野障害および色覚異常を呈する．ほかの視神経炎と違い，眼球運動障害・眼部痛は伴わない．

II 鑑別の要点

視力検査（矯正視力），対光反射（相対的瞳孔求心路障害のチェック），中心フリッカ検査，色覚検査，精密視野検査（動的・静的視野検査，もしくはAmslerチャート検査も有効）などが有用である（図1）．また，他の疾患を除外するため眼底検査も施行する．視神経乳頭は多くは正常，または軽度発赤がみられ，のちに蒼白となる．眼窩MRIでも視神経は正常を呈することが多い．視神経炎の鑑別のために，血液検査でのアクアポリン4抗体測定や膠原病検査も有用である．基本的には各病因が除外された後に，総合的にEB中毒によるエタンブトール視神経症と診断される．通常，病因は一元的に考えるものであるが，多元的な要因も完全には排除できないことを念頭に置く必要がある．

III 治療

EB内服を中止する．視神経萎縮が出現する前に速やかに中止された場合には，患者の30〜64％が数カ月かかって視覚的な改善を示すことが報告されている．ビタミンB群欠乏症はエタンブトール視神経症を悪化させる可能性があり，栄養不良が疑われる場合はビタミンB群の補充も考慮する．ステロイド薬は無効である．

IV 患者への対応

内科医が説明していると思われるが，眼科医としても結核や非結核性抗酸菌症の治療ではEB内服の必要性があること，副作用として視神経障害による視力低下や視野狭窄が起こることがあり，症状が出現した後も内服を継続した場合には不可逆性の視力障害が残る可能性があること，投与中は定期的に眼科を受診し，視力検査や視野検査などにより副作用の有無について評価が必要であることをよく説明する．

文献
1) 小川賢二ほか：第95回総会ジョイントシンポジウム 日本眼科学会・日本神経眼科学会 エタンブトール（EB）による視神経障害．結核 96：71-81, 2021

ガイドライン エタンブトール（EB）による視神経障害に関する見解
（https://www.nichigan.or.jp/news/detail.html?itemid=489&dispmid=1050&TabModule1051=0）

（上野洋祐）

③クロロキン網膜症・ヒドロキシクロロキン網膜症

I 疾患の特徴

1934年に，抗マラリア薬としてドイツで開発されたクロロキン (chloroquine：CQ) は，日本では1955年に承認されて1958年に適応が腎炎に拡大され，続いて関節リウマチ，気管支喘息，てんかんも適応となった．1959年に，Hobbsらにより本剤の長期投与により両眼黄斑が障害される網膜症が初めて報告された．わが国でも網膜症が多発し，1974年に製造が中止された．その後，海外では眼毒性の低いヒドロキシクロロキン (hydroxychloroquine：HCQ) が使用され，わが国でも2015年にHCQが全身性エリテマトーデス (systemic lupus erythematosus：SLE)，皮膚エリテマトーデス (cutaneous lupus erythematosus：CLE) を適応症として承認を取得し，現在は関節リウマチに対しても一部の施設で先進医療として投与されている．

クロロキン網膜症 (chloroquine retinopathy) あるいはヒドロキシクロロキン網膜症 (hydroxychloroquine retinopathy) では，初期には両眼の眼底に中心窩反射消失，黄斑部の微細な顆粒状所見や脱色素斑を呈し，進行すると動脈の狭細化，視神経萎縮を生じ，特に標的黄斑症 (bull's eye) と呼ばれる輪状萎縮を呈する．この部位に好発する理由は，視細胞分布と関連しているともいわれているが，近年報告されている周辺部の病巣を説明できないなど，完全には判明していない．

II 鑑別の要点

1 ヒドロキシクロロキン網膜症の診断

日本眼科学会の「ヒドロキシクロロキン適正使用のための手引き」では，スクリーニングとして重要な7つの検査を提唱しており，これらの所見と薬剤内服量から総合的に診断する (図2)[1]．特に以下の2つが診断に有用である．

spectral domain-OCT (SD-OCT)：傍中心窩から黄斑辺縁領域の特に網膜外層の局所的な菲薄化，傍中心窩の ellipsoid zone の菲薄化と interdigitation zone の連続性の消失が認められる．黄斑マップでの厚みの低下が早期発見に有用との報告もある．

中心視野検査：傍中心窩領域 (特に中心窩から2°～6°) での輪状暗点として観察されるが，アジア系人種ではより周辺 (8°以遠) にも病変部が出現する．

また，眼底自発蛍光 (早期の網膜色素上皮 (retinal pigment epithelium：RPE) 障害を検出できる)，多局所網膜電図 (electroretinogram：ERG)，OCT angiography (中心窩無血管領域面積の拡大，深層網膜毛細血管叢および脈絡毛細血管板の血管密度低下，血流無信号領域の増加などがみられる) といった検査も有用である．

2 鑑別疾患

標的黄斑症を呈する疾患：錐体ジストロフィなどの遺伝性疾患で同様の所見が認められる．全視野ERG所見，家族歴，薬剤使用歴，遺伝子診断などで鑑別できる．また，Hansen病治療薬 (クロファジミン，ランプレン®) が後天性免疫不全症候群 (acquired immunodeficiency syndrome：AIDS) 患者の感染症に対して使用された際に，両眼に標的黄斑症様の網膜症を生じたと報告されている．

囊胞様黄斑浮腫 (cystoid macular edema：CME)：本網膜症でもCMEがみられることがあるが，輪状病巣が特徴的である．両眼性，本剤の使用歴が参考になる．

III 治療

予防として，大量投与を避ける．薬剤の添付文書と2011年の米国眼科学会 (American Academy of Ophthalmology：AAO) のガイドラインでは，「6.5mg/理想体重kg あるいは400mgを超える」，2016年のAAOのガイドラインでは「5mg/実体重kgを超える」と網膜症のリスクが高くなるとされている．本剤は脂肪組織への分布が小さいことから，特に肥満患者での過量投与を避けるため，実体重ではなく身長から算出される理想体

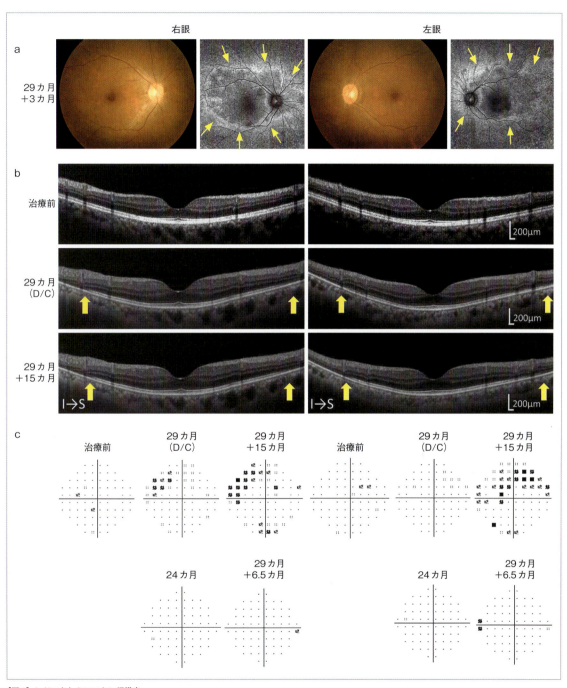

[図2] ヒドロキシクロロキン網膜症
52歳,女性.全身性エリテマトーデスに対してプラケニル®(ヒドロキシクロロキン(HCQ))を(6.7 mg/実体重 kg/日,6.1 mg/理想体重 kg/日)(計263 g)内服時に診断された網膜症.a:HCQ 中止3カ月後の眼底写真および眼底自発蛍光画像.b:治療前,開始後29カ月(HCQ 投与日中止時),中止後15カ月の swept source-OCT(SS-OCT).c:治療前,開始後29カ月,中止後15カ月の中心視野.アジア人に多い辺縁型の網膜症を認め,中止後もやや進行している.(文献1)より)

741

重で投与量を決定する必要がある．また，累積投与量は添付文書では200g，2011年のAAOのガイドラインでは1,000gで発症リスクが高まるとしている．そのほかにも網膜症あるいは黄斑症またはその既往，肝機能障害，腎機能障害，高齢者では経過観察の間隔を6カ月ごとにするなどして早期発見に努める．

網膜症に対する有効な治療はなく，発症したら投与を中止する．中止により改善がみられる場合もあるが，ときに進行がみられる．これは，体内からの排泄が遅いためと考えられていたが，長期にわたる進行もみられることから，他の機序も推測されている．中止時の網膜症の程度が軽度でも，さらに悪化しうるので十分な注意が必要である．進行期のものほどさらに悪化しやすいが，軽度なものでは改善するため，早期発見がきわめて重要である．

Ⅳ 患者への対応

休薬後も網膜症の悪化がみられることがあり，長期にわたって定期的な経過観察を行う．

文献
1) Ozawa H, et al：Ocular findings in Japanese patients with hydroxychloroquine retinopathy developing within 3 years of treatment. Jpn J Ophthalmol 65：472-481, 2021

ガイドライン　ヒドロキシクロロキン適正使用のための手引き
（https://www.nichigan.or.jp/member/journal/guideline/detail.html?itemid=304&dispmid=909）

④クロルプロマジン中毒

Ⅰ 疾患の特徴

クロルプロマジン（chlorpromazine）は，フェノチアジン系の抗精神病薬の一つである．1952年にフランスで麻酔の併用薬として術前患者に投与された際に，精神症状への観察から精神科治療における有用性が認識され，瞬く間に世界に広がり，強力な鎮静作用や抗幻覚作用，抗妄想作用をもつ治療薬として使用されている．

クロルプロマジン中毒（chlorpromazine intoxication）による白内障および角膜色素沈着は，1964年にGreinerとBerryによって最初に報告された．クロルプロマジンは800mg/日以上投与した場合に，2週間〜20カ月で角膜と水晶体に色素沈着を引き起こすとされ，既報での発症率は27〜76％と報告されている[1,2]．投薬を中断しても不可逆的であるが，色素の減少あるいは沈着の進行がみられたという報告もある．これらの機序は，推測の域を出ないが，薬物が光曝露により蛋白質を変性させるという仮説が立てられており，蛋白質が不透明になり水晶体や角膜の組織に沈着すると考えられている．典型例を図3[3]に示す．

Ⅱ 鑑別の要点

診断には薬剤使用歴と両眼性である点が有用である．投与量が多くなくても，長期に使用すれば発症の可能性がある．また，患者本人が使用歴を話さないこともあるので注意が必要である．さらに，薬理学的相互作用の観点から，バルビツール酸系，フェノチアジン系，麻薬，アルコールなど，クロルプロマジン系の効果を高める薬剤の併用の有無の問診も重要である．診断のポイントを以下に記載する．

1 水晶体混濁

総投与量500g以下ではほとんど発症しない．1,000〜2,000gで発症頻度が増し，2,500g以上で90％に色素沈着がみられる．投与量800mg/日以

上で 14〜20 カ月後に，2,000 mg/日で 6 カ月後に発症したという報告がある．混濁の程度は用量依存性で，1985 年に Thaler らによって以下の 5 段階に分類されている．

Grade Ⅰ：前嚢に微細な点状混濁がみられる．
Grade Ⅱ：混濁の増強．顆粒状色素沈着から数本の突起が出て星状パターンを呈しはじめる．
Grade Ⅲ：前嚢下の星状混濁．色素沈着は白色〜黄褐色調である．
Grade Ⅳ：混濁がペンライトで観察可能である．
Grade Ⅴ：水晶体中央部に真珠様混濁塊がみられる．

2 角膜色素沈着

水晶体混濁よりも高用量で生じ，Descemet 膜と角膜内皮に白色〜黄褐色の色素沈着が生じ，進行すると角膜実質に及ぶ．沈着物はクロルプロマジンが角膜内皮のドパミン D_2 受容体に結合することに起因する可能性があると考えられている．

3 網膜症

網膜障害は高用量（800〜1,000 mg/日）で発症しやすい．既報では 200〜800 mg/日で，発症するまでの期間は内服開始後約 1 年半〜2 年が多い．しかし，疑い例であるが，低用量でも 20 年以上という長期間服用により，OCT で黄斑部外網状層の菲薄化や ellipsoid zone の欠損，マイクロペリメトリーで広範囲に及ぶ暗点を生じた症例がわが国で報告されている．

4 皮膚，結膜

クロルプロマジンはメラニン含有細胞と結合しやすく，眼瞼皮膚や結膜に色素沈着をきたすことがある．瞼裂から露出した領域に色素沈着が生じやすく，隠れた部分には色素沈着が少ないことから，色素沈着に紫外線の関与が考えられている．

Ⅲ 治療

角膜色素沈着や水晶体混濁が生じても，視力低下などの自覚症状がなければ経過観察をする．これらによる自覚症状があれば，処方医と相談してクロルプロマジンの減量や薬剤変更を依頼する．水晶体混濁による視力低下の場合は，手術適応かどうか検討する．網膜病変がみられた場合は投薬

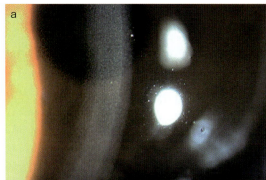
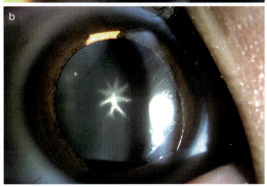

[図3] クロルプロマジン中毒
28歳，女性．4年間のレボメプロマジン（フェノチアジン系薬剤）常用後に生じた角膜，水晶体混濁．写真は右眼であるが，左眼も同様の所見であった．a：後部角膜に茶色がかった沈着物が細かく離散している．b：前嚢下に特徴的な星形の沈着物がみられる．（文献3）より許可を得て転載）

を中止する．早期であれば進行が止まることが期待できるが，中止後も進行するとの報告もある．

Ⅳ 患者への対応

予防のために，定期的な眼科受診を勧める．または，長期投与や大量投与例では処方医に眼科の定期検査を促すよう依頼する．水晶体混濁や角膜色素沈着については，細隙灯顕微鏡検査で上記所見を確認することで早期発見が可能である．発症に紫外線の関与が示唆されており，サングラス装用などを勧め，紫外線曝露に注意する．

文献
1) Howard RO, et al：Experimental chlorpromazine cataracts. Invest Ophthalmol 8：413-421, 1969
2) Shahzad S, et al：Cataract occurrence with antipsychotic drugs. Psychosomatics 43：354-359, 2002
3) Kim ST, et al：Methotrimeprazine-induced corneal deposits and cataract revealed by urine drug profiling test. J Korean Med Sci 25：1688-1691, 2010

⑤ フェノチアジン中毒

I 疾患の特徴

フェノチアジン (phenothiazine) 系薬 (**表2**) は, 中枢神経系のドパミン D_2 受容体を遮断する抗精神病薬であり, 統合失調症や神経症による不安治療に用いられる. フェノチアジン中毒 (phenothiazine intoxication) は, 本剤の副作用としてみられ, Parkinson 病様症状, ジスキネジア, ジストニア, アカシジアといった錐体外路障害, 口渇, 便秘, 排尿障害, 起立性低血圧などの抗コリン作用, 眠気などのほかに, 眼部副作用として眼瞼, 結膜, 網膜の色素沈着, 角膜障害, 白内障をきたすことが知られている. ここでは主にチオリダジン (2005 年に販売中止) による網膜症について述べる.

網膜症では, 初期には眼底所見は正常か, 軽度の顆粒状の色素沈着がみられ (**図4**)[1], その後複数の網膜色素上皮萎縮が後極から中間周辺部に広がっていく. 色素が消失した同部は脈絡毛細血管板の途絶がみられる. さらに, 網膜血管狭小化, 視神経乳頭蒼白化をきたし, 病巣は赤道部まで進展しうる. 症状としては, 霧視, 色覚異常, 昼盲, 視力低下, 視野狭窄を生じる. 網膜電図 (electroretinogram:ERG) でa波, b波の振幅低下, 律動様小波の減弱がみられる.

薬剤はメラニン細胞に結合し, 皮膚の色素沈着を生じる. 眼においては網膜色素上皮細胞や脈絡膜メラニン細胞の酵素活性阻害, ロドプシン産生異常を伴う酸化的リン酸化経路阻害, ドパミン受容体への薬物作用などが推測されている.

II 鑑別の要点

診断には薬剤使用歴と上記の眼底所見が有用である. チオリダジンによる網膜症は 700 mg/日未満ではまれで, 大量使用 (1,000 mg/日以上) で発症しやすく, 数週間から数カ月で発症したとの報告も多い. 投与量が多くなくても, 長期に使用す

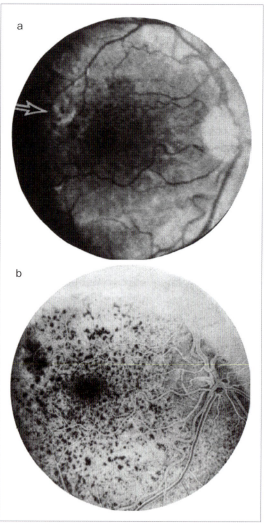

[表2] フェノチアジン系薬の分類と代表的薬剤名

1. アルキルアミノ側鎖群
    クロルプロマジン:コントミン®, ウインタミン®
    レボメプロマジン:ヒルナミン®, レボトミン®, レボメプロマジン
2. ピペリジン側鎖群
    チオリダジン:メレリル(販売中止)
    プロペリシアジン:ニューレプチル®
3. ピペラジン側鎖群
    フルフェナジン:フルデカシン®, フルメジン®
    ペルフェナジン:トリラホン®, ピーゼットシー®
    プロクロルペラジン:ノバミン®

[図4] フェノチアジン中毒
24歳, 男性, 最大 2,800 mg/日のチオリダジン投与後に生じた網膜症. a:右眼眼底写真. 主に黄斑周囲の胡椒様の色素沈着を示す. 2本の下行細動脈間で黄斑のすぐ上耳側に, 黄色の馬蹄形の領域がある(矢印). この滲出液は, 2本の下行細動脈間を下方に通過する3番目の細動脈の前にある. b:右眼のフルオレセイン蛍光造影(注入14秒後). 黄斑の上方と耳側に色素の大きな凝集がみられる. 対応する眼底写真にはみられず, aにみられる黄色の馬蹄形領域とは一致しない. (文献1)より)

れば発症の可能性があるので注意が必要である．鑑別すべき疾患を以下に記載する．

網膜色素変性症：本剤による網膜症は主に後極部中心であるが，赤道部まで進展した場合には網膜色素変性症類似の眼底所見を呈する．

網膜色素上皮症：後極部を中心とした網膜色素上皮障害を生じる疾患では，両眼性の場合の鑑別が必要である．薬剤投与歴のほか，皮膚・結膜への色素沈着，水晶体混濁（前嚢下混濁が特徴で，顆粒状，星状，真珠様混濁へと進行する），角膜混濁なども鑑別に有用である．

Ⅲ　治療

原則として投与を中止する．処方医と相談し，他の薬剤への変更を検討してもらう．早期であれば進行が止まる．チオリダジン休薬後，4～10年経過してから進行性の網膜症が発症したという報告もあるので，投薬中止後も定期的な眼底検査を行う．また，発症に紫外線の関与が示唆されているため，サングラス使用などを勧め，紫外線曝露に注意する．

Ⅳ　患者への対応

フェノチアジン系薬の服用中は定期的な眼科受診を勧める．特に用量が多い場合は，短期間での発症がありうるので，症状があればすぐに眼科を受診してもらう．進行例では有効な治療法がないため，網膜色素変性症に準じたロービジョンケアなどを行う．

文献
1) Cameron ME, et al：Thioridazine（Melleril）retinopathy. Br J Ophthalmol 56：131-134, 1972

⑥インターフェロン網膜症

Ⅰ　疾患の特徴

インターフェロン網膜症（interferon retinopathy）は，ウイルス性慢性肝炎などに対して免疫増強効果を期待して行われるインターフェロン（interferon：IFN）療法の副作用の一つで，1990年にわが国で最初の1例が報告された．用量依存性で，インターフェロンαの使用による網膜症は0.1～5％未満，ペグインターフェロン（peg-interferon：Peg-IFN）αの使用による網膜症は1～5％未満との報告がある．2019年春に，Peg-INF-αとの併用によって使用されていた最後の経口直接作用型抗ウイルス薬（direct acting antivirals：DAA）であるシメプレビルが販売中止となったことにより，現在のC型肝炎治療はIFNフリーDAAのみで行われるようになった．また，他の肝炎治療薬の開発によりINF網膜症の頻度は低下した．B型肝炎に対するIFN治療では，反応が得られれば継続の必要性がなくなるため，INF網膜症の頻度は激減したと思われる．

投与開始後2週間から3カ月以内，特に4～8週後に主に視神経乳頭周囲に小出血や軟性白斑を生じるが，多くは無症候で，たとえIFN投与を継続しても自然軽快することが多い．IFN網膜症は，片眼の場合も両眼の場合もあり，網膜出血は点状のものから線状～斑状のものまでさまざまである．しかし，IFN治療に抵抗性の症例や再発例，または糖尿病，高血圧，貧血などがあると，高頻度で重症化しやすく，ときにRoth斑もみられる．重症例では網膜静脈・動脈閉塞症，前部虚血性視神経症などの循環障害や黄斑浮腫による視力低下もみられる．フルオレセイン蛍光造影では，白斑に一致した毛細血管閉塞や広範な網膜無灌流領域がみられる（**図5**）[1]．これらの所見は糖尿病網膜症，膠原病などでもみられるため，投与前の眼底検査が有用で，内科医との連携が重要である．動眼神経麻痺，外転神経麻痺，乳頭腫脹

の報告もある．網膜症発症の促進因子として，初期投与量，高齢，糖尿病，高血圧，貧血，尿蛋白陽性すなわち腎障害，治療抵抗例，再発例がある．他方，血小板減少は発症には関連しないという報告もある．また，肝炎ウイルスの型（B型，C型），IFNの種類（α，β），抗ウイルス薬であるリバビリン（レベトール®）併用の有無は発生率に影響しないとされる．

II 鑑別の要点

糖尿病網膜症，高血圧網膜症，貧血網膜症，網膜中心静脈閉塞症：これらとの鑑別が必要である．また，糖尿病網膜症がある場合は，滲出斑，出血の増加，無灌流領域の拡大などの急速な進行が起こりうるので注意が必要である．

C型肝炎ウイルス関連網膜症：IFN投与を受けていないC型慢性肝炎患者に，血清トランスアミナーゼ値のピークから1～4カ月で網膜出血と軟性白斑が生じうる．成因はIFN網膜症と関係していると考えられる．

III 治療

多くは予後良好であるため，無症状ならば基本的にはIFN療法の終了を待つ．糖尿病網膜症や高血圧網膜症が悪化して広範な無灌流領域を生じた場合は，網膜光凝固を行う．黄斑浮腫に対しては炭酸脱水酵素薬使用の報告があるが，近年ではステロイド薬や抗血管内皮増殖因子薬の局所注射など，選択肢が増えている．頻度は低いが，視力低下をきたすような重症例では，内科医と連絡をとり投与減量や中止を考える．

IV 患者への対応

予後良好であり，IFN投与継続は内科的治療の必要度に応じて検討することを説明する．まれに視力低下を生じることもあるので定期検査を促す．

文献
1) 宍田克己ほか：広範な無灌流領域を生じたインターフェロン網膜症の1例．臨眼 55：1575-1579, 2001

（篠田　啓）

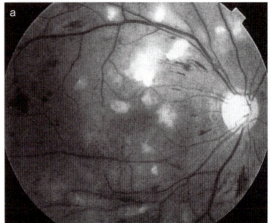
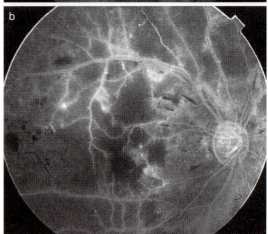
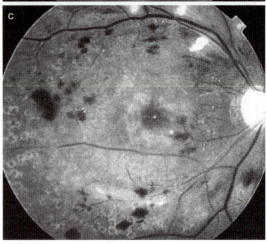

[図5] インターフェロン（IFN）網膜症
52歳，男性．広範な無灌流領域を生じた症例．a：IFN-α，1,000万単位，週3回で開始後5カ月目に投与を中止して，その4週間後の右眼眼底写真．黄斑浮腫，軟性白斑を認めた．b：aと同日の蛍光眼底造影．両眼に広範な無血管領域を認めた．右眼は黄斑部を含んでいた．c：IFN-α中止後，非ステロイド性抗炎症薬点眼，炭酸脱水酵素薬内服，プロスタグランジンE_1製剤点滴，高圧酸素療法，汎網膜光凝固が行われた後の右眼眼底写真．黄斑浮腫，軟性白斑は改善している．左眼も同様の所見を呈していた．（文献1）より）

⑦タモキシフェン網膜症

I 疾患の特徴

タモキシフェンは抗エストロゲン薬であり，乳癌の術後補助療法に用いられる薬剤である．乳癌に対する内分泌療法として，低用量（20mg/日）のタモキシフェンを5年，もしくはそれ以上の長期にわたり使用するのが現在は一般的である．タモキシフェン網膜症（tamoxifen retinopathy）の特徴は，OCT で中心窩の偽嚢胞様の変化と視細胞層の欠損がみられること（図6），もしくは眼底にクリスタリン様沈着物がみられることとされる．OCT の中心窩の偽嚢胞様変化は，黄斑部毛細血管拡張症2型（macular telangiectasia type 2：MacTel type 2）と類似しており，MacTel type 2 類似の傍中心窩の毛細血管が拡張が OCT angiography で観察されることがある．タモキシフェン網膜症の発生機序は，MacTel type 2 と共通の病因が関与している可能性が指摘されており，Müller 細胞，網膜色素上皮，視細胞の障害説が唱えられているが，詳細は不明である．タモキシフェンの内服開始後2〜6年で生じたとの報告が多く，タモキシフェンを2年以上内服している患者の12%にタモキシフェン網膜症がみられたとの報告もある．

多くは両眼性であるが，片眼性の症例もある．また，中心窩の偽嚢胞様変化のみのものから，ク

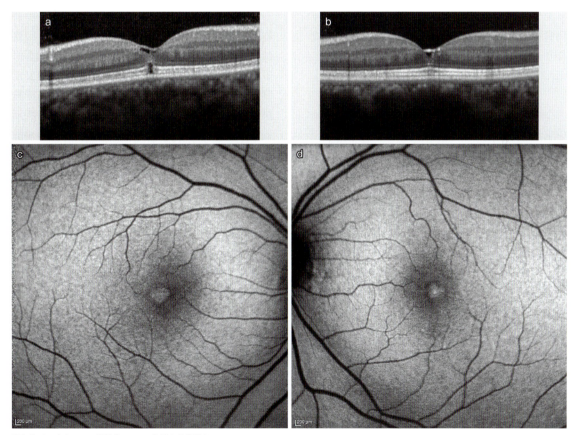

[図6] タモキシフェン網膜症の OCT と眼底自発蛍光
48歳，女性．乳癌手術後にタモキシフェンを4年間内服し，両眼の視力低下を自覚した．両眼視力（1.0）．a, b：右眼の OCT（a）では，中心窩の偽嚢胞様変化と ellipsoid zone（EZ），interdigitation zone（IZ）の断裂がみられる．左眼の OCT（b）でも中心窩の偽嚢胞様変化がみられる．EZ と IZ は軽度であるが不鮮明である．c, d：眼底自発蛍光では両眼とも黄斑の低蛍光が減少し，中等度の過蛍光を呈している．

リスタリン様沈着物を伴うもの，中心窩の変化はなくクリスタリン様沈着物のみがみられた症例も存在する．ちなみに，かつては高用量（120 mg/日）のタモキシフェンを使用した時代があり，当時のタモキシフェン網膜症はクリスタリン様沈着物を特徴とし，フルオレセイン蛍光造影でも明らかな嚢胞様黄斑浮腫を伴うことが多かった．低用量のタモキシフェンが標準治療となった現在では，このような症例はまれとなった．

Ⅱ 鑑別の要点

タモキシフェン内服前に黄斑に異常がなかったか注意が必要である．また，黄斑上膜による分層黄斑円孔や特発性黄斑円孔など，中心窩への牽引の有無の鑑別が必要である．

Ⅲ 治療

タモキシフェンの休薬が勧められる．中心窩の偽嚢胞様変化は，進行するにつれ全層黄斑円孔となり，硝子体手術を要する場合がある．

Ⅳ 患者への対応

中心窩に偽嚢胞様変化がみられる場合は薬剤の中止が推奨されるが，中止による生命予後への影響が懸念されるため，主科の医師と連携をとる．中止後に偽嚢胞様変化が改善しても，網膜外層構造の障害が残存することが多く，視力低下が不可逆的となることがある．

⑧パクリタキセル網膜症

Ⅰ 疾患の特徴

パクリタキセル網膜症（paclitaxel retinopathy）は，パクリタキセル使用中に両眼性の嚢胞様黄斑浮腫を生じる疾患である（図7）．パクリタキセルの副作用としての頻度はまれであるが，注意が必要である．薬剤の使用開始後数カ月程度で視力低下を自覚した報告が多い．パクリタキセル（タキソール®）はタキサン系抗がん薬に属し，乳癌，肺癌，卵巣癌，消化器癌などに広く使用されている．同系統の抗がん薬には，ほかにドセタキセル（タキソテール®）とナノ粒子アルブミン結合型パクリタキセル（アブラキサン®）があり，いずれもパクリタキセルと同様に嚢胞様黄斑浮腫を生じる．病態は，タキサン系抗がん薬がMüller細胞による網膜の浸透圧勾配を調節する働きを阻害することで，細胞内液の過剰な貯留と細胞内液および細胞外液のインアウトバランスの悪化から浮腫が形成される可能性，網膜色素上皮の機能が低下している可能性，嚢胞腔に粘稠性が高い物質が貯留している可能性などが考えられているが，詳細は不明である．

Ⅱ 鑑別の要点

糖尿病黄斑浮腫や網膜静脈閉塞症などの血管閉塞性疾患，ぶどう膜炎や眼内手術後の炎症に伴う嚢胞様黄斑浮腫は，まず鑑別すべきである．パクリタキセル網膜症はフルオレセイン蛍光造影で蛍光漏出がみられないか，もしくは後期にごくわずかな漏出がみられる程度であることから，網膜血管の閉塞性疾患や炎症性疾患との鑑別が可能である．また，緑内障治療薬であるプロスタノイド受容体関連薬による嚢胞様黄斑浮腫も鑑別に挙がるため，丁寧な問診が重要である．他院で化学療法を行っている場合は，既往歴や使用中の薬剤の情報が入手困難となることもあるため，注意が必要である．

⑨トピラマート副作用

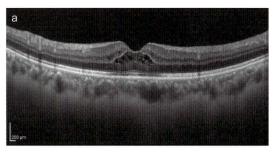
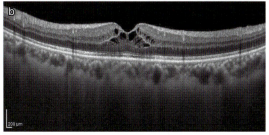

[図7] パクリタキセル網膜症のOCT
62歳，女性．乳癌肝転移に対しパクリタキセルの治療を開始し，開始後半年ほどで両眼の視力低下を自覚，治療開始後1年で眼科を受診した．右眼視力 (0.6)，左眼視力 (0.8)．両眼に囊胞様黄斑浮腫がみられる (a：右眼，b：左眼)．

Ⅰ 疾患の特徴

　トピラマート (topiramate) は，フルクトピラノース骨格にスルファミン酸構造を有する抗てんかん薬であり，1995年に英国で初めて承認されて以来，世界の100カ国以上で広く使用されている．わが国では2007年以降，他の抗てんかん薬で十分な効果が認められないてんかん患者の部分発作に対する併用療法の薬剤として承認されている．トピラマートの抗てんかん作用の機序は，電位依存性ナトリウムチャネル抑制作用，電位依存性L型カルシウムチャネル抑制作用，AMPA/カイニン酸型グルタミン酸受容体機能抑制作用，$GABA_A$受容体機能増強作用および弱い炭酸脱水酵素阻害作用に基づくと推定されている．副作用は主に傾眠・めまいなどの中枢神経系のもので，軽度〜中等度のものが多く，比較的安全性が高いと考えられている．

　一方で，薬剤添付文書の重要な基本的注意事項に，「続発性閉塞隅角緑内障及びそれに伴う急性近視」が現れることがあると記載があり，閉塞隅角緑内障患者への投与に注意喚起がなされている．本剤は，構造骨格においてスルホンアミド類に類似するスルファミン酸構造を有しており，スルホンアミド類に対する過敏反応の結果として生じる脈絡膜滲出変化に伴う水晶体と虹彩の前方移動が，浅前房と近視化を引き起こすと考えられている．また，Ikedaらはスルホンアミド類により誘発される脈絡膜滲出変化および毛様体浮腫を「ciliochoroidal effusion syndrome」と呼び，一連の病態として提唱している[1]．

　海外においては，頻度は不明であるが急性閉塞隅角緑内障に関連する症状 (眼痛，眼圧上昇，浅前房) が投与開始後1カ月以内に発現することが多く，その発現は成人から小児まで報告されている．そのため，わが国の臨床試験での報告は認めなかったが，添付文書に記載されるに至った．

Ⅲ 治療

　パクリタキセルの中止以外に，確立された治療法は現時点ではない．中止により囊胞様黄斑浮腫は吸収され，徐々に視力が改善する．抗血管内皮増殖因子薬は無効である．ドルゾラミド点眼や非ステロイド性抗炎症薬点眼，トリアムシノロンのTenon囊下注射を行った例の報告もあるが，いずれも効果は不明である．また，癌関連網膜症や転移性脈絡膜腫瘍などの可能性も常に念頭に置いて診断および経過観察を行う．

Ⅳ 患者への対応

　囊胞様黄斑浮腫が遷延すると，不可逆的な視力低下となることもある．しかし，パクリタキセルの投与中止は生命予後に影響するため，主科の医師と連携をとる．

〔片岡恵子〕

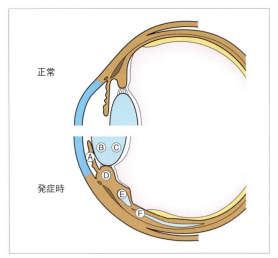

[図8] トピラマートに続発する閉塞隅角緑内障と急性近視変化の機序
Ⓐ虹彩前方移動，Ⓑ水晶体前方移動，Ⓒ水晶体肥厚，Ⓓ毛様体前方偏位，Ⓔ毛様体浮腫，Ⓕ脈絡膜剥離．

II 鑑別の要点

トピラマート投与に続発する閉塞隅角緑内障の特徴は，1カ月以内のトピラマート内服歴，正視眼からの近視化（－3〜－6D），両眼性，脈絡膜滲出および毛様体浮腫による虹彩の前方移動などであり（図8），これらは急性閉塞隅角緑内障との重要な鑑別点である．

III 治療

トピラマート投与の中止を行う．病態は可逆性であることから，レーザー虹彩切開術や周辺虹彩切除術などの侵襲的治療を避けるべきである．

IV 患者への対応

トピラマート内服の際には，閉塞隅角緑内障のリスクについて説明し，眼科で診察を受けることが望ましい．眼科医は，両眼の近視化を伴った急性閉塞隅角緑内障発作をみた際には，トピラマートを含めた全身疾患に対する内服薬の確認を注意深く行う必要がある．

文献
1) Ikeda N, et al：Ciliochoroidal effusion syndrome induced by sulfa derivatives. Arch Ophthalmol 120：1775, 2002

（松宮　亘）

⑩ビガバトリン副作用

I ビガバトリンとは

ビガバトリン（vigabatrin）（サブリル®）は，γ-アミノ酪酸（γ-aminobutyric acid：GABA）分解酵素を標的とした抗てんかん薬である．その作用機序は，GABAの分解に関わるGABAアミノ基転移酵素に不可逆的に結合することで酵素活性を阻害し，脳内のGABA濃度を増加させ，抗てんかん作用を有すると考えられている．わが国では小児期の難治性てんかんの一つである点頭てんかん（West症候群）の治療薬として2016年に承認された．海外では1989年に承認されているが，1997年に不可逆的な視野狭窄の副作用が報告された．

II 副作用の特徴

ビガバトリンによる視野障害は不可逆性で，軽度〜重度の両眼性求心性視野狭窄である．通常は鼻側から起こり，耳側視野よりも鼻側視野が欠損するといわれている．発症頻度は投与患者の約1/3とされ，総投与期間や累積投与量に応じて高くなる．また，不可逆的な視力障害の報告もある．網膜内GABA濃度の上昇が関連していると考えられているが，詳しい発症機序は不明である．そのほかに視神経萎縮や視神経炎，頭部MRI異常（脳の器質的異常），脳症，てんかん重積状態，ミオクローヌス発作，呼吸障害の報告がある．

III 鑑別の要点

わが国では，眼障害の早期発見および発現時の予後の重篤化抑制を目的として，サブリル®処方登録システムが導入されている．本システムに登録された眼科医は，処方医や薬剤師，業務支援者と連携して定期的に患者の診察を行う．しかし，点頭てんかんの好発年齢が乳幼児で，多くが精神遅滞を伴うこともあり，視野検査ができないこと

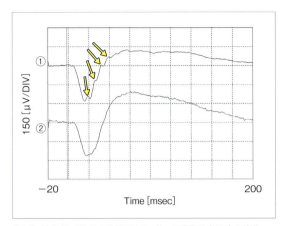

[図9] ビガバトリン投与前後のフラッシュ網膜電図（ERG）の変化
①ビガバトリン投与前，②ビガバトリン投与から3カ月後．6歳，男児．基礎疾患に結節性硬化症がある点頭てんかんの症例．投与前にみられた律動様小波（矢印）が，投与3カ月で減弱している．

が多い．その場合には網膜電図（electroretinogram：ERG）で副作用評価を行う．錐体ERGのb波やフリッカERGの振幅低下，フラッシュERGの律動様小波の減弱などの異常所見がみられる（図9）．乳幼児期にフリッカERGの異常がみられた症例を，思春期になってから視野検査とOCTを記録したところ，視野狭窄と網膜神経節細胞層の菲薄化が認められたという報告もある．しかし，投与中のOCT所見の変化の有無については不明である．

IV 治療

治療はビガバトリン投与を中止することである．視野障害は不可逆性であるため，早期に検出することが望ましいが，処方医とともにベネフィットとリスクを慎重に評価する必要がある．

〈谷川篤宏〉

⑪キニーネ中毒

I 疾患の特徴

キニーネ（英名 quinine，オランダ名 kinine）は，抗マラリア薬の原点となる薬であり，1820年にキナ（quina）樹皮から単離，命名された．その後，鏡像異性体のキニジンが発見された．キノリン骨格という特徴的な化学構造をもち，それをもとにクロロキン，ヒドロキシクロロキンがつくられた（図10）．キニーネおよびキニジンは重症マラリア，耐性マラリアに対して用いられていたが，日本ではキニーネが2019年に販売中止された．キニジンは抗マラリア薬の適用はないが，抗不整脈薬として使用されている（キニーネとキニジンは抗マラリア作用とナトリウムチャネル遮断作用を併せ持つ）．日本では，ヒドロキシクロロキンが2015年に皮膚エリテマトーデス，全身性エリテマトーデスを適応症として販売開始された．皮膚症状や全身倦怠感の軽減を目的に使用されている（免疫調節作用をもつ）．したがって，日本でキニーネ中毒の急性発症が生じることはないと考えられるが，キニーネ中毒の既往患者やキニジン，ヒドロキシクロロキン中毒の発症は生じうる．

表3にキニーネ中毒の症状（全身，眼），予後，リスク因子，病因をまとめた．なお，キニジンも臨床用量で視力障害が報告されている．以下に，重大な中毒症状である突発性の視覚消失について検査所見を述べる．眼底所見では，初期に網膜の強い浮腫，網膜の混濁，視神経乳頭の蒼白，網膜動脈の狭細化が示される．強力フラッシュ網膜電図（bright-flash electroretinogram）では，初期にa波の減弱，b波の消失が認められるが，回復期にはそれぞれの振幅は正常に戻る．このような所見は網膜中心動脈閉塞症の所見に似るとされている．

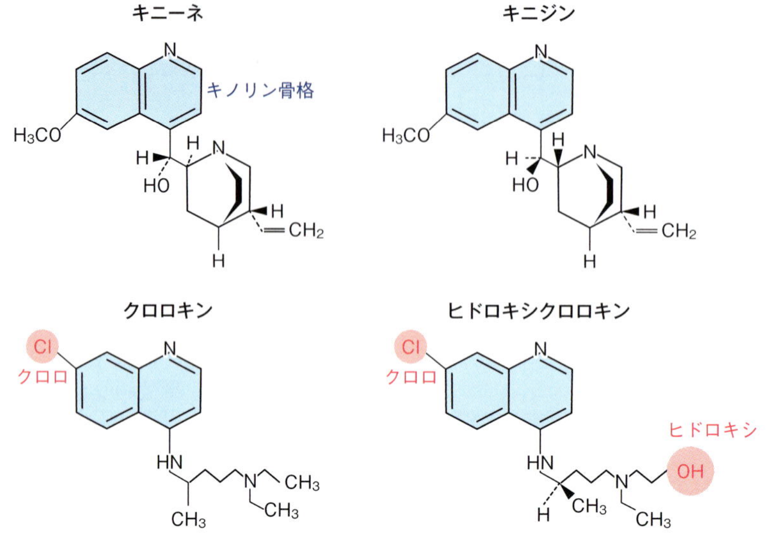

[図10] キニーネ，キニジン，クロロキン，ヒドロキシクロロキンの化学構造
青色部分はキノリン骨格で，共通の化学構造である．キニジンはキニーネの鏡像異性体である．クロロキンは，キニーネにクロロ基（-Cl）を含むのでクロロキンと名づけられた．ヒドロキシクロロキンは，クロロキンにヒドロキシ基（-OH）が置換されたものである．

[表3] キニーネ中毒の症状（全身，眼），予後，リスク因子，病因

症状	予後	リスク因子	病因
軽度： 【全身】頭痛，悪心，めまい，耳鳴り 【眼】視覚のかすみ，眼がチカチカする（光視症）	服薬中止で軽快する	薬物の血漿濃度が約10～20μg/mLを超える（成人で約1.0～2.0gの単回投与により到達しうる濃度） 重症中毒の血漿濃度は100μg/mL（成人で約10gの単回投与で到達しうる濃度）	網膜への直接の毒性作用と考えられている 病理所見：網膜の神経節細胞と視神経線維の変性，視細胞の萎縮など
中等度および重度： 【全身】低血糖，低血圧，不整脈，せん妄，急性腎不全を伴う血管内溶血 【眼】突発性の視覚消失	治療により回復しうる 服薬中止で徐々に回復するが，視野狭窄は残るとされている		

II 鑑別の要点

急性の視力障害を呈する疾患との鑑別が重要である．網膜中心動脈閉塞症はその一つと考えられる．キニーネ中毒の既往歴やキニジン，ヒドロキシクロロキン使用の現病歴の聴取が重要である．

III 治療

原因薬の服用中止である．網膜動脈の拡張，動脈血流の改善，浮腫の改善を目的として，血管拡張薬，ステロイド薬の投与，線溶療法，星状神経節ブロックがある．効果は検証されていない．

IV 患者への対応

個々の患者の眼の症状，障害の程度にあわせた対症治療を行う．

ガイドライン　ヒドロキシクロロキン適正使用のための手引き

(https://www.nichigan.or.jp/member/journal/guideline/detail.html?itemid=304&dispmid=909)
網膜への毒性発生機序や眼科検査については，類似薬ヒドロキシクロロキンの手引きを参照されたい．

（藤田朋恵）

⑫その他の中毒物質

(メチルアルコール中毒・エチルアルコール中毒・シンナー中毒・有機リン中毒・サリン中毒・有機水銀中毒)

I 疾患の特徴

1 メチルアルコール中毒・エチルアルコール中毒・シンナー中毒

メチルアルコール（メタノール）中毒（methyl alcohol intoxication）は誤飲，特にアルコール依存症患者に生じることが多い．通常，誤飲後18〜48時間程度のインターバルが存在し，その間は軽い頭痛，倦怠感などを認める．その後，代謝性アシドーシスが生じ，頭痛，腹痛，嘔吐，呼吸困難，循環障害で死に至る例も少なくない．ごく少量（15mL程度）で非常に強い不可逆性の視神経毒性を生じ，眼科所見としては他の中毒性視神経症に比較し視神経乳頭の発赤・腫脹が強い．このように問題となるのは急性中毒であり，進行は非常に急激で視力予後が非常に悪い．病理学的には球後視神経の脱髄が発生する．

一方，エチルアルコール（エタノール）（ethyl alcohol）は嗜好品の一つであり，急激に多量に飲酒するといわゆる急性アルコール中毒を起こすが，メチルアルコールと異なりその後に恒常的な視覚障害を生じることはきわめてまれである．むしろアルコール依存症患者に生じる慢性中毒が問題で，食事をとらずにアルコールの摂取が続き，栄養障害性視神経症が生じると考えられている．さらに，全例ではないもののそれに伴うWernicke脳症は有名で，ビタミンB_1欠乏により眼球運動障害，眼振が生じ，複視，動揺視を生じることもある．MRIでの中脳水道周囲の左右対称性の高信号病変が診断に重要である．

シンナーは数種類の有機溶剤の混合物であり，トルエン，メチルアルコール，キシレン，酢酸エチルなどを含有している．トルエンは揮発性で吸入開始後急速に肺より吸収され，血中に移行す

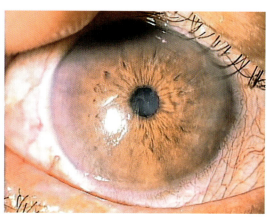

[図11] 急性有機リン中毒の瞳孔
両眼に極端な縮瞳を生じる．

る．他の有機溶剤と同様に脂溶性であるため，血中に移行後，血液脳関門を容易に通過し中枢神経系症状，さらに末梢神経系症状をきたす．眼に関しては視神経障害が最も多く，網膜障害がこれに続く．シンナー中毒（thinner poisoning）では，トルエンによる障害以外に，気化したメチルアルコールが相乗作用を呈していること，また視神経症以外に眼に多種多様な症状をきたすことが知られている．

2 有機リン中毒・サリン中毒

有機リン（organophosphate）はリンを構成元素とする有機化合物で，特に化学兵器として神経毒を有するサリン（sarin），VXガス，殺虫剤などに使用される農薬であるパラチオン，マラチオンなどがある．このようなコリンエステラーゼ阻害作用をもつ物質は，急性中毒では全身のコリナージックな症状を呈し，眼科所見としては著明な両眼性の縮瞳（図11），調節けいれんを生じる．そのため，眼前暗雲感の自覚も多い．日常でもこのような物質に曝露する機会があり，農家での農薬中毒，家庭菜園などで使われる家庭用殺虫剤など，意外と身近なところにもあることに注意し，詳しい問診が必要である．また，以前に農薬の空中散布などによる慢性的な有機リンの曝露で近視，多発性硬化症様の神経症状を呈した佐久の眼病は有名である．

753

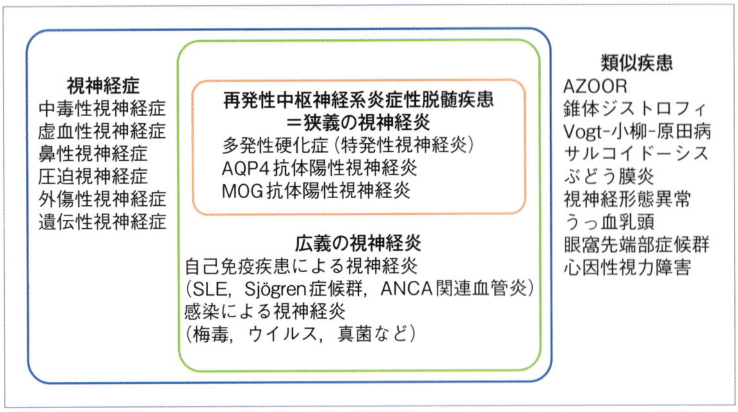

[図12] 中毒性視神経症と鑑別を要する疾患
AQP4：アクアポリン4，MOG：ミエリンオリゴデンドロサイト糖蛋白，SLE：全身性エリテマトーデス，ANCA：抗好中球細胞質抗体，AZOOR：急性帯状潜在性網膜外層症.

視神経症
中毒性視神経症
虚血性視神経症
鼻性視神経症
圧迫視神経症
外傷性視神経症
遺伝性視神経症

再発性中枢神経系炎症性脱髄疾患
＝狭義の視神経炎
多発性硬化症（特発性視神経炎）
AQP4抗体陽性視神経炎
MOG抗体陽性視神経炎

広義の視神経炎
自己免疫疾患による視神経炎
(SLE，Sjögren症候群，ANCA関連血管炎)
感染による視神経炎
(梅毒，ウイルス，真菌など)

類似疾患
AZOOR
錐体ジストロフィ
Vogt-小柳-原田病
サルコイドーシス
ぶどう膜炎
視神経形態異常
うっ血乳頭
眼窩先端部症候群
心因性視力障害

3 有機水銀中毒

わが国では，水俣湾のメチル水銀汚染による水俣病，さらに阿賀野川流域で発生した新潟水俣病が有機水銀中毒（organic mercury poisoning）として社会問題となった．水俣病は，工場排水に含まれたメチル水銀が水俣湾に棲息する魚介類へ高濃度に蓄積し，それを日常的に食していた地域住民に数多く発症した．メチル水銀の中毒症状の一つに Hunter-Russell 症候群と呼ばれる中枢神経系症状があり，感覚障害，運動失調，聴力障害などがその代表的な症状で，眼科領域では求心性視野狭窄，視力障害，空間周波数特性の低下，生理的眼振の障害，病的眼振の出現や特に垂直の滑動性追従眼球運動の障害がみられることがある．

II 鑑別の要点

有機リン，サリンの急性中毒のような特徴的な瞳孔所見を呈するもの以外は，詳細な問診をしなければ診断には至らない．視力低下をきたし，中毒性視神経症が疑われる際には，他の視神経炎，虚血性，鼻性，外傷性，遺伝性，感染性，頭蓋内疾患などに起因するすべての視神経症や，黄斑疾患をはじめとした類似疾患を除外する必要がある（**図12**）．そのためには画像検査（OCT，CT，MRI），血液，脳脊髄液検査，遺伝子解析を至急行うべきである．臨床的には比較的緩徐な進行を示すこともあり，特徴的な眼底，特に乳頭所見，光・近見刺激による瞳孔反応を示さず，画像上も明らかな異常が生じない等の理由から，心因性視力障害との鑑別も重要である．嗜好品，食生活（ダイエット，インスタント食品），趣味，手術歴，妊娠，また塗装業，クリーニング業，造園業などはしばしば有機溶剤との接触も関連していることが多く，職業も注意深く確認する必要がある．

III 治療

急性メチルアルコール中毒の際は，まずは救急蘇生が第一となる．覚醒した際に両眼の視力の極端な低下に気づくこともある．眼科ではビタミンB群，Cの投与に加え，視神経乳頭の発赤，腫脹が強い場合はステロイド薬の投与で若干の視機能改善を示す症例もあるが，期待はできない．アルコール依存症によるエチルアルコール中毒で栄養欠乏が原因の際も，速やかにビタミンの投与が必要になる．このように，多くの中毒性視神経症では有効な治療法がない．有機リン，サリン中毒では，急性期，慢性期を通じてアトロピン投与が重要となる．さらに，急激な失明やアルコール依存症，シンナー中毒では他科との連携やカウンセリング，ロービジョンケア等を進めるべきである．

IV 患者への対応

種々の中毒による視機能低下や消失，視覚以外の全身症状の後遺症などへの社会的な生活支援，リハビリテーション等，本人および介護する家族も含め総合的なフォローアップが必要である．

（石川　均）

⑬環境汚染と眼疾患

（環境因子，排気ガス，PM2.5，黄砂，シックハウス症候群など）

I 疾患の特徴

アレルギー性結膜疾患（allergic conjunctival diseases：ACD）の原因として，花粉やハウスダスト以外に，さまざまな環境因子が関与している[1～5]（図13，14）．大気中の粒子には，土壌粒子，黄砂などの越境粒子，自動車からの排気ガス，工場煤煙，揮発性有機化合物（volatile organic compound：VOC），シックハウス症候群の原因物質，受動喫煙物質などが含まれる．環境因子が眼炎症を引き起こす機序として，①大気中の化学物質の花粉破裂作用によるアレルゲンの飛散増加，②粒子による物理的な結膜刺激作用，③粒子中の微生物，硫酸塩，硝酸塩，金属類によるアレルギー・炎症の誘導などが挙げられる．対策としては，環境因子から保護眼鏡により眼を防御し，眼が曝露された場合には洗眼と点眼薬による治療が有効である．

II 鑑別の要点

1 排気ガス

ディーゼル排気微粒子（diesel exhaust particles：DEP）は，ディーゼルエンジンの排気ガスに含まれる微粒子成分で，粒径10μm以下の粒子が多く，一部はparticulate matter 2.5（PM2.5）に含まれる．発がん性や呼吸器疾患の誘発が指摘されている．PM2.5の発生源は主に2つある．1つは燃焼などにより直接排出された粒子で，もう1つは揮発性ガスのVOCが大気中の化学反応により粒子化して生じた粒子である．自動車の排気ガスには，一酸化炭素（CO），炭化水素（CH），窒素酸化物（NOx）が含まれ，これらが化学反応により修飾されてPM2.5の一部となる．

2 PM2.5

PM2.5は，粒径がおよそ2.5μm以下の黒色微小粒子で，「粒径2.5μmで50％の捕集効率をもつ分粒装置を透過する微粒子」と定義される．PM2.5には化学物質が多く含まれ，直接的に眼の表面に炎症を引き起こす．さらに，PM2.5や黄砂などに含まれる化学物質が花粉に接着すると，花粉の外膜が損傷し，花粉がさらに水分を吸収することにより破裂し，内部の花粉アレルゲン

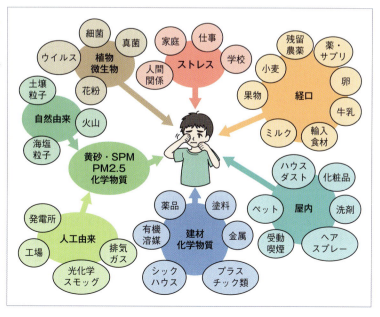

[図13] アレルギーの原因となる因子
黄砂，浮遊粒子状物質（SPM），PM2.5などは自然由来の粒子と，大気汚染物質になりうる人工由来の粒子が大部分を占める．屋内においてもPM2.5は発生し，受動喫煙物質，ヘアスプレーの粒子，建材に含まれる粒子などあらゆるものがPM2.5に含まれる．（文献3）より）

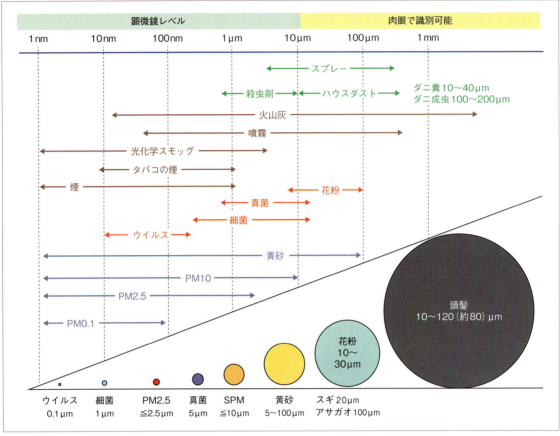

[図14] 大気中の各粒子の大きさ（上，グラフの横軸は対数目盛り表示）と，おおよその比較（下，粒径）
SPM：浮遊粒子状物質．（文献3）より）

が空気中に飛散する．すなわち，大気中の汚染物質が増えると，間接的に花粉アレルゲンが飛散するためにアレルギー患者が増えるものと考えられる．

3 黄砂

黄砂がアレルギー症状を悪化させる機序として，黄砂の主成分の多形結晶構造の二酸化ケイ素が眼，肺・気管支，鼻の粘膜を損傷することや，黄砂に付着した細菌・微生物やPM2.5に含まれる多環芳香族炭化水素（PAH）の有毒成分がアジュバントとしてアレルギー増悪に関与することが挙げられる．また，黄砂飛来時期に来院したアレルギー性結膜炎の患者から採取した涙液中には，黄砂成分が含まれていることが報告されている．涙液中の黄砂成分の濃度が高い群は，低い群よりも症状スコアが有意に高いことが示されてい

る（図15）[3]．

4 光化学オキシダント

光化学オキシダントは，自動車や工場から排出される窒素化合物，炭化水素，VOCなどが日光による光化学反応で生成された酸化性物質の総称である．光化学スモッグは，日差しが強く，高温で低風速の時期に発生しやすい．アレルギー性結膜炎の罹患率と大気中粒子の濃度との関係を調べた研究によると，光化学オキシダントに含まれるオキシダント，二酸化窒素，窒素酸化物，一酸化炭素，メタン，全炭化水素がアレルギー性結膜炎の罹患率と相関している．光化学スモッグの要因となる酸化性物質は粘膜を傷害するため，大気中の酸化性物質濃度が高くなるほど，外気に曝される結膜が影響を受けると考えられる．

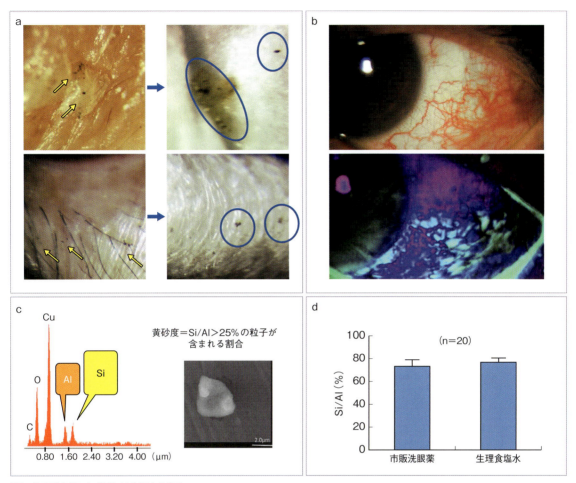

[図15] 眼瞼皮膚および涙液より採取した黄砂
a：黄砂の飛来時に来院した患者の眼瞼皮膚に付着していた黄砂粒子（黄矢印，円内）．綿棒で採取可能である．b：黄砂成分により生じた結膜上皮びらん．c：洗眼により採取した涙液中の黄砂成分の解析．ケイ素（Si）は黄砂の主要な成分であり，アルミニウム（Al）に対するSiの割合が高いほど，黄砂に近い．Al/Si原子数比が25％以上を含有する粒子数が全不溶性粒子数に占める割合を黄砂度と定義した（C：炭素，O：酸素，Cu：銅）．d：黄砂飛来時に来院した患者の眼球を，市販の洗眼液（防腐剤フリー）あるいは生理食塩水で洗眼し，粒子成分を採取した（各10人）．両方の洗眼液とも，採取した粒子の黄砂度は約75％であった．（文献3）より）

5　シックハウス症候群

シックハウス症候群は，新築やリノベーションされた住居で過ごすうちに，建材から発生するホルムアルデヒド，トルエン，キシレンなどの化学物質に対する過敏反応が起こる疾患である．症状としては，頭痛，吐き気，鼻炎，咽頭炎，湿疹などを生じる．眼の症状としては，ドライアイ，眼精疲労，チカチカ感を生じる．原因物質は建材，接着剤，可塑剤，防腐剤，塗料，壁紙，防カビ剤，防虫剤などから発生する100以上のさまざまなVOCの化学物質複合体である．眼表面粘膜のムチンや涙腺組織への刺激性が，ドライアイや眼表面炎症に影響している可能性が示唆されている．筆者らの検討では，シックハウス症候群の患者ではVOCのトルエン，キシレン，ポリ塩化ビニルの代謝産物の尿中濃度が健常人よりも高く，VOC濃度が高くなるほどシックハウス症候群のQEESI症状スコア，結膜炎スコア，ドライアイスコア（Schirmer試験，涙液層破壊時間）が悪化することが示されている．

III　治療，患者への対応

大気中にはPM2.5，黄砂，大気汚染物質，花粉，砂埃，ハウスダスト，受動喫煙物質，塗料，

溶剤，シックハウス症候群の原因物質など，さまざまな抗原が浮遊している．眼表面は大気に接していることから，容易に眼内に入ってくる．大気中粒子から防御するためには，保護眼鏡が最も有用と考えられる．また，眼瞼のアイシャドウをはじめとした化粧品も眼瞼結膜に接触する．これらの抗原を取り除くためには，洗眼が必要となる．近年の市販洗眼薬は，防腐剤フリーのものや，角膜保護成分のヒアルロン酸やビタミンを含んだものも登場しており，従来の洗眼薬と比較してより安全なものに改良されている．注意点としては，洗眼前に眼の周りの汚れをしっかり除去してから洗眼をする必要がある．充血に対しては，抗アレルギー点眼薬が有用である．

文献
1) 石川　哲：環境と眼疾患（眼精疲労・屈折異常）とくに微量化学物質の影響．日視能訓練士協誌 29：47-52，2001
2) 三村達哉：トピックス1．眼科領域におけるアレルギーと環境因子 ―環境汚染によるアレルギー性結膜炎の増悪作用―．アレルギー 63：901-906，2014
3) 三村達哉：わかりやすい臨床講座 環境因子とアレルギー性結膜炎．日の眼科 88：13-25，2017
4) 三村達哉：環境因子がアレルギー性眼疾患の生体に与える種々の影響．アレルギーの臨 40：343-346，2020
5) 三村達哉：大気中粒子と眼アレルギー疾患．臨床免疫・アレルギー科 76：153-159，2021

（三村達哉）

18. 外　　傷

①眼窩骨折

I 疾患の特徴

眼窩壁はとても薄く，むしろ骨折しやすい構造になっている．その理由の一つとして，眼窩壁が骨折することで眼球に伝わる衝撃を和らげ，眼球破裂を防止する機能（shock absorbability）があると考えられている．眼窩骨折（orbital fracture）は，拳大の物が眼部に衝突することで生じやすく，さらにそれなりの運動エネルギーをもった物体の激突が必要である．主な症状は，複視と眼球陥凹である．複視は Hess 赤緑試験や両眼注視野検査で検出し，眼球陥凹は Hertel 眼球突出計で検出する．症状および受傷機転から眼窩骨折を強く疑った場合には，眼窩 CT を行う．その結果，眼窩壁が骨折していれば診断できる．狭い骨折部から眼窩脂肪や外眼筋が副鼻腔側に嵌頓している場合ほど症状が強くなる．

II 鑑別の要点

以下の特徴的な症状があるかをチェックする．
眼球運動時痛：一定の方向に強く自覚する．
鼻出血：咽頭に入った血液を吐き出すこともある．
眼窩気腫による症状（無痛性眼瞼腫脹）：鼻腔内からの細菌感染で眼窩蜂巣炎になることがある．
嘔気・嘔吐，徐脈などの迷走神経反射症状：小児は何もしゃべらずにぐったりしていることが多い．
鼻翼，切歯周囲，上口唇のしびれ，麻痺，知覚鈍麻：眼窩下神経枝麻痺による．
小児の斜頸：下直筋周囲組織が骨折部にスライドすることで眼球が外方回旋するため，代償頭位をとる．
外眼筋の牽引試験（forced duction test）陽性：そもそもこの試験を行うべきか否かで議論が分かれる．実施するならば下直筋に 4-0 絹糸を通

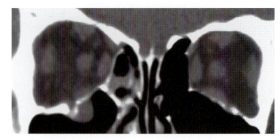

[図1] 眼窩骨折による右下直筋の missing rectus sign

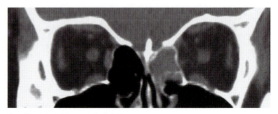

[図2] 眼窩骨折による左内直筋の missing rectus sign

糸して軽く引く．テンションがあれば陽性とするが，局所麻酔下での検査ゆえに信頼性が低い．

III 治療

眼窩下壁単独骨折の治療方針は，①緊急手術を要する群，②受傷 2 週間以内に手術を行う群，③経過観察する群に分けられる．

1 緊急手術を要するもの

症状と CT 所見を併せて緊急性を判断する．missing rectus sign（図1，2）があれば外眼筋が骨折部に強く絞扼されていることになり，緊急性がより高くなる．
軽快しない迷走神経反射：骨折部に外眼筋が絞扼されていることが多い．眼を開けようとすると徐脈を生じたり，嘔気・嘔吐を繰り返す．
white-eyed blowout fracture：打撲後の眼瞼腫脹や結膜出血がないにもかかわらず，著明な眼球運動制限を認める．眼球運動時痛や嘔気を伴うことがある．多くは小児に認める．
重度の眼球陥凹：眼球陥没と表記されることもある．眼球が眼窩骨折部にはまり込み，外見上は眼球がなくなったようにみえる．視力障害を伴うことがある．

2 受傷2週間以内に手術を行うもの

改善しない眼球運動障害：眼瞼腫脹や眼窩気腫が消失したにもかかわらず，複視の改善がみられない場合には，受傷から2週間以内に手術を行うことが望ましい．2週間以上経過すると上顎洞粘膜と筋・脂肪組織の癒着が顕著になり，両者間の剝離が困難になるためである．そのため，癒着が生じない受傷早期の手術がより望ましい．また，外眼筋が骨折部の辺縁に引っかかっている場合は，複視に加え眼球運動時痛が生じる．疼痛は徐々に軽減していくが，複視は改善しないことがほとんどである．このような症例も早期の手術が望ましい．

眼球陥凹：CTで明らかに筋・脂肪組織が副鼻腔に脱出している場合には，眼球突出度の左右差が3mm以上ならば，2週間以内に手術を行うことが望ましい．眼瞼の腫脹が強い場合はHertel眼球突出計では信頼性に欠けるため，CT画像を参照する．計測ツールが装備されていれば，それを用いて実測する．簡易的には，CTの矢状断で眼球の1/2に相当する眼窩内容が脱出している場合は，約2mmの眼球陥凹があると考えてよい．

3 経過観察するもの

骨折はあるものの症状に乏しい場合は，経過観察でよい．ただし，眼窩内容の脱出量が多いにもかかわらず，複視を全く自覚していない場合には，癒着の進行によって徐々に上方複視が出現する可能性があることを説明する．

Ⅳ 患者への対応

受傷後2週間および術後2週間は鼻を強くかまないように指導する．眼窩内に空気が入れば眼窩気腫が発症し，眼窩内に副鼻腔内の細菌が迷入すれば眼窩蜂巣炎が発症する可能性がある．複視に関しては，治療が遅延すれば予後が悪いことを説明する．3カ月以降の陳旧例では手術を急ぐ必要はない．

（恩田秀寿）

②眼球破裂，眼球穿孔

Ⅰ 疾患の特徴

眼球破裂（rupture of globe），眼球穿孔（ocular perforation）に代表される開放性眼外傷は，眼外傷のなかで最も視力予後不良な疾患である．Kuhnらの眼外傷の分類では，開放性眼外傷は鈍的外力により眼球が裂ける「破裂」と，鋭利な物体により眼球が損傷する「穿孔」に大別され，さらに「穿孔」は穿孔が1カ所である「裂傷」（図3），異物が飛入して眼内にとどまっている「眼内異物」，入口と出口のある2カ所の穿孔の「二重穿孔」に分類される．眼球破裂・穿孔は，就労，転倒，交通事故，スポーツなどにより発症するが，最近では高齢者の転倒の割合が増えている．

眼球破裂・穿孔に伴い，水晶体，硝子体，網膜，脈絡膜などの眼内組織が眼外に脱出することも多く，結膜下出血，前房出血や硝子体出血を伴い，水晶体脱臼，網膜剝離，脈絡膜下出血などを併発する．特に眼球破裂では，強膜は角膜輪部に対して平行に破裂することが多いが，強膜が薄い外眼筋付着部近傍においては，しばしば角膜輪部に対して垂直あるいは平行に破裂創が拡大する．鈍的外力の受傷時に，反射的閉瞼とBell現象に

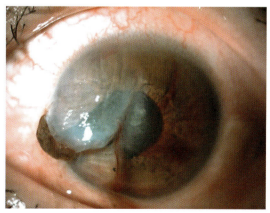

[図3] 眼球穿孔の前眼部細隙灯顕微鏡写真
就労中に左眼に釘が当たり，眼球穿孔（角膜裂傷）を呈した．

より眼球が上転し，眼球下方に衝撃が加わると，その垂直方向の強膜を伸展させ，最も弱い上直筋付着部近傍の強膜に破裂が起こりやすい．白内障手術や角膜移植の既往のある眼では，以前の手術創が離開し起こるものが多い．結膜下出血を伴う場合が多いため，その創口を確認することは困難であるが，前房出血や硝子体出血，極端な低眼圧などがあれば破裂を積極的に疑い，観血的に確認する必要がある．

II 検査・鑑別の要点

眼球破裂・穿孔では，受診後に速やかに手術が予定される場合が多く，検査を効率よく行い，病像を十分に把握してから手術に臨む．視力検査，眼圧検査，対光反射や相対的瞳孔求心路障害（relative afferent pupillary defect：RAPD）を確認した後に，細隙灯顕微鏡を用いて前眼部検査，散瞳薬を用いた眼底検査を行う．白内障手術後であれば眼内レンズの有無を確認し，特に手術創口付近を注意深く観察する．特に眼球破裂では，白内障手術創口から眼内の内容物が脱出することが多い．前房出血などで水晶体や眼底の観察が困難な場合は，超音波検査Bモードで眼球後方の状態を確認する．検査時にはプローブの接触により眼球に圧をかけすぎないように注意する．CTも有用であり，眼球壁の状態，水晶体の有無，眼内の異物，網膜剥離，脈絡膜下出血の有無などを確認する．水平断・矢状断の画像で眼球が球状に保たれていない場合は，開放性外傷が強く疑われる

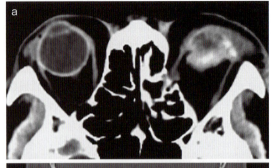
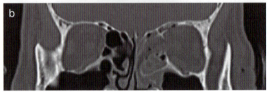

[図4] 眼球破裂のCT
高齢男性の転倒による左眼打撲による眼球破裂．a：水平断．眼球壁の不整，前後径の短縮，硝子体出血，脈絡膜下出血と考えられる高吸収域を認める．b：冠状断．左眼の眼窩内壁骨折を認める．

（図4）．眼窩壁骨折や視神経管骨折の有無についても確認する．MRIは眼球破裂・穿孔例では禁忌であり，特に眼内に磁性体の眼内異物の存在が疑われる場合には注意を要する．Kuhnらは，さまざまな因子をスコア化して視力予後を推定する眼外傷スコア（ocular trauma score：OTS）を提唱しており，初診時視力とともに眼球破裂・穿孔，眼内炎，網膜剥離，RAPDの有無が評価に用いられる（表1, 2）．

III 治療

開放性眼外傷の初回手術では創口の閉鎖が重要であり，基本的には全身麻酔下で行うことが望ましい．開放性眼外傷患者の多くは低眼圧であり，強い痛みのために局所麻酔では手術の続行が困難になる可能性がある．また，球後麻酔やTenon

[表1] ocular trauma score（OTS）の点数

項目		点数
初診時視力	光覚なし	60
	光覚あり～手動弁	70
	1/200～19/200	80
	20/200～20/50	90
	≧20/40	100
眼球破裂		−23
眼内炎		−17
眼球穿孔		−14
網膜剥離		−11
RAPD		−10

RAPD：相対的瞳孔求心路障害．

[表2] ocular trauma score（OTS）から予測する視力予後

点数合計	OTS score	光覚なし	光覚あり～手動弁	1/200～19/200	20/200～20/50	≧20/40
0～44	1	74%	15%	7%	2%	1%
45～65	2	27%	26%	18%	13%	15%
66～80	3	2%	11%	15%	28%	41%
81～91	4	1%	2%	2%	21%	73%
92～100	5	0%	1%	2%	5%	94%

囊下麻酔では，穿孔部位を通した麻酔薬の眼内への誤注入や，麻酔時の眼窩内圧上昇による穿孔部位からの内容物の脱出を起こす可能性がある．しかし，破裂・穿孔創が前眼部に限局して後眼部に損傷が認められない場合には，局所麻酔での手術も考慮する．手術では，まずは結膜を全周切開して，上下左右の直筋を制御糸で確保し，直視下で創口を確認する．特に直筋付着部は強膜が薄く破裂を発症しやすいために，直筋下に創口が隠れている場合がある．その際には直筋を切腱して創口を縫合する必要があり，創口を縫合した後に直筋を本来の位置に縫合する．創口の縫合には，角膜は10-0ナイロン糸，強膜は8-0ナイロン糸を用いる．

初回手術で一次縫合のみならず硝子体手術も同時に行うべきか，二期的に硝子体手術を行うべきかについては意見が分かれるところである．一期的手術の利点として，感染性眼内炎のリスク軽減と，網膜剥離がある場合に早期復位が可能となることが挙げられる．しかし，問題点として，角膜の透明性が保たれていること，術者は硝子体手術に精通している必要があること，受傷後間もないために凝固が期待できないことがある．二期的手術の利点として，初回手術は術者が硝子体手術の経験がなくても対応可能であること，二次手術で熟練した術者と手術機器の準備を整えて手術が可能であること，脈絡膜下出血などの凝固ならびに線溶効果が期待できることが挙げられる．

Ⅳ 患者への対応

眼外傷患者は全身外傷を伴っている場合が多く，他科と緊密に連携して対応する．

（太田俊彦）

③眼球鈍的外傷

Ⅰ 疾患の特徴

眼球鈍的外傷（blunt trauma）は，サッカーや野球などのスポーツ，転倒や殴打などによる顔面外傷により生じる．鈍的外力により，虹彩・毛様体断裂，Zinn小帯断裂による水晶体振盪（脱臼），前房出血，網膜振盪症，外傷性網膜剥離，硝子体出血，黄斑円孔などを生じる．前房出血は，鈍的外力により前房内圧の上昇をきたし，虹彩・毛様体断裂，隅角離開に伴い生じる（図5）．高眼圧で前房出血が遷延すると，角膜実質内に出血が侵入する角膜血染を生じる．網膜振盪症は，鈍的外力によるずれ応力による網膜外層への影響から，びまん性の白色混濁を生じる．軽症例では視機能に影響を生じないが，重症例では網膜打撲壊死を併発し視野障害を残す．外傷性網膜剥離は，鈍的外力により網膜裂孔や鋸状縁断裂が形成されることに起因する．血管が破綻し硝子体出血を伴うことも多く，また黄斑円孔を併発することもある．外傷性黄斑円孔は，非開放性眼外傷の1.4%で生じる．

Ⅱ 鑑別の要点

虹彩・毛様体断裂，隅角離開の検査は，前眼部OCTや超音波生体顕微鏡（ultrasound biomicroscope：UBM）を用いる．隅角検査も有用ではあるが，受傷早期は再出血のリスクがある．

水晶体動揺は，細隙灯顕微鏡での診察時に，浅前房の有無や前房深度の左右差に注意し，未散瞳で患者に眼を動かしてもらって確認する．また，散瞳後に水晶体偏位や前房内への硝子体脱出，眼圧上昇の有無にも注意して診察する．

低眼圧で強い結膜下出血を伴う際には，眼球破裂が隠れている可能性を考えて注意深い検査・診察を行う必要がある．また，高度な隅角離開は毛様体解離を伴っていることがあり，この場合も多くは低眼圧を生じる．眼外傷では前房出血や硝子

18. 外傷

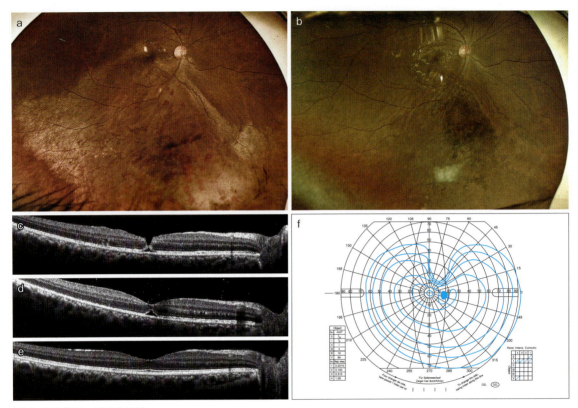

[図5] 網膜振盪症，外傷性黄斑円孔
24歳，男性，野球の自打球により右眼受傷．右矯正視力0.3，網膜振盪症および外傷性黄斑円孔を認めた（a, c）．円孔径はきわめて小さく，経過観察し，1週間後には円孔閉鎖を認めた（d）．徐々に網膜構造は再構築され，12週間後には矯正視力は1.0となった（b, e）．下方網膜の一部は網脈絡膜萎縮をきたし，網膜打撲壊死と考えられ，視野欠損は残存した（f）．

体出血，開瞼困難のため眼底透見が困難なことが多く，UBMおよび頭部CTで外傷性網膜剥離や異物，眼窩骨折の有無などを検査する．

網膜振盪症は，ときに網膜打撲壊死との鑑別が困難な場合がある．網膜打撲壊死を疑う場合には，インドシアニングリーン蛍光造影が有用であり，脈絡膜動静脈の充盈遅延や蛍光漏出または低蛍光の有無などを確認する．また，眼底自発蛍光も有用であり，軽症例では正常所見であるが，網膜色素上皮層に及ぶ重症例では障害部位に一致した蛍光異常を認める．さらに，OCTで視細胞層や網膜色素上皮層の障害のみならず，外顆粒層や脈絡膜血管への障害を認める場合は，網膜打撲壊死を考える．

III 治療，患者への対応

前房出血：少量であれば自然吸収を期待し経過観察を行う．アトロピン点眼1回/日とステロイド薬点眼4回/日を行う．眼圧上昇をきたすこともあるため，必要に応じて眼圧下降点眼薬を処方する．多量の前房出血や治療に反応しない高眼圧が持続する場合，受傷後数日から1週間を経過する場合には，角膜血染を生じないように前房洗浄を行う．

虹彩離断：著明な場合には10-0ナイロン糸を用いて眼内虹彩縫合を行う．

毛様体断裂：房水産生能の低下や上脈絡膜腔への房水流出に伴う低眼圧に注意が必要で，低眼圧黄斑症が持続する際には，毛様体縫着術などの手術を検討する．

水晶体振盪：虹彩リトラクターを使用した白内障手術を行い，必要があれば眼内レンズ強膜内固定術を行う．

水晶体脱臼：硝子体手術を行い，硝子体カッ

ターで切除する．また，必要に応じてパーフルオロ-n-オクタンで水晶体核を浮遊させ，超音波乳化吸引で核処理を行い，眼内レンズ強膜内固定手術を行うこともある．

　網膜振盪症：受傷後1～2週間で自然軽快することが多く，まずは経過観察する．網膜打撲壊死や脈絡膜破裂が疑われる場合には，脈絡膜からの滲出性変化に対して，プレドニゾロン20mg/日内服，ベタメタゾン点眼4回/日などを行うこともあるが，予後は不良である．

　外傷性網膜剝離：年齢，後部硝子体剝離の有無，網膜裂孔の位置やサイズなどより，強膜内陥術（強膜バックリング）または硝子体手術を行う．

　外傷性黄斑円孔：特発性黄斑円孔と比較すると自然閉鎖の可能性もあり，特に小児では自然閉鎖する傾向が多い．Millerらの報告では39.3%で自然閉鎖を認め，閉鎖率は18歳未満が50.0%，成人は28.6%であった．閉鎖までの期間は，中央値5.6週間（82%は11週以内）であった．最小黄斑円孔径が小さく，網膜内囊胞がない症例が自然閉鎖しやすいと報告されている．まずは自然閉鎖を期待して2～3カ月の経過観察を行い，非閉鎖の場合は硝子体手術を検討する．しかし，外傷による視細胞層，網膜色素上皮層，脈絡膜などの損傷が黄斑に及ぶ症例では視力改善が乏しい可能性があることも説明する必要がある．

〔山本聡一郎・江内田　寛〕

④眼瞼裂傷，眼瞼熱傷

I　疾患の特徴

　眼瞼は，眼瞼皮膚と睫毛を含む瞼板前葉，およびMeibom腺を含む瞼板後葉で構成される．眼瞼裂傷（eyelid laceration）は，前葉のみの裂傷，後葉のみの裂傷，前葉と後葉の全層に及ぶ裂傷に分類される．眼瞼裂傷が生じると瞼板内の動脈からの出血をきたし，高度な眼瞼腫脹を生じるため，前眼部の診察が困難になることが多い．瞼板の断裂が生じると，上眼瞼挙筋腱膜の瞼板付着部での眼瞼挙上作用が減弱するために眼瞼下垂を呈する．さらに，角膜裂傷や前房出血を合併していることが多い．

　眼瞼熱傷（eyelid burn）の症状は，眼瞼にどのような高熱の物質が接触したか，または当たったかによって異なる．熱湯であれば皮膚熱傷（図6），さらには眼表面の熱傷を生じる．打ち上げ花火や高温の鉄が当たった場合には，眼球鈍的外傷の要素が加わる．

II　鑑別の要点

　まずは瞼板の裂傷の範囲や断裂部位を把握する．瞼板の全層断裂があれば，角膜裂傷や前房出

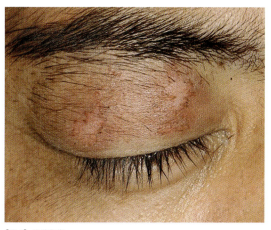

［図6］眼瞼熱傷
表皮びらんと発赤を認める．

血などの前眼部外傷を合併する可能性が高くなる．細隙灯顕微鏡検査ができないほどの眼瞼腫脹がある場合には，光覚の有無を確認し，眼球形態をBモード超音波検査または眼窩CTで評価する．

III 治療

　前葉のみの裂傷であれば，止血後に裂傷の深さをみて皮膚縫合をするかどうかを決定する．縫合の必要がなければステリストリップ®貼付のみでよい．縫合糸は6-0ナイロン糸を用い，端々縫合を行う．瞼板断裂があれば必ず瞼縁側と上眼瞼挙筋側を縫合する．結膜側に縫合糸が露出しないように，結膜面に段差ができないように，瞼縁のグレイラインが合うように（図7a），さらに瞼縁が盛り上がるように（図7b）縫合する．瞼板の接着には時間を要するため，しばらくの間（1カ月以上）は抜糸をせずに経過観察する．

　眼瞼熱傷の応急処置は冷却である．その後，感染予防と保湿目的で眼軟膏を塗布する．痂皮化すれば中止する．眼球に熱傷が及べば角結膜びらん（図8）が生じるので，眼軟膏を点入し終日閉瞼する．打ち上げ花火の覗き込みによる熱傷では，鈍的外傷が加わるため，角膜混濁や血管新生緑内障を発症し重度の視機能障害を残す．

IV 患者への対応

　応急処置，緊急手術が必要になることが多い．

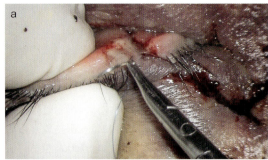
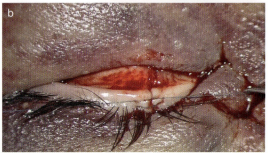

[図7] 眼瞼裂傷の縫合
a：瞼板内からグレイラインに針を出し，その後，対側のグレイラインに刺入する．b：グレイラインを合わせたのち，瞼縁が盛り上がるようにさらに1針追加した．

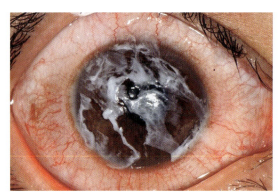

[図8] 眼瞼熱傷と角結膜びらん
熱湯が結膜囊内にかかり，角膜上皮が白く熱変性しびらんを呈している．

⑤涙小管断裂

I 疾患の特徴

涙小管断裂（canalicular laceration）の多くは，鋭利な物が内眼角に刺入したときに発症する．また，犬や猫に咬まれたり，爪で引っ掻かれたりしたときにも発症する．下涙小管は上涙小管よりも導涙機能が高いため，下涙小管断裂の方が流涙症の自覚が強い．

II 鑑別の要点

涙小管はHorner筋内を走行しており，その管腔は白色であるため，涙小管断裂部断端は筋組織中に白色のリングとして同定できる．近位断端の白いリングを見つけたら，すかさず1段針を挿入し，生理食塩水を注入する（**図9**）．患者がのどの奥に水を感じればよい．

III 治療

治療の基本は手術である．涙小管断端を容易に探し出すためには，手術のタイミングは早い方がよい．眼瞼皮膚の縫合は最小限にとどめ，内眼角が離開していても止血が確認できれば眼軟膏を塗布するだけでよい．その後，手術施設を紹介する．手術の流れとして，まずは滑車下神経麻酔および眼窩下神経麻酔を行い，その後，涙小管の断端を探し同定する．涙管チューブを留置したのちに断端同士を縫合する．涙小管遠位断端の同定は容易である一方，近位断端の同定は難しい．創部への局所麻酔薬の過剰注入による組織浮腫，鑷子による創部組織からの出血が，同定をさらに難しくする．断端が同定できれば涙管チューブを挿入し，断端同士を10-0ナイロン糸で2カ所縫合す

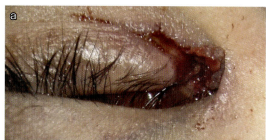

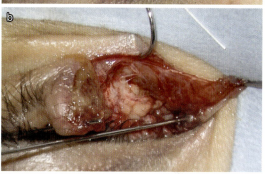

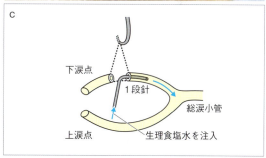

[図9] 涙小管断裂の左涙小管縫合術（surgeon's view）
a：術前．b：遠位断端を同定したのち，近位断端を探索している．白いリング状の断端を同定し，涙管通水検査をしている．c：bのシェーマ．

る．

IV 患者への対応

術後の涙管通水検査は，縫合した断端に負荷をかけ創部離開をきたすおそれがあるため，涙管チューブ抜去まではあえてしなくてよい．術後2～3カ月で涙管チューブ抜去を行う．

（恩田秀寿）

⑥ 角膜化学熱傷

I 疾患の特徴

　角膜は眼表面にあるため，外界からの物理的・化学的な侵襲を受けやすい組織である．化学熱傷（chemical burn）のうち，酸熱傷は組織の蛋白を凝固させて凝固壊死を引き起こすため，変性した組織そのものがバリアとして深達を阻害し，また酸性物質そのものが細胞透過性が低いため，傷害が比較的組織表層にとどまることが多い．一方，アルカリ熱傷は融解壊死を引き起こす．水酸基が細胞膜の脂肪酸を鹸化し，細胞膜を破壊して融解する．さらに，アルカリ性物質は脂溶性であるために組織浸透性が高く，短時間に深部まで傷害を及ぼすことになる．一般的には，アルカリ熱傷の方が酸熱傷よりも重症である．高温による熱傷は，直接的な蛋白変性による傷害である．熱された物質が飛入して受傷することが多く，その多くの症例で眼瞼の熱傷を伴う．

　予後に関しては，傷害の範囲（角膜輪部や角膜実質，眼瞼皮膚など）によって大きく異なる．化学熱傷に伴う重症度と予後に関しては，BallenとRoper-Hallの分類（**表3**）が有用である．また，眼表面の傷害の重症度分類にはThoft-木下の分類（**表4**）が有用である．角膜上皮の幹細胞が存在する角膜輪部の傷害の程度で大きく予後が決まる．角膜輪部の傷害が軽度であれば予後良好である．一方で，広範囲に傷害を受けると結膜侵入および偽翼状片に至る．さらに角膜輪部機能が障害されると，角膜上皮幹細胞疲弊症となり，結膜瘢痕化を起こして重度の視力障害に陥る．また，遷延性上皮欠損から，上皮化を得られずに実質融解を起こし，角膜穿孔や角膜瘢痕をきたす（**図10**）．眼瞼皮膚熱傷を伴うと，瘢痕拘縮のため，睫毛内反，睫毛乱生，兎眼を生じる．

II 鑑別の要点

　眼に薬品や花火，熱した鉄などが飛入して起こ

[表3] BallenとRoper-Hallの分類

grade	角膜	結膜	予後
I	上皮傷害のみ	虚血（－）	良好
II	虹彩紋理が明瞭に見える程度の混濁	虚血が輪部の1/3周以下	良好
III	全上皮欠損 実質の混濁で虹彩不詳	虚血が輪部の1/3～1/2周	視力障害，まれに穿孔
IV	白濁 虹彩・瞳孔が不詳	虚血・壊死が輪部の1/2周以上	不良 治癒遷延

[表4] Thoft-木下の分類

grade	角膜	結膜	その他
1	角膜上皮欠損（－）	結膜充血	
2	角膜上皮部分欠損	結膜充血	
3a	全角膜上皮欠損	結膜充血あるいは部分的壊死	Vogtの角膜輪部柵の一部残存
3b	全角膜上皮欠損	結膜充血あるいは部分的壊死	Vogtの角膜輪部柵の完全消失
4	全角膜上皮欠損	50％以上の輪部結膜の壊死	Vogtの角膜輪部柵の完全消失

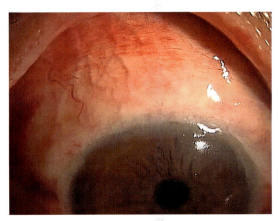

[図10] アルカリ熱傷による急性期の眼表面
受傷直後に受診．全角膜上皮欠損，上方では広範囲に結膜の虚血，Vogtの角膜輪部柵の消失を認めた．点眼と治療用コンタクトレンズでは上皮欠損の改善を得られず，羊膜被覆術を施行した．

るため，病歴を確認することで鑑別は容易である．また，病歴がわからない場合には，瘢痕期になるとStevens-Johnson症候群，眼類天疱瘡，トラコーマなどの角膜輪部機能不全をきたす疾患が鑑別診断として挙げられるが，一般的に外傷は片眼性であることや，全身的には異常を認めないことからも，診断は容易である．

III 治療

　まずは薬液や飛入物の除去・洗浄が第一であ

る．酸・アルカリによる熱傷の場合は，尿試験紙などでpHを確認しながら十分量の洗浄をする必要がある．急性期には創部の消炎と上皮傷害の改善が重要である．そのため，局所および全身のステロイド薬投与が有効であり，広範囲の重症例ではメチルプレドニゾロンの全身投与を併用する．遷延性上皮欠損に対しては治療用コンタクトレンズを装用するが，効果が得られない症例では羊膜被覆術なども有用である．

瘢痕期の治療は非常に困難なこともあり，患者教育が大事である．実際には，オキュラーサーフェスをトータルに安定化することを心がける．角膜輪部機能不全については，軽度であれば異常結膜を掻爬し，正常角膜上皮の誘導を促す．重症例では，アロ角膜輪部移植や培養上皮シート移植などの外科的治療を考慮する．角膜実質瘢痕を伴う場合には，二期的に前部層状角膜移植もしくは全層角膜移植を施行する方が望ましい．また，これらの角膜/結膜手術を行う前に，結膜囊短縮・瞼球癒着を伴う場合には羊膜移植による結膜囊形成術，ドライアイを伴う場合には点眼治療や涙点プラグ，睫毛内反や睫毛乱生を伴う場合には眼瞼の治療を行うことが望ましい．

IV 患者への対応

救急外来などでの患者からの電話応対であれば，まずは疼痛があっても十分な時間をかけて水道水などで洗眼するように指示する．受傷直後の対応が非常に大事であるためである．

（冨田大輔）

⑦角膜・結膜異物

I 疾患の特徴

角膜異物（corneal foreign body），結膜異物（conjunctival foreign body）は，眼科救急診療でしばしば遭遇する眼外傷の一つである．異物の多くは鉄片異物とされているが，これ以外にも木片（キリコ），虫体（図11，12），ガラス片，植物（種子，葉，栗などのイガ，棘）（図13），建築材料（石粉，セメント，塗料，接着剤），洗顔料のスクラブ等，種々のものがある．疼痛や異物感，流涙を主訴に来院する．発症の状況から患者自身が原因を把握していることが多く，問診によって診断や治療方針を立てるとよい．また，労働災害の可能性も高いため，問診内容，検査所見，視機能および経過をしっかり記録しておくことが重要である．

II 鑑別の要点

発症起点はさまざまで，異物の種類や経過によって病状は多岐にわたるため，適切な判断と処置が必要である．診断は異物を発見することであるが，異物の性状，深さ，部位，異物周囲の組織の状況，Descemet膜や前房内の炎症所見を十分に観察する．また，異物が複数入っている可能性

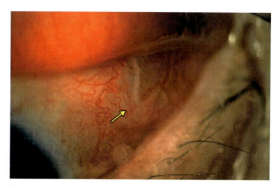

［図11］東洋眼虫症
近年，わが国で感染が拡大しつつある東洋眼虫症は，中間宿主であるメマトイを介して線虫（矢印）が結膜嚢内に寄生する人獣共通感染症である．症状は眼痛，流涙，結膜充血，瘙痒感である．治療は虫体の除去であるが，遊走するため排除が困難なこともある．また，雌は子宮内に幼虫をもつことも多く，複数の個体の排除を必要とする例もある．

18. 外傷

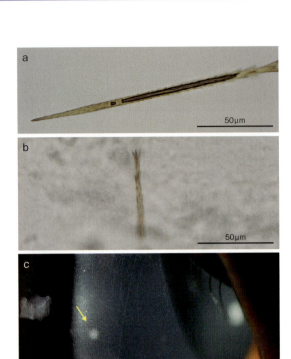

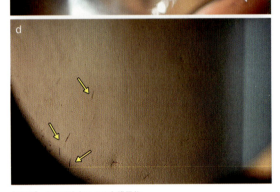

[図12] イラガ幼虫による角膜異物
a, b：刺入した虫毛の顕微鏡写真．先端に返しがあり，奥に食い込む仕組みになっている．c：異物による角膜浸潤（矢印）．d：徹照法による前眼部写真で，虫毛が角膜浸潤部分に一致して認められる（矢印）．

を念頭に置き，眼瞼を二重翻転して結膜に他の異物がないかも確認する．小児のように検査が困難な例では，保護者にインフォームドコンセントを行ったうえで，患児を抑制して開瞼する必要がある．このような例では，手持ちの細隙灯顕微鏡や斜照法を用いる．

鑑別としては，角結膜炎，角膜びらん，雪眼炎，電気性眼炎などがある．点眼麻酔後に異物感が残っていれば，異物残存の可能性が高い．ま

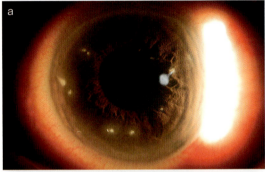

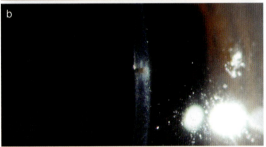

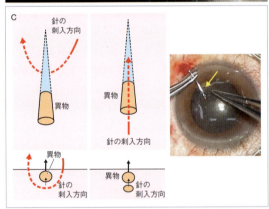

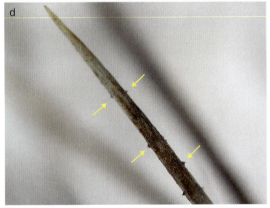

[図13] 栗のイガによる角膜異物
a：栗のイガが刺入した部位に角膜浸潤を認める．b：細隙灯顕微鏡では折れたイガの先端部分を認める．c：このような角膜異物は，異物の刺入方向や深さに応じて10-0ナイロン糸針で掘り起こすようにして摘出する（黄矢印）．d：栗のイガには返しがついており（矢印），引き抜きにくい構造になっている．

た，フルオレセイン等による染色で角結膜びらんの性状や房水の漏出の有無をチェックする（図14）．洗顔料のスクラブや，ガラス，プラスチック片など小さく透明な異物は，染色パターンが手がかりになる．

Ⅲ 治療

木片，虫体，植物などの異物は，感染を引き起こす可能性があることを忘れずに治療を計画する．鉄片異物は加熱状態で飛入するため感染は少ないとされているが，摘出した異物を検査すると1/3が汚染されていたとの報告もあり，注意が必要である．前房症状や強い眼脂などの感染を疑わせる所見があれば，鏡検・培養検査なども行う．

異物の眼球穿孔が疑われる場合は，外来で安易に異物を除去せずに，手術室での摘出を予定する．穿孔の可能性が低い場合は，点眼麻酔後に細隙灯顕微鏡下で異物を摘出する．異物除去には異物針やマイクロ鑷子，27G注射針，ハンドドリルなどを用いる．また，小児や異物除去時に眼球の固定が困難な患者に対しては，洗眼で異物除去を試みるのも一方である．

1 鉄片異物除去の注意点

鉄片異物は異物除去だけではなく，異物周囲に浸潤したrust ringも除去する必要がある（図15）．異物自体は異物針や27G針などで除去し，rust ringはハンドドリルや鋭匙などを用いて丁寧に除去する．除去しきれないときは，その場で無理にすべてを除去しようとせず，後日鉄錆が浮上した状態になったら再度除去する．深部の鉄片異物を見落とすと重篤な合併症を生じることもあり，注意を要する（図16）．

2 虫体・植物片除去の注意点

虫体・植物片は，食い込んで戻りにくい返し構造があったり，時間が経つと膨潤して脆くなったりするため，刺入部位から引き抜くことが非常に困難である．このような角膜異物は図13cのように10-0ナイロン糸針で掘り起こす．

Ⅳ 患者への対応

異物除去後は抗菌薬軟膏を点入し，眼帯をす

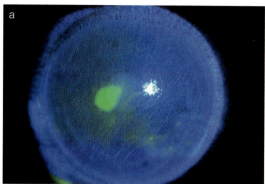
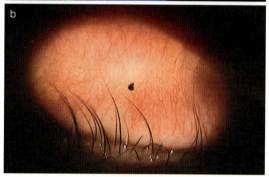

[図14] 染色による角膜所見と結膜異物
a：角膜をフルオレセイン染色すると，表面に引っ掻いたようなびらんが確認できる．b：結膜を翻転すると，結膜に鉄片異物が刺さっていることが確認できる．

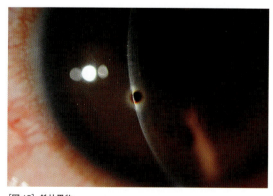

[図15] 鉄片異物
最も頻度が高い鉄片異物は，異物および異物の周囲への浸潤によるrust ringも除去する必要がある．

る．異物を除去すれば解決と安易に考えず，その後の創傷治癒の過程と感染の徴候を見極め，しっかりと経過を追う必要がある．角結膜異物は，作業用ゴーグル装用などの適切な眼球保護を行っていれば防げるものが多く，適切な指導を十分に行うことも重要である．

（妹尾　正）

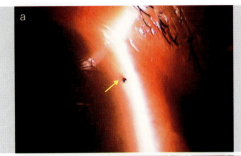
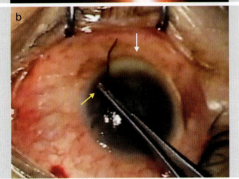
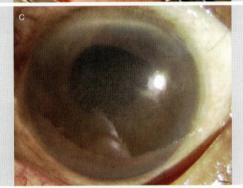
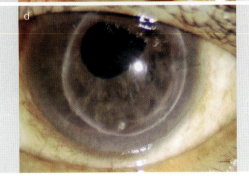

[図16] 角膜鉄片異物による眼合併症
a, b：角膜輪部に刺さっていた異物を見落としていたために生じた眼内炎．角膜輪部に異物の先端が見える（a，黄矢印）．異物の深さをチェックし手術室で異物を除去した．異物は1cm以上あり（b，黄矢印），既に眼内炎を生じていた．前房蓄膿を確認できる（白矢印）．c, d：角膜輪部に刺さっていた異物を長期間放置したことによって生じた角膜鉄錆症．前部層状角膜移植を行った．

⑧眼内異物

I 疾患の特徴

眼内異物（intraocular foreign body）は，草刈りやハンマー作業での受傷などの労働災害が多く，視力表を用いた視力測定が難しい場合にも，直接・間接対光反射，相対的瞳孔求心路障害，指数弁・光覚弁の有無は確認しておく．異物の多くは鉄片であり，X線やCTで異物検索を行う（図17）．ただし，プラスチックや木片，石片などは描出されないことが多く，超音波検査Bモードや細隙灯顕微鏡での詳細な観察を併用する．異物の性状がわからない場合には，MRIは禁忌である．

II 鑑別の要点

異物飛入の病歴や角膜・強膜穿孔，前房内炎症を認めた場合は，眼内異物を疑うことは容易である．一方，患者に異物飛入の自覚がなく，霧視や視力低下などが主訴である場合は診断に難渋する．裂孔原性網膜剥離や増殖硝子体網膜症，原因不明のぶどう膜炎をみた場合は，眼内異物の可能性を常に疑うべきである．

III 治療

眼内異物を放置すると，感染，ぶどう膜炎，鉄錆症，緑内障，網膜剥離，増殖硝子体網膜症などの続発症をきたすため，確認された場合は速やかに摘出する（図18）．異物の場所や受傷箇所に応じて，強角膜縫合術，白内障手術や硝子体手術など複数の処置を併用する．眼内炎が疑われる場合は，術中の灌流液に抗菌薬を混注する．感染を起こした際に備えて，摘出した異物の細菌培養検査を行う．

IV 患者への対応

異物が網膜に達しておらず，早期に摘出できた場合は，比較的予後良好なことが多い．ただし，

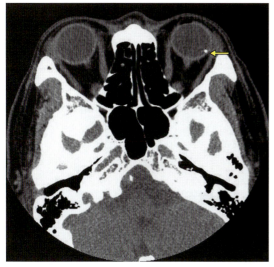

[図17] 眼内異物
61歳，男性．草刈り中の左眼異物飛入を主訴に受診．CTで耳側網膜に達する異物を認める（矢印）．強角膜切開創から摘出したところ，1mm×1mmの鉄片であった．

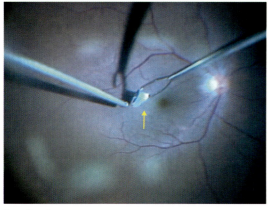

[図18] 眼内異物
50歳，男性．草刈り中の左眼異物飛入を主訴に受診．硝子体手術の術中写真．硝子体内にとどまる4mm×2mmの鉄片異物（矢印）を，内境界膜（ILM）鉗子，鋭匙を用いて強角膜切開創から摘出した．

穿孔性外傷であるため交感性眼炎のリスクがあることを説明しておく．僚眼にも視力低下が生じる可能性があるため，霧視や視力低下の自覚があれば速やかに眼科へ受診するよう指導する．

（三國雅倫・木村和博）

⑨光障害

光は波長により眼内透過性が異なるため（図19），光の種類によって障害を受ける部位と病態が異なる．光障害（light damage）は急性障害と慢性障害に分けられるが，本項では急性障害を扱う．

角結膜

Ⅰ 疾患の特徴

電気溶接による電気性眼炎，雪山で生じる雪眼炎などがある．紫外線のうち，波長の短いUV-B，UV-Cによる光化学反応で角膜上皮細胞，結膜上皮細胞のびらんを生じる（図20）．症状は羞明，眼痛，視力低下で，細隙灯顕微鏡検査で結膜充血，点状表層角膜症がみられ，フルオレセイン染色で細かな点状染色を示す．痛みのために開瞼できないときは，やむを得ず点眼麻酔（オキシブプロカイン）を使用して観察する．

Ⅱ 鑑別の要点

契機となる病歴が聴取できれば，診断は容易である．薬品による化学熱傷を鑑別する．異物飛入がないことを確認する．

Ⅲ 治療

早期治癒のため，抗菌薬眼軟膏（オフロキサシン眼軟膏，エリスロマイシン・コリスチン眼軟

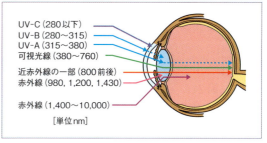

[図19] 光の波長と眼内透過性

膏）を点入して眼帯で遮閉する．空気に触れない方が痛みは和らぎ，上皮は早く再生する．一晩で軽快することが多い．ただし，両眼性で遮閉ができない場合はヒアルロン酸点眼を行い，眠前に抗菌薬眼軟膏を点入して眼帯を装用する．痛みが強いときは鎮痛薬内服を処方する．

IV 患者への対応

溶接時の保護眼鏡，雪山でのゴーグルの使用を指導する．

水晶体

I 疾患の特徴

赤外線が虹彩色素に吸収されて熱を発生し，白内障を生じるといわれているが，赤外線は水晶体でも吸収されるので，その影響も考えられる．ガラス工や溶鉱炉労働者の例が知られている．防御に関する啓発が重要である．

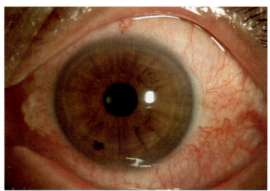
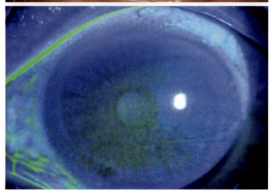

［図20］電気性眼炎
眼球結膜充血と点状表層角膜症を認める．

網膜

I 疾患の特徴

1 日光網膜症，日食網膜症

真夏の晴天で南中時の太陽を直視すれば，1秒程度でも熱による中心窩損傷を生じる可能性がある．しかし，実際には日食観察などで長時間太陽を見た後に発症する症例が多い．この場合は光化学反応によって視細胞が障害される．直視せずとも，地面や水面からの照り返しでも生じる．中間透光体の透明性が高い例（小児など），高体温，光感受性薬剤の常用者は生じやすい．日食の観察直後は無症状または軽度の幻惑程度で，翌日以降に中心暗点や視力低下を起こす．典型例は中心窩に一致した小さな黄色斑がみられ，周囲が赤味を帯びる（図21）．OCT で ellipsoid zone の乱れや，重度の場合は視細胞内節・外節の欠損がみられる．眼底自発蛍光では周囲に軽度の過蛍光を伴う低蛍光を示す．

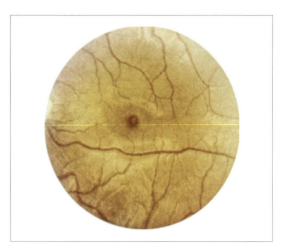

［図21］日食網膜症
中心窩に小さな赤色斑状病巣を認める．（ミュンヘン大学 Veit-Peter Gabel 先生のご厚意による）

2 黄斑円孔

パルスレーザーによる物理的作用（photodisruption）で中心窩が破壊される（図22）．実験室や事業所で使用頻度が高いQスイッチネオジ

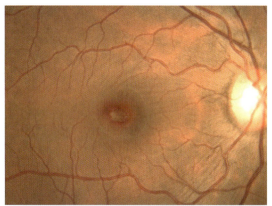
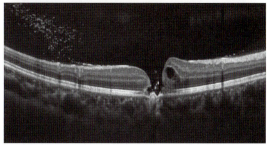

[図22] 黄斑円孔
美容外科でのQスイッチネオジム・ヤグ（Nd:YAG）レーザーによる受傷2週間後．網膜色素上皮層の瘢痕形成が起こりつつある．硝子体出血を伴う．

ム・ヤグ（Nd:YAG）レーザー（波長1,064nm）による事故が多く，美容外科・皮膚科領域の治療用YAGレーザー事故例もある．Nd:YAGレーザー光は目に見えないため事故が起こりやすい．光軸調整時の受傷が多く，利き目が傷害される．受傷後時間が経過してから黄斑円孔が生じる場合もある．

3 網膜出血，網膜前出血，硝子体出血

パルスレーザーの出力が比較的弱い場合や，デフォーカスの場合は，黄斑円孔形成には至らずに網膜出血，網膜前出血，硝子体出血を生じる．Nd:YAGレーザービトレオライシスによる網膜出血の報告もあり，硝子体腔の後方1/3の照射は危険である．高出力携帯用レーザー装置による事例もある．

特殊な場合として，加齢黄斑変性や中心性漿液性脈絡膜症に対するレーザー光凝固治療において，黄斑に過剰凝固が行われると，Bruch膜が破壊されて網膜下出血が生じるとともに，後日脈絡

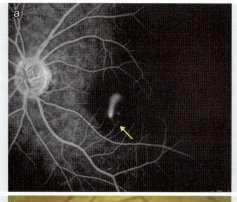
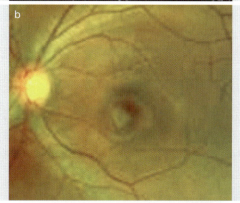
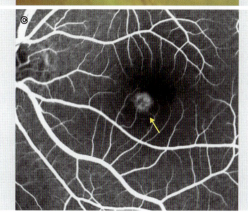

[図23] レーザー光凝固治療後に発生した脈絡膜新生血管
中心性漿液性脈絡膜症で，フルオレセイン蛍光造影写真の漏出点（a, 矢印）に光凝固が施行された2ヵ月後に，脈絡膜新生血管が発生した（b，c，矢印）．

膜新生血管が発生するので注意が必要である（図23）．

4 網膜混濁

高出力レーザーポインターでは，熱作用によって受傷直後に受傷部網膜の混濁を生じる．眼科のレーザー光凝固治療における中心窩誤射は，糖尿

病黄斑症など，浮腫，滲出斑，出血によって中心窩のオリエンテーションがつきにくい症例や，左右眼の取り違えで起こることがある．中心窩無血管野（直径約300μm）内を誤射すれば，視力は0.01程度に低下する．OCTで網膜色素上皮細胞と視細胞の障害，網膜浮腫を認め，時間経過とともに瘢痕形成や萎縮に至る．

低出力のレーザーポインターやLEDでも，長時間にわたる中心窩照射を受けると，受傷直後に異常がなくても翌日以降に網膜混濁を生じる．この場合は光化学反応による障害である．網膜色素上皮細胞，視細胞が壊死に至れば受傷部網膜は萎縮による菲薄化を生じ，視力低下を残す（図24）．

II 鑑別の要点

受傷時の様子を詳しく聴取する．特に，光源の種類，波長，強さ，照射時間を聴くことで発症機序が推測でき，それによってある程度の予後予測ができる．

III 治療

受傷当日は閉瞼と安静で症状は軽減する．損傷が網膜色素上皮細胞だけにとどまれば回復する可能性があるが，視細胞壊死を生じると中心暗点や視力低下を残す．急性期に損傷を軽減させる治療法はない．出血があればカルバゾクロム（アドナ®錠）を投与する．黄斑円孔には硝子体手術を行うが，特発性黄斑円孔と異なり，中心窩のMüller細胞を含む組織が欠損しているため完全閉鎖は得られにくい．また，網膜色素上皮やBruch膜損傷を伴えば視力回復は困難である．

IV 患者への対応

受傷を防ぐための教育が重要である．レーザー機器を扱う部屋には注意表示を行い，作業時は必ず保護眼鏡やゴーグルを着用すること，レーザー治療中は介助者も必ず保護眼鏡を着用すること，装置の周囲に光を反射しやすい物を置かないこ

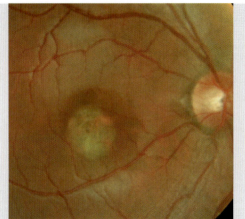

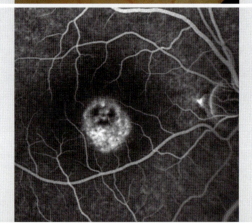

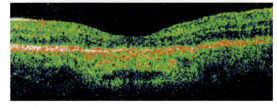

[図24] LED玩具のいたずらによる網膜の受傷
照射範囲は広く，光化学反応により網膜色素上皮細胞と視細胞の障害を生じ，網膜萎縮に至る．視力は0.4．

と，レーザー照射方向に人が立たないことを徹底する．レーザーポインターやLEDはいたずらで使用されることが多いので，学校での教育が必要である．日食観測には日食グラス，望遠鏡には太陽観測用フィルタを用いる．

（尾花　明）

⑩外傷性視神経症

Ⅰ 疾患の特徴

外傷性視神経症（traumatic optic neuropathy：TON）は，視神経抜去などの直接損傷と，眉毛外側の鈍的外傷直後に視力視野障害が生じる介達損傷に大別される．介達損傷による TON の視力視野障害の原因は視神経管内の視神経傷害であり，管壁骨折による視神経圧迫や視神経断裂，視神経管内視神経の振盪による浮腫および軸索流の変化によって生じると考えられているが，いまだにはっきりと解明されていない．ただし，視神経管の骨折片が視神経を圧迫するいわゆる圧迫視神経症の様相を呈することがあるため，視神経管骨折（optic canal fracture）と呼称する場合もある．

初診時の対応として，救急搬送の場合は，意識消失や顔面腫脹のために他覚的検査ができないことがある．顔面の創傷の有無を視診し，対光反射を確認する．相対的瞳孔求心路障害（relative afferent pupillary defect：RAPD）があれば TON を疑う．

Ⅱ 鑑別の要点

視力低下をきたす内眼疾患は必ず除外すべきである．眼球運動障害に視力低下があれば外傷性眼窩先端部症候群を疑い，眼窩内を CT で精査する．受傷直後からの視力低下，眉毛外側の打撲痕，受傷側に RAPD を認めない場合には，詐病を疑うことができる．視神経乳頭の蒼白化は受傷直後から進行し，早ければ受傷2週間で左右差が認められる．そのため，急性期に視神経乳頭が蒼白の場合には他疾患を疑う．初診時に視神経乳頭の写真を撮影し，できれば OCT の ganglion cell analysis（GCA）により網膜神経線維層の菲薄化の経過を記録するとよい．

Ⅲ 治療

TON の治療は視神経管内を減圧することを目的としている．筆者らの診療施設の治療方針を**図25**に示す．CT 画像で明らかな視神経管骨折と，これによる視神経の圧迫所見があれば，視神経管開放術を早急に行う．CT 画像で視神経管骨折が不明瞭であれば，視神経管内視神経の浮腫軽減を目的にステロイドパルス療法（メチルプレドニゾロン 1,000 mg/日，3日間）を1クール行い，その後プレドニゾロン 30 mg に漸減する．視力・視野の改善がみられれば，前回投与から1週間後をめどに1クール追加し，最大3クールまで行う．ステロイドパルス療法を開始する前に，糖尿病などの全身疾患，肝炎ウイルスなどの感染症，心疾患の有無をチェックする．ステロイド薬投与期間中も副作用の発現に注意する．ステロイド薬投与が困難な場合や視力改善効果がない場合には，視

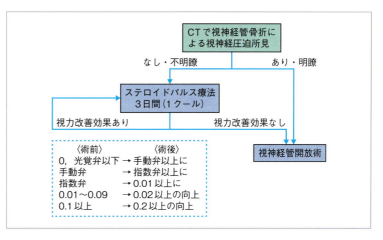

[図25] 外傷性視神経症（TON）の治療方針の例

神経管開放術を行う．手術は可能であれば2週間以内に行うのが望ましい．しかしながら，それ以降の手術においても治療効果を認めることがしばしばある．

一方，ステロイドパルス療法や手術などの積極的な治療にはあまり効果がみられないとの報告もある．現時点では，エビデンスに乏しいなりの治療選択肢を患者に提示し，患者の希望に応じてリスクを説明したうえで治療介入するのが望ましい．

Ⅳ　患者への対応

自身に突然降りかかった視覚障害を，患者がすんなりと受け止めることはなかなか難しい．全身合併症を考慮したうえで，ステロイドパルス療法を受傷早期から投与し，効果判定ののち，効果不能例には視神経管開放術を早期に勧める．

（恩田秀寿）

19. 心因性疾患・不定愁訴・
危機管理・その他

①機能性視覚障害

I 疾患の特徴

機能性視覚障害（functional visual loss）では，主として視力と視野の機能が低下するが（まれではあるが色覚，立体視などが障害されることもある），既存の他覚的検査法では器質的異常を検出できない．原因は，心的外傷，持続的な心的ストレス（緊張，苦痛，恐怖，不安）が多いと考えられている．そのため，日本では心因性視覚障害と呼ばれてきた．精神科では転換性障害（conversion disorder）に分類されている．予後についての大規模な前向き研究の報告はないが，教科書では75％は寛解，25％は慢性化するとされている．発症年齢が低いこと，罹病期間が短いこと，病因を自覚できていることは予後良好のサインであり，成人発症，罹病期間が長いこと，病因を受容できていないこと，本疾患により既に身体障害者手帳や障害年金を受け取っていることは予後不良のサインである．性差としては女性が多く2～3倍である．生理的メカニズムは解明されていない．

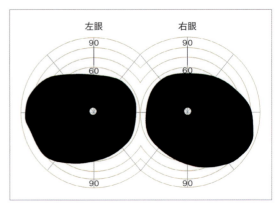

[図1] 機能性視覚障害の求心性視野狭窄

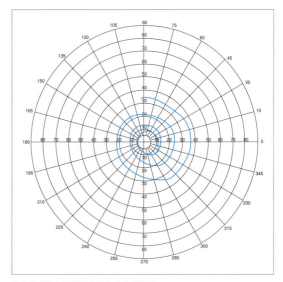

[図2] 機能性視覚障害のらせん状視野

II 診断と鑑別の要点

診断は以下の手順で進める．鑑別すべきは，脳，視神経，黄斑部の器質的疾患である．

①除外診断：一般的な眼科検査，OCT，網膜電図（electroretinogram：ERG），視覚誘発電位（visual evoked potential：VEP），MRIなどで器質的疾患を除外する．

②積極的診断：器質的疾患と仮定した場合，それと矛盾する検査結果を見つけ出す．具体的には以下の通りである．

- トリック視力検査（レンズ打ち消し法）で度のないレンズを装用させると，視力が向上する．
- 動的・静的視野検査で，他覚的所見に見合わない視野異常を呈する．求心性視野狭窄（図1）が多いが，半盲，中心暗点の場合もある）．動的視野検査でらせん状視野（図2），管状視野を呈する．両眼開放視野検査で，片眼ごとの検査結果と矛盾する結果が出る．
- 視力が極度に低下しているのに，立体視，色覚などの検査結果が良好である．
- 検査結果がその都度変動し，再現性に乏しい．

③発症前に心的外傷，持続する心的ストレスが存在した可能性が高いと判断される．

以上の①と②のうち少なくとも1つがあれば機能性視覚障害の疑いがあり，③が加われば診断の確度が高まる．ただし，器質的疾患と機能的疾患

の併存もありうるので，その際は両者の自覚症状を混同せず，区別して対処することが肝要である．

Ⅲ 治療

本疾患は個人差の大きい病態であるため，治療法に定まったものはないが，以下の試みが予後を改善するものとして推奨されている．

1 児童の機能性視覚障害の治療

1）自然経過の観察

本人の訴えではなく，学校検診で視力低下を指摘され眼科を受診するタイプ（学童期低愁訴型）は，中学生になるとほとんどが自然治癒するので，日常生活および学校生活に支障がなければ，病態説明を行ったうえで定期的に視機能を検査し，器質的異常の有無をチェックしていくだけでよい場合が多い．

2）暗示的治療

抱っこ点眼法：積極的な治療を希望する場合は，保護者が子どもに毎晩1滴点眼し（人工涙液など副作用のないもの），その際に子どもとのスキンシップと会話の時間をもつ．プラセボ効果に加え，子どもとのコミュニケーションを良好にするという2つの効果がある．3カ月で約1/3の症例が軽快するとされている．

プラセボ眼鏡の装用：トリック視力検査で視力が向上するケースで，学業などに支障のある場合は，度なし眼鏡を処方するのも一法である．

3）重症例の治療

家庭内暴力，学校でのいじめなど，過酷なストレス下で発症した症例は重症かつ慢性化しやすいので，成人の治療法に準じる．

2 成人の機能性視覚障害の治療

成人の症例の多くは，簡単には解決できない個人的，家庭的，社会的，経済的問題を抱えており，心身の不調を伴いやすく，慢性化している場合が多いので治療は難渋する．しかし，完全寛解に至る例もあるので，心身の管理を十分に行い，定期的な眼科検査を継続しながら，以下の手順で治療を試みる．

1）原因が明らかな場合

虐待，ハラスメントなどが明確に認められる場合は，多職種連携のもとで環境調整（発症の原因となったストレッサーからの回避など）を行う．この対応で数カ月から数年をかけて寛解するケースがある．これで改善が不十分な場合は，本人の要望を尊重しながら生活の活性化を援助し，喜びを伴う体験に出会う機会を増やす．病院内外を問わず，意図せぬ出合いと体験によって急速に視機能が改善するケースがある．

2）原因を特定できない場合

主因となるストレッサーを特定できない場合は，独善的な解釈に陥ることなく，傾聴，共感，対話，情報提供を重ねながら経過を追う．その間，ストレスの総量を減らすことを推奨する．できるところから1つずつストレッサーをダウンサイズしていく試行錯誤の過程で，治癒力が発動してきて症状が軽快するケースがある．

3）ロービジョンケアの重要性

慢性化した症例は，受動的に待っていても改善の可能性が低いので，ロービジョンケアを行いながら社会機能をできるだけ維持できるように援助し，回復のきっかけとなる体験との出合いの機会を絶やさないようにする．

Ⅳ 患者への対応

1 疾病利得の存在が疑われる場合の対応

機能性（心因性）疾患の診断に激しく抵抗し，器質的疾患としての治療を強く求めるケースでは，疾病利得の存在を疑う必要がある．これは詐病ではなく，無意識的な自我防衛機制としての反応である．第一次疾病利得とは，耐え難い心的葛藤を身体症状に置き換えることによって内的危機から避難し，問題を先送りすることである．第二次疾病利得とは，身体症状を出すことにより，周囲から病人扱いを受けることができ，義務の免除，支援の獲得，他者の操作が可能になることである．機能性（心因性）障害の診断は苦痛を伴う心理的問題との直面化を促すため，器質的な診断名を求めるドクターショッピングを誘発することが多い．ただ，患者の要望に応えて異常がないの

に器質的病名を与えてしまうと，そこからの離脱は容易ではない．機能，器質の両面からのバランスのとれた診療を継続し，患者自身が機能的（心因性）障害であることを認め，逃避的な疾病利得からの離脱を決意できるまで，時間をかけて待つ態度が求められる．

2 身体障害者手帳（視覚障害），障害年金の診断書・意見書を求められた場合の対応

機能性視覚障害においては，検査結果と日常での見え方に乖離があることが多いので，検査結果をそのまま反映した障害等級判定には議論の余地がある．身体障害者手帳の取得は予後不良の要因となるので，書類には要再認定と記載すべきである．

3 精神科依頼時の留意点

転換性障害を専門とする精神科医は少ないので，依頼しても視覚障害そのものへは介入せず，随伴する不安，抑うつ，不眠への薬物療法にとどまることが多い．そのような精神科医のスタンスを認識したうえで，丸投げせず，視機能向上に資する効果的な連携を模索する心構えが必要である．

4 詐病，虚偽性障害が疑われる症例への対応

詐病（malingering）とは外的報酬を得るために症状を捏造することで，疾患ではない．虚偽性障害（factitious disorder）は外的報酬なしでも症状を捏造する病態で，精神疾患に分類される．捏造を医学的に証明することは困難で，その確定は病院内外における行動観察結果を根拠にするほかはない．診断書を求められたら，確実な証拠がない限り，疑い病名にとどめることが肝要である．

（気賀沢一輝）

②情報機器作業症候群（VDT症候群）

Ⅰ 疾患の特徴

visual display terminal（VDT）作業とは，ディスプレイやキーボード等から構成されているデジタル機器を用いるデスクワークのことである．厚生労働省による「技術革新と労働に関する実態調査」（2008年）では，VDT作業により何らかの身体的な疲労や症状がある労働者は68.6％であり，その内訳として眼の疲れ・痛みが90.8％，頭痛が23.3％であった．このような長時間の業務により，①視機能の疲労，②肩，頸部，背中などの筋骨格系や，③精神的に影響を及ぼす総合的な疾患がVDT症候群と呼ばれ（図3），2002年に「VDT作業における労働衛生管理のためのガイドライン」が策定された．一方，コンピュータ，タブレット，電子書籍リーダーおよびスマートフォンなど，1日を通して長時間使用に起因する近業へのストレスの増加による視覚関連症候群をcomputer vision syndrome（CVS）としている．また，デジタル機器による眼の疲労がdigital eye strain（DES）と呼ばれることから，VDT症候群の視覚関連障害に特化したものがCVSとするとわかりやすい．わが国でも，情報機器の急速な普及およびソフトウエア双方の技術的革新により，職場におけるIT化がさらに広がったため，2019年に「VDT」から「情報機器」と名称も変更され，「情報機器作業における労働衛生管理のためのガイドライン」（以下 情報機器ガイドライン）へと改訂された．

Ⅱ 鑑別の要点

情報機器の使用に伴う眼症状あるいは身体症状を訴えることから，眼精疲労（asthenopia）の鑑別が重要である（表1）．情報機器作業による眼精疲労か，全身疾患による疲労および視覚関連症状なのかを鑑別診断する．CVSの症状として，長時間の高輝度画面の凝視による違和感や充血す

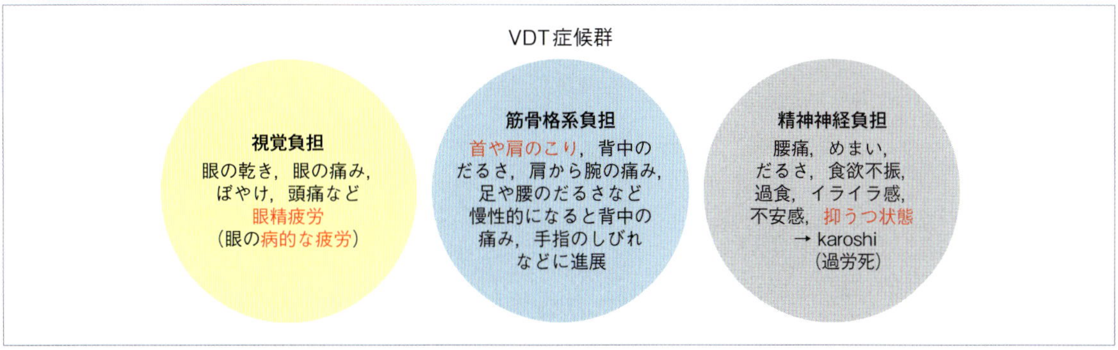

[図3] VDT症候群とは
コンピュータディスプレイ注視による長時間の近業は，視覚負担，筋骨格系負担および精神神経負担によりVDT症候群を引き起こす．VDT作業は，情報通信技術（ICT）社会での疲労の最大原因の一つである．

る眼，瞬目減少に伴うドライアイ症状や乾燥感，画面グレアによるぼやけ感，光過敏などのDES，また全身疲労，頭痛，および頸部・肩・背中の痛みとしている．

①computer vision syndrome questionnaire（CVS-Q©）などの質問調査により，自覚症状を捉える．

②屈折検査，調節機能，限界フリッカ値（critical flicker fusion frequency：CFF）などの他覚的な検査により，眼精疲労（**表2**）[1]を的確に捉える．

Ⅲ　治療

近業が効率よく継続できるように環境整備と視覚機能を予防する．眼精疲労対策として，眼の疲労軽減につながる適切な眼鏡またはコンタクトレンズの作製・使用，ドライアイ治療を行う．

Ⅳ　患者への対応

情報機器ガイドラインを患者に啓発し実施させる（**図4**）．作業環境整備としては，①視距離40cm以上を確保する．②照度（机上300ルクス以上，ディスプレイ500ルクス以下）を調整し，③相対湿度40％以上とする．過度の長時間作業とならないよう1日あたりの作業を短縮し，④1時間に10〜15分の休止時間を設ける．DES対策として，20-20-20の法則（デバイスの画面を20分見るごとに20秒間以上，20フィート（約6m）

[表1] 眼精疲労の臨床分類

	分類	要因
視器に起因するもの	屈折・調節性眼精疲労	適正な矯正が行われていないため，また調節機能を余分に働かせるために生じる疲労，不同視・過矯正および老視を含む
	筋性眼精疲労	間欠性外斜視，大角度の斜位，輻湊不全，眼振などは，両眼視するために輻湊努力が必要なため
	症候性眼精疲労	眼球や視覚系に器質的障害があり，快適な視環境が得られず，また得ようと過剰な努力をするために生じる疲労
	不等像性眼精疲労	左右眼に感じる物体の大きさなどが異なるために生じる疲労
内環境に起因するもの	全身疾患による眼精疲労	消化器疾患，循環器疾患，脳神経疾患などに伴う疲労
	神経性眼精疲労	心理的あるいは精神的異常に伴う疲労

[表2] computer vision syndrome (CVS) の症状

症状	0.5時間以上持続した人の割合（％）
画面がぼやける	17.3
遠方がぼやける	23.4
ピント合わせに時間がかかる	21.6
しょぼしょぼする	27.5
乾燥感	31.5
眼が疲れる	30.6
頭痛	22.3
眼の疲れ（くたくた）	39.8
光過敏	26.3
眼の不快感	30.8

ニューヨークのオフィスワーカー（n=520）を対象とした調査研究．（文献1）より）

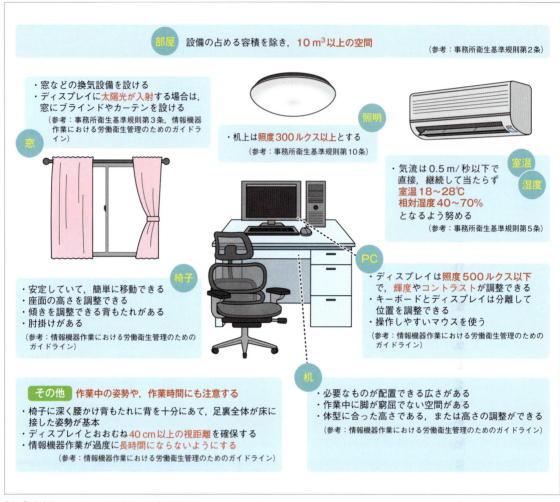

[図4] 自宅等でテレワークを行う際の作業環境整備
「事務所衛生基準規則」と「情報機器作業における労働衛生管理のためのガイドライン」を参考に，自宅等でテレワークを行う際の作業環境整備ポイントをまとめた．

以上離れた場所や景色を見ることが推奨されている．

　情報機器作業者の健康状態を正しく把握し，特有の健康障害の防止を図るために，企業が作業者に対し行う「指導勧奨による特殊健康診断」に情報機器作業健康診断がある．配置前健康診断は，情報機器作業に新たに従事する作業者に対して，作業の種類や作業時間に応じて実施され，その後は1年に1回の定期健康診断を行うことが定められている．健康経営といった観点から，その健康診断で異常者がいたら眼科受診を勧めることが重要である．

文献
1) Portello JK, et al：Computer-related visual symptoms in office workers. Ophthalmic Physiol Opt 32：375-382, 2012

 情報機器作業における労働衛生管理のためのガイドライン
(https://www.mhlw.go.jp/content/000539604.pdf)

（原　直人）

③眼周囲の痛み

Ⅰ 疾患の特徴

疼痛は，侵害受容性疼痛（nociceptive pain），神経因性疼痛（neuropathic pain），心因性疼痛（psychogenic pain）に分けられ，また3カ月以内の急性疼痛，3カ月以上遷延する慢性疼痛に分けられる（**表3**）．多くは侵害受容性疼痛に分類され，治療や症状経過とともに改善する．一方で，明らかな他覚所見がないのに痛みなどの強い自覚症状を伴う症例があり，その多くは慢性疼痛である．臨床症状と所見の乖離がみられる場合の眼痛を，Rosenthal らは神経因性眼痛（neuropathic ocular pain：NOP）と表現した．神経因性疼痛は末梢神経あるいは中枢神経の障害によって生じ，その発生および難治化には末梢神経および中枢神経系における可塑性（plasticity）が関与しているため，鎮痛薬のみでは疼痛改善が得られにくいという特徴がある．

Ⅱ 鑑別の要点

眼周囲の痛みを生じる疾患には，さまざまなものがある．眼瞼疾患（霰粒腫，麦粒腫など），眼表面疾患（結膜炎，角結膜異物，角膜潰瘍など），強膜炎，ぶどう膜炎，急性緑内障発作，視神経の炎症，眼内炎，巨細胞性動脈炎，頭痛，眼精疲労，副鼻腔炎，特発性三叉神経痛などが挙げられ，外傷や術後，あるいは感染や炎症など，病歴や臨床所見から診断に至る．まずはこれらの疾患の有無を見極める．

NOP は，当初は侵害受容性疼痛であったものが，痛みの慢性化とともに中枢神経系も巻き込んだ神経変化を起こすことで生じる．ドライアイや白内障手術，レーザー角膜内切削形成術（laser *in situ* keratomileusis：LASIK）後に眼異物感や不快感を訴え，検査や治療を行っても，患者の自覚症状と所見の乖離がみられる症例などが代表的である（**表4**）[1]．NOP の特徴的な自覚症状とし

[表3] 侵害受容性疼痛と神経因性疼痛の鑑別

	侵害受容性疼痛	神経因性疼痛
痛みの原因	体に危険を伝える痛みや炎症による痛み	神経の痛み
痛みの特徴	刺激や炎症によって痛い	見た目に傷や炎症などがないのに痛い
主な時間経過	急性	慢性

侵害受容性疼痛と神経因性疼痛が混在していることもある．

[表4] 神経因性眼痛（NOP）をきたす疾患

1. **眼疾患**
   ドライアイ
   感染性角膜炎
   ヘルペス角膜炎
   再発性角膜びらん
   放射線角膜症
   外傷
2. **手術後**
   屈折矯正手術
   白内障手術
3. **全身疾患**
   小径線維ポリニューロパチー
   線維筋痛症
   三叉神経痛
   薬剤性ニューロパチー
   自己免疫疾患
   糖尿病
   眼顔面痛
4. **精神併存疾患**
   不安
   うつ
   心的外傷後ストレス障害（PTSD）

（文献1）より）

[表5] 神経因性眼痛（NOP）の特徴

1. 臨床所見と症状に食い違いがみられる
2. 前眼部への治療に対して効果が十分に得られない
3. 術後やうつ・不安など精神疾患との併存
4. 眼の灼熱感，風や光への感受性亢進
5. 局所点眼麻酔薬使用後も遷延する疼痛がある

（文献2）より）

ては，①灼熱感，②風への過敏性，③温度変化への過敏性，④光への過敏性の4項目が挙げられている．NOP の診断指針は確立されていないが，**表5**[2] に示す特徴が該当すると考えられる．

Ⅲ 治療

NOP の治療指針は確立されておらず，難治である．眼科による眼局所の治療だけではなく，神経内科・精神神経科・麻酔科などと連携し，集学的な治療アプローチが必要である．薬物療法（プ

19. 心因性疾患・不定愁訴・危機管理・その他

レガバリンやデュロキセチンの内服，抗うつ薬の内服），鍼治療，神経ブロック，認知行動療法などが行われる．

Ⅳ 患者への対応

痛みに対する詳細な問診，原因となる疾患やエピソードがないかを傾聴しながら確認する．NOP患者では心理社会的な要因で痛みが修飾されていることが多く，抑うつ，不安，睡眠障害などを併発していることもある．患者とのコミュニケーションを丁寧にとりながら，他科と連携して治療に取り組んでいくことが重要である．

文献
1) Dieckmann G, et al：Neuropathic corneal pain：approaches for management. Ophthalmology 124：S34-S47, 2017
2) Galor A：Painful dry eye symptoms：a nerve problem or a tear problem？ Ophthalmology 126：648-651, 2019

（川島素子）

④飛蚊症

Ⅰ 疾患の特徴

飛蚊症（floater）は，硝子体に浮遊する混濁（主に硝子体のコラーゲン線維，その他血液成分（主に赤血球），フィブリンなどの滲出物，網膜色素上皮細胞や浸潤細胞など）の影が網膜に投影され，視野内を半透明〜黒色の点・線（糸くず）・輪のような物が移動しているように自覚される状態を指す．通常，後部硝子体剝離が生じてくる中年以降に自覚されることが多いが，近視や外傷既往などでは若年でも自覚される．病態としては，加齢とともに硝子体がゲルから液化硝子体へと徐々に変化し，液化が進行すると後部硝子体剝離を生じ，硝子体皮質が網膜から離れる．剝離した後部硝子体膜および乳頭の前環混濁（Weiss ring）により，中高年の飛蚊視が起こる．加齢に伴う生理的飛蚊症が大半を占めるが，網膜剝離などの病的状態に伴う徴候の場合もあり，鑑別が重要となる（**表6**）．

Ⅱ 鑑別の要点

まずは暗点との鑑別が必要である．飛蚊症は，白い壁などの明るい背景での自覚が増強するが，暗点は背景に依存しない．また，飛蚊症は眼球の動きとともにその物体も動く（見る方向に遅れて追従する）が，暗点は可動性がない．引き続いて，症候性飛蚊症との鑑別が必要である．症候性のものは，数が多い（無数に見えると訴える）ことが多く，左右どちらの眼か区別できる場合が多い．原疾患の進行に伴い，黒点の数が増加することがある．硝子体出血では，発症した日時や左右眼の自覚があることが多い．光視症や視野欠損があれば網膜裂孔が生じている可能性がある．

Ⅲ 治療

眼底検査の結果が生理的飛蚊症ならば，治療の必要がない．症候性飛蚊症であれば，原因疾患に

[表6] 飛蚊症の分類

	成因	成分
生理的飛蚊症	硝子体液化，後部硝子体剥離	硝子体皮質に密に存在するコラーゲン線維やその他の蛋白成分の凝集
症候性飛蚊症	網膜剥離，網膜裂孔，ぶどう膜炎，硝子体出血（糖尿病網膜症，網膜静脈閉塞症など）	遊走してきた網膜色素上皮細胞や炎症細胞，出血（赤血球），フィブリンなど

対して手術やレーザー光凝固，抗ウイルス薬やステロイド薬などの全身・局所投与を要することが多い．早期治療を要するものが多いので注意する．

近年は極小切開硝子体手術が登場し，安全性が増したので，外科的切除が行われる場合もある．ただ，合併症リスクがゼロではないので一般的に推奨されない．手術適応は国際的にも議論の最中であり，結論は出されていない．混濁が黄斑直上にあり，読書，自動車の運転，仕事などの日常生活に大きな影響を及ぼしている重症例で手術が検討される．そのような症例でも，経過とともに混濁と網膜との距離があけば影は薄くなり，慣れも生じるので，数カ月以上は経過観察とする．それでも症状が持続し，患者がリスクを承知のうえで強く希望する場合のみ手術を行う．また，飛蚊症に対する専用のYAGレーザー機器が開発されたが，飛蚊症の残存や一時的な増加，網膜損傷，白内障進行などの潜在的なリスクがあるため広く使用されているわけではない．

Ⅳ 患者への対応

症候性飛蚊症の場合は，専門医に紹介するなどして直ちに治療を開始する．生理的飛蚊症は加齢変化であり，治療の必要はないことを伝え，安心させる．治ることはないが，混濁が網膜に近いほど鮮明な影となるので自覚当初はすごく気になるものの，半年～1年で混濁が網膜から離れていくとともに色が薄くなったり，視野の中央から外れて気にならなくなることもあると説明する．重要なのは，最初は生理的飛蚊症であっても，後に症候性飛蚊症が生じる場合がまれにあることで，そのときは急激に数が増えるなどの変化があるので，直ちに眼科を受診するように伝える．

（瓶井資弘）

⑤流涙症

Ⅰ 疾患の特徴

流涙症とは，涙液循環障害の結果，通常より多くの涙液が結膜囊内に滞留し，コントラスト感度低下などの視機能障害とともに，あふれた涙による眼瞼炎などの随伴症状を引き起こす症候群である．流涙症のうち約1/3は涙道通過障害（涙道閉塞）のないものといわれており，機能性流涙症（functional epiphora）として涙道通過障害とは区別されている[1]．

涙液は涙腺から眼表面に分泌され，結膜囊にいったん貯留される．貯留した涙液は瞬目によって涙道へ導かれ，涙点，涙小管，涙囊，鼻涙管を通って下鼻道へ排泄される．この瞬目によって発生する力を涙液ポンプと呼ぶ．このような涙液フローにおいて，機能性流涙症を発生する機序は2つ考えられる．1つ目は涙腺からの涙液分泌亢進，2つ目は涙液ポンプ力の低下である．前者に関しては，反射性涙液分泌亢進が最も高頻度であり，ドライアイ，Meibom腺機能異常などに代表される．また，瞬目時に発生する眼瞼と眼球との摩擦や，睫毛やMeibom腺梗塞，結膜弛緩症による眼表面への異物性刺激に起因する場合も多い（図5）．さらには，甲状腺眼症などの眼窩炎症性疾患に伴う涙腺炎によっても，分泌亢進が発生することが考えられる．一方で，後者の涙液ポンプ力の低下については，眼輪筋（特にHorner筋）やfloppy eyelid syndromeに代表される瞼板のテンションの低下によるもの，眼瞼下垂などによる瞬目のストローク不足，下眼瞼下垂や兎眼による閉瞼不全，そして結膜弛緩症などによる涙液メニスカス（tear meniscus）（涙湖）形成不全と非常に多岐にわたる（図6，7）．また，涙液分泌亢進と涙液ポンプ力の低下が混在する場合も多い．このように，オキュラーサーフェスに関わる臓器全般（涙腺，眼瞼，角結膜）の多彩な静的および動的異常によって機能性流涙症が起こりうることが

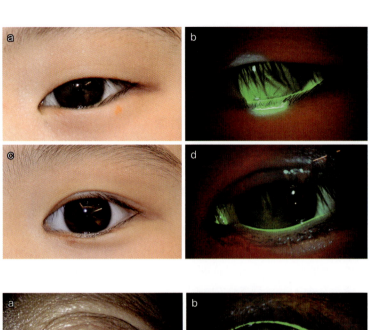

[図5] 上下眼瞼睫毛内反症の前眼部写真
a, b：術前. 上下眼瞼睫毛内反症のため, 角膜障害に伴う流涙症を認める. c, d：術後. 上下眼瞼睫毛内反症手術および内眼角形成術を行い, 角膜障害が改善したため, 流涙症は消失した.

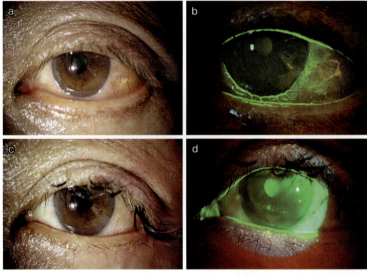

[図6] 結膜弛緩症の前眼部写真
a, b：術前. 眼球結膜の浮腫性結膜弛緩症により, 涙液メニスカスの形成不全, 角膜への刺激に伴う反射性涙液分泌亢進のため, 流涙症状をきたしている. c, d：術後. 結膜弛緩症手術により涙液メニスカスの形成は正常化した.

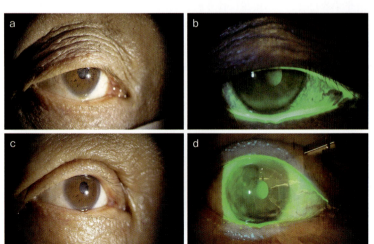

[図7] 眼瞼下垂の前眼部写真
a, b：術前. 腱膜性眼瞼下垂を認め, 涙液メニスカス高 (TMH) の上昇を認める. c, d：術後. 眼瞼下垂の改善とともに, TMH は低下した.

⑤流涙症

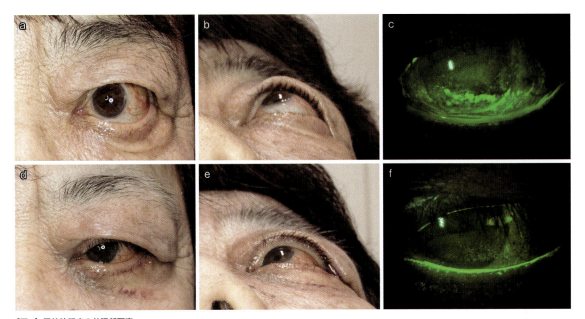

[図8] 甲状腺眼症の前眼部写真
a〜c：術前．上下眼瞼後退と眼球突出に起因する兎眼を認め，角結膜障害をきたし，流涙症を訴えていた．d〜f：術後．眼窩減圧術および上下眼瞼後退に対する眼瞼手術を行った結果，角膜障害は消失し，流涙症も消失した．

特徴である．

Ⅱ 鑑別の要点

　流涙症の診断では，流涙症状とともに細隙灯顕微鏡検査で涙液メニスカス高（tear meniscus height：TMH）が上昇していることを確認するが，続いてその原因として涙道閉塞の有無を判断する必要がある．涙点の観察に始まり，涙管通水通色素検査，涙道内視鏡検査，涙囊造影などを駆使して涙道閉塞の有無を判断するが，涙道通過障害がない場合は機能性流涙症と診断する．特に通色素検査（色素消失試験）は非常に有用であり，通水検査と通色素検査の結果に乖離がある場合（前者が正常で，後者が異常）は機能性流涙症と診断でき，感度が71％，特異度が95％とされている[2]．

　原因が多彩な機能性流涙症を診断するには，眼付属器の位置異常および機能不全を詳細に観察する必要がある．フルオレセイン蛍光色素による涙液染色を併用した細隙灯顕微鏡検査によって，涙液の性状（TMH，涙液層破壊時間），眼瞼の異常を評価する．また，眼瞼下垂や兎眼に関しては細隙灯顕微鏡検査では判断できない場合も多いので，瞬目や眼瞼運動など，顔面全体の動きをしっかり観察する必要がある．

Ⅲ 治療

　涙液自体の異常に関しては，tear film oriented therapy（TFOT）のコンセプトに基づいて，水層，ムチン層，油層に分けて不足分を補う．また，炎症を伴う場合はステロイド薬点眼を加えることで，反射性涙液分泌亢進を改善させる．一方で，Meibom腺異常に関しては，温庵法やマクロライド系抗菌薬を使用する．眼瞼異常に関しては，眼瞼下垂手術，眼瞼外反症手術，眼瞼内反症手術，睫毛内反症手術，結膜の異常に関しては結膜囊形成手術，翼状片手術，眼窩の異常に対しては，炎症性疾患に関してはステロイド薬などによる消炎治療を行い，眼窩内組織の器質性変化に起因する場合は，眼窩減圧術，眼窩腫瘍摘出術などを考慮する（図6〜8）．

Ⅳ 患者への対応

　機能性流涙症の原因は多岐にわたり（表7），原

[表7] 機能性流涙症の原因となりうる代表的な眼付属器疾患

結膜	結膜炎 結膜弛緩症 翼状片
眼瞼	眼瞼炎 Meibom腺機能不全 眼瞼下垂 眼瞼内反症 睫毛内反症 眼瞼外反症 兎眼 floppy eyelid syndrome
眼窩	眼窩蜂巣炎 甲状腺眼症 涙腺炎 涙腺腫瘍

因が1つでない場合もしばしばある。患者の症状が消えるまで，すべての考えうる原因を一つずつ取り除く必要があるため，その旨をあらかじめ患者に説明する必要がある。そのためにも，眼付属器に精通した診断能力と多彩な治療アプローチが欠かせない。

文献
1) Chan W, et al : Perspective : what does the term functional mean in the context of epiphora? Clin Exp Ophthalmol 40 : 749-754, 2012
2) Kashkouli MB, et al : Reliability of fluorescein dye disappearance test in assessment of adults with nasolacrimal duct obstruction. Ophthalmic Plast Reconstr Surg 29 : 167-169, 2013

（三村真士）

⑥サプリメントの扱い

I サプリメントの特徴

サプリメント（supplement）は食品である。医薬品は「医薬品，医療機器等の品質，有効性及び安全性の確保等に関する法律」(薬機法)で管理されているのに対して，サプリメントは「食品衛生法」によって管理される。食品には，通常の食品以外に，特定保健用食品（トクホ），栄養機能食品があり，さらに2015年からは機能性表示食品制度が始まり，現在，食品と医薬品は図9のように区分される。機能性表示食品とは，事業者が食品の安全性と機能性に関する科学的根拠（システマティックレビューなど）を販売前に消費者庁に届け出たうえで，商品に機能性を表示したものである。国が審査・承認をしたものではなく，事業者の責任で販売される。栄養機能食品とは，ビタミン，ミネラルなど，健康維持に有用なことがわかっている成分を補給するための食品で，安全性と科学的根拠を消費者庁に届け出たうえで，成分の機能性（効果）を表示したものである。特定保健用食品とは，身体の生理学的機能などに影響を与える保健効能成分（関与成分）を含み，その摂取により特定の保健の目的が期待できる旨の表示（保健の用途の表示）をした食品で，「健康増進法」に基づき国が審査・承認したものである。対象となる項目が決まっており，眼科関連項目はない。したがって，眼科用サプリメントは，いわゆる健康食品または機能性表示食品に属し，栄養機能食品や特定保健用食品に属するものはない。

サプリメントは医薬品とは異なり，特定の疾患や症状を緩和するものではなく，あくまでも食事から摂取する栄養素の不足を補うものである。ただし，一定量を摂取することで疾患の予防に有効なことが科学的に示されている成分もある。本項では，ある程度の科学的根拠があるものを中心に記載する。表8に主な眼科用サプリメントの成分を示した。

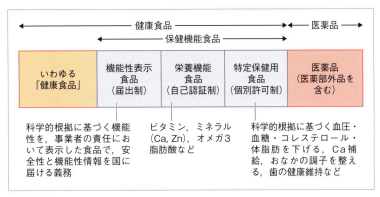

[図9] 健康食品と医薬品の区分
Ca：カルシウム，Zn：亜鉛．

II 対象疾患とサプリメント

1 加齢黄斑変性の予防および萎縮型加齢黄斑変性の進行抑制

1) ビタミンC・ビタミンE・ルテイン・ゼアキサンチン・亜鉛・銅を含む複合サプリメント

米国 Age-related Eye Disease Study（AREDS）Groupによる2001年発表のランダム化比較試験では，サプリメント（ビタミンE 400IU，ビタミンC 500mg，β-カロテン15mg，亜鉛80mg，銅2mg）の5年間の継続摂取によって，前駆病変から7年後に加齢黄斑変性（age-related macular degeneration：AMD）を発症した割合が，対照群は37％，サプリメント群は27％となり，25％の有意な低下が示された．しかし，β-カロテン多量摂取による肺がん発症リスクが指摘されたため，2014年のAREDS2ではβ-カロテンの代わりにルテイン・ゼアキサンチンが使用され，現在は表9のサプリメントがAMD予防に有効とされる．

ビタミンC，ビタミンEは，活性酸素やラジカル消去能をもつ抗酸化物質で，網膜色素上皮細胞と視細胞で発生する一重項酸素の消去に有用である．ルテイン，ゼアキサンチンは黄斑色素の成分であり，ブルーライトを吸収してカットするとともに，抗酸化作用によって視細胞が受ける酸化ストレスを抑制する．亜鉛はさまざまな酵素の補酵素として働き，眼内のスーパーオキシドジスムターゼ（superoxide dismutase：SOD），グルタチオンペルオキシダーゼ，カタラーゼなどの抗酸

[表8] 眼科用サプリメントの成分（1日量）

加齢黄斑変性の予防，進行抑制	サンテルタックス®20V（3粒）	ビタミンC 300mg ビタミンE 150mg 亜鉛15mg 銅1.2mg ルテイン20mg ゼアキサンチン3mg
	オプティエイド®ML MACULAR（3粒）	ビタミンC 408mg ビタミンE 242.3mg 亜鉛30mg 銅1.5mg ルテイン20mg ゼアキサンチン4mg
	オキュバイト®プリザービジョン2（4粒）	ビタミンC 408mg ビタミンE 242mg 亜鉛30mg 銅1.5mg ルテイン10mg ゼアキサンチン2mg
緑内障の進行抑制	サンテ®グラジェノックス（1カプセル）	松樹皮エキス40mg ビルベリーエキス90mg
	オプティエイド®GL（4粒）	ヘスペリジン50mg クロセチン7.5mg インディアンデーツエキス25mg ビタミンC 40mg
ドライアイの症状緩和	オプティエイド®DE（2粒）	ビタミンC 40mg ビタミンE 8.5mg 亜鉛7mg ラクトフェリン135mg DHA 54mg EPA 81mg ルテイン3mg
白内障の進行抑制	サンテ®ウェルビジョン（2粒）	ヒシ果皮ポリフェノール50mg ルテイン20mg ゼアキサンチン3mg

DHA：ドコサヘキサエン酸，EPA：エイコサペンタエン酸．

[表9] AREDS2で使用された加齢黄斑変性（AMD）予防サプリメントの成分

ビタミンC	500mg	ゼアキサンチン	2mg
ビタミンE	400IU	亜鉛*	80mg
ルテイン	10mg	銅	2mg

*酸化亜鉛が使用されている．わが国で使用される亜鉛酵母に換算すると65mgとなる．

化酵素活性を促進する．亜鉛を多量に摂取すると銅欠乏になるので銅を補う．亜鉛の日本人の1日摂取推奨量は男性10mg，女性8mgで上限40mgとされ，AREDS2の処方量は日本人には過剰であり，日本で販売されている商品は日本の基準内に調整されている．

AMDの前駆病変（軟性ドルーゼン，色素異常）がある人には，AMD予防目的でサプリメントを勧める．AREDS事後検定では，新生血管型（滲出型）よりも萎縮型の進行抑制により効果が強いことが示され，萎縮型AMD患者は非常に良い適応である．新生血管AMDに対する進行抑制効果や抗血管内皮増殖因子薬の硝子体内注射治療との相乗効果はいまだ十分な証明がされていないが，視力改善や治療効果の向上を示唆する結果が報告されている．

2）ドコサヘキサエン酸，エイコサペンタエン酸

AREDSではAMD予防に対するドコサヘキサエン酸（docosahexaenoic acid：DHA）350mg，エイコサペンタエン酸（eicosapentaenoic acid：EPA）650mgの効果が検討されたが，証明されなかった．しかし，魚食の回数が多い人はAMD有病率が低いとの報告や，メタ解析ではDHA，EPAの有効性が示されている．また，AREDSの事後検定では，ルテイン，ゼアキサンチンとともにビタミンB，DHA，EPA，ミネラル（銅，マグネシウム，セレニウム）も有効とされた．

2 緑内障の進行抑制

1）松樹皮エキス・ビルベリーエキスを含む複合サプリメント

松樹皮エキスのピクノジェノールとビルベリーエキスは，抗酸化作用をもつフラボノイドを含む．ピクノジェノールは培養神経細胞におけるアミロイドβ誘導アポトーシスを抑制する効果や，網膜中心動脈，眼動脈，長・短後毛様体動脈の血流改善効果も報告されている．また，ヒトでの眼圧下降効果が示され，79人の高眼圧患者をピクノジェノール単独投与群，ラタノプロスト点眼群，両者の併用群に分けて眼圧下降効果を検討したところ，ラタノプロストと同程度の眼圧下降が得られたとの報告がある．眼圧下降までの期間は

ラタノプロスト点眼群より遅かったが，投与中止後も効果が持続したとされる．ビルベリーエキスに含まれるアントシアニンには，培養網膜神経節細胞変性モデルでの細胞死抑制や，マウスのNMDA（N-methyl-D-aspartic acid）誘発網膜障害抑制効果が報告されている．

2）ヘスペリジン・クロセチン・インディアンデーツ・ビタミンCを含む複合サプリメント

ヘスペリジンは，温州ミカンなど柑橘類の皮や袋に含まれるポリフェノールで，抗酸化作用により果実を太陽光（主に紫外線）から守り，ヒトでは血流改善作用や血清脂質改善作用がある．クロセチンは，クチナシやサフランに含まれるカロテノイドで抗酸化作用をもつ．眼精疲労軽減や近視抑制に効果があるとの研究もある．インディアンデーツは，アフリカ原産の植物で果肉にポリフェノール，酒石酸，クエン酸，リンゴ酸，テルペンを含む．緑内障患者における本複合サプリメントの8週間投与で，高酸化ストレス群において抗酸化能の向上と酸化ストレスマーカーの軽減が観察された．

3 ドライアイの改善

1）ビタミンC・ビタミンE・亜鉛・乳酸菌・ラクトフェリン・DHA・EPA・ルテインを含む複合サプリメント

涙液分泌低下と眼表面細胞傷害には，酸化ストレスの関与が指摘されている．ビタミンC，ビタミンE，亜鉛，ルテインは抗酸化作用を有し，乳酸菌も抗酸化作用をもつ．DHA，EPAの抗炎症作用も有用と考えられる．点眼薬や涙点プラグでも改善しない場合に紹介することが多い．

4 白内障

1）ヒシ果皮ポリフェノール・ルテインを含む複合サプリメント

還元糖のカルボニル基と，蛋白やアミノ酸のアミノ基が非酵素的に反応するメイラード反応では，Amadori転位生成物から最終的に終末糖化産物（advanced glycation end products：AGEs）が産生される．水晶体核の褐色化は，AGEsの蓄積による．Trapa bispinosa Roxb.（ヒシの一種）は，抗糖化・抗酸化作用のあるポリフェノール

（ガルス酸，エラグ酸，オイゲニイン）を含む．*T. bispinosa* Roxb. 抽出物は，*in vitro* でα-クリスタリンの糖化を抑制し，*in vivo* でも白内障モデルラットの白内障進行抑制が報告されている．抗酸化作用をもつルテインも含まれており，AMD 予防効果も期待できる．visual display terminal（VDT）労働による眼精疲労の抑制効果も報告されている．

5　眼精疲労

1）アスタキサンチンを含むサプリメント

アスタキサンチンは，調節機能低下による眼精疲労を軽減するとの報告がある．毛様体血流改善が主な作用と考えられているが，それ以外に毛様体平滑筋の緊張緩和や障害抑制作用なども推測されている．

2）アントシアニンを含むサプリメント

「ブルーベリーは眼に良い」と思っている患者は多い．これは，ブルーベリーやビルベリーなどに含まれる水溶性フラボノイドのアントシアニンがもつ抗酸化，血流改善，毛様体平滑筋の緊張緩和などの作用をもとにした企業宣伝やマスコミ情報によるものと思われる．しかし，アントシアニンを含むサプリメントで眼精疲労軽減の科学的根拠を示した報告は著者の知る限りない．今後の研究が必要と考える．

Ⅲ　患者への対応

眼科用サプリメントは，基本的に疾患の予防や進行抑制を目的として使用するもので，医薬品と異なり，摂取後すぐに症状緩和が実感できるものではないことを説明し，短期間に大量摂取をするのではなく，定められた量を長期間摂取するように指導する．過剰摂取による健康被害もあるので，規定量以上に使用しないこと，類似成分の商品を複数使用しないように注意する．同じ成分であっても，商品により原材料や抽出方法，純度が異なり，機能成分以外の添加物や不純物も懸念されることから，信頼のおけるメーカーの商品を選択し，あまりにも安価な商品には疑いをもつように説明する．

（尾花　明）

⑦外来におけるウイルス対策

眼科診療では，患者との診察距離が近いこと，粘膜を直接触る機会があること，点眼瓶を介して伝播の可能性があることなどの特殊性がある．ここでは，「感染伝播力の強いアデノウイルス結膜炎」と，「新興感染症である COVID-19」に対する日常眼科診療での対策についてまとめる．アデノウイルス結膜炎に関しては接触感染予防，COVID-19 に対しては，接触感染予防に加えて，エアロゾル感染予防が必要とされる．従来，粒子径 5μm を境に空気感染と飛沫感染が分けられてきたが，COVID-19 では 5μm 以下のエアロゾルは飛沫感染限界の約 1m を越えて伝播する．そのため，厳密には空気感染予防に近い対策が必要とされ，現在 COVID-19 の流行によって経路別感染対策の定義が見直される可能性も指摘されている．COVID-19 は，2023 年 5 月 8 日に「感染症の予防及び感染症の患者に対する医療に関する法律」（感染症法）の 5 類感染症に引き下げられたが，感染症法上の類型が変更されても，適切な対応を継続しなければならない．

Ⅰ　標準予防策

まずは，いかなる微生物であっても感染予防には標準予防策が基本となる．血液・体液・汗を除く分泌物，排泄物，損傷した皮膚，粘膜などの湿性生体物質は，感染の可能性があるとみなして，手洗い・手指衛生・使い捨て手袋の使用をはじめ，マスク・エプロンなどの個人防護具の着用・感染制御の感染整備を心がけることが求められる．これに加えて，下記の対策を考慮する．

Ⅱ　接触感染予防

1　器具

両ウイルスに対しては，高圧蒸気滅菌，酸化エチレンガス滅菌，過酸化水素ガスプラズマ滅菌が有効であり，100℃で 5 秒，56℃で 5 分で失活するので煮沸消毒も可能である．高度水準消毒剤の

なかでは，次亜塩素酸ナトリウムが扱いやすく有効である．そのほか，消毒用アルコール，ポビドンヨードも有効であるが，厳密には30分以上の浸漬が求められる．なお，第4級アンモニウム塩（塩化ベンザルコニウム，塩化ベンゼトニウム），過酸化水素は有効性が確立されていないことに注意が必要である．具体的には以下の対策をとる．

①滅菌可能なものは滅菌
②滅菌できない各種器具は十分に水洗したのちに，消毒薬に30分浸漬
③診察台やドアノブ，手すりなどの浸漬不可能なものは，消毒用アルコールで十分に清拭（二度拭き）

なお，共有雑誌や新聞などは設置しないことも大切である．

2 手指消毒

①水道水で十分な流水洗浄
②ヨードを使用してスクラブ洗浄
③ペーパータオルで水分除去
④消毒用アルコールで清拭あるいは速乾性手指消毒薬で擦拭

使い捨て手袋を用いる場合には，着脱による拡散に注意が必要である．

3 点眼瓶

眼科で頻用する点眼瓶の滴下口は，患者の睫毛や皮膚に触れないよう注意する．病棟での散瞳薬や局所麻酔薬は，共有しないよう個別に処方あるいは分注して使用する．

III エアロゾル感染予防

COVID-19感染予防としては，接触感染対策に加えて下記の「3つの密」の回避が挙げられる．
①密閉空間（換気の悪い空間である）
②密集場所（多くの人が密集している）
③密接場面（互いに手を伸ばしたら届く距離での会話や発生が行われる）

しかしながら，眼科診療では医師と患者の顔の距離が細隙灯顕微鏡検査では10～30cm，検眼鏡による眼底検査では50～80cmであり，常に密接場面の環境にある．さらに暗室検査として密閉に近い状況も生じうる．したがって，眼科外来診療では下記を考慮する．

①細隙灯顕微鏡へのスリットシールド
②保護眼鏡の着用やフェイスシールド
③換気に十分な配慮を行い，検査を簡潔に施行できる動線を含めた診察環境

今後もこれらの予防策を引き続き励行し，感染再拡大を防がねばならない．

文献
1) 中澤 靖：感染予防策の基本．感染症 最新の治療 2022-2024．藤田次郎ほか編，南江堂，297-302，2022
2) 薄井紀夫：ウイルス性結膜炎ガイドライン 第6章 院内感染対策．日眼会誌107：27-32，2003
3) アデノウイルス結膜炎院内感染対策委員会：アデノウイルス結膜炎院内感染対策ガイドライン．日眼会誌113-25-46，2009

 ガイドライン アデノウイルス結膜炎院内感染対策ガイドライン
（https://www.nichigan.or.jp/member/journal/guideline/detail.html?itemId=283&dispmid=909）

（佐々木香る）

⑧診療現場でのショック対応

I 疾患の特徴

眼科の診療現場でショックへの対応が必要な場面としては、眼底血管造影検査におけるアナフィラキシーショックが想定される。眼底血管造影検査には2種類の造影剤、フルオレセインとインドシアニングリーンが使われるが、特にフルオレセインについてはまれながら重篤なアナフィラキシーショックを起こす可能性がある。フルオレセインの静脈内投与による軽度のアナフィラキシーは、1〜10％程度に生じるとされている[1]。軽度の嘔気・嘔吐、皮膚症状などであれば、特別な処置は必要とせず改善することがほとんどである。しかし、重篤なアナフィラキシーの発症率は0.0018％、死亡率は0.00016％とされており[1]、まれではあるが重篤な副作用が起こりうることを念頭に置いて準備をしておかなければならない。重篤なアナフィラキシーのリスクとしては、若年者、糖尿病、高血圧、アレルギー既往歴、心疾患、腎疾患、肝疾患とされている。過去の報告では、1回目のフルオレセインの造影では無症状であったが、2回目で重篤なアナフィラキシーショックを生じた症例も散見される。これは、1回目で感作が起こり、2回目にアレルギー反応が生じたと考えられ、「前回は何も起こらなかった」からといって準備を怠ってはならない。

II 鑑別の要点

造影剤によるアナフィラキシーショックの場合は、投与後3分以内に症状が発現することが多いため、鑑別診断は容易である。アナフィラキシーが発症してから心停止までの時間は5〜15分とさ れるため、少なくとも投与後30分〜1時間は厳密に患者を観察する必要がある。症状としては、皮膚・粘膜症状（紅潮、瘙痒、蕁麻疹など）はアナフィラキシー患者の80〜90％、気道症状（鼻閉、鼻汁、くしゃみ、嗄声、咳嗽、喘鳴など）は70％、消化器症状（腹痛、嘔気、嘔吐、下痢など）は45％、心血管系症状（胸痛、頻脈、血圧低下など）は45％、中枢神経系症状（切迫した破滅感、不安など）は15％に生じる[2]。発症初期には進行の速さや重症度の予測が困難であることもあり、十分な注意が必要である。

III 治療

図10の手順に従い、迅速に対応する[2]。病院であれば院内の蘇生チームを迅速に呼ぶ。クリニックであれば救急隊を要請しつつ、初期対応を行う。輸液や酸素投与とともに重要なことは、いかにタイミングを逸せずにアドレナリンの筋注を行うかである。ほとんどの患者は1〜2回の投与で効果が得られる。

IV 患者への対応

眼底血管造影検査に際しては、得られる情報と副作用のリスクを勘案し、事前に十分なインフォームドコンセントを得る。患者には、検査中に嘔気や瘙痒などの異常があれば直ちに知らせるように伝えておく。検査室には、アナフィラキシーショックが起こっても対処できるように、救急カートに必要な備品をそろえておくことが重要である。

文献
1) 日本眼科学会眼底造影実施基準委員会：眼底血管造影実施基準（改訂版）. 日眼会誌 115：67-75, 2011
2) Anaphylaxis 対策委員会編, 日本アレルギー学会監：アナフィラキシーガイドライン 2022, 日本アレルギー学会, 2022

（福島　聡）

[図10] アナフィラキシーの管理
（文献2）より）

① アナフィラキシーを認識し，治療するための**文書化された緊急時用プロトコールを作成**し，定期的に実地訓練を行う．

② 可能ならば，**曝露要因を取り除く**．例：症状を誘発していると思われる検査薬や治療薬を静脈内投与している場合は中止する．

③ **患者を評価する：気道／呼吸／循環，精神状態，皮膚，体重**を評価する．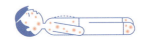

④ **助けを呼ぶ**：可能ならば蘇生チーム（院内）または救急隊（地域）．

ステップ 4，5，6 を速やかに並行して行う

⑤ 大腿部中央の前外側に**アドレナリン（1：1,000（1 mg/mL）溶液）0.01 mg/kg を筋注する**（最大量：成人 0.5 mg，小児 0.3 mg）．
投与時刻を記録し，必要に応じて 5〜15 分毎に再投与する．ほとんどの患者は 1〜2 回の投与で効果が得られる．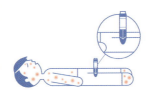

⑥ 患者を**仰臥位**にする，または呼吸困難や嘔吐がある場合は楽な体位にする．**下肢を挙上させる**．突然立ち上がったり座ったりした場合，数秒で急変することがある．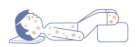

⑦ **必要な場合**，フェイスマスクか経口エアウェイで高流量（6〜8 L/分）の**酸素投与**を行う．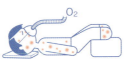

⑧ 留置針またはカテーテル（14〜16 G の太いものを使用）を用いて**静脈路を確保する．0.9％（等張）食塩水 1〜2 L の急速投与を考慮する**（例：成人ならば最初の 5〜10 分に 5〜10 mL/kg，小児ならば 10 mL/kg）．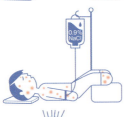

さらに

⑨ 必要に応じて胸部圧迫法で心肺蘇生を行う．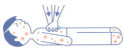

⑩ 頻回かつ定期的に患者の血圧，心拍数・心機能，呼吸状態，酸素濃度を評価する（可能ならば持続的にモニタリング）．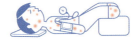

和文索引

あ

アイスパック試験　55, 622
アカントアメーバ角膜炎　185, 193
亜急性心内膜炎　689
アクアポリン4（AQP4）抗体　496
アクアポリン4（AQP4）抗体陽性視神経炎　497
悪性黒色腫　74, 133, 138, 516, 544
悪性黒色腫関連網膜症（MAR）　422
悪性緑内障　546
悪性リンパ腫　34, 99, 135, 324, 699
朝顔症候群　487
アシストレンズ　574
アスタキサンチン　793
圧迫視神経症　11, 504
アデノウイルス結膜炎　114, 793
アトピー眼症　121
アトピー性角結膜炎（AKC）　121
アトピー性眼瞼炎　64, 720
アトピー性白内障　256, 720
アトピー性皮膚炎　256, 720
アドレナリン［角膜色素沈着］　168
アナフィラキシーショック　795
アミオダロン［角膜色素沈着］　166
アミノ酸代謝異常　668
アミロイドーシス　156, 471, 550
アミロイド沈着　177
アミロイド緑内障　550
有馬症候群　350
アルカリ熱傷　768
アレルギー性結膜炎（AC）　119
アレルギー性結膜疾患（ACD）　755
アレルギー性接触皮膚炎（ACD）　124
アントシアニン　793

い

萎縮円孔　438
萎縮型加齢黄斑変性　428
萎縮性異色　274
異常3色覚　642
1型黄斑新生血管（1型MNV）　425, 430

1型色覚　642

一過性黒内障　686, 688
一過性視覚障害　688
一過性脳虚血発作（TIA）　688
1色覚　643
遺伝性ATTRアミロイドーシス　550
色失語　647
色失認　647
インターフェロン網膜症　745
インディアンデーツ　792
咽頭結膜熱（PCF）　114
インドシアニングリーン［アナフィラキシーショック］　795
インドメタシン［角膜色素沈着］　168

う

ウイルス性［感染性結膜炎］　120
ウイルス性ぶどう膜炎・網膜炎　286, 289
渦状角膜　166, 664
うっ血乳頭　489

え

エアロゾル感染予防　794
エイコサペンタエン酸（EPA）　792
栄養機能食品　790
栄養障害（欠乏）性視神経症　509
液状後発白内障　268
壊死性前部強膜炎　235, 236
エタノール中毒　753
エタンブトール視神経症　738
エタンブトール中毒　738
エチルアルコール中毒　753
エドロホニウム試験　622
遠視　564
炎症性腸疾患（IBD）　303, 306, 716
円錐角膜　148
円錐水晶体　244
炎性視神経萎縮　512
エンテロウイルス70　116
円板状角膜炎　189

お

黄視症　646
桜実紅斑　377
黄色腫　663
黄色斑眼底　350, 366

黄斑円孔　403, 450, 774

黄斑円孔網膜剝離（MHRD）　450, 451
黄斑偽円孔　405
黄斑上膜　402
黄斑新生血管（MNV）　428, 430, 453
黄斑前膜　402
黄斑前膜による中心窩分離　405
黄斑低形成　335
黄斑部毛細血管拡張症（MacTel）　392
黄斑分離（症）　443, 450
横紋筋肉腫　33
太田母斑　654
オカルト黄斑ジストロフィ（OMD）　365
オキュラーサーフェス疾患　209, 216
小口病　352
オプソクロヌス　628
オリゴクローナルバンド　492, 498
オルソケラトロジー　569
オルソケラトロジーレンズ障害　230

か

外眼筋麻痺　611
開瞼失行症　60
開散不全　612
外斜視（XT）　579
外傷性視神経症（TON）　777
外傷性白内障　258
外傷性網膜剝離　764
回旋斜視　582
外側膝状体障害　522
外転神経麻痺　616
外麦粒腫　61
開放隅角緑内障　555
開放性眼外傷　761
海綿状血管腫　23, 457
海綿静脈洞血栓症（CST）　12
海綿静脈洞病変　619
潰瘍性大腸炎（UC）　306, 716
解離性眼振　604, 629
下顎眼瞼連合運動症候群　58
下顎顔部異骨症　3
化学熱傷　262, 768
下眼瞼牽引筋腱膜　47, 49

797

核間眼筋麻痺　604
学習障害　564
学童近視抑制対策　568
核白内障　259
角膜アミロイドーシス　156
角膜異痛症　264
角膜異物　769
角膜炎　184
角膜化学熱傷　768
角膜金症　110
角膜銀症　110, 165, 165
角膜形状異常　148
角膜糸状物　213
角膜ジストロフィ　172
角膜実質炎　186
角膜脂肪変性　154
角膜上皮幹細胞疲弊症　46
角膜上皮メラノーシス　171
角膜染血　170
角膜鉄症　165
角膜銅症　165
角膜軟化症　207
角膜白斑　168
角膜瘢痕　168
角膜パンヌス　208
角膜ぶどう腫　169
角膜フリクテン　194
角膜ヘルペス　187
角膜片雲　168
角膜輪　663
角膜輪部機能不全　205
角膜類皮腫　144
過熱白内障　310
下垂体異常　482
下垂体腺腫　718
ガス白内障　259
仮性同色表　642
家族性高コレステロール血症（FH）
　153, 663
家族性滲出性硝子体網膜症（FEVR）
　370
家族性ドルーゼン　374
カタル性角膜浸潤　194, 203
学校感染症　116
滑車神経麻痺　615
褐色細胞腫　719
滑動性追従眼球運動（SP）　603
滑動性追従眼球運動障害　603
過粘稠度症候群　38

カフェオレ斑　655
下方後部ぶどう腫　454
下方注視麻痺　610
鎌状網膜剝離　336
仮面症候群　324
カラーコンタクトレンズ障害　230
ガラクトース血症　665
顆粒球性肉腫　696
顆粒状角膜ジストロフィ（GCD）
　172
加齢黄斑変性（AMD）　424, 428
加齢眼瞼下垂　56
加齢強膜軟化症　240
加齢白内障　249
川崎病　723
感音性難聴　375, 673
眼窩悪性リンパ腫　34
眼窩横紋筋肉腫　33
眼窩気腫　760
眼角隔離症　54
眼角眼瞼炎　65
感覚性斜視　580
眼窩形質細胞腫　38
眼窩骨性腫瘍　28
眼窩骨折　760, 764
眼窩脂肪腫　31
眼窩脂肪ヘルニア　129
眼窩静脈瘤　17
眼窩神経鞘腫　26
眼窩髄膜腫　25
眼窩線維腫　32
眼窩先端（部）症候群　620, 731
眼窩多発性骨髄腫　38
眼科的複合麻痺　619
眼窩皮様嚢胞　22
眼窩表皮様嚢胞　22
眼窩ブリー　587
眼窩蜂巣炎　20
眼科用サプリメント　790
眼窩リンパ腫　699
癌関連網膜症（CAR）　350, 422
眼球運動異常　602
眼球運動失行　602
眼球運動振動現象　628
眼球陥凹　760
眼球乾燥症　107
眼球後退症候群　586
眼球穿孔　761, 771
眼球粗動　628

眼球頭部傾斜反応　607
眼球突出　7
眼球鈍的外傷　763
眼球破裂　761, 763
眼球マッサージ　378
眼球メラノサイトーシス　654
環境汚染　755
眼虚血症候群　387, 686
眼筋型重症筋無力症（OMG）　622
間欠性外斜視　579
間欠性内斜視　577
眼瞼悪性腫瘍　71
眼瞼炎　65
眼瞼縁炎　65
眼瞼黄色腫　663
眼瞼外反　50
眼瞼下垂　53, 55, 268
眼瞼下制筋前転法　48
眼瞼眼窩嚢胞　2
眼瞼けいれん　60
眼瞼欠損　45
眼瞼後退　59
眼瞼縮小症候群（BPES）　53
眼瞼腫瘍　69
眼瞼内反　47
眼瞼熱傷　765
眼瞼皮膚炎　64
眼瞼皮膚弛緩　51
眼瞼浮腫　67
眼瞼ヘルペス　64
眼瞼癒着　46
眼瞼良性腫瘍　69
眼瞼裂傷　765
感受性期間　591
眼振　589, 628
眼振性運動　628
眼振阻止症候群　589
眼性頭位異常　589
眼精疲労　564, 782
関節リウマチ（RA）　303, 712
感染性海綿静脈洞血栓症　12
感染性角膜炎　184
感染性結膜炎　111, 122
感染性ぶどう膜炎　277
乾癬性ぶどう膜炎　305
杆体1色覚　643
杆体錐体ジストロフィ　345
眼底血管増殖性腫瘍　458, 460
眼トキソカラ症　296

眼トキソプラズマ症　296
眼内異物　772
眼内腫瘍続発緑内障　544
眼内リンパ腫　699
眼内レンズ（IOL）　264
眼内レンズ挿入眼　264
眼脳腎症候群　559
眼白皮症　343
眼皮膚白皮症（OCA）　343, 670
眼表面扁平上皮新生物（OSSN）　130, 137
眼部帯状ヘルペス　188
顔面けいれん　60
顔面神経麻痺　201
眼類天疱瘡（OCP）　46, 223
肝レンズ変性症　674

偽うっ血乳頭　489, 514
義眼　597
偽樹枝状角膜炎　189
季節性アレルギー性結膜炎（SAC）　119
基底細胞癌　71
偽滴状角膜　160
偽内斜視　577
キニーネ中毒　751
キニジン　751
機能弱視　591
機能性視覚障害　780
機能性表示食品　790
機能性流涙症　787
偽嚢胞様変化　747
揮発性有機化合物（VOC）　755
木村病　29
逆瞳孔ブロック　552
逆内眼角贅皮　44, 53
球後視神経炎　495
球状角膜　142
球状水晶体　245
求心性視野狭窄　346
急性眼窩炎症　20
急性原発閉塞隅角症（APAC）　531
急性後天共同性内斜視　577
急性後部多発性斑状色素上皮症（APMPPE）　411, 414
急性骨髄性白血病　36
急性散在性脳脊髄炎（ADEM）　509
急性出血性結膜炎（AHC）　116

急性心内膜炎　689
急性前部ぶどう膜炎（AAU）　301, 713
急性帯状潜在性網膜外層症（AZOOR）　350, 408
急性特発性盲点拡大症候群（AIBSES）　408
急性熱性好中球性皮膚症　711
急性網膜壊死（ARN）　285
急性網膜色素上皮炎　416
急性緑内障発作　534
急性涙腺炎　78
急速眼球運動混入　603
強直性脊椎炎（AS）　303, 713
共同性外斜視　579
共同偏視　604
強度近視　445, 566
強度近視性内斜視　587
強度変調放射線治療　520
（全身性）強皮症　715
強膜炎　235
強膜化角膜　142
強膜ぶどう腫　234
強膜メラノーシス　233
虚偽性障害　782
偽翼状片　104
虚血型［網膜中心静脈閉塞症（CRVO）］　380
虚血性視神経症（ION）　502
巨細胞性動脈炎（GCA）　708
巨大角膜　142
巨大乳頭　487
巨大乳頭結膜炎（GPC）　124
筋強直性ジストロフィ　627
筋緊張性ジストロフィ　261, 627
筋原性眼球運動障害　624
近視　566
近視進行抑制対策　568
近視性牽引黄斑　450
近視性脈絡膜血管新生　431, 448
近視性網脈絡膜萎縮　445
近視発症予防　568
金属性角膜色素沈着　164
金属代謝異常　674
金属沈着　110
緊張型頭痛　677

隅角離開　763

矩形波状振動　628
駆逐性出血　473
屈折異常弱視　592
屈折矯正手術後併発症　570
屈折性調節性内斜視　576
くも膜下出血　680
クラミジア結膜炎　113, 118
グリオーシス　460
クリスタリン蛋白　249
クリスタリン網膜症　350, 367
クリスタリン様沈着物　747
グリスニング　265
クリプトコッカス髄膜炎　730
クロセチン　792
クロルプロマジン［角膜色素沈着］　166
クロルプロマジン［網膜色素変性］　350
クロルプロマジン中毒　742
クロロキン［角膜色素沈着］　167
クロロキン［網膜色素変性］　350
クロロキン網膜症　740
群発頭痛　677

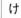

形質細胞腫　38
傾斜乳頭症候群　483
経線弱視　592
形態覚遮断弱視　597
頸動脈海綿静脈洞瘻（CCF）　14, 620
劇症型抗リン脂質抗体症候群　701
結核性角膜実質炎　186
結核性ぶどう膜炎　294
血管新生緑内障（NVG）　543
血管性浮腫　67
血管増殖性腫瘍　458
血管内皮増殖因子（VEGF）　543
結合組織病　704
楔状同名半盲　522
結節性硬化症（TSC）　459, 657
結節性前部強膜炎　236
結節性多発動脈炎（PAN）　707
血栓性網膜静脈炎　294
結膜異物　769
結膜炎　111
結膜下出血　126
結膜乾燥症　107
結膜銀症　110

結膜結石　106
結膜弛緩症　105
結膜色素沈着　109
結膜出血　126
結膜囊胞　128, 132
結膜浮腫　127
結膜母斑　133
結膜リンパ管拡張症　128
牽引試験　760
牽引性網膜剝離　276
嫌悪反応　248
健眼アトロピン点眼　594
瞼球癒着　46, 223
限局性結節性グリオーシス（FNG）　460
顕性潜伏眼振　589
原発開放隅角緑内障　528
原発小児緑内障　554
原発性後天性メラノーシス（PAM）　133, 138
原発性マクログロブリン血症　698
原発性免疫不全　732
原発閉塞隅角症（PAC）　531
原発閉塞隅角症疑い（PACS）　531
原発閉塞隅角病（PACD）　531
原発閉塞隅角緑内障（PACG）　531
原発緑内障　528
瞼板内角質囊胞　69
顕微鏡的多発血管炎（MPA）　707
瞼裂狭小　53
瞼裂狭小症候群　44
瞼裂斑　102

こ

抗悪性腫瘍薬による免疫不全　732
高オルニチン血症　673
光化学オキシダント　756
光化学反応　776
硬化性角膜炎　206
抗カルジオリピン抗体　701
高眼圧症（OHT）　530
交感性異色　274
抗がん薬による角膜障害　197
抗がん薬による涙道障害　96
高血圧眼底　682
高血圧脈絡膜症　315
高血圧網膜症　682, 692
高血圧網脈絡膜症　719
抗血管内皮増殖因子（VEGF）薬　430, 434
膠原病　303
黄砂　756
虹彩萎縮　328
虹彩異色（症）　274, 673
虹彩角膜内皮症候群　547
虹彩コロボーマ　631
虹彩色素上皮囊腫　321
虹彩実質囊胞　321
虹彩小結節　655
虹彩突起　555
虹彩囊腫　321
虹彩分離症　328
虹彩離断　764
交差固視　576
高脂血症　153
高次視覚情報処理機構障害　524
光視症　439
格子状角膜ジストロフィ（LCD）　173, 174
恒常性外斜視　579
後焦線　566
甲状腺眼症　8, 624
甲状腺機能亢進症　8
甲状腺視神経症（DON）　8
硬性ドルーゼン　424
光線力学的療法（PDT）　434
交代性上斜位（DVD）　584
交代プリズム遮閉試験　580
後天眼振　629
後天共同性内斜視　577, 587
後天色覚異常　646
後転術　580
後天性免疫不全　732
後天性免疫不全症候群（AIDS）　734
後天内斜視　576
後天網膜分離症　443
後囊下混濁　252
後発白内障　268
後部円錐水晶体　244
後部強膜炎　238
後部虚血性視神経症（PION）　502
後部硝子体剝離（PVD）　468
後部硝子体皮質前ポケット　468
後部多形性角膜内皮ジストロフィ（PPCD）　182
後部ぶどう腫　234, 451
後部縫着法　579

硬膜下血腫　681
膠様滴状角膜ジストロフィ（GDLD）　177
抗リン脂質抗体症候群　701
コクサッキーウイルスA24変異株　116
黒色細胞腫　516
黒内障性眼振　590, 629
孤在線維性腫瘍　32
骨化石症　6
骨形成性線維腫　28
骨好酸球性肉芽腫　30
骨腫　28
骨髄肉腫　36, 696
骨性腫瘍　19
固定内斜視　587
コルク栓抜き様　14
コロイデレミア　326, 350
混合型緑内障　535
コンタクトレンズ関連角膜感染症　225
コンタクトレンズ障害　229

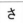

細菌性角膜潰瘍　184
細菌性眼内炎　266, 476
細菌性結膜炎　111, 116
細菌性心内膜炎　689
最小錯乱円　566
サイトメガロウイルス（CMV）角膜内皮炎　190
サイトメガロウイルス（CMV）虹彩毛様体炎　291
サイトメガロウイルス（CMV）網膜炎　286, 289, 734
再発性角膜びらん　220
再発性中枢神経系炎症性脱髄疾患による視神経炎　497
サッカード（SAC）　603
詐病　782
サプリメント　790
サポートレンズ　574
サリン中毒　753
サルコイドーシス　277, 280
三角症候群　314
3型黄斑新生血管（3型 MNV）　430
散弾状脈絡網膜症　421
酸熱傷　768
残余緑内障　535

霰粒腫　62

し

シールド潰瘍　204
視覚感受性期間　591
視覚障害者用補装具　597
視覚障害等級　599
視覚情報処理　524
視覚補助具　597
色覚異常　641
色視症　646, 647
色相配列検査　642
色素散乱症候群　551
色素残留（消失）試験　87, 94
色素失調症　344
色素性傍静脈網脈絡膜萎縮　359
色素性緑内障　551
色名呼称障害　647
視交叉障害　522
自己免疫性視神経炎　509
自己免疫網膜症　350, 422
視索障害　522
脂質異常症　153
脂質代謝異常　663
糸状角膜炎　213
視床下部異常　482
視神経萎縮　276, 512
視神経炎　495
視神経管骨折　777
視神経膠腫　519
視神経周囲炎　500
視神経腫瘍　514
視神経症　502
視神経鞘髄膜腫　520
視神経脊髄炎スペクトラム障害　497
視神経低形成　481, 482
視神経乳頭黒色細胞腫　516
視神経乳頭腫脹　489
視神経乳頭小窩黄斑症　486
視神経乳頭ドルーゼン（ODD）　514
視神経乳頭ピット　486
視神経乳頭毛細血管腫　517
視神経部分低形成　483
視神経無形成　480
視神経網膜炎　500
視性眼振　590
視性刺激遮断　597
脂腺癌　73

シダ状蛍光漏出　284
視中枢障害　522
シックハウス症候群　757
湿疹皮膚炎　64
疾病利得　781
視放線障害　522
弱視　564, 591
弱度近視　566
若年開放隅角緑内障　555
若年性特発性関節炎（JIA）関連ぶどう膜炎　299
若年性慢性虹彩毛様体炎（JCI）　300
遮光眼鏡　678
斜視　576
斜視弱視　596
斜視手術　580
遮閉法　591, 594
斜偏位　607
斜乱視　567
習慣流産　701
周期性内斜視　577
重症筋無力症（MG）　55, 622, 624
重症非増殖糖尿病網膜症　396
周辺虹彩前癒着（PAS）　531, 547
周辺網膜変性　439
終末位眼振　590
樹枝状病変　187
出血性閉塞性網膜血管炎　312
術後眼瞼下垂　268
術後眼内炎　475
術中虹彩緊張低下症（IFIS）　329
樹氷状網膜血管炎（FBA）　310
腫瘍随伴症候群　509
春季カタル（VKC）　122, 204
漿液性網膜色素上皮剥離（漿液性PED）　425
漿液性網膜剥離　453
小角膜　142
上眼窩裂症候群　620
小眼球　2
上強膜炎　235
上下斜視　582
上下注視麻痺　610
症候性飛蚊症　786
硝子体アミロイドーシス　471
硝子体液化　467
硝子体黄斑牽引症候群（VMTS）　406

硝子体血管系遺残（PFV）　464, 465
硝子体混濁　472
硝子体手術後白内障　259
硝子体出血　473
硝子体動脈遺残　464
硝子体囊胞　466
上斜筋腱鞘症候群　586
上斜筋麻痺　583
上斜筋ミオキミア　628
小水晶体　246
常染色体優性視神経萎縮（ADOA）　508
衝動性眼球運動（SAC）　603
衝動性眼球運動障害　603
小児急性熱性皮膚粘膜リンパ節症候群（MCLS）　723
小児緑内障　554
上皮内癌　137
情報機器作業症候群　782
上方視神経部分低形成　483
上方注視麻痺　610
睫毛内反　47
睫毛乱生　49
上輪部角結膜炎（SLK）　214
ショック　795
脂漏性角化症　69
脂漏性眼瞼炎　64
心因性視覚障害　780
心因性色覚異常　646, 647
心因性疼痛　785
侵害受容性疼痛　785
新型コロナウイルス感染症　330
真菌性角膜炎　185, 191
真菌性眼内炎　476
神経因性眼痛（NOP）　785
神経因性疼痛　785
神経原性眼球運動障害（核下性）　614
神経原性眼球運動障害（核上性・核間性・一部核性）　602
神経積分器　603
神経セロイドリポフスチン症（CLN）　350, 675
神経線維腫　27
神経線維腫症Ⅰ型（NF1）　519, 558, 655
神経麻痺性角膜症　198
進行性核上性麻痺　608
進行性虹彩萎縮　547

進行性網膜外層壊死（PORN） 286, 287, 734
人工透析 693
滲出型加齢黄斑変性（滲出型 AMD） 428
滲出性網膜剥離 276
浸潤性副鼻腔真菌症 504, 731
尋常性疣贅 69
新生血管型加齢黄斑変性（新生血管型 AMD） 428, 430
新生児眼炎 113
新生児結膜炎 113
腎性疾患 690
新生児膿漏眼 113
新生児封入体結膜炎 113
真性小眼球 2
新生児涙嚢炎 87
真性赤血球増加症 697
腎性網膜症 690
身体障害者手帳 599
シンナー中毒 753

す

水晶体過敏性緑内障 538
水晶体起因性ぶどう膜炎 309
水晶体起因性緑内障 538
水晶体欠損 246
水晶体小片緑内障 538
水晶体脱白 247
水晶体摘出術 534
水晶体動揺 763
水晶体偏位 247, 676
水晶体融解性緑内障 538
錐体ジストロフィ 364
垂直（上下）注視麻痺 610
水痘帯状疱疹ウイルス（VZV）角膜炎 187
水平注視麻痺 604
水疱性角膜症 161
髄膜癌腫症 521
ステロイド白内障 252, 737
ステロイド負荷試験 540
ステロイド薬副作用 737
ステロイド誘因性眼圧上昇 737
ステロイド緑内障 540, 737
ステロイドレスポンダー 540
スフィンゴリピド症 663
スマホ老眼 565, 573

せ

ゼアキサンチン 791
正弦波状振動 628
正視 565, 566
正常眼圧緑内障 528
星状膠細胞過誤腫 459
星状硝子体症 470
青色強膜 232
成人T細胞白血病リンパ腫（ATLL） 288
成人発症型卵黄状黄斑ジストロフィ 362
正の調節 571
生物学的製剤［による免疫不全］ 733
星芒状白斑 298
生理的飛蚊症 786
赤外線白内障 255
雪眼炎 773
赤血球増加症 697
接触眼瞼結膜炎 124
接触感染予防 793
絶対性瞳孔強直 634
切迫型［網膜中心静脈閉塞症（CRVO）］ 380
線維血管性網膜色素上皮剥離（線維血管性 PED） 425
線維腫 32
線維性骨異形成症 19, 28
線維柱帯切除術 536
腺癌 82
前環混濁 786
前眼部形成異常 142, 480
閃輝暗点 677
閃輝性融解 471
穿孔性外傷 773
穿孔性強膜軟化症 240
前後転術 580
前焦線 566
染色体異常 650
全身性エリテマトーデス（SLE） 705
全身性強皮症（SSc） 715
全層黄斑円孔 403
先天外眼筋線維症（CFEOM） 586
先天鎌状網膜剥離 336
先天眼形成異常 556
先天眼振 589

先天色覚異常 642, 648
先天周期交代性眼振 589
先天性アミノ酸代謝異常症 668
先天性トキソプラズマ症 728
先天赤緑色覚異常 642
先天代謝異常 663
先天停在性夜盲（CSNB） 351
先天内斜視 576
先天嚢胞眼 2
先天梅毒 725
先天白内障 248
先天鼻涙管閉塞 86
先天風疹症候群（CRS） 559, 726
先天無虹彩症 631
先天無水晶体 246
先天網膜色素上皮肥大 337
先天網膜ひだ 336
先天網膜分離症（XLRS） 350, 369
先天涙点閉鎖 85
先天涙嚢瘻 86
前部円錐水晶体 244
前部強膜炎 236
前部虚血性視神経症（AION） 502
潜伏眼球 45
潜伏眼振 589
前部ぶどう腫 234
前房出血 764
前房蓄膿 284
腺様嚢胞癌 81

造影剤［アナフィラキシーショック］ 795
増殖硝子体網膜症（PVR） 441
増殖糖尿病網膜症（PDR） 396
相対的瞳孔求心路障害（RAPD） 497, 633
側頭動脈炎 708
続発眼窩腫瘍 40
続発小児緑内障 556
続発内斜視 576
続発緑内障 276, 537, 560
側方共同注視麻痺 604

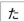

第一次硝子体過形成遺残（PHPV） 465
対光近見反応解離 634
対光反射 633

帯状角膜変性　155
タイトジャンクション形成不全　177
大脳性色覚異常　647
大理石骨病　6
高安動脈炎　684
多形腺腫　80
多血症　697
脱神経過敏性獲得　636
脱髄性視神経炎　497
多発血管炎性肉芽腫症（GPA）　710
多発消失性白点症候群（MEWDS）　408, 410
多発性異骨症　4
多発性硬化症　497
多発性骨髄腫（MM）　38
タモキシフェン網膜症　747
短縮術　580
単純異色　274
単純性黄斑出血　445
単純ヘルペスウイルス（HSV）角膜炎　185, 187
単純ヘルペスウイルス結膜炎　116
単性視神経萎縮　512
弾性線維性仮性黄色腫（PXE）　339

チアミン欠乏　679
チオリダジンによる網膜症　744
地図状脈絡膜炎　297
中隔視神経形成異常症（SOD）　481, 482
中間部ぶどう膜炎　311
注視麻痺　602
中心窩分離　405
中心性漿液性脈絡網膜症（CSC）　431, 433, 435, 737
中心性輪紋状脈絡膜ジストロフィ（CACD）　327
中枢性眼振　629
中等度近視　566
中毒性色覚異常　647
中毒性視神経症　509
中毒性前眼部症候群（TASS）　266
中毒性表皮壊死症　222
調節安静位　571
調節機能解析装置　571
調節機能改善薬　572
調節緊張　572

調節けいれん　572
調節衰弱　571
調節（不全）麻痺　571
調節補助レンズ　574
調和性同名半盲　522
直乱視　567
治療用ソフトコンタクトレンズ障害　230

つ

通年性アレルギー性結膜炎（PAC）　119
痛風　675

て

低眼圧黄斑症　444
定型網膜色素変性　345
低濃度アトロピン点眼　568
低濃度調節麻痺薬　572
滴状角膜　160
鉄片異物　769
転移性眼窩腫瘍　39
転移性眼内炎　476
点眼試験　635, 637
転換性障害　780
電気性眼炎　773
点状表層角膜症（SPK）　200
点状脈絡膜内層症（PIC）　411, 412
伝染性軟属腫　69
点頭てんかん　750
点頭発作　589

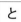

頭蓋顔面異骨症　5
頭蓋顔面眼窩形成異常　3
頭蓋骨縫合早期癒合症　5
動眼神経麻痺　55, 614, 682
瞳孔緊張症　637
瞳孔形態異常　631
瞳孔不同　632, 634
瞳孔ブロック　246, 532
瞳孔閉鎖　276
瞳孔膜遺残　275, 631
瞳孔領白濁　248
糖質代謝異常　665
塔状頭蓋　5
動静脈交差現象　683
動静脈吻合　684
透析眼底　693

糖尿病黄斑浮腫（DME）　396, 399
糖尿病虹彩毛様体炎　308
糖尿病神経障害　198
糖尿病白内障　251
糖尿病網膜症（DR）　395
頭部傾斜試験　583
動脈炎性［虚血性視神経症］　502
動脈炎性［前部虚血性視神経症（AION）］　503
動脈硬化症　683
透明中隔欠損　482
倒乱視　567
導涙性流涙　93
兎眼　57, 201
兎眼角膜症　201
トキソカラ症　296
トキソプラズマ症　296, 728
特殊白内障　261
特定保健用食品（トクホ）　790
特発性眼窩炎症　21, 624
特発性視神経炎　497
特発性周辺部角膜潰瘍　194
特発性中間部ぶどう膜炎　311
特発性非感染性尿細管間質性腎炎　302
特発性脈絡膜血管新生（ICNV）　436
特発性網膜血管炎（IRVAN）　310
ドコサヘキサエン酸（DHA）　792
トピラマート副作用　749
トマトケチャップ様眼底　660
ドライアイ　209, 223, 704
トラコーマ　118
トリソミー　650
ドルーゼン　424
ドルーゼン様漿液性網膜色素上皮剝離（ドルーゼン様PED）　431
鈍的外傷　763

な

内因性眼内炎　476
内眼角贅皮　44
内頸動脈閉塞症　686
内斜視（ET）　576
内側縦束（MLF）症候群　604
内麦粒腫　61
梨子地眼底　339
軟性ドルーゼン　424
軟部好酸球性肉芽腫症　29

803

索引

2型黄斑新生血管（2型MNV） 430
2型色覚 642
2色覚 642
二次性赤血球増加症 697
日光網膜症 774
日食網膜症 774
乳児眼振 589
乳児眼振症候群 589
乳児内斜視 576
乳児毛細血管腫 23
乳頭炎 495
乳頭黄斑距離/乳頭径比（DM/DD比） 481
乳頭腫 130
乳頭周囲高反射類円形塊状構造物（PHOMS） 514
乳頭周囲脈絡膜萎縮 327
乳頭腫脹 491
乳頭腫脹［宇宙飛行に伴う］ 494
尿細管間質性腎炎ぶどう膜炎（TINU）症候群 302
人形の目現象 576
妊娠高血圧症候群 691
妊娠中毒症 691

ね

ネコひっかき病 298
熱傷 768
粘液嚢胞［副鼻腔］ 18
粘膜関連リンパ組織型節外性濾胞辺縁帯リンパ腫 34
粘膜関連リンパ組織（MALT）リンパ腫 136, 699

の

脳回状脈絡網膜萎縮 350, 673
脳回状網脈絡膜萎縮 325
脳幹症候群 617
脳血管障害 680
膿性嚢胞［副鼻腔］ 18
脳動脈瘤 614, 680
嚢胞様黄斑浮腫 748
脳梁欠損 482

は

ハードコンタクトレンズ障害 230
排気ガス 755

梅毒 725
梅毒血清反応 295
梅毒性角膜実質炎 186
梅毒性ぶどう膜炎 295
白色瞳孔 455
白点状眼底 355
白点症候群 410, 416
白点状網膜症 355
白内障 248
白内障手術後の合併症 263
白内障手術後の緑内障 561
白皮症 343
パクリタキセル網膜症 748
麦粒腫 61
パシュート（SP） 603
白血病 324, 696
白血病視神経症 696
白血病網膜症 696
バルトネラ視神経網膜炎 298
反射性涙液分泌亢進 787
斑状角膜ジストロフィ（MCD） 173, 176
反対回旋 607
パントテン酸キナーゼ関連神経変性症 350
反応性関節炎 717
半盲性萎縮 522

ひ

非壊死性前部強膜炎 235
ビガバトリン副作用 750
光過敏 677
光障害 773
非感染性角膜炎 194
非感染性結膜炎 119
非共同性外斜視 579
非虚血型［網膜中心静脈閉塞症（CRVO）］ 380
ピクノジェノール 792
非結核性抗酸菌症 738
鼻篩骨眼窩（NOE）骨折 54
微小斜視弱視 596
微小嚢胞 181
鼻性視神経症 504
非増殖糖尿病網膜症（NPDR） 396
鼻側視神経部分低形成 483
ビタミンA欠乏症 107, 207
ビタミンB_1欠乏 679
ビタミン欠乏症 735

非調和性同名半盲 522
非定型網膜色素変性 346
ヒトT細胞白血病ウイルス1型（HTLV-1）関連ぶどう膜炎 288
非動脈炎性［虚血性視神経症］ 502
非動脈炎性［前部虚血性視神経症（AION）］ 503
ヒドロキシクロロキン 706
ヒドロキシクロロキン［角膜色素沈着］ 167
ヒドロキシクロロキン［網膜色素変性］ 350
ヒドロキシクロロキン中毒 751
ヒドロキシクロロキン網膜症 740
非フリクテン型［Meibom腺炎角結膜上皮症］ 218
飛蚊症 439, 786
非麻痺性橋性外斜視 606
ひまわり状白内障 674
びまん性前部強膜炎 236
びまん性大細胞型B細胞リンパ腫（DLBCL） 34, 699
標準予防策 793
標的黄斑（症） 364, 418, 676, 740
病的眼球頭部傾斜反応 607
病的近視 450
皮様嚢胞 22
表皮様嚢胞 22
ビルベリーエキス 792
ピレノキシン 249
疲労眼振 590
貧血網膜症 695

ふ

風疹 726
フェニルケトン尿症 674
フェノチアジン中毒 744
副甲状腺機能低下症 261
複合麻痺 619
副腎皮質ステロイド薬副作用 737
輻湊けいれん 612
輻湊反応異常 633
輻湊麻痺 612
副鼻腔嚢胞 18
副涙点 85
不思議の国のアリス症候群 525
ブドウ球菌性周辺部角膜浸潤 194, 203
不同視 569

不同視弱視　594
不等像視　569
ぶどう膜悪性黒色腫　318
ぶどう膜炎　276
ぶどう膜炎性緑内障　537
ぶどう膜血管腫　320
ぶどう膜欠損　272
ぶどう膜滲出　316
ぶどう膜転移性腫瘍　319
負の調節　571
プラトー虹彩　532
プラトー虹彩緑内障　532
フリクテン型［Meibom 腺炎角結膜上皮症］　218
振子眼振　590
プリズム眼鏡　580
プリズム順応検査　580
フルオレセイン［アナフィラキシーショック］　795
プロービング　87
ブロルシズマブによる眼内炎症　312
分層黄斑円孔　405
分泌型ムチン　209
分泌性流涙　93
分娩外傷　147
分娩時損傷　147
分離腫　144

併発白内障　250
ヘスペリジン　792
ペルーシド辺縁角膜変性　151
ヘルペス角膜炎　154, 187
ヘルペス結膜炎　117
ヘルペス虹彩毛様体炎　290
片頭痛　677
片側顔面けいれん　60
扁平上皮癌　72, 99, 137

放射線角膜炎　205
放射線視神経症　509
放射線治療　385
放射線白内障　253
放射線網膜症　385
傍正中橋様体（PPRF）　604
膨隆虹彩　714
保護眼鏡　776

補助具　597
補装具　597
ボツリヌス毒素注射　578
母斑　69
母斑症　654
ホモシスチン尿症　559, 668
ポリープ状脈絡膜血管症（PCV）　430, 433

マイボグラフィ　216
膜型ムチン　210
マクログロブリン血症　698
末梢性眼振　629
麻痺性橋性外斜視　606
慢性眼窩炎症　21
慢性進行性外眼筋麻痺（CPEO）　624
慢性涙腺炎　79
慢性涙嚢炎　100

み

ミエリンオリゴデンドロサイト糖蛋白（MOG）抗体　496
ミエリンオリゴデンドロサイト糖蛋白（MOG）抗体陽性視神経炎　497
ミオキミア　60
未熟児網膜症（ROP）　340
水濡れ性低下型ドライアイ　210
ミトコンドリア脳筋症　624
脈絡膜陥凹　275
脈絡膜結核腫　294
脈絡膜血管腫　660
脈絡膜骨腫　322
脈絡膜ジストロフィ　325
脈絡膜新生血管（CNV）　436
脈絡膜粟粒結核　294
脈絡膜動脈閉塞症候群　314
脈絡膜剥離（CD）　316, 317
脈絡膜ひだ　494
三宅病　365

無βリポ蛋白血症　350
無眼球　2
無虹彩症　273
ムコ多糖症（MPS）　4, 666
無水晶体　246

無水晶体眼［白内障手術後］　263
無水晶体緑内障　542

迷走神経反射　760
メタノール中毒　753
メチシリン耐性黄色ブドウ球菌（MRSA）　66, 111, 186
メチシリン耐性コアグラーゼ陰性ブドウ球菌（MRCNS）　66
メチシリン耐性表皮ブドウ球菌（MRSE）　111
メチルアルコール中毒　753
メデューサの頭　14
メラノーシス　171, 233
メラノーマ　138
メラノサイトーシス　654
免疫回復ぶどう膜炎（IRU）　734
免疫関連有害事象（irAE）　312
免疫再構築症候群　734
免疫チェックポイント阻害薬［薬剤性ぶどう膜炎］　312
免疫不全　732

も

毛細血管拡張性運動失調症（AT）　652
毛細血管腫　517
網膜円孔　438
網膜海綿状血管腫　458
網膜過誤腫　459
網膜芽細胞腫　324, 455, 544
網膜血管腫　457, 658
網膜細動脈瘤　394, 431
網膜色素上皮剥離（PED）　424, 425
網膜色素上皮裂孔　425
網膜色素線条　339, 431
網膜色素変性（症）　345, 375
網膜周辺部裂孔　549
網膜硝子体界面病変　402
網膜静脈分枝閉塞症（BRVO）　382, 431
網膜振盪症　764
網膜性視神経萎縮　513
網膜打撲壊死　764
網膜中心静脈閉塞症（CRVO）　380
網膜中心動脈閉塞症（CRAO）　377
網膜蔓状血管腫　458, 662
網膜動脈分枝閉塞症（BRAO）　379

索 引

網膜内血管腫状増殖（RAP） 430
網膜剝離 438
網膜ひだ 336
網膜有髄神経線維 334
網膜裂孔 438
網脈絡膜萎縮 445, 454
毛様体断裂 764
毛様体裂孔 549
毛様網膜動脈 377

薬剤性角膜色素沈着 166
薬剤性色覚異常 647
薬剤性色素沈着 109
薬剤性視神経症 509
薬剤性ぶどう膜炎 312
薬剤性免疫不全 733
薬剤毒性角膜症 196
夜盲 345, 351, 355, 676, 735

有機水銀中毒 754
有機リン中毒 753
夕焼け眼底 281

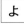

翼状片 103

ら

落屑症候群 267
落屑緑内障 539
ラクトフェリン 792
卵黄状黄斑ジストロフィ 360
乱視 566
ランタン現象 425

り

リウマチ性角膜潰瘍 195
律動眼振 589
リポフスチン顆粒 675
流行性角結膜炎（EKC） 114
流出路再建術 536
流涙症 93, 787
両眼開放 Esterman テスト 599
両眼開離症 4
両眼隔離症 4
両耳側半盲 522, 718
良性間欠性散瞳 632
緑色腫 36, 696
緑内障 528
緑内障性視神経萎縮 513
緑内障性視神経症（GON） 531
淋菌性結膜炎 111, 113
輪状萎縮 740
リンパ管拡張症 132
リンパ腫 34, 82, 99, 135, 324, 699
リンパ増殖性病変（LPL） 82
輪部デルモイド 144

る

涙液減少型ドライアイ 210
涙液ポンプ 787
涙液メニスカス高 210
涙管チューブ挿入術 96
涙管通水検査 95
涙小管炎 89
涙小管断裂 767
涙小管部眼瞼腫脹 89
累進屈折力レンズ眼鏡 573
涙腺炎 78
涙腺腫瘍 80
涙腺腺癌 82

涙腺腺様嚢胞癌 81
涙腺多形腺腫 80
涙腺貯留嚢胞 79
涙腺嚢腫 79
涙腺リンパ腫 82
涙点閉鎖 85
涙道狭窄 93
涙道結石 98
涙道内視鏡検査 95
涙道閉塞 93
涙嚢炎 91
涙嚢結石 98
涙嚢腫瘍 99
涙嚢鼻腔吻合術（DCR） 91, 96
涙嚢マッサージ 87
涙嚢瘻 86
類皮嚢胞 22
類表皮嚢胞 22
ループスアンチコアグラント 701
ルテイン 791

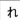

レーザー虹彩切開術 534
レーザー周辺虹彩形成術 534
レーザーポインター［網膜光障害］ 775
裂孔原性網膜剝離（RRD） 438, 441
レプトスピラ症 729
連合暗点 522

老視 573
老人環 153
ロービジョンケア 597

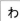

ワクチン接種後の視神経炎 509

欧文索引

数字

1 型黄斑新生血管（1 型 MNV）　425, 430
1 型色覚　642
1 色覚　643
2 型黄斑新生血管（2 型 MNV）　430
2 型色覚　642
2 色覚　642
3 型黄斑新生血管（3 型 MNV）　430
5p 欠失症候群　650
13 トリソミー　651
18 トリソミー　650
20-20-20 の法則　783
21 トリソミー　650

A

A-V pattern strabismus syndrome　582
A-V 型斜視　582
A 型ボツリヌス毒素注射　578
abducens paralysis　616
acanthamoeba keratitis　193
accessory punctum　85
accommodative constriction　572
accommodative palsy　571
accommodative spasm　572
acquired color vision deficiency　646
acquired immunodeficiency syndrome（AIDS）　734
acquired nystagmus　629
acquired retinoschisis　443
acquired vitelliform lesion　362
acute acquired comitant esotropia　577
acute anterior uveitis（AAU）　301, 713
acute dacryoadenitis　78
acute disseminated encephalomyelitis（ADEM）　509
acute febrile neutrophilic dermatosis　711
acute hemorrhagic conjunctivitis（AHC）　116

acute idiopathic blind spot enlargement syndrome（AIBSES）　408
acute idiopathic maculopathy（AIM）　417, 418
acute macular neuroretinopathy（AMN）　408, 420
acute posterior multifocal placoid pigment epitheliopathy（APMPPE）　414
acute primary angle closure（APAC）　531
acute retinal necrosis（ARN）　285
acute retinal pigment epitheliitis　416
acute zonal occult outer retinopathy（AZOOR）　408
adenocarcinoma　82
adenoid cystic carcinoma　81
Adie 症候群　637
Adie 瞳孔　637
adult-onset foveomacular vitelliform dystrophy　362
adult T-cell leukemia/lymphoma（ATLL）　288
aftercataract　268
age-related cataract　249
age-related macular degeneration（AMD）　424, 428
age-related ptosis　56
AIDS　734
Alagille 症候群　350
Albers-Schönberg 病　6
albinism　343
Alice in Wonderland syndrome　525
allergic conjunctival diseases（ACD）　755
allergic conjunctivitis（AC）　119
allergic contact dermatitis（ACD）　124
allodynia　264
Alport 症候群　261
Alström（-Hallgren）症候群　350
alternate prism cover test（APCT）　580
amaurosis fugax　688
amblyopia　591
ametropic amblyopia　592

Amsler 徴候　293
ANCA 関連小型血管炎　707
Anderson 法　590
anemic retinopathy　695
Angelman 症候群　650
angioid streaks　339
angular blepharitis　65
aniridia　273
aniseikonia　569
anisocoria　632
anisometropia　569
anisometropic amblyopia　594
ankyloblepharon　46
ankylosing spondylitis（AS）　713
anophthalmos　2
anterior ischemic optic neuropathy（AION）　502
anterior scleritis　236
anterior segment dysgenesis　142
antiphospholipid syndrome　701
Anton 症候群　525
Apert 症候群　5
aphakic eye　263
aphakic glaucoma　542
apraxia of lid opening　60
AQP4 抗体　496
AQP4 抗体陽性視神経炎　498
aqueous misdirection　546
arcus senilis　153
Argyll Robertson 瞳孔　638
argyrosis of cornea　165
arteriosclerosis　683
asteroid hyalosis　470
asthenopia　782
astigmatism　566
ataxia telangiectasia（AT）　652
atopic blepharitis　64, 720
atopic cataract　256, 720
atopic dermatitis　256, 720
atopic keratoconjunctivitis（AKC）　121
atrophic age-related macular degeneration（atrophic AMD）　428
atrophic heterochromia　274
autoimmune retinopathy　422
autosomal dominant optic atrophy（ADOA）　508
Axenfeld-Rieger 症候群　142

807

索 引

Axenfeld 異常　142

B

bacterial conjunctivitis　111
bacterial corneal ulcer　184
bacterial endophthalmitis　476
Bálint 症候群　525, 603
Baller-Gerold 症候群　722
band keratopathy　155
Bangerter フィルタ　594
Bardet-Biedl 症候群　350
Bartonella henselae　298
Bartonella neuroretinitis　298
basal cell carcinoma　71
Basedow 病　9
Batten 病　350, 675
beaten metal appearance　160
Behçet 病　277, 284
Benedikt 症候群　617
benign episodic unilateral
　mydriasis　632
benign eyelid tumor　69
Bergmeister papilla　464
Bergmeister 乳頭　464
Best 病　360
Bielschowsky head tilt test　615
Bielschowsky 現象　585
Bielschowsky 頭部傾斜試験　583,
　615
Bietti crystalline retinopathy　367
big blind spot syndrome　492
birdshot chorioretinopathy　421
birth injury　147
birth trauma　147
Bitôt 斑　207
blepharochalasis　51
blepharophimosis, ptosis, and
　epicanthus inversus syndrome
　(BPES)　53
blepharoptosis　55
blepharospasm　60
Bloch-Sulzberger 症候群　344
blood staining of cornea　170
blue sclera　232
blunt trauma　763
Bothnia dystrophy　356
Bourneville-Pringle 病　657
Bowen 病　72
branch retinal artery occlusion

　(BRAO)　379
branch retinal vein occlusion
　(BRVO)　382
Brown 症候群　586
Bruns 眼振　629
bull's eye　418, 740
bull's eye maculopathy　364
bullous keratopathy　161

C

Cajal 間質核　608
canalicular laceration　767
canaliculitis　89
cancer-associated retinopathy
　(CAR)　422
Candida albicans　476
capillary hemangioma　517
capsular block syndrome (CBS)
　265
carcinoma *in situ*　137
carotid-cavernous fistula (CCF)
　14, 620
cat scratch disease　298
catarrhal corneal infiltrates　203
cavernous hemangioma　23
cavernous sinus thrombosis (CST)
　12
central areolar choroidal dystrophy
　(CACD)　327
central retinal artery occlusion
　(CRAO)　377
central retinal vein occlusion
　(CRVO)　380
central serous chorioretinopathy
　(CSC)　433, 435, 737
cerebral aneurysm　680
chalazion　62
chalcosis of cornea　165
Chandler 症候群　547
CHARGE 症候群　272
Charles Bonnet 症候群　524
Chédiak-Higashi 症候群 (CHS)
　670
chemical burn　768
cherry-red spot　377, 663, 664
chlamydial conjunctivitis　118
chloroquine retinopathy　740
chlorpromazine intoxication　742
choristoma　144

choroidal artery occlusion
　syndrome　314
choroidal detachment (CD)　317
choroidal dystrophy　325
choroidal excavation　275
choroidal neovascularization (CNV)
　436
choroidal osteoma　322
choroideremia　326
chromosome abnormality　650
chronic dacryoadenitis　79
chronic progressive external
　ophthalmoplegia (CPEO)　624
chrysiasis of cornea　165
cilial entropion　47
Claude 症候群　617
CLDEQ-8　227
Cloquet 管　468
COACH 症候群　272
Coats 病　389, 458
Cockayne 症候群　350
Cogan-Reese 症候群　548
coin lesion　190
collagen disease　303
coloboma uveae　272
complicated cataract　250
compressive optic neuropathy
　504
computer vision syndrome (CVS)
　782
cone dystrophy　364
congenital aphakia　246
congenital cataract　248
congenital cystic eye　2
congenital falciform retinal
　detachment　336
congenital fibrosis of the
　extraocular muscles (CFEOM)
　586
congenital hypertrophy of retinal
　pigment epithelium (CHRPE)
　337
congenital nasolacrimal duct
　obstruction　86
congenital nystagmus　589
congenital punctal atresia　85
congenital retinal fold　336
congenital rubella syndrome (CRS)
　726

congenital stationary night blindness (CSNB) 351
congenital syphilis 725
congenital toxoplasmosis 728
conjugate deviation 604
conjunctival chemosis 127
conjunctival concretion 106
conjunctival cyst 132
conjunctival foreign body 769
conjunctival lymphangiectasia 128
conjunctival nevus 133
conjunctival pigmentation 109
conjunctival xerosis 107
conjunctivochalasis 105
consecutive optic atrophy secondary to retinal disease 513
contact blepharoconjunctivitis 124
contact lens discomfort (CLD) 227
contact lens-induced papillary conjunctivitis (CLPC) 124
contact lens-related microbial keratitis 225
convergence paralysis 612
convergence spasm 612
conversion disorder 780
cornea guttata 160
corneal amyloidosis 156
corneal dermoid 144
corneal epithelial melanosis 171
corneal foreign body 769
corneal leukoma 168
corneal nebula 168
corneal pannus 208
corneal pigmentation 164
corneal scar 168
corneal staphyloma 169
COVID-19 330, 793
COVID-19 ワクチン関連ぶどう膜炎 330
crack line 196
craniofacial dysostosis 5
Crohn 病 (CD) 306, 716
Cross-McKusick-Breen 症候群 671
Cross 症候群 671
Crouzon 症候群 5
Crow-深瀬症候群 703

cryptococcal meningitis 730
cryptococcosis 730
cryptophthalmos 45
Cushing 症候群 718
Cushing 反射 491
Cutibacterium acnes 218
cyclotropia 582
cytomegalovirus (CMV) corneal endotheliitis 190
cytomegalovirus (CMV) iridocyclitis 291
cytomegalovirus retinitis 289

dacryocystitis 91
dacryocystorhinostomy (DCR) 91, 96
dacryolith 98
dacryops 79
de Morsier 症候群 482
dead bag syndrome 267
delayed staining 177, 196
Demodex 眼瞼炎 65
dermoid cyst 22
Descemet membrane endothelial keratoplasty (DMEK) 163
Descemet stripping automated endothelial keratoplasty (DSAEK) 162
Descemet 膜角膜内皮移植術 (DMEK) 163
Descemet 膜剝離角膜内皮移植術 (DSAEK) 162
deutan 642
diabetic anterior uveitis 308
diabetic cataract 251
diabetic macular edema (DME) 396, 399
diabetic retinopathy (DR) 395
digital eye strain (DES) 782
disc-to-macula distance/disc diameter ratio (DM/DD 比) 481
dissociated vertical deviation (DVD) 584
divergence insufficiency 612
dome-shaped macula (DSM) 453
Down 症候群 650
Doyne honeycomb retinal dystrophy 374
drug-induced corneal deposit 166
drug-induced optic neuropathy 509
drug-induced toxic keratopathy 196
drug-induced uveitis 312
dry eye 209
Duane 症候群 586
dysostosis multiplex 4
dysphotopsia 264
dysthyroid optic neuropathy (DON) 8

E

Eales 病 390, 391
ectopia lentis 247
ectrodactyly, ectodermal dysplasia, and cleft lip/palate (EEC) 症候群 672
ectropion of eyelid 50
eczematous dermatitis 64
Edwards 症候群 650
EEC 症候群
Ehlers-Danlos 症候群 669
eight-and-a-half 症候群 606
Elschnig 真珠 268
Elschnig 斑 315
Emanuel 症候群 5
emmetropia 566
endogenous endophthalmitis 476
enhanced S-cone syndrome (ESCS) 353
entropion of eyelid 47
epicanthus 44
epicanthus inversus 44
epidemic keratoconjunctivitis (EKC) 114
epidermoid cyst 22
epimacular membrane 402
epiphora 93
episcleritis 235
esotropia (ET) 576
exfoliation glaucoma 539
exophthalmos 8
exotropia (XT) 579
exposure keratopathy 201
expulsive hemorrhage 473
extranodal marginal zone

lymphoma of mucosa-associated lymphoid tissue type 34
eye-popping reflex 59
eyelid burn 765
eyelid coloboma 45
eyelid dermatitis 64
eyelid laceration 765

Fabry 病 664
Faden 法 579
falciform retinal detachment 336
familial drusen 374
familial exudative vitreoretinopathy (FEVR) 370
familial hypercholesterolemia (FH) 663
fibroma 32
fibrous dysplasia 19, 28
filamentary keratitis 213
Fisher 症候群 611
flecked retina syndrome 357
Fleischer 輪 148, 164
floater 786
focal choroidal excavation (FCE) 433
focal nodular gliosis (FNG) 460
forced duction test 760
form vision deprivation amblyopia 597
Foster 分類 224
Foville 症候群 617
frosted branch angiitis (FBA) 310
Fuchs endothelial corneal dystrophy (FECD) 179
Fuchs heterochromic iridocyclitis 293
Fuchs 角膜内皮ジストロフィ (FECD) 160, 179
Fuchs 虹彩異色性虹彩毛様体炎 293
functional amblyopia 591
functional epiphora 787
functional visual loss 780
fundus albipunctatus 355
fundus flavimaculatus 366
fungal endophthalmitis 476
fungal keratitis 191

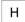

gargoylism 4
gas cataract 259
Gaucher 病 664
gaze palsy 602
gelatinous drop-like corneal dystrophy (GDLD) 177
geographic choroiditis 297
giant cell arteritis (GCA) 708
giant papillary conjunctivitis (GPC) 124
glaucomatous optic atrophy 513
glaucomatous optic neuropathy (GON) 531
Goldenhar 症候群 144
Goldmann-Favre 症候群 (GFS) 350, 353
gout 675
Gradenigo 症候群 617
granular corneal dystrophy (GCD) 172
granulomatosis with polyangiitis (GPA) 710
Grönblad-Strandberg 症候群 339
gyrate chorioretinal atrophy 325

H

Haab 線 554
Hand-Schüller-Christian 病 30
heavy eye syndrome (HES) 587
hemifacial spasm 60
hemodialysis 693
hepatolenticular degeneration 674
herpes zoster ophthalmicus 188
herpetic blepharitis 64
herpetic conjunctivitis 117
herpetic iridocyclitis 290
herpetic keratitis 187
heterochromia iridis 274
histiocytosis X 30
HLA-A29 421
HLA-B27 305, 713, 717
HLA-B27 関連ぶどう膜炎 301
homocystinuria 668
hordeolum 61
horizontal gaze palsy 604
Horner 症候群 56, 616, 635
Hotz 変法 48

HTLV-1 関連ぶどう膜炎 288
Hudson-Stähli 線 164
human T-cell leukemia virus type 1 (HTLV-1)-associated uveitis 288
Hunter 症候群 350, 666
Hurler-Scheie 症候群 666
Hurler 症候群 4, 350, 666
Hutchinson の 3 徴候 725
hydroxychloroquine retinopathy 740
hyperopia 564
hyperornithinemia 673
hypertension 682
hypertensive choroidopathy 315
hypertensive disorders of pregnancy (HDP) 691
hyposphagma 126
hypotony maculopathy 444

ICE 症候群 547
idiopathic choroidal neovascularization (ICNV) 436
idiopathic orbital inflammation 21, 624
idiopathic retinal vasculitis, aneurysms and neuroretinitis (IRVAN) 310
IgG4-related disease (IgG4-RD) 84
IgG4-related ophthalmic disease (IgG4-ROD) 84
IgG4 関連眼疾患 83
IgG4 関連疾患 79, 84
immune recovery uveitis (IRU) 734
immune-related adverse events (irAE) 312
immunodeficiency 732
incontinentia pigmenti 344
infantile capillary hemangioma 23
infantile-onset saccade initiation delay (ISID) 603
inflammatory bowel disease (IBD) 716
infrared cataract 255
interferon retinopathy 745
intermediate uveitis 311

欧文索引

internal carotid artery occlusion 686

internuclear ophthalmoplegia 604

interstitial keratitis 186

interstitial nucleus of Cajal (INC) 608

intraocular foreign body 772

intraocular lens (IOL) 264

intraoperative floppy iris syndrome (IFIS) 329

intratarsal keratinous cyst 69

iridocele 321

iridocorneal endothelial syndrome 547

iridoschisis 328

iris bombe 714

iris cyst 321

Irvine-Gass 症候群 267

ischemic optic neuropathy (ION) 502

J

J-CLDEQ-8 227

Jones 法 48

Joubert 症候群 350

juvenile chronic iridocyclitis (JCI) 300

juvenile idiopathic arthritis (JIA)-associated uveitis 299

juvenile open angle glaucoma 555

K

Kawasaki disease 723

Kayser-Fleischer 輪 165, 674

Kearns-Sayre 症候群 350, 625

keratoconus 148

keratoglobus 142

keratomalacia 207

Kessing space 214

Kestenbaum 法 590

Kimura disease 29

Klebsiella pneumoniae 476

L

lacquer crack 445

lacrimal lymphoma 82

lacrimal sac dacryolith 98

lacrimal sac fistula 86

lacrimal sac tumor 99

lacrimation 93

lagophthalmos 57, 201

lamellar macular hole 405

Langerhans cell histiocytosis (LCH) 30

Langerhans 細胞組織球症 (LCH) 30

late-onset toxic anterior segment syndrome (TASS) 266

lateral conjugate gaze palsy 604

lateral tarsal strip (LTS) 50

lattice corneal dystrophy (LCD) 174

Laurence-Moon-Biedl 症候群 676

Leber congenital amaurosis 358, 358

Leber hereditary optic neuropathy (LHON) 506

Leber 遺伝性視神経症 (LHON) 506

Leber 先天黒内障 350, 358

Leber 粟粒血管腫症 389, 390, 392

lens coloboma 246

lens-induced glaucoma 538

lens-induced uveitis 309

lens luxation 247

lenticonus 244

leptospirosis 729

Letterer-Siwe 病 30

leukemia 696

leukemic retinopathy 696

lid retraction 59

lid wiper epitheliopathy (LWE) 212

light damage 773

light near dissociation 634

limbal dermoid 144

lipid corneal degeneration 154

Lisch 結節 655

local allergic conjunctivitis 120

Louis-Bar 症候群 652

low vision aid 597

Lowe 症候群 559, 670

LR-SR バンド 587

lymphangiectasia 132

lymphoma 135, 699

lymphoproliferative lesion (LPL) 82

M

M 蛋白 703

macular branch retinal vein occlusion (macular BRVO) 383

macular corneal dystrophy (MCD) 176

macular hole 403

macular hole retinal detachment (MHRD) 451

macular hypoplasia 335

macular microhole 405

macular neovascularization (MNV) 425, 430

macular telangiectasia (MacTel) 392

major branch retinal vein occlusion (major BRVO) 383

Malattia Leventinese 374

malignant eyelid tumor 71

malignant glaucoma 546

malignant melanoma 74, 138

malingering 782

MALT リンパ腫 34, 136, 699

mandibulofacial dysostosis 3

Marchesani 症候群 676

Marcus Gunn 現象 58

Marfan 症候群 559, 669

Marfan 症候群様体型 668

margin reflex distance (MRD) 55

margin reflex distance-1 (MRD-1) 51

marginal blepharitis 65

Maroteaux-Lamy 症候群 666

masquerade syndrome 324

McCune-Albright 症候群 19

Meesmann corneal dystrophy (MCD) 181

Meesmann 角膜ジストロフィ (MCD) 181

megalocornea 142

megalopapilla 487

Meibom 腺炎 218

Meibom 腺炎角結膜上皮症 217

Meibom 腺機能不全 (MGD) 216, 217

Meibom 腺梗塞 65

Meibom 腺嚢胞 69

meibomian gland dysfunction

811

（MGD） 216, 217
meibomian gland infarction 65
meibomitis 218
meibomitis-related keratoconjunctivitis（MRKC） 218
meibum 216
melanocytoma 516
melanoma-associated retinopathy（MAR） 422
meningeal carcinomatosis 521
meridional amblyopia 592
metastatic endophthalmitis 476
metastatic orbital tumor 39
methicillin-resistant coagulase-negative staphylococci（MRCNS） 66
methicillin-resistant *Staphylococcus aureus*（MRSA） 66, 111, 186
methicillin-resistant *Staphylococcus epidermidis*（MRSE） 111
methyl alcohol intoxication 753
microcornea 142
microphakia 246
microphthalmos 2
microscopic polyangiitis（MPA） 707
microtropic amblyopia 596
migraine 677
Millard-Gubler 症候群 617
missing rectus sign 760
Mittendorf 斑 244, 464
mixed glaucoma 535
Miyake disease 365
MLF 症候群 604
Möbius 症候群 617
MOG 抗体 496
MOG 抗体陽性視神経炎 498
Mooren ulcer 194
Mooren 角膜潰瘍 194
morning glory sign 609
morning glory syndrome 487
Morquio 症候群 666
MR venography（MRV） 489
mucocele［paranasal］ 18
mucocutaneous lymph node syndrome（MCLS） 723
mucopolysaccharidosis（MPS） 4, 666

mulluscum contagiosum 69
multiple evanescent white dot syndrome（MEWDS） 408, 410
multiple myeloma（MM） 38
multiple ocular motor palsies 619
Munson sign 148
myasthenia gravis（MG） 55, 622, 624
myeloid sarcoma 36
myogenic ocular motility disorder 624
myokymia 60
myopia 566
myopic chorioretinal atrophy 445
myopic choroidal neovascularization（近視性 CNV） 448
myopic traction maculopathy 450
myotonic dystrophy 627

nanophthalmos 2
naso-orbito-ethmoidal（NOE）骨折 54
negative dysphotopsia 264
neonatal conjunctivitis 113
neonatal dacryocystitis 87
neovascular age-related macular degeneration（neovascular AMD） 428, 430
neovascular glaucoma（NVG） 543
neurofibroma 27
neurofibromatosis type 1（NF1） 519, 558, 655
neuromyelitis optica spectrum disorder（NMOSD） 497
neuronal ceroid lipofuscinosis（CLN） 675
neuropathic ocular pain（NOP） 785
neuropathic pain 785
neuroretinitis 500
neurotrophic keratopathy 198
nevus 69
nevus of Ota 654
Niemann-Pick 病 663
nociceptive pain 785
NOE 骨折 54
nonparalytic pontine exotropia 606
nonproliferative diabetic retinopathy（NPDR） 396
normal tension glaucoma 528
nutritional optic neuropathy 509

O

Occlu-pad 594
occult macular dystrophy（OMD） 365
ocular albinism 343
ocular cicatricial pemphigoid（OCP） 223
ocular flutter 628
ocular hypertelorism 4
ocular hypertension（OHT） 530
ocular ischemic syndrome 387
ocular myasthenia gravis（OMG） 622
ocular perforation 761
ocular surface squamous neoplasia（OSSN） 130, 137
ocular tilt reaction（OTR） 607
ocular toxocariasis 296
ocular toxoplasmosis 296
oculo-digital sign 358
oculocerebral syndrome with hypopigmentation 671
oculocerebrorenal syndrome of Lowe（OCRL） 670
oculocutaneous albinism（OCA） 343, 670
oculodermal melanocytosis 654
oculomotor apraxia 602
oculomotor paralysis 55, 614
Oguchi disease 352
one-and-a-half 症候群 604, 606
ophthalmia neonatorum 113
opsoclonus 628
optic atrophy 512
optic canal fracture 777
optic disc drusen（ODD） 514
optic disc pit 486
optic disc swelling 491, 494
optic nerve aplasia 480
optic nerve glioma 519
optic nerve hypoplasia 481
optic nerve sheath meningioma 520

optic neuritis 495
optic perineuritis 500
orbital apex syndrome 620
orbital cellulitis 20
orbital fat prolapse 129
orbital fibroma 32
orbital fracture 760
orbital lipoma 31
orbital meningioma 25
orbital schwannoma 26
orbital varix 17
orbitopalpebral cyst 2
organic mercury poisoning 754
ossifying fibroma 28
osteoma 28
osteopetrosis 6
outer retinal tubulation 367

pachychoroid 433
pachychoroid-associated drusen 433
pachychoroid geographic atrophy（PGA） 433
pachychoroid neovasculopathy（PNV） 430, 433
pachychoroid pigment epitheliopathy（PPE） 433
pachychoroid spectrum disease（PSD） 433, 435
pachychoroid 関連疾患 433, 435
pachydrusen 433
paclitaxel retinopathy 748
palpebral edema 67
papilledema 489
papillitis 495
papilloma 130
paracentral acute middle maculopathy（PAMM） 420
paralytic pontine exotropia 606
paramedian pontine reticular formation（PPRF） 604
paranasal cyst 18
paraneoplastic syndrome 509
parapapillary chorioretinal atrophy（PPA） 327
Parinaud 症候群 610, 638
Patau 症候群 651
pellucid marginal degeneration 151
perennial allergic conjunctivitis（PAC） 119
peripapillary hyper-reflective ovoid mass-like structures（PHOMS） 514
peripapillary intrachoroidal cavitation 454
peripapillary pachychoroid syndrome（PPS） 433
peripheral anterior synechia（PAS） 531
peripheral retinal degeneration 439
persistent fetal vasculature（PFV） 464, 465
persistent hyperplastic primary vitreous（PHPV） 465
persistent pupillary membrane 275
Peters 異常 142, 246
Pfeiffer 症候群 5
pharyngoconjunctival fever（PCF） 114
phenothiazine intoxication 744
phenylketonuria 674
pheochromocytoma 719
PHOMS 514
photodynamic therapy（PDT） 434
Pierre Robin 症候群 5
pigment dispersion syndrome 551
pigment reversal sign 552
pigmentary glaucoma 551
pigmented paravenous retinochoroidal atrophy 359
pinguecula 102
pleomorphic adenoma of the lacrimal gland 80
plication 法 580
PM2.5 755
POEMS 症候群 703
polyarteritis nodosa（PAN） 707
polycythemia 697
polycythemia vera 697
polypoidal choroidal vasculopathy（PCV） 430, 433
positive dysphotopsia 264
Posner-Schlossman 症候群（PSS） 292
posterior ischemic optic neuropathy（PION） 502
posterior polymorphous corneal dystrophy（PPCD） 182
posterior scleritis 238
posterior vitreous detachment（PVD） 468
postinflammatory optic atrophy 512
postoperative blepharoptosis 268
postoperative endophthalmitis 475
postvitrectomy cataract 259
presbyopia 573
primary acquired melanosis（PAM） 133, 138
primary angle closure（PAC） 531
primary angle closure disease（PACD） 531
primary angle closure glaucoma（PACG） 531
primary angle closure suspect（PACS） 531
primary congenital glaucoma 554
primary open angle glaucoma 528
prism adaptation test（PAT） 580
progressive outer retinal necrosis（PORN） 287, 734
progressive supranuclear palsy 608
proliferative diabetic retinopathy（PDR） 396
proliferative vitreoretinopathy（PVR） 441
proptosis 8
protan 642
pseudoesotropia 577
pseudoxanthoma elasticum（PXE） 339
psoriatic uveitis 305
psychogenic pain 785
pterygium 103
ptosis 55
punctate inner choroidopathy（PIC） 412
Purtscher flecken 388
Purtscher traumatic retinopathy 388

Purtscher 外傷性網膜症　388
Purtscher 様網膜症　388
pyocele [paranasal]　18

Q

Q スイッチネオジム・ヤグ（Nd:
　YAG）レーザー［網膜光障害］
　774
Quincke 浮腫　67, 128

R

radiation cataract　254
radiation keratitis　205
radiation optic neuropathy　509
radiation retinopathy　385
ragged red fiber　625
RAPADILINO 症候群　722
Raynaud 現象　715
reactive arthritis　717
recurrent corneal erosion　220
red reflex 法　248
Refsum 病　350
Reiter 症候群　717
relative afferent pupillary defect
　（RAPD）　497, 633
renal retinopathy　690
residual glaucoma　535
retinal angiomatous proliferation
　（RAP）　430
retinal arteriolar macroaneurysm
　394
retinal astrocytic hamartoma　459
retinal fold　336
retinal hamartoma　459
retinal hemangioma　457
retinal myelinated nerve fiber　334
retinal pigment epithelial
　detachment（PED）　425
retinal pigment epithelial tear　425
retinitis pigmentosa　345
retinitis punctata albescens　355
retinoblastoma　455
retinopathy of prematurity（ROP）
　340
retrobulbar optic neuritis　495
rhabdomyosarcoma　33
rhegmatogenous retinal
　detachment（RRD）　438, 441
rheumatoid arthritis（RA）　712

rhinogenous optic neuropathy　504
Rieger 異常　142
Riley-Day 症候群　198
rod monochromatism　643
Roth 斑　696
Rothmund-Thomson 症候群　722
Rud 症候群　350
Rundle 曲線　11
rupture of globe　761

S

S-cone monochromatism　645
S-錐体 1 色覚　643, 645
S-錐体強調症候群（ESCS）　350,
　353
saccadic eye movement（SAC）
　603
saccadic intrusions　603
saccadic oscillation　628
sagging eye syndrome（SES）　587
Salzmann nodular degeneration
　159
Salzmann 結節変性　159
Sampaolesi 線　539, 551
Sanfilippo 症候群　350, 666
sarcoidosis　280
Scheie 症候群　350, 666
Schwartz 症候群　549
scleral melanosis　233
scleral staphyloma　234
scleromalacia perforans　240
sclerosing keratitis　206
seasonal allergic conjunctivitis
　（SAC）　119
sebaceous carcinoma　73
seborrheic blepharitis　64
seborrheic keratosis　69
secondary orbital tumor　40
segmental optic nerve hypoplasia
　483
Senior-Løken 症候群　350
septo-optic dysplasia（SOD）　482
sheet-like lesion　197
shield ulcer　204
siderosis of cornea　165
simple heterochromia　274
simple optic atrophy　512
sine wave oscillation　628
Sjögren 症候群　704

skew deviation　607
Sly 症候群　666
Smith-Magenis 症候群　650
smooth pursuit eye movement
　（SP）　603
solitary fibrous tumor　32
space flight-associated neuro-
　ocular syndrome（SANS）　494
spherophakia　245
squamous cell carcinoma　72, 137
square wave oscillation　628
Stähli 線　164
Stargardt 病　350, 366
steroid cataract　252
steroid-induced glaucoma　540
Stevens-Johnson 症候群　222
Stickler 症候群　372
strabismic amblyopia　596
Sturge-Weber 症候群　320, 558,
　660
sub-surface nano glistening
　（SSNG）　265
subacute endocarditis　689
subarachnoid hemorrhage　680
subdural hematoma　681
superficial punctate keratopathy
　（SPK）　200
superior limbic keratoconjunctivitis
　（SLK）　214
superior oblique myokymia　628
superior oblique tendon sheath
　syndrome　586
Sweet 症候群　711
symblepharon　46
sympathetic heterochromia　274
synchysis scintillans　471
syphilitic uveitis　295
systemic lupus erythematosus
　（SLE）　705
systemic sclerosis（SSc）　715

T

Takayasu arteritis　684
tamoxifen retinopathy　747
Tay-Sachs 病　664
tear film oriented diagnosis
　（TFOD）　209
tear film oriented therapy（TFOT）
　210

telecanthus 54
Terrien marginal degeneration 158
Terrien 辺縁角膜変性 158, 194
Terson 症候群 680
thinner poisoning 753
Thygeson superficial punctate keratitis 202
Thygeson 点状表層角膜炎 202
thyroid eye disease 8
thyroid ophthalmopathy 8, 624
tilted disc syndrome 483
TINU 症候群 302
Tolosa-Hunt 症候群 621
tonic pupil 637
topiramate 749
toxic anterior segment syndrome (TASS) 266
toxic optic neuropathy 509
Toxoplasma gondii 296, 728
tram-track sign 520
transient ischemic attack (TIA) 688
traumatic cataract 258
traumatic optic neuropathy (TON) 777
Treacher Collins (-Franceschetti) 症候群 3
triangular syndrome 314
trichiasis 49
trisomy 13 651
trochlear palsy 615
tuberculous uveitis 294
tuberous sclerosis complex (TSC) 657
tubulointerstitial nephritis and uveitis syndrome (TINU 症候群) 302
Turner 症候群 650

turricephaly 5

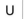

ulcerative colitis (UC) 716
unilateral acute idiopathic maculopathy (UAIM) 418
Usher 症候群 350, 375
uveal effusion (UE) 316
uveal hemangioma 320
uveal melanoma 318
uveal metastatic tumor 319
uveitic glaucoma 537
uveitis 276

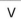

van der Hoeve 症候群 232
vascular endothelial growth factor (VEGF) 543
VDT 症候群 782
vernal keratoconjunctivitis (VKC) 122
verruca vulgaris 69
vertical gaze palsy 610
vertical strabismus 582
vigabatrin 750
visual snow 症候群 524
vitamin deficiency 735
vitelliform macular dystrophy 360
vitreomacular traction syndrome (VMTS) 406
vitreous amyloidosis 471
vitreous cyst 466
vitreous hemorrhage 473
vitreous liquefaction 467
vitreous opacity 472
Vogt striae 148
Vogt-小柳-原田病 239, 277, 281
volatile organic compound (VOC) 755

von Hippel-Lindau (VHL) 病 457, 517, 658
von Recklinghausen 病 558, 655

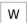

Waardenburg 症候群 673
Wagner 病 373
Waldenström macroglobulinemia (WM) 698
wall-eyed bilateral internuclear ophthalmoplegia (WEBINO) 症候群 606
Wallenberg 症候群 617
watered silk appearance 443
weakness of accommodation 571
Weber 症候群 617
Wegener 肉芽腫症 710
Weill-Marchesani 症候群 245, 559, 676
Weiss ring 469, 786
Werner 症候群 721
Wernicke 脳症 679, 753
West 症候群 750
white dot syndrome 410, 416
white-eyed blowout fracture 760
Williams 症候群 650
Wilms tumor-aniridia-genital anomalies-retardation (WAGR) 症候群 273
Wilson 病 674
Wyburn-Mason 症候群 662

X-linked retinoschisis (XLRS) 369
X 連鎖性若年網膜分離症 (XLRS) 369
xerophthalmia 107

検印省略

眼科診療ガイド
定価（本体 29,000円 + 税）

2004年 3月24日　第1版　第1刷発行
2024年11月2日　第2版　第1刷発行

監修者	根木　昭
編集者	石川　均・井上　俊洋・園田　康平
	堀　裕一・本田　茂
発行者	浅井　麻紀
発行所	株式会社 文光堂
	〒113-0033　東京都文京区本郷7-2-7
	TEL　(03)3813-5478（営業）
	(03)3813-5411（編集）

© 根木　昭・石川　均・井上俊洋・園田康平・堀　裕一・本田　茂, 2024
印刷・製本：真興社

ISBN978-4-8306-5631-6　　　　　Printed in Japan

・本書の複製権，翻訳権・翻案権，上映権，譲渡権，公衆送信権（送信可能化権を含む），二次的著作物の利用に関する原著作者の権利は，株式会社文光堂が保有します.

・本書を無断で複製する行為（コピー，スキャン，デジタルデータ化など）は，私的使用のための複製など著作権法上の限られた例外を除き禁じられています. 大学，病院，企業などにおいて，業務上使用する目的で上記の行為を行うことは，使用範囲が内部に限られるものであっても私的使用には該当せず，違法です. また私的使用に該当する場合であっても，代行業者等の第三者に依頼して上記の行為を行うことは違法となります.

・JCOPY〈出版者著作権管理機構 委託出版物〉
本書を複製される場合は，そのつど事前に出版者著作権管理機構（電話03-5244-5088, FAX 03-5244-5089, e-mail：info@jcopy.or.jp）の許諾を得てください.